The Anesthesia Guide

First Edition

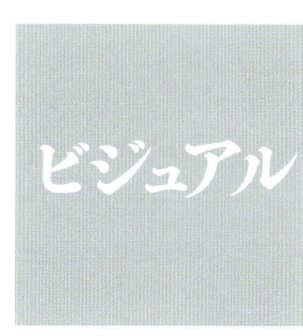

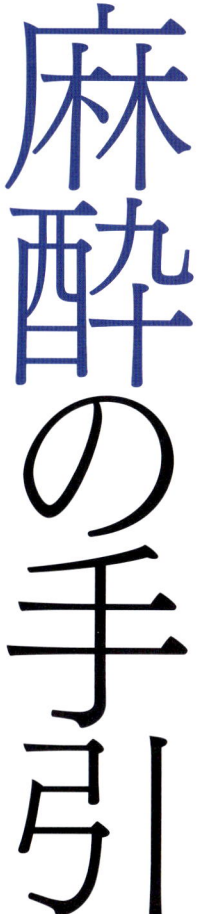

Arthur Atchabahian, MD
Associate Professor of Clinical Anesthesiology
Department of Anesthesiology
New York University School of Medicine
New York, New York

Ruchir Gupta, MD
Assistant Professor of Anesthesiology
Department of Anesthesiology
North Shore–Long Island Jewish/
Hofstra Medical School
Syosset, New York

●監訳……… **大畑めぐみ**
武蔵野赤十字病院麻酔科

本田 完
新潟医療生活協同組合木戸病院

メディカル・サイエンス・インターナショナル

To my sons Clément and Amaury.
May I never disappoint you.
To my parents. Life did not allow them
to see this book published.
To Pang-Mei for supporting and inspiring me.
"... non c'è altra poesia che
l'azione reale." – Pier Paolo Pasolini

Arthur Atchabahian, MD

To my new baby daughter, Hema Leela.
To my wife Supurna whose unwavering
love and confidence in me continue to be
my source of strength through the tough times.

Ruchir Gupta, MD

Authorized translation of the original English edition,
"The Anesthesia Guide", First Edition
by Arthur Atchabahian and Ruchir Gupta

Copyright © 2013 by The McGraw-Hill Companies, Inc.
All rights reserved.

Japanese translation rights arranged with
McGraw-Hill Global Education Holdings, LCC.
through Japan UNI Agency, Inc., Tokyo

© First Japanese Edition 2015 by Medical Sciences International, Ltd., Tokyo

Printed and Bound in Japan

監訳者序文

　3年前の秋，最初に本田先生から監訳の話が出てきたときは，またいつもの妄想癖が始まった，と聞き流していた。暫くすると，編集諸氏を巻き込んで再燃させてきたので，本気かしら？　とも思ったのだが，彼らの顔つきを見ていると，これは要注意とすぐにわかった。直観的に，この本を気に入っているが，具体的に翻訳するための計画を立てている気配がない。大変なことに巻き込まれる前に，きちんと断る理由を見つけよう。そう思って，初めて原書をパラパラとめくってみたのだった。

　大変なことになる，とわかっていながら，結局承諾してしまったのは，私自身が，この本を指導書として使いたい，と思ってしまったからである。本書のメリットは，麻酔の教科書として守備範囲が広いこと，基礎を網羅していること，コンパクトにまとまっていることである。この点において，同類の教科書は見当たらない。これがわれわれが従来の書籍に屋上屋を架すという暴挙に出た理由である。

　かくして，各章それぞれ，エキスパートの先生方からのご賛同と多大なるご尽力を得て，大変なことが成し遂げられるに至った。面識もない著名な先生方のご協力を得られたのは，本田先生と編集諸氏がはかり知れない人脈を駆使して下さった故であり，この場を借りて，すべての先生方に心からの感謝を申し上げたい。結果として，原書に劣らない，臨床の現場の息遣いが伝わるような教科書となったと感じている。

　この10年余りで，日本語の麻酔の教科書は飛躍的に充実し，洋書をひも解かなければ得られない知識はほとんどなくなってしまった。また，かつて，後で調べようと思うことと，もう絶対に調べないこととはほぼ同義であったが，インターネットは多大な恩恵をもたらした。逆にいつでも調べれば簡単にわかってしまう時代，私たちの頭からは常識や基礎知識，というべきものまで抜け落ちてきた。二つ以上の知識を組み合わせて頭の中で理論を構築する力，未来を予測する力などは，基礎知識が網羅されてこその応用力だが，指導医クラスの医師でも心もとなくなっているのが現状ではないだろうか？

　ひとつひとつのテーマに関しての深い掘り下げは他書に譲り，最新の知見はインターネットに譲る。卒年にかぎらず，麻酔科医がそれぞれひとり1冊買っていただく必要もない。1施設に1冊で良いから，麻酔科控室に置き場所を作り，皆で読んでいただきたい。まずスタッフ全員で通読し，基礎知識として共有していただきたい。

　簡単な教科書と感じるのであれば，すべて，内容をそらんじてみていただきたい。

　ひとり10回ずつくらい通読すれば，知識が血の通った言葉として口をつくようになることと思う。また，麻酔科医だけでなく，周術期医療にかかわる看護師，救命現場の医師，看護師，病棟看護師，ひいては外来部門の看護師などなどにも，本書の一部をパラパラとめくっていただきたい。

　あとは，余白の部分に，オリジナルの文献や，最新の知見に関しての糸口，各施設ごとの決まりごとなど，各施設で書き込んでいってはいかがだろうか（日本の現状にそぐわない記述もこの本ではそのまま翻訳している）。

若手の医師たちが，朝のカンファレンスで答に行き詰まったとき，麻酔中に問題に直面したとき，術前評価を外科医たちとどう議論しようかと作戦を練るときに，指導医たちが，このページを見ておきなさい，とその場で開いて見せられるような存在に，この本を育ててゆきたいと考えている．

　歴史に学ぶこと，経験を積み重ねること．

　未来を切り開く良い麻酔科医になる最短の道のりは，この二つを確実に日々繰り返すことである．本書が，より多くの麻酔科医にとって，その一助となれば幸いである．

　編集諸氏に怒られる前に，本書がぼろぼろになる前には，もう1冊買い直す，ということも申し添えておきたい．さらには本書が初版のみで終わることなく，改訂を繰り返して，本当の意味でのText Bookに成長することを祈りたい．

2015年8月

大畑めぐみ

監訳者序文

　小生が医者になった頃に比べると，書店の棚に麻酔関係の邦文書籍がきわめて多く並んでいる昨今である。一方で，専門にかかわらず，洋書の姿が激減している。流通の利便性が向上したことも一因だろうが，某書店で聞くと，"読む人がいない，買う人がいない，置いても売れない"と確かに日本語で知識が容易に吸収できればそれにこしたことはないだろうが，会議も英語，社内の会話も英語だと云々する趨勢に逆行するような気もする。巷に溢れる，麻酔学の教科書，マニュアル等々の良書にあえて"屋上屋を架す"ように本書を邦訳した理由は若手諸氏が好むビジュアルが優れていること，麻酔だけにかかわらず，日々の臨床を行う基礎となる生理学的事項や他科専門領域の記述も優れていた，冗漫な記述が少なく，的確な図表にコンパクトにされていることなどである。

　無論，難点も少なからずあり，本書中でのみ通用するような略語を多用していること，記述された公式などの誤りなど散見された。が，こうした難点を含めても，本書のような"Guide"いわゆる辞書的な本を世に出す意味合いは高いと思われる。原書も900頁を超える力作，邦文訳も大部ではあるが，文字離れが危惧される今日この頃，日常臨床の向上のために本書を"辞書"がわりに手垢で汚していただけると幸いである。

　2015年8月

本田　完

推薦の辞

　麻酔科学の分野における知識のスペクトルは，この10年間で大幅に拡大しており，影響力の大きい麻酔科学専門誌では膨大な情報が毎月発表されている．このため，入り組んだ情報を統合し，それを若手麻酔科医に向けた簡潔で明快なスタイルで提示することが求められている．本書の内容と構成をぱっと眺めてみれば，そのレゾン デートルがお分かりいただけることと思う．本書は，巨大な教科書や，情報が詰め込まれたレビューブックやマニュアルを「追いやる」ためではなく，忙しい臨床医が日々の臨床場面で意思決定を行う際のガイドとなるよう，革新的な形式で情報を統合することを試みたのである．おまけとして，数多くのヒント，技法，そして，私が調べたところではほとんどの麻酔科学書ではとりあげられていないような，熟練者のコツも紹介されている．

　編者らは，イラスト，臨床画像，図表，および意思決定フローチャートを，実用的な組み合わせとなるように選択し，独自の教訓を含み，簡略化され，臨床的に意義のある構成にまとめ上げた．麻酔の臨床に関係する広範な内容を，この比較的ボリュームの小さな本に収めるために，収載すべき事項の取捨選択にあたっては，重い決断を下す必要があったことは疑うべくもない．私は一部の章に事前に目を通す機会を得たが，編者らが実用的な情報のうち，最も「掲載するだけの価値があるもの」を選んでいることを確認することができた．編者らは，この上なく魅力的で，あらゆる領域にわたる，きわめて有益な"how to"集をつくりあげた．特定の症例の管理について素早く確認を行う必要がある研修医や麻酔科医には特に有用であろう．内容は，術前評価，併存疾患の考慮，モニタリング，麻酔科領域の各サブスペシャリティにあたる困難な症例のマネジメント，および一般的な麻酔手技の簡潔かつ実践的な記述をカバーする，220以上の短い章から構成されている．なかでも，Atchabahian博士自身をはじめとする国際的に著名な指導医等によって執筆された，区域麻酔に関する有益なsectionは特筆に値する．

　臨床麻酔科学を，きわめて実用的かつ実際的にまとめたマニュアルとして，私は本書を心から歓迎し，これを推薦する．古典的な教科書や一般的なマニュアルにみられがちな，膨大な情報を詰め込むというアプローチから離れるための一歩を恐れずに踏み出した編者らには賞賛を贈りたい．編者らは，旧来のアプローチを採用するかわりに，臨床実践に真に必要な情報を掲載することを選択したのである．その結果として，手術室や麻酔機器の上，周術期管理の現場，研修医や臨床家のポケットの中，そして世界中の麻酔科医の診察室のデスクに，本書が置かれるであろうことを，私は確信している．

Admir Hadzic, MD
Professor of Clinical Anesthesiology
College of Physicians and Surgeons, Columbia University
Senior Anesthesiologist, St. Luke's and Roosevelt Hospitals
New York, New York

序文

　麻酔は科学である。そして麻酔は，例えばバイオリンを作るとか，アンティークカーを復元するような次元に匹敵する点で，工芸でもあるといえる。この二分法は，すべての内科学と外科学の専門分野の実際において真実である。研究は不可欠であり，麻酔は今後の数十年で，現在われわれが専門としているものとはまったく姿を変えるだろう。しかし，臨床家そして教育者として，われわれの関心は主に，優秀な同僚と，現時点の科学において肩を並べるにはどうすればいいのかを理解することにある。つまり，きわめて複雑な手術を受けた患者が快適に目覚め，少なくとも術前と同じくらい健康になるようにすること。そしてその知識を伝えるとともに，麻酔科医は内科医であり，画一的な「フリーサイズ」のレシピを提供する技術者ではないことを頭の片隅に置いておくということである。

　特定の患者や症例に直面したとき，手術室において有用となる情報を教科書から抽出することは難しく，時間がかかる場合がほとんどである。本書は，包括的アプローチではなく実用的アプローチに焦点を当てる試みである。本書は，総合的な教科書となることを意図していない。われわれは，手術室に携帯するのに十分に小さいサイズを維持するよう努めた。文章を何段落も連ねるのではなく，画像，図表，アルゴリズム，および箇条書きを採用した。本書を読んだ研修医は，症例に対して十分な準備を整えられ，特定の症例に対し経験のある臨床医ならどう対応するかを「思い出す」ことができるようになる。つまり，薬物投与量，投与速度，必要なモニタリング，合併症，および術中のよくある問題に対するトラブルシューティングを本書に含めるために，われわれはあらゆる方法を試みている。選択はなされなければならず，われわれの選択に誰もが同意することはないだろう。しかし，可能なアプローチを数多く提供し，読者がどれを選ぶべきか迷うままにしておくよりは望ましいことだと感じている。

　われわれは，麻酔科学は周術期医療のすべてを包含すると強く確信している。そのため，本書の急性期の術後痛と，クリティカルケアに関しては，米国の麻酔科学書の多くに比べて厚い記述となった。

　読者からのフィードバックは，本書を次版で改善するうえで有益である。theanesthesiaguide@gmail.com 宛てに，諸君の考えや批判を送ってほしい。ご連絡いただけることを楽しみにしている。

謝辞

　Brian Belval の協力と忍耐強さがなければ，このプロジェクトは完成をみなかっただろう。自分の仲間である麻酔科医の助けになれば，という満足感以外には報酬もなく，編者らは校閲作業に時間と労力をかけてくれた。区域麻酔に関する図表のモデル提供につき，Katie Riffey，Elizabeth Rennie，Joseph Palmeri 医師に感謝する。

●監訳者

大畑めぐみ	武蔵野赤十字病院麻酔科
本田　完	新潟医療生活協同組合木戸病院

●訳者 (五十音順, カッコ内は担当章)

安達朋宏	(213, 218, 219)	武蔵野赤十字病院救命救急センター
井口信雄	(5～8, 16～20, 22, 23, 200)	榊原記念病院循環器内科
石田裕介	(100)	東京医科大学麻酔科学分野
石本人士	(180～183, 191, 195)	東海大学医学部専門診療学系産婦人科
板橋俊雄	(104)	東京医科大学麻酔科学分野
市川　恵	(110, 111)	東京医科大学脳神経外科
伊藤健二	(186, 188, 189)	東海大学医学部外科学系麻酔科
伊藤裕之	(48, 52, 63～68, 220～223)	東京医科歯科大学医学部附属病院麻酔・蘇生・ペインクリニック科
井上慧人	(75～77)	明石医療センター麻酔科
上田智弘	(93, 94)	明石医療センター麻酔科
大谷良江	(10～15, 21)	武蔵野赤十字病院麻酔科
大塚邦紀	(112, 113)	東京医科大学八王子医療センター脳神経外科
大塚美弥子	(156～166)	武蔵野赤十字病院麻酔科
大畑めぐみ	(26, 27)	武蔵野赤十字病院麻酔科
大山泰幸	(78, 79)	愛仁会千船病院麻酔科
岡本健志	(80)	愛仁会千船病院麻酔科
荻原幸彦	(98)	東京医科大学麻酔科学分野
柿沼孝泰	(105)	東京医科大学麻酔科学分野
片岡　惇	(204, 210～212)	東京ベイ・浦安市川医療センター集中治療科
紙谷義孝	(207)	新潟大学地域医療教育センター魚沼基幹病院麻酔科
河合　建	(72, 73)	愛仁会高槻病院麻酔科
菅野秀俊	(185)	東海大学医学部専門診療学系産婦人科
斎藤亮彦	(28, 208)	新潟大学大学院医歯学総合研究科機能分子医学講座
坂本　元	(87, 88)	明石医療センター麻酔科
坂本美紀	(102)	東京医科大学麻酔科学分野
佐倉伸一	(133～138, 141～149)	島根大学医学部附属病院手術部
佐藤　茂	(187)	東海大学医学部専門診療学系産婦人科
繁田麻里	(96, 97)	明石医療センター麻酔科
紫藤明美	(126～129, 150～155)	島根大学医学部附属病院麻酔科
白澤　円	(119～125)	災害医療センター緩和医療・ペインクリニック科
神保洋之	(108, 109)	東京医科大学八王子医療センター脳神経外科
杉田大輔	(71)	愛仁会千船病院麻酔科
鈴木邦夫	(38, 209)	武蔵野赤十字病院麻酔科
鈴木誠也	(206)	武蔵野赤十字病院救命救急センター

鈴木真弓	(1～4, 29～31)	東京ベイ・浦安市川医療センター麻酔科
須永茂樹	(106, 107)	東京医科大学八王子医療センター脳神経外科
関口幸男	(198, 199, 201～203, 205)	JA長野厚生連篠ノ井総合病院救急科
田口真奈	(86)	愛仁会千船病院麻酔科
多田羅康章	(95)	明石医療センター麻酔科
弦切純也	(118)	東京医科大学八王子医療センター救命救急センター
東郷敦子	(190)	東海大学医学部専門診療学系産婦人科
永井健太	(114, 115)	東京医科大学脳神経外科
永井貴子	(89, 90)	明石医療センター麻酔科
長島史明	(99)	東京医科大学麻酔科学分野
中島正順	(82～84)	愛仁会高槻病院麻酔科
永田英恵	(26, 27)	練馬光が丘病院総合診療科
中山理加	(39～44)	東京女子医科大学麻酔科学教室
楢山知明	(194)	東海大学医学部専門診療学系産婦人科
野住雄策	(74)	愛仁会高槻病院麻酔科
服部洋一郎	(92)	明石医療センター麻酔科
濱 ひとみ	(28, 208)	新潟医療生活協同組合木戸病院
林 伊緒	(196)	東海大学医学部専門診療学系産婦人科
原 直美	(101)	東京医科大学麻酔科学分野
平田陽祐	(24, 25)	愛知県厚生農業共同組合連合会海南病院麻酔科
深見真二郎	(116, 117)	東京医科大学脳神経外科
星野和夫	(81)	愛仁会千船病院麻酔科
堀木としみ	(167～179)	神奈川県立こども医療センター麻酔科
本田 完	(45～47, 49～51, 53～62, 69)	新潟医療生活協同組合木戸病院
本田博之	(36)	新潟大学医歯学総合病院集中治療部
益田佳世子	(85)	明石医療センター麻酔科
松尾佳代子	(91)	明石医療センター麻酔科
三塚加奈子	(184, 193)	東海大学医学部専門診療学系産婦人科
三宅隆一郎	(70)	愛仁会高槻病院麻酔科
宮本達人	(139～140, 142～147)	島根大学医学部附属病院麻酔科
村上美和	(192)	東海大学医学部専門診療学系産婦人科
森 英明	(130～138)	島根大学医学部附属病院麻酔科
矢数芳英	(103)	東京医科大学麻酔科学分野
安田英人	(197, 216)	武蔵野赤十字病院救命救急センター／亀田総合病院集中治療科
吉松 薫	(9, 32～35, 37)	京都市立病院麻酔科

● **翻訳協力** (五十音順)

内野博之	東京医科大学麻酔科学分野
須崎紳一郎	武蔵野赤十字病院救命救急センター
内藤嘉之	愛仁会高槻病院麻酔科

執筆者一覧

Yakub Abrakhimov, MD
Resident
Department of Anesthesiology New York University School of Medicine
New York, New York

Frantzces Alabre, FNP-C, DNP
Pain Management-C
Pain Management Nurse Practitioner
New York University Hospital for Joint Diseases
New York, New York

Brooke Albright, MD
Captain, US Air Force
Assistant Professor of Anesthesiology
Department of Anesthesia and Pain Management
Landstuhl Regional Medical Center
Landstuhl, Germany

Nasrin N. Aldawoodi, MD
Critical Care Fellow
Department of Anesthesiology
Duke University Medical Center
Durham, North Carolina

Jennifer Alt, MD
Resident
Department of Anesthesiology
New York University School of Medicine
New York, New York

Zirka H. Anastasian, MD
Assistant Professor of Anesthesiology
Department of Anesthesiology
Columbia University College of Physicians and Surgeons
New York, New York

Megan Graybill Anders, MD
Assistant Professor of Anesthesiology and Critical Care Medicine
Department of Anesthesiology
University of Maryland School of Medicine
Baltimore, Maryland

Michael Anderson, MD
Assistant Professor of Anesthesiology
Department of Anesthesiology
Mount Sinai School of Medicine
New York, New York

Michael H. Andreae, MD
Assistant Professor of Anesthesiology
Department of Anesthesiology
Montefiore Medical Center
Albert Einstein College of Medicine
Bronx, New York

Harendra Arora, MD
Associate Professor
Department of Anesthesiology
Program Director, Anesthesiology Residency Section Head, Vascular and Transplant Anesthesia
University of North Carolina at Chapel Hill
Chapel Hill, North Carolina

Erica A. Ash, MD
Resident
Department of Anesthesiology
New York University School of Medicine
New York, New York

Arthur Atchabahian, MD
Associate Professor of Clinical Anesthesiology
Department of Anesthesiology
New York University School of Medicine
New York, New York

Candra Rowell Bass, MD
Clinical Instructor
Department of Anesthesiology
University of North Carolina-Chapel Hill
Chapel Hill, North Carolina

Adel Bassily-Marcus, MD, FCCP, FCCM
Assistant Professor
Department of Surgery
Mount Sinai School of Medicine
New York, New York

Marc Beaussier, MD, PhD
Professor and Chair
Department of Anesthesiology and Intensive Care
St-Antoine Hospital Assistance Publique — Hôpitaux de Paris
University Pierre et Marie Curie
Paris, France

Lucie Beylacq, MD
Staff Anesthesiologist
Department of Anesthesiology and Intensive Care
François Xavier Michelet Center and Pellegrin University Hospital
Bordeaux, France

Ann E. Bingham, MD
Assistant Professor
Department of Anesthesiology and Perioperative Medicine
Oregon Health and Science University
Portland, Oregon

Jan Boublik, MD, PhD
Assistant Professor
Department of Anesthesiology
New York University School of Medicine
New York, New York

Caroline Buhay, MD
Instructor
Department of Anesthesiology
Weill-Cornell Medical College
New York, New York

Eric Cesareo, MD
Head of the Anesthesiology Department
Hopital Marc Jacquet
Melun, France

Jean Charchaflieh, MD, DrPH, FCCM, FCCP
Associate Professor
Department of Anesthesiology
Yale University School of Medicine
New Haven, Connecticut

Wanda A. Chin, MD
Assistant Clinical Professor of Anesthesiology
Department of Anesthesiology, Pediatric Anesthesia Division
New York University School of Medicine
New York, New York

Manuel Corripio, MD
Chief Resident
Department of Anesthesiology
New York University School of Medicine
New York, New York

Ananda C. Dharshan, MBBS
Assistant Professor
Department of Oncology
Roswell Park Cancer Institute
Buffalo, New York

Lisa Doan, MD
Assistant Professor
Department of Anesthesiology
New York University School of Medicine
New York, New York

Adrienne Turner Duffield, MD
Resident Physician
Department of Anesthesiology
University of North Carolina at Chapel Hill
Chapel Hill, North Carolina

Ryan Dunst, MD
Resident
Department of Anesthesiology
Mount Sinai School of Medicine
New York, New York

Brian J. Egan, MD, MPH
Assistant Professor of Anesthesiology
Department of Anesthesiology
Columbia University College of Physicians and Surgeons
New York, New York

Elisabeth Falzone, MD
Staff Anesthesiologist
Department of Anesthesiology and Intensive Care Medicine
Percy Teaching Military Hospital
Clamart, France

Meghann M. Fitzgerald, MD
Instructor
Department of Anesthesiology
Weill Cornell Medical College
New York, New York

Oriane Gardy, MD
Fellow
Department of Emergency Medicine
Saint Antoine Hospital
Paris, France

John G. Gaudet, MD
Neuroanesthesiology Clinical Fellow
Department of Anesthesiology
Columbia University College of Physicians and Surgeons
New York, New York

Christopher Gharibo, MD
Associate Professor of Anesthesiology and Orthopedics
Medical Director of Pain Medicine
New York University School of Medicine
New York, New York

Ronaldo Collo Go, MD
Critical Care Fellow
Department of Critical Care
Mount Sinai Hospital
New York, New York

Nicolai Goettel, MD, DESA
Fellow
Department of Anesthesia
University of Toronto, University Health Network, Toronto Western Hospital
Toronto, Ontario, Canada

Amit Goswami, MD
Pain Management Specialist
Epic Pain Management
Wayne, New Jersey

Sumeet Goswami, MD, MPH
Assistant Professor of Anesthesiology
Department of Anesthesiology
Columbia University College of Physicians and Surgeons
New York, New York

Ruchir Gupta, MD
Assistant Professor of Anesthesiology
Department of Anesthesiology
North Shore–Long Island Jewish/Hofstra Medical School
Syosset, New York

Anjali Fedson Hack, MD, PhD
Assistant Professor
Department of Anesthesiology
Montefiore Medical Center
Albert Einstein School of Medicine
New York, New York

Brad Hamik, MD
Attending Physician
Department of Anesthesiology
Anesthesia Associates of Morristown
Morristown Memorial Medical Center
Morristown, New Jersey

M. Lee Haselkorn, MD
Fellow, Adult Cardiothoracic Anesthesiology
Department of Anesthesiology
Columbia University College of Physicians and Surgeons
New York, New York

Alan W. Ho, MD
Fellow
Department of Anesthesiology
Columbia University College of Physicians and Surgeons
New York, New York

Clément Hoffmann, MD
Staff Anesthesiologist
Department of Anesthesiology and Intensive Care Medicine
Percy Teaching Military Hospital
Clamart, France

Philipp J. Houck, MD
Assistant Professor of Clinical Anesthesiology
Department of Anesthesiology
Columbia University College of Physicians and Surgeons
New York, New York

Ghislaine M. Isidore, MD
Assistant Professor (Clinical) of Anesthesiology
Department of Anesthesiology
New York University School of Medicine
New York University Hospital for Joint Diseases
New York, New York

Elena Reitman Ivashkov, MD
Assistant Professor of Clinical Anesthesiology
Department of Anesthesiology
Columbia University College of Physicians and Surgeons
New York, New York

Zafar A. Jamkhana, MD, MPH
Assistant Professor of Internal Medicine
Division of Pulmonary, Critical Care, and Sleep Medicine
St Louis University
St. Louis, Missouri

Denis Jochum, MD
Anesthesiologist
Department of Anesthesiology
Albert Schweitzer Hospital
Colmar, France

Albert Ju, MD
Attending Anesthesiologist
New Jersey Anesthesia Associates
Florham Park, New Jersey

Bessie Kachulis, MD
Assistant Professor of Anesthesiology
Division of Cardiothoracic Anesthesiology
Department of Anesthesiology
Columbia University College of Physicians and Surgeons
New York, New York

Sumit Kapoor, MD
Fellow, Critical Care Medicine Department of Surgery
Mount Sinai Hospital
New York, New York

Robert N. Keddis, MD
Cardiothoracic Anesthesia Fellow
Department of Anesthesia
New York University School of Medicine
New York, New York

Samir Kendale, MD
Resident
Department of Anesthesiology
New York University School of Medicine
New York, New York

M. Fahad Khan, MD, MHS
Assistant Professor
Center for the Study & Treatment of Pain
Department of Anesthesiology
New York University School of Medicine
New York, New York

Roopa Kohli-Seth, MD
Associate Professor of Surgery
Mount Sinai Medical Center
New York, New York

F. Wickham Kraemer III, MD
Section Chief, Acute and Chronic Pain Management
Department of Anesthesiology and Critical Care
Children's Hospital of Philadelphia Perelman School of Medicine, University of Pennsylvania
Philadelphia, Pennsylvania

Priya A. Kumar, MD
Associate Professor
Department of Anesthesiology
University of North Carolina
Chapel Hill, North Carolina

Yan Lai, MD, MPH
Assistant Professor
Department of Anesthesiology
Mount Sinai School of Medicine
New York, New York

Jason Lau, MD
Resident
Department of Anesthesiology
New York University School of Medicine
New York, New York

Alexandra P. Leader, MD
Resident
Department of Pediatrics
Mount Sinai School of Medicine
New York, New York

Edward C. Lin, MD
Clinical Assistant Professor
Department of Anesthesiology
New York University School of Medicine
New York, New York

Sanford M. Littwin, MD
Division of Cardiothoracic and Pediatric Anesthesia
Director CA 1 Education Department of Anesthesiology
St. Luke's-Roosevelt Hospital Center
Assistant Professor of Clinical Anesthesiology
Columbia University College of Physicians and Surgeons
New York, New York

Sansan S. Lo, MD
Assistant Professor of Clinical Anesthesiology
Division of Cardiothoracic Anesthesia
Department of Anesthesiology
Columbia University College of Physicians and Surgeons
New York, New York

Clara Alexandra Ferreira de Faria Oliveira Lobo, MD
Staff Anesthesiologist Anesthesiology and Pain Therapy Department
Centro Hospitalar de Trás-os-Montes e Alto Douro, Vila Real
Vila Real, Portugal

Christopher Lysakowski, MD
Consultant
Division of Anesthesiology
University Hospitals of Geneva
Geneva, Switzerland

Seth Manoach, MD, CHCQM
Assistant Chief Medical Officer for Inpatient Clinical Services
Attending Physician: Medical/Surgical ICU, Neurocritical Care, Emergency Medicine
State University of New York, Downstate Medical Center
Brooklyn, New York

Sonali Mantoo, MD
Intensivist
Critical Care Medicine
St. Vincent's Medical Center
Bridgeport, Connecticut

Donald M. Mathews, MD
Associate Professor of Anesthesiology
University of Vermont College of Medicine
Anesthesiologist, Fletcher Allen Health Care
Burlington, Vermont

Claude McFarlane, MD, MA
Associate Professor
Department of Anesthesiology
University of North Carolina Hospitals
Chapel Hill, North Carolina

Nirav Mistry, MD
Intensivist
Department of Medicine
JFK Medical Center
Edison, New Jersey

Satyanarayana Reddy Mukkera, MD, MPH
Critical Care Intensivist
Critical Care Medicine
Springfield Clinic
Springfield, Illinois

Teresa A. Mulaikal, MD
Cardiothoracic and Critical Care Anesthesia Fellow
Department of Anesthesiology
Columbia University College of Physicians and Surgeons
New York, New York

Neelima Myneni, MD
Fellow, Regional Anesthesia
Department of Anesthesiology
Hospital for Special Surgery
New York, New York

Harsha Nalabolu, MD
Instructor
Department of Anesthesiology
New York University School of Medicine
New York, New York

Jennie Ngai, MD
Assistant Professor
Director, Adult Cardiothoracic Anesthesiology Fellowship
Department of Anesthesiology
New York University School of Medicine
New York, New York

Ervant Nishanian, PhD, MD
Assistant Clinical Professor
Department of Anesthesiology
Columbia University College of Physicians and Surgeons
New York, New York

Tanuj P. Palvia, MD
Resident
Department of Anesthesiology
New York University School of Medicine
New York, New York

Leila Mei Pang, MD
Ngai-Jubilee Professor of Clinical Anesthesiology
Columbia University College of Physicians and Surgeons
New York, New York

Rita Parikh, MD
Staff Anesthesiologist
Department of Anesthesiology
Somnia, Inc.
New Rochelle, New York

Constantin Parizianu, MD
Pulmonary/Critical Care Attending Physician
Department of Critical Care
Good Samaritan Hospital
West Islip, New York

Krunal Patel, MD
Attending Physician
Nephrology Department
Mount Sinai Elmhurst
Mount Sinai Medical Center
New York, New York

Amit Poonia, MD
Fellow in Pain Management
Department of Anesthesiology
New York University School of Medicine
New York, New York

Sauman Rafii, MD
Resident
Department of Anesthesiology
New York University School of Medicine
New York, New York

Chaturani Ranasinghe, MD
Assistant Professor
Department of Anesthesiology/Division of Pain Management
University of Miami Miller School of Medicine
Miami, Florida

Imre Rédai, MD, FRCA
Assistant Professor of Anesthesiology
Department of Anesthesiology
New York University School of Medicine
New York, New York

J. David Roccaforte, MD
Assistant Professor
Bellevue Hospital Surgical ICU
Department of Anesthesiology
New York University School of Medicine
New York, New York

Amit H. Sachdev, MD
Resident
Department of Internal Medicine
University of Southern California
Los Angeles, California

Molly Sachdev, MD, MPH
Assistant Professor of Clinical Medicine
Division of Cardiology
Ohio State University Wexner Medical Center
Columbus, Ohio

Adam Sachs, MD
Resident
Department of Anesthesiology
New York University School of Medicine
New York, New York

Kriti Sankholkar, MD
Anesthesiologist
Department of Anesthesiology
Phelps Memorial Hospital Sleepy Hollow, New York

David Sapir, MD
Attending Physician
Centre Hospitalien Sud Francilien
Corbeil Essonnes, Essonne, France

Nicholas B. Scott, FRCS (Ed), FRCA
Head of Clinical Anaesthesia
Hamad Medical Corporation
Doha, Qatar

Nitin K. Sekhri, MD
Pain Medicine Fellow
Department of Anesthesiology
Columbia University College of Physicians and Surgeons
New York, New York

Shahzad Shaefi, MD
Instructor in Anaesthesia
Department of Anesthesia, Critical Care, and Pain Medicine
Beth Israel Deaconess Medical Center
Boston, Massachusetts

Arif M. Shaik, MD
Neurointensivist
Neuro-Critical Care/Intensive Care Unit
St. Joseph Hospital
St. Paul, Minnesota
Aurora Bay Care Medical Center
Green Bay, Wisconsin

Naum Shaparin, MD
Director of Pain Service, Assistant Professor of Anesthesiology, Assistant Professor of Family and Social Medicine
Department of Anesthesiology
Montefiore Medical Center–Albert Einstein College of Medicine
Bronx, New York

Awais Sheikh, MD
Intensivist
Critical Care Medicine
SSM St. Clare Health Center
Fenton, Missouri

Kathleen A. Smith, MD
Assistant Professor
Department of Anesthesiology
University of North Carolina
Chapel Hill, North Carolina

Sarah C. Smith, MD
Assistant Professor
Department of Anesthesiology
Columbia University College of Physicians and Surgeons
New York, New York

Jamaal T. Snell, MD
Instructor
Department of Anesthesiology
New York University School of Medicine
New York, New York

Jamey J. Snell, MD
Chief Resident
Department of Anesthesiology
New York University School of Medicine
New York, New York

Jessica Spellman, MD
Assistant Professor
Department of Anesthesiology
Columbia University College of Physicians and Surgeons
New York, New York

Karim Tazarourte, MD
Head of the Emergency Department
Hôpital Marc Jacquet
Melun, France

Elrond Yi Lang Teo, MBBS
Fellow
Cardiothoracic Anesthesiology and Critical Care Medicine
Columbia University College of Physicians and Surgeons
New York, New York

Janine L. Thekkekandam, MD
Staff Anesthesiologist
Commonwealth Anesthesia Associates
Richmond, Virginia

Mark S. Tinklepaugh, MD
Instructor
Department of Anesthesiology
State University of New York Upstate Medical University, Clinical Campus at Binghamton
Our Lady of Lourdes Hospital
Binghamton, New York

Toni Torrillo, MD
Assistant Professor
Department of Anesthesiology
Mount Sinai School of Medicine
New York, New York

Jean-Pierre Tourtier, MD
Professor and Chair
Emergency Medical Service
Fire Brigade of Paris
Paris, France

Tony P. Tsai, MD
Attending Anesthesiologist
Department of Anesthesiology
Beth Israel Medical Center, Petrie Division
New York, New York

Aditya Uppalapati, MD
Assistant Professor
Pulmonary Critical Care and Sleep Medicine
St. Louis University
St. Louis, Missouri

Vickie Verea, MD
Chief Resident
Department of Anesthesiology
New York University School of Medicine
New York, New York

Lisa E. Vianna, DO
Attending Physician
Division of Cardiothoracic and Thoracic Surgery
North Shore Long Island Jewish Health System
New Hyde Park, New York

Yann Villiger, MD, PhD
Associate Professor
Department of Anesthesiology
Geneva University Hospital
Geneva, Switzerland

Lucia Daiana Voiculescu, MD
Assistant Professor
Department of Anesthesiology
New York University School of Medicine
New York, New York

Gebhard Wagener, MD
Associate Professor of Clinical Anesthesiology
Department of Anesthesiology
Columbia University College of Physicians and Surgeons
New York, New York

Mark Weller, MD
Assistant Professor
Department of Anesthesiology
Columbia University College of Physicians and Surgeons
New York, New York

Eric P. Wilkens, MD, MPH
Assistant Professor
Department of Anesthesiology
Albert Einstein College of Medicine
Montefiore Medical Center
New York, New York

Jennifer Wu, MD, MBA
Assistant Professor
Department of Anesthesiology
The University of Texas Medical School
Houston, Texas

Victor Zach, MD
Director of Stroke and Neurocritical Care
Neurology and Neurosurgery
John C. Lincoln Health Network
Phoenix, Arizona

目次

Part I　術前

- 第1章　術前評価── 1
- 第2章　マスク換気困難，挿管困難の予測── 4
- 第3章　周術期の絶食ガイドライン── 6
- 第4章　呼吸機能検査── 7
- 第5章　術前心電図── 10
- 第6章　術前の心エコー検査── 22
- 第7章　非心臓手術における心リスク分類，Lee スコア，NYHA クラス分類── 25
- 第8章　感染性心内膜炎の予防── 28

Part II　合併疾患

- 第9章　周術期の常用薬管理── 29
- 第10章　ハーブ漢方薬とサプリメント── 33
- 第11章　コルチコステロイドを使用している患者── 35
- 第12章　抗凝固薬，抗血小板薬── 37
- 第13章　閉塞性睡眠時無呼吸── 41
- 第14章　肥満── 42
- 第15章　伝導障害── 46
- 第16章　頻脈性不整脈── 48
- 第17章　Wolff-Parkinson-White（WPW）症候群── 53
- 第18章　ペースメーカ── 55
- 第19章　植え込み型除細動器── 57
- 第20章　肥大型心筋症── 59
- 第21章　血管性浮腫── 62
- 第22章　ステント留置されている患者（およびカテーテルインターベンション後のフォロー）── 65
- 第23章　術前の凝固能評価── 67
- 第24章　グルコース-6-リン酸デヒドロゲナーゼ欠損症── 73
- 第25章　糖尿病── 75

第26章　肝不全——79
第27章　慢性腎不全——82
第28章　急性腎障害——85
第29章　Parkinson 病——90
第30章　多発性硬化症——92
第31章　重症筋無力症——94
第32章　脊髄損傷——97
第33章　ポルフィリン症——99
第34章　高齢者の生理学——103
第35章　ラテックスアレルギー——106
第36章　電解質異常（Na, K, Ca, Mg, PO$_4$）——108
第37章　HIV と麻酔——120
第38章　併存疾患の麻酔への影響——123

Part III　モニタリング

第39章　術中心電図——135
第40章　血行動態モニタリング——137
第41章　非侵襲的心拍出量モニタリング——144
第42章　パルスオキシメータ——146
第43章　カプノグラフィ——148
第44章　脳波モニター——150

Part IV　全身麻酔

第45章　術前麻酔チェックリスト——153
第46章　完全静脈麻酔の管理——156
第47章　血管作動薬——159
第48章　呼吸回路——162
第49章　手術室での機械換気（人工換気）——166
第50章　フルストマック（胃内容充満）——169
第51章　挿管困難とさまざまな器具——171
第52章　気道の神経ブロック——177
第53章　意識下気管支ファイバー挿管——180
第54章　逆行性挿管——185
第55章　高頻度ジェット換気——189
第56章　解毒薬——191

第 57 章	日帰り麻酔── 193	
第 58 章	オピオイド，導入薬，神経筋遮断薬── 195	
第 59 章	手術室でよくみる薬物── 201	
第 60 章	吸入麻酔薬── 207	
第 61 章	術中イベント── 209	
第 62 章	術後合併症── 218	
第 63 章	手術室の火災── 222	
第 64 章	血液製剤と輸血── 224	
第 65 章	大量輸血，第Ⅷ因子（von Willebrand 病を含む）── 228	
第 66 章	自己血輸血── 231	
第 67 章	静脈血栓塞栓症の予防── 235	
第 68 章	ヘパリン起因性血小板減少症（HIT）── 238	
第 69 章	麻酔後回復室（術後回復室）でよくある問題と退出基準── 242	

Part V　特殊手術の麻酔

第 70 章	整形外科的手技；骨セメントや駆血帯の合併症── 249	
第 71 章	耳鼻咽喉科手術── 253	
第 72 章	レーザー手術の麻酔── 258	
第 73 章	眼科手術の麻酔── 260	
第 74 章	内分泌外科── 265	
第 75 章	カルチノイド腫瘍，ソマトスタチン，オクトレオチド── 271	
第 76 章	褐色細胞腫── 274	
第 77 章	腹腔鏡手術── 276	
第 78 章	ロボット支援腹腔鏡下前立腺摘除術── 279	
第 79 章	肥満治療手術── 281	
第 80 章	腎移植── 285	
第 81 章	肝移植── 288	
第 82 章	電気痙攣療法── 296	
第 83 章	手術室以外での麻酔── 299	
第 84 章	美容外科── 301	

Part VI　心血管手術と胸部外科手術

第 85 章	人工心肺の基礎知識── 305	
第 86 章	術中経食道心エコー── 310	
第 87 章	冠動脈バイパス術（coronary artery bypass graft，CABG）と人工心肺を使用	

しないオフポンプ CABG —— 314
　　第 88 章　弁膜症手術 —— 319
　　第 89 章　心移植 —— 323
　　第 90 章　開腹による腹部大動脈瘤手術 —— 325
　　第 91 章　胸腹部大動脈瘤 —— 330
　　第 92 章　血管内手術の麻酔 —— 333
　　第 93 章　心タンポナーデ —— 339
　　第 94 章　片肺換気 —— 341
　　第 95 章　胸部手術 —— 348
　　第 96 章　肺移植 —— 353
　　第 97 章　低侵襲心臓外科手術 —— 356

Part VII 脳神経外科麻酔／神経集中治療

　　第 98 章　頭蓋内圧モニタリング，急性頭蓋内圧亢進 —— 361
　　第 99 章　神経学的モニタリング（経頭蓋超音波 Doppler 法，脳波，頸動脈断端圧，近赤外線分光分析法，内頸静脈球部酸素飽和度）—— 365
　　第 100 章　インターベンショナル神経放射線学 —— 371
　　第 101 章　開頭術 —— 376
　　第 102 章　覚醒下開頭手術 —— 382
　　第 103 章　神経血管手術 —— 385
　　第 104 章　内頸動脈血管内膜切除 —— 388
　　第 105 章　脊髄手術と神経生理学的モニタリング —— 393
　　第 106 章　抗てんかん薬：痙攣発作の予防と長期にわたる治療 —— 398
　　第 107 章　てんかん重積 —— 399
　　第 108 章　無症候性脳血管疾患（脳神経外科疾患以外の手術に対して）—— 401
　　第 109 章　脳出血を有する患者の管理 —— 403
　　第 110 章　硬膜下血腫と硬膜外血腫の管理 —— 406
　　第 111 章　虚血患者の管理 —— 408
　　第 112 章　グラスゴー・スケールとリエージュ・スケール —— 412
　　第 113 章　頭部外傷の管理 —— 414
　　第 114 章　脊髄損傷の初期対応 —— 416
　　第 115 章　髄膜炎 —— 420
　　第 116 章　脳膿瘍 —— 422
　　第 117 章　尿崩症 —— 424
　　第 118 章　脳死と臓器提供 —— 426

Part VIII 区域麻酔

- 第119章 区域麻酔の安全性── 431
- 第120章 局所麻酔薬と添加薬── 436
- 第121章 脊髄幹麻酔（脊髄くも膜下麻酔・硬膜外麻酔）── 441
- 第122章 硬膜外麻酔── 447
- 第123章 脊髄くも膜下麻酔── 451
- 第124章 脊髄くも膜下硬膜外併用麻酔（脊硬麻）── 454
- 第125章 硬膜穿刺後頭痛── 455
- 第126章 末梢神経刺激法の基本── 457
- 第127章 超音波ガイド下区域麻酔法── 460
- 第128章 神経周囲カテーテル挿入法── 465
- 第129章 区域麻酔後の神経障害への対応── 468
- 第130章 頸神経叢ブロック── 470
- 第131章 腕神経叢── 473
- 第132章 上肢の皮膚分節，筋分節，骨分節── 475
- 第133章 斜角筋間ブロック── 477
- 第134章 鎖骨上ブロック── 482
- 第135章 鎖骨下ブロック── 485
- 第136章 腋窩ブロック── 489
- 第137章 肘関節，手関節での神経終末枝ブロック── 493
- 第138章 指ブロック── 498
- 第139章 腰仙骨神経叢── 500
- 第140章 下肢の皮膚分節，筋分節，骨分節── 502
- 第141章 大腰筋筋溝ブロック（腰神経叢ブロック後方アプローチ）── 504
- 第142章 大腿神経ブロック，腸骨筋膜下ブロック── 510
- 第143章 外側大腿皮神経ブロック── 514
- 第144章 閉鎖神経ブロック── 515
- 第145章 伏在神経ブロック── 519
- 第146章 近位坐骨神経ブロック── 524
- 第147章 膝窩部神経ブロック── 531
- 第148章 踝のブロック── 537
- 第149章 胸部傍脊椎ブロック── 543
- 第150章 肋間神経ブロック── 551
- 第151章 腹壁と内臓の神経支配── 553
- 第152章 腹横筋膜面（TAP）ブロック；腸骨鼠径・腸骨下腹神経ブロック── 556
- 第153章 腹部手術に対する区域鎮痛法── 560

第 154 章　下肢関節形成術に対する浸潤鎮痛法── 562
第 155 章　顔面の表層ブロック── 567

Part IX　術後の急性痛

第 156 章　集学的術後鎮痛── 571
第 157 章　非ステロイド性抗炎症薬（NSAIDs）── 572
第 158 章　静脈内自己調節鎮痛法（IV PCA）── 574
第 159 章　オピオイド── 577
第 160 章　痛みの管理に用いられる抗うつ薬と抗痙攣薬── 584
第 161 章　痛みの管理に一般的に用いられる鎮痛補助薬── 588
第 162 章　硬膜外鎮痛── 590
第 163 章　持続末梢神経ブロックの管理── 593
第 164 章　成人の痛みと鎮静の評価スケール── 596
第 165 章　小児の術後鎮痛── 598
第 166 章　慢性痛患者の急性痛管理── 601

Part X　小児

第 167 章　小児麻酔における薬物投与量── 603
第 168 章　新生児蘇生── 608
第 169 章　小児の気道確保困難── 611
第 170 章　小児バイタルサイン── 614
第 171 章　小児サイズ表── 615
第 172 章　腹壁破裂/臍帯ヘルニア── 616
第 173 章　気管食道瘻── 618
第 174 章　肥厚性幽門狭窄── 620
第 175 章　壊死性腸炎── 623
第 176 章　小児鼠径ヘルニア── 624
第 177 章　筋緊張低下児── 626
第 178 章　小児区域麻酔── 627
第 179 章　小児心臓麻酔の基礎── 643

Part XI　産科

第 180 章　妊娠期の生理学── 651
第 181 章　分娩・産褥期の生理学── 655

第 182 章　薬物と妊娠──657
第 183 章　産科診療における抗菌薬による予防と治療──659
第 184 章　妊娠中の抗凝固療法──660
第 185 章　妊娠高血圧症候群，妊娠中の慢性高血圧，妊娠高血圧腎症，子癇──662
第 186 章　妊娠患者の非産科手術──666
第 187 章　無痛分娩──672
第 188 章　産科麻酔における脊髄くも膜下硬膜外併用麻酔──676
第 189 章　帝王切開の麻酔と術後鎮痛──678
第 190 章　会陰切開，会陰裂傷縫合，鉗子分娩時の麻酔──681
第 191 章　頸管縫縮術の麻酔──683
第 192 章　子宮収縮抑制──685
第 193 章　帝王切開後の抗凝固療法──687
第 194 章　周産期出血──689
第 195 章　胎児心拍数モニタリング──695
第 196 章　双胎，骨盤位，前回帝王切開後の試験分娩：経腟分娩を試みる患者に対する麻酔で考慮すべきこと──696

Part XII　クリティカルケア

第 197 章　中心静脈ライン確保──699
第 198 章　ショック──708
第 199 章　敗血症──710
第 200 章　急性心筋梗塞，合併症と治療──712
第 201 章　アナフィラキシー──717
第 202 章　気管支ファイバー検査のための肺の解剖──720
第 203 章　ICU における人工呼吸器設定──724
第 204 章　急性呼吸促迫症候群──728
第 205 章　気管支喘息発作重積──730
第 206 章　肺塞栓──732
第 207 章　酸塩基平衡異常──736
第 208 章　持続的腎代替療法──740
第 209 章　TURP 症候群──743
第 210 章　糖尿病性ケトアシドーシス──746
第 211 章　高浸透圧性高血糖状態──748
第 212 章　重症疾患関連副腎不全──751
第 213 章　腐食性物質の誤飲──753
第 214 章　上部消化管出血──755

第 215 章　急性膵炎 —— 758
第 216 章　興奮，譫妄，振戦譫妄 —— 761
第 217 章　外傷の麻酔 —— 763
第 218 章　熱傷 —— 767
第 219 章　中毒 —— 772

Part XIII　早見表

第 220 章　重要な公式 —— 777
第 221 章　手術室でよく使われる表現 —— 780
第 222 章　BLS/ACLS/PALS —— 784
第 223 章　悪性高熱（MH） —— 793

索引 —— 797

注　意

本書に記載した情報に関しては，正確を期し，一般臨床で広く受け入れられている方法を記載するよう注意を払った。しかしながら，監訳者，訳者ならびに出版社は，本書の情報を用いた結果生じたいかなる不都合に対しても責任を負うものではない。本書の内容の特定な状況への適用に関しての責任は，医師各自のうちにある。

監訳者，訳者ならびに出版社は，本書に記載した薬物の選択，用量については，出版時の最新の推奨，および臨床状況に基づいていることを確認するよう努力を払っている。しかし，医学は日進月歩で進んでおり，政府の規制は変わり，薬物療法や薬物反応に関する情報は常に変化している。読者は，薬物の使用にあたっては個々の薬物の添付文書を参照し，適応，用量，付加された注意・警告に関する変化を常に確認することを怠ってはならない。これは，推奨された薬物が新しいものであったり，汎用されるものではない場合に，特に重要である。

薬物の表記は，本邦で発売されているものは一般名・商品名ともカタカナで，発売されていないものは英語で記すよう努めた。

Part I
術前

第1章
術前評価

Sansan S. Lo

目的
- 患者との信頼関係を築く。
- 患者に自身の医学的な問題を理解させ，追加検査が必要かを判断し，手術計画を確認する。
- 麻酔リスクを評価し，周術期の計画を立てる（術前投薬，術中計画，術後治療）。
- 患者に麻酔リスクを説明し，同意を得る。
- 上記を書面に記載する。

リスクが高い患者ほど上記を手術前の早い時期に行う。
施設によって術前麻酔評価の目的，役割は異なる。

病歴
- 既往歴
  ▶ 疾患の経過，症状，治療，重症度
  ▶ 疾患のコントロール状況
  ▶ 追加検査およびコンサルテーションの必要性
  ▶ ASA 分類は予後と相関する。

ASA 分類
Ⅰ：健康な患者
Ⅱ：軽度の全身疾患があるが，身体活動には制限がない患者
Ⅲ：身体活動を妨げる全身疾患を有する患者
Ⅳ：常に生命を脅かす重度の全身疾患を有する患者
Ⅴ：手術をしなければ死亡する状態にある患者
Ⅵ：臓器摘出を待つ脳死状態の患者
E：すべての緊急手術

- 手術歴
- 麻酔歴：全身麻酔，監視下鎮静（麻酔）管理（monitored anesthesia care），脊髄くも膜下麻酔，硬膜外麻酔，末梢神経ブロック
- 麻酔合併症の既往：アレルギー反応，重度の術後悪心・嘔吐，覚醒遅延，筋弛緩の残存，ニューロパチー，術中覚醒，嗄声，挿管困難，硬膜穿刺後頭痛
- 麻酔合併症の家族歴：悪性高熱，麻痺の残存
- 服薬状況
  - 一覧を確認し，手術当日に内服した，またはする予定の薬物を確認する。
  - 術中の，血行動態，薬物相互作用，麻酔薬への耐性，出血傾向，電解質異常などへの影響について検討する。
  - β受容体遮断薬の役割については以下を参照のこと。
  - 服薬とはみなされないハーブ，漢方薬，サプリメントでも重大な副作用や薬物相互作用を有する場合があるので，患者から使用歴を聴取する（第10章参照）。
- アレルギー
  - アレルギーと有害作用
  - 薬物，ラテックス（関連するリスク因子：第35章参照），絆創膏，鶏卵，大豆

系統別の特定検討事項

- 神経系
  - 痙攣，脳梗塞，後遺症，一過性脳虚血発作，その他の神経疾患
  - 麻痺，ニューロパチーの既往
  - 頸椎疾患
- 呼吸器系
  - 喘息（呼吸機能検査のピークフロー値を確認すること），肺気腫，呼吸困難/起座呼吸
  - 運動耐容能（その原因が呼吸機能によるか否か）
  - 術前の積極的な介入（気管支拡張薬，理学療法，治療効果確認のための呼吸機能検査，禁煙，コルチコステロイド）が慢性閉塞性肺疾患（chronic obstructive pulmonary disease：COPD）患者には有益な場合がある。
  - 高度の呼吸合併症を有する患者に区域麻酔と全身麻酔のどちらを行うか。
- 閉塞性睡眠時無呼吸（obstructive sleep apnea：OSA）
  - OSAを疑うが診断されていない患者には第13章のSTOP-BANGスコアを参照する。
  - OSAの有無と重症度を評価する。
  - 持続気道陽圧法（CPAP）または二相性気道陽圧法（BiPAP）を使用，あるいは準備しておく。
- 循環器系
  - 狭心症，冠動脈疾患，心筋梗塞の既往，慢性心不全，心臓弁膜症，不整脈
  - ペースメーカ/植え込み型自動除細動器
  - 運動耐容能（その原因が心機能によるか否か）
  - 経皮的冠動脈形成術，ステント（第22章参照）
  - Revised Cardiac Risk Indexと周術期の心血管イベント障害に関するリスク因子（高リスク手術，虚血性心疾患，うっ血性心不全，脳血管発作，インスリン治療を必要とする糖尿病，術前の血清クレアチニン値＞2.0 mg/dL）のうち2～3つ該当すると中等度（7%）から高度（11%）の割合で主要な心臓合併症を発症する。
  - 非心臓手術における周術期の心血管系評価，治療に関してはACC/AHA Task Force 2007ガイドライン（第7章）参照のこと。
  - 2009 ACCF/AHAではβ受容体遮断薬使用について，つぎのように新たに言及された。
    - 長期間β受容体遮断薬を使用している際は継続する。
    - 血管手術を受ける心臓リスクが高い患者（冠動脈疾患，術前検査で虚血が発見された場合）はβ受容体遮断薬の開始が推奨される。
    - （上記で定義された）臨床的なリスク因子が1つ以上ある患者が血管手術を受ける場合はβ受容体遮断薬の使用開始が妥当である。
    - 冠動脈疾患またはリスク因子が1つ以上ある患者が中等度のリスクの手術を受ける場合はβ受容体遮断薬

の使用開始が妥当である。
- 心拍数，血圧を厳重に管理する。
▶ β受容体遮断薬の急性の効果は心筋の酸素需要を減少させることである。また長期使用後に抗炎症作用によってプラークの安定化が得られる可能性がある。手術の数日〜数週間前から使用を開始するべきである。
- 肝臓
  ▶ 肝炎，凝固異常
- 腎臓
  ▶ 腎機能低下/腎不全
  ▶ 透析の状況，最終透析日
- 内分泌/代謝
  ▶ 肥満，糖尿病，甲状腺機能，副腎機能
- 血液
  ▶ 遺伝性の血液凝固異常/貧血，抗凝固療法の有無，深部静脈血栓症/肺塞栓症の既往
  ▶ 臨床的出血傾向の有無（小外傷，歯磨き，抜歯，歯科処置）
- 胃食道逆流疾患/誤嚥リスク
  ▶ 誘因，重症度，胃食道逆流疾患のコントロール状況
  ▶ 食道裂孔ヘルニア
  ▶ 胃蠕動運動の遅延，肥満，長期間の糖尿病（第50章参照）
- 最近の上気道感染
  ▶ 手術までの待機期間に関するガイドラインは存在しない。患者の年齢，手術の緊急性，上気道感染なのか下気道感染なのか，症状（咳嗽/喀痰，発熱，喘鳴），合併症（喘息，COPD）を考慮する。
- アルコール/タバコ/その他の薬物
  ▶ アルコール/タバコの摂取歴
  ▶ その他の嗜好品における急性/慢性での使用歴
- 妊娠
  ▶ 妊娠の可能性，妊娠週数，術中に考慮すべき事項を確認する。
  ▶ 出産可能な年齢の女性に対して検査を行う方針は施設ごとに異なる。

身体検査

- 気道評価：Mallampati 分類，甲状頤間距離，下顎可動性，頸部可動域に加え，上顎前突，小顎，太い首，歯の脱落，ひげ，肥満などの，マスク換気困難因子，挿管困難因子を考慮する。
- その他：義歯，着脱可能なブリッジ，脆弱/欠損歯，補聴器，コンタクトレンズ，潜在的な OSA リスク
- 身長，体重
- SpO_2 を含む安静時のバイタルサイン。糖尿病の場合は空腹時血糖。異常値があった場合は治療的介入が必要である。十分なコントロールが必要となる場合もある。
- 精神状態も含めた安静時の身体検査，心雑音，肺雑音の有無を評価する。

術前検査

- ルーチンで行うべきではない。
- 個々の患者の状態や手術内容を考慮したうえで臨床的に必要と判断される場合，また検査を行うことにより，その結果が周術期のケアや治療計画，予後に影響を与えうると判断される場合に行う。
- 年齢にもとづいた基準については結論が出ていない。施設ごとに異なる。
- 検査
  ▶ 血算
    - 年齢，出血，血液疾患の有無，肝疾患の有無，手術の予想出血量を考慮する。
  ▶ 生化学/肝機能検査
    - 内分泌疾患/腎疾患/肝疾患の有無，周術期の治療介入，特定の薬物使用状況を考慮する。
  ▶ 凝固検査

- 凝固異常，腎疾患/肝疾患の有無，術式を考慮する。
  - ▶妊娠検査
    - ■既往歴，検査だけでは不十分なこともある。
    - ■妊娠している場合，麻酔により重大事象が起こる可能性があるため，検査閾値は低く設定しておく。
  - ▶心電図
    - ■ACC/AHA 2007 ガイドラインにもとづく。
      - ◆患者が少なくとも1つ臨床的なリスク因子を有しており，高リスクの手術を受ける場合は推奨される。患者が冠動脈疾患，末梢動脈疾患，脳血管発作を有しており，中等度のリスクの手術を受ける場合に推奨される。
      - ◆臨床的なリスク因子がない患者であっても高リスクの手術を受ける場合は妥当。リスク因子を1つ以上有する患者が中等度のリスクの手術を受ける場合は妥当である。
      - ◆臨床的なリスク因子のない患者で，低リスクの手術を受ける場合は，年齢にかかわらず，必要性は明記されていない。
    - ■全例に心電図を行う有用性は限定的だが，安静時心電図で無症候性の心筋梗塞などが発見されればASA分類にも影響しうる。
  - ▶経食道心エコー，ストレステスト
    - ■ACC/AHA 2007 にもとづき，心血管リスク因子，術式を考慮する。
  - ▶胸部X線
    - ■記載はないが，喫煙歴，COPD，上気道感染，心疾患がある患者では考慮する。
  - ▶呼吸機能検査/動脈血ガス分析
    - ■ほとんど行われない。
    - ■肺切除を行う場合，あるいは肺活量減少の原因を鑑別する場合に考慮する。
- 最適な検査時期については十分な根拠は得られていない。ASAのTask Force on Preanesthesia Evaluationによれば，患者に著変がなく，麻酔手技を行ううえで直前の検査値が必要ということでなければ，手術から6ヶ月以内に検査を行っていれば一般的に問題ないとされている。

- 参考文献

www.TheAnesthesiaGuide.com を参照

（鈴木真弓）

第2章
マスク換気困難，挿管困難の予測

Adam Sachs

マスク換気困難，マスク換気不能を予測する

- マスク換気困難（difficult mask ventilation：DMV）の発生率は1.4%，マスク換気不能（impossible mask ventilation：IMV）の発生率は0.15%である。
- 肥満，いびき，歯の欠落は単純な気道操作で解決できることが多いため，IMVのリスク因子ではない。
  - ▶歯の欠落があると挿管しやすくなる。
- 首の周囲径（輪状軟骨レベルで50〜60 cm以上）はIMVを予測する最も重要な因子である。

- リスク因子が3つ以上の患者はIMVのリスクが高まる（オッズ比8.9）。
- IMV患者の多く（75%）は挿管が容易である。

マスク換気困難，不能のリスク因子

マスク換気困難	マスク換気不可能
首の周囲径	首の周囲径
男性	男性
睡眠時無呼吸	睡眠時無呼吸
Mallampati分類3または4	Mallampati分類3または4
ひげ	ひげ
BMI＞26	
いびき	
歯の欠損	

挿管困難を予測する

- 挿管困難（difficult intubation：DI）の発生率は5.2%（産科患者では3.1%，肥満患者では15.8%）であり，挿管不能の割合は0.15%である。
- 個々の検査よりも複数の検査を組み合わせた結果のほうが，挿管困難を予測する指標となる。

挿管困難を予測する因子の信頼度

挿管困難を予測する因子	定義	感度（%）	特異度（%）	陽性的中率，陽性尤度（PL）
上下門歯間距離	＜4 cm	30	97	28
首の伸展域	≦80°	10	93	18
下顎後退	＞90°	7	99	20
甲状–頤間距離	＜6.5 cm	48	79	9.4（＜4 cm）
	＜4.5 cm	16	91	6
	＜12.5 cm	44	87	11
首の周囲径	＞43 cm	92	84	37
Mallampati分類	3または4	49	86	3（PL）
BMI	＞30	83	50	14
間接喉頭鏡検査	3または4	69	98	31
upper lip bite test	3（下唇で上唇を噛めない）	8	97	8

挿管困難予測検査

試験の組み合わせ	感度（%）	特異度（%）
Wilson risk score	46	89
Arné multivariate risk index	93	93
simplified predictive intubation difficulty score	65	76

Arné Multivariate Simplified Score

リスク因子	得点
挿管困難歴の既往	
なし	0
あり	10
挿管困難を予想する病理学（顔面の奇形，先端巨大症，頸椎症，後頭環軸の疾患，気道の腫瘍，"stiff joint syndrome"を伴う糖尿病）	
なし	0
あり	5

臨床症状または気道解剖（気道圧迫による呼吸困難，発声障害，嚥下障害，睡眠時無呼吸症候群）	
なし	0
あり	3
上下門歯間距離（IG）と下顎脱臼（ML）	
IG≧5 cm または ML＞0	0
3.5 cm＜IG＜5 cm かつ ML＝0	3
IG＜3.5 cm かつ ML＜0	13
甲状-頤間距離	
≧6.5 cm	0
＜6.5 cm	4
頸部可動域	
100°	0
90°±10°	2
＜80°	5
Mallampati 分類	
1	0
2	2
3	6
4	8
合計点	48

得点＞11 なら感度 93%，特異度 93% で挿管困難である。

● 参考文献

www.TheAnesthesiaGuide.com を参照

（鈴木真弓）

第3章
周術期の絶食ガイドライン

Edward C. Lin

周術期の絶食ガイドライン	
絶食の最小時間	摂取物
2 hr	脂肪・乳製品・食物繊維を含まない飲料（水，果肉なしのジュース，ソーダ，ミルク抜きの紅茶，ブラックコーヒー）
4 hr	母乳
6 hr	離乳食，調整粉乳 軽食（紅茶とトーストなど）
＞6 hr	揚げ物や脂質が多い食事は胃排泄時間が遷延する このことを踏まえたうえで，個々の医師が適切な絶食期間を考える

- 前述のガイドラインに加えて，胃排泄時間が遷延しうる因子を考慮しなければならない〔緊急処置，妊娠，糖尿病，裂肛ヘルニア，逆流性食道炎，イレウス，蠕動運動障害，肥満（議論中である）〕。
- 術前にタバコを1本を吸うと誤嚥のリスクが増加するというエビデンスはない。
- 外傷，急性疾患は胃排泄時間が遷延する。これらの患者では最終飲食から8時間以上経過していても胃内容充満（フルストマック）として対応する。

● 参考文献

www.TheAnesthesiaGuide.com を参照

（鈴木真弓）

第4章
呼吸機能検査

Ruchir Gupta

図4-1 正常なスパイログラム

Longo DL, Fauci AS, Kasper DL, Hauser SL, Jameson JL, Loscalzo J. Harrison's Principles of Internal Medicine. 18th ed. Figure 252-2 より。www.accessmedicine.com からも閲覧可能。© The McGraw-Hill Companies, Inc. All rights reserved.

図4-2 正常な肺容量

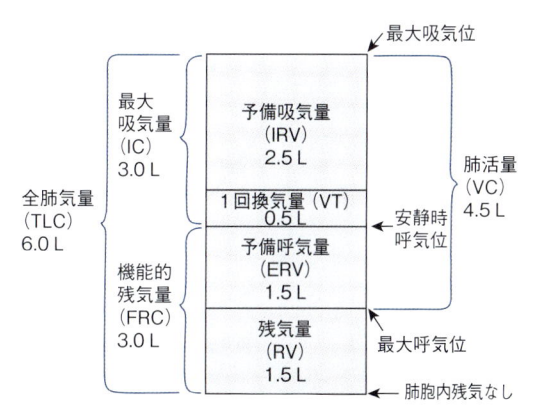

Levitzky MG. Pulmonary Physiology. 7th ed. Figure 3-1 より。www.accessmedicine.com からも閲覧可能。© The McGraw-Hill Companies, Inc. All rights reserved.

病態による肺機能検査の相違

	閉塞性換気障害 （例：喘息，慢性閉塞性肺疾患）	拘束性換気障害 （例：肺線維症，肺炎）
肺活量	Nまたは↓	↓
全肺気量	↑	↓
1秒量/努力換気量比	↓	Nまたは↓
最大呼気中間流量	↓	N
分時最大換気量	↓	N
一酸化炭素肺拡散能	喘息：変化なしまたは低下 慢性閉塞性肺疾患：↓↓	↓↓↓

N：不変，↓：低下，↑：上昇

図 4-3 流量-容積曲線

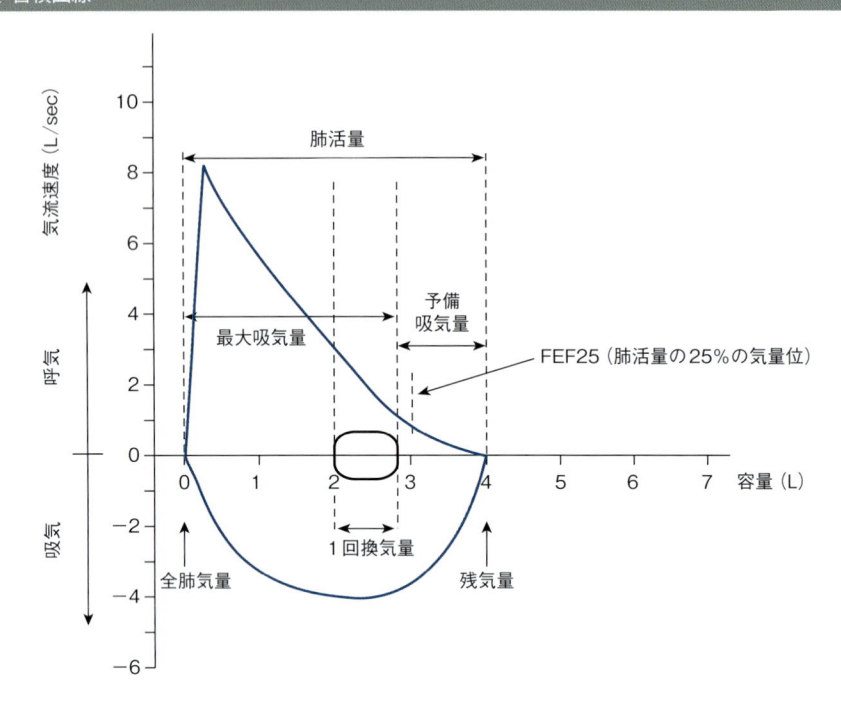

図 4-4 疾患による流量-容積曲線の相違

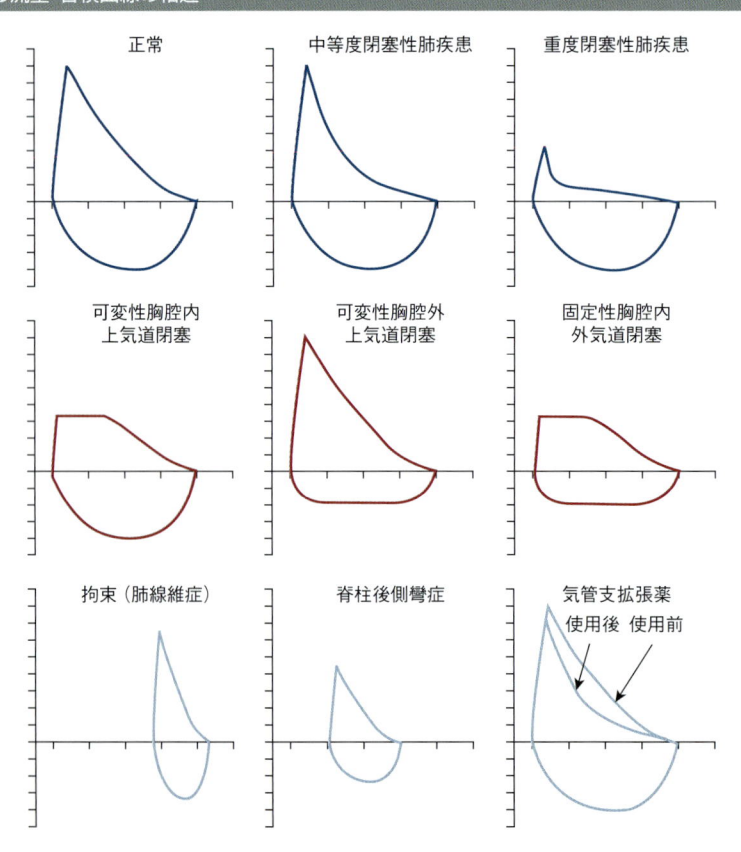

図 4-5　肺全摘術後の予後を予測する術前検査のアルゴリズム

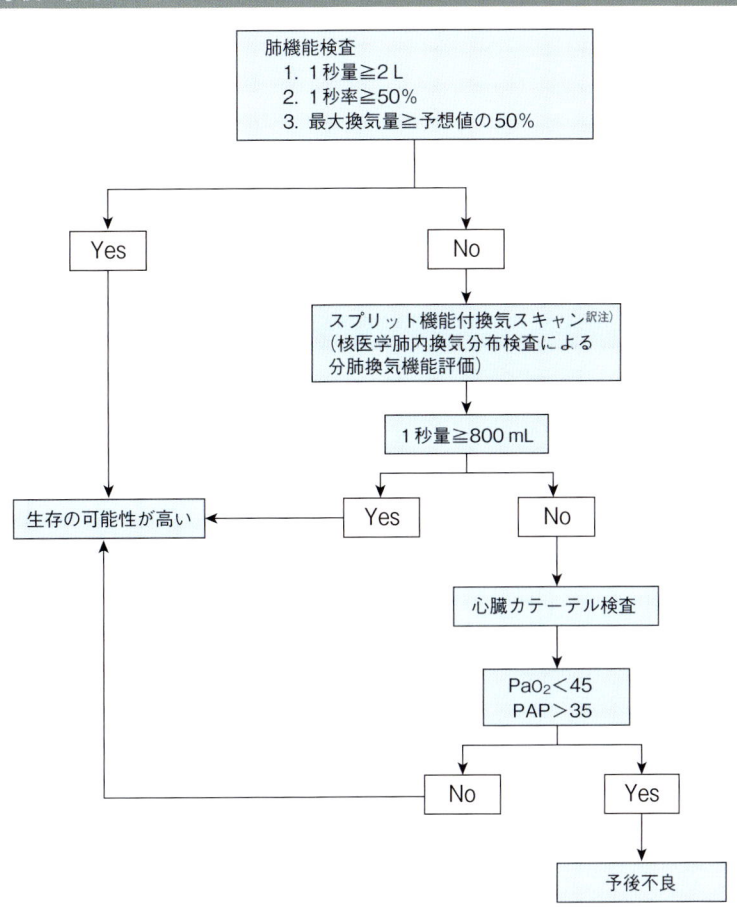

```
                    肺機能検査
                1. 1秒量≧2 L
                2. 1秒率≧50％
                3. 最大換気量≧予想値の50％
                    │
          ┌─────────┴─────────┐
         Yes                  No
          │                   │
          │          スプリット機能付換気スキャン(訳注)
          │          （核医学肺内換気分布検査による
          │            分肺換気機能評価）
          │                   │
          │             1秒量≧800 mL
          │                   │
          │          ┌────────┴────────┐
          │         Yes                No
          │          │                 │
   生存の可能性が高い ←─┘           心臓カテーテル検査
          ↑                           │
          │                      PaO₂＜45
          │                      PAP＞35
          │                    ┌──────┴──────┐
          │                   No            Yes
          └────────────────────┘             │
                                          予後不良
```

訳注）核医学換気トレーサー（^{133}Xe）の肺内取り込みを各肺葉で定量評価し，術後の予測1秒量を算出する．0.8 L未満の場合，術後合併症・死亡率が高くなる可能性がある．

（鈴木真弓）

第5章
術前心電図

Bessie Kachulis, Ann E. Bingham

図 5-1 心電図波形とセグメント

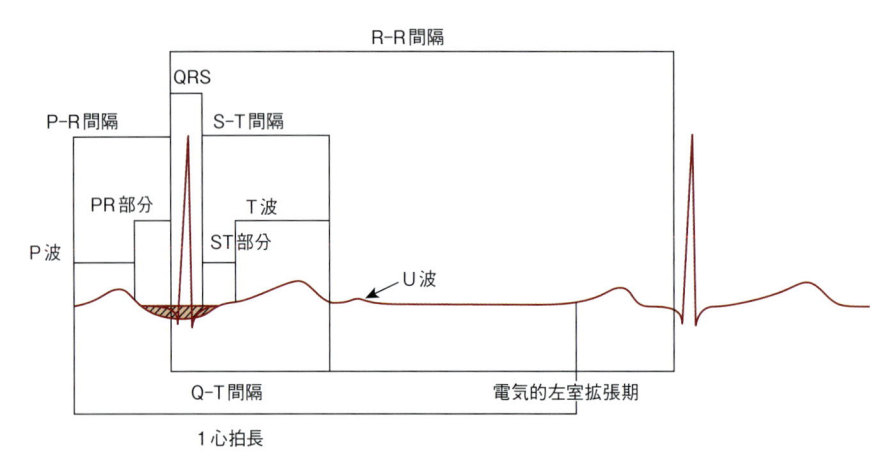

Fuster V, Walsh RA, Harrington RA. Hurst's The Heart. 13th ed. Figure 15-1 より。www.accessmedicine.com からも閲覧可能。
© The McGraw-Hill Companies, Inc. All rights reserved.

心電図波形および間隔と一般的病態	
記録時間と電位スケール	心電図の記録紙速度が 25 mm/sec であれば、0.04 sec/横軸 1 目盛、0.1 mV/縦軸 1 目盛
P 波	起源：心房脱分極 持続時間：80〜120 msec 電位：2.5 mV（I，II，III誘導） 形態（図 5-2 参照） ●2 層性（V_1，V_2） ●側壁誘導（I，aVL，V_5，V_6）における立ちあがりは右から左側への活動電位の広がりを示す 軸：0〜90° 病態：心房拡大。P 波の高さ 2.5 mV 以上
PR（PQ）間隔	起源：左室心筋が脱分極するまでの心房から房室結節、His 束、左右脚および Purkinje 線維までの電位の広がり 持続時間：120〜200 msec 病態： 　P-R 間隔の延長。房室伝導遅延（第 1 度房室ブロックの項を参照） 　δ波を伴う P-R 間隔の短縮。Wolff-Parkinson-White 症候群ないし早期興奮伝導 注意： 　PR 間隔：P の始まりから QRS の始まりまで 　PR セグメント：P の終わりから QRS の始まりまで

Q波	R波の前に示されるQRSの陰性偏位部分である。正常例の50％以上の下壁誘導にみられるが，I，aVL誘導では正常例の50％以下にしかみられない 持続時間：肢誘導で30 msec未満，III誘導で50 msec未満，I，aVL，V_5およびV_6において30～40 msec未満 電位：すべての肢誘導で0.4 mV未満，ただしIII誘導では0.5 mV未満 深さ：III誘導を除きR波の高さの25％未満
QRS波	起源：左室の活動電位 持続時間：70～110 msec（最もQRS幅の広い誘導で計測したもの） 電位：V_5に向かって徐々に増加する（通常R波のprogressionと呼ばれている） 波形：通常，I，II誘導では上向きに偏位しており，aVLでは陰性，aVR，V_1では下向きに偏位している。V_2～V_3の移行帯では等電位であり，III誘導では個人差あり 軸：－30°から＋90° 　　－30°以上：左軸偏位 　　90°以上：右軸偏位 病態：幅広いQRS。左室脱分極時間の延長：脚ブロック，左室肥大，異所性波形
QT間隔	起源：左室収縮の持続時間 持続時間：男性で460 msec未満，女性で470 msec未満。心拍数の上昇に従って短縮するため，心拍数で補正したQTcを用いることが必須 　　Bazettの公式：QTc＝QT/$\sqrt{RR}$　　RR＝RR間隔（秒）（＝60/心拍数） 　　QTcの正常上限＝$\kappa\sqrt{RR}$　　κは男性の場合0.397，女性の場合0.415 病態： 　QTc短縮症候群：340 msec未満 　QTc延長：薬物治療，心筋虚血，心筋梗塞，心臓手術，低カリウム血症，甲状腺機能低下，先天性QT延長症候群，著明な徐脈，および房室ブロック
T波	起源：左室の再分極 持続時間：変動が大きい 電位：肢誘導で0.6 mV未満，少なくともI，II誘導において0.05 mV 波形：正常は非対称であり，終末部よりも起始部においてスロープの形成はより緩徐であり，しばしば双峰性となる（陽性から陰性に転じるものが多い） 軸：左方向，下壁方向および前壁方向の誘導，すなわちI，II，V_5およびV_6では上向き，aVRでは下向き 一般的な正常範囲内の変異：正常成人における右胸部誘導（V_1～V_2）における若年性陰性T波のパターンであり，正常児や幼児にみられるものに類似している 病態：虚血の徴候としてみられる可能性のある陰性T。周術期にみられるT波の平低化や陰転化は一般的であり，虚血というより交感神経緊張や電解質などの変化によるものと考えられている
U波	拡張期時相にみられるが，起源は不明 持続時間：90～110 msec 電位：0.21 mV未満ないしT波の高さの5～25％未満 波形：正常は単層性であり，陽性ないし陰性。通常はaVRを除いて陽性 軸：T波と同方向，U波はノッチを伴った2層目のT波と混同されやすい 病態：低カリウム血症，徐脈，低体温，左室肥大，薬物性によるものは顕著なU波となる
STセグメント （図5-3参照）	起源：心室の脱分極 病態： 　**ST低下**：心内膜下障害ないし対側誘導の変化のニボー像。しかし冠動脈病変の部位診断はできない 　**ST上昇**：貫壁性の心筋障害。一般的に受け入れられている虚血の基準は，隣接する2つ以上の誘導においてJ点から60～80 msecの時点で少なくとも40 msec以上持続する0.1 mV（1 mm）のST上昇を虚血性のものとする 　　**一般的でないST上昇の原因**（通常一部ではなく全体にみられる）：肺塞栓，僧帽弁形成術後，心膜炎，高カリウム血症，経胸壁の除細動後ないし植え込み型除細動器作動後 　**J点の上昇**： 　　正常範囲（早期再分極） 　　V_2～V_5にみられるQRSとSTセグメントのJ点におけるST上昇 　　凹型のST上昇 　　ノッチを伴ったR波下降脚部分 　　ニボー像としてのST低下を伴わない高いT波

図 5-2 異常な P 波の原因

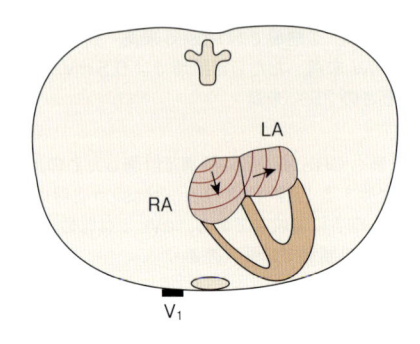

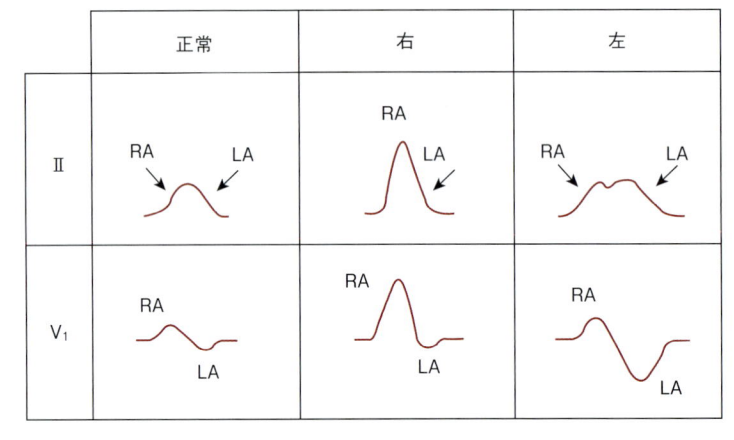

	正常	右	左
II	RA　LA	RA / LA	RA　LA
V₁	RA / LA	RA / LA	RA / LA

右房（RA）負荷は，肢誘導ないし前胸部誘導における高い尖鋭 P 波をきたす原因となる。左房（LA）の異常は，肢誘導におけるしばしばノッチを伴った幅広の P 波と V₁ 誘導における左房の遅延した脱分極を反映する顕著な陰性成分を伴った 2 相性 P 波をきたす。

Park MK, Guntheroth WG. How to Read Pediatric ECGs. 4th ed. St. Louis: Mosby, 2006 より。© Elsevier.

図 5-3 心疾患のない ST 部分と T 波の正常範囲内の変化

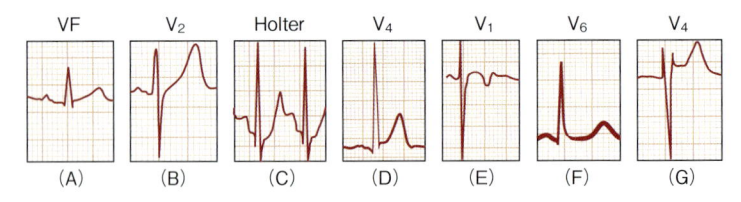

(A) VF　(B) V₂　(C) Holter　(D) V₄　(E) V₁　(F) V₆　(G) V₄

心疾患のない ST 部分と T 波の正常範囲内の変化の波形の違い。A と B：正常範囲内の変化，C：交感神経の過緊張。パラシュート降下中の Holter 心電図に記録された 22 歳男性の心電図，D：早期再分極，E：3 歳児の正常再分極，F：心疾患のない 75 歳男性の修正された波形，G：漏斗胸の 20 歳男性の心電図。

Fuster V, Walsh RA, Harrington RA. Hurst's The Heart. 13th ed. Figure 15-17 より。www.accessmedicine.com からも閲覧可能。© The McGraw-Hill Companies, Inc. All rights reserved.

図 5-4 急性心膜炎

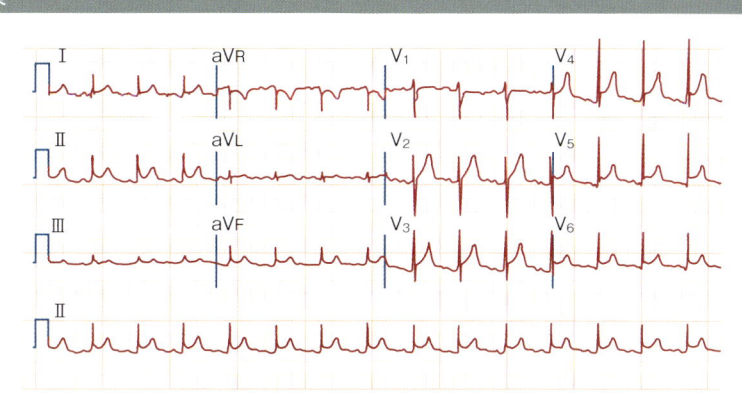

T波の陰転化を伴わないⅠ，Ⅱ，Ⅲ，aVF，V_3～V_6におけるびまん性のST上昇。aVRにおけるPRセグメントの上昇と下側壁誘導におけるPRセグメントの低下が混在していることにも注目すること。

Longo DL, Fauci AS, Kasper DL, Hauser SL, Jameson JL, Loscalzo J. Harrison's Principles of Internal Medicine. 18th ed. Figure e28-13 より。www.accessmedicine.com からも閲覧可能。©The McGraw-Hill Companies, Inc. All rights reserved.

心電図と心筋虚血 (図 5-5)

心電図変化がどの誘導にみられるかは冠動脈病変の部位診断の助けになる（しかし冠潅流は差異が大きく，特に側副血行路をもったものや冠動脈バイパス術を受けたものなどは特に異なるということを留意しておく）。

表 5-1 ST 上昇の誘導とそれに一致する冠動脈病変部位と心筋障害部位

誘導	冠動脈	障害部位
Ⅰ, aVL, V_1～V_4	左前下行枝（V_2 と V_3 が最も感度が高い）	左室壁の内側半分，心尖部，心室中隔の前壁側 2/3
aVL	対角枝	左室の前側壁部分
V_3R, V_4R, V_5R, Ⅲ, aVF	右冠動脈	右室
Ⅱ, Ⅲ, aVF	右冠動脈ないし左回旋枝（Ⅲ と aVF が右冠動脈に対して最も感度が高い）	後壁
V_7～V_9[訳注]（V_2 ないし V_3 におけるニボー像としてのST低下）	左回旋枝	前壁と左室側壁の後壁側
V_5 または V_6	左回旋枝	前壁と左室側壁の後壁側

訳注) 背部誘導

虚血の段階と ST 上昇心筋梗塞 (図 5-6, 5-7)

- 一過性の高く尖鋭な（超急性）T 波がみられる。
- ST セグメントの上向きで凸型の上昇（非 ST 上昇型の梗塞でもこのような場合がある）。
- 数日のうちに異常 Q 波がみられ，R 波の電位が徐々に低下し，ST 部分も戻ってくる。
- 心電図上偽正常化の段階に至るのは数日後である。
- 通常，対称性の陰性 T 波と QT 延長を伴って，ST セグメントは最終的に基線に戻る。
- Q 波を伴った ST 上昇が 4 週間以上持続することは，機械的障害や心室瘤形成をきたしていることと強く関連している。

左室肥大の評価 (図 5-8)

左室肥大に伴う心電図変化

図 5-5　心筋梗塞のタイプと関連する梗塞領域

	名称	タイプ	心電図パターン	梗塞部位（MRI遅延造影）	最も考えられる冠動脈閉塞部位
前壁中隔	中隔	A1	V_1～V_2におけるQ SE：100% SP：97%	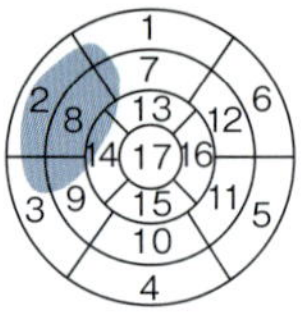	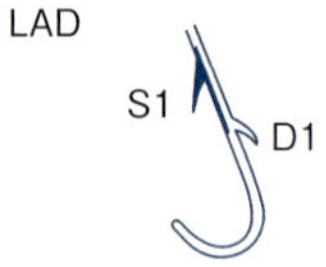 LAD
	前壁心尖部	A2	V_1～V_2からV_3～V_6におけるQ SE：85% SP：98%	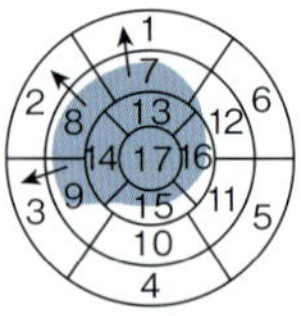	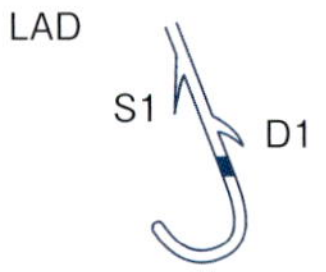 LAD
	広範囲前壁	A3	V_1～V_2からV_4～V_6，I～aVLにおけるQ SE：83% SP：100%	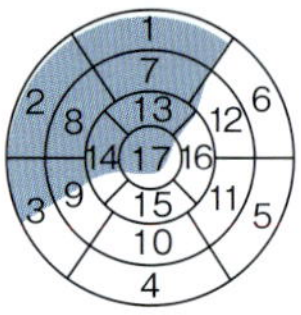	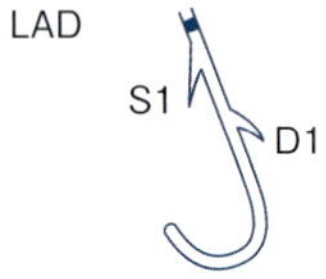 LAD
	前壁中部	A4	aVL（I）におけるQ（qsまたはqr）。V_2～V_3にみられることもある SE：67% SP：100%	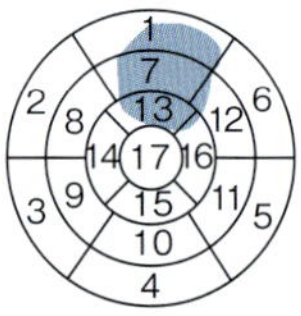	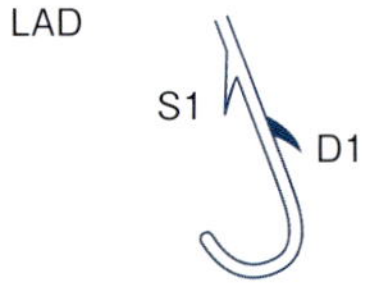 LAD
下側壁	側壁	B1	V_1～V_2におけるRS。I, aVL, V_6誘導におけるQ波。V_6におけるR波の消失 SE：67% SP：99%	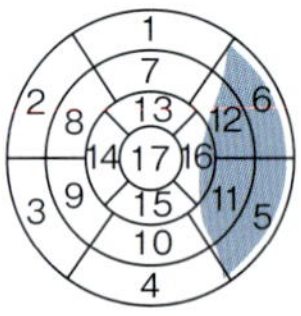	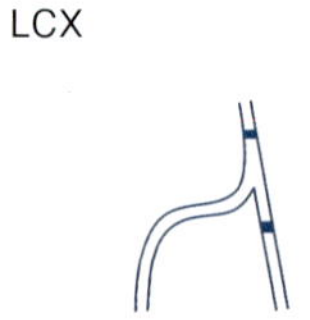 LCX
	下壁	B2	II, III, aVLにおけるQ SE：88% SP：97%	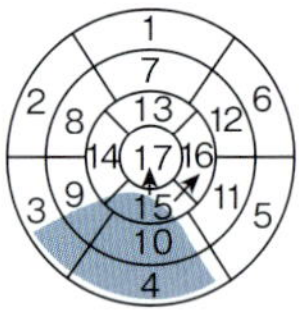	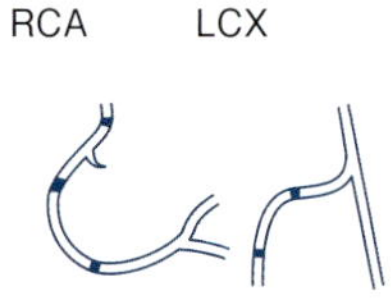 RCA　LCX
	下側壁	B3	II, III, Vf (B2)におけるQ。VL, V_5, V_6におけるQ。V_1 (B1)におけるRS SE：73% SP：98%	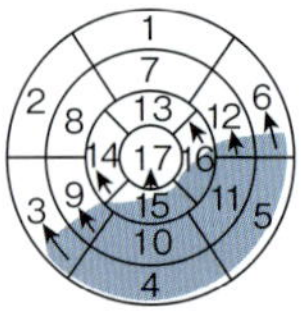	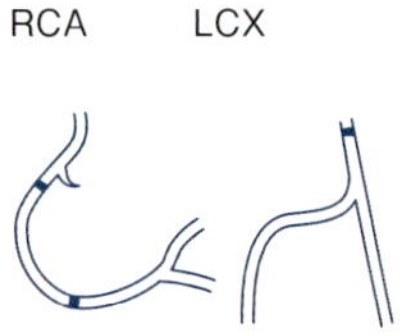 RCA　LCX

異なる心筋梗塞タイプにおける，心臓MRI検査の遅延造影で評価された梗塞領域，心電図パターン，梗塞名および最も考えられる冠動脈閉塞部位の関係。再灌流療法が頻回に行われるため，亜急性期に行われる冠動脈造影所見が，必ずしも梗塞責任病変を反映しているとはいえない。

D1：第1対角枝，LAD：左前下行枝，LCX：左回旋枝，RCA：右冠動脈，S1：第1中隔枝．

Fuster V, Walsh RA, Harrington RA. Hurst's The Heart. 13th ed. Figure 15-66 より。www.accessmedicine.com からも閲覧可能。
© The McGraw-Hill Companies, Inc. All rights reserved.

図 5-6　前壁急性心筋梗塞位

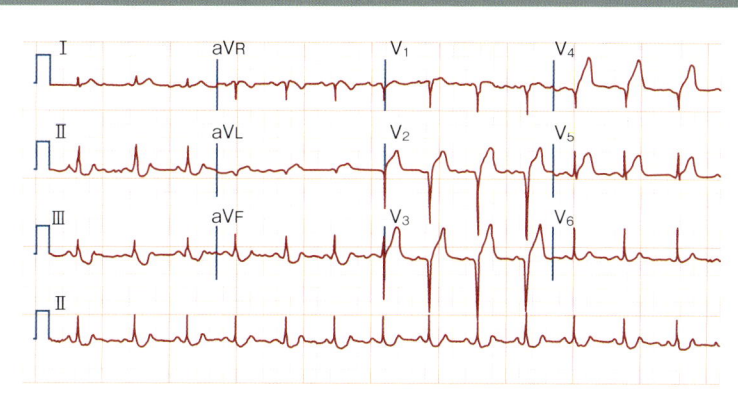

V₁～V₄ および aVL の ST 上昇と Q 波，さらに下壁誘導でのニボー像としての ST 低下を示す。
Longo DL, Fauci AS, Kasper DL, Hauser SL, Jameson JL, Loscalzo J. Harrison's Principles of Internal Medicine. 18th ed. Figure e28-6 より。www.accessmedicine.com からも閲覧可能。© The McGraw-Hill Companies, Inc. All rights reserved.

図 5-7　下壁，後壁および左室後壁，側壁を含む広範囲性左室心筋梗塞

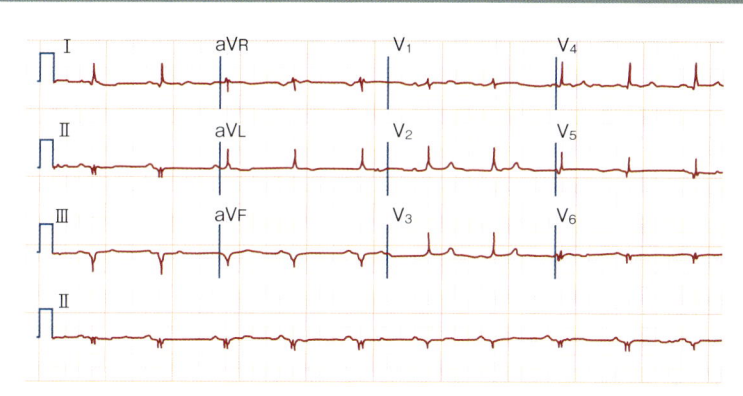

Ⅱ，Ⅲ，aVF における Q 波の形成，V₁，V₂ における高い T 波および V₅，V₆ における Q 波の形成を示す。T 波の異常は Ⅰ，aVL，V₅，V₆ 誘導にみられる。
Longo DL, Fauci AS, Kasper DL, Hauser SL, Jameson JL, Loscalzo J. Harrison's Principles of Internal Medicine. 18th ed. Figure e28-9 より。www.accessmedicine.com からも閲覧可能。© The McGraw-Hill Companies, Inc. All rights reserved.

- QRS 電位の増加（下記の基準を参照）：Ⅰ，aVL，V₅，V₆ の左方誘導にみられる高い T 波と V₁，V₂ の右方誘導にみられる深い S 波
- T 波の陰転化と downslope 型の ST 低下を伴う J 点の低下のような ST セグメントの異常
- 肥大した心室の活動電位時間延長を反映した 110 msec 以上の QRS 幅の延長

左室肥大の存在を規定する電位基準
- Sokolow-Lyon の基準：V₁ の S+（V₅ ないし V₆ の R）＞3.5 mV ないし aVL の R 波＞1.1 mV
- Cornell の基準：aVL の R 波＋V₃ の S 波＝2.8 mV（男性）/2.0 mV（女性）

伝導障害

伝導障害の評価には Ⅱ，Ⅲ，aVF 誘導が適している（これらの誘導においては P 波の波形が最もみやすい）。診断が困難である場合には食道誘導を用いることによって感度を上げる。

A. 右脚ブロック
右室の活動電位の遅延（図 5-9）

図 5-8 左室肥大

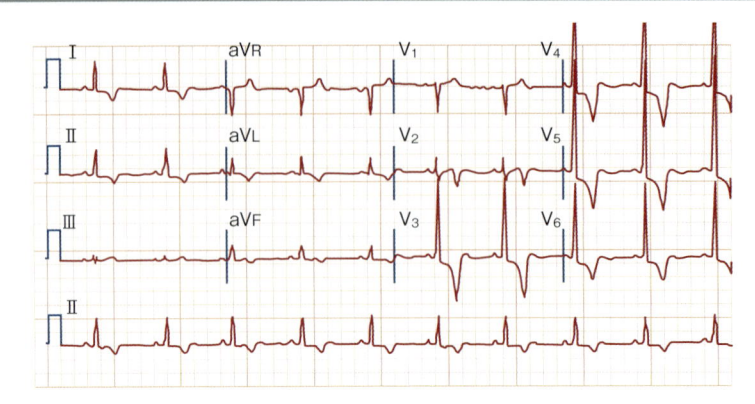

肢誘導と前胸部誘導における深いT波を伴った左室肥大。中央前胸部誘導における著明な陰性T波は心尖部肥大型心筋症を示唆する（Yamaguchi症候群）
Longo DL, Fauci AS, Kasper DL, Hauser SL, Jameson JL, Loscalzo J. Harrison's Principles of Internal Medicine. 18th ed. Figure e28-19 より。www.accessmedicine.com からも閲覧可能。© The McGraw-Hill Companies, Inc. All rights reserved.

図 5-9 右脚ブロック

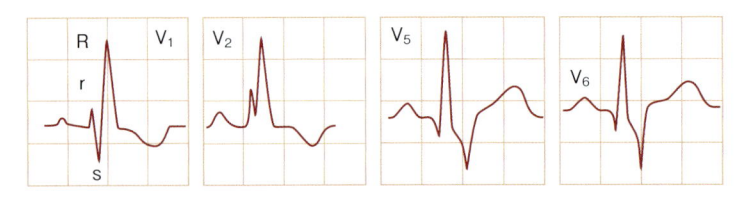

Patel A. EKGs and Cardiac Studies: Essential Evidence-Based Data for Common Clinical Encounters. Figure 7-1 より。

右脚ブロックの診断基準
- QRS 幅＞120 msec
- V_1 または V_2 で rsr′，rsR′，rSR′ を認め，しばしばノッチを伴ったR波を認める。
- V_6 と I 誘導における 40 msec 以上ないしR波の幅よりも長い幅のS波を認める。
- R波の頂点までの時間が V_5 と V_6 では正常であるが，V_1 においては 50 msec 以上である。

B. 左脚ブロック
左室の活動電位の遅延（図 5-10）
左脚ブロックの診断基準
- QRS 幅＞120 msec
- I，V_5，V_6 における単層性のR波（qを認めない）。
- V_1 において QS ないし rS であり，I，V_5，V_6 におけるノッチを伴ったR波（M字型）。
- QRSと反対向きのSTとT波，V_1 と V_2 における ST 上昇と陽性T波，I，V_5，V_6 における ST 低下と陰性T波を認める。

右脚ブロックは急性心筋梗塞の診断を妨げない（図 5-11）。
左脚ブロックは急性心筋梗塞の心電図所見をわかりにくくする。高い死亡率の徴候でもある（図 5-12A および B）。
もともと左脚ブロックのある症例に急性心筋梗塞がみられたときの特徴
- ST 上昇がより明瞭となる。

図 5-10 左脚ブロック

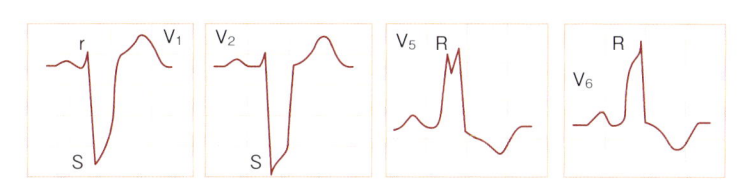

Patel A. EKGs and Cardiac Studies: Essential Evidence-Based Data for Common Clinical Encounters. Figure 7-3 より．

図 5-11 右脚ブロックを認めた急性心筋梗塞

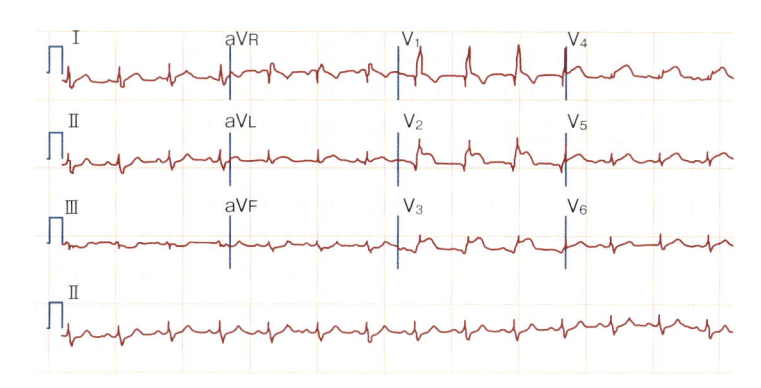

右脚ブロック（V_1 の R 波の終末に注意）を伴った前壁中隔急性心筋梗塞（V_1〜V_4 の Q 波と ST 上昇）．
Longo DL, Fauci AS, Kasper DL, Hauser SL, Jameson JL, Loscalzo J. Harrison's Principles of Internal Medicine. 18th ed. Figure e28-8 より．www.accessmedicine.com からも閲覧可能．© The McGraw-Hill Companies, Inc. All rights reserved.

- 単純な左脚ブロックとは異なる ST 偏位を認める．
- Ⅰないし aVL，V_5 ないし V_6，Ⅲないし aVF に Q 波を認める．
- V_3〜V_5 にノッチを伴った S 波を認める．

左脚ブロック症例に急性心筋梗塞がみられたときの Sgarbossa の基準
- 陽性 QRS の誘導に 1 mm 以上の ST 上昇（5 ポイント）．
- V_1〜V_3 に 1 mm 以上の ST 低下（3 ポイント）．
- 陰性 QRS の誘導に 5 mm 以上の ST 低下（2 ポイント）．

スコアが 3 ポイント以上であれば 90％ の特異度であるが，感度は高くなく，血栓溶解療法の判断に用いられる．

房室伝導障害

A. Ⅰ度房室ブロック
PR 間隔が 200 msec 以上（図 5-13）．
原因：β受容体遮断薬，カルシウム拮抗薬，アミオダロン，ジギタリス，キニジン，吸入薬による全身麻酔，スポーツマン，心筋炎

B. Ⅱ度房室ブロック
P 波と QRS がつながっているものもあれば，そうでないものもみられる．
Ⅰ型ないし Mobitz Ⅰ型（Wenckebach 型）のⅡ度房室ブロック（図 5-14）
- PR 間隔は徐々に延長して，伝導しない P が出現する．
- 低血圧や徐脈を伴わなければ比較的良性である．
- 典型的なものは，迷走神経緊張の強い若い健常人にみられることが多い．

図 5-12 左脚ブロック症例の急性心筋梗塞

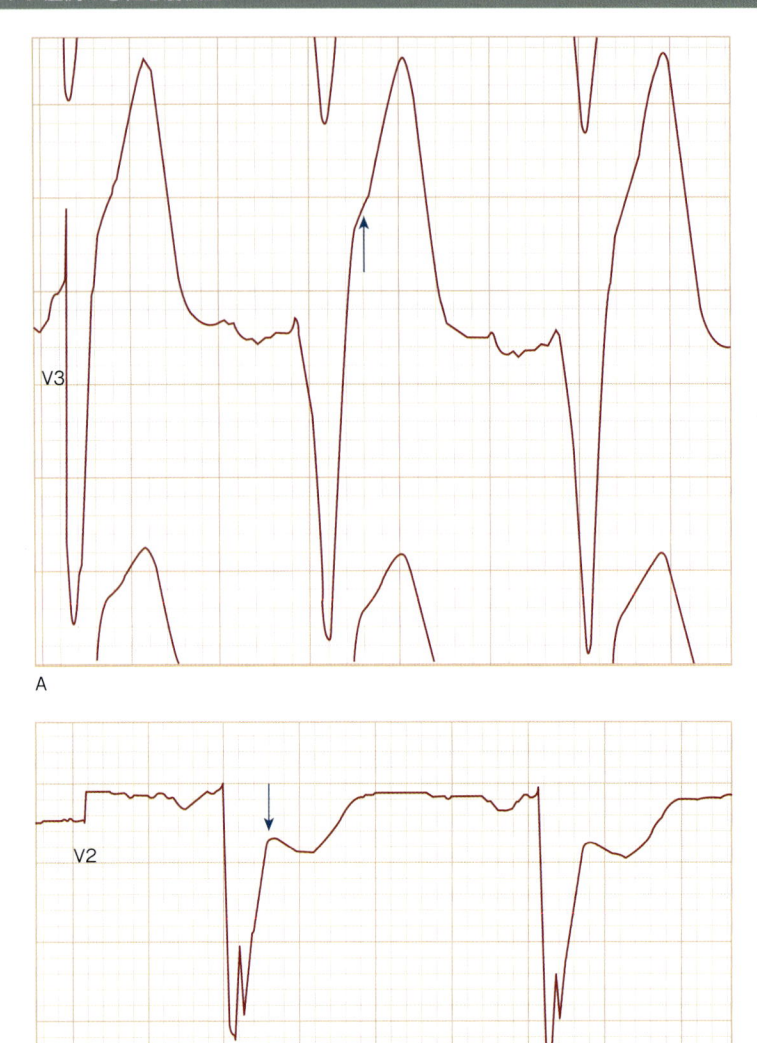

V3

A

V2

B

(A) もともとの QRS 偏位と反対向きの 5 mm 以上の ST 上昇（矢印）
Knoop KJ, Stack LB, Storrow AB, Thurman RJ. The Atlas of Emergency Medicine. 3rd ed. Figure 23-6C より。www.accessmedicine.com からも閲覧可能。© The McGraw-Hill Companies, Inc. All rights reserved.

(B) もともとの QRS 偏位と同じ向きの 1 mm 以上の ST 低下（矢印）
Knoop KJ, Stack LB, Storrow AB, Thurman RJ. The Atlas of Emergency Medicine. 3rd ed. Figure 23-6B より。www.accessmedicine.com からも閲覧可能。© The McGraw-Hill Companies, Inc. All rights reserved.

Ⅱ型ないし Mobitz Ⅱ型のⅡ度房室ブロック（図 5-15）
- P 波はしばしば QRS に伝導していないが，伝導している PR 間隔は一定であり正常である。
- 80％ の症例で QRS 幅の延長がみられる。
- 一般的には完全房室ブロックに移行し，重症の心疾患をもっていることがある。

C. Ⅲ度（完全）房室ブロック

Ⅲ度（完全）房室ブロック（図 5-16）においては，P 波と QRS はまったく分かれて認められ，伝導がみられない。

図 5-13　Ⅰ度房室ブロック

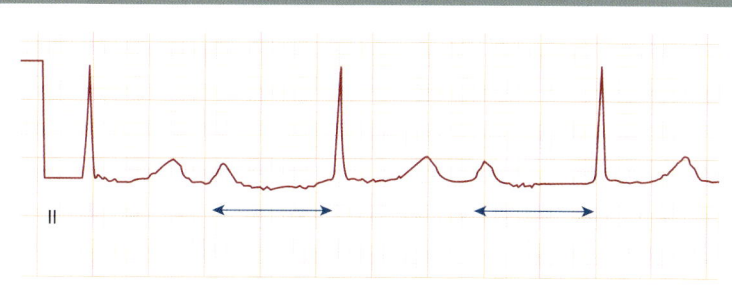

PR 間隔は固定しているが（両方向矢印）0.2 秒ないし 5 目盛以上の長さがある。
Knoop KJ, Stack LB, Storrow AB, Thurman RJ. The Atlas of Emergency Medicine. 3rd ed. Figure 23-14B より。www.accessmedicine.com からも閲覧可能。© The McGraw-Hill Companies, Inc. All rights reserved.

図 5-14　Mobitz Ⅰ型（Wenckebach 型）のⅡ度房室ブロック

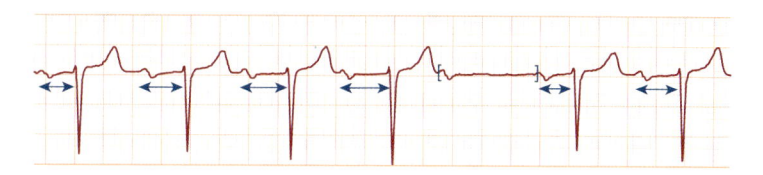

PR 間隔は徐々に延長し（両方向性矢印），QRS に伝導しない P 波が出現する（落ちる）。これを繰り返すが，P 波の波形は一定であり，しばしば T 波に隠れている。
Knoop KJ, Stack LB, Storrow AB, Thurman RJ. The Atlas of Emergency Medicine. 3rd ed. Figure 23-15B より。www.accessmedicine.com からも閲覧可能。© The McGraw-Hill Companies, Inc. All rights reserved.

図 5-15　Mobitz Ⅱ型のⅡ度房室ブロック

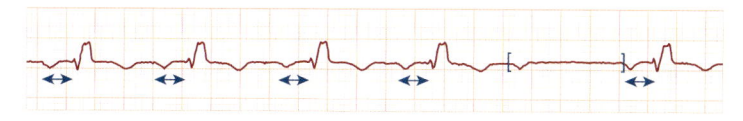

QRS が落ちるまで，PR 間隔は一定である（両方向性矢印）
Knoop KJ, Stack LB, Storrow AB, Thurman RJ. The Atlas of Emergency Medicine. 3rd ed. Figure 23-16B より。www.accessmedicine.com からも閲覧可能。© The McGraw-Hill Companies, Inc. All rights reserved.

QRS 波形は一般的に広い。麻酔中に突然みられるものは，著明な低血圧や循環動態の虚脱をきたすことがあり，可及的なペーシングの適応となる。

一時的ペーシングの適応

症状を伴う徐脈，一時的な完全房室ブロックを伴う新しい脚ブロックの出現，完全房室ブロック，前壁梗塞を伴う Mobitz Ⅱ型房室ブロック，新しい 2 束ブロック，両側性脚ブロックとⅠ度房室ブロック（3 束ブロック），除細動後の徐脈，周術期の薬物治療に伴うもので血行動態的に有意な変化をもたらす徐脈が適応となる。

A. 抗頻拍/オーバードライブペーシング

頻脈発作を予防したり，停止させることが可能な場合や，徐脈依存性の心室頻拍，torsades de pointes，QT 延長症候群，繰り返す持続性上室頻拍や心室頻拍に対して用いられる。

図 5-16 Ⅲ度房室ブロック

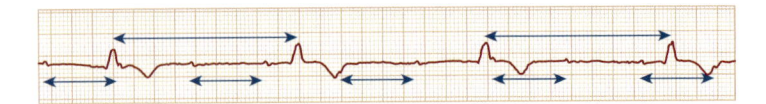

PP 間隔は一定であり（下の両方向矢印），RR 間隔も一定であるが（下の両方向矢印），P 波と QRS は伝導していない。
Knoop KJ, Stack LB, Storrow AB, Thurman RJ. The Atlas of Emergency Medicine. 3rd ed. Figure 23-17B より。www.accessmedicine.com からも閲覧可能。© The McGraw-Hill Companies, Inc. All rights reserved.

図 5-17 心房心室ペースメーカ

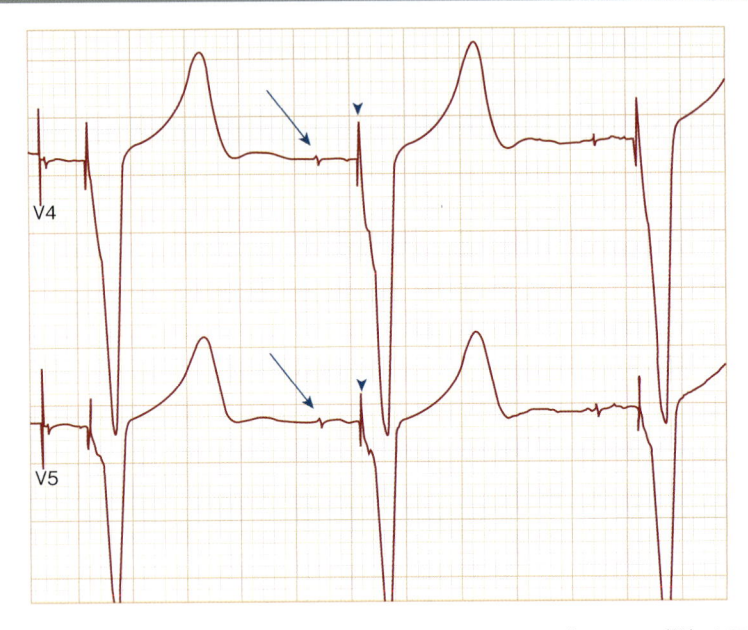

P 波に先行する小さなペーシングスパイク（矢印），QRS に先行する大きなペーシングスパイク（鏃）を認める。QRS 幅は延長しており T 波とは反対向きになっている。
KKnoop KJ, Stack LB, Storrow AB, Thurman RJ. The Atlas of Emergency Medicine. 3rd ed. Figure 23-26B より。www.accessmedicine.com からも閲覧可能。© The McGraw-Hill Companies, Inc. All rights reserved.

B. 予防的な一時ペーシング

左脚ブロックを認める患者の肺動脈にカテーテルを留置する場合，急性心内膜炎の患者における新規の房室ブロックや脚ブロック，洞不全症候群の症例に対する除細動，心臓手術後の心房細動予防，および心移植後に行う。

電解質異常に伴う心電図変化

（第 36 章の電解質異常の心電図を参照）
- 高カリウム血症
  - T 波の狭小化と尖鋭化
  - QT 間隔の短縮
  - QRS 幅の延長
  - P 波の電位低下
  - 房室伝導障害をきたすことがある。
  - 高度の高カリウム血症では，サインカーブパターンの心室粗動をきたし，心停止することがある。
- 低カリウム血症

図5-18 torsades de pointes の心電図

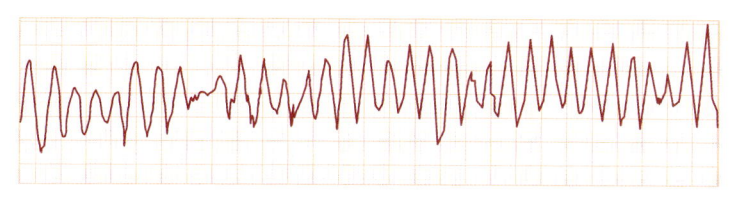

サインカーブ様の形状をきたして電位が変化する心拍数の非常に速い心室頻拍であり，torsades de pointes と考えられる。
Knoop KJ, Stack LB, Storrow AB, Thurman RJ. The Atlas of Emergency Medicine. 3rd ed. Figure 23-34B より。www.accessmedicine.com からも閲覧可能。© The McGraw-Hill Companies, Inc. All rights reserved.

- ▶ ST 低下
- ▶ T 波の平低化
- ▶ 顕著な U 波の出現
- ▶ torsades de pointes につながる QT 延長
- ● 高カルシウム血症
  - ▶ QT 間隔の短縮。血清カルシウムが 15 mg/dL を超えれば T 波の変化も起こる可能性がある。
- ● 低カルシウム血症
  - ▶ QT 延長
- ● 高マグネシウム血症
  - ▶ 完全房室ブロックおよび心停止（$Mg^{2+}>15$ mEq/L）
- ● 低マグネシウム血症
  - ▶ QT 延長と torsades de pointes（図5-18）

● 参考文献

www.TheAnesthesiaGuide.com を参照

（井口信雄）

第6章
術前の心エコー検査

Sanford M. Littwin

適応

- 心臓全体としての状態と手術適応を決定する。
  ▶ 心筋症であれば，機能評価を行う。
  ▶ 弁膜症であれば，重症度評価を行う。
- 医学的治療が適切になされているかどうかを確認する。
- 患者のリスク分類を行い，手術予後を保証するために，周術期に必要な治療器材や侵襲的モニタリングを決定する。

図 6-1 経胸壁エコーによって得られるビュー

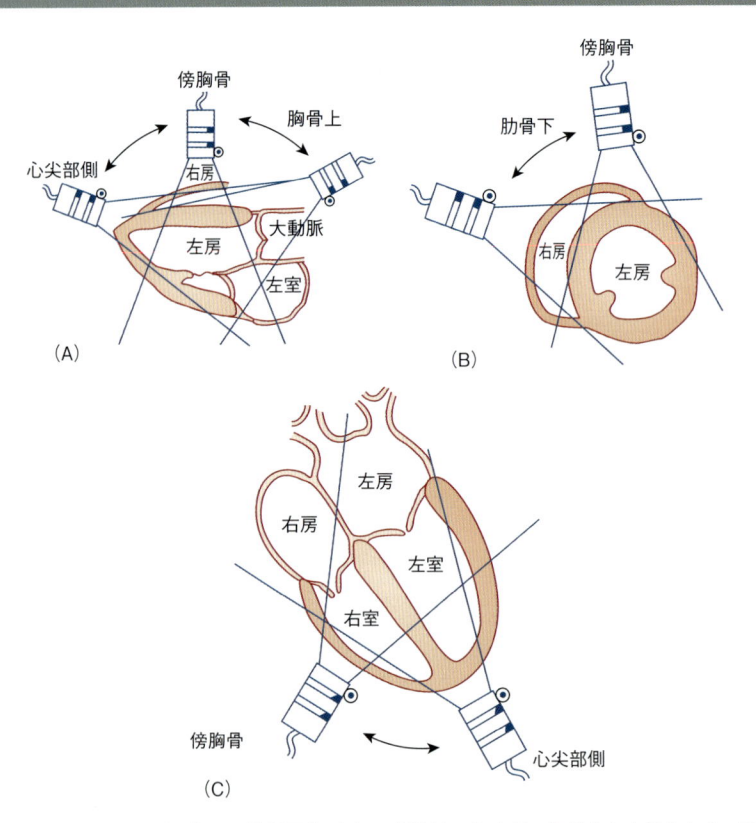

トランスデューサーの位置による平面断面像。長軸断面像（A）は傍胸骨，心尖部，胸骨上から得られる。短軸断面像（B）は傍胸骨，肋骨下から得られる。四腔断面像（C）は心尖部，肋骨下から得られる。
Fuster V, Walsh RA, Harrington RA. Hurst's The Heart. 13th ed. Figure 18-13 より。www.accessmedicine.com からも閲覧可能。
© The McGraw-Hill Companies, Inc. All rights reserved.

以下のいずれかによって患者評価を行う

- 経胸壁心エコー検査（transthoracic echo：TTE）：術前評価の標準的な方法
- 経食道心エコー検査（transesophageal echo：TEE）：経胸壁心エコー検査が不十分であった場合（例えば特殊な体型，肺気腫の存在など）

モード

- 2D エコーにより解剖学的構造をみる。
- カラー Doppler 法：血流とその方向の可視化。弁膜症の逆流評価に有用（ニーモニックレインボーカラー。青はプローブから遠ざかるもの，赤は近づくものを示す）。
- スペクトル Doppler（持続波/パルス波）によって流速を評価する。
- 解剖学的欠損孔（卵円孔開存など）の存在はコントラストイメージを用いて評価する。

術前エコー検査で評価できるもの

- 全般的な心機能，心臓の働き
- 局所壁運動異常，灌流低下領域や虚血を繰り返すリスク領域
- 弁機能障害，タイプと重症度
- 病的なもの，卵円孔開存，腫瘍，心膜液貯留など
- 心内圧，肺動脈圧の推定，内腔サイズ，弁口面積など

読影レポート

- 左室駆出率（正常は 65％ 前後）
- 拡張機能
  ▶ 拡張期の僧帽弁を通る左室流入血流より流速を測定。等容拡張時間，心房収縮期ピーク流速（A）に対する拡張早期ピーク流速（E）および E 波の減速時間（DT_E）などの指標にもとづき，一般的に拡張機能障害には 3 パターンあることが知られている（図 6-2）。
- 弁膜症の病態：軽度，中等度，重症（第 88 章の弁膜疾患を参照）
  ▶ 僧帽弁逆流（mitral regurgitation：MR）：収縮期の大動脈弁からの駆出血流の低下，収縮期の左房への逆流，左房の拡大，肺高血圧や見せかけの駆出率上昇がみられる。
  ▶ 僧帽弁狭窄（mitral stenosis：MS）：順行性の左室への流入血流の低下，左室容量の低下，収縮期の駆出左

図 6-2 拡張障害の流速パターン

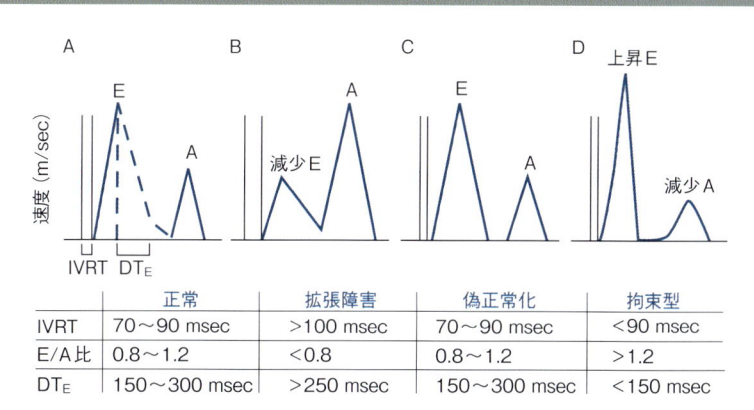

	正常	拡張障害	偽正常化	拘束型
IVRT	70〜90 msec	>100 msec	70〜90 msec	<90 msec
E/A比	0.8〜1.2	<0.8	0.8〜1.2	>1.2
DT_E	150〜300 msec	>250 msec	150〜300 msec	<150 msec

Doppler エコーによる僧帽弁の拡張期血流の評価。A から D の順で拡張機能の障害は重症化。
E：拡張早期波ピーク流速，A：心房収縮期ピーク流速，IVRT：等容拡張時間，DT_E：E 波の減速時間。
Morgan GE, Mikhail MS, Murray MJ. Clinical Anesthesiology. 4th ed. Figure 19-11 より。www.accessmedicine.com からも閲覧可能。
© The McGraw-Hill Companies, Inc. All rights reserved.

図 6-3 短軸断層像による壁運動異常のグレード評価

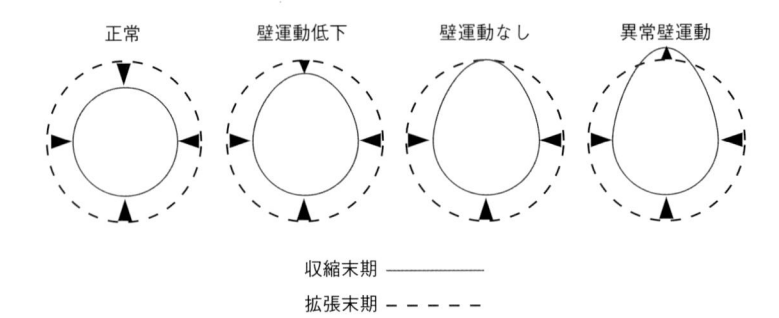

正常　　壁運動低下　　壁運動なし　　異常壁運動

収縮末期 ———
拡張末期 - - - - -

Morgan GE, Mikhail MS, Murray MJ. Clinical Anesthesiology. 4th ed. Figure 21-5 より。www.accessmedicine.com からも閲覧可能。
© The McGraw-Hill Companies, Inc. All rights reserved.

室容量の比率の増大がみられる。
- ▶大動脈弁逆流（aortic regurgitation：AR）：拡張期の左室への逆流血流，左室容量の増加（心臓容量負荷）
- ▶大動脈弁狭窄（aortic stenosis：AS）：左室からの駆出血流抵抗の増加，左室の求心性肥大。左室駆出率の低下をきたすことがある。
- ●内腔サイズ
  - ▶心臓への容量負荷か圧負荷かによって，拡大するかどうかが異なる。
- ●血流異常と圧較差計測
  - ▶肺動脈圧は，少なくとも軽度の三尖弁逆流（tricuspid regurgitation：TR）が存在すれば，右室と右房の圧較差により生じる逆流血流のピーク流速（v）を計測することにより計算できる。右房圧は（中心静脈圧に近似），臨床的に上昇する原因がなければ，通常，5〜8 mmHg。簡易 Bernoulli の定理：肺動脈収縮期圧（PASP）＝$4v^2$＋右房圧
- ●局所壁運動異常（RWMA）：食道中部からの四腔断面像，食道中部からの二腔断面像，食道中部からの長軸断面像，および心窩部からの短軸断面像を用いた視覚的な評価である。
  - ▶定量的評価（図 6-3）
    - ■1：正常（＞30% 壁厚増加）
    - ■2：軽度壁運動低下（壁厚増加 10〜30% の間）
    - ■3：高度壁運動低下（＜10% 壁厚増加）
    - ■4：壁運動なし（視覚的に壁厚増加なし）
    - ■5：壁運動異常（逆方向の壁運動）
- ●負荷エコーによる誘発虚血領域の検出
  - ▶術中の心臓へのストレスをシミュレートする。
  - ▶心電図変化をみながら，虚血が推測される部位の局所壁運動異常を評価することも可能である。

●参考文献
www.TheAnesthesiaGuide.com を参照

（井口信雄）

第7章
非心臓手術における心リスク分類、Leeスコア、NYHAクラス分類

Sumeet Goswami, Amit Goswami

リスク分類

表7-1 Leeの修正心リスク指標

リスクの高い手術
虚血性心疾患の既往
先天性心疾患の既往
脳血管疾患の既往
インスリンによる術前治療
術前検査における血清クレアチニン＞2 mg/dL

これらの因子が0、1、2、3以上の場合、コホート研究における主要心臓合併症の発生率は、それぞれ0.4%、0.9%、7%、11%。

ACC/AHAによる非心臓手術の周術期評価のためのガイドラインにもとづき、心リスクは2つのカテゴリーに分類できる：現在活動性の心疾患があるもの（以前は主要リスク因子と認識されていたもの）と臨床的なリスク因子（以前は中等度のリスク因子として認識されていたもの）（表7-2、7-3）。非心臓の外科的処置も心リスクにもとづいて分類される（表7-4）。

表7-2 活動性の心疾患のある状態

状態	例
不安定冠症候群	不安定または重症の狭心症
	亜急性心筋梗塞（発症から30日以内）
非代償性心不全	NYHAクラスIV。悪化または新規の心不全
有意な不整脈	高房室ブロック（Mobitz II型またはIII度）
	症状のある心室性不整脈
	心拍数のコントロール困難な上室頻拍（安静時心拍数100以上）
	症状のある徐脈
重症弁膜症	重症の大動脈弁狭窄症（平均圧較差＞40 mmHg、弁口面積＜1 cm^2 または症候性のもの）
	症状のある僧帽弁狭窄症

表7-3 臨床的リスク因子

虚血性心疾患の既往
非代償性心不全の既往
脳血管疾患の既往
糖尿病
腎機能障害

図 7-1 段階的アプローチによる術前の心リスク評価

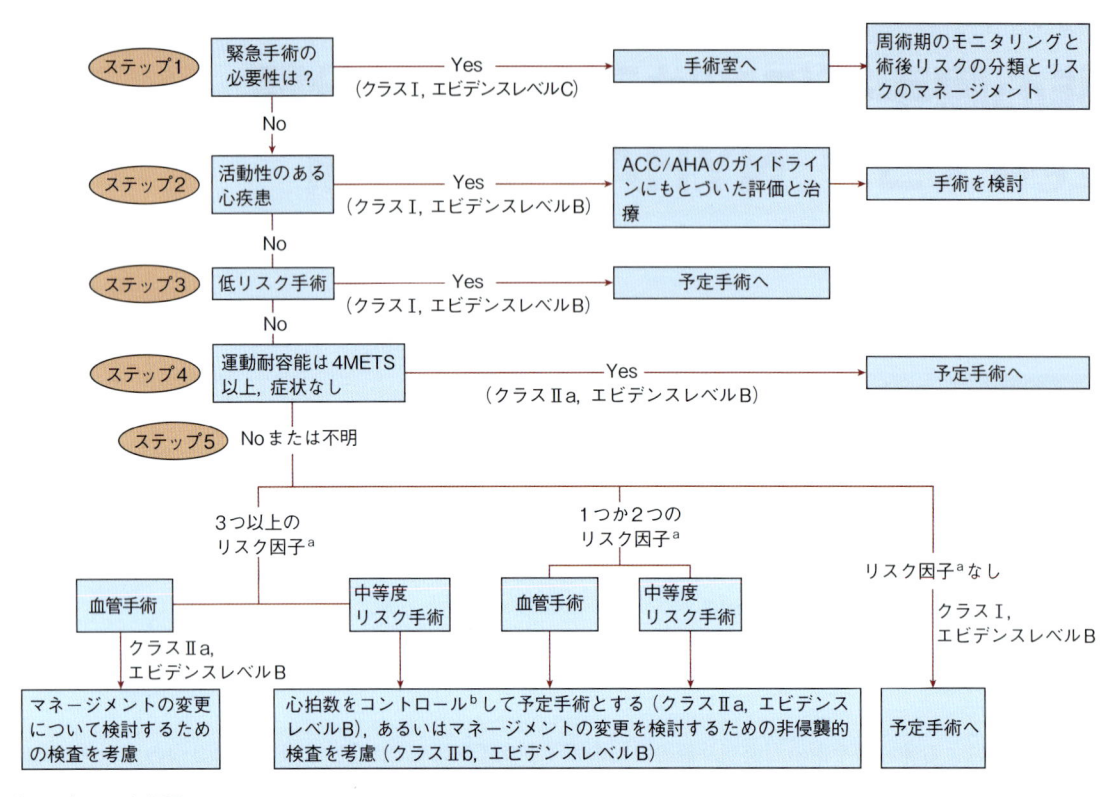

- ステップ1：緊急手術の必要性は？
  - Yes（クラスI, エビデンスレベルC）→ 手術室へ → 周術期のモニタリングと術後リスクの分類とリスクのマネージメント
  - No ↓
- ステップ2：活動性のある心疾患
  - Yes（クラスI, エビデンスレベルB）→ ACC/AHAのガイドラインにもとづいた評価と治療 → 手術を検討
  - No ↓
- ステップ3：低リスク手術
  - Yes（クラスI, エビデンスレベルB）→ 予定手術へ
  - No ↓
- ステップ4：運動耐容能は4METS以上, 症状なし
  - Yes（クラスIIa, エビデンスレベルB）→ 予定手術へ
- ステップ5：Noまたは不明
  - 3つ以上のリスク因子[a]
    - 血管手術 → クラスIIa, エビデンスレベルB → マネージメントの変更について検討するための検査を考慮
    - 中等度リスク手術 →
  - 1つか2つのリスク因子[a]
    - 血管手術
    - 中等度リスク手術
    - → 心拍数をコントロール[b]して予定手術とする（クラスIIa, エビデンスレベルB），あるいはマネージメントの変更を検討するための非侵襲的検査を考慮（クラスIIb, エビデンスレベルB）
  - リスク因子[a]なし → クラスI, エビデンスレベルB → 予定手術へ

注a：表7-3を参照。
注b：周術期にβ受容体遮断薬の使用を考慮。

Fleisher LA, Beckman JA, Brown KA, et al. 2009 ACCF/AHA Focused Update on Perioperative Beta Blockade Incorporated Into the ACC/AHA 2007 Guidelines on Perioperative Cardiovascular Evaluation and Care for Noncardiac Surgery. Circulation. 2009;120: e169-e276 より。© 2009 American Heart Association, Inc.

表 7-4 非心臓の外科的処置の心リスク分類

リスク分類	処置の例
血管（心リスクは5%以上であるとする報告が多い）	大動脈および他の主要血管手術
	末梢血管手術
中等度（心リスクは一般的に1〜5%）	腹腔内または胸腔内手術
	頸動脈内膜除去術
	頭頸部手術
	耳鼻科手術
	前立腺手術
低（心リスクは一般的に1%以下）	内視鏡処置
	表層性の処置
	白内障手術
	乳房手術
	外来手術

周術期の心臓評価に対する段階的なアプローチ

周術期の心臓評価に対する段階的なアプローチは心リスク因子の存在，外科的処置のリスク分類および患者の運動耐容能などにもとづいて評価（図7-1）。診断的評価および治療は不安定狭心症や非代償性心不全など活動性の心疾患に対して示される。さらに3つまたは4つ以上の臨床的リスクをもち運動耐容能の低下している血管手術を受ける患者に対しては，ストレステストなどの診断的検査も考慮されるべきである。

術前に冠血行再建術を受けるほうがのぞましい患者

非心臓手術を受ける患者のうち以下のものは冠血行再建術（冠動脈バイパス術またはカテーテルインターベンション）の適応である（クラスI，エビデンスレベルA）。
- 有意な左冠動脈主幹部病変を伴う安定狭心症
- 3枝病変による安定狭心症
- 2枝病変による安定狭心症
  ▶ 左前下行枝近位部の有意狭窄を認めるもの。
  ▶ 左室駆出率＜50％または非侵襲的テストにて典型的な虚血を認めるもの。
- 高リスクの不安定狭心症または非ST上昇型の心筋梗塞
- 急性ST上昇型心筋梗塞

表7-5　NYHAクラス分類：心不全のステージ

クラス	患者の症状
クラスI（軽度）	心疾患があるが身体活動に制限はなく，日常労作で呼吸困難，疲労，動悸などの症状を生じない
クラスII（軽度）	心疾患があり身体活動に軽度の制限がある。安静時または軽労作時には症状がないが，日常労作で呼吸困難，疲労，動悸などの症状がある
クラスIII（中等度）	身体活動は著しく制限される。安静時には症状がないが，日常以下の労作で呼吸困難，疲労，動悸などの症状がある
クラスIV（重症）	いかなる身体活動も症状なしに行うことはできない。安静時にも心不全症状を認め，労作によりそれらが増強する

参考文献

www.TheAnesthesiaGuide.com を参照

（井口信雄）

第8章
感染性心内膜炎の予防

Edward C. Lin

2007年にAHAが発表した感染性心内膜炎予防の修正ガイドライン

表8-1 感染性心内膜炎予防のために抗菌薬の使用を考慮する状態
- 心臓弁修復のために使用される人工弁ないし人工材料
- 感染性心内膜炎の既往
- 修復手術を受けていないチアノーゼ性先天性心疾患（姑息的シャント術，短絡術を含む）
- 人工材料や器官による完全修復後，6ヶ月以内の先天性心疾患
- 人工パッチや人工デバイス術後に修復部位や近位部にシャントの残存している先天性心疾患
- 心移植後の弁膜症

表8-2 表8-1に挙げた状態にある患者に対する合理的な抗菌薬投与方法

部位	注意
歯科	● 歯肉組織，または歯の根尖周囲の領域，または口腔粘膜の穿孔を含む処置に対してのみ投与
呼吸器系	● 粘膜の切開または生検を必要とする処置に対して投与 ● 処置が感染治療目的の場合には，緑色レンサ球菌をカバーする抗菌薬を使用。また，感染が黄色ブドウ球菌に起因していることが明らか，あるいは疑わしい場合には，黄色ブドウ球菌をカバーする抗菌薬を投与（MRSAの場合，バンコマイシンを使用）
皮膚または皮膚組織の感染	● 抗菌薬がブドウ球菌とβ溶血レンサ球菌をカバーすることを確認
消化管または泌尿生殖器系	● 感染性心内膜炎の予防目的のみには，抗菌薬投与は推奨されない ● 以下の場合には，腸球菌をカバーするものを使用： （1）消化管または泌尿生殖器の感染が確定している患者 （2）消化管または泌尿生殖器に伴う敗血症/創傷感染を予防するために抗菌薬が投与されている患者 （3）既存の尿路腸球菌感染やコロニー形成を有する患者における膀胱鏡検査または尿路系処置 （4）尿路系処置が待機的でないとき

表8-3 歯科処置における抗菌薬療法

	抗菌薬	成人投与量	小児投与量 (mg/kg)
経口	アモキシシリン	2 g	50
経口（ペニシリンアレルギーのある場合）	セファレキシン クリンダマイシン アジスロマイシン/クラリスロマイシン	2 g 600 mg 500 mg	50 20 15
静注/筋注	アンピシリン セファゾリン/セフトリアキソン	2 g 1 g	50 50
静注/筋注（ペニシリンアレルギーのある場合）	セファゾリン/セフトリアキソン クリンダマイシン	1 g 600 mg	50 20

● **参考文献**
www.TheAnesthesiaGuide.com を参照

（井口信雄）

Part II
合併疾患

第9章
周術期の常用薬管理

Yakub Abrakhimov

抗凝固薬，抗血小板薬，グルココルチコイド，抗痙攣薬については別章で扱うため，本章では扱わない．

原則
- さまざまな合併症の病態生理を理解したうえで，投薬を中止した場合に病状が悪化しないか検討する．
- 薬物を突然中止した場合の離脱症状の可能性を考慮する．
- 周術期における薬物相互作用の可能性を考慮する．
- 術式，麻酔方法，術後経過を把握しておく．

心血管系薬物の周術期管理
表 9-1 を参照

表9-1 心血管系薬物の周術期管理				
薬物	手術2日前	手術1日前	手術当日朝	周術期の留意点
β受容体遮断薬	継続（中止しない）	継続（中止しない）	継続（中止しない）	● 突然中止すると，高血圧，頻脈，心筋虚血のリスクがある ● （時間的余裕があれば）必要に応じ，低血圧をきたさない範囲で心拍数 60〜70 になるよう調整する ● 心疾患のある患者では，周術期の心筋虚血のリスクを低下させることが示されている．**周術期に開始することは推奨されない**（脳血管発作のリスク，死亡率をあげる可能性がある） ● 内服から経静脈投与に切り替えてもよい
カルシウムチャネル拮抗薬	継続	継続	継続	● 血圧が低ければ中止する ● 突然中止しても離脱症状は起こらない ● 内服から経静脈投与に切り替えてもよい

薬物	手術2日前	手術1日前	手術当日朝	周術期の留意点
アンギオテンシン変換酵素阻害薬（ACE-I），アンギオテンシンⅡ受容体遮断薬（ARB）	継続	継続	降圧の目的で服用しているのであれば継続。それ以外の目的であれば中止	● 継続すると，周術期に低血圧をきたすことがある ● 突然中止すると，リバウンドで術後高血圧をきたすことがある ● 難治性低血圧に対し術中アンギオテンシンの経静脈投与が有効との報告がある ● 継続による有害事象に関する明らかなエビデンスはない。患者にとってはすべての降圧薬を中止するほうがわかりやすいが，議論が分かれるところである
α受容体遮断薬	継続	継続	継続	● 起立性低血圧，めまいを起こすことが知られている
クロニジン	継続	継続	継続	● 突然中止すると，リバウンドで異常高血圧をきたすことがある ● 術前の内服から12時間以内に内服再開の見込みがあれば，手術当日まで継続する ● 術前の内服から12時間以内に内服再開ができない場合，術前3日前からクロニジン貼付剤に切り替えておく ● 貼付剤を開始した場合，内服薬は漸減する
利尿薬	継続	継続	中止	● 継続すると，循環血液量低下，電解質異常をきたすことがある
スタチン	継続	継続	継続	● 周術期の筋障害のリスクがあり，ミオパチーの発症につながる可能性がある ● 心保護目的での周術期使用に関しては，いまだ研究が進行中である ● 術後内服が困難であれば，胃管から投与する
非スタチン系脂質低下薬	継続	中止	中止	● コレスチラミン，コレスチポールは消化管内で胆汁酸と結合して，さまざまな薬物の吸収を妨げる ● ナイアシン，葉酸は，ミオパチー，横紋筋融解をきたすことがある
硝酸薬	継続	継続	継続	● 皮膚の血流が低下している場合，経皮製剤の薬効が低下する可能性がある
ジゴキシン	継続	継続	継続	● 周術期のpH変化，低酸素症，電解質異常などの生理学的変化や，他の薬物の影響などによりジゴキシン中毒をきたすことがある ● 半減期が36～48時間（腎機能が正常な場合）と長いため，手術前後に服用できなかったとしても薬理学的影響は少ない ● 術前術後に血中濃度を測定してもよい。経静脈投与も可能
心房細動に対するⅠ群抗不整脈薬（キニジン，プロカインアミド，ジソピラミド）	継続	中止	中止	
アミオダロン	継続	継続	継続	

表 9-2 呼吸器系薬物，消化器系薬物，免疫抑制剤の周術期管理

薬物	手術 2 日前	手術 1 日前	手術当日朝	周術期の留意点
β受容体刺激薬/抗コリン作動薬	継続（中止しない）	継続（中止しない）	継続（中止しない）	●特になし
テオフィリン	継続	継続	中止	●薬物濃度の治療域が狭い ●薬物相互作用に注意 ●術前に血中濃度を測定し，投与量の調整も考慮する
H₂受容体遮断薬	継続	継続	継続	●内服から経静脈投与に切り替えてもよい
プロトンポンプ阻害薬	継続	継続	継続	●内服から経静脈投与に切り替えてもよい
シクロスポリン，タクロリムス	継続	継続	継続 全身麻酔の場合シクロスポリンは中止	●血中濃度と腎機能をモニターする
メトトレキサート	継続	継続	継続	●血液毒性，腎毒性あり
シクロホスファミド，アザチオプリン，ミコフェノール酸モフェチル	継続	継続	継続	
抗TNF抗体	中止	中止	中止	●手術 7 日前より中止（感染のリスク） ●Crohn病，潰瘍性大腸炎に対する大腸手術の場合は継続
経口避妊薬	VTEのリスクが低い手術であれば継続（中止しない），VTEのリスクが高い手術であれば中止	VTEのリスクが低い手術であれば継続（中止しない），VTEのリスクが高い手術であれば中止	VTEのリスクが低い手術であれば継続（中止しない），VTEのリスクが高い手術であれば中止	●継続する場合，周術期のVTEのリスクが増大する ●整形外科手術や，術後臥床期間が長くなるような手術ではVTEのリスクが増大する ●凝固系が正常化するには，エストロゲン投与中止後 3〜4 週間かかる（その間，予期せぬ妊娠の可能性がある） ●VTEのリスクが高い手術では，少なくとも術前 4 週間以上前より中止する
閉経後ホルモン補充療法	同上	同上	同上	●同上
選択的エストロゲン受容体調節薬（SERM）	同上	同上	同上	●選択的エストロゲン受容体調節薬が乳癌治療のために投与されている場合は，周術期に乳癌治療薬を継続することのリスクとベネフィットについて乳腺科の主治医と協議する必要がある
レボチロキシン	継続	継続	継続	●レボチロキシンの半減期は 6〜7 日であり，手術前後に服用できなかったとしても重大な結果にはならない
抗甲状腺薬	継続	継続	継続	●発熱，頻脈，意識障害などを呈する甲状腺クリーゼに注意して経過観察する ●長期にわたり経口摂取が行えない場合には胃管からの投与を検討する
メトホルミン	中止	中止	中止	●腎機能が低下している場合や，術中に造影剤を使用する場合，継続していると乳酸アシドーシスをきたすことがある ●術前 48 時間前より中止する

TNF：腫瘍壊死因子，VTE：静脈血栓塞栓症

表 9-3 内分泌系薬物の周術期管理

薬物	手術 2 日前	手術 1 日前	手術当日朝	周術期の留意点
スルホニル尿素	継続	継続	継続	●スルホニル尿素を継続すると，低血糖を起こす可能性がある ●絶食期間中は投与しない
チアゾリジンジオン	中止	中止	中止	●チアゾリジンジオンの継続により，体液貯留をきたす ●手術の数日前から中止する
GLP-1 受容体作動薬	継続	継続	中止	●継続により胃の運動性が低下し，大手術後では消化管機能の回復が遅延する可能性がある
DPP-4 阻害薬	継続	継続	継続	●通常は食後血糖コントロール目的で使用されるため，絶食中の投与は不要である
インスリン	継続	継続	継続	●高血糖により創傷治癒が遅延する ●中間型インスリンは，前日夜，当日朝は通常量の 1/2 から 2/3 に減量する ●インスリングラルギンは通常量投与でよい ●大手術の場合，血糖コントロールを強化するために，インスリンの持続投与を検討する

糖尿病治療薬の詳細については第 25 章を参照。

表 9-4 精神科系薬物，神経系薬物の周術期管理

薬物	手術 2 日前	手術 1 日前	手術当日朝	周術期の留意点
選択的セロトニン再取り込み阻害薬（SSRI）	継続 （中止しない）	継続 （中止しない）	継続 （中止しない）	●周術期高血圧のリスクがある ●SSRI の使用により，血小板中のセロトニン量が低下し，出血のリスクが増大する可能性がある ●中枢神経系手術など高リスクの手術では，3 週間前に中止する
三環系抗うつ薬	継続	継続	継続	●継続により，交感神経作動薬の使用に際して，催不整脈や作用増強をきたすことがある
モノアミンオキシダーゼ（MAO）阻害薬	中止	中止	中止	●間接的交感神経作動薬（エフェドリン）を併用すると，貯留していたカテコールアミンが大量に放出され，反応が増強するおそれがある ●ペチジン，デキストロモルファンとの併用でセロトニン症候群を引き起こすことがある ●通常は他の治療に抵抗性の重度のうつ病に対して使用される。中止については精神科医と協議し，必要であれば，相互作用しうる薬物の使用を避けて継続する
抗精神薬	継続	継続	継続	●QT 間隔を延長させ，不整脈を引き起こすことが知られている ●本剤による神経遮断性悪性症候群は，悪性高熱と紛らわしい症候を呈する
リチウム	継続	継続	継続	●継続により筋弛緩薬の作用が延長する可能性がある ●中毒量では不整脈，意識障害を起こす ●継続する場合は，血中濃度と電解質を厳密にモニターする
ベンゾジアゼピン系薬	継続	継続	継続	●突然中止すると，興奮，痙攣，高血圧をきたすことがある ●患者はベンゾジアゼピン系薬に耐性を形成し，他の GABA 受容体作動薬（プロポフォールなど）が効きにくいことがある
Parkinson 病治療薬	継続	継続	継続	●Parkinson 病については第 29 章参照

薬物	手術2日前	手術1日前	手術当日朝	周術期の留意点
コリンエステラーゼ阻害薬（重症筋無力症）	継続	継続	継続	● スキサメトニウムの筋弛緩効果が延長する可能性がある
大麻，コカイン	中止	中止	中止	● 大麻の麻酔への影響は実証されてはいないが，通常は術前に中止するよう推奨されている ● コカインは術前7日間は中止しなくてはならない

● 参考文献

www.TheAnesthesiaGuide.com を参照

（吉松　薫）

第10章
ハーブ漢方薬とサプリメント

Sansan S. Lo

- 術前に常用しているハーブ漢方薬を評価することは，術前の服用指示や周術期のリスクと合併症の理解に重要である．
- ダイエットサプリや代替薬はFDA規制から除外されているが，その理由としては下記があげられる．
  - 使用量が増加傾向にあるが，具体的には把握されておらず，取り組みもなされていない．
  - 以下の生物学的作用が明らかでない．
    - 直接的効果
    - 薬物相互作用：薬力学，薬物動態学
  - 処方箋なしで容易に入手可能である．
  - 製造品質（効果，混入物）がさまざまで標準化されていない．
  - 臨床試験の報告が少ない．
- 本章では，ビタミン，ミネラル，アミノ酸，ホルモンといった薬物は扱わない．
- 多くのハーブ漢方薬は心血管系，凝固系に影響があり，周術期の心筋梗塞，脳梗塞，出血，移植後拒絶に関与する可能性がある．

表10-1 ハーブ漢方薬の影響および麻酔での注意点

ハーブ漢方薬サプリメント名	使用法効果	周術期注意点
トウキ（トンカイ）	健康増進，エストロゲン様作用	● INR，PT，aPTT の延長 ● 光線過敏症と関連の可能性
エキナセア	上気道感染，関節炎，創傷治癒	● 短期間の使用で免疫機能促進するため，自己免疫疾患や免疫抑制にある患者には禁忌 ● 長期間使用で免疫抑制となるため，創傷治癒遅延や日和見感染 ● チトクロム P450 3A4 阻害（下記参照） ● 肝障害 ● アレルギー反応の可能性
マオウ	体重減少，エネルギー増進，気道状態改善	● 用量依存性に血圧，心拍数血管収縮の効果が増強し，死亡例を含む多くの心血管系中枢系合併症の報告あり ● ハロセンなど心筋感受性を強くする薬物との併用により心室性不整脈のリスクの上昇 ● 長期使用で内因性カテコールアミンが減少し，潜在的に周術期に循環動態不安定となるリスクがある（交感神経に直接作用のある刺激薬の使用が必要となる） ● モノアミンオキシダーゼ阻害薬との併用で異常高熱，高血圧，意識障害の危険性がある ● 術前 24 時間前までに服用中止
カミツレ	片頭痛，頭痛，関節炎治療	● 血小板機能阻害
ニンニク	抗菌免疫賦活作用，血圧低下，コレステロール降下作用	● 血圧低下 ● 不可逆的な血小板機能阻害，他の血小板阻害因子の増強 ● 術前 7 日前までに服用中止
イチョウ	認知症，末梢血管障害，老人性黄斑変性症，めまい，耳鳴り，勃起障害，高山病	● 血小板活性因子抑制 ● 術前 36 時間前までに服用中止
チョウセンニンジン	抗ストレス，ホメオスタシス維持，血糖値改善	● 低血糖 ● 不可逆的な可能性のある血小板機能阻害 ● ワルファリンの抗凝固作用の阻害 ● 術前 7 日前までに服用中止
カヴァ	抗不安作用，鎮静作用	● 過鎮静 ● 乱用，中毒，耐性，退薬症状出現の可能性 ● 肝障害の可能性 ● 術前 24 時間前までに服用中止
ノコギリヤシ	前立腺肥大症	● 抗炎症作用による血小板機能阻害
セイヨウオトギリソウ	軽度の抗不安作用，抗うつ作用，創傷治癒，熱傷治癒	● メカニズムは不明であるが，セロトニンノルアドレナリンドパミン再取り込み阻害 ● モノアミンオキシダーゼ阻害，セロトニン再取り込み阻害の可能性あり。これらを内服している患者では中止 ● 光線過敏症の誘因となる。光過敏性の薬物やレーザー治療は避ける ● チトクロム P450 3A4 を誘導するため，ワルファリン，シクロスポリン，経口避妊薬，ジギタリス，ミダゾラム，リドカイン，カルシウムチャネル拮抗薬の効果を低下させる ● ジゴキシンの薬物動態に影響（低下させる） ● 術前 5 日前までに服用中止
カノコソウ	不眠症に効果	● 鎮静，催眠（GABA） ● 鎮静作用の増強 ● 急な中断はベンゾジアゼピン様の退薬症状が出現する恐れあり ● 長期使用では麻酔薬の必要量が増える

● 参考資料
- National Center for Complementary and Alternative Medicine, National Institutes of Health（nccam.nih.gov）

- HerbMed（www.herbmed.org）

● 参考文献

www.TheAnesthesiaGuide.com を参照

（大谷良江）

第11章
コルチコステロイドを使用している患者

Clément Hoffmann, Jean-Pierre Tourtier

疾態生理

- 視床下部-下垂体系のコントロール下に副腎皮質より産生される。
  ▶ グルココルチコイド〔コルチゾール（ヒドロコルチゾン）とコルチコステロン〕
  ▶ ミネラルコルチコイド（アルドステロン）
- 健常成人では1日5〜10 mg/m^2 のコルチゾールが産生される（プレドニゾロン5〜7 mg，ヒドロコルチゾン20〜30 mgと同等量）。
- 外的にステロイド治療を行うと，視床下部-下垂体系にネガティブフィードバックがかかり，副腎皮質ホルモンの分泌抑制を引き起こす。
- ストレス下（手術，病気，身体負荷，妊娠など）においては，正常なコルチゾールの分泌が抑制されており，急性副腎不全を引き起こすリスクがある。
- 周術期（約72時間）のコルチゾールの1日あたりの生理的な分泌量
  ▶ 低侵襲手術：25 mg
  ▶ 中等度侵襲手術：50〜75 mg
  ▶ 高侵襲手術：100〜150 mg
- そのため，ストレス度に応じたステロイド補充が必要となるが，過剰投与は感染創傷遅延代謝障害（高血糖）のリスクとなる。

術前

副腎不全として最も多い原因が，慢性治療としてのステロイド使用である。
短期間（5日間）使用や低容量（プレドニゾロン5 mg/日）使用でも副腎不全となる可能がある。

表11-1 副腎皮質ステロイドと各種ステロイド薬の等価量

	グルココルチコイド		
	20 mg ヒドロコルチゾン等価量	半減期（分）	作用時間（時間）
ヒドロコルチゾン（Cortef®，Solu-Cortef®）	20	100	8
プレドニゾン（ジェネリックのみ）	5	200	24
プレドニゾロン（Predacort®）	5	120〜300	24
メチルプレドニゾロン（Medrol®，Solu-Medrol®）	4	120〜180	36

デキサメタゾンはミネラルコルチコイド作用がないため，内因性ステロイドの産生代替にはならない点に注意すること．

長期ステロイド使用患者の周術期管理

A. 低侵襲手術（例：手の手術，ヘルニア）
術当日の朝は普段の使用量を投与する．
麻酔導入時にヒドロコルチゾン25 mg，もしくはメチルプレドニゾロン5 mgを静注する．

B. 中等度侵襲手術（例：子宮摘出術，胆嚢摘出術）
- 待機的手術：術当日の朝は普段の使用量を投与，その後，8時間ごとに最大48時間，ヒドロコルチゾン25 mg静注する．
- 緊急手術：麻酔導入時にヒドロコルチゾン25～50 mgを静注し，その後，8時間ごとにヒドロコルチゾン25～50 mgを静注する．

術後は普段量のステロイド治療を再開するか，経口摂取できるようになるまでは8時間ごとに等価量のヒドロコルチゾンを静注する．

C. 高侵襲手術（例：外傷，長時間手術，経口接種再開まで時間を要する食道や心臓手術）
- 待機的手術：術当日の朝は普段の使用量を投与し，執刀時にヒドロコルチゾン50 mgを静注する．その後は，普段のステロイド治療が再開されるまで，8時間ごとにヒドロコルチゾン50 mg静注する．
- 緊急手術：執刀時にヒドロコルチゾン100 mgを静注し，その後は，普段のステロイド治療が再開されるまで，8時間ごとにヒドロコルチゾン50 mg静注する．

慢性副腎不全患者の周術期管理

一般的治療：ヒドロコルチゾンと合成コルチコステロイドfludrocortisone（グルココルチコイドとミネラルコルチコイド）を投与する．
- 手術前日：通常量
- 術当日朝
  - 前投薬として50 μgの9α-fludrocortisoneを内服する．
  - 術中はヒドロコルチゾン50 mgを静注し，10～20 mg/hrで持続静注する．
- 術後の禁飲食期間
  - ヒドロコルチゾン50 mgを8時間ごとに静注する．
- 術後経口摂取可能となったら
  - 1日目はヒドロコルチゾン50 mg，2日目は40 mg，その後は2～3日間1日あたり30 mg内服する．
  - 9α-fludrocortisoneは1日50 μg内服する．
- 検査と注意点
  - 血中尿中の電解質検査と血圧測定は毎日行う．
    - 過量投与の場合：高血圧，ナトリウム排泄低下，体重増加，浮腫
    - 過少投与の場合：低血圧，低ナトリウム血症，高カリウム血症，体重減少

敗血症

敗血症では相対的副腎不全の状態となる（第212章参照）．
輸液負荷や昇圧薬の反応が乏しく低血圧を呈している患者には，7日間ヒドロコルチゾン200～300 mg/日を3～4回に分けて静注，もしくは持続投与する．
輸液や昇圧薬に反応がない患者を鑑別する目的でのACTH刺激試験は推奨されない．

●参考文献
www.TheAnesthesiaGuide.comを参照

（大谷良江）

第12章
抗凝固薬，抗血小板薬

Tony P. Tsai

抗凝固薬と区域麻酔に関しては第119章参照

ビタミンK拮抗薬内服患者の周術期管理

薬理学
- ビタミンK拮抗薬（VKA）は，凝固因子Ⅱ，Ⅶ，Ⅸ，Ⅹと，抗凝固因子であるプロテインCおよびプロテインSのカルボキシル化を阻害する。
- 各凝固因子の半減期が異なるため，投与開始から約5日後以降に効果が安定してくる。
- プロテインCが最も半減期が短いため，投与初期は凝固亢進状態となる。

表12-1　ビタミンK拮抗薬療法の疾患別目標治領域

治療域 INR 2.5（2～3）	治療域 INR 3（2.5～3.5）
● 心房細動 ● リウマチ性僧帽弁疾患と心房細動または過去の血栓症の既往を合併 ● St. Jude二葉大動脈弁置換を受けた患者 ● 生体弁置換を受けた患者（大動脈弁，僧帽弁置換術後はじめの3ヶ月） ● 心房細動と脳血管発作，一過性脳虚血発作の合併	● 僧帽弁を傾斜型ディスク弁や機械二葉弁で置換を受けた患者 ● ボール弁ケージドディスク弁置換を受けた患者（アスピリン75～100 mg/日と併用療法を行う）

INR 2～3であれば，以下の処置に対してVKAを休薬すべきではない。
- 球後ブロックをしない白内障手術
- 生検を伴わない上部消化管内視鏡，生検/ポリープ切除を伴わない下部消化管内視鏡，乳頭括約筋切開を伴わない内視鏡的逆行性胆管造影（ERCP）
- 局所歯科手術
- 関節内注射，軟部組織への注射，関節穿刺

心房細動のある患者では，CHADS2スコアを用いて血栓塞栓症のリスクを0～6点で評価する。

表12-2　血栓塞栓症リスク評価のためのCHADS2スコア

慢性心不全	1点
高血圧	1点
年齢＞75歳	1点
糖尿病	1点
脳卒中の既往	2点

0点：慢性的な抗凝固治療の必要はなく，術前5日前にワルファリンを休薬し，他に注意点がなければ再開の必要はない。
1～2点：術前5日前にワルファリンを休止し，術後5日で再開する。
3点以上：術前5日前にワルファリンを休止し，低分子ヘパリンもしくは未分画ヘパリンで置換する。

弁置換患者の管理
- 待機的手術の少なくとも5日前，INR＞3の場合にはさらに長期間，ワルファリンを休薬する。

- 術前1〜2日前にINRを測定し，INR＞1.5の場合は，ビタミンK 1〜2 mgの内服を考慮する．
- 準緊急手術時は，ビタミンK 2.5〜5 mgを経口もしくは静注で拮抗する．
- 超緊急手術前，迅速に拮抗する必要のあるときは，新鮮凍結血漿（FFP），プロトロンビン複合体濃縮製剤や遺伝子組換え活性化第VII因子製剤の投与を考慮する．

血栓塞栓症のリスクが高い患者の管理

- 機械弁置換を受けている患者，なかでも僧帽弁置換されている患者，大動脈弁置換を受けて時間の経過している患者，過去6ヶ月以内に脳血管発作（cerebral vascular accident：CVA）または一過性脳虚血発作（transient ischemic attack：TIA）のあった患者はリスクが高い．
- 心房細動を有する患者，なかでもCHADS2スコアが5〜6点の患者，過去3ヶ月以内にCVAまたはTIAのあった患者，リウマチ性弁膜症のある患者はリスクが高い．
- 静脈血栓塞栓症（venous thromboembolism：VTE）のある患者，特に過去3ヶ月以内にVTEのあった患者，血栓形成傾向の強い患者はリスクが高い．
- 周術期は，低分子ヘパリン（Lovenox 1 mg/kgを12時間ごと，もしくはダルテパリン 100 IU/kgを12時間ごと）を皮下投与するブリッジ療法を行うのが望ましい．1ヶ月以内に動脈塞栓症やVTEの既往がある場合は，未分画ヘパリンでのブリッジ療法を行う．
- 低分子ヘパリンの術前最終投与：24時間前に1日総投与量の半分を投与する．

血栓塞栓症のリスクが低く，ブリッジ療法が必要ない場合の管理

- 機械弁置換を受けているが，心房細動がない大動脈弁二葉弁置換患者や脳血管発作のリスクのない弁置換患者は低リスクである．
- 心房細動を有しているがCHADS2スコアが0〜2点の患者も低リスクである．
- VTEを有しているが，1ヶ所のみで1年以上経過しており，他のリスク因子がない場合も低リスクである．

休薬や拮抗をしても，出血のリスクはあり，特に胸部手術では出血リスクは上昇することに注意すること．

表 12-3　ビタミンK拮抗薬内服患者の出血時の対応

所見	対応
5＞INR＞3，著明な出血なし	減量もしくは休薬して，INRを頻回に測定し，INRが治療域に入ってから低用量で再開．治療域をわずかに超えている場合であれば減量は必要ない
9＞INR＞5，著明な出血なし	次に内服する予定の1〜2回分を休薬．INRを頻回に測定し，INRが治療域に入ってから低用量で再開．出血リスクが高い場合は，休薬しビタミンK 1〜2.5 mgを内服させる．術前で，早急にINRの補正が必要なときは，24時間前にビタミンK 5 mgを内服させ，INR値に応じてビタミンK 1〜2 mg追加する
INR＞9，著明な出血なし	休薬し，ビタミンK 2.5〜5 mg内服させ，24〜48時間後にINR値に応じてビタミンK 1〜2 mg追加する．INRが治領域に入ったら抗凝固薬を調節して再開する
INRの上昇ないが，重篤な出血あり	休薬し，ビタミンK 10 mgを緩徐に静注．新鮮凍結血漿，プロトロンビン複合体濃縮製剤，遺伝子組換え活性型第VII因子製剤の投与を考慮．12時間ごとにビタミンKを静注する
危機的出血	休薬し，新鮮凍結血漿，プロトロンビン複合体濃縮製剤，遺伝子組換え活性型第VII因子製剤を投与する．ビタミンK 10 mgを緩徐に静注，12時間ごとにビタミンKを静注する

未分画ヘパリン，低分子ヘパリンの投与を受けている患者の周術期管理

薬理学

- ヘパリンはアンチトロンビン（antithrombin：AT）と結合し，トロンビン（IIa）や活性化第Xa・IXa因子を阻害する．
- 低分子ヘパリンはATと結合するが，未分画ヘパリンより抗IIa作用が弱い．
- 未分画ヘパリンの抗凝固作用は活性化部分トロンボプラスチン時間（activated partial thromboplastin time：APTT）によってモニターされるが精密ではない．
- 低分子ヘパリンは血漿の抗Xa活性検査でモニターし，体重補正した投与量を経皮投与した後，4時間後に測

定する。モニタリングはルーチンではないが，腎機能障害を有する患者や，妊婦，低体重や肥満患者では施行すべきである。
- 未分画ヘパリンはプロタミンによって速やかに拮抗される。プロタミン1 mgでヘパリン100単位を拮抗する。しかし，経皮投与された未分画ヘパリンの場合は，拮抗するのにはより多くのプロタミンが必要となることがある。

目標治療域と注意点
- 未分画ヘパリンはAPTTが基準値の1.5～2倍になるよう投与する。
- 低分子ヘパリンは経皮で1日1回もしくは2回投与する。
  （Lovenox：12時間ごとに1 mg/kg，もしくは1日1.5 mg/kg，
  ダルテパリン：12時間ごとに100単位/kg，もしくは1日200単位/kg）
- 未分画ヘパリンまたは低分子ヘパリンを投与すべき対象：肺塞栓症の有無によらず深部静脈血栓症を有する患者，48時間以内に心房細動があり抗凝固薬の禁忌でない患者，深部静脈血栓症予防の必要のある患者，不安定狭心症非Q波心筋梗塞のある患者，急性心筋梗塞（ST上昇型）で治療中の患者

表12-4 未分画ヘパリンと低分子ヘパリンの中止再開基準

未分画ヘパリン	低分子ヘパリン
●術前4時間前に中止する（半減期の約5倍） ●病態が安定したら，術後12～24時間後に再開する ●大手術，出血リスクの高い手術処置後は，病態が安定したのを確認して48～72時間後に低用量から再開する	●皮下注射で，術前24時間前に1日量の半量を最終投与する（半減期の約5倍） ●病態が安定したら，術後24時間後に再開する ●大手術，出血リスクの高い術後は，病態が安定するのを確認して48～72時間後に低用量から再開する

抗血小板薬内服患者の周術期管理

冠動脈ステント留置患者
アスピリンとチエノピリジン（例：クロピドグレル）を休薬しなければならない場合には，手術自体を延期する。延期すべき期間は以下のとおりである。
- ベアメタルステント（BMS）：4～6週間
- 薬物溶出性ステント：12ヶ月

手術の延期が不可能な場合は，周術期を通してアスピリンを継続する（第22章の冠動脈ステントの項を参照）。

心臓イベントのリスクが高い患者（冠動脈ステントは含まない）
周術期を通してアスピリンの内服は継続する。
術前最低5日間（10日間が望ましい）クロピドグレルの内服を休止する。
術後24時間後にクロピドグレルを再開する。

心臓イベントのリスクが低い患者
手術7～10日前に抗血小板薬を休止する。
術後24時間後に抗血小板治療を再開する。

表 12-5 血液凝固に影響する他の薬物

薬物/半減期	作用	副作用
アスピリン/3〜5時間（低用量） 15〜30時間（高用量）	低用量（60〜325 mg/日）：血小板のCOX阻害による抗血小板作用 高用量（1.5〜2 g/日）：プロスタサイクリン産生阻害をすることで血栓傾向の増強（アスピリンパラドックス）	消化管：悪心，嘔吐，下痢，消化管出血，消化性潰瘍，胸焼け 耳：耳鳴り，めまい，難聴 血液：白血球減少，血小板減少，貧血，紫斑 皮膚症状および過敏症：蕁麻疹，血管浮腫，瘙痒，発疹，喘息，アナフィラキシー 精神神経：興奮，昏睡，発汗，口渇
アセトアミノフェン/1〜2.5時間	脳脊髄の選択的COX3阻害	消化管：腹痛，悪心，嘔吐 血液：貧血，溶血，溶血性貧血，プロトロンビン減少，白血球減少，血小板減少，好中球減少，メトヘモグロビン血症 肝：肝酵素上昇，肝壊死 腎：間質性腎炎
フォンダパリヌクス/17〜21時間（約3日で尿中に未変化体のまま77%除去される）	アンチトロンビンIIIと結合し，第Xa因子を選択的に阻害するが，抗トロンビン作用はない	血液：大量出血，貧血，紫斑，血小板減少，術後出血，血腫 肝：AST，ALT上昇 消化管：悪心，嘔吐，下痢，腹痛，便秘 神経：頭痛，錯乱，不眠，めまい 皮膚：紫斑，発疹，水泡 心血管：低血圧，高血圧，浮腫 腎尿路：尿路感染症，排尿障害 代謝：低カリウム血症
クロピドグレル（チエノピリジン）/6時間，効果持続時間は約5日	血小板のADP受容体を不可逆的に阻害して血小板凝集を抑制する	血液：大量出血，血小板減少性紫斑病 消化管：悪心，嘔吐，下痢，腹痛 神経：不眠，錯乱，めまい 心血管：低血圧，浮腫
abciximab（GPIIb/IIIa受容体阻害薬）/10〜30分，血小板機能は48時間以上経過して回復	血小板-vWFの結合，血小板-フィブリノーゲンの結合を阻害し血小板凝集の最終段階を抑制する	血液：大量出血，血小板減少，貧血 消化管：悪心，嘔吐，下痢，消化不良，腹痛 神経：頭痛，不安，めまい 心血管：胸痛，低血圧，浮腫，徐脈，頻脈

ハーブ漢方薬（第10章も参照）

表 12-6 ハーブ漢方薬の凝固への影響

ニンニク	血小板凝集阻害，休薬7日で影響はなくなる
イチョウ	血小板活性因子阻害，休薬36時間で影響はなくなる
チョウセンニンジン	血小板凝集阻害，休薬24時間で影響はなくなる
セイヨウオトギリソウ	チトクロムP450 3A4を誘導し薬物代謝に影響，休薬5日間で影響はなくなる

ニンニク，**イチョウ葉エキス**，チョウセンニンジン，セイヨウオトギリソウは，単独使用されているときは脊髄幹麻酔の禁忌ではないが，他の抗凝固薬を併用している場合は出血の危険性を助長する可能性がある。臨床的に判断すること。

● 参考文献

www.TheAnesthesiaGuide.com を参照

（大谷良江）

第13章
閉塞性睡眠時無呼吸

Edward C. Lin

生理学

- 睡眠により咽頭筋の筋緊張が低下し上気道閉塞をきたす症候群である。
- リスク因子：肥満，扁桃肥大，頭蓋顎顔面の骨格的異形（小顎など），アルコール/鎮静薬摂取，男性，中年
- 徴候：いびき，睡眠時の無呼吸，日中の耐えがたい眠気，集中力低下，起床時の頭痛
- 低酸素血症，高二酸化炭素症，赤血球増多，高血圧，肺高血圧，右心不全の所見がみられることもある。
- 診断検査のゴールドスタンダードは睡眠ポリソムノグラフィ検査である。
- 重症度は無呼吸低呼吸指数（apnea/hypopnea index：AHI），すなわち1時間に無呼吸低呼吸発作が起こる回数によって判定される。
  - ▶軽症：5〜20
  - ▶中等症：21〜40
  - ▶重症：>40
- 治療は，内科的治療（経鼻的持続陽圧呼吸療法）により心血管疾患の合併症の頻度と重症度の改善をはかる。手術による治療（口蓋垂軟口蓋咽頭形成術，鼻甲介切除術，鼻中隔形成術など）は，あくまでも補助的である。

術前管理

- 閉塞性睡眠時無呼吸（obstructive sleep apnea：OSA）の可能性を，病歴と身体所見から評価する。
- STOP-BANG質問票を使ってOSAのリスク判定をする。

表13-1 STOP-BANG質問票
1. 大きないびきをかいているか？（ドアが閉じていても部屋の外からいびきが聞こえる）
2. 疲労，倦怠感，眠気を日中に感じるか？
3. 睡眠中に無呼吸が観察されるか？
4. 高血圧の治療を受けているか？
5. BMI>35？
6. 年齢>50歳？
7. 首周囲長>40 cm？
8. 男性？

3項目以上あてはまる場合は，睡眠時無呼吸のリスクが高くなる。

- 睡眠時無呼吸の可能性が高い場合
  - ▶診断基準にもとづいた医療側の管理だけでなく，患者自身にも数週間の減量と治療を行ってもらう（通常は数週間を要する）。
  - ▶治療は外来通院で行うか入院で行うかを検討する。
  - ▶気道確保困難かどうかの評価を行い，必要に応じて気道確保デバイスを準備する。
  - ▶術前の鎮静薬の使用が必要な場合には十分に注意して使用する。
  - ▶術後の鎮痛薬使用を減らすために，前投薬としてガバペンチン900 mg（少なくとも24時間前から300 mgを6時間ごと）の内服を検討する。

術中管理

- 可能であればベンゾジアゼピン系薬は一切使用しない。
- OSAの患者は低酸素になりやすいので，導入前の酸素化をしっかり行う。
- OSAの大半は肥満で気道確保困難となりやすいので，ビデオ喉頭鏡（GlideScope, McGrath, laryngoscopeなど）や気管支ファイバーを準備しておく。
- 肺高血圧を合併している可能性もあるので，笑気は使用しない。
- 全身麻酔ならば，完全な覚醒と筋緊張の回復を待ってから抜管する。
- 手術によっては区域麻酔や局所麻酔を検討する。
- オピオイドの使用は最低限にし，区域麻酔や局所麻酔で代用する（硬膜外麻酔，末梢神経ブロック）。
- 鎮静剤を使用するときは，呼吸モニターを継続して行う。
- デクスメデトミジンはプロポフォールより監視下麻酔管理（monitored anesthesia care：MAC）下での鎮静に適している。
- 鎮静中は持続気道陽圧（continuous positive airway pressure：CPAP）の使用を検討する。

術後管理

- 鎮痛は非オピオイドを使用する（区域麻酔やNSAIDsなど）。
- オピオイドの持続投与は行わない。
- 必要に応じてCPAPを行う。
- 状態が安定していたら麻酔後回復室（PACU）から退室し，モニタリングできる部屋への移動を検討する（段階的に）。
- PACU退室後も呼吸抑制のリスクがあるので，帰宅やモニターのない場所へ移動させないこと。

●参考文献

www.TheAnesthesiaGuide.com を参照

（大谷良江）

第14章
肥満

Edward C. Lin

基本的知識

A. 分類

表14-1 BMIにもとづいた肥満分類

BMI	分類
<18.5	低体重
18.5〜24.9	正常体重
25〜30	高体重（1度）
>30	肥満（2度）
>40	高度肥満（3度）
>55	超肥満（4度）

BMI＝体重（kg）/［身長（m）］²
筋肉量の多い人では，BMI値が過大評価になってしまう。
理想体重（IBW）は多くの計算式では簡易的にBMI＝23として計算されている。
IBW（kg）＝23×［身長（m）］²

B. 生理学的影響

表14-2 肥満による影響

臓器	合併症
呼吸器系	拘束性換気障害（FRC，ERV，TLCの減少） 脂肪沈着により胸壁コンプライアンスが低下し，肺コンプライアンスも低下 酸素消費量と分時換気量の増加 呼吸仕事量の増加 閉塞性睡眠時無呼吸 肥満低換気症候群 換気血流比の不均衡 Pickwick症候群（高度肥満，過度傾眠，低酸素血症，高二酸化炭素血症，肺高血圧，多血症で定義される）になるまでは二酸化炭素の値は低いか正常
心血管系	高血圧 細胞外液と循環血液量の増加により二次的に心拍出量が増大 肺高血圧，右心不全 虚血性心疾患 左室肥大，心不全
消化器系	脂肪肝 食道裂孔ヘルニア 胃食道逆流症 胃容量の増大 胃が空の状態では容量低下（議論の余地あり） 揮発性麻酔薬の脱フッ素化の増加 胆石症
代謝系	糖尿病，脂質異常
血管系	深部静脈血栓症
その他	骨関節炎 癌，特に消化器癌のリスクの増大

FRC：機能的残気量，ERV：予備呼気量，TLC：全肺気量

術前

- 病歴および身体所見から，肥満に関連した合併症の有無と重症度を評価する。
  - ▶運動耐容能，冠動脈疾患，高血圧，2型糖尿病，心筋症
  - ▶夜間のいびきの症状（低換気症候群を示唆するかもしれない）があれば，閉塞性睡眠時無呼吸（OSA）の正式な診断は不要。疑われるならOSAとして対応する。
  - ▶気道を評価し，気道確保困難が予測される場合はファイバーなどデバイスを準備する。
    - ■マスク換気困難予測因子として，高度肥満，OSA，髭，歯の欠損があげられる。
    - ■特に，以下の項目は注意して評価する。
      - ◆Mallampati分類
      - ◆甲状オトガイ間距離
      - ◆頸部可動域
      - ◆舌のサイズ
      - ◆気道周囲の軟部組織量

◆ 甲状軟骨のレベルでの頸部周囲長＞40 cm
- 過去のダイエット薬品（中枢性食欲抑制薬である fenfluramine，アンフェタミンなど）の使用歴について聴取する（fenfluramine は弁肥厚や肺高血圧のリスクあり）。
- 生化学，血液検査（多血症），心電図，胸部 X 線（心筋症），状況により経食道心エコー（精度は低いこともある）を行う。
- 血圧計のカフなど，最適なサイズの器具を準備する。
- 手術室の手術ベッドは患者体重に合わせたものを用意する（必要に応じて，特殊ベッドや 2 台連結）。
- 体位固定に必要な人員を確保する。
- 誤嚥予防策を検討しておく。
- 麻酔のリスクに関して患者に説明しておく。

術中

A. 導入
- 静脈ライン確保
  ▶ 基本的に非常に困難。超音波エコーなども利用する。
- 酸素化
  ▶ 機能的残気量が減少しているので，短時間の無呼吸でも，急速に低酸素状態になる。
- マスク換気
  ▶ マスク換気困難またはマスク換気不能となる可能性がある。
  ▶ 2 人法や経口エアウェイ，ヘッドストラップを用いる。
  ▶ 頭高位，持続気道陽圧を使用する。
- 挿管
  ▶ 枕やタオルを使って胸から耳までを一直線にする HELP 位（head-elevated laryngoscopy position）をとる（図 14-1）。
  ▶ 肥満により胸部が突出しているので，ハンドルの短い喉頭鏡を準備する。
  ▶ すぐに使えるよう各種デバイス（ビデオ喉頭鏡，ラリンジアルマスク）や緊急気道確保の準備をして臨む。
  ▶ マスク換気困難が予測されるときは，意識下挿管や迅速気管挿管も考慮する。
  ▶「背水の陣」になるのを避ける。

B. モニター
- 並存疾患の状況により，侵襲的なモニタリングを行う必要もある。
- 非観血的動脈圧測定は測定困難や測定不能になると考えられるので，動脈圧ラインを確保する。
- 麻酔深度をモニターする。

C. 人工換気
- 従量式換気の場合は，理想体重で 1 回換気量 8〜10 mL/kg に設定し，呼気二酸化炭素濃度と血液ガスの値をもとに調整する。
- 可能であれば高気道内圧にならないように管理する〔最大級気圧（peak inspiratory pressure：PIP）＞35〜40 cmH$_2$O〕。場合によっては従圧式換気を行う。
- 必要に応じて，リクルートメント手技（PIP 40 cmH$_2$O で 30〜60 秒保持する）を行う。
- 逆 Trendelenburg 位にすることで，呼吸パラメータが改善する場合がある。

D. 薬物/麻酔維持
- 麻酔薬の初期量は理想体重にもとづいて投与する（ただし，スキサメトニウムと cisatracurium は除く）。維持量は術中の状態をみて投与量を調整する。
- 揮発性麻酔薬の取り込み量は増加する。
- 脂肪によって薬物の体内蓄積量が増加する。
- 抗菌薬については，BMI＞35 の患者では，βラクタム系は 2 倍量，クリンダマイシンは 900 mg，ゲンタマイ

図 14-1 肥満患者での HELP 位

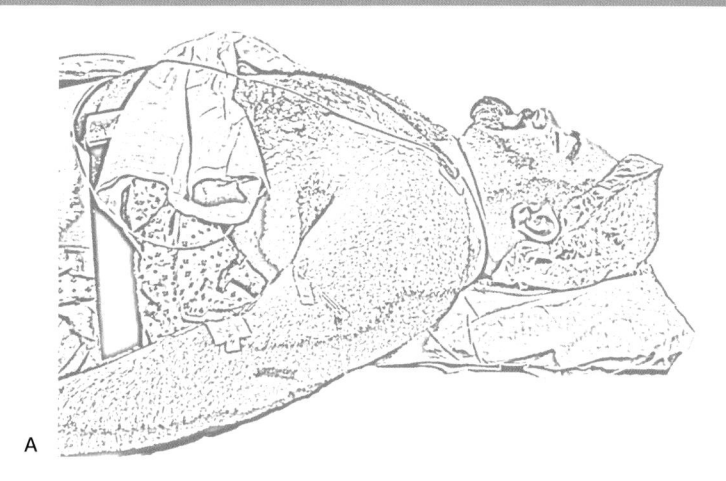

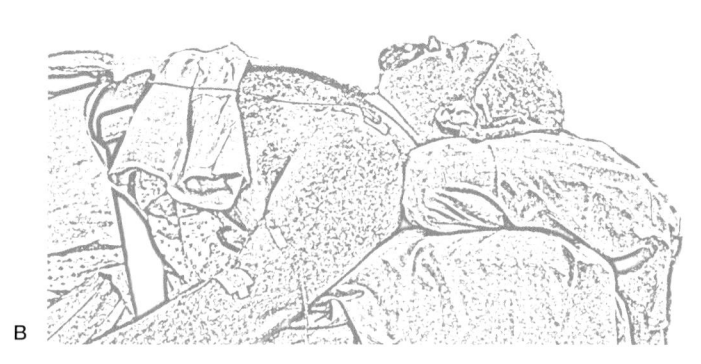

A

B

(A) 患者を横にする。(B) 患者の頭部と肩を枕やタオルを使って高くし，胸部から耳までと気道軸が一直線になるようにする（絵は Arthur Atchabahian 氏による）

シンは 5 mg/kg（最大 500 mg）を投与する。
- 圧のかかる部位にクッションを入れ，注意して術中体位をとる。
- 区域麻酔を行う場合には，神経ブロックに使用する薬物の量を通常の 20～25% 減量する。
- 術中術後のオピオイドの量を制限し，可能な限り区域麻酔（硬膜外カテーテルなど）を中心とした鎮痛をはかる。

E. 抜管
- 完全な覚醒と筋力の回復を待って抜管する。
- 抜管時はヘッドアップ位をとるようにする。

術後管理
- 呼吸抑制のリスクがなくなるまで，酸素投与と SDU，ICU でのモニタリングを継続する。肥満患者では術後 2～3 日目に血中酸素濃度が最も低下し，機能的残気量肺活量 1 秒量が正常化するまでには 7～10 日間かかる。
- 腹部コンパートメントによる腎不全のリスクがあるので，頻繁に検査を行う。
- 術後のオピオイド投与は，理想体重にもとづいて量を決める〔患者管理鎮痛法（PCA）でモルヒネ静注〕。
- 術後のオピオイド使用を制限するために，区域麻酔の使用も考慮する。
- 長時間手術では，横紋筋融解を生じることがあるので血糖値やクレアチンキナーゼを確認する。
- 高血糖のときはインスリン治療を開始する。
- 肥満患者では創部感染のリスクが高い。
- できるだけ早く血栓予防を開始する。

●参考文献
www.TheAnesthesiaGuide.com を参照

(大谷良江)

第15章
伝導障害

Amit H. Sachdev, Molly Sachdev

術前心電図波形の例については第5章を参照

病態生理

- 伝導障害は刺激伝導系のどの部位が障害されても発生する（図15-1）。
- 伝導路のブロック部位が末梢であればあるほど、より重篤な不整脈となる。
- His束-Purkinje線維の間での伝導障害は、房室結節での伝導障害に比べ突然死のリスクが高い。

多くの場合、体表心電図をとることで伝導障害の部位は特定できる（第5章、術前心電図の項を参照）。

表15-1 体表心電図から読みとれる障害部位

障害部位	疾患名	心電図所見
1. 洞結節	洞休止	P波消失
2. 房室結節	Ⅰ度房室ブロック	PR間隔延長
	Ⅱ度房室ブロック（Wenckebach型）	PR間隔が徐々に延長しQRS波が脱落する
	Ⅲ度房室ブロック（完全房室ブロック）narrow escape rhythm を伴う	P波とQRS波が独立して発生（ただし狭いQRS波）
3. 房室結節以下	Ⅱ度房室ブロック（MobitzⅡ型）	PR間隔の延長なしにQRS波が出現し、P波が脱落する
	Ⅲ度房室ブロック（完全房室ブロック）wide escape rhythm を伴う	P波とQRS波が独立して発生（ただし広いQRS波）

- 刺激伝導系はHis束-Purkinje線維回路までは自律神経が支配し、迷走神経刺激や副交感神経優位で洞徐脈となり、洞結節〜房室結節にかけても伝導抑制される。迷走神経抑制、交感神経優位になると洞結節や房室結節からの活動電位が促進する。
- 自律神経を刺激する薬物は、房室結節より上位の伝導障害で心拍を増加させるが、房室結節より下位の伝導障害では心拍を増加させない。また、房室結節より下位の伝導障害に交感神経作動薬を投与するとブロックが増悪する。このため、房室結節より下位の伝導障害の唯一の治療法はペースメーカ留置である。

術前管理

- 病歴聴取と安静時心電図の確認。血漿の電解質異常がないことを確認する。
- 突然の失神、倦怠感、めまいなどの症状があれば、循環器医にコンサルトする。
- Holter心電図も考慮する。
- 房室結節より下位の伝導障害がある患者では、手術に先立って一時的もしくは永久ペースメーカの植え込みを行う。

図 15-1 心臓刺激伝導系

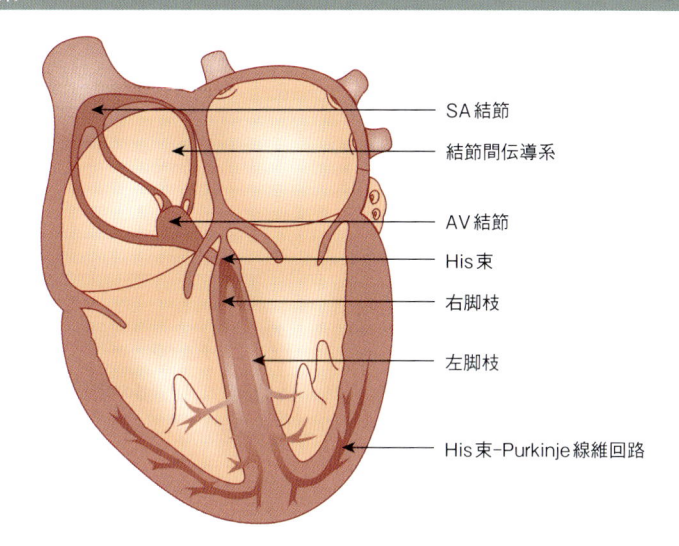

- SA 結節
- 結節間伝導系
- AV 結節
- His 束
- 右脚枝
- 左脚枝
- His 束-Purkinje 線維回路

正常な心臓では，洞結節から活動電位が発生し，房室結節，His 束-Purkinje 線維回路の順で刺激が伝わる。
Fuster V, Walsh RA, Harrington RA. Hurst's The Heart. 13th ed. Figure 43-1 より。www.accessmedicine.com からも閲覧可能。
© The McGraw-Hill Companies, Inc. All rights reserved.

麻酔管理

- 一般的な注意点ではあるが，スキサメトニウムの使用には特に注意を払う。徐脈をきたしやすいが，特に2回目以降の投与の際に起こりやすい。
  - ▶洞結節のムスカリン受容体を刺激して徐脈を引き起こす。
  - ▶アトロピン，glycopyrrolate などの前投薬による迷走神経抑制により予防可能な場合がある。
- フェンタニルのような麻薬性鎮痛薬の静注は徐脈の原因として知られている。
- 著明な低酸素血症，低換気，迷走神経反射，喉頭痙攣は徐脈を引き起こす。
- 術中に症状を伴う徐脈になったら，まずは，アトロピン 0.5 mg を静注し，それで効果がみられない場合はドパミン 2〜10 µg/kg/min やアドレナリン 2〜10 µg/min の持続投与も考える。
- 緊急時は経皮ペーシングや必要に応じて経静脈ペーシングを行う。

術後管理

- 術後に徐脈が進行するようなら，循環器医にコンサルトする。

ポイント

- His-Purkinje 系でのブロックがある患者では通常，内服治療は反応せず，ペースメーカの植え込みが必要となることが多い。
- 電解質異常（高カリウム血症）はリズム異常を引き起こす可能性があるため，新たな伝導障害が起こっていないか再評価する必要がある。

参考文献

www.TheAnesthesiaGuide.com を参照

（大谷良江）

第16章
頻脈性不整脈

Amit H. Sachdev, Molly Sachdev

病態生理

- 頻脈は典型的に narrow QRS（QRS 幅の狭いもの）と wide QRS（QRS 幅の広いもの）に分けられる。
- narrow QRS 性頻脈（QRS<120 msec）は通常心室より上に起源があり「上室性頻拍（supraventricular tachycardia：SVT）」といわれる。

A. 上室性頻拍

- 上室性頻拍と鑑別すべきものには，洞性頻脈，心房頻拍，多原性心房頻拍，接合部性頻拍症，心房細動，心房粗動，房室結節リエントリ性頻拍（atrioventricular nodal reentrant tachycardia：AVNRT），正方向性リエントリ性頻拍（orthodromic reentrant tachycardia：ORT）または発作性接合部回帰性頻拍（paroxysmal junctional reciprocating tachycardia：PJRT）が含まれる。
- AVNRT（図 16-1）は，房室結節で遅伝導路および速伝導路を経て二重伝導路をもつ房室結節で起こるリエントリ性不整脈である。典型的な AVNRT は遅伝導路を順行性に，速伝導路を逆行性に伝導する。非典型的 AVNRT は速伝導路を順行性に，遅伝導路を逆行性に伝導する。
- ORT は逆行性伝導路として副伝導路を伝わる房室リエントリ性不整脈である。
- PJRT もまた逆行性伝導路をゆっくりと伝わる房室リエントリ性不整脈である。
- P 波の特徴を同定することが上室性頻拍の診断の重要ポイントである（図 16-2）。
  - ▶ P 波がなく，基線が細かく揺れていれば，その不整脈は心房細動である。鋸歯状の基線は心房粗動であることを示す。
  - ▶ P 波が規則正しくレートが速ければ，「RP 間隔」や先行する R 波に対する P 波の関係は診断にきわめて重要である。
  - ▶ 体表面心電図だけで診断が困難であれば，電気生理学的検査（electrophysiological study：EPS）が必要となる。

表 16-1　頻脈性不整脈のタイプによる心電図上の特徴

narrow QRS 性頻脈	心電図上の特徴
洞性頻脈	洞性 P 波のレート>100 bpm
心房粗動	心電図上，典型的な鋸歯状波を示す
心房細動	P 波を認めない不規則に不規則なリズム
房室結節リエントリ性頻拍（AVNRT）	はっきりとした P 波を認めない narrow QRS（短い RP 間隔）
正方向性リエントリ性頻拍（ORT）	narrow QRS で，P 波はみられないことが多い。みえた場合，RP 間隔は中等度
心房頻拍	narrow QRS（長い RP 間隔）
発作性接合部回帰性頻拍（PJRT）	narrow QRS（長い RP 間隔）

B. wide QRS 頻拍

- 電気的興奮が異所性ないし正常の刺激伝導路以外から起こるために wide QRS となる。
- wide QRS 性不整脈の鑑別診断として，心室頻拍，変更伝導を伴った上室性頻拍，または副伝導路を伝導した

上室性頻拍（逆向性リエントリ性頻脈）が含まれる。
- ▶変更伝導を伴った上室性頻拍は左室より上に起源があり，左室内を異なる伝導路で伝導する。通常，脚ブロックを伴う。
- ▶逆方向性リエントリ性頻脈は副伝導路を利用したリエントリ性頻脈である。
- torsades de pointes は wide QRS 性頻拍の特殊なものであり，QT 延長と多形性心室頻拍をもっている。
- 体表面心電図のみでは心室頻拍と上室性頻拍を鑑別することが難しいことが多い。そのような症例では心室頻拍であると仮定しておくことが大切である。Brugada 基準は心室頻拍から上室性頻拍を鑑別するのに有用だが，これらの感度特異度は高くない。
  - ▶房室解離
  - ▶前胸部誘導において RS 複合体の消失
  - ▶R から S への間隔が前胸部誘導のうち，少なくとも 1 つで＞100 msec
  - ▶融合波形の存在
  - ▶極端な左軸偏位
  - ▶脚ブロックが既存する症例では頻拍発作中の QRS 波形を比較する。
  - ▶典型的な脚ブロックの波形とは異なる QRS 波形

手術前

- 病歴を聴取する。
- 頻回な動悸発作の既往や，上室性頻拍があれば，手術に先がけて電気生理学的検査や焼灼術を行うべきか，専門医に相談する。
- AVNRT，ORT，ART および心房粗動はカテーテル焼灼術で治癒する確率が高く合併症の頻度が低い。

麻酔

A. 吸入麻酔薬

- デスフルランは，高用量で心拍数を適度に増加させる。この効果はフェンタニルまたはエスモロールの併用によって減弱されることがある。
- セボフルランでは，心拍数はほとんど変化しない。
- デスフルランもセボフルランも，アドレナリン（ハロタンに反して）の心臓への催不整脈作用に影響はなく，したがって並行して投与することができる。

B. 上室性頻拍治療（図 16-3）

- 規則正しい narrow QRS を伴う上室性頻拍の治療には迷走神経刺激法および頸動脈マッサージが有効な場合がある。効果がなければアデノシン 6 mg に続き，追加投与を 6 mg，効果がなければ 12 mg を急速に静注する。必要であれば除細動も考慮する（図 16-3 参照）。

図 16-1 典型的な房室リエントリ性頻脈の心電図：上室性頻拍の最も一般的なタイプ

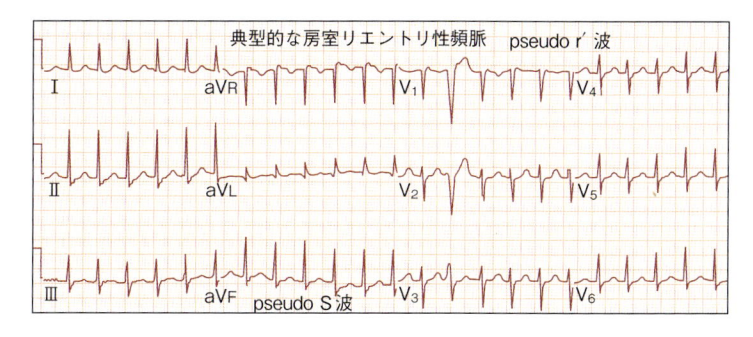

Fuster V, Walsh RA, Harrington RA. Hurst's The Heart. 13th ed. Figure 41-3 より。www.accessmedicine.com からも閲覧可能。
© The McGraw-Hill Companies, Inc. All rights reserved.

図 16-2 narrow QRS（QRS＜120 msec）性頻脈の診断アルゴリズム

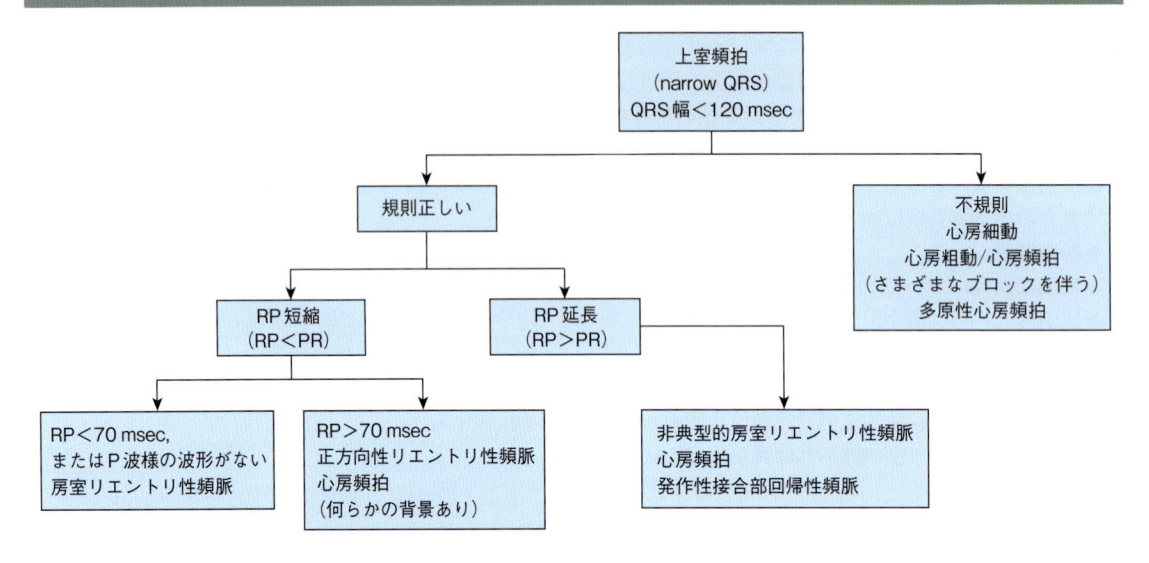

```
                    上室頻拍
                  (narrow QRS)
                  QRS幅＜120 msec
                   ┌──────┴──────┐
                規則正しい          不規則
                                 心房細動
                                 心房粗動/心房頻拍
                                 （さまざまなブロックを伴う）
                                 多原性心房頻拍
            ┌────────┴────────┐
         RP短縮              RP延長
        (RP＜PR)            (RP＞PR)
      ┌────┴────┐              │
  RP＜70 msec,  RP＞70 msec    非典型的房室リエントリ性頻拍
  またはP波様の  正方向性リエントリ性頻拍  心房頻拍
  波形がない    心房頻拍        発作性接合部回帰性頻拍
  房室リエントリ性頻脈 （何らかの背景あり）
```

図 16-3 上室性頻拍治療のアルゴリズム

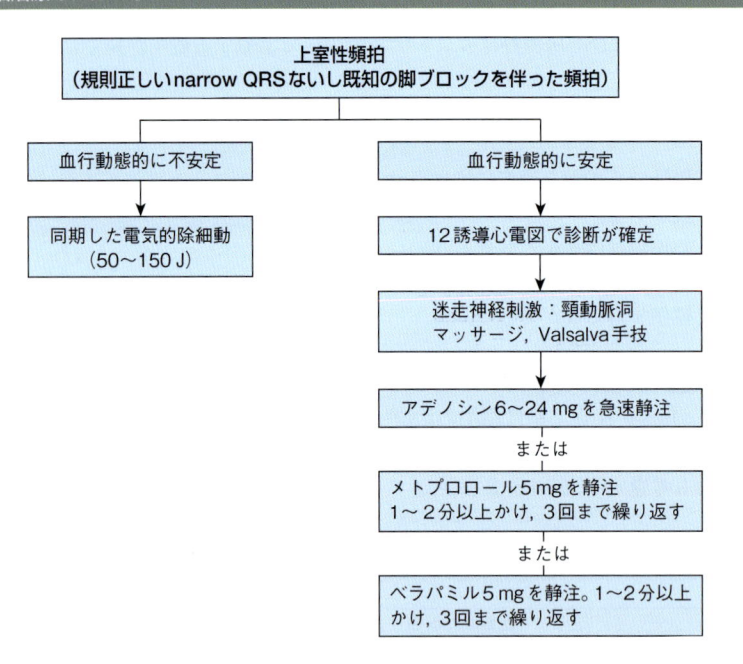

```
              上室性頻拍
   （規則正しいnarrow QRSないし既知の脚ブロックを伴った頻拍）
       ┌───────────┴───────────┐
  血行動態的に不安定          血行動態的に安定
       │                        │
  同期した電気的除細動      12誘導心電図で診断が確定
     (50～150 J)                 │
                          迷走神経刺激：頸動脈洞
                          マッサージ, Valsalva手技
                                 │
                          アデノシン6～24 mg を急速静注
                                または
                          メトプロロール 5 mg を静注
                          1～2分以上かけ, 3回まで繰り返す
                                または
                          ベラパミル 5 mg を静注。1～2分以上
                          かけ, 3回まで繰り返す
```

Hall JB, Schmidt GA, Wood LDH. Principles of Critical Care. 3rd ed. Figure 24-7 より。www.accessmedicine.com からも閲覧可能。
© The McGraw-Hill Companies, Inc. All rights reserved.

C. 心房細動と心房粗動（図16-4）

- まずはじめに，心拍数コントロールと不整脈コントロールのどちらを優先するべきかを決定する。不整脈が48時間以上続いていれば，いずれも行う必要がある。
- 3週間以上の抗凝固療法がなされていない，あるいは経食道エコーで血栓がないことが確認されていない患者において，48時間以上の心房細動・心房粗動に対し，電気的ないし薬物的除細動を検討するには注意が必要である。除細動は，心拍数コントロールが選択肢とならない緊急症例に対してのみ検討すべきである。

図 16-4 最近発症の心房細動，心房粗動の急性治療

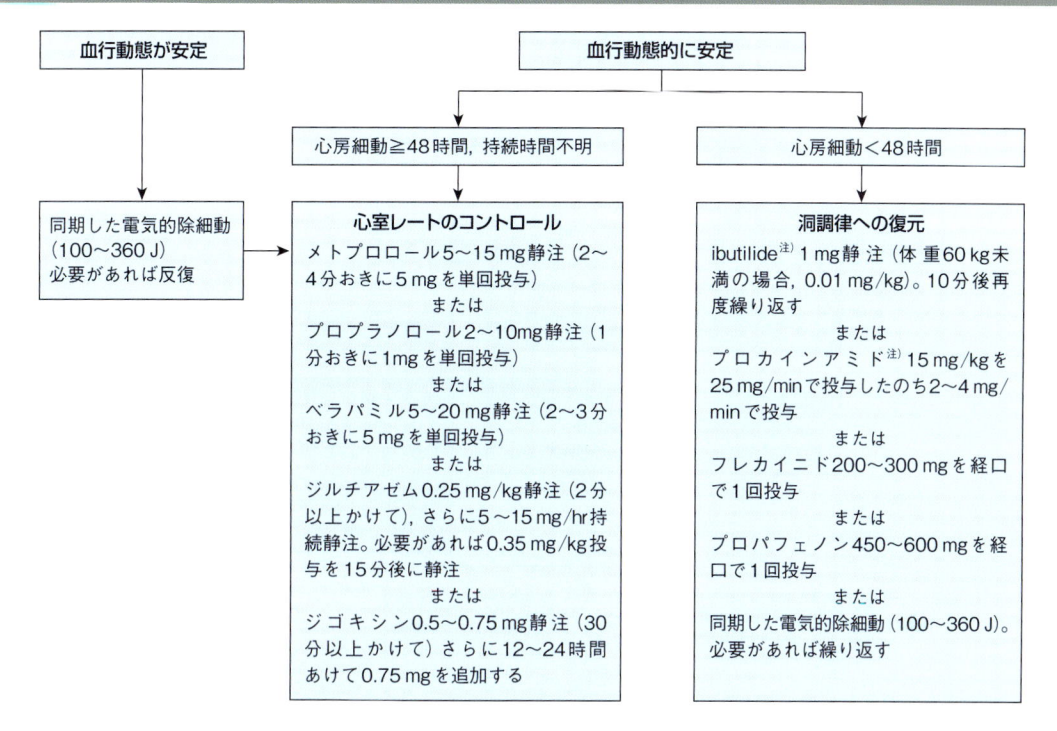

```
                    ┌──────────────────┐          ┌──────────────────┐
                    │  血行動態が安定   │          │ 血行動態的に安定 │
                    └────────┬─────────┘          └─────────┬────────┘
                             │                              │
                             ▼                    ┌─────────┴─────────┐
                                                  ▼                   ▼
                                    ┌──────────────────────┐  ┌──────────────────┐
                                    │ 心房細動≧48時間,      │  │ 心房細動<48時間  │
                                    │ 持続時間不明          │  │                  │
                                    └──────────┬───────────┘  └────────┬─────────┘
```

同期した電気的除細動 (100〜360 J) 必要があれば反復

心室レートのコントロール
- メトプロロール5〜15 mg静注 (2〜4分おきに5 mgを単回投与)
- または
- プロプラノロール2〜10 mg静注 (1分おきに1 mgを単回投与)
- または
- ベラパミル5〜20 mg静注 (2〜3分おきに5 mgを単回投与)
- または
- ジルチアゼム0.25 mg/kg静注 (2分以上かけて)，さらに5〜15 mg/hr持続静注。必要があれば0.35 mg/kg投与を15分後に静注
- または
- ジゴキシン0.5〜0.75 mg静注 (30分以上かけて) さらに12〜24時間あけて0.75 mgを追加する

洞調律への復元
- ibutilide[注] 1 mg静注 (体重60 kg未満の場合，0.01 mg/kg)。10分後再度繰り返す
- または
- プロカインアミド[注] 15 mg/kgを25 mg/minで投与したのち2〜4 mg/minで投与
- または
- フレカイニド200〜300 mgを経口で1回投与
- または
- プロパフェノン450〜600 mgを経口で1回投与
- または
- 同期した電気的除細動 (100〜360 J)。必要があれば繰り返す

注：プロカインアミドおよびibutilideはWolff-Parkinson-White症候群における選択薬。
Hall JB, Schmidt GA, Wood LDH. Principles of Critical Care. 3rd ed. Figure 24-6 より。www.accessmedicine.com からも閲覧可能。
© The McGraw-Hill Companies, Inc. All rights reserved.

- 心拍数コントロールを行う場合，ジルチアゼム，ベラパミル，あるいはメトプロロールなどの房室結節の伝導を抑制する薬物を投与する。維持には，ジルチアゼムやエスモロールの点滴を開始する。血行動態が不安定な患者には，同期させた除細動も考慮する。
- 不整脈コントロールを行う場合には，電気的除細動が望ましい。しかし以下のような状況においては著効がみられる抗不整脈薬も多くある。
  ▶ プロパフェノンやフレカイニドは，基礎心疾患のない症例で急速に除細動をする場合にのみ用いられるべきである。
  ▶ ibutilide を投与する場合には，少なくとも4時間あるいはQTcが正常化するまで，QT間隔を詳細にモニタリングする必要がある。
  ▶ 基礎心疾患のある症例については，アミオダロンを心拍数コントロールと不整脈コントロールの両方の目的に用いることができる。有効な投与方法は，まず150 mgを10分以上かけて静注，引き続き1 mg/minを6時間，さらに0.5 mg/minを18時間投与
  ▶ 抗不整脈薬が長期に必要であれば，催不整脈作用の可能性や他の副作用について専門医のアドバイスを得る。

D. wide QRS 頻拍

- wide QRSの頻拍には，房室結節の遮断薬やアデノシンは用いるべきではない (血圧を低下させて，血行動態を悪化させる可能性がある)。
- 血行動態的に不安定な心室頻拍は除細動を考慮する。
- 手術中に心室頻拍に陥った場合には，電解質をチェックし，虚血発作の可能性を評価し，虚血発作を改善させる必要がある。
- 単形性心室頻拍 (図 16-5) と多形性心室頻拍 (図 16-6) では治療が異なる。

図 16-5　単形性心室頻拍の治療

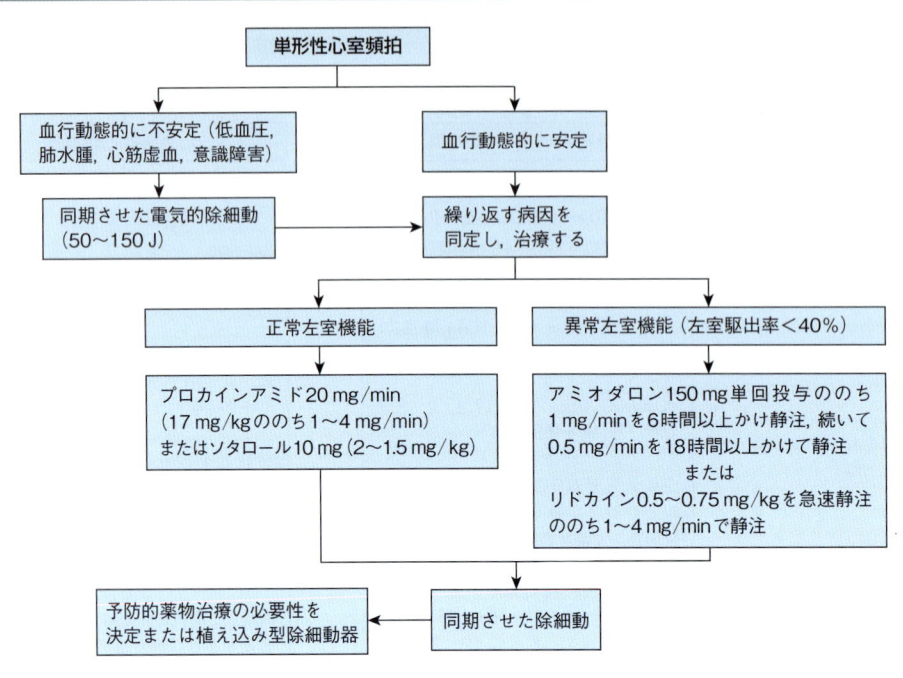

```
                    単形性心室頻拍
                    ┌──────┴──────┐
      血行動態的に不安定（低血圧,        血行動態的に安定
      肺水腫,心筋虚血,意識障害）             │
            │                        繰り返す病因を
      同期させた電気的除細動  ────→    同定し,治療する
         （50～150 J）                    │
                              ┌──────────┴──────────┐
                        正常左室機能              異常左室機能（左室駆出率＜40％）
                              │                        │
                     プロカインアミド20 mg/min    アミオダロン150 mg単回投与ののち
                     （17 mg/kgののち1～4 mg/min）  1 mg/minを6時間以上かけ静注, 続いて
                     またはソタロール10 mg         0.5 mg/minを18時間以上かけて静注
                     （2～1.5 mg/kg）                   または
                                                 リドカイン0.5～0.75 mg/kgを急速静注
                                                 ののち1～4 mg/minで静注
                              │                        │
                     予防的薬物治療の必要性を        同期させた除細動
                     決定または植え込み型除細動器
```

Hall JB, Schmidt GA, Wood LDH. Principles of Critical Care. 3rd ed. Figure 24-3 より。www.accessmedicine.com からも閲覧可能。
© The McGraw-Hill Companies, Inc. All rights reserved.

図 16-6　多形性心室頻拍の治療

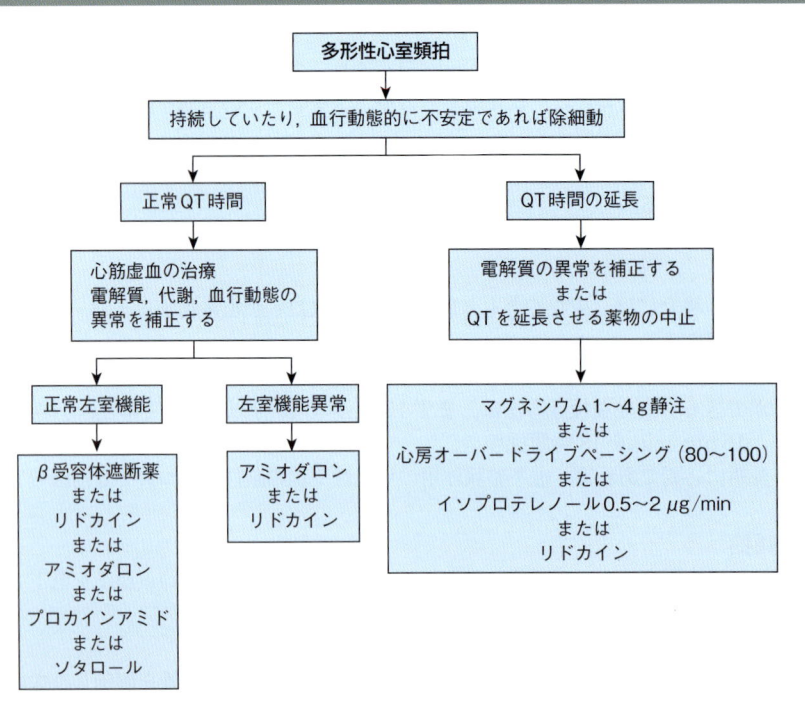

```
                         多形性心室頻拍
                              │
                  持続していたり，血行動態的に不安定であれば除細動
                              │
                  ┌───────────┴───────────┐
              正常QT時間                   QT時間の延長
                  │                            │
            心筋虚血の治療               電解質の異常を補正する
        電解質，代謝，血行動態の                または
            異常を補正する              QTを延長させる薬物の中止
                  │                            │
        ┌─────────┴─────────┐      マグネシウム1～4 g静注
    正常左室機能        左室機能異常            または
        │                 │         心房オーバードライブペーシング（80～100）
    β受容体遮断薬       アミオダロン              または
       または             または       イソプロテレノール0.5～2 μg/min
      リドカイン          リドカイン             または
       または                                 リドカイン
      アミオダロン
       または
      プロカインアミド
       または
      ソタロール
```

Hall JB, Schmidt GA, Wood LDH. Principles of Critical Care. 3rd ed. Figure 24-4 より。www.accessmedicine.com からも閲覧可能。
© The McGraw-Hill Companies, Inc. All rights reserved.

術後管理
- 術中に上室性頻拍ないし心室頻拍をきたした症例はカテーテル焼灼術かそれ以上の治療を考える。専門医に相談する。

コツとヒント
- 血行動態的に不安定であれば，すべての頻脈性不整脈は除細動の適応である。
- wide QRS 性頻拍の症例では，房室結節伝導を抑える遮断薬やアデノシンは使用を避ける。

● 参考文献
www.TheAnesthesiaGuide.com を参照

（井口信雄）

第17章
Wolff-Parkinson-White（WPW）症候群

Amit H. Sachdev, Molly Sachdev

病態生理
- 心房から心室へ副伝導路（accessory pathway：AP）を介した変更伝導がある。
- 典型的な心電図のパターンは洞調律（図17-1）：P-R 時間の短縮（より速く伝導するため）とQRS に向かってなだらかな形状となる：「δ波」（房室結節を伝導するものと副伝導路を伝導するものが融合することによる）を認める。
- Wolff-Parkinson-White（WPW）症候群を伴う患者は洞調律を示し，正方向性リエントリ性頻拍（orthodromic reentrant tachycardia：ORT），wide QRS の頻脈（逆行性リエントリ性頻拍）や心房細動をきたすことがある。
- 心房細動を伴った WPW 症候群は典型的な心電図のパターンを示し（図17-2），心室細動に移行することが

図17-1 洞調律を示す典型的なWPW症候群の心電図

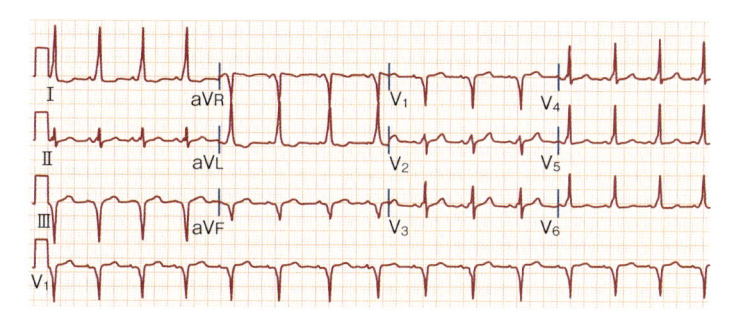

QRS の上行脚はスラーというなだらかな形状を示している。
Knoop KJ, Stack LB, Storrow AB, Thurman RJ. The Atlas of Emergency Medicine. 3rd ed. Figure 23-42A より。www.accessmedicine.com からも閲覧可能。© The McGraw-Hill Companies, Inc. All rights reserved.

図 17-2 WPW症候群での心房細動

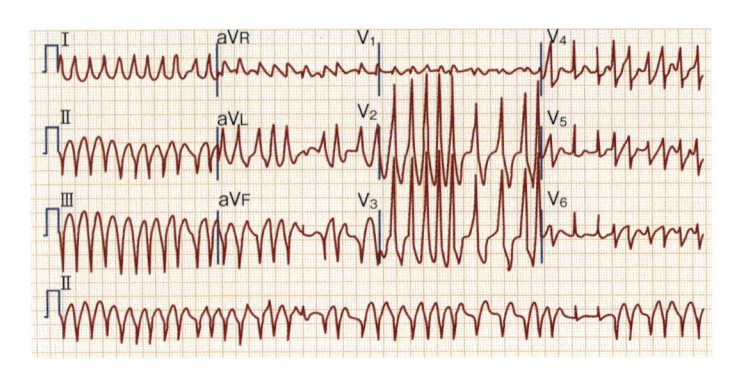

幅広い，不規則で奇異な形態を示す QRS がみられることに注意。
Knoop KJ, Stack LB, Storrow AB, Thurman RJ. The Atlas of Emergency Medicine. 3rd ed. Figure 23-42A より。www.accessmedicine. com からも閲覧可能。© The McGraw-Hill Companies, Inc. All rights reserved.

ある。

術前

- 心電図：WPW は病歴と心電図所見から診断される。
- 術前にカテーテル焼灼術を行える可能性があれば電気生理学の専門医へのコンサルトを考慮する。

麻酔

- WPW 症候群に伴う発作性の頻脈のマネージメントは他の上室頻拍（SVT）と同様である。臨床的に問題があるときに治療が必要となる。
- 交感神経緊張を増したり，頻脈発作の誘因となる期外収縮を起こしたりする薬物は使用をひかえること。
  ▶ デスフルランは交感神経様作用薬で，房室結節の伝導時間を延長させ，副伝導路の伝導を亢進させるので，つながり頻脈をきたす可能性がある。
  ▶ アトロピン，glycopyrrolate，ケタミンは発作性上室性頻拍または心房細動をきたす可能性があり使用を避ける。
  ▶ ネオスチグミンは房室結節の伝導を遅らせ，副伝導路の伝導を促進するので，使用を避ける。
- 手術中に心房性不整脈（心房細動または心房粗動）をきたした症例や，WPW 症候群がある患者は，房室結節伝導をブロックする薬物（アデノシン，カルシウムチャネル拮抗薬，β受容体遮断薬またはジゴキシンを含む）の投与や頸動脈洞マッサージは行ってはならない。房室結節の伝導をブロックする薬物は房室結節の伝導を遅延させ，より副伝導路の伝導を亢進させる。このことが心房細動や心室細動への移行につながることがある。
  ▶ WPW 症候群に心房細動が合併した場合には除細動とナトリウムチャネル拮抗薬（プロカインアミドなど）が第1に考えるべき治療となる。ナトリウムチャネル拮抗薬は副伝導路の伝導をブロックする。
  ▶ しかしながら，順行性リエントリ性頻拍のように narrow QRS の頻脈をきたす患者に対しては，心拍数を低下させるために房室結節伝導性をブロックするような薬物を考慮する場合もある。

表 17-1 WPW 症候群では避けるべき薬物

- デスフルラン
- アトロピン
- glycopyrrolate
- ケタミン
- ネオスチグミン
- 房室結節伝導をブロックする薬物（ジルチアゼム，ベラパミル，メトプロロール，アデノシン，ジゴキシン）

術後管理

- カテーテル焼灼術は，術後に考慮される可能性がある。

ポイント

- WPW 症候群の患者に心房性の不整脈がある場合，房室結節の伝導性をブロックするような薬物を投与してはならない。

参考文献

www.TheAnesthesiaGuide.com を参照

（井口信雄）

第18章
ペースメーカ

Sanford M. Littwin

- 米国では毎年50万例以上のペースメーカ植え込みが行われており，今日では600万例以上患者がペースメーカをもっている。
- ペースメーカは予防的に植え込まれるのではなく，ほぼ100％ある種の疾患の経過中に施される処置である。
- ほとんどの患者が次のような合併症を伴っている：高血圧，虚血性心疾患，糖尿病，肺疾患

ペースメーカの適応

- 症候性の洞機能不全
  - ▶徐脈，心静止
- 症候性の房室結節機能不全
  - ▶Ⅲ度（完全）房室ブロック
  - ▶Ⅱ度房室ブロック
    - ■症候性徐脈を伴うもの
    - ■弁膜症手術に伴い房室結節切除されたもの
    - ■筋疾患による二次性のもの
- 心筋梗塞後の房室ブロック（≧Mobitz Ⅱ型）
- 洞不全症候群
- QT延長症候群
- 心不全症例における再同期療法のための両室ペーシング

ペースメーカの機能を障害する可能性のあるもの

- すべてのペースメーカは MRI 検査禁忌である[訳注]
  - 訳注）MRI 対応型を除く。
- 干渉する可能性のあるもの
  - ▶電気メス/電気メス（Bovie）
  - ▶高周波アブレーション

- ▶電解質/酸塩基平衡異常
- ▶薬物
    - ■スキサメトニウム（線維束攣縮がペースメーカの機能を抑制することがある；絶対的禁忌ではない）
    - ■薬物が感度や刺激閾値を変化させることがある（例；ソタロール，ベラパミル）。
- ▶まれ：整形外科での鋸，テレメトリーデバイス（ペースメーカチェックの際に使用），機械換気

術前

- ●ペースメーカの型を確認する。
    - ▶製造メーカーの証明書ないし ID ブレスレット
- ●心電図記録。必要に応じて胸部 X 線写真を撮る。
- ●患者がペースメーカに依存しているかどうかを確認する。
    - ▶患者の病歴
    - ▶アブレーション術後の経過
    - ▶心電図（自己の心室電位がないことを確認）
- ●最終のペースメーカのチェックのデータとバッテリー寿命を確認する。
- ●以下を使用できるようにしておく。
    - ▶体外式除細動器/経皮的ないし経静脈的ペースメーカ
    - ▶マグネット
    - ▶イソプレナリン，ドパミン
- ●ペースメーカのメーカーの担当者（あるいはその資格のある担当者）の立ち会いを準備する。
    - ▶現状のデータ読み込み（あるいは必要に応じて手術室内で麻酔中に限り設定を変更）。
        - ■ペースメーカを非同期モード（DOO ないし VOO）にする。
        - ■他のオプション（心拍適応，抗頻拍など）をはずす。
    - ▶できれば（あるいは電気メスなどの使用によりペースメーカが不適切に作動するならば），マグネットをペースメーカ本体の上に置く（術中長時間置けるようにしておく）。このことにより一般的にマグネットはペースメーカを事前にプログラムされている非同期モードにする。
- ●電磁的な干渉を最小限にする。
    - ▶接地パッドはなるべくペースメーカから離し，電気メスから接地パッドに流れる電流がペースメーカや心臓を通らないような位置にする。
    - ▶可能であれば双極の電気メスを用いる。
    - ▶単極のものが必要であれば，外科医に短い時間での使用（<1 sec）とするように指示する。
- ●律動異常を誘発するような状態を避ける。
    - ▶電解質平衡の異常
    - ▶虚血
    - ▶脱水

術中

- ●術中のモニタリング
    - ▶特に心電図に注意する（心電図はペーシングスパイクがみえるようにする）。
- ●ペースメーカに代わるものを準備する：体外式ペーサーパッド，除細動器，そして経静脈的ペーシング
- ●ペースメーカ植え込み後 4 週間以内の場合には，ペーシングリードの挿入は避ける（ペースメーカリードの位置ずれをきたす危険あり）
- ●ペースメーカの機能不全がみられた場合
    - ▶電気的デバイスの使用を中止（特に電気メス）
    - ▶臨床状態を評価
    - ▶認容できないような徐脈となった場合
        - ■マグネットの使用を試みる。
        - ■効果がなければ，イソプレナリン/ドパミンを開始する；経皮的ないし経静脈的ペーシングを用いる。

▶ 心静止をきたしたら心肺蘇生を開始；経皮的ないし経静脈的ペーシングを用いる。
▶ 頻脈と DDD ペーシングとなったらマグネットの使用を試みる；または適切な治療を行う（第 16 章の頻脈性不整脈を参照）。

術後

- ペースメーカを再評価する（資格者）。
- 術前の設定に戻す。
- マグネットをはずす。
  ▶ ペースメーカは正常に機能しているモードに戻らなければならない。
  ▶ 資格者によってペースメーカ設定の読み込みを行い，また適切な機能を回復するまでの観察（立ち合い）を許可する。

表 18-1　すべてのメーカーのパルスジェネレーター（ペースメーカ）における一般的コード

ポジションⅠ (ペーシング部位)	ポジションⅡ (感知部位)	ポジションⅢ (制御方法)	ポジションⅣ (プログラム)	ポジションⅤ (マルチペーシング部位)
O：なし	O：なし	O：なし	O：なし	O：なし
A：心房	A：心房	I：抑制	R：心拍応答	A：心房
V：心室	V：心室	T：誘発	P：プログラム	V：心室
D：心房および心室	D：心房および心室	D：抑制および誘発	C：関連	D：心房および心室

参考文献

www.TheAnesthesiaGuide.com を参照

（井口信雄）

第 19 章
植え込み型除細動器

Sanford M. Littwin

75% 以上の植え込み型除細動器（implantable cardiac defibrillator：ICD）は，特定の心疾患（例えば，肥大型心筋症）における心臓性突然死（sudden cardiac death：SCD）のリスク予防手段として用いられている。
ペースメーカを特殊な理由（第 18 章参照）で受ける多くの患者は，二重機能装置（除細動も可能）を持つペースメーカの植え込みを受けている。
すべての植え込みデバイス，ペースメーカと同様に，ICD は MRI 検査は禁忌である（MRI 対応型を除く）

ICD の適応

- 心停止の既往
- 非虚血性心筋症で駆出率<30% の NYHA クラス分類Ⅱないし Ⅲ
- 心筋梗塞の既往（>40 日），駆出率<30%
- 構造的心疾患または遺伝性不整脈症候群（QT 延長症候群，Brugada 症候群）
  ▶ 右脚ブロックによって特徴づけられる遺伝病，心電図上 V_1 から V_3 の ST 上昇と構造的に正常な心臓を有する患者における突然死。J 点上昇を伴う心電図所見。

- 原因不明の失神

ICD の特徴

- ペースメーカより大きいので，しばしば全身麻酔下で大胸筋の下に植え込みされる（心室細動誘発試験も行う）。
- 機能
  - ▶ 単形性の心室頻拍に対するオーバードライブペーシング
  - ▶ 多形性の心室頻拍ないし心室細動に対する同期除細動 (cardioversion) ないし非同期除細動 (defibrillation)
  - ▶ 心静止に対するペーシング機能（特に同期除細動ないし非同期除細動後）
- 4文字コード

表 19-1 除細動器のコード

除細動部位	抗頻拍ペーシング部位	抗頻拍検知部位	徐脈ペーシング部位
O：なし A：心房 V：心室 D：心房と心室	O：なし A：心房 V：心室 D：心房と心室	E：心電図 H：循環動態	O：なし A：心房 V：心室 D：心房と心室

ICD 機能不全

- 心室頻拍，心室細動に対する作動不全（頻度は少ない）
- 電気ショックの不適切作動（最も多い）
- 原因
  - ▶ 電気メス（Bovie）はほぼ必須
  - ▶ 高周波アブレーション
  - ▶ 砕石術
  - ▶ 電気けいれん療法
  - ▶ 電解質/酸塩基平衡異常
  - ▶ 薬物
    - ■ スキサメトニウム（線維束攣縮がペースメーカの機能を抑制することがある；絶対的禁忌ではない）
  - ▶ 他（まれ）：整形外科での鋸，遠隔測定装置（ペースメーカチェックの際に使用），機械換気，神経刺激（麻酔ないし体性感覚誘発電位/運動誘発電位）

術前

- ICD の型を製造元の証明書ないし ID ブレスレットによって確認する。
- ICD の最終チェックの際のバッテリー機能を確認する。
- ICD 機能をオフにした状態で
  - ▶ 最終データの読み込みと ICD のメーカーの担当者（あるいはその資格のある担当者）の立ち会いのもとに機能を一時的に停止する。
  - ▶ できれば手術中はマグネットを ICD 本体の上に置く（通常は手術室で行う）。
- CPI 社製の ICD はマグネットを置いてから 30 秒後に機能停止となるが（ピーッと音が鳴る），再びマグネットを置くことによって機能を再開させる。それゆえデバイスの型や製造元がわからないときにマグネットを使用してはならない（緊急時を除く）。
  - ■ マグネット処置を行った後の再評価

術中

- 心電図以外で心拍数をモニタリングする装置がもう1つ必要：パルスオキシメータないし A ライン（動脈ライン）。
- ICD の機能を停止させる（術前に停止されていない場合）。

- ▶除細動機能
- ▶抗頻拍機能
- 除細動器に接続した体外式除細動パッドを取り付ける。
  - ▶前面/後面の位置につける，心尖部/胸部右上方ではない。
  - ▶植え込まれたデバイス（ICD）に重ならないようにする。
- 電気メスのリターンパッドはできるだけ ICD から離れたところに取り付ける。
  - ▶外科医に短い時間での使用（<1 sec）とするように指示する。
  - ▶デバイスの機能停止にかかわらず，電磁波干渉によるデバイスのダメージを最小限にするため，可能であれば双極の電気メスを用いる。
- 律動異常のあらゆる原因となるものを避ける，または補正する：電解質平衡の異常，虚血，脱水
- 機能不全がある場合
  - ▶すべての電気医療機器をオフにする。
  - ▶ICD 作動しない心室頻拍/心室細動がみられたら，体外式除細動器を用いる。
  - ▶電気ショックの不適切作動がみられたら，臨床状況を再評価する。
    - ■臨床的に問題があれば，マグネットを使用する。
    - ■あるいはメーカーの担当者ないしその資格のある担当者を手術室に入れ，データ解析とデバイスの機能停止をさせる。

術後

- 資格者により，自動的な除細動機能を再度設定する。
- 機能停止させるために用いていたマグネットをはずす。
  - ▶適切な機能となっていることを確かめるため，機能データを解析する。
- デバイスのデータの解析ができなければ，正常の機能が確認されるまで遠隔測定装置ないし同様のタイプのユニットを使用する。

参考文献

www.TheAnesthesiaGuide.com を参照

（井口信雄）

第20章
肥大型心筋症

Sanford M. Littwin

肥大型心筋症（hypertrophic cardiomyopathy：HCM）は，特発性肥厚性大動脈弁下狭窄症（idiopathic hypertrophic subaortic stenosis：IHSS）ともいう。

基礎

A．原因
- 遺伝的表現型の発生頻度はさまざまな常染色体優性遺伝である。
- 13～22 歳に最も多く発見される。
- 男女比に差はない。

図 20-1 正常心臓と肥大型心筋症を伴った心臓の比較

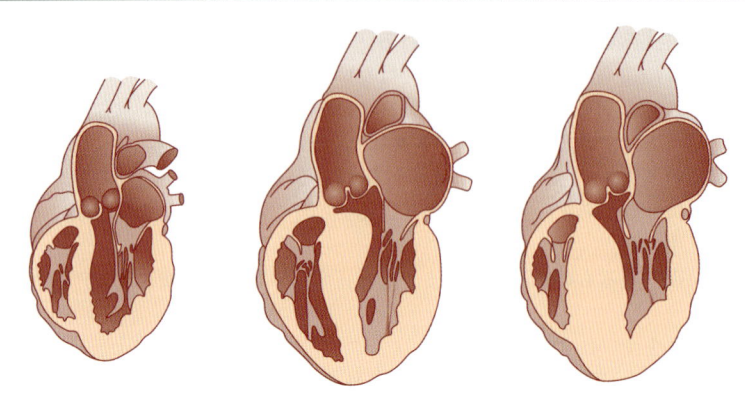

正常心（左）と比較した 2 つのタイプの肥大型心筋症（中央と右）。中隔の左室流出路への奇異運動に注目。
Fuster V, Walsh RA, Harrington RA. Hurst's The Heart. Figure 33-11 より。© The McGraw-Hill Companies, Inc. All rights reserved.

- 罹患患者において心臓突然死の発症頻度は非常に高い。
- 特徴（図 20-1 参照）
  - 心室中隔を含む左室の肥大
  - 片方または両方の乳頭筋肥大
  - 左室流出路（left ventricular outflow tract：LVOT）への中隔の運動機能異常
    - 一部ないし完全な左室流出路障害
  - 僧帽弁前尖の奇異運動〔収縮期前方運動（systolic anterior motion：SAM）〕
    - 左室流出路障害を悪化させる。
    - 30% で僧帽弁閉鎖不全（mitral regurgitation：MR）の原因となる。
  - 例外的に右室病変もみられる。
- エコー所見による除外診断

B. 診断
- 最も頻度が高い症状は，呼吸困難，狭心症，めまい感と失神である。
  - 症状は病態が進行してから出現する可能性があり，高齢者でははっきりしないこともある。
- 異常Ⅳ音，収縮期雑音
- 心尖拍動の部位が異なる。
- 非特異的心電図異常所見（心房拡大，左室肥大，下側壁の Q 波，心室性期外収縮）
- エコー所見
  - 左室流出路における圧較差
    - 患者によって大きく異なる。
- 僧帽弁の収縮期前方運動
  - 動的な流出路閉塞
  - 以下の要因によって生じる。
    - 左室内における僧帽弁前尖の位置
    - 中隔の奇異運動によって変えられた左室の幾何学的構造
    - 腱索のゆるみ
    - 左室流出路における Venturi 効果（狭窄による圧力低下が僧帽弁前尖を引きつける）
  - 収縮期に左室流出路の閉塞がみられる。
  - 僧帽弁閉鎖不全

C. 治療
- 内科的治療
  - ▶心拍数のコントロールと陰性変力作用に照準を合わせる。
    - ■ β受容体遮断薬
    - ■ カルシウムチャネル拮抗薬
  - ▶無症状の患者にもしばしば奏効する。
  - ▶心臓性突然死（sudden cardiac death：SCD）予防のためのICD植え込み。
- 外科的治療
  - ▶手術的心筋切除
  - ▶心筋焼灼
    - ■ 左室肥大のボリュームを減少させる。
    - ■ 僧帽弁に解剖学的異常を及ぼしている場合には，修正する手術を併用することもある。

術前
- 他の筋疾患と鑑別する。
- 患者の機能異常の状態と疾患の進行を把握する（例えば，今まさに進行しつつある症状）。
- 心臓性突然死予防のためにしばしば植え込み型除細動器（ICD）が植え込まれている患者がいる。そのような場合は術前に機能停止させておかなければならない（メーカーの担当者によるデータ読み込み。それが可能でないならば，マグネットを用いる）。
- 不安から生じる頻脈を予防するために，適切な前処置を行う。

術中

A. モニター
- 以下の状況に応じて動脈ラインを準備する。
  - ▶肥大型心筋症の重症度（例えば，症候性なのかたまたま認めたものか）
  - ▶患者の病症と外科手術の侵襲度
- 血行動態悪化の原因を診断するための経食道エコー検査（および所見を読むことができる専門医）

B. 血行動態的原理
- 閉塞機序を悪化させる因子を避ける。
  - ▶頻脈（交感神経刺激，迷走神経剥離）
  - ▶陽性変力作用薬
  - ▶末梢血管の拡張薬
  - ▶脱水
- 以下の薬物を直ちに使用できるようにしておく。
  - ▶エスモロール，ジルチアゼム
  - ▶フェニレフリン

C. 麻酔導入
- バランステクニック
  - ▶後負荷を減少させることにつながる薬物（例えばプロポフォール）や心拍数を増加させる薬物（例えばケタミン）
    - ■ etomidate および/またはミダゾラム＋フェンタニル
  - ▶筋弛緩薬：パンクロニウム（頻脈をきたす）とスキサメトニウムは避ける。
- 浅麻酔下での気管挿管は避ける。
- 心拍数と体血管抵抗を維持するためにエスモロールとフェニレフリンを用いる。
- 血管拡張をきたすため神経ブロックは避ける。
- 末梢神経ブロック：局所麻酔薬を用いた硬膜外麻酔は避ける。

D. 麻酔維持
- 揮発性麻酔薬
  - ▶デスフルランは注意を要する（頻脈をきたす可能性あり）。
- 積極的に不整脈を治療する（β受容体遮断薬，カルシウムチャネル拮抗薬）。
- 僧帽弁尖の収縮期前方運動や左室流出路の閉塞は低血圧と不整脈につながる。このため治療はこの点を中心とする。
  - ▶心拍数と収縮力の低下：エスモロール
  - ▶後負荷の維持：フェニレフリン
  - ▶左室容量の増加：（静注）輸液負荷

E. 覚醒
- 厳格な心拍数コントロールを行う。
- 交感神経刺激を避ける。
  - ▶おだやかな覚醒を行う。
  - ▶十分な疼痛コントロールを行う。

術後
- 適切な疼痛コントロールが必須である。

ポイント
血行動態
- 前負荷および後負荷を高く維持する。
- 頻脈を避ける。
- 陽性変力作用薬を避ける。

ICDはしばしば心臓性突然死予防のために植え込まれている（ICDについては第19章参照）。手術の前に機能停止させなければならない。

参考文献
www.TheAnesthesiaGuide.com を参照

（井口信雄）

第21章
血管性浮腫

Kathleen A. Smith, Adrienne Turner Duffield

- 血管性浮腫（angioedema）は，毛細血管の透過性亢進によって局所の皮下組織粘膜下組織に起こる，限局性の浮腫である。
  - ▶非対称で，顔面，舌，四肢，腸管壁に生じる圧痕を伴わない（nonpitting edema）。
  - ▶喉頭浮腫は致命的となる（死亡率25〜40％）。
- 男性より女性に多い。

分類/病態生理

表参照

血管性浮腫の分類/病態生理

分類		病態生理学		トリガー	経過
遺伝性	タイプI (85%)	●C1 エステラーゼ阻害酵素（C1-INH）欠損 ●常染色体優性	●C1-INH は補体系，線溶系，凝固系を調節している ●活性を調整できないため，血管作動性メディエータが放出される	●炎症 ●感染 ●軽度の侵襲時（歯科治療，挿管，いびきでの局所障害）	●小児期に発症することが多い ●数時間のうちに発症 ●2～4 日間持続
	タイプII (15%)	C1-INH の機能不全			
	タイプIII	●凝固因子XIIの変異 ●エストロゲン依存性	●キニンの上昇		
非遺伝性	アレルギー性	IgE を介した反応	I 型アレルギー反応→マスト細胞が脱顆粒をきたす	過去に感作されたアレルゲンへの接触による（NSAIDs，アスピリン，麻薬，抗菌薬，経口避妊薬，ラテックス，食物）	数分～1 時間で発症
	特発性	●機序不明 ●最も多くみられる			再発性
	後天性	●自己抗体や過剰な補体活性に伴う C1-INH 減少	悪性腫瘍と関連（B 細胞系リンパ腫，免疫グロブリン血症）		
	ACE 阻害薬起因性	●ブラジキニンの上昇 ●発症率 0.1～2.2%	ブラジキニン血管拡張物質産生の増加		●薬物を開始してから数週～数年で発症 ●診断されていないことも多い

術前（予防）

●既往，症状についての問診を行う。
　▶アレルギー歴
　▶血管性浮腫の既往の有無と誘因
　▶症状（喘鳴，嚥下障害，発生障害，呼吸困難，腹痛，嘔吐，下痢）

表 21-1 血管性浮腫の術前予防法

タイプ	予防法
遺伝性	1. アンドロゲン（ダナゾール 10 mg/kg/日，最大 600 mg/日）を術前術後 4 日間投与：肝臓でのC1-INH 産生を促進する 2. 抗線溶薬（ε-アミノカプロン酸 1 g を 1 日 3 回またはトラネキサム酸 50～70 mg/kg/日）：アンドロゲン投与ができない場合 3. C1-INH 製剤を手術 1 時間前に 500～1,000 U 投与し，追加投与分も準備しておく 4. 新鮮凍結血漿（1～4 単位）を手術前に急速投与する 5. C1-INH 値が正常の 50% 以上の状態になっているのが理想的である
アレルギー性	アレルゲンを回避する。予防に有効な薬物はない
特発性	抗ヒスタミン薬を毎日内服する。ステロイドは長期投与による副作用の観点から第 2 選択薬である

図 21-1　血管性浮腫患者の喉頭浮腫治療のアルゴリズム

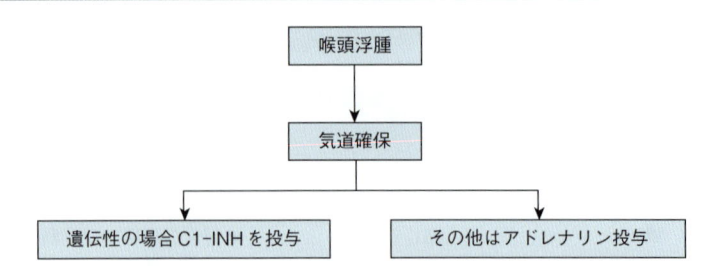

```
喉頭浮腫
  ↓
気道確保
 ├─ 遺伝性の場合 C1-INH を投与
 └─ その他はアドレナリン投与
```

術中管理（治療）

- 原因にかかわらず，確実な気道確保を怠らないこと；ABC を忘れずに。

表 21-2　術中に血管性浮腫が生じたときの治療法

タイプ	予防法
すべてのタイプ	● 確実な気道確保，必要ならば外科的気道確保 ● 血圧低下（輸液や昇圧薬投与），気管支攣縮（β受容体刺激薬，アドレナリン）の治療
遺伝性	● 血漿由来 C1-INH 製剤の投与（反復投与が必要になることもある） ● 新鮮凍結血漿の投与（第2選択） ● アドレナリン，抗ヒスタミン薬，ステロイドには**反応しない**
アレルギー性	● 抗ヒスタミン薬（H_1 受容体遮断薬＋H_2 受容体遮断薬）投与 ● ステロイド投与 ● 喉頭浮腫発症時にはアドレナリン投与
後天性	● C1-INH 製剤，新鮮凍結血漿 ● 基礎疾患となる悪性腫瘍の治療
特発性	● ステロイド投与
ACE 阻害薬起因性	● ACE 阻害薬の中止 ● 新鮮凍結血漿，C1-INH 製剤 ● ステロイド，抗ヒスタミン薬，アドレナリンの効果には限りがある

- 遺伝性血管性浮腫では，可能な限り気管チューブやラリンジアルマスクの留置は避ける。
- 過去に使用して問題なかったとされる麻酔薬を使用する。
- 気道浮腫の早期発見のため，気管挿管を行うときはカフ圧をモニターしておく。

術後管理

- 必ず抜管の前にカフ内の空気を抜き忘れがないようにする。
- 抜管前にチューブエクスチェンジャの使用を検討する。
- 術後は ICU でモニタリングする。
- 原因不明のときは，RAST 皮膚試験や特異的 IgE 抗体検出検査を行うことで同定できることもある。

●参考文献

www.TheAnesthesiaGuide.com を参照

（大谷良江）

第22章
ステント留置されている患者
（およびカテーテルインターベンション後のフォロー）

Ghislaine M. Isidore

- 経皮的冠動脈形成術（percutaneous coronary intervention：PCI）を受けている患者の 80％ 以上が，急性期および長期的な再狭窄予防のためにバルーン形成術に続きステント留置をされている．
- しかしながら，ステント表面の内膜化がなされるまでの間，血栓形成のリスクがあり，患者は 2 剤の抗血小板薬治療を受けなければならない〔通常はアスピリン＋クロピドグレル（Plavix®）〕．

表 22-1　経皮的冠動脈形成術（PCI）ないしステント留置後の抗血小板薬の継続期間

手技	2 剤による抗血小板薬治療の継続期間	アスピリンの継続
ステントなしの PCI	2～4 週	無期限
ベアメタルステント	30～45 日	無期限
薬物溶出ステント	12 ヶ月	無期限

問題は以下のバランスである．
- 抗血小板薬投与下に行わる予定手術の**出血リスク**（外科医と麻酔科医によって評価される）．
  - ▶ 低リスク〔軽度の眼科学的手術，内視鏡手術，表面的な処置（皮膚科的）〕
  - ▶ 中等度リスク（整形外科的手術，泌尿器科的手術，単純な腹部，胸部または頭頸部手術）
  - ▶ 高リスク（大動脈，脈管など，手術時間が長くなると予想された大量の血液ないし組織液の移動を伴う手術，緊急処置）
  - ▶ 手術の部位も考慮する必要あり：頭蓋内手術やある種の耳鼻科的手術はたとえ少量の出血であっても重大な影響をもたらす．
- **ステント血栓症を起こす可能性**とその重大性について（循環器科医，特に理想的にはステント留置を行った医師とともに評価）．以下はより高リスクである．
  - ▶ ベアメタルステント留置後＜6 週，薬物溶出ステント留置後＜1 年の非心臓手術
  - ▶ 病変部位
    - ■ 入口部病変
    - ■ 分岐部病変
    - ■ 小さいステント径（＜3 mm）
    - ■ 多病変ないし長い病変（＞18 mm），オーバーラップステント
  - ▶ 糖尿病
  - ▶ 腎不全
  - ▶ 高齢者
  - ▶ 低心機能（駆出率低下）
  - ▶ 近接照射の既往（再閉塞予防のための冠動脈内照射）
  - ▶ 急性心筋梗塞ないし急性冠症候群に対して適応されたもの

これらのほとんどのケースにおいて，抗血小板薬を中止する場合，血栓形成のリスクは，手術の出血のリスクを上回る．（たとえ輸血を必要とするにしても）抗血小板薬は中止しない方がよい．

周術期のマネージメント

- カテーテル検査室が直ちに利用できない施設の場合，手術が問題なく施行できるかどうか（そのような症例な

のかどうか）議論しておく。
- **緊急手術**であれば：抗血小板薬投与下でなされることになり，出血のマネージメントが必要となる。
- **準緊急**であれば
  - ▶ベアメタルステントを使用する。
  - ▶2剤による抗血小板薬治療は完結する（30〜45日）。
  - ▶その後アスピリンだけとして手術とする。
- **待機的**であれば
  - ▶薬物溶出ステント（drug eluting stent：DES）を用いている患者
    - ■通常の症例：2剤の抗血小板薬治療を至適期間（12ヶ月）行い完結して，その後アスピリン治療として手術を行う。
      - ◆アスピリンの使用が推奨されないような手術（例えば脊椎固定など）の場合には，術前にアスピリンを中止し，術後できるだけ早く再開する。
    - ■患者が12ヶ月後もクロピドグレルを服用している場合（循環器科医により高い血栓症リスクとみなされるもの）
      - ◆可能ならばクロピドグレルを中止し，アスピリンのみとして手術を行う。術後はできるだけ早くクロピドグレルを再開する。
  - ▶ベアメタルステントを利用している患者
    - ■手術はステント留置後30〜45日経過するまで遅らせ（2剤の抗血小板薬治療が完結するまで），その後可能であれば，アスピリン投与下で手術を行う。
    - ■アスピリンの中止が推奨されれば，術前にアスピリンを中止し，術後できるだけ早く再開する。

表22-2 術中出血のリスクとステント血栓症のリスクにもとづいたマネージメントの推奨

ステント血栓症のリスク	術中出血のリスク 高度	術中出血のリスク 中等度	術中出血のリスク 低度
高度	●すべての経口抗血小板薬の中止 ●抗血小板薬中止の間，短時間作用型の第4世代抗血小板薬を使用することも考慮* ●手術に進む ●術後，できるだけ早く経口抗血小板薬を再開する	●可能であれば，少なくとも1剤の経口抗血小板薬を継続 ●短時間作用型の第4世代抗血小板薬を使用することも考慮* ●手術に進む ●術後，できるだけ早く経口抗血小板薬を再開する	●すべての経口抗血小板薬は継続 ●手術に進む
中等度	●すべての経口抗血小板薬の中止 ●手術に進む ●術後，できるだけ早く経口抗血小板薬を再開する	●可能であれば，少なくとも1剤の経口抗血小板薬を継続 ●手術に進む ●術後，できるだけ早く経口抗血小板薬を再開する	●すべての経口抗血小板薬は継続 ●手術に進む
低度	●すべての経口抗血小板薬の中止 ●手術に進む ●術後，できるだけ早く経口抗血小板薬を再開する	●すべての経口抗血小板薬の中止 ●手術に進む ●術後，できるだけ早く経口抗血小板薬を再開する	●可能であれば，少なくとも1剤の経口抗血小板薬を継続 ●手術に進む ●術後，できるだけ早く経口抗血小板薬を再開する

＊短時間作用型の第4世代抗血小板薬には，例えばtirofiban（Aggrastat®）があるが，まだ議論の余地があり，適応と投与量については循環器科医と相談する。

ステントを留置された患者に対する脊髄幹麻酔

- 脊髄幹麻酔（central neuraxial block：CNB）は手術後の凝固能亢進状態を減弱する。
- これがステント血栓症のリスクをどれだけ減少させるのかは明らかではない。
- CNBはアスピリン以外の抗血小板薬服用下では禁忌である。しかし，抗血小板薬の中断によるステント血栓症への可能性はある。

- アスピリン単剤であれば，脳脊髄血腫のリスクを高めることにはならない。

ステント血栓症

- ST上昇型急性心筋梗塞の出現ないし突然の高リスクの不整脈として出現する。
- 至急カテーテルラボに移動し，貫壁性梗塞にならないように再灌流療法を行う。

● 参考文献

www.TheAnesthesiaGuide.com を参照

（井口信雄）

第23章
術前の凝固能評価

Gebhard Wagener, Ruchir Gupta

病態生理

図 23-1 凝固の古典的モデル

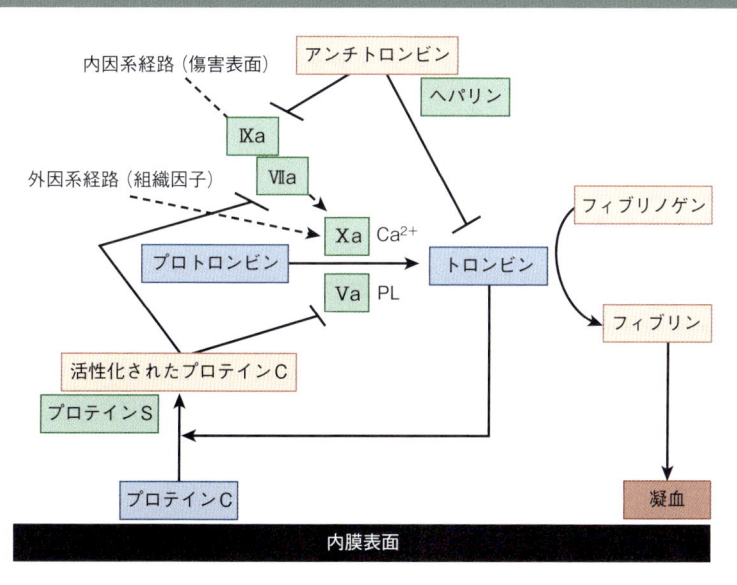

古典的凝固カスケード。
Tintinalli JE, Stapczynski JS, Ma OJ, Cline DM, Cydulka RK, Mckler GD. Tintinalli's Emergency Medicine: A Comprehensive Study Guide. 7th ed. Figure 229-1 より．www.accessmedicine.com からも閲覧可能。© The McGraw-Hill Companies, Inc. All rights reserved.

- 開始期
  - ▶内皮傷害
  - ▶内膜下の組織因子（tissue factor：TF）がさらされる。
  - ▶TFと血漿第Ⅶ因子（F-Ⅶ）が結合して複合体を形成する。
  - ▶TF-F-Ⅶ複合体が第X因子（F-X），第Ⅸ因子（F-Ⅸ）を活性化し，トロンビンを形成する。
- 増幅期
  - ▶トロンビンは糖タンパクⅡb/Ⅱの受容体を介して血小板を活性化する。
  - ▶第Va因子（F-Va）が血小板に結合する。
  - ▶より多くの第Ⅶa因子（F-Ⅶa）が放出する。
- 伝播期
  - ▶陽性フィードバック
    - ■F-Vaが第Ⅸ因子（F-Ⅸa）をより放出させる。
  - ▶F-Ⅸaがトロンビンを活性化させるフィブリン溶解抑制因子を形成させ，フィブリンの溶解を防ぐ。
    - ■F-Ⅸa-第Ⅷ因子（F-Ⅷ）複合体がF-Xをより活性化する。
      - ◆トロンビンが大量につくられる。
      - ◆フィブリンが産生される。
      - ◆フィブリンポリマーが形成される。
- 血餅形成

凝固能の評価と凝固試験	
血小板数	●自動カウントでは小さいものや極端に大きなものはカウントできない ●マニュアルのスメアにより試験管内の血小板凝集による偽性血小板減少を除外できる
出血時間	●血小板と血管内皮との相互作用を評価できる ●血小板減少症（<50,000），血小板の質的異常（尿毒症など），von Willebrand病，重症のフィブリノゲン欠損症では出血時間の延長が起こることがある ●外科手術による出血は予測できず，臨床的な出血においては有用性は限られている
プロトロンビン時間（PT）	●外因系経路と最終的な共通系経路におけるフィブリン産生の効果を計測できる ●組織因子，第Ⅶ因子（外因系経路），第X因子，第V因子，プロトロンビン（第Ⅱ因子），フィブリノゲン ●第Ⅶ因子，第X因子とプロトロンビンはビタミンKに依存し，クマジン（ワルファリン）の影響を受ける；このため，プロトロンビン時間はクマジンによる抗凝固療法のモニタリングとして用いられる
国際標準化比（INR）	●PT測定試薬の違いを補正する ●INR＝患者PT/コントロールPT
活性化部分トロンボプラスチン時間（aPTT）	●内因系経路（第Ⅻ，第Ⅺ因子，第Ⅸ因子，第Ⅷ因子）と共通系経路（第Ⅱ因子，第V因子，第X因子とフィブリノゲン） ●ヘパリン効果のモニタリングと第Ⅶ因子および第ⅩⅢ因子を除くすべての凝固因子欠乏の評価として用いられる
トロンビン時間（TT）	●過剰のトロンビンが加えられた血液サンプルの血漿で，凝血塊が生じるまでにかかる時間を測定する ●患者がヘパリンを受けている場合，レプチラーゼ（ヘパリンによって阻害されない）と呼ばれているヘビ毒から誘導された物質がトロンビンの代わりに使われる ●正常TT：10～15秒またはコントロールと5秒以内の変動。正常レプチラーゼ時間：15～20秒 ●TTは，ヘパリン，フィブリン分解物，第ⅩⅢ因子欠乏症とフィブリノゲン欠乏症/異常によって延長することがある
活性化全血凝固時間（ACT）	●セライトまたはカオリンのような活性化剤を血液サンプルに加え，凝血塊が形成されるまでの時間を計測する ●心臓か脈管手術の間の一時的な検査としてヘパリン効果の確認とモニタリングとして用いられる

トロンボエラストグラフィー (TEG)	● 凝固経路に特異的でない臨床的凝血塊形成と溶血を測定する
	● 臨床的に意義のある凝固線溶系を反映し，輸血および凝固因子補充療法の指標となる
	● 回転中のカップ内のクエン酸処理した血液サンプルに，カルシウムを加えて凝固を活性化させる．測定用ロッド（ピン）をカップ内に入れ時間超過とともにロッドのゆがみを測定する
	● 指標：
	  ▶ R 値〔≒凝固時間（CT）〕：凝血塊形成のはじめの徴候が現れるまでの時間
	  ▶ K 値：R 値から凝血塊が 20 mm になるまでの時間
	  ▶ α角（≒フィブリンとの架橋）；TEG の中央値とグラフの接線とからなる角度
	  ▶ グラフの最大振幅（MA）（≒最終的な凝血塊の強さ）
	● TEG を用いることで，外科的治療の出血を予測し，これが外傷における輸血療法の指標となり，心臓手術などでの輸血の必要量を減らすことができる

回転トロンボエラストメトリ (ROTEM)	● TEG に似ているが，振動するロッドを血液サンプルの入ったカップ（カップは回転していない）に入れる．機器は衝撃や振動により抵抗性がある
	● 指標
	  ▶ CT：開始から 2 mm の振幅になるまでの時間．フィブリン形成，凝血塊形成ないし抗凝固薬による影響を受ける
	  ▶ 凝血塊形成時間（CFT）：凝血塊形成が 2 mm から 20 mm の振幅となるまでの時間で，血小板機能とフィブリノゲンの影響を受ける
	  ▶ 最大凝血塊硬度（MCF）：最大振幅．凝血塊の硬度と質．血小板，フィブリノゲン，第XIII因子，線溶の影響を受ける
	  ▶ 最大線溶（ML）：30 分における MCF の振幅のパーセント．線溶の影響を受ける

出血性疾患と凝固検査

疾患	プロトロンビン時間（PT）	部分トロンボプラスチン時間（PTT）	出血時間	血小板数	トロンビン時間（TT）
ビタミン K 欠乏症/ワルファリン	↑	↑	→	→	→
播種性血管内凝固	↑	↑	↑	↓	↑
von Willebrand 病	→	↑	↑	→	→
血友病	→	↑	→	→	→
早期肝機能障害	↑	→	→	→	→
末期肝機能障害	↑	↑	↑	↓	↑
尿毒症	→	→	↑	→	→
先天性無フィブリノゲン血症	↑	↑	↑	→	↑
第V因子欠損症	↑	↑	↑	→	→
アミロイドーシス紫斑病にみられる第X因子欠乏	↑	↑	→	→	→
Glanzmann 血小板無力症	→	→	↑	→	→
Bernard-Soulier 症候群	→	→	↑	↓	→

図 23-2 PT延長

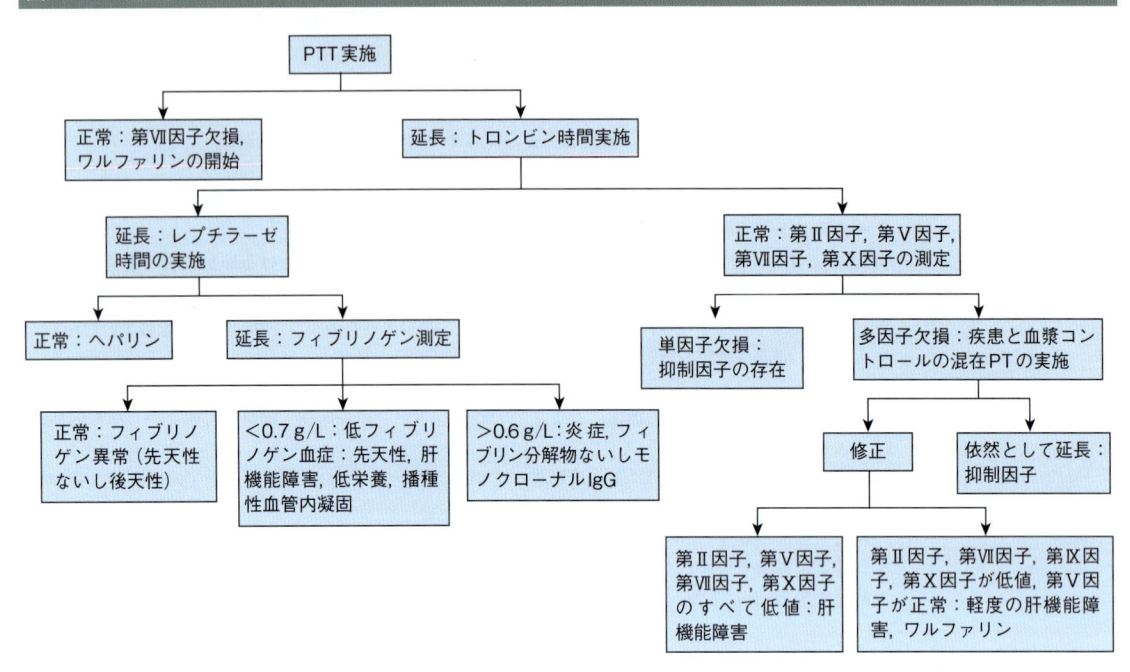

```
PTT実施
├─ 正常：第Ⅶ因子欠損，ワルファリンの開始
└─ 延長：トロンビン時間実施
    ├─ 延長：レプチラーゼ時間の実施
    │   ├─ 正常：ヘパリン
    │   └─ 延長：フィブリノゲン測定
    │       ├─ 正常：フィブリノゲン異常（先天性ないし後天性）
    │       ├─ <0.7 g/L：低フィブリノゲン血症：先天性，肝機能障害，低栄養，播種性血管内凝固
    │       └─ >0.6 g/L：炎症，フィブリン分解物ないしモノクローナルIgG
    └─ 正常：第Ⅱ因子，第Ⅴ因子，第Ⅶ因子，第Ⅹ因子の測定
        ├─ 単因子欠損：抑制因子の存在
        └─ 多因子欠損：疾患と血漿コントロールの混在PTの実施
            ├─ 修正
            │   ├─ 第Ⅱ因子，第Ⅴ因子，第Ⅶ因子，第Ⅹ因子のすべて低値：肝機能障害
            │   └─ 第Ⅱ因子，第Ⅶ因子，第Ⅸ因子，第Ⅹ因子が低値，第Ⅴ因子が正常：軽度の肝機能障害，ワルファリン
            └─ 依然として延長：抑制因子
```

図 23-3 PTT延長

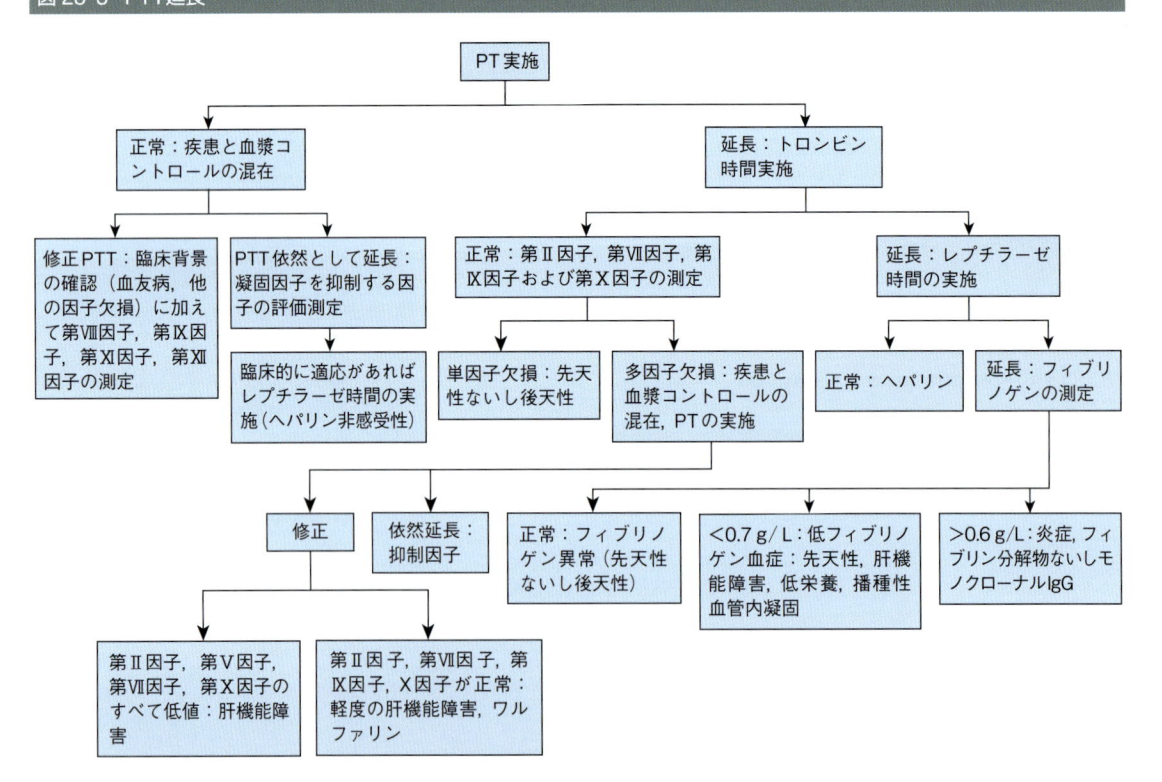

```
PT実施
├─ 正常：疾患と血漿コントロールの混在
│   ├─ 修正PTT：臨床背景の確認（血友病，他の因子欠損）に加えて第Ⅷ因子，第Ⅸ因子，第Ⅺ因子，第Ⅻ因子の測定
│   └─ PTT依然として延長：凝固因子を抑制する因子の評価測定
│       └─ 臨床的に適応があればレプチラーゼ時間の実施（ヘパリン非感受性）
└─ 延長：トロンビン時間実施
    ├─ 正常：第Ⅱ因子，第Ⅶ因子，第Ⅸ因子および第Ⅹ因子の測定
    │   ├─ 単因子欠損：先天性ないし後天性
    │   └─ 多因子欠損：疾患と血漿コントロールの混在，PTの実施
    │       ├─ 修正
    │       │   ├─ 第Ⅱ因子，第Ⅴ因子，第Ⅶ因子，第Ⅹ因子のすべて低値：肝機能障害
    │       │   └─ 第Ⅱ因子，第Ⅶ因子，第Ⅸ因子，Ⅹ因子が正常：軽度の肝機能障害，ワルファリン
    │       └─ 依然延長：抑制因子
    └─ 延長：レプチラーゼ時間の実施
        ├─ 正常：ヘパリン
        └─ 延長：フィブリノゲンの測定
            ├─ 正常：フィブリノゲン異常（先天性ないし後天性）
            ├─ <0.7 g/L：低フィブリノゲン血症：先天性，肝機能障害，低栄養，播種性血管内凝固
            └─ >0.6 g/L：炎症，フィブリン分解物ないしモノクローナルIgG
```

図 23-4 出血時間の延長

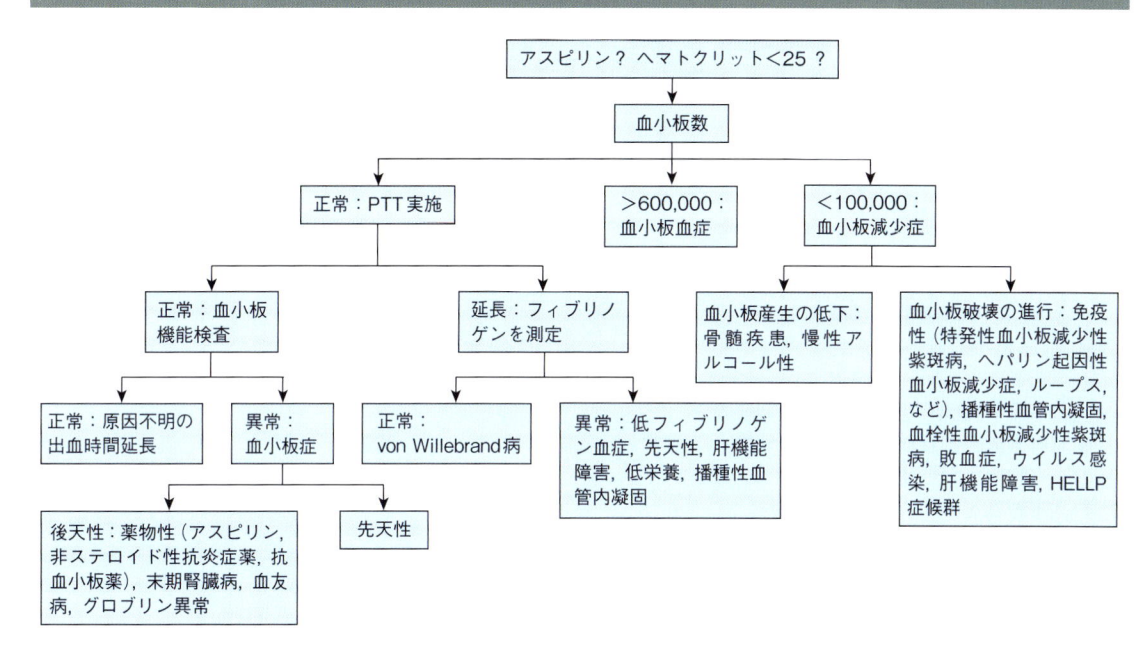

```
                    アスピリン？ ヘマトクリット＜25 ？
                              │
                            血小板数
          ┌───────────────────┼───────────────────┐
    正常：PTT実施          ＞600,000：          ＜100,000：
                           血小板血症           血小板減少症
      ┌─────┴─────┐              │          ┌──────┴──────┐
  正常：血小板   延長：フィブリノ              │          │
  機能検査       ゲンを測定           血小板産生の低下：   血小板破壊の進行：免疫
   ┌───┴───┐    ┌────┴────┐         骨髄疾患，慢性ア     性（特発性血小板減少性
 正常：    異常：  正常：    異常：低   ルコール性         紫斑病，ヘパリン起因性
 原因不明の 血小板症 von      フィブリノ                   血小板減少症，ループス，
 出血時間延長        Willebrand ゲン血症，                  など），播種性血管内凝固，
                    病       先天性，肝機能                血栓性血小板減少性紫斑病，
                             障害，低栄養，                ウイルス感染，敗血症，
                             播種性血                      肝機能障害，HELLP
                             管内凝固                      症候群
   │           │
 後天性：    先天性
 薬物性（アスピリン，
 非ステロイド性抗炎症薬，抗
 血小板薬），末期腎臓病，血友
 病，グロブリン異常
```

出血性素因

A. 遺伝性出血疾患
血友病
次の表を参照

疾患	病態生理	術前	術中	術後	治療
血友病 A（X 染色体に関連）	第Ⅷ因子の欠損 ●重症：＜1％． ●中等度：2～5％ ●軽度＞6％	待機的な腫瘍手術の場合は，第Ⅷ因子のレベルを約 100％になるように補充する ●成人では 50～60 単位/kg の初期量から開始する ●25～30 単位/kg を 8～12 時間ごとに反復投与する	●25～30 単位/kg を 8～12 時間ごとに反復投与する	術後出血を回避するため，2 週間以上は 30％ 増の第Ⅷ因子の維持療法の継続，特に骨や関節手術の場合には 4～6 週間の治療が必要とされる	第Ⅷ因子濃縮製剤 第Ⅷ因子補充ができなければ新鮮凍結血漿ないしクリオプレシピテート 常に抗第Ⅷ因子抗体を評価（第Ⅷ因子製剤に抵抗性であれば，第Ⅶ因子の活性化が唯一の治療であろう）注）
血友病 B（Christmas 病，X 染色体に関連）	第Ⅸ因子の欠損 ●重症：＜1％． ●中等度：2～5％ ●軽度＞6％	待機的な腫瘍手術の場合は，第Ⅸ因子のレベルを約 100％になるように補充する ●成人では 100 単位/kg の初期量から開始する ●50 単位/kg を 12～24 時間ごとに反復投与する	●50 単位/kg を 12～24 時間ごとに反復投与する	術後出血を回避するため，2 週間以上は 30％ 増の第Ⅷ因子の維持療法の継続，特に骨や関節手術の場合には 4～6 週間の治療が必要とされる	遺伝子組換え型第Ⅸ因子 第Ⅸ因子補充ができなければ新鮮凍結血漿ないしクリオプレシピテート 常に抗第Ⅸ因子抗体を評価（第Ⅸ因子製剤に抵抗性であれば，第Ⅶ因子の活性化が唯一の治療であろう）注）

注）第Ⅸ因子ないし第Ⅸ因子抗体のある難治性の血友病に対する活性化第Ⅶ因子治療；皮切 15 分前に 120～150 μg/kg，さらに 2 時間ごとに 90～120 μg/kg

von Willebrand 病のタイプ

タイプ	病態生理	出血時間	vWF Ag	vWF:Rco	第Ⅷ因子活性	マルチマー（多量体）	RIPA（時間）	治療法
1	von Willebrand 因子の量的欠乏	↑	↓	正常	正常	正常	↑	デスモプレシン，vWF 濃縮製剤
2A	von Willebrand 因子依存性の血小板機能異常により大きな多量体を形成しないもの	↑↑	正常	↓	正常	なし	↑↑	vWF 濃縮製剤（第1選択），デスモプレシン
2B	Gp Ib-Ⅸに対する親和性は高く血小板減少症のあるもの	↑↑	正常	↓	正常	↓	↑↑	vWF 濃縮製剤
2M	Gp Ib-Ⅸに対する親和性は低下しているが，多量体は正常であるもの	↑↑	正常	↓	正常	正常	↑↑	vWF 濃縮製剤（第1選択），デスモプレシン
2N	第Ⅷ因子に結合する von Willebrand 因子異常	正常	正常	正常	↓	正常	正常	vWF 濃縮製剤（第1選択），デスモプレシン
3	重度ないし完全な von Willebrand 因子および第Ⅷ因子の欠損	↑↑↑	なし	なし	<5%	なし	↑↑↑	

vWF 投与量（手術時予防的）：40〜75 IU/kg 静注し，引き続き 8〜12 時間の間隔で 40〜75 IU/kg を反復投与。
デスモプレシン：0.3 μg/kg を 50 mL の生理食塩液で希釈し，10〜20 分以上かけてゆっくりと静注。
vWF：von Willebrand 因子，vWF Ag：血漿中 vWF 量検査（抗原関連免疫吸着検査），vWF:Rco：機能的 vWF 検査（リストセチン補因子活性検査），RIPA：血小板リストセチン凝集能

後天性出血疾患

疾患	病態生理	治療およびマネージメント
ビタミンK欠乏症 ワルファリン過量投与	●ビタミンKは，凝固因子第Ⅱ因子，第Ⅶ因子，第Ⅸ因子と第Ⅹ因子を生成するために必須である ●ビタミンK欠乏は，吸収不全症候群（腸疾患，原発性胆汁性肝硬変症，原発性硬化性胆管炎）またはクマジン（ワルファリン）療法により起こる ●検査：PT および INR の高値	ワルファリン投与中の凝固異常のある患者へのアプローチ（第12章も参照） ●至急ワルファリン継続の概要を把握する必要がある（例えば機械弁使用など）：ビタミンKの使用を避ける：FFP を用いる ●INR にもとづく治療： ●<5（出血なし）：ワルファリンの減量ないし中止 ●INR5〜9（出血なし）：ワルファリンの投与は中止；1〜2.5 mg の経口ビタミンKを考慮 ●INR>9（出血なし）：ワルファリンの投与は中止；2.5〜5 mg の経口ビタミンK投与 ●有意な出血のある場合や外科手術をひかえている場合：10 mg のビタミンK（ゆっくり静注）を 1 回/日，3 回投与；出血が重症であれば FFP を投与
肝機能障害	●進行した肝疾患と肝硬変によって，循環する凝固促進因子の減少が起こる ●門脈圧亢進は，脾臓で血小板破壊を生じる ●たとえ凝固試験が高値だとしても，抗凝固因子（すなわち，プロテインCとS）の不足により血栓症と凝固能亢進を増加させる	●臨床的に出血が明らかでない限り（あるいは外科的処置が必要な状況でない限り），INR が高いからといって FFP を投与してはならない ●ビタミンKを手術 3 日前より 1 日 10 mg（ゆっくり静注）を毎日投与することを考慮 ●手術/処置のために INR の迅速な正常化が必要とされる場合，FFP を投与
特発性血小板減少性紫斑病	原因不明の血小板破壊の進行	重症例においては，待機的手術は延期する 緊急処置に関しては，免疫グロブリンの静注と血小板輸血を行う 定期的に観察し，さらに血小板輸血を必要とする可能性のある術野の出血には特に注意

PT：プロトロンビン時間，INR：国際標準比，FFP：新鮮凍結血漿

麻酔科のマネージメント
- 全身麻酔ないし静脈内局所麻酔。末梢神経ブロックはリスクがベネフィットを上回るときだけ行い，脊髄幹麻酔は禁忌である。
- 動脈ラインは，正式に適応とされない限り避ける。
- 静脈ラインも最小限にし，中心静脈ラインが必要であれば，内頸静脈を用いる（大腿静脈は避け，鎖骨下は禁忌である）。
- 外傷をきたさない気管挿管が必要である（気道血腫のリスク）。
- 胃管，食道聴診器，Foley カテーテルは必須でなければ避ける。
- 血液の希釈を避ける。
- 筋肉注射はしてはならない。
- アスピリンは避ける。非ステロイド性抗炎症薬は血液の専門医に相談する。

von Willebrand 病
- 僧帽弁逸脱の評価をする。

●参考文献
www.TheAnesthesiaGuide.com を参照

（井口信雄）

第24章
グルコース-6-リン酸デヒドロゲナーゼ欠損症

Ruchir Gupta

基礎知識

グルコース-6-リン酸デヒドロゲナーゼ（glucose-6-phosphate dehydrogenase：G6PD）の伴性劣性欠損により溶血が起こる。
- ペントースリン酸経路の代謝酵素活性が異常に低いことが原因である。
- 赤血球の代謝が障害される。
- 非免疫性溶血性貧血が起こる（直接 Coombs 試験陰性）。
- 核黄疸を伴う新生児黄疸をきたす。
- 誘因により溶血クリーゼが生じる。
- アフリカ，南欧，中東，東南アジアや中央および南太平洋諸島の住民に頻度が高い。

G6PD 欠損症患者の病歴と身体所見	
病歴	身体所見
溶血クリーゼの治療歴	チアノーゼ
G6PD 欠損に対する投薬	黄疸
易疲労性	
暗色尿	
暗色尿の既往	
腰痛や胸骨下痛	
投薬歴の詳細（特に最近の誘因薬物使用歴）	

術前

- 病歴聴取と身体診察を詳細に行う。
- 誘因を回避する。
  - ▶疾病
    - ■感染（高体温）
    - ■ストレス
    - ■アシドーシス
    - ■高血糖（糖尿病性ケトアシドーシスは溶血の誘因となりうる）
  - ▶食物：ソラマメ
  - ▶薬物
    - ■抗マラリア薬：primaquine, pamaquine, chloroquine
    - ■サルファ剤：sulfanilamide, スルファメトキサゾール mafenide, thiazole sulfone, dapsone
    - ■メチレンブルー, トルイジンブルー
    - ■メトヘモグロビン血症の誘因薬物：ベンゾカイン, リドカイン, articaine, prirocaine
    - ■鎮痛薬：アスピリン, phenazopyridine, アセトアニリド
    - ■ナリジクス酸, ニトロフラントイン
    - ■トリニトロトルエン
    - ■ナフタレン（油除去用の強力な化学物質）もG6PD欠損症患者は避けるべきである。
- 不安の予防と治療を目的としてベンゾジアゼピンを投与する。

術中

A. モニタリング
- 体温測定
- 高体温の予防
- 輸血が必要な場合に備えて少なくとも2本の静脈ラインを確保する。
- Foleyカテーテル：尿の綿密なモニタリングにより溶血性貧血の徴候（暗色尿）を監視する。

B. 導入
- 全身麻酔, 監視下鎮静管理, 局所麻酔の別なく通常の麻酔管理を行う。
- メトヘモグロビン血症をきたしうる局所麻酔薬を避ける〔prirocaine, ベンゾカイン, リドカイン（まれ）〕

C. 維持
- 誘因回避に努める。
- 抗菌薬投与と厳格な無菌操作により感染を予防する。
- オピオイド投与や神経ブロックにより十分な鎮痛をはかる（ストレスが溶血の誘因となるため）。

術後

- 十分な鎮痛をはかる。
- 臨床徴候（疲労, チアノーゼ）は誘因から24〜72時間で出現する。
- 検体検査
  - ▶末梢血液塗抹検査：分裂赤血球と網状赤血球
  - ▶赤血球内に変性ヘモグロビン封入体（Heinz小体）を認める。
  - ▶LDH値上昇
  - ▶非抱合型ビリルビン値上昇
  - ▶ハプトグロビン値低下
  - ▶直接Coombs試験の結果は陰性のはずである（非免疫性溶血のため）。
  - ▶尿中ヘモジデリンとウロビリノーゲンは慢性的な血管内溶血を示す。

- 退院後に徴候や症状が出現した場合，医師の診察を受けるよう患者に説明する。
- 誘因を断つとともに補液と利尿薬により十分な尿量を維持して急性溶血性貧血の治療を行う。
- 重症例には輸血を行う。

コツとヒント
- 全身麻酔中は G6PD 欠損による溶血性貧血の徴候がわかりにくいので，徴候と症状に関する術後モニタリングを綿密に行う。

参考文献
www.TheAnesthesiaGuide.com を参照

（平田陽祐）

第25章
糖尿病

Jennifer Wu, Arthur Atchabahian

病態生理学

	1型	2型	妊娠糖尿病
発生率	人口の0.4%（2005年）	人口の7%（2005年）	妊婦の4%
発症年齢	30歳までが一般的	加齢とともに増加	
リスク因子	遺伝要因，環境要因	肥満，遺伝要因	肥満
病態生理	自己免疫性のβ細胞破壊によるインスリン欠乏	インスリン抵抗性，ブドウ糖産生亢進	ソマトマンモトロピンによるインスリン抵抗性
合併症	糖尿病性ケトアシドーシス	高血糖性高浸透圧性非ケトン性昏睡	胎児先天異常，死産
転帰	●眼：白内障，網膜症，失明 ●血管系：冠動脈疾患，末梢血管疾患 ●腎機能：米国では腎不全の主な原因である ●神経系：末梢神経障害，自律神経障害 ●消化器系：胃内容排出遅延 ●注意：高血圧は細小血管障害と大血管障害を悪化させる		●ほとんどは出産後に寛解する ●出産後長期間を経て糖尿病を発症する可能性は30〜60%である

治療
- 次のページの表を参照

治療	インスリン	スルホニル尿素薬	メトホルミン（ビグアニド）	アカルボース（腸内α-グルコシダーゼ阻害薬）	チアゾリジン誘導体（トログリタゾン, ロシグリタゾン, ピオグリタゾン）	メグリチニド（レパグリニド, ナテグリニド）
作用機序	同化ホルモン	内因性インスリン分泌刺激	●糖新生阻害 ●骨格筋のグルコース取り込み促進	糖質吸収阻害	PPAR活性化	インスリン分泌増加
低血糖	起こす	まれ	起こさない	起こさない	起こさない	起こす
合併症	低血糖。高用量でアテローム形成をきたすことがある	低血糖	周術期乳酸アシドーシスのリスク。腎機能障害	消化器症状	水貯留	体重増加
術前投与法	長時間作用型インスリンを半量投与する。周術期の血糖値をモニタリングする。静注は皮下注に比べてより確実な投与法である	低血糖をきたさないよう絶飲食中は投与を中止する	乳酸アシドーシスをきたさないよう術前1～2日間は投与を中止する	絶飲食中は効果がないので投与を中止する	水分が貯留しないよう術前2日間の投与中止を考慮する	

PPAR：ペルオキシソーム増殖因子活性化受容体

合併症	糖尿病性ケトアシドーシス（詳細は第210章参照）	非ケトン性高浸透圧性昏睡（詳細は第211章参照）	低血糖
誘因	●インスリンを処方通りに使用しない場合 ●敗血症や心筋梗塞などストレスの強い状態 ●ストレスによるインスリン拮抗ホルモンの分泌亢進がインスリン抵抗性を惹起した場合	●2型糖尿病患者では，ケトン体生成をきたさない程度のインスリンが血中に存在するため糖尿病性ケトアシドーシスは起こらないが，非ケトン性高浸透圧性昏睡のリスクがある ●ストレスやステロイドといった薬物が誘因となる	糖摂取量不足状態でのインスリンや経口糖尿病薬の使用による 低血糖に対する反応としてアドレナリン，グルカゴン，成長ホルモン，コルチゾールなどインスリン拮抗ホルモンが分泌される
診断	●1型糖尿病患者で代謝性アシドーシスと高血糖を認める ●尿中ケトン体陽性で診断が確定する	著明な高血糖（>1,000 mg/dL）で診断できる 血漿浸透圧>320 mOsm/kg 尿中ケトン体陰性	
徴候と症状	●悪心，嘔吐，腹痛 ●脱水による頻脈と低血圧 ●傾眠	高齢者の2型糖尿病患者 悪心，嘔吐 筋力低下，筋肉の痙攣 多尿とそれに続く乏尿 軽度の体温上昇， 意識混濁，無気力，痙攣発作，片麻痺，昏睡	血糖値が30～50 mg/dL未満まで低下した際にしばしば発症する 発汗，頻脈，意識障害，痙攣発作
治療	第210章参照	第211章参照	ブドウ糖15g（オレンジジュース180 mL）の経口投与 輸液（生理食塩液1～2Lを1～2時間かけて投与） 50%ブドウ糖液25 mLの投与（70 kgの患者に50%ブドウ糖液を1 mL投与すると血糖値が2 mg/dLずつ上昇する） グルカゴン1 mgの静注または筋注，15～30分で効果発現

術前

- 気道評価
  - ▶ stiff joint syndrome は組織の糖化反応が原因である。環椎後頭骨関節や顎関節の硬化により喉頭展開が困難となることがある。**Prayer 徴候**（祈るように両手を合わせた際に手掌や指の間に隙間があく）により評価する。
- 検体検査
  - ▶ 全血球計算，生化学，検尿
  - ▶ 指先穿刺による術前血糖値測定
  - ▶ グリコシル化ヘモグロビン値（HbA1c）
    - ■ 7.5% 未満を目標とする。
    - ■ 過去60日間の平均血糖値を反映する。
    - ■ HbA1c 高値は腎症，網膜症，神経症の発症と関連する。
- 心機能評価
  - ▶ 高血圧（循環動態不安定化のリスク要因）
  - ▶ 最も多い周術期合併症は虚血性心疾患である。
  - ▶ 心電図：心筋虚血の症状を欠くことが多いため，冠動脈疾患を精査する。
- 自律神経障害，胃腸機能障害
  - ▶ 血圧と心拍数の起立性変化
    - ■ 起立により血圧が 20/10 mmHg 以上低下する。
    - ■ 起立時の循環動態変化によりめまいや失神などの症状が生じる。
    - ■ QT 変化
- 糖尿病性ケトアシドーシス症例は，緊急手術でなければ容体の安定化を優先する。
- 投薬
  - ▶ 経口糖尿病薬は手術前夜まで続ける。
  - ▶ メトホルミンは乳酸アシドーシスのリスクがあるため手術2日前に中止する。
  - ▶ レギュラーインスリンの少量皮下投与で高血糖を治療することがある。レギュラーインスリンの効果は2～4時間で最大となる。
  - ▶ 小手術ではインスリンポンプによる投与を継続することがある。長時間手術や複雑な手術では，インスリン投与法を静脈内投与に切り替え，周術期の血糖モニタリングを行う。

麻酔

- 胃腸機能障害が疑われる場合は，麻酔導入前に液体の制酸薬（Bicitra（訳注） 30 mL）投与を考慮する。
  - 訳注）クエン酸ナトリウム製剤
- 術中高血糖は創傷の治癒と神経虚血からの回復を障害する。**手術中の血糖値を正常に保つ**（低血糖は避ける）。インスリン投与は専用ラインで行い，指先穿刺による血糖測定で調節するとよい。
- 自律神経障害を伴う患者は，低血糖に対する正常な反応を欠き，中枢温が維持されにくく，急性心筋梗塞の痛みを訴えないことがある。
- 自律神経障害を伴う患者では突然死症候群が起こりうる。アドレナリンが奏効する。

術後

- 術後は指先穿刺で血糖を測定し，インスリンの皮下投与で血糖をコントロールする（以下参照）。
- 絶飲食の場合は，低血糖を回避するためにブドウ糖を含む輸液を考慮する。

糖尿病患者の入院中の血糖コントロール法

A. 基礎インスリンと単回インスリンの併用療法（推奨）

- 経口糖尿病薬を中止する。
- 1日あたりのインスリン必要量の投与を開始する。
  - ▶ 入院時の血糖値が 140～200 mg/dL の場合は 0.4 U/kg/日である。

- ▶入院時の血糖値が 201〜400 mg/dL の場合は 0.5 U/kg/日である。
- ▶1 日量の半分をグラルギン（長時間作用型）で，残り半分をグルリジン（超即効型インスリン）で投与する。
- ▶グラルギンは 1 日 1 回，毎日同じ時刻に投与する。
- ▶グルリジンは毎食前に 1/3 ずつ投与する。絶食の場合，グルリジンは投与しない。

● 補正インスリンの投与
- ▶毎食前と就寝前に血糖値を測定する（絶飲食の場合は 6 時間おきに測定する）。
- ▶血糖値が 140 mg/dL を超えていれば「スライディングスケール」に準じた補正グルリジンを投与する。
- ▶食事を完食，あるいはほぼ完食できる場合は，「通常」投与量の補正グルリジンを毎食前に投与する。
- ▶絶食の場合は，「インスリン感受性」投与量の補正グルリジンを 6 時間ごとに投与する（午前 6 時，午後 0 時，午後 6 時，午前 0 時）。

● インスリン投与量の調整
- ▶空腹時血糖値あるいは 1 日の平均血糖値が 140 mg/dL を超えており低血糖を認めない場合は，グラルギン投与量を毎日 20% ずつ増やす。
- ▶低血糖（<70 mg/dL）を起こした場合は，グラルギンの 1 日投与量を 20% 減らす。

B. レギュラーインスリンを用いたスライディングスケールによる投与法（簡便だがゆるいコントロール方法）

- 入院時に経口糖尿病薬を中止する。
- 食事を完食，あるいはほぼ完食できる場合は，「通常」投与量のレギュラーインスリンを毎食前と就寝前に投与する。
- 絶食の場合は，「インスリン感受性」投与量のレギュラーインスリンを 6 時間ごとに投与する（午前 6 時，午後 0 時，午後 6 時，午前 0 時）。
- インスリン投与量の調節
  - ▶毎食前と就寝前に血糖値を測定する（絶飲食の場合は 6 時間おきに測定する）。
  - ▶空腹時血糖値や食前血糖値が常に 140 mg/dL を超えており低血糖を認めない場合は，投与量を「インスリン感受性」から「通常」，あるいは「通常」から「インスリン抵抗性」に増やす。
  - ▶低血糖（<70 mg/dL）を起こした場合は，レギュラーインスリンの投与量を「インスリン抵抗性」から「正常」，あるいは「正常」から「インスリン感受性」に減らす。

スライディングスケール			
血糖値 (mg/dL)	インスリン感受性	通常	インスリン抵抗性
>141〜180	2	4	6
181〜220	4	6	8
221〜260	6	8	10
261〜300	8	10	12
301〜350	10	12	14
351〜400	12	14	16
>400	14	16	18

コツとヒント

- 低血糖，著明な高血糖，電解質異常などをきたさないことが治療ポイントに含まれる。
- 過度の血糖コントロールは低血糖を招きうる。

● 参考文献

www.TheAnesthesiaGuide.com を参照

（平田陽祐）

第26章
肝不全

Ruchir Gupta

主な病因

- アルコール性
- B型肝炎，C型肝炎，D型肝炎
- ヘモクロマトーシス，Wilson病
- 自己免疫性，遺伝性（胆道閉鎖，α_1-アンチトリプシン欠損症など）

術前評価

肝障害が各臓器にもたらす影響の評価

臓器系	特徴
循環器系	心拍出量増加，体重増加に対し相対的に循環血漿量減少，体血管抵抗が減少
代謝	低カリウム血症，低ナトリウム血症，低アルブミン血症，低血糖，骨格筋の減少，皮膚ツルゴール低下，脂肪組織の減少
呼吸器系	A-V シャントの増加，機能的残気量の減少，胸水の貯留 **肝肺症候群**：A-V シャントが顕著になるため肺高血圧となる。orthodeoxia and platypnea（座位や立位で低酸素，呼吸困難が出現）
消化器系	腹水，門脈圧亢進，食道静脈瘤，脾機能亢進 特発性細菌性腹膜炎：無症状の患者はグラム陽性菌だが，有症状の患者は通常グラム陰性菌（*E. coli*，*Klebsiella*）
腎機能	**肝腎症候群**：肝不全患者で腎機能が増悪し，乏尿を引き起こすことがある ● 原因は不明（肝で代謝されない腎毒素によるものか） ● 肝移植で解決しうる ● 術中や術後で透析が必要になることが多い
血液系	貧血，凝固異常（第Ⅱ因子，第Ⅴ因子，第Ⅶ因子の低下，PTの延長），血小板減少
神経系	肝性脳症，病因は多岐にわたり，異常な神経伝達物質や炎症によって起こる 治療 　ラクツロース：異常神経伝達物質の吸収を抑制し，消化管運動を亢進 　ネオマイシン：アンモニアを産生する細菌を除去 　低タンパク食：タンパク分解によるアンモニア産生を減少 **West Haven 分類** ● 1：一過性の意識消失，多幸感，不安，注意持続時間の短縮，計算力の低下 ● 2：無気力や無関心，軽度の失見当識，軽い性格変化，不適切な行動 ● 3：声かけには反応するが傾眠傾向，意識混濁，重度の見当識障害 ● 4：昏睡（声かけや痛み刺激に反応しない） 　▶ グレード1からグレード2，グレード3へは数時間の単位で移行しうる。頭蓋内圧を上昇させている原因の除去に注意して治療を行うべきである（頭部挙上，過換気，浸透圧利尿）
薬力学，薬物動態	多くの薬物の分布容積は増加 タンパク結合が減少するので，遊離薬物の濃度は上昇

Child-pugh 分類			
ポイント	1	2	3
腹水	なし	コントロール容易	コントロール困難
ビリルビン	<2	2〜3	>3
アルブミン	>3.5	2.8〜3.5	<2.8
プロトロンビン時間	<4	4〜6	>6
脳症	なし	グレード1/2	グレード3/4

スコア	2年生存率（%）	腹部手術での死亡リスク（肝移植を除く）（%）
5〜6	85〜100	10
7〜9	60〜80	30
10〜15	35〜45	50〜70

- 待機手術の場合，手術までに以下の調整をはかる。
  - 腹水を軽減する。
  - 電解質を補正する（低カリウム血症，低ナトリウム血症）。
  - 腎前性腎障害を検索する（肝腎症候群では術中/術後に透析を要するかもしれない）。
  - 栄養状態を改善する。
    - 中心静脈栄養中や経管栄養中の患者は，術中術後も継続する。
  - ヘモクロマトーシスやアルコール性拡張型心筋症がある患者
    - 心機能評価（経胸壁心エコー）
    - 伝導障害の可能性
- 術前治療
  - β受容体遮断薬は継続する（門脈性高血圧であれば）。
  - 麻酔前投薬が必要な場合は，ベンゾジアゼピン系薬よりもヒドロキシジンが望ましい。脳症がある場合は麻酔前投薬は不要である。

麻酔

- 全身麻酔が望ましいが，凝固異常がなければ局所麻酔も検討されうる。仮に凝固異常があった場合は圧迫可能な部分（鎖骨下，腸腰筋部分，坐骨神経ブロックを除く）の表在神経ブロックであっても熟練した医師が施行することが望ましい。

A. モニター
- Aラインでのモニタリングを検討すべきである（体血管抵抗が低く循環動態が不安定であるため）。
- 凝固異常があるときは，輸血を行うために径の大きい末梢静脈ラインや中心静脈ラインを確保しておく。
- 急速に出血する可能性がある場合は急速輸血できるデバイスを準備しておく。
- 食道静脈瘤がある場合には胃管は相対的禁忌である。

B. 導入
- プロポフォールかetomidateが使用できるが突然の血圧低下にそなえて血管収縮薬（フェニレフリンなど）の準備が必要である。
- ベンゾジアゼピン系薬は可能な限り避ける。

C. 術中
- 抗菌薬：アミノグリコシド系は避ける。
- 輸液に糖質を加えることを検討：血糖値と電解質は頻回に確認する。

- 免疫抑制状態にある患者では感染には特に注意する。
- 肝炎を予防する。
- 筋弛緩薬は臓器非依存性の cisatracurium が望ましい。
  - ▶ ヒスタミン遊離作用のある薬物（atracurium/mivacurium）は血圧低下を避けるためにも使用しないようにする。
- 排泄が低下しているので麻薬の使用は最低限にする。小手術ではレミフェンタニルの使用が望ましい。
- 薬物使用量を最小限に抑え，リカバリー時間を短くするために BIS/エントロピー，筋弛緩をモニターする。
- PT＞40％，フィブリノゲン＞0.8 g/L，血小板数＞50,000（開頭術時は 100,000）を維持する。
- 血管収縮薬への感度は下がる。50 mg 以上のエフェドリンが必要なときはノルアドレナリンを使用する。血管拡張に伴い，輸液に対する反応は悪い。

術後

- 電解質異常は特に注意が必要である。
- 大量輸液や輸血を必要とした場合は抜管の時期を遅らせることも検討する。
- 術後の出血につながるので，あらゆる凝固異常に関してモニタリングする。
- アセトアミノフェン（肝毒性），NSAIDs（腎毒性）は避ける。
- 肝障害が重度の場合はモルヒネの投与間隔を延長する。
- アルコール性肝硬変がある場合は譫妄振戦の予防をすること。
- 肝機能が急性増悪した場合は迅速な肝移植が必要なこともある（例：重症心血管系疾患，全身感染症，肝外の悪性腫瘍，重症の精神障害/神経障害，門脈血液流入系の欠如）。

コツとヒント

- 肝代謝の薬物は代謝が阻害されており，効果が延長することがある。
- アルブミン結合性の薬物は遊離血中濃度が高くなる（低用量で投与）。
- 腹水は機能的残気量を減らし，酸素化を悪化させうる。

●参考文献

www.TheAnesthesiaGuide.com を参照

（永田英恵，大畑めぐみ）

第27章
慢性腎不全

Gebhard Wagener

生理病理学

腎障害がもたらす臓器障害	
神経系	● 尿毒症性脳症 ● BUN の上昇度に伴うが，正確な指標ではない ● 末梢神経障害や自律神経障害
循環器系	● 尿毒症性心膜炎（まれ） ● 高血圧症 ● 左室肥大とうっ血性心不全
呼吸器系	● 前負荷増大と肺水腫
消化器系	● 胃排出遅延
腎機能	● アシドーシス 　▶ 炭酸水素の尿中排泄，高塩素血症に伴う非アニオンギャップアシドーシス 　▶ 高リン酸血症によるアニオンギャップアシドーシス ● 高カリウム血症 　▶ 急性のアシドーシスにより増悪（pH 0.1 低下に伴い K^+ 0.5 mEq/L 上昇）
血液系	● 正球性正色素性貧血 ● 尿毒症性血小板異常と凝固異常 　▶ vWF の内皮細胞からの放出不全 　　→血小板の活性化が阻害 　▶ 内因性の vWF を放出するデスモプレシン（0.3 μg/kg）で治療可能
感染症	● 骨髄抑制による免疫抑制 ● カテーテル関連感染症 ● 腹膜透析による腹膜炎
その他	● 血管アクセス ● 透析カテーテルの埋め込み ● 中心静脈ダブルルーメンカテーテル（Vas cath） ● 動静脈シャント

vWF：von Willebrand 因子

術前評価

A．病歴
● 透析導入はいつか？
● 最後の透析はいつか？
● 最後の透析に要した時間は？
● 最後の透析時に低血圧やめまいがなかったか？
● 最近発熱や悪寒，感染症状はなかったか？

- 腹膜透析の場合：最後に腹膜透析したのはいつか？

B. 身体所見
- シャント部位を確認し，シャント音を聴診する。
- 慢性心不全と神経障害の評価をする。
- 腹膜透析患者では腹部の診察をする。

C. 検査
- 血算（貧血），生化学（K^+，BUN，Mg^{2+}，P），凝固系を確認する。
- 心電図（心筋症，尿毒症による心膜液貯留に伴う低電位）を確認する。
- 胸部X線（肺水腫や胸水，カテーテルの位置，心筋症）を確認する。
- 手術前日に透析を施行する。
- 透析中に必要であれば赤血球輸血を行う。
- 手術まで腹膜透析を続けておく。

麻酔

A. 局所麻酔
- 凝固異常のない患者で可能である。
- 神経障害の状態を確認する。
- 交感神経遮断は自律神経調節障害や低血圧を増悪させる。

B. 全身麻酔
- 体位
  - シャント側の上肢の固定方法に注意を払う。
- 麻酔導入
  - 鎮静剤は必要最低限量とする。
  - 胃内容排泄時間が遅延していると思われるときは迅速導入を考慮する。
  - 術前 K^+ < 5 mEq/L であれば，スキサメトニウムを使用してもよい。
  - ロクロニウムやベクロニウムは避ける；筋弛緩薬で望ましいのは cisatracurium である。
- 輸液
  - 小手術では輸液は最小限にする。
  - 中〜大手術
    - 出血や不感蒸泄に対し，生理食塩液ではなく乳酸リンゲル液やその他のナトリウム濃度が調整されている製剤を使用する。
    - 生理食塩液は高カリウム血症の誘因となる高塩素性アシドーシスを引き起こし，抜管が困難になる。
- 薬物
  - 正常に代謝される（腎機能に依存しない）薬物は
    - atracurium（または cisatracurium），スキサメトニウム，エスモロール，レミフェンタニル
  - 用量の適正化が必要となる薬物は
    - ベクロニウム，ロクロニウム，フェンタニル，ミダゾラム，hydromorphone
  - 腎代謝を受けるため避けたほうが望ましい薬物は
    - モルヒネ，ベクロニウム，ペチジン，ミダゾラム
  - セボフルランはおそらく安全であるが，低流量麻酔は避ける。
- 抜管
  - 長時間麻酔の場合は必ず抜管の前に動脈血ガスを確認する。
  - 明らかに代謝性アシドーシス（アニオンギャップ）がある場合は抜管はせず，透析後に抜管が望ましい。
    - 代謝性アシドーシスでは正常なpHを維持するため過呼吸となりやすく，呼吸筋疲労に伴う呼吸不全を引き起こす。

術後

小手術
- 通常のスケジュールどおりに血液透析を行う。
- 手術当日に帰宅してはいけない、ということはない。

中〜大手術
- 術後数時間後に透析を行う。
- 術後24〜48時間は慎重に観察をする。
- 輸液過多や肺水腫を防ぐ。
- 高カリウム血症に注意する。

コツとヒント

高カリウム血症に対する治療

カルシウム
- K^+濃度には影響しないが、高カリウム血症による心筋への作用を阻害する。
- 中心静脈ラインから投与する（血管外漏出は組織障害をきたす）。
- 1gの$CaCl_2$を2〜5分かけて静注する。

インスリンおよびグルコース
- ATPaseポンプに作用し、K^+を細胞内へ流入させる。
- 10単位のインスリンと25〜50gのブドウ糖を単回で経静脈投与する。
- 血漿K^+濃度と血糖値は頻回に確認し、高血糖であれば持続インスリン投与を検討する。

炭酸水素ナトリウム
- 浸透圧負荷は肺うっ血や慢性心不全を増悪させる。
- 挿管され、過呼吸で維持されている患者に対し、50〜100 mEqを15〜20分かけて投与する。
- 二酸化炭素を産生し細胞内に拡散するため、炭酸となり、逆に細胞内アシドーシスをきたす。
- 腎障害がある患者には、可能な限り投与しない。

β_2受容体作動薬
- Na^+/K^+-ATPaseを活性化し、カリウムを細胞内へ移動させる（2時間以内に）。
- 重篤な頻脈をきたしうる。
- サルブタモール：10〜20 mgを10分以上かけてネブライザーで投与する。
- アドレナリン 0.05 $\mu g/kg/min$で静注する（重症腎障害がある場合、薬物投与による反応は予測不能）。

過換気
- pHをあげるため過換気にする：H^+イオンを減少させ、K^+を細胞内へ移動させる。
- pHの0.1の上昇に伴いKは0.5 mEq低下する。

ケイキサレート
- イオン交換樹脂（レジン）によりNa^+とK^+を交換する。
- 0.5 g/kgを6時間ごとに浣腸する。
- 生命に危機が及んでいるレベルで緊急性のある高カリウム血症には適応はない。

腎代替療法
- K^+除去には最も効果的である。
- 持続的腎代替療法は循環血漿量、還流量の低下により迅速ではないが、手術中にも施行可能である。
- 間欠的透析は除水をせずに、酢酸塩の代わりに炭酸水素塩を緩衝剤として使用している場合には低血圧にならず安全に施行できる。

赤血球大量輸血による高カリウム血症を防ぐために
- 手術に先立って、赤血球濃厚液をセルセーバーで洗浄し、製剤内のK^+を取り除いておく。
- セルセーバーにかけた製剤を手術室近くの冷蔵庫に保管する。出血により輸血が必要にもかかわらず高カリウム血症が増悪した場合に使用する。

● 参考文献
www.TheAnesthesiaGuide.com を参照

（永田英恵，大畑めぐみ）

第28章
急性腎障害

Elrond Teo, Gebhard Wagener

病態生理

図 28-1 急性腎障害の原因

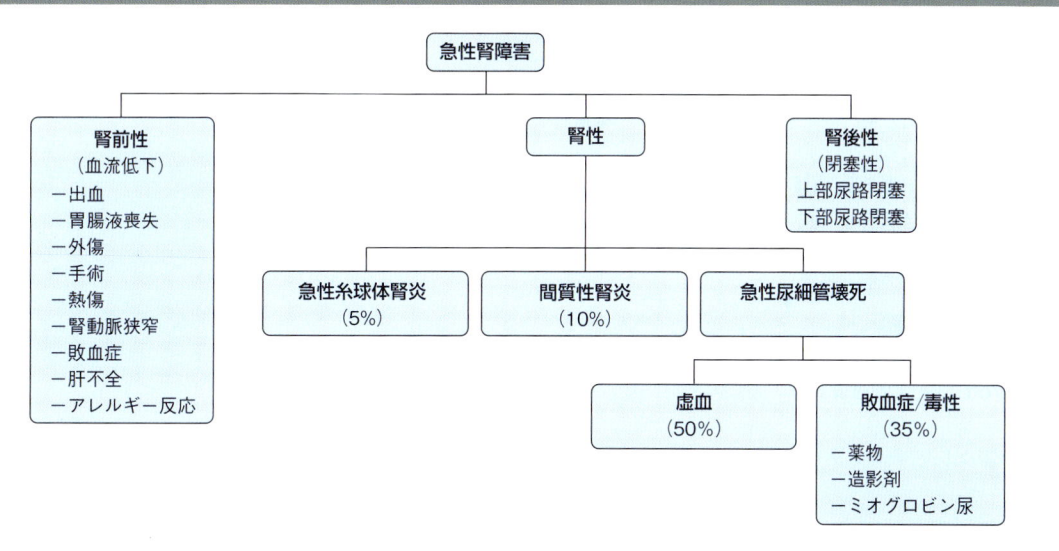

```
                    急性腎障害
        ┌──────────────┼──────────────┐
      腎前性           腎性          腎後性
    （血流低下）                   （閉塞性）
    −出血                          上部尿路閉塞
    −胃腸液喪失                    下部尿路閉塞
    −外傷
    −手術
    −熱傷
    −腎動脈狭窄
    −敗血症
    −肝不全
    −アレルギー反応
              ┌──────────┼──────────┐
         急性糸球体腎炎  間質性腎炎  急性尿細管壊死
            (5%)         (10%)
                              ┌──────┴──────┐
                            虚血         敗血症/毒性
                           (50%)           (35%)
                                         −薬物
                                         −造影剤
                                         −ミオグロビン尿
```

術前

A. 糸球体濾過率の推算
- 腎機能が安定した状態においてのみ推算が可能。急性腎不全時は不可である。
- 急性腎不全時ではクリアランス試験を行う（2時間法も24時間法と同様に有効）。

Modification of Diet in Renal Disease Study (MDRD) の推算式

$$推算クレアチニンクリアランス = 186 \times \left[\frac{クレアチニン}{88.4}\right]^{-1.154} \times (年齢)^{-0.203} \times 性別 \times 人種$$

| 性別 | 女性 (0.742) | 男性 (1) |
| 人種 | 黒人 (1.21) | 黒人以外 (1) |

図 28-2 腎臓の解剖と生理

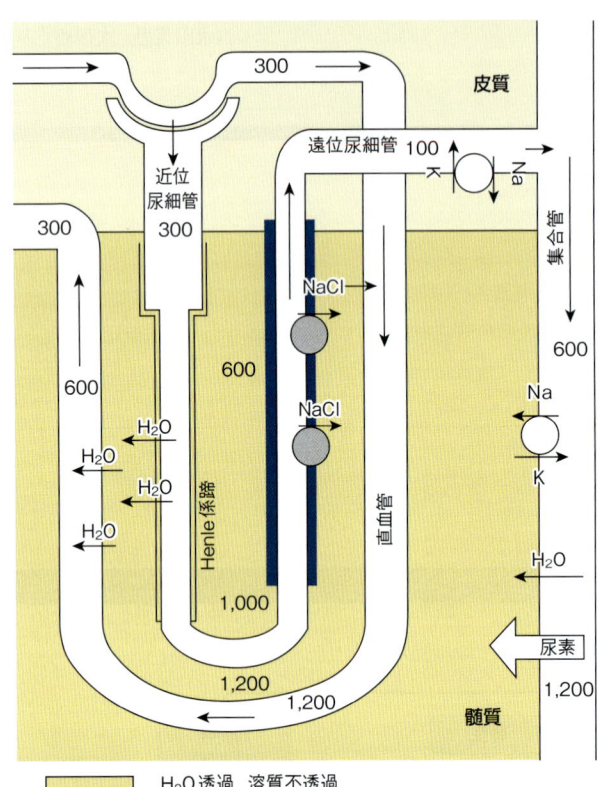

図 28-3 糸球体濾過率と血清クレアチニン値の関係

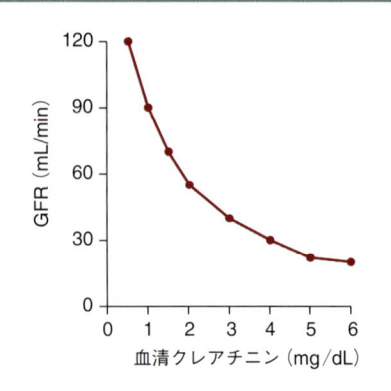

血清クレアチニン値と糸球体濾過率（GFR）は比例関係ではない。したがって，血清クレアチニン値の軽度な上昇であっても GFR の高度の低下を反映することがある。

Cockcroft-Gault の推算式

$$\text{推算クレアチニンクリアランス (mL/min)} = \frac{(140 - \text{年齢}) \times \text{体重 (kg)}}{0.814 \times \text{クレアチニン}} \times \text{性別}$$

性別	男性（1）	女性（0.85）

慢性腎臓病の重症度分類

ステージ	状態	GFR〔cm³/(min 1.73 m²)〕
1	腎障害はあるが糸球体濾過率（GFR）は正常あるいは亢進	>90
2	GFR 軽度低下を伴う腎障害	60〜80
3	GFR 中等度低下	30〜59
4	GFR 高度低下	15〜29
5	腎不全	<15 あるいは透析治療

訳注）CKD 重症度分類は改定されており，重症度（**C**ause），腎機能（**G**FR），タンパク尿（アルブミン尿：**A**lbuminurea）による CGA 分類で評価する（日本腎臓学会：CKD ガイド 2012 を参照）。

血清クレアチニン値が上昇している術前患者の実際的な管理

A. 術前評価
- クレアチニンクリアランスの推算
  - Cockcroft-Gault 式あるいは MDRD 式を使用する。
- 急性か慢性か？
  - 以前の血清クレアチニン値
  - 突然上昇しているのか？
- 原因
  - 低灌流
    - 心原性ショック
    - 敗血症と感染症
    - 循環血液量減少
  - 腎毒性
    - 造影剤
    - アミノグリコシド
    - カルシニューリン阻害薬（タクロリムス/FK-506，シクロスポリン）
  - 他の原因
  - 尿路感染症
  - 腎後性閉塞

B. 術前管理
- 絶飲食期間の維持輸液を検討する。
- 造影剤による腎障害の予防を検討：有効性が証明された方法はない（下記）。
  - 炭酸水素ナトリウム
  - *N*-アセチルシステイン

C. 術中管理
- 侵襲的モニタリングを検討
  - 肺動脈カテーテル
  - 術中経食道心エコー
- 体液量の管理
  - 体液欠乏および維持，出血の評価を行う。
  - 乳酸リンゲル液は生理食塩液に比しアシドーシス（や高カリウム血症）をきたしにくい。
- 他の侵襲を避ける。
  - （低浸透圧性）造影剤の使用を最小限にする。
  - ベースラインに近い血圧（「正常血圧」ではなく）に維持し，低血圧を避ける。
- 腎機能障害合併/大量出血が予想される/高カリウム血症の可能性がある場合
  - 頻回にカリウム，pH をモニタリングする。
  - インスリン/グルコースを準備する。
  - 適切なカルシウムレベルに維持する。
  - 術中持続的静静脈血液透析（CVVHD）を検討する。

麻酔

腎障害の原因		
術前	術中	術後
慢性腎機能障害		
肝疾患の合併		
術前の造影剤使用		
術前の腎毒性薬物使用		
循環血液量減少（絶飲食）		
	心肺バイパス	
	大動脈遮断	
	低血圧，循環血液量減少	
	昇圧薬	
	腎毒性薬物：アミノグリコシド，NSAIDs	
		腎毒性薬物 カルシニューリン阻害薬〔タクロリムス（FK-506）またはシクロスポリン〕

A. 術後
- 急性腎障害の診断基準（図 28-4）
- 0.3 mg/dL 以上あるいは 50％ 以上（ベースラインから 1.5 倍）の血清クレアチニン値の上昇，あるいは 6 時間を超えて持続する 0.5 mL/kg/hr 未満の乏尿によって定義される急激な（48 時間以内）腎機能低下

尿電解質と尿量減少		
	急性尿細管壊死	腎前性高窒素血症
尿浸透圧（mOsm/L）	250〜300	>400
尿/血漿浸透圧比	1：1	>1.4：1
尿/血漿クレアチニン比	<20：1	>50：1
尿中 Na（mEq/L）	>80	<20
ナトリウム排泄分画（％）	>3	<1

コツとヒント

- 急性腎障害の予防または改善手段
- 腎後性の原因を除外する。
    - ▶尿道カテーテル閉塞/位置異常
        - ■膀胱エコー
    - ▶腎結石あるいは腫瘍による水腎症
        - ■腎エコー
- 他の損傷（侵襲）を予防する。
    - ▶適正な循環血液量を維持する。
    - ▶腎毒性薬物を避ける。
    - ▶不要な造影検査を避ける。
    - ▶適正血圧を維持する。
- リスク患者を見分ける。

図28-4 急性腎障害ネットワーク（AKIN）

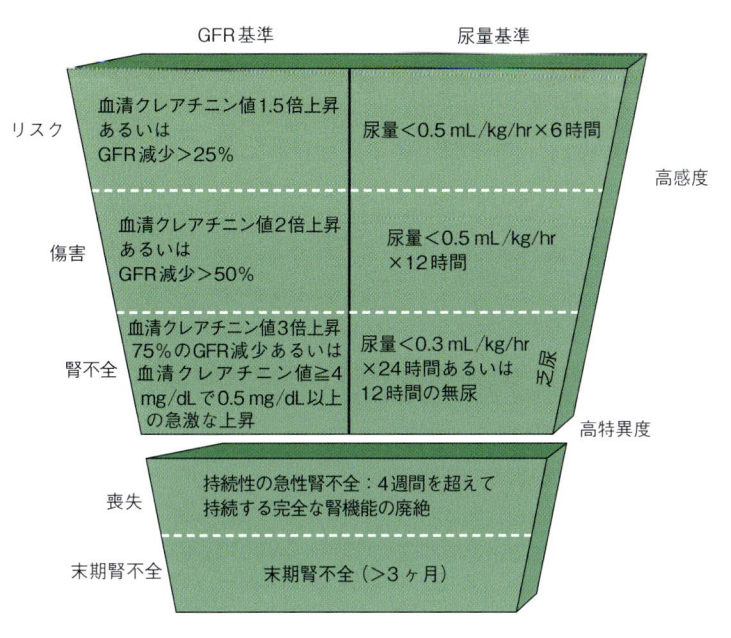

病期	GFR基準	尿量基準
リスク	血清クレアチニン値1.5倍上昇あるいはGFR減少>25%	尿量<0.5 mL/kg/hr×6時間
傷害	血清クレアチニン値2倍上昇あるいはGFR減少>50%	尿量<0.5 mL/kg/hr×12時間
腎不全	血清クレアチニン値3倍上昇75%のGFR減少あるいは血清クレアチニン値≧4 mg/dLで0.5 mg/dL以上の急激な上昇	尿量<0.3 mL/kg/hr×24時間あるいは12時間の無尿
喪失	持続性の急性腎不全：4週間を超えて持続する完全な腎機能の廃絶	
末期腎不全	末期腎不全（>3ヶ月）	

（高感度／高特異度、乏尿）

Risk, Injury, Failure, Loss, End-Stage Kidney Disease（RIFLE）分類。この分類案は当座の病期を決定する方法として感度がよく、血清クレアチニン値の軽度上昇が予後に影響を与えるという最近のデータにもとづいている。血清クレアチニン値か尿量のいずれか1つの基準を満たせば病期の分類が可能となるようになっている。腎代替療法開始の適応やタイミングにさまざまなバリエーションがあることを考慮すると、腎代替療法を受ける患者は、開始時にいかなる病期に分類されたかに関係なく、病期3（Failure）と考えられる。

GFR：糸球体濾過率

Critical Care 2004, 8:R204 より。© 2004 Bellomo et al. ccforum.com/content/8/4/R204 からも閲覧可能。

- ▶術前に推算糸球体濾過量を評価し、60 mL/min 未満の患者に留意しておく。
- ▶血清クレアチニン値の軽微変化が糸球体濾過量の大きな変化を反映しうる。
- ●治療介入：以下の治療を検討する。ただし輸液以外は有効性が証明されていない。
  - ▶輸液：侵襲（手術など）前の24時間0.5 mL/kg/hr の輸液を行う。
  - ▶ループ利尿薬/フロセミド：1〜5 mg/hr の持続静注あるいは20〜80 mg を単回静注する。
    - ■腎機能に対して有用性はなく、毒性の原因にもなりうる。乏尿性から非乏尿性急性腎不全に変わる可能性もあるが、予後への影響は証明されていない。
  - ▶マンニトール：あまり効果は期待できないが、侵襲前に60分以上かけて25g静注する。
  - ▶アセチルシステイン：あまり効果は期待できないが、100〜150 mg/kg 静注し、4〜24時間 10〜20 mg/kg/hr で継続する。
  - ▶炭酸水素ナトリウム：造影剤による腎障害の予防に効果がある可能性がある。154 mEq/L 炭酸水素ナトリウムを5%ブドウ糖液に：造影剤投与前1時間に3 mL/kg/hr、造影剤投与中および投与後6時間1 mL/Kg/hr で継続する。
  - ▶ドパミン：効果はない。血漿中濃度と心拍数の反応性はさまざまである。

●参考文献

www.TheAnesthesiaGuide.com を参照

（濱ひとみ，斎藤亮彦）

第29章
Parkinson病

Mark S. Tinklepaugh

基本事項

- 中枢神経変性疾患として一般的で，大脳基底核のドパミン不足が特徴的である．
- 原因
  - 遺伝因子，環境因子も示されている特発性の疾患と考えられている．
  - 発病率は受動喫煙で減少し，殺虫薬への曝露で増加する．
- 有病率
  - 米国国内で 100 万人が罹患しており，年間 5 万人の新規の発病者がいる．
  - 平均発病年齢は 60 歳である．
- 主要徴候
  - 安静時振戦
  - 固縮
  - 動作緩慢
  - 突進歩行
  - 姿勢保持障害
- その他の徴候
  - 自律神経障害（起立性低血圧，逆流性食道炎，流涎，痙攣）
  - 誤嚥を伴う咽喉頭障害（最多死亡原因）
  - 呼吸障害（胸部の固縮，混合性換気障害，低酸素時の反応低下）
  - 認知障害
  - 抑うつ
  - 注視発症
- 治療
  - 治療目標：抗コリン作動薬またはドパミン作動薬を使用し，コリン作動性を減少させる．
  - レボドパ
    - レボドパは近位小腸で吸収される．
    - DOPA 脱炭素酵素によってドパミンに代謝される．
    - 5～10% のレボドパが血液脳関門を通過し，残りは末梢でドパミンに代謝される．
    - 副作用は悪心・嘔吐，血管収縮，血液量減少，低血圧，心筋内のノルアドレナリン貯蔵を減少させる．
    - レボドパを補給すると内因性ドパミンの産生が抑制される．
    - 末梢デカルボキシラーゼ阻害薬（カルビドパ）はレボドパとの合剤（Sinemet®）で，末梢でのレボドパの代謝を減少させ，ドパミンの副作用を減少させる．
    - エンタカポン〔カテコール-O-メチル基転移酵素（catechol-O-methyltransferase：COMT）阻害薬〕は末梢でのレボドパの代謝を減少させるために単剤（Comtan®）あるいはカルビドパとレボドパとの合剤（Stalevo®）で使用される．
    - アマンタジン（Symadine®）は線条体でドパミンを放出する．
  - ドパミン作動薬
    - 脳内でシナプス後，受容体に結合する．

- ■若年者では運動障害の合併症の出現が緩徐であるため使用されることが多い。
- ▶ペルゴリド（Permax®），カベルゴリン（Dostinex®，Cabaser®）の副作用には傾眠，不眠，悪心，幻覚，心血管での線維形成がある。
- ▶その他のドパミン作動薬にはブロモクリプチン（Parlodel®），プラミペキソール（Mirapex®），ロピニロール（Requip®）がある。
- ▶アポモルヒネ（Apokyn®）は唯一の注射製剤である（皮下注射のみで静脈注射は不可能）。
- ▶モノアミンオキシダーゼ（monoamine oxidase：MAO）-B阻害薬
- ▶末梢でのレボドパの生理活性を増強する。セレジリン（Eldepryl®，Emsam®，Zelapar®），rasagiline[訳注]（Azilect®）が一般的に使用される。
    - 訳注）2015年より第3相試験開始。
- ▶深部脳刺激療法（deep brain stimulation：DBS）
    - ■薬物治療抵抗性の場合に行われる。
    - ■脳にペースメーカを植え込み，大脳基底核の視床下核を刺激する（第102章，覚醒下開頭手術を参照）。

術前

- ●術前に神経学的評価を行い，普段の認知機能レベルを把握することが周術期の管理に有用である。
- ●Parkinson病治療薬，glycopyrrolate（Robinu®）（唾液分泌，迷走神経緊張を抑制）は術前も内服を継続する。
- ●レボドパの半減期は短く（1～3時間），静注製剤はない。
- ●長時間の非消化管手術ではレボドパの経胃管投与を考慮する。
- ●誤嚥，喉頭痙攣は逆流性食道炎，唾液分泌亢進，上気道の筋収縮不全から二次的に発症する重大な合併症である。
- ●フェノチアジン，ドロペリドール，メトクロプラミド（Reglan®）は抗ドパミン作用によって錐体外路症状を悪化させるため禁忌である。

術中

- ●区域麻酔か全身麻酔か？
    - ▶区域麻酔のほうが望ましい。
    - ▶ドパミン作動薬による自律神経障害，血管拡張に伴う低血圧に最も注意する。
    - ▶術後の幻覚，譫妄の発症はオピオイドの使用により8倍に増加するが，区域麻酔により周術期のオピオイドの使用を減少できる。
- ●全身麻酔
    - ▶骨格筋の固縮のため，挿管困難になる可能性がある。
    - ▶長期間にわたってレボドパを投与されている患者では麻酔導入時に著明な高血圧，低血圧をきたす可能性がある。低血圧治療には血管直接作用性の薬物（例：フェニレフリン）を使用する。
    - ▶気道抵抗性や胸郭固縮が増加し，高度の混合性換気障害をきたす可能性がある。
    - ▶麻酔導入：alfentanil，フェンタニルを使用すると急性のジストニアを起こしうる。sufentanilが最も安全なオピオイドである（根拠は乏しい）。
    - ▶麻酔導入時はプロポフォールの使用が望ましい。ケタミンは交感神経反応亢進を引き起こすので避ける。
    - ▶スキサメトニウム（高カリウム血症のリスクがあるが）と非脱分極性筋弛緩薬は使用してよい。筋弛緩薬拮抗薬で拮抗しない。
    - ▶高用量のモルヒネ投与はアキネジアを起こしうる。
    - ▶ペチジンとセレジリンの合剤は興奮，筋固縮，高熱のリスクがある。
    - ▶モノアミンオキシダーゼ（MAO）阻害薬を投与されている患者にエフェドリンの使用は避ける。
    - ▶デスフルラン，セボフルラン，イソフルランは麻酔維持に使用されているが，過度の血管拡張を引き起こす可能性があるので注意深くモニタリングする。レボドパは調律不全をきたす可能性もある。
    - ▶深部脳刺激
        - ■通常，術前12時間前から内服を中止する。
        - ■覚醒下開頭手術（定位脳手術の周辺部位に局所麻酔＋監視麻酔），または全身麻酔で行う。

- 長時間手術（12時間に及ぶ）：体位に十分な注意を払う。

術後

- Parkinson病治療薬投与をできるだけ速やかに再開する。投与中止時間が24時間以上経過した場合は術前投与量の1/2〜1/3から再開し，増量していく。
- アポモルヒネ（Apokyn®）の皮下投与量を単回または数回に分けて投与することは，急激な筋固縮のエピソードのある患者や内服薬が経口投与も胃管投与さえも行えないような状況の患者に対して有用である。
  - 投与量は皮下投与で0.2 mL（10 mg/mL）から最大推奨量は0.6 mL（6 mg）までである。
  - オンダンセトロン（Zofran®），ドラセトロン（Anzemet®），グラニセトロン（Kytril®）などのセロトニン（5-HT）拮抗薬との併用は二次的に低血圧，意識消失を引き起こす可能性があるため禁忌である。
  - 降圧薬，血管拡張薬や，神経遮断薬，メトクロプラミド（Reglan®）などのドパミン阻害薬との併用には慎重を要する。
- 術後24時間以内は譫妄，見当識障害の発症率が高まる。
- 気道閉塞，喉頭痙攣，誤嚥に注意する。
- 術後悪心・嘔吐の治療はデキサメタゾンか5-HT拮抗薬を使用する。
- 腎機能をチェックする（レボドパはレニン-アンギオテンシン-アルドステロン系を障害する）。
- レボドパの代謝を妨げるので，ビタミンB₆は投与しない。

コツとヒント

- 術前の神経学的評価は周術期治療に有用である。
- 術前投薬は可能な限り行う。
- 気道，呼吸トラブルを避け，潜在的な術後譫妄を最小限にすることから，区域麻酔のほうが全身麻酔より望ましい。
- 区域麻酔の際の低血圧は，自律神経障害によって引き起こされ，注意が必要である。
- 全身麻酔を選択した際は気道確保困難，誤嚥，喉頭痙攣を十分に考慮する。術後にApokyn®投与が必要になった際は，神経内科へのコンサルトも行うのが賢明である。

●参考文献

www.TheAnesthesiaGuide.com を参照

（鈴木真弓）

第30章
多発性硬化症

Arthur Atchabahian

病態生理

- 多発性硬化症（multiple sclerosis）は抗体を介した中枢神経の脱髄を特徴とする自己免疫疾患で，神経伝導を障害する。末梢神経は障害されない。
- 遺伝因子と環境因子の要素がある。
- 男女比は1：2である。

- 平均発症年齢は20～40歳だが，全年齢で発症しうる。
- 症状は中枢神経の脱髄部位に関係する。
- 徴候や症状は再発，寛解を繰り返し，慢性的に進行する。
- 発病や再発の誘因はストレスや発熱などさまざまである。
- 多彩な症状が出現しうるが，多いものでは，視神経障害による視力障害，脊髄障害による骨格筋痙攣，膀胱直腸機能不全，運動失調，麻痺，痙攣，抑うつ，自律神経障害などが病状の進行に伴って出現する。上肢より下肢のほうが症状が出現しやすい。
- 脳脊髄液内の抗体検査，MRIで診断される。
- 薬物治療は免疫に対する治療と対症療法で多岐にわたる。
  - ▶治療薬は，コルチコステロイド，インターフェロン（Avonex, Betaseron, Rebif），glatiramer[訳注]（Copaxone），アザチオプリン（Imuran），ミトキサントロン〔Novantrone（心臓毒性あり）〕，ナタリズマブ（Tysabri），シクロホスファミド（Cytoxan），メトトレキサートである。
    訳注）2015年7月現在，承認申請中。
  - ▶対症療法では筋痙攣にはバクロフェン（Lioresal），チザニジン（Zanaflex）を，膀胱障害にはコリン作動薬を，気分障害には抗うつ薬を用いる。

術前

- 再発，寛解，その誘因，典型的な症状，病状が増悪した際の症状を聴取する。
- 治療薬一覧を作成し，事前に麻酔薬との相互作用がある薬物の有無を確認する。
- ステロイドの服用歴と副腎抑制の可能性を検討する。
- 術前に，定常状態での視野検査，骨格筋の筋力低下に関して神経学的検査を行う。
- 予定手術の場合は再発期を避ける。

麻酔

- 麻酔手技，薬物にかかわらず，手術侵襲が原因となって，周術期に多発性硬化症の症状が増悪することがある。
- スキサメトニウムはカリウム放出を増加させる可能性があるので使用を避ける。
- 非脱分極性筋弛緩薬：薬物反応性，抵抗性がともに亢進しているため，末梢神経刺激装置を使用しながら，十分に注意して投与することが推奨される。
- 副腎不全が疑われていれば，術中にステロイドカバーを行う。
- 体温上昇が症状を誘発しうる。体温をモニタリングし，高熱を避ける。
- 脊髄くも膜下麻酔によって術後に症状が増加するリスクが高まる。これは脱髄により中枢神経が局所麻酔の神経毒性に対し鋭敏になっているためである。しかし，硬膜外麻酔，末梢神経ブロックは安全である。
- 静脈麻酔薬，吸入麻酔薬ともに多発性硬化症の症状を増悪させるというエビデンスはない。
- 血行動態モニタリングと輸液療法を行ううえでは，自律神経障害を常に考慮しておくべきである。

術後

- 神経学的状態を再評価する。
- 多発性硬化症が再発したと診断したら，術後の環境において誘因となりえたものがなかったか評価する。
- 術後の体温管理のために覚醒状態を保つ。
- 外科医，神経内科医，主治医との連携が重要である。
- 特にバクロフェンの長期投与を受けていた場合，神経障害（幻覚，不安，振戦），場合によっては痙攣，筋固縮，高熱などの悪性症候群の退薬症状をきたす可能性もある。

コツとヒント

- 術前に病状の経過を把握し，神経学的評価を行う。
- 脊髄くも膜下麻酔は術後の症状増悪のリスクを高める。しかし，全身麻酔，硬膜外麻酔，末梢神経ブロックには症状増悪するというエビデンスはない。
- 高体温を避ける。

- 悪性高熱症では血小板凝集能が亢進する。
- 尿閉のリスクが高い。
- 分娩の麻酔には特に慎重な注意を要する。
  - ▶妊娠後期では症状再発のリスクは減少するが，出産後はリスクが増加する。
  - ▶分娩，帝王切開に際しての麻酔は，局所麻酔を選択するのが賢明である。その長所，短所を十分に患者に説明する。

● 参考文献

www.TheAnesthesiaGuide.com を参照

（鈴木真弓）

第31章
重症筋無力症

Arthur Atchabahian

概要

- 重症筋無力症（myasthenia gravis）は，神経筋接合部のシナプス後膜に存在するアセチルコリン（Ach）受容体に対する自己抗体がつくられる自己免疫疾患である。自己抗体はおそらく胸腺由来である。
- 患者の10％はアセチルコリン受容体異常を伴う先天性筋無力症であり，コリンエステラーゼ阻害薬は効果がない。
- シナプス後膜に存在する受容体数の機能的減少（70〜80％）
- 有病率はほぼ1万人に1人である。
- 40歳以下では男女比は1：2，40％の患者が胸腺肥大を伴う。
- 40歳以上では男女比は1：1，20％の患者が胸腺腫を伴う。
- 最も症状が出現しやすいのは眼筋であるが，呼吸筋を含むすべての骨格筋に症状が出現する可能性がある。
- 「安静により改善がみられる」骨格筋の筋力低下が特徴である。
- 臨床的に寛解，増悪を反復することがある。
- 治療
  - ▶コリンエステラーゼ阻害薬（神経筋接合部に存在するアセチルコリンを増やす）
  - ▶コルチコステロイド
  - ▶免疫抑制療法（ミコフェノール酸モフェチル，アザチオプリン，シクロスポリン，タクロリムス，シクロホスファミド）
  - ▶（抗体を除去するための）血漿交換療法，免疫グロブリン療法
  - ▶胸腺摘出術

Lambert-Eaton 症候群と重症筋無力症の違い

症候群	重症筋無力症	Lambert-Eaton 症候群
癌との関連	なし	肺の小細胞癌と関連することが多いが，非小細胞癌，リンパ肉腫，悪性胸膜腫，乳癌，胃癌，大腸癌，前立腺癌，腎癌，膀胱癌とも関連がある 臨床症状は癌の診断後2〜4年程度で出現する
病態生理	自己免疫がシナプス後膜のアセチルコリン受容体を攻撃し，その結果，神経筋接合部でのアセチルコリン効果が減弱する	自己抗体が運動神経終末接合前部の電位作動型カルシウムチャネルを直接攻撃し，その結果アセチルコリン放出が減弱する 交感神経，副交感神経，内臓神経が影響を受ける
臨床診断	反復により筋力強度低下 安静によって改善する	反復により筋力強度が上昇する 筋収縮後，時間経過とともに腱反射が再度出現する
疫学	二峰性の分布が一般的（上記参照）	まれ（米国の患者数は常時400人以下） 60歳以上が一般的だが，小児の報告例もある
自律神経	障害なし	障害あり：口腔内乾燥，勃起不全，排尿困難，便秘
治療	以下参照	●悪性腫瘍の治療にもとづく ●コリンエステラーゼ阻害薬 ●3,4-ジアミノピリジン ●免疫抑制薬（コルチコステロイド，免疫グロブリン，アミノピリジン，アザチオプリン）

重症筋無力症の治療で使用される主なコリンエステラーゼ阻害薬

薬物	効果発現/作用時間	通常使用量	副作用
ピリドスチグミン（Mestinon）	経口：15〜30分/3〜4時間	経口：60 mg，1日4回	ムスカリン性副作用（下痢，腹部膨満感，唾液分泌，悪心）。アトロピン，diphenoxylate，ロペラミドで治療する
ネオスチグミン（Prostigmin）	経口：1時間/90分，筋注：30分/1時間，静注：直ちに/20分	経口：15 mg，筋注：1.5 mg，静注：0.5 mg	ピリドスチグミンと同様
アンベノニウム（Mytelase）	経口：20〜30分/3〜8時間	経口：5〜25 mg，1日4回	ピリドスチグミンと同様

重症度：Osserman-Genkins 分類

ステージⅠ	眼筋症状のみ（複視，眼瞼下垂）
ステージⅡA	緩徐に進行する軽度の全身性の無力筋症状，眼球症状は含まない
ステージⅡB	中等度の全身性の無力筋症状：重度の骨格筋眼球運動障害を伴うが発作はない，薬物反応性が低下
ステージⅢ	中等度の全身衰弱
ステージⅣ	高度の無力筋症状。重度の全身衰弱，呼吸不全のいずれか，または両症状

- 妊娠
  - 妊娠初期4ヶ月，分娩時，分娩後（3週間）に増悪する。
  - 治療：免疫抑制療法は禁忌である。
  - 経腟分娩，帝王切開時の硬膜外麻酔；麻酔レベルが高くならないようにする：ロピバカインの使用を検討する（運動神経をブロックしにくい）。
  - コントロールがよければ授乳は問題ない。
  - 新生児の筋無力症（抗体が胎盤を通過することで発症する）は20〜30%である：弱い啼泣，哺乳困難，呼吸障害を認める；コリンエステラーゼ阻害薬，血漿交換療法で治療する。

術前

- 関連する自己免疫性疾患（心筋炎，甲状腺炎）を除外する。

- 待機手術は増悪期は避け，寛解期に行うのが理想的である。感染，手術，妊娠が増悪の引き金になりうる。
- 咽喉頭合併症があると，分泌物が除去されにくく，誤嚥性肺炎を引き起こしやすくなる。
- 病歴の聴取と診察を行い，筋力低下の部位，症状の強度と寛解増悪の経過を確認する。
- 術後人工呼吸器を必要とする患者が多く，以下の項目に関係している。
    ▶ 術前の肺活量が 15 mL/kg 未満（リスクの評価には呼吸機能検査が必要である）
    ▶ 罹患期間（6 年以上）
    ▶ ピリドスチグミン内服量が 1 日 750 mg 以上
    ▶ 慢性閉塞性肺疾患を合併している。
- 周術期に用いる他の薬物（スキサメトニウム，非脱分極性筋弛緩薬，エステル型の局所麻酔薬，拮抗薬）と相互作用があるため，コリンエステラーゼ阻害薬を術前に継続することは議論中である。呼吸合併症がなければ通常は手術 6～12 時間前に使用を中止し，重度の筋無力症があれば継続する。神経内科医とも協議しておく。

術中

- 可能なら区域麻酔を使用し，エステル型の局所麻酔薬を避ける（コリンエステラーゼに代謝されるため半減期が延長する）。胸腺摘出術は全身麻酔＋胸椎高位の硬膜外麻酔で管理できる。
- 非脱分極性の筋弛緩薬に感受性が高い（通常使用量の 1/10 で神経筋遮断薬モニタリングを行う。注意：眼輪筋のモニタリングは目の合併症を有していると，筋弛緩効果を過大評価してしまうことがある）。
- 患者がコリンエステラーゼ阻害薬を使用している場合，脱分極性筋弛緩薬抵抗性があるが，スキサメトニウムの作用時間が延長することもある。
- 筋弛緩薬を使用するか否か，使用する場合には脱分極性筋弛緩薬か非脱分極性筋弛緩薬かは症例ごとに検討する。
- 1 種類の麻酔導入薬と強力な吸入薬を併用することで気管挿管が可能になる場合もあるが，これらの薬物では血行動態の変化に耐えられない患者もいる。
- 非脱分極性筋弛緩薬を減量して使用することが気管挿管，術中操作に必要な状況もある。これらの場合は末梢神経刺激を用いる。

重症筋無力症患者に対し使用を避ける薬物

使用禁忌	慎重投与
● β 受容体遮断薬（点眼薬も含む）	● 非脱分極性筋弛緩薬
● chloroquine，キニン，キニジン，プロカインアミド	● ベンゾジアゼピン系薬
● マグネシウム静注	● フェノチアジン，リチウム，カルバマゼピン
● フェニトイン	● サイクリン系抗菌薬の経口投与
● ダントロレン（悪性高熱以外）	● マグネシウムの経口投与
● 抗菌薬：アミノグリコシド，キノロン，マクロライド，コリマイシン，サイクリン系抗菌薬の静注	● 大量の局所麻酔薬
	● ペニシラミン（麻酔科医が使用することはほとんどない）

術後

- 抜管基準：強度，可能なら PFT（肺機能検査），ABG（動脈血液ガス）のような呼吸パラメータを術前値と比較する；肺活量 25 mL/kg，陰性呼気流速＞－30 cmH$_2$O；ステージⅢ，Ⅳの患者のほとんどは術後の人工呼吸器サポートが必要となる。低い 1 回換気量（5 mL/kg），理学療法の介入，気管支洗浄を行う。
- 神経筋伝達を阻害し，重症筋無力症を悪化させる他の要素は，電解質レベル，吸入麻酔薬，抗菌薬，呼吸性アシドーシス，局所麻酔薬などである。
- 脱力が残存する場合は神経筋ブロック以外の他の要素の残存も考慮しなければならない。
- スガマデクスを重症筋無力症患者に使用して筋弛緩薬を拮抗したという症例報告もある（米国では入手不可）。
- 神経内科医と抗コリナーゼ治療の再開時期を協議する；抜管できない場合は，ステロイド，血漿交換療法，免疫グロブリン療法が必要になる。
- 重症筋無力症患者が術後衰弱に陥っている場合には，コリン作動性発作，筋弛緩薬の残存，筋無力症発作を鑑別する必要がある。

コリン作動性発作と筋無力症発作の鑑別		
重症筋無力症による衰弱	コリン作動性発作	筋無力症発作/筋弛緩薬の残存
原因	ニコチン受容体，ムスカリン受容体に過量のアセチルコリンが存在すること，抗コリンエステラーゼ薬投与が原因	アセチルコリン受容体欠損または，アセチルコリン拮抗薬との競合
臨床症状	骨格筋力低下，縮瞳，分泌物増加，徐脈，気道狭窄，嘔吐，下痢（副交感神経原性の消化器過活動）	骨格筋力低下，咳嗽困難，誤嚥，呼吸困難
診断/治療	エドロホニウム 3〜4 mg を静注しても症状が改善せず，むしろ悪化する コリンエステラーゼ阻害薬の投与中止	エドロホニウム投与で症状が改善

● 参考文献

www.TheAnesthesiaGuide.com を参照

（鈴木真弓）

第32章
脊髄損傷

Candra Rowell Bass, Priya A. Kumar

基本事項

- 脊髄損傷（spinal cord injury）は外傷後に発生することが多く，決してまれではない（年間 10,000〜11,000 件）。
- 機能障害の程度は脊髄損傷のレベルによって決まり，特に Th_6 より高位の場合重症である。
- 脊髄損傷の頻度が多いのは下位頸髄と上位腰髄である。
  ▶ 中位胸髄は，胸郭と肋間筋によって回転に対する不安定性が少ない。よって，中位胸髄の損傷は少ない。
- 病態生理
  ▶ 無動によってアセチルコリン受容体の発現が亢進するため，非脱分極性筋弛緩薬が効きにくくなる。また，脱分極性筋弛緩薬（スキサメトニウムなど）によるカリウム放出が増加する。
  ▶ 交感神経反射亢進
    ■ 求心性侵害受容線維が脊髄損傷部位の下位から再分岐し，遠心性交感神経線維と吻合して回路を形成する。特に Th_5〜L_2 の間で起こりやすい。
    ■ 損傷が Th_6 より高位の場合に交感神経反射亢進をきたしやすいが，より下位，ときに Th_{12} 付近の損傷でも起こりうる。
    ■ 以下の場合，交感神経反射亢進のリスクが高い。
      ◆ 泌尿器科手術
      ◆ 脊髄完全断裂
      ◆ 慢性疼痛
      ◆ 通常受傷後 1〜6 ヶ月以内に発症するが，遷延することもある。
    ■ 軽微な刺激に対しても，交感神経が過剰に反応し，以下のような反応が継続する。
      ◆ 異常高血圧とそれに伴う反射性徐脈やその他の不整脈
      ◆ 頭痛，不安

- ◆ 発汗
- ◆ 顔面紅潮，または顔面蒼白
- ◆ 立毛
- ■ 合併症
  - ◆ 心筋虚血
  - ◆ 心停止
  - ◆ 肺水腫
  - ◆ 出血性脳血管発作
- ▶ 下肢の血流が低下する一方，血管内の血液貯留は増加するため，血栓塞栓症のリスクが増加する。
- ▶ 痙性：反射亢進と類似の機序により起こる。
  - ■ 脊髄損傷の自然経過
- ▶ 急性期（受傷後3週間まで）
  - ■ 脊髄性ショック：低血圧，徐脈
  - ■ 胸髄からの交感神経刺激が消失し，血管拡張血液貯留をきたす。
  - ■ 心臓に対する迷走神経刺激が相対的に優位になる。
  - ■ 尿便の貯留により横隔膜が挙上し，呼吸機能の低下を引き起こす可能性がある。
  - ■ 損傷部位より上位の知覚過敏が起こる。
  - ■ 損傷部位より下位の反射と弛緩麻痺が起こる。
- ▶ 亜急性期（3日〜6ヶ月）
  - ■ 脱分極性筋弛緩薬使用による反応性高カリウム血症が生じる。
- ▶ 慢性期（6ヶ月以降）
  - ■ 筋緊張の正常化がみられる。
  - ■ Babinski徴候が陽性となる。
  - ■ 自律神経反射亢進症候群がみられる。

術前の留意事項

臓器	評価すべき項目	検査と治療
気道	● 頸髄損傷	● 頭頸部水平固定と早期挿管
肺	● 呼吸筋障害 ● C_5より高位の脊髄損傷では横隔神経麻痺 ● 無気肺/肺炎 ● 分泌物喀出障害	● 呼吸機能検査（FEV_1/FVC） ● 血ガス ● 胸部X線
心臓	● 心筋の伝導障害 ●（起立性）低血圧 ● 低血圧（通常血圧と比較して）	● 心電図 ● 観血的血圧測定
腎臓	● 腎機能低下 ● 尿路感染症 ● 循環血液量 ● 膀胱機能	● BUN，Cre
電解質/消化器系	● 電解質異常 ● 腸管機能低下 ● 腸弛緩によるフルストマック（頸髄損傷で起こりうる）	● Na^+，K^+ ● 迅速導入
神経系	● 意識状態 ● 機能障害（損傷レベル） ● 自律神経反射亢進	● 画像
筋骨格系	● 骨折 ● 仙骨部褥瘡	● 理学的診察

注意
- クレアチニンは腎機能と相関するわけではない。
- 筋肉注射の吸収が遅延することがある。

術中の留意事項

- 全身麻酔の場合は，様子をみながら愛護的に導入する（異常低血圧をきたす可能性）。もしくは，適応があれば局所麻酔区域麻酔で行う（血行動態の変動が少ないが，麻酔レベルの評価が困難なため，高位/全脊椎麻酔の発見が遅れる可能性がある）。
- 高カリウム血症のリスクがあるため，受傷後 24 時間以降はスキサメトニウムを使用しない。スキサメトニウム使用により高カリウム血症をきたすのは，典型的には受傷後 1 週間〜6 ヶ月の間であるが，その前後でも起こりうる。
  - ▶喉頭痙攣の場合には，スキサメトニウム少量（20 mg）投与は高カリウム血症のリスクを上回る有益性がある。
- 圧力がかかる部位，仙骨部褥瘡などを，注意深く保護する。
- 血行動態が不安定なことがあるため，観血的動脈圧測定を考慮する。
- 交感神経系の過剰反応や不応に注意する。
  - ▶血管収縮薬（フェニレフリンなど），血管拡張薬（ニトログリセリン，ニトロプルシド），β受容体作動薬（イソプロテレノール），β受容体遮断薬（エスモロールなどで治療する。ただし，α作用による血管収縮が増強する可能性があるため長時間作動型β受容体遮断薬は使用しない）
- 体温を密にモニターする。皮膚の血管拡張により低体温をきたしたり，振戦を起こせず低体温になることがある。発汗できず高体温になることもある。
- 抗血栓薬が投与されていることを確認する。

術後の留意事項

- 高位脊髄損傷の患者では，抜管困難となることがある。
- 無気肺肺炎予防のため積極的気管洗浄を行う。
- 麻酔回復室では，自律神経反射亢進がないか注意する（尿道カテーテルによる刺激など）。
- 膀胱腸管の拡張や，術後疼痛により自律神経反射亢進症状をきたしうる。

参考文献

www.TheAnesthesiaGuide.com を参照

（吉松　薫）

第33章
ポルフィリン症

Mark S. Tinklepaugh

基本事項

- 病態生理
  - ▶ポルフィリン症（porphyria）は，ヘムの合成が障害される常染色体優性遺伝疾患である。キャリアのうち 90％ は無症状。有症状の患者のうち 80％ は思春期から閉経前までの女性である。

- ▶ヘムはヘモグロビン，チトクロム P450 複合体合成に不可欠なポルフィリンである（薬物代謝）。
- ▶アミノレブリン酸（aminolevulinic acid：ALA）合成酵素はヘム合成における律速酵素である。
    グリシン＋スクシニル CoA → ALA
- ▶ALA 合成酵素はヘムの必要量に応じたフィードバック抑制を受けながら誘導される。
- ▶ヘム合成回路の酵素の部分欠損により，ALA やその他の中間体が蓄積し，神経毒性をきたす。これは特に，ヘム必要量が増加したとき（月経周期により異化が亢進するため）や，薬物作用によりチトクロム P450 必要量が増加したときに起こりやすい。
- ▶分類
    - ■骨髄性ポルフィリン症
        - ◆Günter 病，プロトポルフィリン症
        - ◆患者は小児で，発作型ではない。
    - ■肝性ポルフィリン症
        - ◆皮膚ポルフィリン症
        - ◆合併症を伴う急性ポルフィリン症（麻酔困難な場合が多い）
            - ○急性間欠性ポルフィリン症（acute intermittent porphyria：AIP），最多型
            - ○多様性ポルフィリン症（variegate porphyria：VP），プロトポルフィリノーゲン酸化酵素欠損
            - ○遺伝性コプロポルフィリン症（HC），コプロポルフィリノーゲン酸化酵素欠損
            - ○プランボポルフィリン症（PP），ALA デヒドロゲナーゼ欠損型ポルフィリン症
- ●増悪因子
    - ▶臨床症状
        - ■脱水，絶食，感染，情動ストレス，ホルモン変動（月経，妊娠）アルコール
    - ▶酵素を誘導する薬物
        - ■バルビツレート，etomidate，エタノール，ヒダントイン，抗痙攣薬，フェニトイン，ステロイドホルモン（プロゲステロン，エストロゲン）

表 33-1 急性ポルフィリン症の徴候

腹痛 便秘，偽性腸閉塞	95%
褐色尿 10～30 分の間に赤色から黒色に変化する	70%
悪心嘔吐，自律神経症状（頻脈，高血圧）	55～80%
末梢神経障害，四肢麻痺，呼吸筋麻痺 ICU へ転棟	60%
中枢神経系：脳神経麻痺，意識障害	30～55%
電解質異常（低ナトリウム血症，低カリウム血症，高塩素血症）	30～50%
痙攣	20%
皮膚症状（遺伝性コプロポルフィリン症，多様性ポルフィリン症） 顔面や手指の水疱（光線過敏）＋高色素沈着/低色素沈着	

- ●診断的検査
    - ▶早急に：尿中ポルフィリン前駆体（δ-ALA，ポルフォビリノーゲン）
    - ▶尿便中ポルフィリン（ウロポルフィリン，コプロポルフィリン，プロトポルフィリン）
    - ▶特殊検査：酵素活性，遺伝子変異
    - ▶生化学：SIADH による低ナトリウム血症は神経症状を有する症例に多い。
- ●発作時の治療
    - ▶鎮痛（モルヒネ），抗不安薬（ベンゾジアゼピン，フェノチアジン）を投与する。
    - ▶10% ブドウ糖液を 125 mL/hr で投与する。
    - ▶ヘムアルギン酸製剤[訳注]1 日量 3～4 mg/kg を 30～40 分かけて緩徐に静注×4 日間。消化器症状には非常に

有効である。神経症状発症の予防効果があるが，すでに神経症状がある場合には無効。副作用に静脈炎がある。

訳注）わが国では未承認。

▶必要に応じて対症療法を行う（例：頻脈に対しβ受容体遮断薬など）。

術前

- 本人の病歴や家族歴から診断する。
- 中枢末梢神経，意識状態を評価する。
- ストレスを低減するため前投薬を行う。ミダゾラムは使用可能である。
- 酵素を誘導する薬物は避ける。
- 術前に感染症がある場合は，治療を先行させる。循環血液量と電解質を評価する。

術中

- 区域麻酔は禁忌ではないが，自律神経不安定性，循環血漿量減少や，理論上は末梢神経障害悪化のリスクがあることを考慮する必要がある。
- ブピバカインは，脊髄くも膜下麻酔でも，硬膜外麻酔でも使用可能である。
- 全身麻酔には，安全な薬物を使用しなければならない（表33-2参照）。

表33-2 ポルフィリン症患者における薬物の検討

分類	安全な薬物	避けるべき薬物
麻酔導入薬	プロポフォール	バルビツレート etomidate
吸入麻酔薬	笑気 セボフルラン デスフルラン イソフルラン	エンフルラン
鎮痛薬	フェンタニル モルヒネ sufentanil アセトアミノフェン	
筋弛緩薬	スキサメトニウム パンクロニウム ベクロニウム，ロクロニウム cisatracurium, atracurium	
拮抗薬	アトロピン ネオスチグミン	
局所麻酔薬	ブピバカイン リドカイン	
鎮静薬，制吐剤	ドロペリドール フェノチアジン系 ミダゾラム オンダンセトロン	ジアゼパム ケタミン
心血管系	プロプラノロール アテノロール アドレナリン プロカインアミド	ヒドララジン ベラパミル ニフェジピン ジルチアゼム

術後

- 家族にポルフィリン症患者がいないか検索する。
- 患者にポルフィリン症である旨のカードを携帯させる。
- 教育：発症の誘因となりうる因子を避ける〔脱水，ダイエット，アルコール，喫煙，ストレス，疲労，感染症，薬物（バルビツレート，アセトアミノフェン，サルファ剤，経口避妊薬）〕。

コツとヒント

- 急性ポルフィリン症発作はまれではあるが，発作の原因となった感染や呼吸不全により，死亡率は10%に及ぶ。
- 安全な薬物を使用し，症状を惹起しうる薬物を避ける（表33-2参照）。
- 発作が進行すると，頻脈が増悪する。
- 全身麻酔に使用可能な薬物のリストを作成しておく。
- 痙攣の治療にバルビツレートを用いてはならない。
- 区域麻酔を行うにあたっては，神経障害悪化のリスクについて検討する。急性発作時には行わない。
- 急性間欠性ポルフィリン症：高血圧，腎機能障害を伴う最重症型であり，致死的となりうる。
- 多様性ポルフィリン症：皮膚光線過敏症と神経毒性が特徴的である。皮膚病変を保護する。
- 遺伝性コプロポルフィリン症：多様性ポルフィリン症に類似した症状を呈するが，より軽症である。
- ALAデヒドロゲナーゼ欠損型ポルフィリン症：まれであり幼少期に発症するが，麻酔との関連についてはよくわかっていない。

●参考文献

www.TheAnesthesiaGuide.com を参照

（吉松　薫）

第34章
高齢者の生理学

Janine L. Thekkekandam, Harendra Arora

65歳以上の高齢者は，若年者に比べ手術を受ける率が3.5倍高い．加齢に伴いすべての臓器の機能的予備能が低下するが，低下の程度は個人差が大きい．

加齢に伴う病態生理（系統別）

心血管系
- 動脈の弾性低下
  - 後負荷の増大
  - 左室肥大
  - 収縮期血圧，平均動脈圧，脈圧の増大
- 自律神経系の調節能低下
  - 迷走神経緊張の亢進
  - アドレナリン作動性受容体の感受性低下
  - 圧受容体反射の低下
- 刺激伝導系の線維化と洞房結節細胞の減少
- 弁の硬化石灰化
- 拡張機能障害の頻度が高い

呼吸器系
- 肺組織の弾性低下（コラーゲン，エラスチンの再構成による）
  - 末梢気道が閉塞しやすく，肺胞が過膨張しやすい（V/Q不均衡）
  - 残気量の増大（全肺気量は変化しない）
  - クロージングキャパシティの増大
  - 動脈血酸素分圧の低下
  - 肺胞表面積の減少（解剖学的生理学的死腔の増大）
- V/Q不均衡の増大
- 胸壁が硬くなり，呼吸の仕事量が増大
- 高二酸化炭素血症，低酸素血症，機械的ストレスに対する反応低下
- 防御反射（咳嗽，嚥下）の低下と誤嚥のリスク増大
- 肺血管抵抗の増大と，肺動脈圧の増大
- 低酸素性肺血管収縮反応の低下

腎臓
- 腎実質の減少
  - 主に，機能している糸球体の減少により腎皮質が薄くなることによる
  - クレアチニンクリアランスが徐々に低下
  - 周術期の急性腎不全のリスクが増大
- 腎血流の低下
  - 10年の加齢ごとに腎血流は10%低下
  - 筋肉量が減少するため，血清クレアチニン濃度は不変
- 尿細管機能の低下
  - ナトリウムバランス，尿濃縮能，薬物排泄能の変化
  - 脱水，電解質異常のリスク増大
- レニン-アルドステロン系の機能低下によるカリウム排泄障害

神経系	●脳実質，特に皮質（前頭葉）の減少 ●脳血流は10〜20%減少するが，自動調節能は変化しない ●神経伝達物質合成の低下：GABA，セロトニン，ドパミン，ノルアドレナリン，アセチルコリン系 ●さまざまな程度の認知機能障害，特に短期記憶障害 ●全身麻酔薬の必要量（MAC）低下，局所麻酔薬の必要量低下
消化器系	●肝実質の減少と，肝血流の低下による肝機能低下 　▶肝臓における代謝の低下 　▶アルブミン産生の低下 　▶血漿コリンエステラーゼの減少 ●胃内容排出の遅延 ●胃のpHの上昇
筋骨格系	●筋肉量の減少。皮膚萎縮する。静脈の脆弱性 ●体脂肪が増加し，水分量が減少 ●多関節に関節炎があれば，術中体位がとりにくくなる ●頸椎が変形し，挿管困難の可能性がある
内分泌代謝系	●内分泌腺が萎縮し，ホルモン機能が低下 　▶インスリン，チロキシン，成長ホルモン，テストステロン ●神経内分泌ストレス反応が低下 ●熱産生の低下，視床下部体温調節中枢の変化により，低体温のリスクが増大
加齢に関する薬理作用	●体脂肪の増加と水分量の低下 　▶水溶性薬物の血漿中濃度が上昇 　▶脂溶性薬物の血漿中濃度が低下 ●肝機能低下，腎機能低下によりクリアランスが低下 ●タンパク結合の変化 　▶アルブミンの低下は，酸性薬物との結合に影響する（オピオイド，バルビツレート，ベンゾジアゼピン系薬） 　▶α_1酸性糖タンパクの増加は，塩基性薬物との結合に影響する（局所麻酔薬） ●薬力学的変化 　▶受容体数が減少することで薬物の影響が増大している可能性がある 　▶麻酔薬必要量（または最小麻酔濃度）の減少

術前評価

- 詳細に病歴聴取，身体診察を行い，臨床的必要性にもとづき適切な術前検査を決定する。
- 冠動脈疾患，高血圧，糖尿病などの合併症が適切にコントロールされているか確認する。
- 延命措置に関する意思表明，代理人，委任状などの有無を確認する。
- 薬歴を聴取する。高齢者は多剤処方されていることが多いので，薬物相互作用のリスクも高い。

術中

- 術式や，合併症に応じてモニタリングする。
- 循環抑制や呼吸抑制のある麻酔薬は注意深く量を加減する。
- 輸液量に注意し，過剰輸液を避けるとともに，適切な必要量は補液し組織灌流を保つ。
- 加齢に伴う呼吸機能低下に加えて呼吸器疾患があれば，麻酔導入前の積極的な酸素化が必要である。
- 体温低下を回避する。
- 局所麻酔は合理的な選択である。
  - ▶局所麻酔薬必要量は通常低下する。脊髄くも膜下麻酔の場合，局所麻酔薬投与量を40%減量する。
  - ▶交感神経遮断による血圧低下のリスクが増大する。

加齢に伴う麻酔薬効果の変化

抗不安薬	●ベンゾジアゼピン系薬の投与量は減量する
静脈麻酔導入薬	●静脈投与する麻酔導入薬の必要量は低下する（プロポフォール，チオペンタール，etomidate，ケタミン） ●80歳の患者のプロポフォール導入量は，20歳の患者の半分でよい
吸入麻酔薬	●最小麻酔濃度は40歳以降0.6%/年の割合で低下する ●吸入麻酔薬からの覚醒は，分布容積が増加し（脂肪量が増加する），肺でのガス交換が減少するため遅延する
オピオイド	●89歳の患者のオピオイド必要量は，20歳の患者の必要量の半分である ●オピオイド感受性の増大は，薬物動態の変化よりも，薬力学的変化に負うところが大きい ●活性代謝物（モルヒネ-3-グルクロニドやモルヒネ-6-グルクロニド）の排泄が遅延する ●モルヒネは，投与量を50%減量する。投与間隔は必要に応じて調整する ●レミフェンタニルは，単回投与量を50%減量する。持続投与量は若年者の1/3でよい
筋弛緩薬	●筋血流と心拍出量の減少に伴い，作用発現までに時間がかかる ●水溶性非脱分極性筋弛緩薬の必要量は，体内水分量が減少しているため減少することが多い ●肝代謝，または腎代謝の薬物（パンクロニウム，ベクロニウム，ロクロニウム）の半減期は延長する ●cisatracuriumの作用時間は若年者と変わらないが，作用発現は遅延する ●高齢者では偽コリンエステラーゼ濃度が変化するにもかかわらず，臨床的に明らかなほどのスキサメトニウム作用時間延長は起こらない

経静脈単回投与後，効果が最大になるまでの時間

筋弛緩薬	若年成人	高齢者
スキサメトニウム（1 mg/kg）	1.2分	1.5分
cisatracurium（0.1 mg/kg）	3.0分	4.1分
ロクロニウム（1 mg/kg）	1.0分	1.35分

NSAIDs	●投与量を25〜50%減量する。投与間隔を長くする ●クレアチニンクリアランスが50 mL/min以下の場合は禁忌

術後管理

- 適切な疼痛管理を行うことで，呼吸を増進し，譫妄を予防し，離床を早める。
- 加齢に伴う生理的変化や，元来の合併症により，周術期合併症は増加する。
  - ▶感染症
  - ▶血栓塞栓症
  - ▶呼吸器合併症：前述の理由により周術期最多の死因である。
- 心血管系：若年者よりも心筋梗塞，心停止の頻度が高い。
- 脳卒中：高齢，心房細動，脳卒中の既往などがリスク因子となる。
- 高齢者では術後の不穏，譫妄，認知機能障害が起こりやすい。

術後認知機能障害	●頻度：5〜15% ●複合的要因による。神経伝達物質（アセチルコリンなど）の濃度が低下することが関係する可能性がある ●リスク因子：低学歴，喫煙歴，脳卒中の既往，飲酒歴，薬物作用，認知症，入院患者，代謝異常，低体温 ●全身麻酔でも，区域麻酔でも頻度は同程度である

コツとヒント

- 加齢に伴い臓器機能は低下する。共存疾患があると予備能はさらに低下する。
- 高齢者では局所麻酔，全身麻酔にかかわらず，麻酔必要量は低下する。

● 参考文献
www.TheAnesthesiaGuide.com を参照

（吉松　薫）

第35章
ラテックスアレルギー

Mark S. Tinklepaugh

基本事項

ラテックスアレルギーの 3 型
- 接触皮膚炎
  - ラテックス手袋着用に対する反応の 80% を占める。
  - 皮膚が乾燥し，ひび割れる。パウダーや石鹸で悪化する。
  - 非免疫学的反応である。
  - 治療は原因物質の除去と，ステロイド外用薬で行う。
- Ⅳ型アレルギー（遅延反応）
  - ラテックスに対する免疫学的反応の 80% を占める。
  - ラテックス抗原（多くの場合，ラテックス製造時に添加される化学物質）に対する T 細胞を介する免疫学的反応である。
  - 通常，曝露後 6〜72 時間後に起こる。症状は軽度瘙痒感から，漆かぶれのような滲出液を伴う水疱形成まで幅があり，ステロイド外用薬に反応することもある。
- Ⅰ型アレルギー（即時反応型）
  - ラテックス中のタンパク質に対する IgE を介する反応である。
  - 限局性の即時型蕁麻疹のみのこともある。
  - 蕁麻疹，気管支痙攣，気道閉塞，アナフィラキシー，循環虚脱など全身症状に至ることもある。

高リスク患者
- 医療従事者
  - 麻酔科医と麻酔看護師の接触皮膚炎罹患率は 24% である。
  - ラテックスの感作率は，一般人では最大 6% なのに対し，麻酔科医と麻酔看護では最大 15% に及ぶ。
  - ラテックス関連有害事象は，医療従事者が患者として関与している場合が 70% にまでのぼる。
  - ゴム製造業従事者，ビニールハウス農家，美容師はリスクが高い。
- 手術を何度も受けている患者
  - 先天性尿路奇形，2 分脊椎に対する反復手術により，ラテックスに曝露する機会が多かった患者において，ラテックスアレルギー罹患率は 60% にも及ぶ。
- 食物に対するアレルギー
  - トロピカルフルーツ（アボカド，キウイ，バナナ），栗，種のある果物（モモ，ネクタリン，アンズ，アーモンド，プラム，さくらんぼ）など。ソバ粉（セリアック病患者用のグルテン除去食で，穀類の代替として使用される）はラテックスと交差反応を示す。
- アレルギー歴
  - アトピー，喘息，鼻炎，花粉症，湿疹

術前

- 病歴と検査からリスクのある患者を同定する。周術期において，多職種が密に連携してケアにあたることが重要である。
- プリックテストは感度特異度共に高いが，感作された患者で重大な反応を引き起こす可能性があるため，検体検査で診断がつかない場合にのみ行う。
- 放射線アレルギー吸着試験法（radioallergosorbent test：RAST）はラテックス特異的IgE抗体の検体検査で，推奨される検査ではあるが，最大30％で偽陰性となる。
- 予定手術であれば，可能な限り，朝1番目の手術とする。
- 手術室と回復室に，当該患者がラテックスアレルギー患者（の可能性）であると明示する。
- 抗ヒスタミン薬ないしステロイドの術前投与については，アナフィラキシーを予防したりⅠ型反応を軽減したりする効果は示されていない。

術中

- 麻酔手術に使用する用具をラテックスフリーにする。
  ▶ 手袋，経鼻経口エアウェイ，挿管チューブ，血圧計のカフ，マスク，バッグ，麻酔回路，麻酔器のベローズ，ターニケット，静脈カテーテル，Swan-Ganzカテーテル（バルーンに注意。バルーンなしの特別なSwan-Ganzカテーテルがある），吸引チューブ，体温計のプローブ
  ▶ 薬物のガラス瓶のゴム栓を除去する。シリンジに吸ってある薬物は，6時間ごとに新しくする。
  ▶ アドレナリン希釈液（10 μg/mL）を，すぐに使用できるよう手もとにおいておく。アナフィラキシーの治療については第201章を参照のこと。

術後

- ラテックスフリー用品を積んだカートと，ラテックスアレルギーである旨を明示した札は，入院中常に患者のもとにおいておくべきである。医療用警告リストバンドを着用させるのが望ましい。

コツとポイント

- 病歴や検査からアレルギー患者を同定することが重要である。疑わしい場合は，アレルギーがあるものとして扱う。
- 術中のみならず，周術期を通じて抗原曝露を回避する。
- 接触皮膚炎とⅣ型アレルギー（遅延反応）は原因物質（パウダー，石鹸，ある種の手袋，化学添加物）の除去と，ステロイド外用薬に反応することが多い。
- Ⅰ型アレルギー（即時型反応）
  ▶ 軽度の場合，抗ヒスタミン薬とステロイド全身投与に反応する。
  ▶ 重症の場合，致死的になりうる場合もあり，アナフィラキシー対応プロトコルに準じた対応が必要なこともある。
- 治療方針は重症度に応じて決定する。アドレナリン希釈液の迅速な経静脈投与（0.1 μg/kg）は著効する。

●参考文献

www.TheAnesthesiaGuide.com を参照

（吉松　薫）

第36章
電解質異常（Na, K, Ca, Mg, PO₄）

J. David Roccaforte

基準値

	通常単位	換算	SI単位
ナトリウム（Na）	136〜144 mEq/L	mEq/L×1.0=mmol/L	136〜144 mmol/L
カリウム（K）	3.3〜5.0 mEq/L	mEq/L×1.0=mmol/L	3.3〜5.0 mmol/L
血清カルシウム（Ca）	8.5〜10.5 mg/dL 4.25〜5.25 mEq/L	mg/dL×0.25=mmol/L mEq/L×0.5=mmol/L	2.1〜2.6 mmol/L
イオン化カルシウム（Ca_i）	4.5〜5.3 mg/dL 2.25〜2.8 mEq/L	mg/dL×0.25=mmol/L mEq/L×0.5=mmol/L	1.12〜1.4 mmol/L
マグネシウム（Mg）	1.8〜3.0 mg/dL 1.5〜2.4 mEq/L	mg/dL×0.411=mmol/L mEq/L×0.5=mmol/L	0.74〜1.23 mmol/L
リン酸（PO₄）	2.5〜4.5 mg/dL	mg/dL×0.323=mmol/L	0.81〜1.45 mmol/L

異常の補正のために手術を延期するかどうか

延期して治療する	手術を行いながら治療する	手術を行いながら観察する
予定手術症例	緊急手術症例	すべての症例
急性変化	急性変化	慢性的異常
症状あり	症状あり	症状なし
心電図異常あり	心電図異常あり	心電図異常なし

周術期管理

- 高ナトリウム血症：Na≧145 mEq/L
  - 危険域：Na≧160 mEq/L
  - 一般的な原因：高アルドステロン血症（ミネラルコルチコイド過剰），Cushing症候群（グルココルチコイド過剰），過剰な高張食塩液や炭酸水素ナトリウムの投与，胃腸からの水分喪失，腎からの水分排泄，浸透圧利尿，尿崩症
  - 徴候と症状：激しい口渇，錯乱，被刺激性，反射亢進，嗜眠，昏睡，筋痙攣，全身痙攣
  - 注意
    - 高ナトリウム血症は常に一次性のNa増加か水分の過剰喪失を伴っている。原因診断は患者の体液量評価にかかっている（図36-1参照）。
    - Na濃度が急激に上昇すると神経学的予後が悪くなる（橋中心髄鞘融解）。
      - 橋のミエリン鞘が崩壊する。
      - 常に医原性である。
      - 死亡率が非常に高い。
      - 早期症状は会話や嚥下の困難感である。

図 36-1 高ナトリウム血症の原因鑑別アルゴリズム

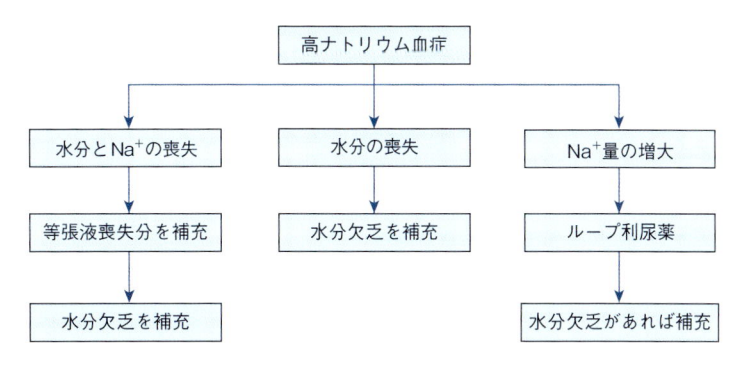

```
                    高ナトリウム血症
          ┌──────────────┼──────────────┐
    水分とNa⁺の喪失      水分の喪失       Na⁺量の増大
          │               │               │
    等張液喪失分を補充   水分欠乏を補充    ループ利尿薬
          │                               │
    水分欠乏を補充                    水分欠乏があれば補充
```

Morgan GE, Mikhail MS, Murray MJ. Clinical Anesthesiology. 4th ed. Figure 28-3 より。www.accessmedicine.com からも閲覧可能。
© The McGraw-Hill Companies, Inc. All rights reserved.

- ◆ MRIで診断できるが，多くは剖検で診断されている。
  - ■ Na濃度が徐々に上昇した場合，160 mEq/L 以上であっても耐容性を示す。
- ▶ 治療：自由水喪失量（L）＝ {([Na測定値]−140)/140} ×体重（kg）×0.6（男性の場合）あるいは0.5（女性の場合）を計算する。
  - ■ Na濃度が緩やかに上昇した場合
    - ◆ 腸管が機能していれば水分を経腸投与するが，慎重に経過をみながら等張液や低張液（5% ブドウ糖液）を静脈投与する方法もある。
  - ■ 中枢性尿崩症を治療する場合
    - ◆ バソプレシンを2 U/hr で持続投与開始し，尿量が 0.5 mL/kg/hr 以下になるように調節する。
    - ◆ 尿量1 mL あたり 1 mL の 0.45% 食塩液を静脈内投与する。
- ▶ 警告
  - ■ 0.5 mEq/L/hr を超える速度で血清Na濃度が減少すると脳浮腫が起きることがある。頭蓋内圧が上昇している患者ではできる限りゆっくりと補正する。
  - ■ 異常が急激に生じた場合（数時間），たとえ 0.5 mEq/L/hr を超えたとしても，その異常が出現した速さに補正速度を合わせてよい。
- ● 低ナトリウム血症：Na≦135 mEq/L
- ▶ 危険域：Na＜125 mEq/L
- ▶ 一般的な原因：熱傷，発汗，嘔吐，下痢，膵炎，利尿薬，塩類喪失性腎症，中枢性塩喪失症候群，ミネラルコルチコイド欠損症（Addison病），うっ血性心不全，腹水を伴う肝硬変，ネフローゼ症候群，慢性腎不全，抗利尿ホルモン不適合分泌症候群（SIADH），甲状腺機能低下症，下垂体機能低下症（グルココルチコイド欠損），原発性多飲症，医原性（低張輸液の過剰投与，経尿道的前立腺切除術後）
- ▶ 徴候と症状：悪心，頭痛，嗜眠，反射低下，錯乱，痙攣，昏睡
- ▶ 注意
  - ■ 低ナトリウム血症は常に一次性のNa喪失もしくは水分過剰を伴っている。原因診断は患者の体液量評価にかかっている（図36-2 参照）。
  - ■ Na濃度が急激に低下すると神経学的予後が悪くなる（脳浮腫）。
  - ■ Na濃度が徐々に低下した場合，125 mEq/L 以下となっても通常は無症状である。
- ▶ 治療：体液量減少と症状を評価する。
  - ■ 体液量が減少している場合
    - ◆ 生理食塩液や輸血を用いて，体液減少を適切に補正する。
  - ■ 症状がある場合
    - ◆ 輸液を制限し，Na＜110 mEq/L ならループ利尿薬を投与し，3% 食塩液（4～6 mL/kg）をNa濃度が

図 36-2 低ナトリウム血症の原因鑑別アルゴリズム

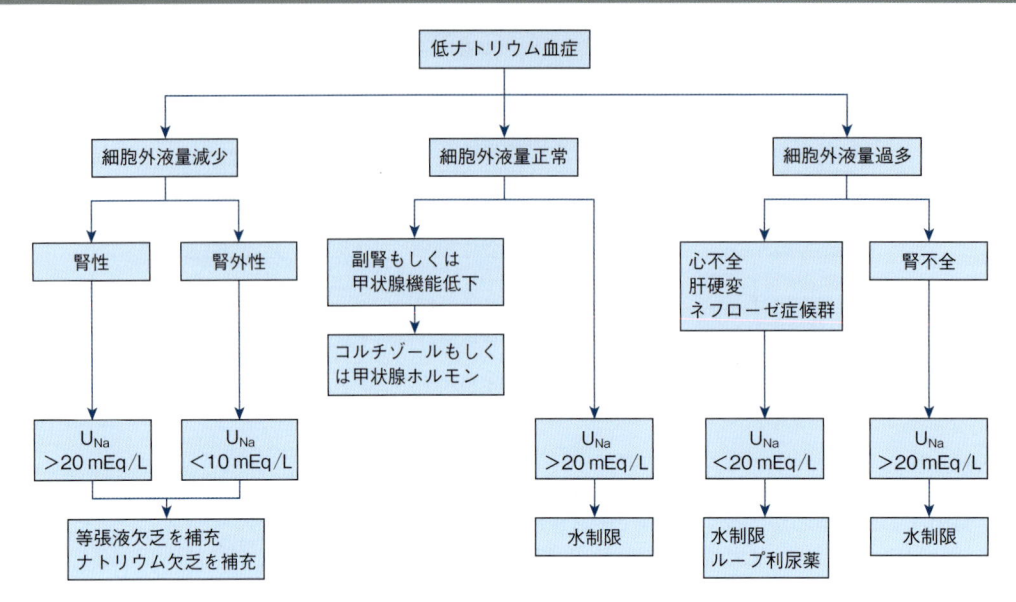

```
                          低ナトリウム血症
            ┌──────────────────┼──────────────────┐
       細胞外液量減少         細胞外液量正常         細胞外液量過多
        ┌────┴────┐      副腎もしくは          ┌─────┴─────┐
       腎性      腎外性   甲状腺機能低下      心不全        腎不全
                              │              肝硬変
                         コルチゾールもしく   ネフローゼ症候群
                         は甲状腺ホルモン
        │        │           │              │             │
       U_Na     U_Na         U_Na           U_Na          U_Na
      >20      <10          >20            <20           >20
      mEq/L    mEq/L        mEq/L          mEq/L         mEq/L
        │        │           │              │             │
     等張液欠乏を補充        水制限         水制限         水制限
     ナトリウム欠乏を補充                  ループ利尿薬
```

Morgan GE, Mikhail MS, Murray MJ. Clinical Anesthesiology. 4th ed. Figure 28-3 より。www.accessmedicine.com からも閲覧可能。
© The McGraw-Hill Companies, Inc. All rights reserved.

3〜5 mEq/L 上昇するか症状がなくなるまで慎重に投与する。高張食塩液は急速投与すると低カリウム血症，肺水腫，高 Cl 性代謝性アシドーシスをきたす可能性があるため慎重に投与しなければならない。
- くも膜下出血の場合
  - ◆ 脳梗塞の危険を高めるため，輸液制限は避ける。
- その他の場合
  - ◆ 輸液を制限し，経口で補水する。
  - ◆ 血管内容量と Na 濃度の補正速度を綿密に監視する。
- ▶ 警告
  - 過度に積極的補正を行うと橋中心髄鞘融解が起きやすくなる（上記参照）。
  - すべての場合において血清 Na 濃度 0.5 mEq/L/hr の上昇は安全だと考えられる。
  - 異常が急激に生じた場合（数時間），たとえ 0.5 mEq/L/hr を超えたとしても，その異常が出現した速さに補正速度を合わせてよい。

● 高カリウム血症：$K^+ \geq 5.1$ mEq/L
▶ 危険域：$K^+ \geq 7.0$ mEq/L
▶ 一般的な原因：腎不全，体液量減少，K^+ 排泄を阻害する薬物（スピロノラクトン，トリアムテレンなど），低アルドステロン血症〔副腎障害や高レニン状態（Ⅳ型尿細管性アシドーシスなど），NSAIDs，ACE 阻害薬による〕，ヘパリンの長期使用，ジギタリス中毒，医原性 K^+ 投与（図 36-3 参照）
▶ 徴候と症状：不整脈，PR 間隔延長，T 波増高，QRS 幅拡大，脱力，深部腱反射亢進，錯乱（図 36-4 を参照）
▶ 注意
  - 高カリウム血症は神経学的変化よりも心異常を多く生じる。
  - K^+ 濃度が慢性かつ緩徐に上昇した場合，7 mEq/L 以上となっても無症状のことがある。
▶ 治療：外因性 K^+ 投与量，薬物，心電図異常を評価する。
  - 心電図異常があり，患者が不安定な場合
    - ◆ 心電図と血圧を持続的に監視する。
    - ◆ 塩化カルシウム（10%）500〜1,000 mg（5〜10 mL）を 2〜5 分かけて静注する。効果は 3 分以内に得られる。5 分後に効果が得られなければ繰り返す。作用時間は 30〜60 分である。

第36章 電解質異常（Na, K, Ca, Mg, PO$_4$） 111

図36-3 高カリウム血症の原因鑑別アルゴリズム

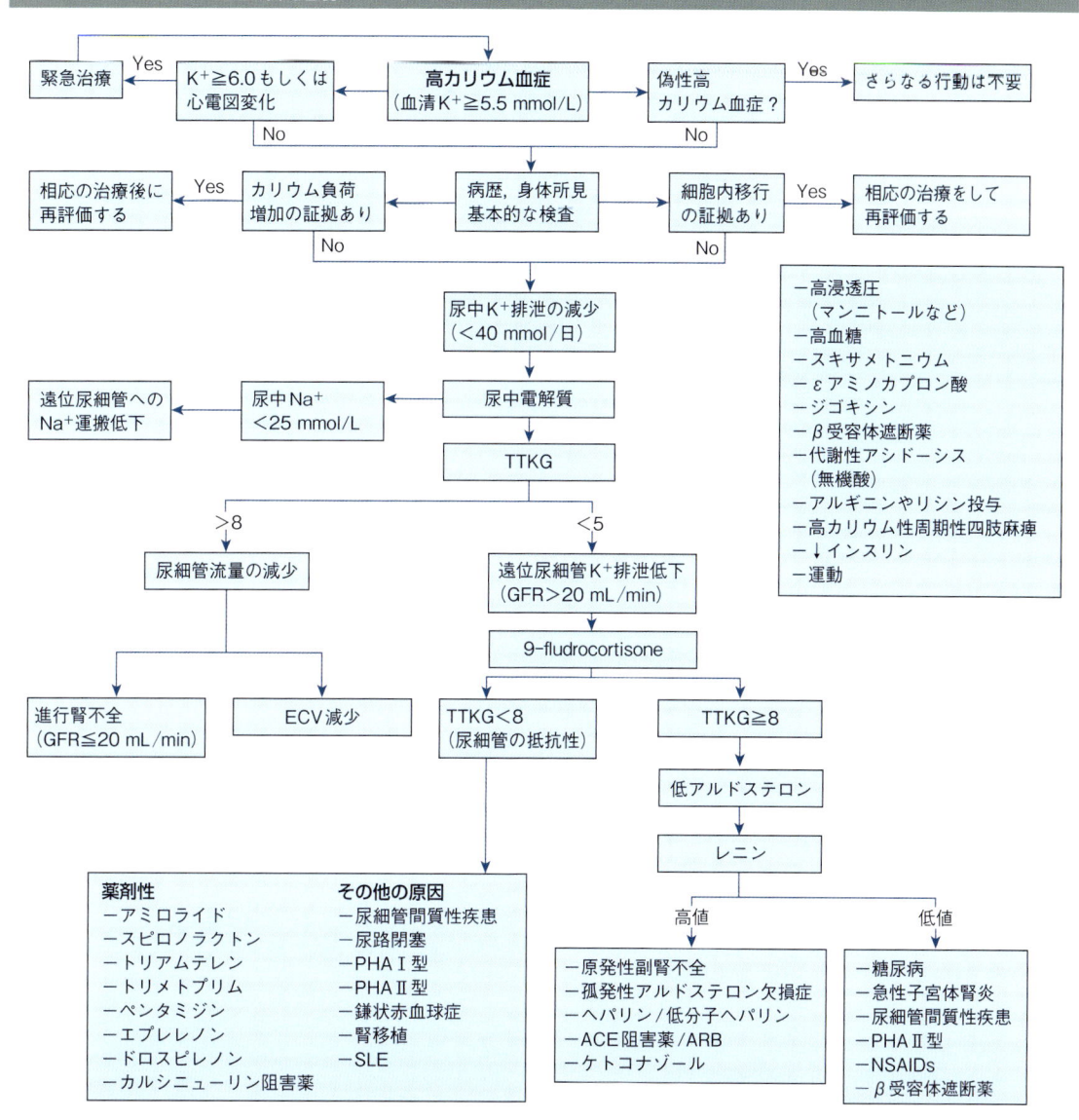

```
                        高カリウム血症
  緊急治療 ←Yes— K+≧6.0もしくは —(血清K+≧5.5 mmol/L)— 偽性高カリウム血症？ —Yes→ さらなる行動は不要
            心電図変化              │                        │
                                    │No                      │No
                ↓                   ↓                        ↓
  相応の治療後に ←Yes— カリウム負荷 — 病歴，身体所見 — 細胞内移行 —Yes→ 相応の治療をして
  再評価する      増加の証拠あり    基本的な検査    の証拠あり          再評価する
                       │No                           │No
                       ↓                             ↓
                   尿中K+排泄の減少
                   （<40 mmol/日）

                                              ─高浸透圧
                                                （マンニトールなど）
                                              ─高血糖
  遠位尿細管への ← 尿中Na+ ← 尿中電解質         ─スキサメトニウム
  Na+運搬低下      <25 mmol/L    │              ─εアミノカプロン酸
                                 ↓              ─ジゴキシン
                               TTKG             ─β受容体遮断薬
                            ┌───┴───┐           ─代謝性アシドーシス
                           >8      <5             （無機酸）
                            │       │            ─アルギニンやリシン投与
                       尿細管流量   遠位尿細管K+排泄低下  ─高カリウム性周期性四肢麻痺
                       の減少      （GFR>20 mL/min）    ─↓インスリン
                                         ↓              ─運動
                                   9-fludrocortisone
                            ┌─────────┴─────────┐
                       TTKG<8                  TTKG≧8
                     （尿細管の抵抗性）             │
                                              低アルドステロン
                                                   │
                                                 レニン
                                            ┌────┴────┐
                                           高値       低値
  進行腎不全    ECV減少
  （GFR≦20 mL/min）
```

薬剤性	その他の原因
─アミロライド	─尿細管間質性疾患
─スピロノラクトン	─尿路閉塞
─トリアムテレン	─PHA I 型
─トリメトプリム	─PHA II 型
─ペンタミジン	─鎌状赤血球症
─エプレレノン	─腎移植
─ドロスピレノン	─SLE
─カルシニューリン阻害薬	

高値：
─原発性副腎不全
─孤発性アルドステロン欠損症
─ヘパリン/低分子ヘパリン
─ACE阻害薬/ARB
─ケトコナゾール

低値：
─糖尿病
─急性子宮体腎炎
─尿細管間質性疾患
─PHA II 型
─NSAIDs
─β受容体遮断薬

TTKG：経尿細管カリウム勾配，ECV：有効循環血液量，PHA：偽性アルドステロン血症，GFR：糸球体濾過量。
Brenner BM, Rector FC III. Brenner & Rector's The Kidney. 8th ed. Philadelphia: Saunders;2008:574 より。© Elsevier.

◆ K+濃度は変化させないが，心筋における高カリウム血症の影響を拮抗する。
◆ 炭酸水素ナトリウム50 mEqを5分かけて静注する。
  ○ 浸透圧性輸液負荷が肺水腫や心不全を悪化させることがある。
  ○ 産生されたCO$_2$は細胞内で炭酸に変換され，逆説的に細胞内アシドーシスを起こす。
  ○ 腎不全の可能性がある場合は避ける。
◆ グルコース25g（50%糖液50 mL）＋レギュラーインスリン10単位を15〜30分かけて静注する（K+を細胞内に移動させる。K濃度と血糖値を頻回に測定し，高血糖の場合はインスリン持続投与をはじめる）
◆ サルブタモール10〜20 mgを15分かけて吸入する。60%の患者で有効である。未知の耐性機序が存在する〔K+を細胞内に移動させる（2時間以内）。頻脈を起こす可能性がある〕。

図 36-4 高カリウム血症における心電図変化

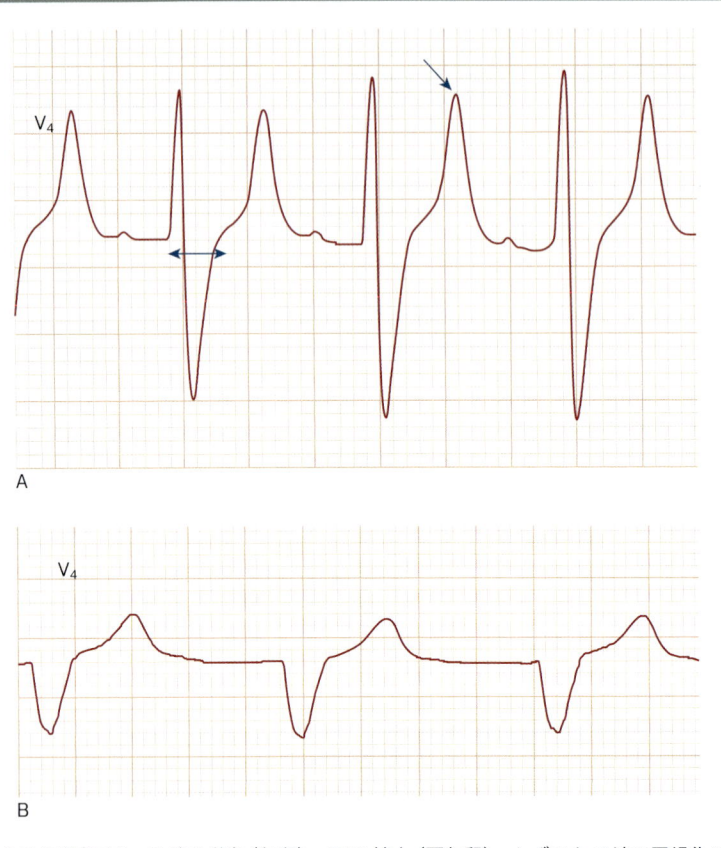

(A) 血清カリウム 7.1 のこの患者では，T 波の増高（矢印），QRS 拡大（両矢印），わずかな P 波の平坦化が認められる。
Knoop KJ, Stack LB, Storrow AB, Thurman RJ. The Atlas of Emergency Medicine. 3rd ed. Figure 24-45B より。www.accessmedicine.com からも閲覧可能。© The McGraw-Hill Companies, Inc. All rights reserved.

(B) 血清カリウム 8.5 のこの患者では，拡大して鈍になった QRS がサイン波のように見える。P 波は見えない。
Knoop KJ, Stack LB, Storrow AB, Thurman RJ. The Atlas of Emergency Medicine. 3rd ed. Figure 24-46B より。www.accessmedicine.com からも閲覧可能。© The McGraw-Hill Companies, Inc. All rights reserved.

- ◆ フロセミド 40〜80 mg を静注する。
- ◆ ポリスチレンスルホン酸ナトリウム（ケイキサレート）15〜30 g を 50〜100 mL の 20% ソルビトールに溶解して経腸投与ないし注腸する（レジンが Na と K を交換する）。
- ◆ 緊急透析を行う〔CVVH は補正速度が十分ではないが（血流量と透析液流量が少ないため），術中には適している〕。
- ■ **心電図異常があるが患者が安定している場合**
  - ◆ 心電図を持続的に監視する。
  - ◆ グルコース 25 g（50% 糖液 50 mL）＋レギュラーインスリン 10 単位を 15〜30 分かけて静注する。
  - ◆ サルブタモール 10〜20 mg を 15 分かけて吸入する。
  - ◆ フロセミド 40〜80 mg を静注する。
  - ◆ ポリスチレンスルホン酸ナトリウム（ケイキサレート）15〜30 g を 50〜100 mL の 20% ソルビトールに溶解して経腸ないし注腸投与する。
  - ◆ 慢性腎不全なら緊急透析を行う。
  - ◆ 外因性の K^+ 投与を中断する（静脈内投与と経腸投与）。
- ■ 可能なら高カリウム血症を起こしうる薬物を中止する（カリウム保持性利尿薬，ACE 阻害薬，NSAIDs）。

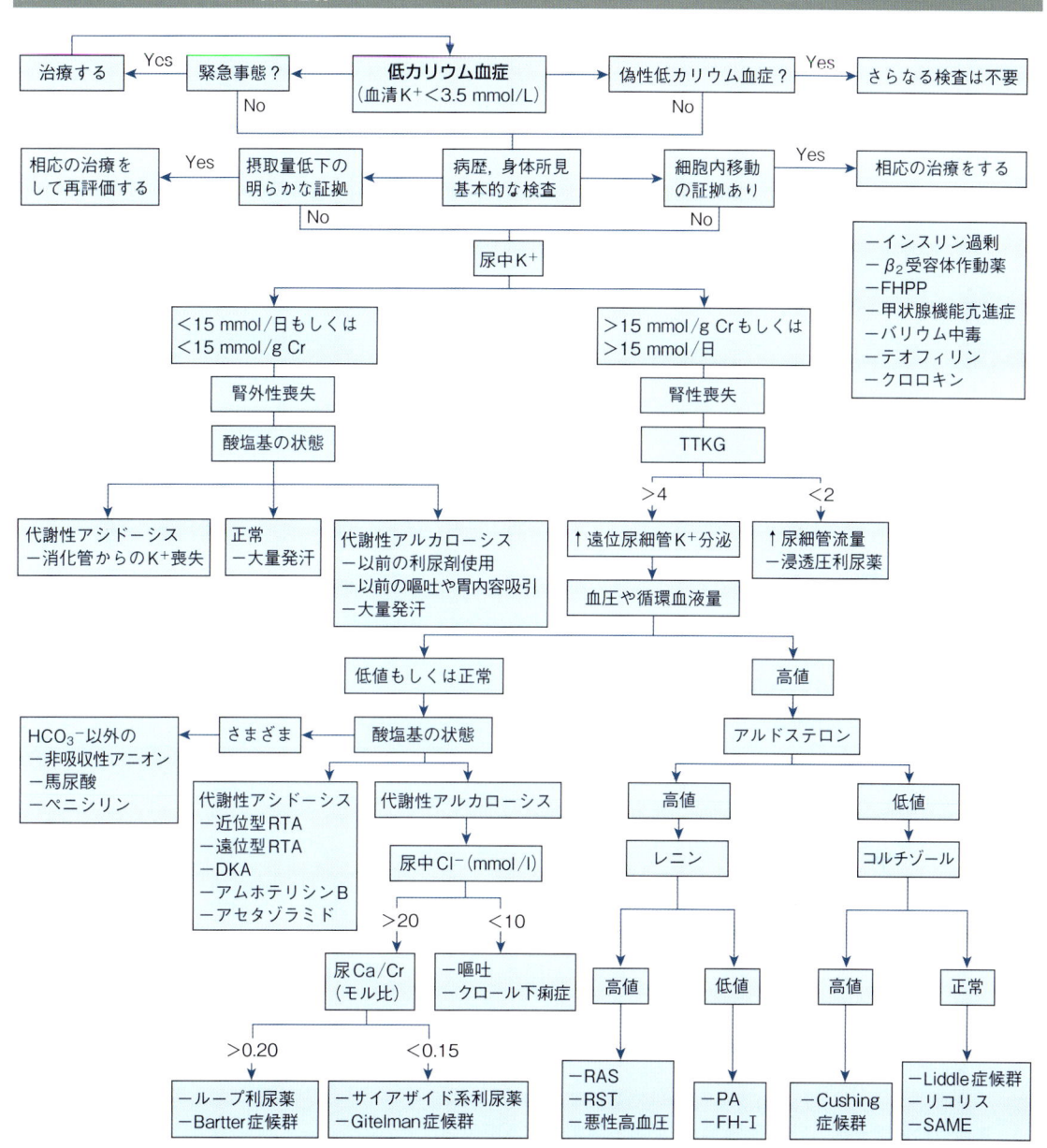

図36-5 低カリウム血症の原因鑑別アルゴリズム

FHPP：家族性低カリウム性周期性四肢麻痺，TTKG：経尿細管カリウム勾配，RTA：腎尿細管性アシドーシス，RAS：腎動脈狭窄，RST：レニン分泌性腫瘍，PA：原発性アルドステロン症，FH-I：家族性高アルドステロン血症Ⅰ型，SAME：鉱質コルチコイド過剰症候群，DKA：糖尿病性ケトアシドーシス．

Brenner BM, Rector FC III. Brenner & Rector's The Kidney. 8th ed. Philadelphia: Saunders; 2008:565 より．© Elsevier.

- ■ 心電図が正常な場合
  - ◆ 心電図を監視する．
  - ◆ ポリスチレンスルホン酸ナトリウム（ケイキサレート）15〜30 g を 50〜100 mL の 20% ソルビトールに溶解して経腸ないし注腸投与する．
  - ◆ フロセミド 40〜80 mg を静注する．

図 36-6　低カリウム血症の心電図

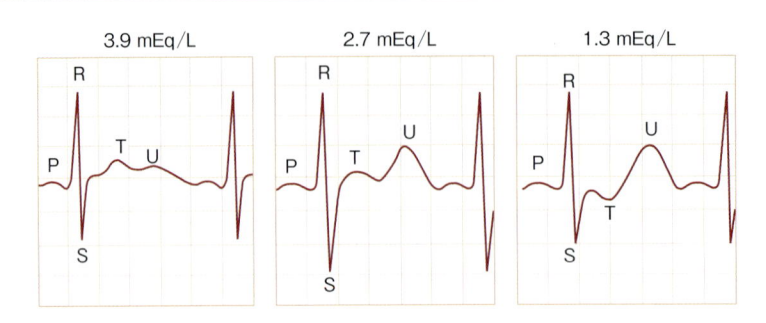

Morgan GE, Mikhail MS, Murray MJ. Clinical Anesthesiology. 4th ed. Figure 28-5 より。www.accessmedicine.com からも閲覧可能。
© The McGraw-Hill Companies, Inc. All rights reserved.

- ◆ 慢性腎不全なら予定されている透析を行う。
- ▶ 警告
  - 胃不全麻痺，イレウス，腸閉塞，誤嚥のリスクのある患者ではケイキサレートの経腸投与は避ける。
  - 大量の赤血球輸血に伴う高カリウム血症を避ける。
    - ◆ 術前にセルセーバーを使用して赤血球を洗浄することで細胞外のカリウムを除去できる。
    - ◆ 洗浄赤血球を手術室の近くで冷蔵しておき，出血のために赤血球輸血を続けなくてはならないが高カリウム血症が悪化している場合に使用する。

● 低カリウム血症：$K^+ \leq 3.2$ mEq/L
- ▶ 危険域：$K^+ \leq 2.5$ mEq/L
- ▶ 一般的な原因：嘔吐，下痢，小腸人工肛門，絨毛腺腫，下剤，サイアザイド系利尿薬，ループ利尿薬，Cushing 症候群，高アルドステロン，腎尿細管性アシドーシス，低マグネシウム血症，アミノグリコシド，アムホテリシン B，プレドニゾン（図 36-5 を参照）
- ▶ 徴候と症状：不整脈，U 波，T 波平坦化，脱力，倦怠感，便秘，こむら返り（図 36-6 参照）
- ▶ メモ
  - 軽度の低カリウム血症でも筋症状を起こしうる。心異常はより重度の低カリウム血症で起きる（患者がジギタリスを服用していない場合）。
  - 低マグネシウム血症を同時に治療しなければ，低カリウム血症の補正は難しくなる。
- ▶ 治療：症状と心電図異常を評価する。
  - 血行動態が不安定な場合
    - ◆ 心電図と血圧を持続的に監視する。
    - ◆ 塩化カリウム 10 mEq を 5 分かけて静注する（成人の場合）。
  - 血行動態は安定しているが症状や心電図異常がある場合
    - ◆ 心電図とバイタルサインを持続的に監視する。
    - ◆ 塩化カリウムを 10〜20 mEq/hr で静脈内投与する（小児の場合は 0.25 mEq/kg/hr）。
  - 症状もなく心電図も正常な場合
    - ◆ 心電図とバイタルサインを持続的に監視することを考慮する。
    - ◆ 1 日量 1〜2 mEq/kg を 3 回に分けて経腸投与し補充する。
- ▶ 注意
  - 不整脈のリスクはジギタリス治療によって増大する。
  - 塩化カリウムは先端が右心の外にある中心静脈カテーテルから静注する。塩化カリウムを末梢静脈から投与すると疼痛があり，皮下に漏れると腐食作用がある。

● 高カルシウム血症：血清 Ca≥10.6 mg/dL もしくはイオン化 Ca≥5.4 mg/dL
- ▶ 危険域：血清 Ca≥13 mg/dL もしくはイオン化 Ca≥6.0 mg/dL

図 36-7　高カルシウム血症の原因鑑別アルゴリズム

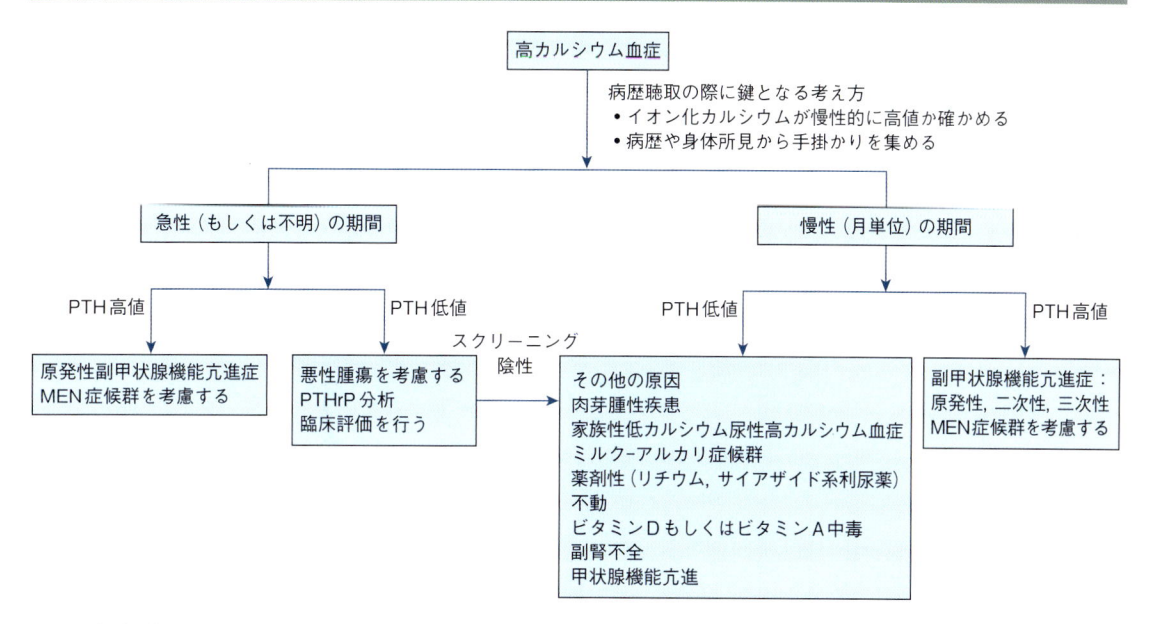

```
                    高カルシウム血症
                          │
              病歴聴取の際に鍵となる考え方
              ・イオン化カルシウムが慢性的に高値か確かめる
              ・病歴や身体所見から手掛かりを集める
                          │
        ┌─────────────────┴─────────────────┐
   急性（もしくは不明）の期間           慢性（月単位）の期間
        │                                   │
    ┌───┴───┐                          ┌───┴───┐
  PTH高値  PTH低値                    PTH低値  PTH高値
```

- PTH高値（急性）：原発性副甲状腺機能亢進症、MEN症候群を考慮する
- PTH低値（急性）：悪性腫瘍を考慮する、PTHrP分析、臨床評価を行う
  - スクリーニング陰性 →
- PTH低値（慢性）：その他の原因
  - 肉芽腫性疾患
  - 家族性低カルシウム尿性高カルシウム血症
  - ミルク-アルカリ症候群
  - 薬剤性（リチウム、サイアザイド系利尿薬）
  - 不動
  - ビタミンDもしくはビタミンA中毒
  - 副腎不全
  - 甲状腺機能亢進
- PTH高値（慢性）：副甲状腺機能亢進症：原発性、二次性、三次性　MEN症候群を考慮する

PTH：副甲状腺ホルモン，PTHrP：副甲状腺ホルモン関連ペプチド
Longo DL, Fauci AS, Kasper DL, Hauser SL, Jameson JL, Loscalzo J. Harrison's Principles of Internal Medicine. 18th ed. Figure 353-6 より。www.accessmedicine.com からも閲覧可能。© The McGraw-Hill Companies, Inc. All rights reserved.

▶ 一般的な原因：副甲状腺機能亢進症、悪性腫瘍（多発性骨髄腫、乳癌、肺癌）、長期間の不動化、腎不全、甲状腺機能亢進症、サイアザイド系利尿薬（図36-7参照）
▶ 症状と徴候：脱力、倦怠感、失見当、痙攣、昏睡、不整脈、QT時間短縮、嚥下困難、便秘。重度の高カルシウム血症の場合、PR延長、AVブロック、T波開大、心室細動（図36-8参照）
▶ メモ
- ほとんどの高カルシウム血症は原発性副甲状腺機能亢進症と悪性腫瘍に伴うものである（＞90%）。
- アルブミン補正血清カルシウム濃度は重症患者の38%でイオン化カルシウム濃度を正確に予測することができない。可能な限りイオン化カルシウムを測定して経過をみる。
▶ 治療：心電図と血管内容量を評価する。
- カルシウムを含む輸液（乳酸リンゲル液）と経腸栄養を中断する。
- カルシウム濃度を上昇させる薬物を中止する（リチウム、ヒドロクロロチアジド、ビタミンA、ビタミンD）。
- 心電図異常と症状があるも体液量は増えていない場合
  - 正常化するまで心電図を持続的に監視する。
  - 生理食塩液300〜500 mL/hr を尿量が200 mL/hr 以上になるまで投与し、その後に100〜200 mL/hr に減量する。
  - きわめて重症な例ではキレート剤（リン酸、EDTA）やビスホスホネートの投与を考慮する。
  - カルシトニン 2〜8 IU/kg を 6〜12 時間ごとに静注ないし皮下投与する。
- 体液量が増えている場合
  - フロセミド 1 mg/kg を投与する。
  - 酸素化を持続的に監視する。
  - 緊急血液透析を考慮する。
- 心電図正常で症状がなく体液量も増えていない場合
  - 生理食塩液を 100〜200 mL/hr で投与する。

図 36-8　低カルシウム血症と高カルシウム血症の心電図変化

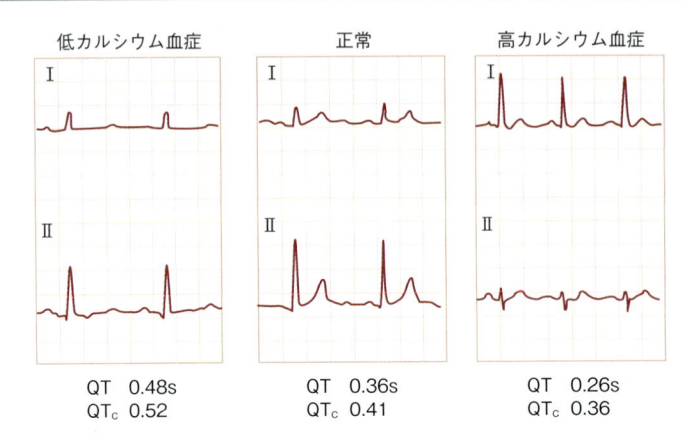

低カルシウム血症　　　　正常　　　　高カルシウム血症

QT　0.48s　　　　QT　0.36s　　　　QT　0.26s
QT$_c$　0.52　　　　QT$_c$　0.41　　　　QT$_c$　0.36

Longo DL, Fauci AS, Kasper DL, Hauser SL, Jameson JL, Loscalzo J. Harrison's Principles of Internal Medicine. 18th ed. Figure 228-17 より．www.accessmedicine.com からも閲覧可能．© The McGraw-Hill Companies, Inc. All rights reserved.

- ◆ カルシトニン 2〜8 IU/kg を 6〜12 時間ごとに静注ないし皮下投与することを考慮する．
- ▶ 注意：治療中はカリウム濃度とマグネシウム濃度を綿密に監視し，必要に応じて補充する．
● 低カルシウム血症：血清 Ca≦8.4 mg/dL もしくはイオン化 Ca≦4.4 mg/dL
- ▶ 危険域：血清 Ca≦7 mg/dL もしくはイオン化 Ca≦3.6 mg/dL
- ▶ 一般的な原因：副甲状腺機能低下症，腎不全，ビタミン D 欠乏，マグネシウムを含む下剤の長期使用，腫瘍崩壊症候群，膵炎（図 36-9 参照）
- ▶ 徴候と症状：不安，不穏，譫妄，痙攣，顔面感覚異常，筋痙攣，反射亢進，テタニー，喘鳴，QT 延長，低血圧，心不全（図 36-8 参照）
- ▶ 注意
    - Trousseau 徴候：腕に駆血帯を巻いてふくらませることで動脈血流を 3 分間遮断する．手と前腕が痙攣するのを観察できる．
    - Chvostek 徴候：下顎角で顔面神経を軽くたたくと同側の顔面筋が収縮する．Chvostek 徴候は Trousseau 徴候より感度が低いと考えられている．
    - 低カルシウム血症の症状は低マグネシウム血症の症状と区別しづらい．
- ▶ 治療：心電図異常と血行動態の安定性を評価する．
    - ジギタリス治療中のカルシウム投与は禁忌である：心室細動の危険性
    - 低血圧の場合
        - ◆ 心電図と血圧を持続的に監視する．
        - ◆ 10% 塩化カルシウム 1 g（10 mL）を 3 分かけて中心静脈ラインから投与するか，50〜100 mL の 5% ブドウ糖液に希釈して 10 分かけて末梢静脈ラインから静注する．
        - ◆ その後，10% グルコン酸カルシウム（1 mL あたり 93 mg のカルシウム元素を含む）もしくは 10% 塩化カルシウム（1 mL あたり 273 mg のカルシウム元素を含む）を用い，カルシウム元素 1〜2 mg/kg/hr（500〜1,000 mL の 5% ブドウ糖液に希釈）で 6〜12 時間投与するか，イオン化カルシウムが正常化するか症状がなくなるまで投与する．
    - 症状があるが血圧が正常な場合
        - ◆ 心電図を持続的に監視する．
        - ◆ 100〜200 mg のカルシウム元素を 10% グルコン酸カルシウム（1 mL あたり 93 mg のカルシウム元素を含む）もしくは 10% 塩化カルシウム（1 mL あたり 273 mg のカルシウム元素を含む）を用い，50〜100 mL の 5% ブドウ糖液に希釈して 10 分間で静脈内投与する．
        - ◆ その後，10% グルコン酸カルシウム（1 mL あたり 93 mg のカルシウム元素を含む）もしくは 10% 塩

図 36-9 低カルシウム血症の原因鑑別アルゴリズム

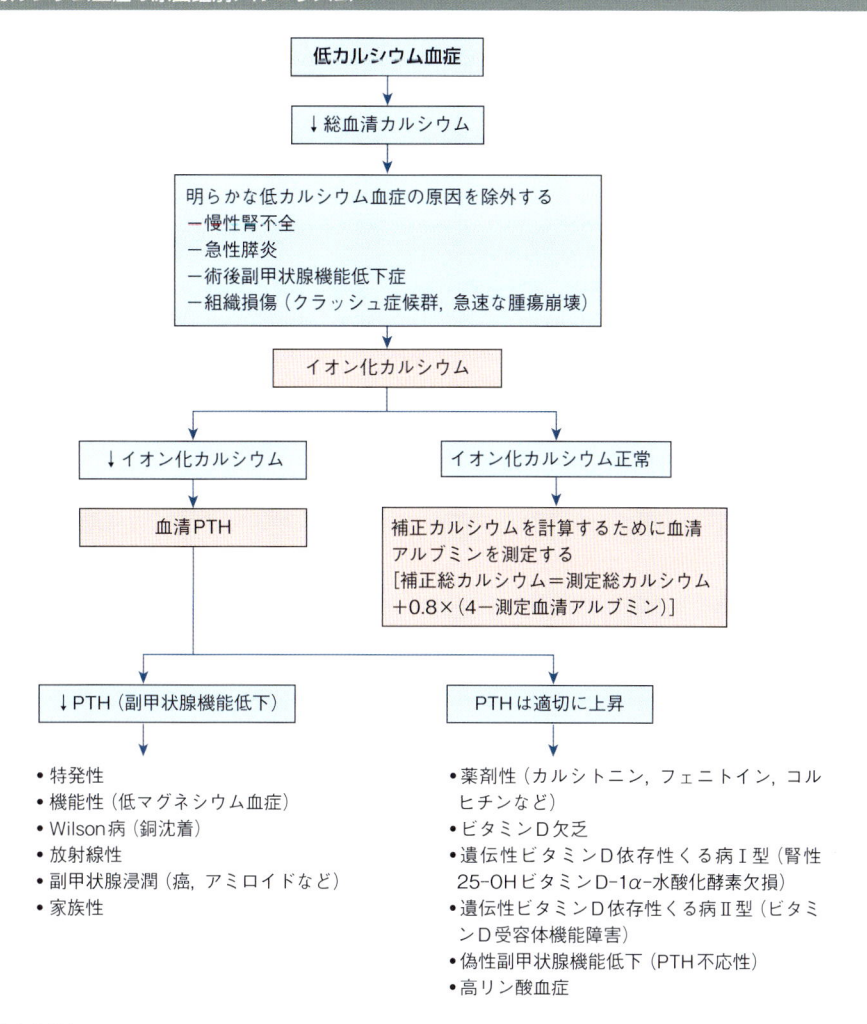

```
低カルシウム血症
   ↓
↓総血清カルシウム
   ↓
明らかな低カルシウム血症の原因を除外する
  －慢性腎不全
  －急性膵炎
  －術後副甲状腺機能低下症
  －組織損傷（クラッシュ症候群，急速な腫瘍崩壊）
   ↓
イオン化カルシウム
   ├──────────────────┐
↓イオン化カルシウム    イオン化カルシウム正常
   ↓                      ↓
血清PTH               補正カルシウムを計算するために血清
                      アルブミンを測定する
                      ［補正総カルシウム＝測定総カルシウム
                       ＋0.8×（4－測定血清アルブミン）］
   ↓                      ↓
↓PTH（副甲状腺機能低下）    PTHは適切に上昇
```

↓PTH（副甲状腺機能低下）
- 特発性
- 機能性（低マグネシウム血症）
- Wilson病（銅沈着）
- 放射線性
- 副甲状腺浸潤（癌，アミロイドなど）
- 家族性

PTHは適切に上昇
- 薬剤性（カルシトニン，フェニトイン，コルヒチンなど）
- ビタミンD欠乏
- 遺伝性ビタミンD依存性くる病Ⅰ型（腎性25-OHビタミンD-1α-水酸化酵素欠損）
- 遺伝性ビタミンD依存性くる病Ⅱ型（ビタミンD受容体機能障害）
- 偽性副甲状腺機能低下（PTH不応性）
- 高リン酸血症

PTH：副甲状腺ホルモン

Reproduced from Nicoll D, McPhee SJ, Pignone M, Lu CM. Pocket Guide to Diagnostic Test . 5th ed. Figure 8-13 より。www.accessmedicine.com からも閲覧可能。© The McGraw-Hill Companies, Inc. All rights reserved.

化カルシウム（1 mL あたり 273 mg のカルシウム元素を含む）を用い，カルシウム元素 1～2 mg/kg/hr（500～1,000 mL の 5% ブドウ糖液に希釈）で 6～12 時間投与するか，イオン化カルシウムが正常化するか症状がなくなるまで投与する。
  ■ 無症状の場合
    ◆ 腸管からカルシウムを補充することを考える。
    ◆ 10% グルコン酸カルシウムもしくは 10% 塩化カルシウム 500～1,000 mg を 6 時間かけて静脈投与する。
  ▶ 注意
    ■ EDTA によってカルシウムがキレートされ血液が凝固してしまうので，カルシウムを含む輸液を輸血と同じラインから投与するのを避ける。
    ■ 無治療の低マグネシウム血症があると低カルシウム血症が治療抵抗性になる。
- **高マグネシウム血症**：≧3.1 mg/dL もしくは≧2.5 mEq/L
  ▶ 危険域：≧3.1 mg/dL もしくは≧2.5 mEq/L
  ▶ 一般的な原因：腎不全，副甲状腺機能亢進症，医原性マグネシウム投与（妊娠高血圧症候群や浣腸）

高マグネシウム血症の徴候と症状	
マグネシウムの値	徴候/症状
4～6 mEq/L（4.8～7.2 mg/dL）	深部腱反射低下ないし消失 悪心/嘔吐/顔面紅潮
6～10 mEq/L（7.2～12 mg/dL）	呼吸困難/無呼吸 精神状態変化/嗜眠 低血圧 心電図変化：PR，QRS，QT 間隔の延長 低カルシウム血症
>10 mEq/L（>12 mg/dL）	弛緩麻痺，完全房室ブロック，昏睡，心停止/心静止

Lerma EV, Berns JS, Nissenson AR. Current Diagnosis & Treatment: Nephrology & Hypertension. New York: McGraw-Hill;2009. Table 8-7 より。© The McGraw-Hill Companies, Inc. All rights reserved.

- ▶徴候と症状：深部腱反射の低下，嗜眠，錯乱，脱力，呼吸抑制，血管拡張，低血圧，PR 間隔延長，QRS 幅拡大，徐脈，不整脈，呼吸停止や心停止もありうる。
- ▶注意
  - ■高マグネシウム血症は腎不全や妊娠高血圧症候群に対するマグネシウム治療に伴い最も多くみられる。
- ▶治療：心電図と症状と呼吸状態を評価する。
  - ■外因性のマグネシウムを中止する。
  - ■心電図異常や呼吸機能障害や循環血液量過多を伴い重度の症状がある場合
    - ◆気道を確保し呼吸補助を行うことを考慮する。
    - ◆500～1,000 mg の 10% 塩化カルシウム（5～10 mL）を 3～5 分かけて中心静脈ラインから投与するか，50～100 mL の 5% ブドウ糖液に希釈して 10～20 分かけて末梢静脈ラインから静注する。
    - ◆グルコース 25 g（50% ブドウ糖液 50 mL）＋レギュラーインスリン 10 単位を 15～30 分かけて静注する。
    - ◆フロセミド 1 mg/kg を考慮する。
    - ◆緊急血液透析を考慮する。
  - ■心電図と腎機能が正常で循環血液量過多もないが軽度の症状がある場合
    - ◆500～1,000 mL の生理食塩液を 30 分から 1 時間かけて静脈投与する。
    - ◆フロセミド 1 mg/kg を静注する。
  - ■心電図が正常で無症状の場合
    - ◆観察のみでよい。
- ▶警告：希釈，利尿薬，透析により低カルシウム血症となると，治療に伴って生じた低マグネシウム血症の症状が悪化する。
- ●低マグネシウム血症：≦1.7 mg/dL もしくは≦1.4 mEq/L
  - ▶危険域：≦1.2 mg/dL もしくは≦1.0 mEq/L
  - ▶一般的な原因：下痢，膵炎，ループ利尿薬，サイアザイド系利尿薬，高カルシウム血症，腎不全，副甲状腺摘出術後

腎性低マグネシウム血症と非腎性低マグネシウム血症の鑑別	
検査	腎性マグネシウム喪失と判定する基準
24 時間蓄尿中マグネシウム	>10～30 mg Mg/24 時間
マグネシウム排泄率[1]（FeMg） $\dfrac{尿中マグネシウム \times 血漿マグネシウム}{(0.7 \times 血漿マグネシウム) \times 尿中クレアチニン} \times 100$	>2%

1) 血漿マグネシウム濃度は循環血液中のマグネシウムの 70% だけが遊離体（アルブミンと結合していない）として濾過されるため 0.7 をかける。

Lerma EV, Berns JS, Nissenson AR. Current Diagnosis & Treatment: Nephrology & Hypertension. New York: McGraw-Hill;2009. Table 8-7 より。© The McGraw-Hill Companies, Inc. All rights reserved.

- ▶徴候と症状
  - ■神経筋：脱力と筋痙攣，反射亢進，テタニー，Chvostek徴候，Trousseau徴候（低カルシウム血症の項を参照），喘鳴，痙攣，不安，うつ，錯乱，譫妄，Wernicke脳症
  - ■心臓：頻脈，PR間隔とQT間隔の延長，torsades de pointes，高血圧，冠動脈攣縮
- ▶注意：低マグネシウム血症の症状は低カルシウム血症の症状と区別しづらい。
- ▶治療：症状と心電図異常を評価する。
  - ■**重度の症状か心電図異常がある場合**
    - ◆心電図と血圧を持続的に監視する。
    - ◆10% 硫酸マグネシウム 2〜4 g（20〜40 mL）を 50〜100 mL の 5% ブドウ糖液に希釈して 5〜10 分かけて静注する（硫酸マグネシウムは合計 10 g まで繰り返し投与できる）。
  - ■**軽度の症状があるが心電図は正常な場合**
    - ◆持続的に心電図を監視することを考慮する。
    - ◆10% 硫酸マグネシウムを 1 g/hr で 3〜4 時間投与し再評価する。
  - ■**無症状で心電図も正常な場合**
    - ◆消化管ないし腎臓からの継続的な喪失がないか評価する。
    - ◆可能なら経腸投与で補充する。
    - ◆下痢が起きることを予測しておく。
- ▶警告
  - ■低マグネシウム血症に低カリウム血症が伴うと重篤な不整脈の危険性が著明に高まる。
  - ■マグネシウムは非脱分極性筋弛緩薬やカルシウムチャネル拮抗薬の効果を増強するので，腎不全や重症筋無力症患者では慎重に投与する。

高リン酸血症 ≥4.5 mg/dL
- ▶危険域：なし
- ▶一般的な原因：腎不全，腫瘍崩壊症候群，横紋筋融解症，リン酸を含む下剤や浣腸による医原性
- ▶徴候と症状
  - ■慢性：軟部組織，特に血管が石灰化し，虚血の原因となる。
  - ■急性：テタニーを伴う低カルシウム血症，大量の軟部組織石灰化，神経精神病学的症状
- ▶注意
  - ■高リン酸血症の多くは腎不全に伴って起きるが，緊急事態となることはまれである。
  - ■急性リン酸血症は通常無症状である。
  - ■軟部組織への沈着による低カルシウム血症はカルシウムとリン酸の積が慢性的に増大（>55）しているときにみられる随伴所見である。
- ▶治療：外因性リン酸摂取を評価する。
  - ■リン酸補充を中止する。
  - ■リン酸吸着剤を投与する（炭酸カルシウム制酸薬 500 mg を 1 日 2 回経口投与する）。
  - ■血液透析

低リン血症 ≤2.4 mg/dL
- ▶危険域：≤1.0 mg/dL
- ▶一般的な原因：リフィーディング症候群，副甲状腺摘出術後，慢性下痢，副甲状腺機能亢進症，Fanconi症候群
- ▶徴候と症状：初期は無症状
- ▶注意：低リン血症はリフィーディング症候群[訳注]に伴って起きる。重度の低リン血症によって食思不振，脱力，脳症，痙攣，昏睡，横紋筋融解，溶血，低血圧，凝固障害，急性尿細管壊死，肝不全，重度の不整脈，うっ血性心不全が数日以内に起きる。すべて治療抵抗性である。
  - 訳注) 長期栄養失調後に栄養補給を再開した患者に生じる現象。
- ▶治療：腎機能とカリウムとカルシウムの濃度を評価する。
  - ■経腸栄養と経静脈栄養を中止し，血清リン酸濃度が正常化したら低用量で再開する。
  - ■リン酸吸着性制酸薬やリン酸排泄作用のある利尿薬を中止する。
  - ■低マグネシウム血症を補正する。

- ■ **重度の低リン血症（≦2.16 mg/dL）の場合**
    - ◆ 心電図とバイタルサインを持続的に監視する．
    - ◆ リン酸カリウムかリン酸ナトリウムを用い，15 mmol のリン酸を 1 時間かけて静脈投与する．
    - ◆ 血清イオン化カルシウム濃度を測定し，低カルシウム血症を適切に治療する．
    - ◆ 血清リン酸濃度を綿密に測定し，安定するまで持続的に補充する．
- ■ **腎機能が悪い場合**
    - ◆ リン酸ナトリウムを用い，0.16～0.25 mmol/kg のリン酸を 3～6 時間かけて静脈投与する．
- ■ **腎機能が正常な場合**
    - ◆ リン酸カリウムを用い，0.16～0.25 mmol/kg のリン酸を 3～6 時間かけて静脈投与する．
- ▶ **注意**：低リン血症は急激な異常をきたしている際も比較的症状に乏しいため治療が遅れがちである．リンは RNA 転写や蛋白合成を含むすべての重要な細胞内プロセスで使用される ATP の構成成分であるため，急性障害のあと時間をおいてから破滅的な全身症状を呈することとなる．このため，血清リン酸濃度が低い場合は，低カリウム血症と同様に緊急かつ積極的に治療するべきである．

●参考文献

www.TheAnesthesiaGuide.com を参照．

（本田博之）

第37章
HIVと麻酔

Harsha Nalabolu

基本事項

- CD4 リンパ球数の正常値は 500～1,200/mm^3 である．
- ウイルス量は 5,000/mL 未満が低値，10,000/mL 以上で高値である．

術前

- 臓器別に評価し，必要に応じて麻酔方法を変更する．

臓器別系統的評価	
中枢神経系 末梢神経系	● 初期には末梢神経障害が少なくない．末期には脱髄性中枢神経障害で認知症となる ● 中枢神経に感染巣があると，頭蓋内圧は上昇しうる
呼吸器系	● 日和見感染：CD4 リンパ球数が 200 以下になると，ニューモシスチス肺炎にかかりやすくなる ● ニューモシスチス肺炎になると，容易に破裂する気瘤を形成し，最終的に気胸となり，長期の人工換気が必要となる．胸部レントゲン写真は正常のこともあるが，CT では両側にすりガラス陰影を認める ● 結核，ノカルジア症，リンパ腫でも肺病変を呈する
心臓	● HIV 感染期間が長期にわたると，心筋症を呈する．最大 30％ の患者が拡張型心筋症になるといわれる
血液	● 過凝固状態に陥ったり，特発性血栓性血小板減少症をきたしたりすることもある ● 抗レトロウイルス薬（アザチオプリン）は骨髄抑制を起こし，凝固異常をきたす

治療薬を把握し，各薬物の副作用を理解しておくことが重要である．

HIV 治療薬の副作用

薬物名		副作用
核酸系逆転写酵素阻害薬	ジドブジン（Retrovir®），AZT	汎血球減少，神経障害，ミオパチー
	ジダノシン（Videx®），ddI	末梢神経障害，膵炎，消化器症状
	stavudine（Zerit®），d4t	末梢神経障害，膵炎
	zalcitabine（Hivid®），ddC	末梢神経障害，膵炎
	ラミブジン（Epivir®），3Tc	末梢神経障害，消化器障害，発疹
	アデホビル（Hepsera®）	腎毒性，肝機能異常，消化器症状
	アバカビル（Ziagen®）	消化器症状，発疹，筋肉痛
非核酸系逆転写酵素阻害薬	ネビラピン（Viramune®）	消化器症状，肝機能異常，発疹，P450 誘導
	エファビレンツ（Sustiva®）	消化器症状，肝機能異常，発疹，催奇形性
	delavirdine（Rescriptor®）	消化器症状，肝機能異常，発疹
プロテアーゼ阻害薬	サキナビル（Invirase®，Fortvase®）	消化器症状，高血糖，P450 CYP3A を阻害
		消化器症状，高血糖，P450 CYP3A を阻害，腎不全，腎結石
	インジナビル（Crixivan®）	消化器症状，高血糖，P450 CYP3A を阻害，肝機能異常
	リトナビル（Norvir®）	消化器症状，高血糖，P450 CYP3A を阻害
	ネルフィナビル（Viracept®）	発疹，P450 CYP3A を阻害
	アンプレナビル（Agenerase®）	
融合阻害薬	Enfuvirtide	細菌性肺炎，注射部位疼痛
ニューモシスチス肺炎治療薬	ペンタミジン	不整脈，気管支痙攣（エアロゾル吸入で），電解質異常

- 血算，電解質，腎機能，肝機能，凝固系を検査する。
- CD4 リンパ球数とウイルス量を 3 ヶ月以内の間隔で定期的に検査する。
- 長期罹患患者や心合併症が疑われる患者では，心電図と心エコーを行う。
- 胸部 X 線は定期的に確認する。CD4 リンパ球数が 200 未満の患者では，胸部 CT も確認する。
- 脱髄性神経障害が疑われる場合には，脳脊髄 MRI を施行する。
- CD4 リンパ球数が 200 未満の場合，術後感染症のリスクが増大するため，予定手術であれば延期も検討する。CD4 リンパ球数が 50 未満の場合，6 ヶ月死亡率が増加する。
- HIV 治療薬は中止しない。術後経口摂取不可の場合には，感染症科医師と協議して対応する。
- 輸血は相対的禁忌である。大量出血が予想される場合にはエリスロポエチン製剤を考慮する（同種輸血については第 66 章参照）。

術中

- 麻酔方法は，術前評価（各臓器系の合併症評価）にもとづいて決定する。
- 麻酔薬と抗レトロウイルス薬および日和見感染症予防/治療薬との相互作用や，免疫系への影響は明らかになっておらず，可能であれば区域麻酔を選択することが望ましい。
  - ▶ HIV に感染している妊婦では，区域麻酔のほうが死亡率合併症発生率が低い。
  - ▶ 区域麻酔の通常の禁忌項目に加え，頭蓋内感染症や脊髄病変など HIV 感染症患者に特有な禁忌項目を除外する必要がある。
  - ▶ 硬膜穿刺後頭痛（PDPH）に対する硬膜外自己血パッチは禁忌ではない。
    - ウイルス価が高い患者における硬膜外自己血パッチは必ずしも禁忌ではないが，病期の進行した患者では潜在性の神経病変がある可能性があるため，禁忌として扱ったほうがよいかもしれない。
    - 生理食塩液やブドウ糖液の硬膜外投与は自己血パッチの代替となりうる。
    - 自己血パッチの代替として，フィブリン糊の硬膜外投与もあげられるが，自己血パッチと比較した前向き研究はない。
- 全身麻酔薬は安全に使用できると考えられてはいるが，抗レトロウイルス薬との相互作用や，抗レトロウイルス薬の副作用を考慮する必要があるため，全身麻酔は不用意に行うべきではない。
- 麻酔担当者は，P450 阻害/誘導について認識しておかなければならない。
  - ▶ プロテアーゼ阻害薬は P450 を阻害する。

▶ネビラピンは P450 を誘導する。

麻酔薬と P450 の相互作用

P450 によって代謝される薬物の例（使用を避けるべき）	P450 によって代謝されない麻酔薬の例（使用してもよい）
ミダゾラム	プロポフォール
フェンタニル	etomidate
ケタミン	cisatracurium
キニジン	デスフルラン
アミオダロン	alfentanil, レミフェンタニル

- 手術、ストレス、麻酔薬による免疫抑制が癌の再発に関して悪影響を及ぼすことは示されているが、HIV について同様の影響があるかについてはデータがない。
- 同種輸血は免疫系に影響を及ぼす。HIV の病期が進行した患者に対して輸血を行うと、活性化が起こり、ウイルス価が増加する可能性があることが小規模研究で示唆されている。
  ▶ しかしながら、白血球を除去した赤血球輸血では、サイトメガロウイルス、HIV、サイトカイン活性化の程度に差がなかった。
  ▶ 自己血輸血は禁忌である。
  ▶ 大量出血が予想される場合には、エリスロポエチン製剤を使用する。

術後

- 可及的速やかに HIV の治療を再開する。

コツとヒント

- CD4 リンパ球数とウイルス価を 3 ヶ月以内の間隔で確認する。
- HIV 治療薬は中止しない。治療薬の副作用について認識しておく必要がある。
- P450 で代謝されない麻酔薬を優先的に選択する。プロポフォール、etomidate、alfentanil、レミフェンタニル、デスフルランなど。
- 区域麻酔が望ましいが、HIV に特異的な禁忌事項を除外する（頭蓋内感染症、脊髄病変など）
- 輸血は避ける（輸血が有害であるとのエビデンスは乏しいが）。大量出血のリスクが高い症例では、術前にエリスロポエチン製剤を使用する。

●参考文献

www.TheAnesthesiaGuide.com を参照

（吉松　薫）

第38章
併存疾患の麻酔への影響

Kriti Sankholkar

疾患	疾患の特徴	麻酔上の注意点
軟骨無形成症 （achondroplasia）	● 常染色体優性遺伝 ● 小人症の原因として最も一般的である ● 歯状突起の低形成，環軸関節の不安定性，椎間板膨隆，重度の頸椎後彎症が生じる ● 中枢性または閉塞性の睡眠時無呼吸を特徴とする ● 肺高血圧を呈することがある ● 肺性心を呈することがある ● 水頭症を呈することがある	● 気道が比較的狭い ● 気道確保が困難なことが多い。頸椎の不安定性があり，頸部伸展による頸髄損傷のリスクも高い。術前に**頸椎の単純X線写真**を撮影する。挿管に際しては気管支ファイバー挿管を考慮する ● 呼吸機能検査を考慮する ● 気管チューブの太さは体重をもとに決定する ● 区域麻酔は相対禁忌である
Alport症候群 （Alport syndrome；遺伝性腎症）	● 眼球異常と聴力低下を特徴とする ● 最終的に，全身性高血圧と腎不全を呈する	● アンギオテンシン変換酵素（ACE）阻害薬で糸球体内圧が低下する可能性がある ● 腎不全高血圧患者と同様の麻酔管理を行う
強直性脊椎炎 （ankylosing spondylitis）	● 慢性進行性の炎症性疾患で，脊椎関節およびその周囲の軟部組織が障害される ● 一般的に男性の発症が多い ● 身体所見では骨格筋攣縮と前屈困難，脊椎の可動性の低下がみられる ● 全身性の症状として，体重減少，疲労感，微熱，結膜炎がみられる ● 関節炎に続発して肺にも障害がでることがあり，肺の線維化と胸膜肥厚を伴う肺尖部の空洞病巣がみられ，肺コンプライアンスの低下と肺活量の低下といった拘束性肺疾患が生じることがある（15年のうちに30〜45%の患者で生じる） ● 乾癬を合併する ● 顎関節も障害され，開口制限がみられる ● 心血管系の合併症として，急性心筋梗塞（30年の経過で10%），不整脈，伝導障害がみられる ● 腎障害が生じることはまれ	● 頸椎が障害された場合，意識下ファイバー挿管が必要となる ● 拘束性肺疾患のため気道内圧が高くなる ● 脊椎の変形・不安定性があるため，注意して体位をとり，必要であればクッションを用いる ● 脊柱管麻酔は禁忌ではないが，おそらく困難である ● 脊椎手術の際には，神経学的モニタリングを用いる
関節拘縮症 （arthrogryposis）	● 関節拘縮症には，ミオパチーを呈する常染色体劣性遺伝形式のタイプと，多発奇形を示すタイプとが存在する ● 四肢の多発性拘縮は，筋委縮を伴う関節周囲の線維化によって生じる ● 顎関節と脊椎も障害される可能性がある（頸椎が障害された場合は挿管に注意する，胸椎が障害された場合は拘束性肺疾患に注意する）	● 挿管困難が予想されるため事前に計画を立てる ● 体位に注意する ● 鎮静薬麻酔薬に対する感受性が高い ● ミオパチーがみられる場合にはスキサメトニウムの使用を避け，筋弛緩モニターを用いる ● 悪性高熱症を呈する可能性がある ● 術後も呼吸不全が生じないかモニターを行う

疾患	疾患の特徴	麻酔上の注意点
Bartter 症候群 (Bartter syndrome)	●常染色体劣性遺伝の腎疾患である ●低カリウム性，低クロール性のアルカローシスを呈する。 ●血圧は正常で浮腫もみられない ●血漿レニンアルドステロンが高値となる ●主な治療は，インドメタシンを投与しプロスタグランジン合成酵素を阻害する	●患者は治療として，インドメタシン，β受容体遮断薬，スピロノラクトンを内服していることがある ●尿量（多尿に対する補液），動脈圧ライン，中心静脈圧の測定が必要となる ●外因性のアンギオテンシンおよびノルアドレナリンへの反応が乏しい ●低カリウム血症および低浸透圧に注意する
水疱性皮膚炎 〔bullous dermatitis；Lyell 症候群，皮膚粘膜眼 (Stevens-Johnson) 症候群，天疱瘡，水疱性類天疱瘡など〕	●表皮剥離が生じる ●皮膚および粘膜の水疱部分が裂けることがある ●最も重症な病態が Stevens-Johnson 症候群である ●ウイルス感染やレンサ球菌，癌，自己免疫疾患，膠原血管病，薬物などが関連している ●頻脈，高熱，頻呼吸がみられることがある ●治療には長期の副腎皮質ステロイドの投与が必要となることがある ●ポルフィリン症やアミロイドーシス，多発性骨髄腫，糖尿病，過凝固状態が続発することがある ●低栄養，貧血，電解質障害，低アルブミン血症を呈することが一般的である	●上気道，気管が障害されている場合，注意して気道確保を行う ●皮膚障害がなければ区域麻酔を施行してもよい ●肺に肺にブレブがみられることがあり，気胸のリスクが高くなる ●肺胸膜嚢胞が疑われる場合は一酸化窒素の使用を避ける ●術中のステロイドカバーが必要となることがある ●皮膚障害のため，脱水，低カリウム血症が生じることがある ●テープ貼付部，ターニケット，血圧カフ，フェイスマスクのあたる部分の皮膚は十分に保護する ●ライン類はすべて針糸固定する
皮膚筋炎 (dermatomyositis)	●炎症性ミオパチーと皮膚の変化がみられる ●近位筋の筋力低下が生じる ●嚥下障害，肺への誤嚥，肺炎などが，咽頭筋および呼吸筋の減弱により生じる ●心伝導障害，心筋炎，左室機能障害がみられることがある	●誤嚥を起こしやすい ●スキサメトニウムおよび非脱分極性筋弛緩薬への反応は正常とされている
遠位尿細管性アシドーシス (distal tubular acidosis)	●常染色体優性遺伝 ●カリウムと交換された水素イオンの排出が不可能で，高クロール性低カリウム性のアシドーシスが生じる ●続発性副甲状腺機能亢進症により腎からのカルシウム喪失がみられる ●高カルシウム血症によりさらに尿中カルシウムが増加する ●腎石灰沈着症，結石，くる病が生じる ●頻回に感染を繰り返す	●電解質の綿密な維持が必要となる ●経口投与されていた薬物は経静脈投与に切り替えておく ●血清・尿中の電解質をチェックし，喪失分を補う
Down 症 (Down syndrome；21 トリソミー)，Patau 症候群 (13 トリソミー)，Edwards 症候群 (18 トリソミー)	●さまざまな臨床的特徴がみられる：短頭症や後頭部の平坦化，耳介形成異常，内眼角贅皮，斜視，舌肥大，顔面中心部の低形成，高口蓋，小顎症，後頭環軸関節の不安定性を伴う太くて短い首，関節の過可動，筋緊張低下 ●軟らかい軟口蓋，扁桃肥大，喉頭・気管・声門下の狭窄，閉塞性睡眠時無呼吸，繰り返す呼吸器感染により気道管理が困難なことがある ●先天性の心疾患として，心房中隔欠損，心室中隔欠損，心内膜床欠損，動脈管開存症，Fallot 四徴症がある ●心疾患が治療されていない場合，肺高血圧が生じる可能性がある ●逆流性食道炎，十二指腸閉鎖，鎖肛，Hirschsprung 病の発症頻度が高い	●非協力的な患児には，術前のケタミン筋注が必要になることがある ●術前に神経学的評価を行うべきである ●前投薬としてミダゾラムの投与と，麻酔導入時の保護者の同伴を考慮する ●気道確保困難の可能性があるため，やや小さめのサイズの気管チューブを用いる。また，意識下ファイバー挿管を考慮する ●後頭環軸関節の不安定性による脊髄圧迫に注意する ●麻酔導入時の徐脈はよくみられる ●患者は易感染性であるため，厳格な無菌操作が必要である ●心内膜炎を予防する ●術後の閉塞性睡眠時無呼吸および喘鳴の出現はまれではない

疾患	疾患の特徴	麻酔上の注意点
Ehlers-Danlos 症候群 (Ehlers-Danlos syndrome)	●常染色体優性遺伝 ●皮膚が弱く，内出血しやすい，また変形性関節症を続発する ●IV型（血管型）はIII型コラーゲン遺伝子の変異が原因であり，早期に死亡するリスクが高い ●IV型は，大動脈解離や消化管破裂を呈することが最も多い病型である ●産科的合併症として，早期陣痛と大量出血がみられる ●自然気胸や横隔膜ヘルニア，大動脈弁や僧帽弁の閉鎖不全，心伝導障害のリスクが増大する ●von Willebrand 因子欠損の可能性がある	●心エコー図検査で術前のうっ血を評価する ●筋注してはならない ●鼻内や食道内に器具を挿入することを避ける ●中心静脈ラインや動脈ラインの留置時に過度の血腫形成の可能性がある ●皮膚の脆弱性が強く，点滴漏れが気づかないうちに進行する可能性がある ●自然気胸を防ぐため，人工換気管理中は気道内圧を低く保つ ●区域麻酔は血腫形成の危険性を高めることがあるため，施行にあたっては利点・欠点を吟味する ●妊婦の死亡率は 25％ に達する（出血や子宮破裂，大動脈や下大静脈の破裂が原因となる）
Fanconi 貧血 (Fanconi anemia)	●常染色体劣性遺伝 ●汎血球減少から急性白血病に移行する	●手術に先立って輸血が必要となる ●易感染性が認められる場合，さらに特定の範囲の抗生物質を投与する必要がある
Guillan-Barré 症候群 (Guillain-Barré)	●突然発症の下肢にはじまり頭側へ伸展する骨格筋の減弱 ●腱反射の減弱を伴う弛緩麻痺 ●呼吸筋の減弱とそれに伴う呼吸不全が生じることがある ●自律神経障害が特徴である ●血栓塞栓症の頻度が上昇する	●自律神経反応が過剰となるため，観血的動脈圧測定を用いる ●スキサメトニウムを使用してはならない。脱神経による高カリウム血症が生じることがある ●非脱分極性筋弛緩薬は使用することができる（少量を，モニタリングしながら用いる） ●人工換気後は呼吸抑制や呼吸不全のため，術後の抜管には時間を要する
Hartnup 病 (Hartnup disease；ペラグラ様皮膚炎)	●常染色体劣性遺伝 ●中性のアミノ酸尿を呈する ●痙攣，皮膚炎，精神発達遅滞が生じる ●治療として，高タンパクの食事，ニコチンアミドの投与，日光からの遮蔽が行われる	●酸塩基平衡を維持する ●血管内容量を十分に保つ ●痙攣閾値を下げる薬物使用を避ける
ヘモクロマトーシス (hemochromatosis)	●常染色体劣性遺伝 ●体内での鉄の蓄積が進行する ●男性でより発症頻度が高い ●糖尿病や慢性心不全に移行する可能性がある ●肝腫大，門脈圧亢進，原発性肝細胞癌に進行する可能性がある	●術前に貧血，肝硬変，電解質異常，腎機能，心機能の精査が必要である ●凝固検査が必要であり，プロトロンビン時間の延長がみられる場合には，ビタミンKを術前に投与する ●血小板減少がみられる場合には血小板輸血が必要である ●低血糖は術前に治療する必要がある ●低アルブミン血症はタンパク結合率を低下させるため，薬物の必要量も低下する ●心筋症を合併している場合，揮発性麻酔薬の心抑制効果・カテコールアミンに対する感受性が高くなることがある
溶血性貧血 (hemolytic anemia)	●疾患名として鎌状赤血球症，ヘモグロビンC病，βサラセミアがあげられる ●慢性進行性の肺障害が生じることがある ●脾腫が生じ，赤血球寿命の延長を目的とした脾臓摘出術が必要となることがある ●神経や筋が障害される可能性がある ●酸素飽和度の基礎値の低下，クレアチニン値の上昇，心不全，中枢神経障害が感染と同時に生じることがある ●鎌状赤血球症は周術期合併症の危険性が高い。脱水，低体温，低酸素血症を避け，ターニケットを使用しない	●小手術でのリスクは低いが，腹腔内・頭蓋内・胸腔内手術のリスクは高い ●術前ヘマトクリット値を 30％ 以上に維持する ●ミオパチーを合併する（または疑われる）場合は，スキサメトニウムの使用を避ける ●脱水，アシドーシス，低体温を避ける ●術後の積極的な疼痛管理が必要である ●急性胸部症候群が術後 2〜3 日に生じる可能性がある。酸素投与，十分な鎮痛，輸血で治療を行う ●酸化剤を避ける

疾患	疾患の特徴	麻酔上の注意点
遺伝性黄疸 (hereditary jaundice；Rotor症候群，Dubin-Johnson症候群)	●非抱合型高ビリルビン血症（Gilbert症候群とCrigler-Najjar症候群） ●抱合型高ビリルビン血症（Dubin-Johnson症候群）	●絶食はビリルビン蓄積を促進するため最小限にとどめる ●モルヒネ投与は影響を及ぼさない（異なるグルクロン酸転移酵素で代謝される）
ホモシスチン尿症 (homocystinuria)	●常染色体劣性遺伝 ●シスチン前駆体のトランス硫化不全を認める ●水晶体脱臼，骨粗鬆症がみられる ●脊椎後側弯症，明るい色の細い髪，頬の紅潮がみられる ●痙攣，精神発達遅滞が生じる ●低血糖が生じる ●血栓塞栓症の頻度が上昇する	●周術期の血栓塞栓症の発生を最小限に抑えるため，ピリドキシン投与，術前の輸液負荷，デキストラン投与，抗凝固療法，術後の早期離床を行う ●血糖値をモニターする ●骨折のリスクがある
Horton症候群 (Horton's syndrome)	●外頸動脈の分枝の中型血管を最も高頻度で障害する汎動脈炎で，失明に至る可能性がある ●大動脈や冠動脈を障害することもある	●動脈の障害の程度を評価する ●組織の壊死や失明につながる虚血を防ぐために，血圧を高めに維持する ●長期のステロイド治療を受けている
高カリウム性周期性四肢麻痺 (hyperkalemic periodic paralysis)	●常染色体優性遺伝 ●高カリウム血症に伴う骨格筋の減弱や麻痺の急性発作が間欠的に生じる ●一般的に発作は1時間持続する ●発作の誘因として，運動，寒冷刺激，シバリング，絶飲食がある ●逆流性食道炎の可能性がある ●プロカインアミドを用いて長期的治療を行う	●利尿薬投与で術前のカリウム排泄を行う ●絶飲食の間，糖の持続投与を行う ●カリウム含有輸液，スキサメトニウム，ケタミンの使用を避ける ●頻回に電解質検査を行う。高カリウム血症と心電図変化をカルシウム投与で補正する ●低体温を予防する ●ロクロニウムを用いた迅速導入変法を行う
低カリウム性周期性四肢麻痺 (hypokalemic periodic paralysis)	●常染色体優性遺伝 ●低カリウム血症に伴う骨格筋の減弱や麻痺の急性発作が間欠的に生じる ●発作は数時間から数日にわたり持続する ●誘引として，炭水化物やナトリウムの負荷がある ●アセタゾラミドとカリウム投与による治療を行う	●ブドウ糖液や生理食塩液の静注，アシドーシス，低体温，β受容体作動薬を避ける ●非脱分極性筋弛緩薬・スキサメトニウムとも安全に使うことが可能である（筋弛緩モニタリングを行う） ●マンニトールを点滴の溶媒として用いる ●術中に利尿が必要な場合にはカリウム保持性利尿薬を用いる ●頻回の電解質検査を行う。低カリウム血症の治療にカリウムの静注を行うが，最大で40 mEq/hrまでの補正とする
Kartagener症候群 (Kartagener syndrome)	●副鼻腔炎，気管支拡張症，内臓逆位の3主徴 ●繊毛機能障害による	●肺感染症はすべて治療しておく ●心電図の電極は左右逆に配置する ●中心静脈カテーテルを確保する際は左側を選択する ●二腔気管チューブは解剖にあわせて逆向きに留置する ●経鼻挿管は避ける

疾患	疾患の特徴	麻酔上の注意点
QT 延長症候群 (long QT syndrome：LQTS)	●後天性のものと先天性のものとがある ●後天性 QT 延長症候群の場合 ▶徐脈がみられる ▶高度房室ブロックがみられる ▶低カリウム血症，低カルシウム血症，低マグネシウム血症がみられる ▶肝硬変 ▶アミオダロン，三環系抗うつ薬，フェノチアジン系薬，血管拡張薬で誘発されることがある ●先天性 QT 延長症候群の場合 ▶聾を合併しないものは常染色体優性遺伝である ▶聾を合併するものは常染色体劣性遺伝である ●失神は，ストレスや情動，運動，交感神経刺激で誘発される ●QTc は 460〜480 msec 以上に延長する ●失神時の心電図検査で最も一般的な波形は，多形性の心室頻拍出＝torsades de pointes である ●電解質異常（カリウムやマグネシウムの異常）の補正は QT 延長症候群の治療となる ●β受容体遮断薬併用のペーシングも用いられる ●男性より女性で発症頻度が高い	●家族歴に突然死や説明のつかない失神を有する患者では，術前に心電図検査を行う ●イソフルランとセボフルランはともに QTc を延長させる可能性があり，両者ともどちらが安全ということはない ●ドロペリドールや制吐薬は慎重に使用する ●（過喚気に伴う）交感神経刺激や低カリウム血症を避ける ●除細動器はいつでも使えるように準備する
エリテマトーデス (lupus)	●多臓器の慢性炎症性の疾患である ●典型的には若い女性での発症が多い ●感染や妊娠，手術といったストレスで病状が悪化する ●左右対称の手や手首，肘，膝，踵の関節炎が一般的である ●全身性の症状として，中枢神経系，心臓，肺，腎，肝，神経筋，皮膚の障害がみられる	●麻酔管理は障害される臓器とその進行度に影響される ●患者はステロイドを使用していることがある。その場合は周術期のステロイド補充を行う ●1/3 の患者で喉頭の障害がみられるため，注意して挿管しなければならない（輪状披裂関節の脱臼の可能性がある）
Marfan 症候群 (Marfan syndrome)	●常染色体優性遺伝の結合織の障害 ●「アブラハム・リンカーン」様の外見を呈する ●高口蓋，漏斗胸，脊椎後側弯症，関節の過伸展がみられる ●若年性の肺気腫，自然気胸，水晶体脱臼が特徴である ●心異常として，大動脈拡張や解離，破裂や僧帽弁逸脱が生じる ●心伝導異常が生じる	●超音波を用いて心臓の評価を詳細に行う ●顎関節脱臼を避ける ●体血圧高値が遷延すると，大動脈解離の危険性が増大する ●経食道心エコーの使用を考慮する ●常に自然気胸の発症に注意する
Menkes 症候群 (Menkes syndrome)	●X 伴性劣性遺伝 ●銅の吸収代謝異常が生じる ●神経学的症状として，痙縮，痙攣があり，さらに骨障害が合併することがある ●(Ehlers-Danlos 症候群様の）膠原病を発症する可能性があり，組織の脆弱性や弁疾患を併発する ●頻回の上気道感染がみられる	●抗痙攣薬の継続的投与を行う ●逆流性食道炎のリスクがある ●スキサメトニウムの使用を避ける（高カリウム血症のリスク） ●感染は上気道狭窄に進展する可能性がある。可能であれば細い気管チューブを用いる ●筋緊張が低下しているため，術後は咽頭の閉塞に注意する。閉塞性睡眠時無呼吸患者と同様のモニタリングを行う

疾患	疾患の特徴	麻酔上の注意点
ミトコンドリア筋症 (mitochondrial myopathies)	●骨格筋の栄養代謝障害 ●持続的運動に伴う異常な疲労，骨格筋の痛みと進行性の筋力低下がみられる ●脳，心臓，肝，腎が障害される可能性がある	●拡張型心筋症と慢性心不全が生じる ●薬物への感受性が高く，心筋抑制，心伝導障害，低換気が生じる ●術前の呼吸機能評価および正常な咽喉頭反射が認められるか嚥下能力を評価する。呼吸機能・嚥下機能が障害されている場合，分泌物の除去が困難で誤嚥につながる可能性がある
運動ニューロン障害〔motor neuron disorders；筋萎縮性側索硬化症 (amyotrophic lateral sclerosis：ALS；Lou Gehrig病ともいう）〕，進行性球麻痺，進行性筋萎縮，原発性側索硬化症，進行性仮性球麻痺）	●ALS：上位・下位運動ニューロンの進行性の欠損 ●骨格筋の萎縮，減弱，線維束性攣縮がみられ，舌や咽喉頭，胸部の筋も障害される ●舌の線維束性攣縮に加え嚥下障害が生じると，誤嚥性肺炎につながる ●自律神経障害は起立性低血圧と安静時頻脈を引き起こす ●眼筋は障害されない	●全身麻酔により重度の換気不全が生じる ●スキサメトニウムの投与により高カリウム血症を起こしやすい ●脱分極性筋弛緩薬の作用が遷延しやすい ●咽頭筋の萎縮により誤嚥を生じやすいため，分泌物を減らすために glycopyrrolate（合成ムスカリン受容体拮抗薬）を投与する ●硬膜外麻酔はこれまで神経障害はなく行われてきている
もやもや病 (moyamoya disease)	●頭蓋内血管の進行性の狭窄を示し，側副血行路である毛細血管の発達を二次性に伴う ●血管造影で"けむり状のもやもや"血管を認める ●家族性に発症することもあるが，頭部外傷や神経線維腫症，結節性硬化症，線維筋性形成異常に合併することもある ●動脈瘤形成の頻度が高い ●子どもでは脳虚血を呈することが多く，成人では脳出血を呈することが多い	●主な治療は脳虚血のコントロールである ●頭蓋内外の外科的血管バイパスが治療法となる ●術前の神経障害を評価し記録しておく ●麻酔導入前に観血的動脈圧測定を開始する ●低二酸化炭素血症と血管収縮薬の使用を避ける（虚血を増悪させる） ●血行動態を安定させる ●麻酔導入にケタミンの使用は避け，神経障害を伴う患者にはスキサメトニウムは慎重に使用する ●点滴にはコロイド輸液か生理食塩液の使用を考慮する
ミオパチー (myopathies；Duchenne型，Becker型，Steinert病)	●Duchenne型：X伴性遺伝（男性のみ発症）で20歳になる前に死亡する ●Steinert病：筋強直症（筋の弛緩不全）を呈し，ほとんどが成人で発症する ●遺伝性の骨格筋の痛みを伴う変性および萎縮がみられる ●感覚と腱反射は障害されない ●心筋の変性は心筋症と不整脈に進展する ●呼吸筋の減弱，分泌物の増大，肺予備能の低下，肺炎の増加がみられる ●妊娠で悪化し，子宮弛緩症も伴う	●術前に筋力の低下とその誘引，呼吸機能を評価する（必要があれば呼吸機能検査）。Duchenne型では心臓超音波，Steinert病ではHolter心電図も実施する ●スキサメトニウムの使用の是非は定まっていないが，横紋筋融解，高カリウム血症，心停止の危険性が高まるとされている ●胃の運動低下により誤嚥の危険性が高まる ●非脱分極性筋弛緩薬への反応は正常であるが，筋弛緩モニターを使用し，ネオスチグミンの投与は避ける ●ダントロレンを手もとに用意しておく ●悪性高熱症の可能性を念頭にモニタリングを行う ●区域麻酔が望ましい ●術後の呼吸不全が予想される ●心筋抑制作用のある薬物を避ける。プロポフォールと揮発性麻酔薬は慎重に使用する

疾患	疾患の特徴	麻酔上の注意点
先天性骨無形成症 (osteogenesis imperfecta ; Lobstein病)	●常染色体優性遺伝 ●骨，眼強膜，内耳に病変をきたす結合組織病 ●脆弱な骨 ●男性より女性に多い ●青色強膜，血小板機能不全，高体温，多汗症が特徴 ●患者の50%は血清チロキシン高値を示す	●血小板機能の改善にはデスモプレシンが奏効することがある ●凝固機能に問題なければ区域麻酔は可能 ●血圧測定のカフで上腕骨骨折を起こしうる ●スキサメトニウムによる筋攣縮で骨折を起こしうる ●骨の再形成により頸部の可動域は制限されていることが多い ●歯の損傷をきたしやすい ●気道確保困難な場合があるので覚醒下のファイバー挿管も考慮する ●脊柱後側弯，漏斗胸により肺活量が低下している場合がある ●体温測定（高体温となるリスク）
骨Paget病 (Paget disease)	●家族性，男性に多い ●骨髄異常，骨破壊。軟化過大化した骨が特徴，骨や結合組織への血流が多く，高拍出性心不全をきたしやすい ●アルカリホスファターゼ高値 ●骨折，関節炎，神経圧迫，対麻痺，高カルシウム血症，腎結石を起こしやすい	●手術療法としては，関節置換術，骨切り術，除圧術 ●頸椎の可動性を評価しておく ●区域麻酔は困難な可能性がある
母斑症 (phacomatoses ； 結節性硬化症， von Recklinghausen病，von Hippel-Lindau病など)	●常染色体優性遺伝 ●多臓器に良性腫瘍を合併 ●治療は合併症をきたした臓器に対応して行う ●精神発達遅滞，痙攣，皮膚血管線維腫，心横紋筋腫，脊髄あるいは頭蓋内腫瘍，網膜血管腫，悪性腫瘍，内分泌異常などをきたす ●腎不全，不整脈も起こすこともある	●上気道，縦隔，脊椎（特に頸椎）に病変がないか確認する ●抗痙攣薬を準備しておく ●褐色細胞腫がある場合には，術前に十分な循環コントロールをすませておく ●神経症状の程度により区域麻酔は控える ●麻酔薬に対する反応は正常である ●非脱分極性筋弛緩薬やスキサメトニウムに対する反応は増大することがある
Pierre Robin症候群 (Pierre Robin syndrome)	●舌根沈下と口蓋裂を伴う小顎症 ●急性上気道閉塞，経口摂取困難，発育障害，チアノーゼが特徴 ●慢性気道閉塞によって慢性低酸素と肺高血圧をきたしている場合がある ●Stickler症候群（進行性関節-眼障害，感音性難聴）を合併していることがある	●上気道の評価を鎮重に行う ●抗コリン作動薬を気道分泌物減少のため使用 ●挿管前のオピオイドや鎮静薬を避ける ●緊急時ベッドサイドで対応できるように気管支鏡，ラリンジアルマスク，輪状軟骨気管開口の準備をする ●確実な気道確保が得られるまで筋弛緩薬の使用を避ける ●覚醒下経鼻または経口ファイバー挿管を考慮する ●吸入麻酔薬で麻酔導入し気管支鏡下下顎挙上姿勢での挿管は十分な麻酔深度を得られるのであれば推奨される ●抜管は必ず完全覚醒し指示動作可能な状態に達してから行う（低酸素血症と陰性肺水腫のリスク予防のため）
結節性動脈周囲炎 (polyarteritis nodosa)	●女性に多く発症する血管炎でB型肝炎抗原陽性血や薬物へのアレルギー反応との関連性がある ●病変は小〜中動脈に発生し高血圧，糸球体性腎炎，脳血管発作，心筋虚血，末梢神経炎，痙攣発作を起こす ●気管支喘息との関連性がある	●腎疾患・高血圧・心血管疾患の併存に注意しガイドラインにもとづいた麻酔管理を行う ●グルココルチコイドの補充が必要な場合がある ●筋弛緩薬の投与は慎重に行う ●咽喉頭浮腫のリスクがある

疾患	疾患の特徴	麻酔上の注意点
多発奇形症候群（polymalformative syndromes；Apert症候群，Crouzon病，Dandy-Walker症候群など）	●頭蓋骨癒合症，上顎発育不全，相対的上下顎前突 ●眼，耳，心臓，脊髄欠損の可能性がある ●頭蓋内圧が上昇していることがある	●気道評価を慎重に行う ●開口制限や後鼻孔閉鎖のためにマスクフィットが困難な可能性が高い ●覚醒下ファイバー挿管が推奨される ●術前合併疾患の評価を行う ●確実な気道確保が得られるまで筋弛緩薬の使用を避ける ●血圧管理はコントロールのつかない頭蓋内圧上昇を予防するために必要である
Prader-Willi症候群（Prader-Willi syndrome）	●染色体異常 ●生下時から筋緊張低下を認め，それに関連して微弱な咳，嚥下困難，気道閉塞をきたす。繰り返す誤嚥により低酸素血症，肺高血圧をきたす ●成長に伴って過食症，肥満，糖尿病を併発 ●Pickwick症候群，精神発達遅滞，小顎症，高口蓋，斜視，尺骨縁の平坦化，先天性股関節脱臼，齲歯，痙攣が起こる可能性がある ●炭水化物代謝異常あり	●術中血糖値のモニタリングは必須。必要に応じて調節する ●麻酔薬の使用量については骨格筋量が少なく体脂肪率が高いものとして調整する ●スキサメトニウムは本疾患患者では副作用を起こさない ●術中誤嚥の確率が高いため迅速導入で行う ●高・低体温のリスクは高いが悪性高熱症との関係性はない
偽コリンエステラーゼ欠損症（pseudocholinesterase deficiency）	●血漿中偽性コリンエステラーゼ欠損のためにスキサメトニウム，mivacurium，エステル型局所麻酔薬，エスモロール，アスピリンの効果が遷延する ●後天的欠損の原因：肝不全，栄養失調，妊娠 ●先天的欠損の原因：常染色体劣性遺伝	●スキサメトニウム使用は避ける。筋弛緩が長時間遷延する（ホモ接合型）。ヘテロ接合型であれば遷延が短い。多くはphase Ⅱブロックになる ●mivacurium：作用遷延 ●支持療法：コリンエステラーゼ補充か新鮮凍結血漿投与 ●医療者向けカード/情報提供書を携帯させる。家族も精査が必要である
乾癬（psoriasis）	●非常に頻度が高い（人口の1〜2％） ●上皮の成長速度が促進し，脆弱な鱗屑に覆われた炎症性の紅い湿疹を生じる ●皮膚病変は増悪・寛解を繰り返す ●部位は対称性のことも非対称性のこともある ●高心拍出性心不全をきたすことがある ●治療にはコールタールシャンプー，サリチル酸軟膏，グルココルチコイド局所投与，レチノイドの局所投与，メトトレキサートまたはシクロスポリン全身投与，モノクローナル抗体による生物学的治療を用いる ●肝硬変，腎不全，高血圧，肺炎，関節炎を起こしうる	●麻酔管理上の問題としては乾癬治療による副作用も考慮する ●点滴確保部位の皮膚外傷，病変の悪化 ●皮膚の血液還流量の増加により温度調節能が変化する ●乾癬の皮膚病変の真上に静脈ラインを確保しない（頻繁に黄色ブドウ球菌を検出する）

疾患	疾患の特徴	麻酔上の注意点
慢性関節性リウマチ（rheumatoid arthritis）, Still 病（若年性関節リウマチ）	●慢性炎症性関節炎 ●対称性多発性関節炎で全身性の炎症を伴う ●環軸椎亜脱臼と輪状披裂軟骨関節炎がみられる ●全身性に血管炎，心膜炎，心筋炎，冠動脈炎，急速進行性冠動脈狭窄，心臓弁膜線維化，心結節，心膜液または胸水を起こす可能性がある ●心膜炎，伝導異常，逆流を伴う弁膜病変 ●拘束性症候群：ときに重症となるが合併するのは男性に多い。気管支拡張症，気管支炎。副作用（例：メトトレキサートによる間質性肺炎，免疫抑制作用による感染，抗 TNF 製剤による結核罹患など） ●腎臓：アミロイドーシスまたは治療の副作用による障害 ●貧血，脾機能亢進 ●末梢性神経血管炎，視神経を含む	●**頸部屈曲-伸展単純 X 線**：環椎椎弓前方と歯状突起の間の距離＞3 mm の場合，環軸椎亜脱臼の危険性が高い ●挿管操作中の頭頸部の受動運動はなるべく最小限にとどめる ●輪状披裂軟骨関節炎は気道狭窄の原因となる。このため使用する気管チューブは細めのものを選択する ●開口障害の進行のため挿管困難であることが多い：覚醒下ファイバー挿管を考慮する ●皮膚の脆弱性，関節可動域制限。このため体位と除圧に注意すること ●呼吸状態に疑わしい所見がある場合呼吸機能検査を行う。初期にみられる検査異常は一酸化炭素肺拡散能（DLCO）の減少である ●心電図と経胸壁心エコー検査を行う ●神経症：臨床的に評価する ●ステロイド補充を考慮してもよい ●NSAIDs や低用量アスピリンの連用に伴い二次性血小板機能低下をきたしやすい ●ペニシラミンは筋弛緩薬の効果遷延のもとになる
強皮症（scleroderma）	●炎症，血管硬化症，皮膚内臓の線維化をきたす症候群 ●心膜炎，調律伝導障害を起こす ●肺線維症，胸水，肺高血圧 ●糸球体性腎炎 ●Raynaud 現象 ●CREST 症候群（石灰沈着，Raynaud 現象，食道蠕動低下，強指症，毛細管拡張）	●スキサメトニウムを避ける：横紋筋融解症のリスクが高い ●二次性小口と硬化した皮膚のせいでファイバー挿管を必要とすることがある ●静脈ライン確保は皮膚肥厚のせいで困難なことがある ●Raynaud 現象に合併する二次性虚血の危険性が高まるため侵襲的動脈モニターが必要なことが多い ●胃管を避ける（食道病変がある場合） ●血管内容積減少のため低血圧が生じる可能性がある ●下部食道括約筋緊張低下に伴い食道逆流のリスクが上昇する ●肺血管抵抗上昇の原因となる低酸素血症やアシドーシスを避ける ●オピオイドに対する感受性が上昇しており術後も人工換気を要する場合がある ●区域麻酔はおそらく困難であるが，毛細血管拡張させるため病変部にはよい
Shy-Drager 症候群（Shy-Drager syndrome；多系統萎縮症）	●他臓器萎縮：さまざまな中枢神経系構成要素（基底核，迷走神経核，脳幹，脊髄路）の変性と機能不全を起こす ●自律神経系（第Ⅸ，第Ⅹ脳神経）の機能異常をきたす⇒起立性低血圧（脈拍数の増加なしに血圧が 30 mmHg 以上低下），無汗症，尿閉，腸管蠕動異常，インポテンス ●α受容体の表出が亢進する ●他の合併症により，類似した病態をきたすことがある（重症糖尿病，脊髄空洞症，Parkinson 病）	●麻酔または手術刺激による交感神経反応の欠如に対しては，輸液を十分量投与し，昇圧薬を準備しておく（エフェドリンは反応が過剰となりやすく，フェニレフリンが望ましい）。フェニレフリンの初回投与量は 50 µg，続いて 5 µg/kg/min で持続投与を行う ●区域麻酔は禁忌ではないが血圧変動に特に注意深く対応すること ●揮発性麻酔薬の血圧低下作用が過剰に起こる ●徐脈の治療は，アトロピンや glycopyrrolate を使用して，迅速に行う ●体温測定は必須。高体温のリスク ●抜管時，喉頭痙攣を起こす可能性がある⇒再挿管にはスキサメトニウムを使用する。気管切開が必要になることはほとんどない

疾患	疾患の特徴	麻酔上の注意点
Sjögren 症候群 (Sjögren's syndrome)	●慢性炎症性疾患 ●乾燥性角膜球結膜炎，口腔内乾燥症，関節リウマチを合併する ●女性に多い ●耳下腺顎下腺の腫大を起こすことがある	●ドライアイ・ドライマウス：人工涙液を使用する。加湿のための再呼吸回路を組み込む ●腺肥大のために二次性に声帯の可視化が困難な場合がある ●抗コリン作動薬はさらに分泌を抑制してしまうため使用を避ける
遺伝性球状赤血球症 (Spherocytosis)	●遺伝形式は常染色体劣性 ●スペクトリンとアンキリンの欠損による ●臨床症状がない症例も多い ●主な症候は軽い溶血性貧血，脾腫，易疲労感 ●溶血クリーゼはウイルスか細菌感染症に伴う ●骨髄無形成クリーゼはパルボウイルス B19 の感染に伴う	●麻酔管理では貧血の重症度を考慮する ●胆嚢結石により胆石発作を起こす症例がある（ビリルビンによる色素性胆石）
脊髄小脳変性症 (spinal and cerebellar degenerative diseases；例：Friedreich 失調症)	●Friedreich 失調症：常染色体劣性 ●心筋症，突出した脊椎後側弯症 ●運動失調，構音障害，眼振骨格筋の脆弱性，痙縮，糖尿病の併存がほぼ必発 ●通常成人までに二次性心不全で死亡する	●心筋症があれば変力作用を下げる薬物の使用を避ける ●筋弛緩薬への反応性は正常である ●脊椎後側弯症により硬膜外麻酔のための体位保持は困難。脊髄くも膜下麻酔での代用も検討 ●呼吸不全の発生率は高い
代謝蓄積症 (storage disorders；糖新生，脂質，アミノ酸，ムコ多糖類など)	グリコーゲン蓄積疾患 ●酵素欠損は中間代謝物の貯留のもとになる ●重篤な低血糖⇒血糖値の頻回な調整が必須 ●慢性代謝性アシドーシス，骨粗鬆症，精神発達遅滞，成長障害，痙攣発作を起こす	●動脈血分析から血糖値と pH を監視する ●術中に必要あれば糖負荷を行う ●乳酸リンゲル液を避ける（代謝性アシドーシスが悪化するため） ●高血圧と呼吸性アルカローシスを避ける（骨格筋の乳酸放出を促進してしまう）
	アミノ酸代謝障害 ●精神発達遅滞，痙攣，アミノ酸尿症，代謝性アシドーシス ●高アミノ酸血症，肝不全，血栓塞栓症	●酸塩基平衡を崩さないように輸液管理 ●痙攣閾値を下げる作用のある麻酔薬を使用しない
	脂質代謝異常 ●スフィンゴ脂質異常，ガングリオシドーシス，白質ジストロフィがある ●脳症 ●内臓合併症：腎臓，肝臓，副腎，血液，血管	●すべての関連臓器の評価を行う
	プリン代謝異常 ●Lesch-Nyhan 症候群：尿酸産生増加 ●精神発達遅延，痙攣，自傷行為，腎不全	●腎毒性と腎排泄性の高い薬物の使用を避ける ●スキサメトニウムの使用は注意を要する ●カテコールアミン使用も同様
	ムコ多糖症 ●Hurler 症候群，Hunter 症候群，San Filippo 症候群，偽性 Hunter 症候群 ●脳症，運動失調，顔面多発奇形，肝臓骨の異常	●他臓器合併症の評価を行う
全身性肥満細胞症 (systemic mastocytosis)	●中枢神経系を除くすべての臓器系に肥満細胞が浸潤する疾患 ●自発的な脱顆粒により体内にヒスタミン，ヘパリン，プロスタグランジンなど数多くの酵素が放出される ●痒疹，蕁麻疹，発赤，重篤な低血圧，頻拍をきたす ●気管攣縮や出血傾向は通常みられない	●術中に命にかかわるような激しいアナフィラキシー反応を起こす可能性がある ●アドレナリンの準備は必須 ●麻酔薬に関しても皮膚試験を術前に行っておく ●造影剤検査を行う場合には事前にヒスタミン H_1, H_2 受容体拮抗薬とグルココルチコイドで前処置を行う

疾患	疾患の特徴	麻酔上の注意点
高安動脈炎 （Takayasu arteritis）	●全身ないし肺血管の特発性，慢性，進行性，閉塞性血管炎である ●大動脈とその分枝に炎症性変化が起こる ●若年アジア人女性にみられる ●頭痛，回転性めまい，視力障害，痙攣，脳梗塞とそれによる片麻痺または半身不随をきたすことがある ●上腕脈拍の喪失または血管雑音の聴取 ●V/Q 不均衡，肺高血圧，心筋虚血，刺激伝導系の異常，腎動脈狭窄，強直性脊椎炎，関節リウマチを合併することがある ●グルココルチコイド，抗血小板/抗凝固薬，ACE 阻害薬ないしカルシウムチャネル拮抗薬を使用し，必要に応じてバイパス術を行う	●投薬内容と全身性に症状を呈する病態であることを必ず考慮する ●麻酔導入前に頭位による症状の変化を確認する ●肺機能と腎機能をあらかじめ評価しておく ●区域麻酔は抗凝固治療の必要性や骨格筋変化，低血圧のため適応になりにくい：血流増加は有利な要素である ●全身麻酔においては短時間作用型麻酔薬の使用は神経学的所見の確認を容易にする ●非侵襲的血圧測定はしばしば困難か不可能であり，橈骨または大腿動脈ラインの確保が必要になる ●血圧は安定させておかないと終末動脈領域の壊死を招きかねない ●大手術の場合には肺動脈カテーテルや経食道エコーが必須となる ●術中脳波検査は頸動脈狭窄の重症な患者のモニターとして優れている
Weber-Christian 病 （Weber-Christian disease）	●結節性非化膿性皮下脂肪炎，結節性脂肪壊死 ●全身のあらゆる脂肪部位に有痛性結節を生じる慢性炎症性疾患である ●拘束性心膜炎を起こす ●副腎不全を起こす	●皮下脂肪織の外傷を避ける ●解熱にはアセトアミノフェンを使い，氷塊を使用しない ●障害臓器（心臓，副腎）に対応した麻酔管理法を選択する必要がある
Wegener 肉芽腫症 （Wegener's granulomatosis）	●中枢神経系，気道，肺，心血管系，腎臓の血管構造内に壊死性肉芽腫が生じる ●肉芽組織の増生によって喉頭や喉頭周囲の狭小化を起こす可能性がある ●血管炎（肺血管閉塞，喀血，胸水） ●進行性腎不全	●シクロホスファミド治療を受けている症例は血清中のコリンエステラーゼ活性が低下している（スキサメトニウムや mivacurium の使用を控える） ●スキサメトニウムの作用遷延は伴わない ●愛護的に挿管行い細めの気管チューブを選択する ●血管炎が存在する場合，侵襲的血圧モニターが必須となる ●心障害がある場合は心筋抑制を伴うため，揮発性麻酔薬の使用には慎重を要する ●腎障害に応じて麻酔薬や筋弛緩薬の選択を考慮する
Wilson 病 （Wilson disease）	●遺伝形式は常染色体劣性 ●全身性に銅の沈着を起こす〔肝硬変，脳症，白内障，腎不全（尿細管障害），心筋症〕 ●治療はトリエンチン，ペニシラミン ●ペニシラミンの副作用は悪心嘔吐，白血球減少，偽コリンエステラーゼ欠損，筋無力症様症候群 ●血小板減少症	●術前評価は貧血，肝硬変，電解質異常，腎心機能障害についてすべて行う ●凝固能検査により PT 延長を認めた場合ビタミン K を術前投与しておく ●血小板減少症は術前輸血し補正しておく ●低血糖は術前に補正が必須 ●低アルブミン血症⇒タンパク結合低下⇒薬物の投与には減量を要する ●心筋症患者では揮発性麻酔薬による心収縮力抑制効果やカテコールアミンに対する感度がより敏感となる ●ペニシラミン：スキサメトニウムと mivacurium の使用を避ける。筋弛緩モニタリングを行う

● 参考文献

www.TheAnesthesiaGuide.com を参照

（中山理加，鈴木邦夫）

Part III
モニタリング

第39章
術中心電図

Ann E. Bingham, Bessie Kachulis

術中虚血の検出
ST 変化の検出において最も感度の良い誘導は V_3, V_4, V_5 である。

心筋虚血の検知における心電図誘導の組み合わせ			
London ら		Landesberg ら	
Ⅱ + V_2 + V_3 + V_4 + V_5	100%		
V_4 + V_5	90%	V_3 + V_5	97%
Ⅱ + V_5	80%	V_4 + V_5	92%
Ⅱ + V_4 + V_5	96%	V_3 + V_4	100%
単極誘導 V_5, V_4, V_3	それぞれ 75%, 61%, 24%	単極誘導 V_5, V_4, V_3	それぞれ 75%, 83%, 75%

- 心血管系イベントは周術期死亡の原因として最多である。
- 不安定狭心症,心筋梗塞,心不全は術式の危険度や疾患の重症度に応じて異なるが,1～10% に発生する。
- 非心臓手術を受ける患者の約 4% に重大な心臓血管系イベントが起こりうる。

術中不整脈
術中 84% もの症例に起こる。
原因:虚血,麻酔薬,電解質異常,気管挿管,反射,迷走神経刺激,中枢神経刺激,脳内出血,自律神経系の機能不全,中心静脈カテーテル挿入,心臓構造物への外科的手技,心膜液貯留,低体温,急性心膜炎,肺塞栓

3点電極誘導(肢誘導)
- 電極を右上肢(RA),左上肢(LA),左下肢(LL)におく。
- 2極性の導線(Ⅰ,Ⅱ,Ⅲ)を使用する。3つの電極のうち1対(陽極と陰極)をモニターする電極として選択,残りの1つはアースとして扱う。
- 3電極誘導は不整脈の検出に優れるが,心筋虚血のモニターとしては有効性が限られている。

図 39-1 修正 3 点電極誘導

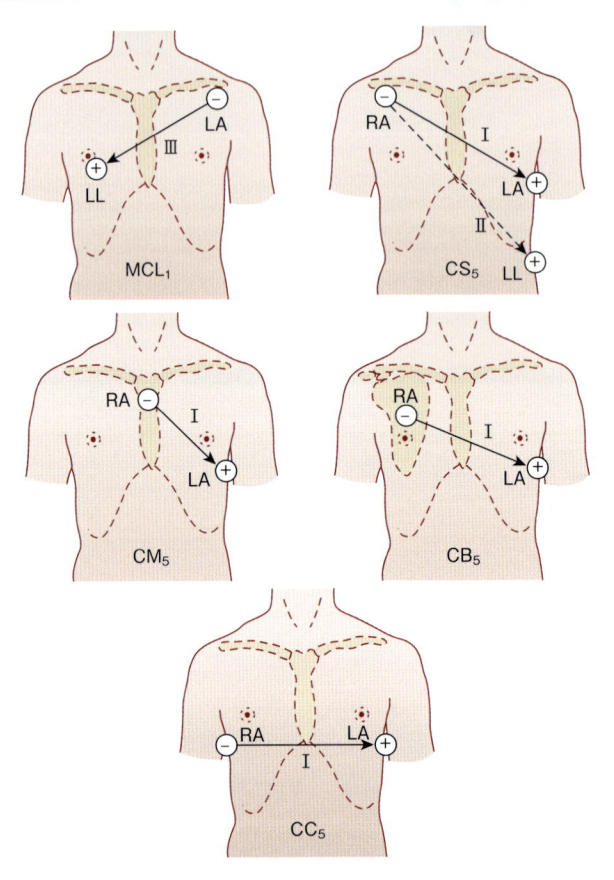

MCL₁：Ⅲ誘導の左下肢（LL）の代わりに右第 5 肋間鎖骨中線上に陽極を設置したもの。
CS₅：Ⅰ誘導の左上肢（LA）の代わりに左第 5 肋間前腋窩線上，Ⅱ誘導の LL は通常の位置に陽極をそれぞれ配置したもの（不整脈感知目的）。
CM₅：Ⅰ誘導の右上肢（RA）を胸骨角上に（陰極）LA を左第 5 肋間前腋窩線上に陽極を配置したもの。
CB₅：Ⅰ誘導の RA を右肩甲骨中央に（陰極），LA を左第 5 肋間前腋窩線上に陽極を配置したもの。
CC₅：Ⅰ誘導の RA を第 5 肋間前腋窩線上に（陰極），LA を左第 5 肋間前腋窩線上に陽極を配置したもの。

Thys DM, Kaplan JA. The ECG in Anesthesia and Critical Care. New York: Churchill Livingstone, 1987 より。© Elsevier.

修正 3 点電極誘導（図 39-1）

- 修正 3 点電極誘導は胸部の誘導電極設置位置を工夫したものである（例：MCL，CS₅，CM₅，CB₅，CC₅）。
- P 波が最大となるため心房調律異常を感知しやすく，前壁虚血の検知感度が増す。

5 点電極誘導

- 5 点電極誘導は 6 種の肢誘導（Ⅰ，Ⅱ，Ⅲ，aVR，aVL，aVF）と胸部誘導 1 極，通常は V₅ をモニタリングする方法である。
- 3 点電極誘導と異なり，いくつかの心筋領域の虚血に関する評価に利用でき，心房性不整脈と心室性不整脈の鑑別に利用できる。

モニター準備

- ST 部分の数値変化がモニター画面上に表示される。数値の測定位置は通常 J 点から 60～80 msec 経過した位置。

調節が可能である。
- ST部分の変化のトレンドグラフの監視が，早期からのST変化の検知のために用いられる。
- モニターの中にはST部分と不整脈について「迅速学習アルゴリズム」を使用して15心拍をもとに自動評価を行う機能を内蔵したものもある（例：Philips社製）。
- 利用者は表示心電図波形を単極誘導または多極誘導から選択して画面表示できる。
- 患者がペースメーカ使用者である場合は，患者状態の「ペースメーカ」を「あり」に選択してフィルターをかけ，QRS波形の解析に影響がないように設定が可能である。
- 雑音（例：AC電源由来の60 Hzのアーチファクト）を除去するフィルターの設定があるが，検出感度は低下する。

モニター学習機能

Philips社によると「迅速学習アルゴリズム」は心電図電極を装着しモニタリングの開始と同時に最初の心電図学習を開始。患者の調律が変化したり，術中に60秒間以上電極がはずれたり，電極や導線を交換したときに再度自動的に波形学習を行う。したがって心室調律となっている間に心電図波形学習をさせてはいけない。心電図学習期間中であっても心静止または心室細動の波形に対しては警告音を生じる。

アーチファクト

- 電気焼灼（電気メス使用時）
- 人工心肺使用時
- 体性感覚誘発電位（somatosensory evoked potential：SSEP）または運動誘発電位（motor evoked potential：MEP）測定時

術後に考慮すべき点

- 術後心筋梗塞は術後48時間以内に起こることが多く，それらの多くは無症候性である。
- T波の変化ないしST部分変化は外科的治療を受けた症例によくみられる現象であり，これらの変化は，カテコールアミン使用，機械的換気，体温や電解質の変化，一過性伝導障害などにより生じる。

- 参考文献

www.TheAnesthesiaGuide.com を参照

（中山理加）

第40章
血行動態モニタリング

Seth Manoach, Jean Charchaflieh

侵襲的モニタリング：肺動脈，中心静脈，橈骨動脈カテーテル

- 侵襲的血行動態モニタリングには下記の血管にカテーテルを挿入する。
  - ▶ 末梢動脈：動脈カテーテル（Aライン）
  - ▶ 中心静脈：中心静脈カテーテル
  - ▶ 肺動脈：肺動脈カテーテル

- これらのモニターが臨床医にもたらす情報は次のとおり。
  ▶ 波形の可視化と圧計測による心機能の持続的評価
  ▶ 心拍出量（cardiac output：CO）や他の血行動態評価のための変数の測定，算定
  ▶ カテーテルからの末梢動脈（SaO₂），中心静脈（ScvO₂），混合静脈血（SvO₂）の検体採取と酸素化の解析
  ▶ 以上の情報にもとづく，診断と治療方針の決定（表40-1，40-2 参照）

表40-1　成人における血行動態学的パラメータ測定値の正常範囲

項目	正常範囲
CVP	0〜6 mmHg
右室収縮期圧	20〜30 mmHg
右室拡張期圧	0〜6 mmHg
PAOP	6〜12 mmHg
収縮期動脈圧	100〜130 mmHg
拡張期動脈圧	60〜90 mmHg
MAP	75〜100 mmHg
CO	4〜6 L/min
CI	2.2〜4.2 L/min/m²
SV	40〜80 mL
SVR	800〜1,400 dyne s/cm⁵
SVRI	1,500〜2,400 dyne s/cm⁵/m²
PVR	100〜150 dyne s/cm⁵
PVRI	200〜400 dyne s/cm⁵/m²
CaO₂	16〜22 mL/dL
Cv̄O₂	〜15 mL/dL
DO₂	400〜660 mL/min/m²
VO₂	115〜165 mL/min/m²

CVP：中心静脈圧，PAOP：肺動脈楔入圧，MAP：平均動脈圧，PVR：肺血管抵抗，PVRI：肺血管抵抗係数，CO：心拍出量，CI：心係数，SV：1回心拍出量，SVR：体血管抵抗，SVRI：体血管抵抗係数，CaO₂：動脈血酸素含有量，Cv̄O₂：中心静脈酸素分圧，DO₂：酸素供給量，VO₂：酸素摂取率。
Brunicardi FC, et al. Schwartz's Principles of Surgery, 9th ed. New York: McGraw-Hill; 2010. Table 13-3 より。
© The McGraw-Hill Companies, Inc. All rights reserved.

表40-2　血行動態学的パラメータ　算出値

変数	公式	正常範囲	単位
心係数	CO/BSA	2.2〜4.2	L/min/m²
全末梢血管抵抗	80×(MAP−CVP)/CO	800〜1,400	dyne s/cm⁵
肺血管抵抗	80×(PA−PAOP)/CO	100〜150	dyne s/cm⁵
1回心拍出量	CO×1,000/HR	40〜80	mL/beat
1回拍出係数	SV/BSA	20〜65	mL/beat/m²
右室1回仕事係数	0.0136(PA−CVP)×SI	30〜65	g m/beat/m²
左室1回仕事係数	0.0136(MAP−PAOP)×SI	46〜60	g m/beat/m²

PA：平均肺動脈圧，CO：心拍出量，BSA：体表面積，MAP：平均動脈圧，CVP：中心静脈圧，PAOP：肺動脈楔入圧，SV：1回心拍出量，SI：1回拍出係数。
Morgan GE, Mikhail MS, Murray MJ. Clinical Anesthesiology, 4th ed. Table 6-4 より。www.accessmedicine.com. からも閲覧可能。© The McGraw-Hill Companies, Inc. All rights reserved.

- Aラインは収縮期血圧（SBP）と拡張期圧（DBP）を測定する。
  ▶ 組織（脳・心臓・脊髄）灌流圧を解析しうる。
  ▶ 動脈血ガス分析，電解質，ヘモグロビン，乳酸値をAラインから得ることで，末梢循環不全の原因が，末梢・組織そのものの灌流障害によるものなのか，あるいはより上流の心肺や血管の酸素供給低下によるものなのか，の鑑別の一助となる。
  ▶ Aラインにより，血管内容量の状態と血管内容量の変化に対する反応性の評価も可能となる。
    ■ そのためには，患者が，鎮静下かつ筋弛緩薬使用下において，1回換気量（VT）8 mL/kg 以上で陽圧機械換気に同調し，かつ洞調律で管理されている必要がある。

図 40-1 循環血液量減少の A ライン波形

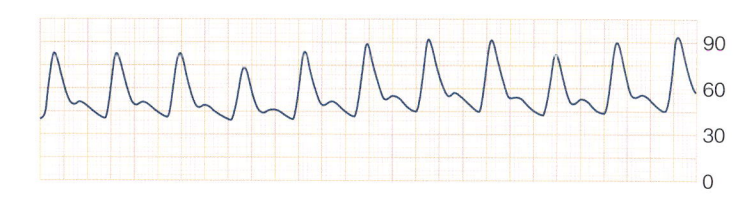

基線の脈圧変動が著しく，患者循環血漿量が低下しており，輸液負荷に敏感に反応することが示唆される橈骨動脈波形．
Longo DL, Fauci AS, Kasper DL, Hauser SL, Jameson JL, Loscalzo J. Harrison's Principles of Internal Medicine. 18th ed. Figure 267-4 より．www.Accessmedicine.com からも閲覧可能．© The McGraw-Hill Companies, Inc. All rights reserved.

- ◆ 陽圧換気においては，吸気中は胸腔内圧上昇するため，右心系容量低下となり血圧は低下する．逆に呼気時は右心系容量増大のため血圧が上昇する．
- ◆ 血流は呼吸サイクルに伴い肺血管床を通過する．左室前負荷は吸気中に上昇し，逆に呼気中に低下する．このタイミングは心拍数や呼吸数に依存して変化する．
- ◆ これにより，Starling 曲線の上昇部分において，呼吸血圧変動（respiratory pulse pressure variation：ΔPP）が出現する．平坦な Starling 曲線を描く症例（うっ血性心不全の悪化・急性腎不全・前負荷過剰や低体温など）においては，輸液負荷による反応性に乏しいため，過剰輸液に陥る可能性がある．1 回拍出量（stroke volume：SV）はこれらの症例では大きく変化しない．
- ◆ ΔPP＞11～13％ であれば，相対的血管内容量不足を示唆しており，輸液負荷への反応が期待できる．
- ◆ 著しい血管内容量不足が存在する場合，大幅な ΔPP 値の上昇と A ライン波形基線の変動を認めるようになる．このような患者では，1 回換気量が 8 mL/kg 未満の陽圧換気下や自発呼吸下であっても，この現象を認めることがある（図 40-1）．
- ◆ 自発呼吸下においては，吸気時胸腔内圧が陰圧となり静脈還流と右室充満が増加することで，呼吸性右室-左室充満サイクルと ΔPP は維持される．
- ▶ モニター機材によっては，ΔPP と A ライン波形の年齢調整解析結果をもとに心拍出量を概算できるものがある．
- ▶ また，SpO_2 波形の呼吸サイクルに依存した変動をもとに，輸液反応性と心拍出量を概算する非侵襲的モニターも開発されている．

中心静脈カテーテル（central venous catheter：CVC）について

- ▶ 中心静脈圧（CVP）を測定する（通常右房圧と近似する）．
  - ■ CVP の正常範囲は 6～8 cmH$_2$O であるが，機械換気や呼気終末陽圧（positive end-expiratory pressure）により上昇する．
  - ■ 三尖弁閉鎖不全症，右心不全，原発性肺高血圧症を有する症例では上昇する．
  - ■ 一般的に CVP 高値が血管内容量過剰を示すというよりは，CVP 低値が循環血液量減少を反映する．
- ▶ $ScvO_2$ 測定に使用される．
  - ■ 冠静脈洞開口部よりも採血位置が上流であるため $ScvO_2$ は SvO_2 よりも通常 5％ 前後高い．
  - ■ 覚醒している患者では下大静脈から採血した血液よりも上大静脈から採血した検体のほうがわずかに酸素飽和度が低い．これは麻酔状態では逆転する．
  - ■ $ScvO_2$ は上大静脈ないし下大静脈の領域から得られる酸素摂取率（oxygen extraction ratio：O_2ER）を利用して SaO_2 と比較できる．
    $O_2ER = VO_2/DO_2 \times 100$（通常は 20～30％）
  - ■ 酸素供給を必要としている組織まで DO_2 が行き届かない場合，O_2ER は正常範囲が 25～33％ のところ，67％ まで上昇しうる．DO_2 の減少が続いている場合 VO_2 は供給に依存して減少する．
- ▶ 洞調律を保つ症例の CVP 圧波形は a 波，v 波の陽性波と x 谷，y 谷の陰性波，x 波のうえに乗る小さな c 波から構成される（図 40-2）．

図40-2 中心静脈圧波形：a波，c波，v波，x谷，y谷と心電図波形との関連性

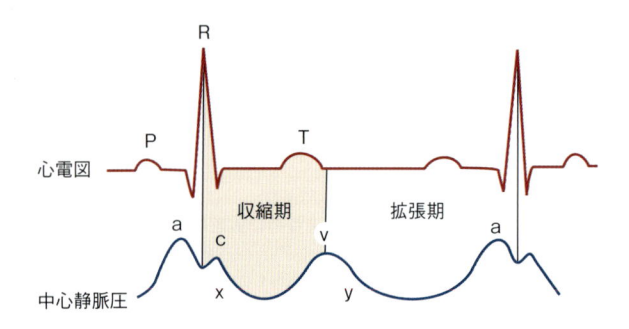

Tintinalli JE, Stapczynski JS, Ma OJ, Cline DM, Cydulka RK, Meckler GD. Tintinalli's Emergency Medicine: A Comprehensive Study Guide. 7th ed. Figure 34-2 より。www.accessmedicine.com. からも閲覧可能。© The McGraw-Hill Companies, Inc. All rights reserved.

▶機械的な反応は電気生理学的反応からわずかに遅れて観察される。圧波形a波は右心房筋の収縮によって生じ，心電図波形のP波に引き続きQRS波の期間に起こる（図40-2）。
▶v波は右心房への静脈還流上昇による心房圧の上昇を示し，三尖弁閉鎖期（＝心室拡張期）に三尖弁の開放により低下する。これは心電図T波の後にみられる（図40-2）。
▶a波とv波の間にx谷が形成され，心房弛緩中の圧の低下を表している。c波は三尖弁閉鎖によって生じ，心電図R波に続いてx谷の間に生じる（図40-2）。
▶心室拡張期に三尖弁が再開放すると，圧波形はy谷を形成し，血流は右房から右室に向かって流れる（図40-2）。
▶巨大a波（大砲波とも呼ばれる）は，三尖弁狭窄または房室解離（完全房室ブロック）の際，心房収縮が三尖弁の閉鎖または狭窄に逆らって起こることで生じる。また巨大なv波は，三尖弁閉鎖不全の際に生じる。

● **肺動脈カテーテル（pulmonary artery catheter：PAC）について**
▶多くの場合右内頸静脈または左鎖骨下静脈から挿入する。
▶カテーテルの挿入長は，右内頸静脈か左鎖骨下静脈から挿入した場合は，10〜15 cmで上大静脈/右房圧波形が出現する。20 cm前後挿入した時点で，通常バルーン内に1〜1.5 mLの空気を入れて膨らませる。
▶バルーンはカテーテルを進める際に膨らませておき，引き抜くときにはしぼませておく。
▶カテーテル先が挿入長20〜30 cm前後で右室内に到達すると，圧波形は心電図のT波にピークが一致した単一の急峻な収縮期波形を描き，急激に下降した後，右心室拡張期には充満に伴うなだらかな圧上昇を認める（図40-3）。
▶右室内での操作中は心室頻拍を惹起しやすいため，カテーテルを手早く肺動脈に進める（挿入長40〜55 cm）。肺動脈の収縮期圧波形は，右室と同様にピークが心電図T波と同期しているが，肺動脈弁の閉鎖と動脈の弾性のため，右室の拡張期圧よりも肺動脈の拡張期圧のほうが高い。

右室圧波形と肺動脈圧波形の識別
● 拡張期の間，血流は左房に流入し肺動脈圧は降下する。一方，右室は拡張期には右室充満のため圧が上昇する（図40-3）
● 肺動脈のほうが拡張期圧が高い（diastolic step-up）
● 肺動脈圧波形には重複切痕（dicrotic notch）がある

■カテーテル先端が肺動脈のゾーンIII部分（図40-4）まで進むと楔入する（図40-3）。肺動脈楔入圧（pulmonary artery occlusion pressure：PAOP）は，胸腔内圧が0に近い状態（陽圧換気ならば呼気終末時）においては，おおむね肺毛細管楔入圧（pulmonary capillary wedge pressure：PCWP）に近似することが知られている（陽圧換気中ならば圧波形の最低値，自発呼吸ならば圧波形の最高値）。
▶肺領域は高い気道内圧とPEEPの使用，特に患者の体位を変えることでゾーンIIIに該当する部分が減少する。仰臥位で胸部単純X線写真側面像を撮影するとPACの先端が左房の高さにあるのが適切位置である。
▶カテーテル先端がゾーンIIIよりも外側にあることを示唆する所見は次のとおり。

図40-3 肺動脈カテーテル挿入中の圧波形変化

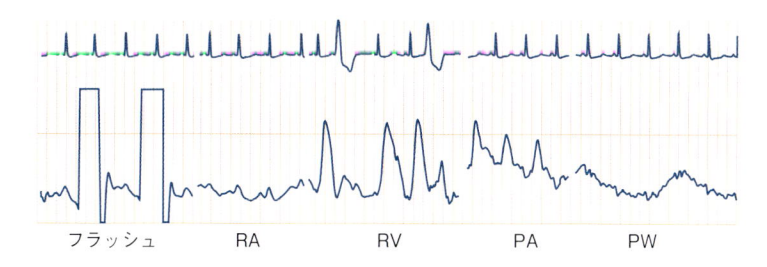

フラッシュ　　RA　　　RV　　　PA　　　PW

RA：右心房，RV：右心室，PA：肺動脈，PW：肺動脈楔入。
Hall JB, Schmidt GA, Wood LDH. Principles of Critical Care. 3rd ed. Figure 13-4 より。www.accessmedicine.com からも閲覧可能。
© The McGraw-Hill Companies, Inc. All rights reserved.

図40-4 Westの肺ゾーン

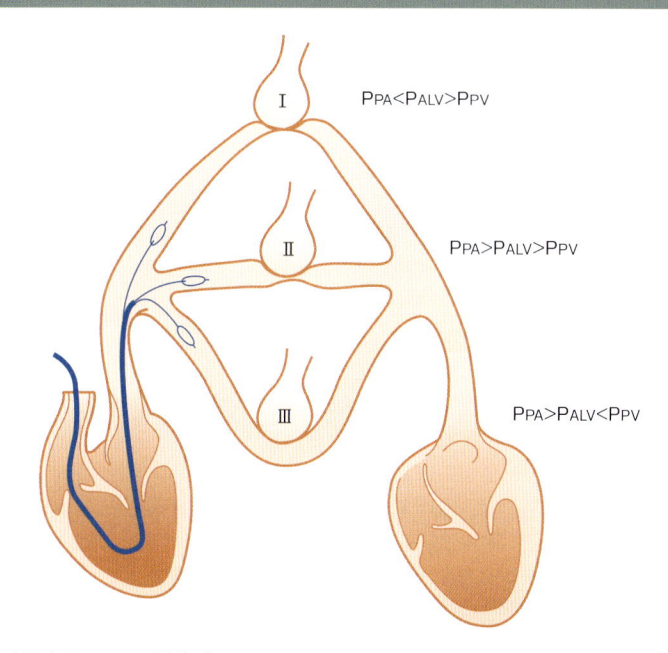

I　$P_{PA}<P_{ALV}>P_{PV}$

II　$P_{PA}>P_{ALV}>P_{PV}$

III　$P_{PA}>P_{ALV}<P_{PV}$

P_{PA}：肺動脈圧，P_{ALV}：肺胞内圧，P_{PV}：肺静脈圧。
　ゾーンI（$P_{PA}<P_{ALV}>P_{PV}$）：理論上血流なし
　ゾーンII（$P_{PA}>P_{ALV}<P_{PV}$）：血流は $P_{PA}>P_{ALV}$ となる間のみあり
　ゾーンIII（$P_{PA}>P_{ALV}<P_{PV}$）：持続的な血流あり
O'Quin R, Marini JJ. Pulmonary artery occlusion pressure: clinical physiology, measurement, and interpretation. Am Rev Respir Dis. 1983;128:319 より。

- a波とv波が鈍化し，PAOPが「なだらかな圧波形」を示す。
- PADP<PAOPである。
- PAOPの増加が，陽圧換気中の肺胞圧変化の50%より大きい。
- PAOPの減少が，PEEPの減少の50%より大きい。
▶ 肺動脈楔入位置でバルーンを拡張させることにより，カテーテル先端が右心系から隔離し，内在する血液を介して左房圧を反映する（図40-4）。
▶ PAOP波形は右房圧波形と形態が近似しているものの，時相が右にシフトしている。これは右房圧が直接

測定であるのに対して，PAOP は左房圧を肺静脈・肺胞毛細血管・遠位肺動脈を介して反映しているため，時間的遅延が生じることによる。
▶ その結果，a 波は心電図波形の QRS 波の後に，v 波は心電図波形の T 波の後に生じる。PAP と PAOP 波形が同じようなタイミングで描出されている場合〔僧帽弁閉鎖不全症（MR）〕には，逆に，**圧波形の時相のズレが生じることにより**，実際にカテーテルが楔入したことを確認することができる。
▶ PAOP 平均圧は肺動脈拡張末期圧（PAEDP）以上になることはなく，概して 5 mmHg 程度低い値を示す（図 40-3）。
▶ PAOP は呼気終末期の a 波の平均高で測定すべきである。これは大気圧と胸腔内圧が最も近くなるタイミングであり，理論上は PAOP が LV 拡張末期圧（LVEDP）とほぼ一致するはずである。
▶ 1973 年 Swan らは，心筋梗塞の症例検討において RAP 6～8 mmHg および PAOP 14～18 mmHg が最適な心室前負荷を反映していることを発見した。現在に至るまでにこれらの値が適正値であることが示されている。
▶ 僧帽弁閉鎖不全症においては，v 波の増大が顕著となる。**左室の心筋虚血が乳頭筋機能不全と僧帽弁閉鎖不全をきたした場合，PAOP 波形に新たに生じる巨大 v 波が病態推測の手がかりとなる。**
▶ PAC は右心房と肺動脈にルーメンが開口している。センサーを介するか，カテーテルの先端から採血した検体をもとに，血中酸素飽和度の測定と両者の比較が可能となる。
  ■ $ScvO_2$ と SvO_2 の比較
    ◆ SvO_2 が $ScvO_2$ よりも 5% 以上高値であった場合，心臓内左-右シャント（例：心室中隔欠損，心房中隔欠損）の有無の確認を超音波検査で行うことが必要となる。
  ■ SaO_2 を A ラインから，$ScvO_2$ を CVC から採取可能である。この測定から $AVDO_2$ ないし酸素摂取率 O_2ER が得られる（第 220 章参照）。
    ◆ O_2ER が SaO_2 の 1/3 以上の場合，DO_2 が不十分となる。症例が極端な低酸素状態ないし低心拍出状態でなければ，最も有効な DO_2 の改善法は輸血である。しかし輸血そのものが患者の予後を悪くする可能性もある。
▶ CO 測定時には，常温の生理食塩液を PAC の RAP ポートから注入する。
  ■ 遠位ポートの温度時間変化（$\int dT/dt$）をもとに CO を求められる。
  ■ **CO は $\int dT/dt$ に表現される曲線下面積の逆数である**。熱希釈法での測定時モニターに曲線が表示される。
  ■ 原理としては，CO が上昇すると注入した生理食塩液は暖かい血液と迅速に混合し，より早く遠位ポートに運搬される。よって CO 上昇により $\int dT/dt$ は低下する。
  ■ 冷たい生理食塩液を使用した場合は，信号雑音が減るが，徐脈の原因となりうる。
▶ 理論的には Frank-Starling 曲線を用いた左室充満圧のプロットを行うことができる。
  ■ 臨床の場面では，血行力学的モニタリングにおける他のデータを考慮してプロットを行うことが肝要である。個々の症例における至適充満圧は，健常者の正常範囲に調整することよりも，**全体の経時的観察において相対的に改善していくことのほうが重要である**。
● A ライン，PAC，単極心電図波形により，心拍出量，心拍数，酸素化，平均動脈圧，右房圧，肺動脈圧，PAOP または PCWP の測定情報が得られ，そこから DO_2，VO_2，SVR，PVR，O_2ER，SV を算出することにより（表 40-1～表 40-3），リアルタイムで血行力学的モニタリングが可能となる。
▶ これらのデータは患者の末梢組織の酸素需要と供給の状態を評価するために必要なもので，両者が不均衡な場合は
  ■ 原因が血管内容量か，弁か，右室機能か左室機能か，肺血管抵抗か体血管抵抗か，肺機能にあるのかを鑑別する。
  ■ 結果に従って原因を直接治療する。
▶ このデータを正しく把握できず，血行力学的に正しい対処を行えていない現状が，多くの報告により示されている。

表40-3 主なショック状態や心機能低下での血行動態の変化

状態	RA	RV	PA	PCWP	CO	SVR	MAP
心原性ショック	↑	↑	↑	↑	↓	↑	↓
循環血液量減少性ショック	↓	↓	↓	↓	↓	↑	↓
心タンポナーデ	↑	↑	↑	↑	↓	↑	↓
うっ血性心不全（両心不全）	↑	↑	↑	↑	↓	↑	↓
右心不全	↑	↑	↓	↓	↓	↑	↓
左心不全	↑	↑	↑	↑	↓	↑	↓
敗血症性ショック	Nまたは↓	Nまたは↓	Nまたは↓	Nまたは↓	↑	↓	↓
ARDS	Nまたは↑	Nまたは↑	Nまたは↑	Nまたは↓	N, ↑, ↓	N, ↑, ↓	N, ↑, ↓
急性肺塞栓	↑	↑	↑	↓	↓	↑	↓
心室中隔欠損	↑	↑	↑	↑	↓	↑	↓
慢性閉塞性肺疾患 COPD	↑	↑	↑	N	↓	↑	↓
収縮性心膜炎	↑	↑	↑	↑	↓	↑	↓
拘束性心膜炎	↑	↑	↑	↑	↓	↑	↓
原発性肺高血圧症	↑	↑	↑	N	↓	N	↓

RA：右房圧，RV：右室圧，PA：肺動脈圧，PCWP：肺動脈楔入圧，CO：心拍出量，SVR：全末梢血管抵抗，MAP：平均動脈圧，ARDS：急性呼吸促迫症候群，↑：増加，↓：減少，N：変化なし，COPD：慢性閉塞性肺疾患。

Hanley M, Welsh C. Current Diagnosis & Treatment in Pulmonary Medicine. New York: McGraw-Hill; 2003. Table 5-4 より。© The McGraw-Hill Companies, Inc. All rights reserved.

● 参考文献

www.TheAnesthesiaGuide.com を参照

（中山理加）

第41章
非侵襲的心拍出量モニタリング

Sarah C. Smith

入手可能な非侵襲的心拍出量モニターの比較			
	利点	制限	本当に非侵襲的か？
CO_2 Fick法 (例：NICO®)	●超音波通過時間とNICO®の一致良好 ●自発呼吸か機械換気かを選ばない	●過換気やV/Q不均衡の影響を受ける（既存の肺疾患，術後無気肺）	Yes ただし挿管管理が必須
食道Doppler法 〔例：CardioQ®（単回使用），WAKIe TO®（再利用可）〕	●非常に重篤な患者での心拍出量変化のモニターに高い有効性 ●至適輸液管理への治療結果を観察できる	●挿管・鎮静管理が必須 ●食道損傷が若干ある ●熱希釈法との不一致がみられることがある	No 食道内プローブ設置が必要
肺内外リチウム希釈法 (例：LiDCO®)	●信号/雑音比が高い ●熱希釈法との高い一致性 ●中毒性が低い	●40 kg未満，妊婦，リチウム使用者には禁忌 ●動脈容量の低下，IABP使用，非脱分極性筋弛緩薬で精度が低下	No Aラインが必須
動脈波形分析法 (例：Vigileo®)	●他の心拍出量測定法との高い一致性 ●持続的なSVと心拍出量測定が可能 ●stroke volume variation（SVV）の表示が可能（>15%で輸液反応性ありと評価） ●使用方法が簡便	●動脈圧波形に依存して精度が低下（不整脈，IABP使用） ●旧式の装置は血管張力の変化に対応が不十分 ●新式の装置は熱希釈法や食道Doppler法との高い一致性	No Aラインが必須
生体インピーダンス法 (例：Cheetah NICOM®，BioZ Dx®)	●完全に非侵襲的 ●胸部電極間の高振幅電流を利用して胸腔内血液容量を計測	●血行動態の安定が必要 ●不整脈，IABP使用で精度が低下 ●ペースメーカ使用者には禁忌	Yes 体表電極を設置するのみ

SV：1回心拍出量，IABP：大動脈内バルーンパンピング。

CO_2 Fick法

- 間接的Fick法の公式は以下に定義される。

  心拍出量（CO）＝ $\dot{V}CO_2/CvCO_2 - CaCO_2$

  $\dot{V}CO_2$は二酸化炭素の産生量，$CvCO_2$は混合静脈血二酸化炭素含量，$CaCO_2$が動脈血二酸化炭素含量である[訳注]。
  $\dot{V}CO_2$は分時換気量と二酸化炭素含有量から算出できる。$CaCO_2$は呼気終末二酸化炭素濃度と近似する。

    訳注）人工呼吸器の回路に再呼吸回路を組み込み，再呼吸中と正常換気時で呼気中二酸化炭素含量の変化を測定し，分時換気量から$\dot{V}CO_2$を算出する。

- 再呼吸中の式と正常換気中の式をあわせると，$CvCO_2$は相殺される。
- より精度を向上させるためには，血液ガス分析でFIO_2とPaO_2を測定しシャント率を求める。

食道Doppler法

- Doppler探触子を鎮静・挿管管理下の患者に挿入し，下行大動脈の血流から波形を抽出する。
- 速度-時間曲線において大動脈血流速度波形の面積は速度-時間積分（velocity time integral：VTI）から求め

図41-1　典型的な下行大動脈の食道 Doppler 波形

$$1回拍出量(cm^3) = 1回拍出距離(cm) \times 下行大動脈横断面積(cm^2)$$

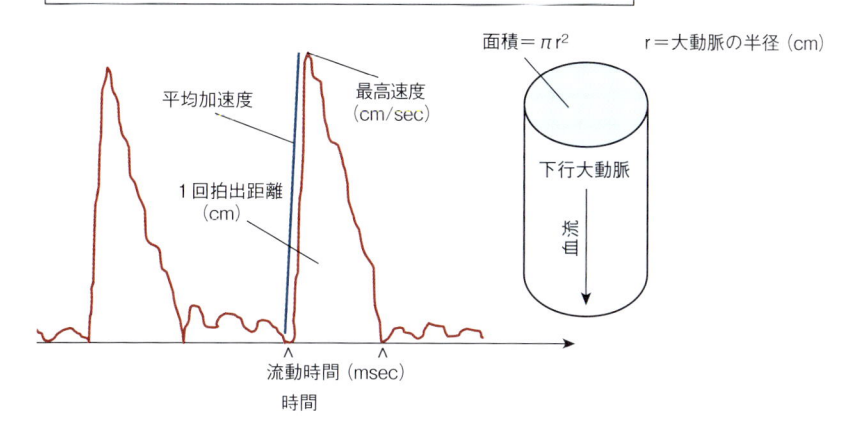

面積＝πr^2　　r＝大動脈の半径（cm）

グラフの最高動脈速度の下の面積は VTI（cm）で求められ，1 回拍出距離とみなされる．モニターではアルゴリズムを利用して図に示したデータを用いて SV と CO を算出している．収縮期においてすべての赤血球が等しく最大速度で単一方向に進んでいると仮定すると，大動脈横断面の面積と SD の積が 1 回拍出量とみなせる，ということがこの計算式の原理となっている．

図41-2　下行大動脈血流の Doppler 波形の変化

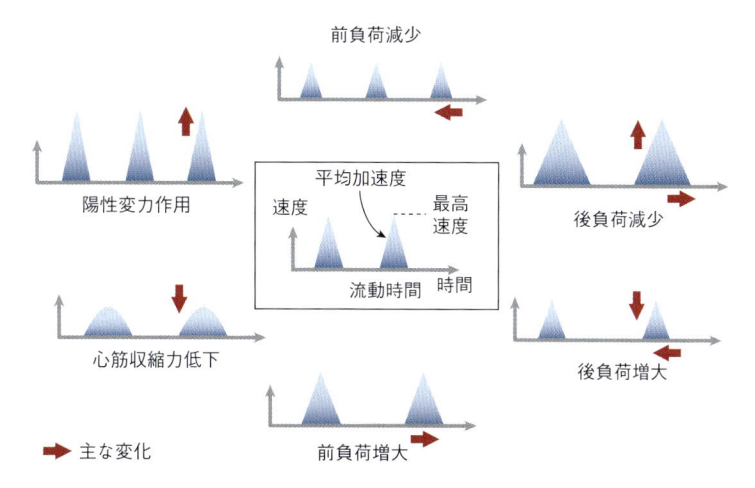

速度-時間曲線は，心収縮力（主に最高速度と平均加速度に影響），前負荷〔主に収縮時間（FTc：補正流動時間．心拍数から算出）に影響〕，後負荷（補正流動時間，平均加速度，最高速度に影響）の変化によって形状が変化する．
Singer M. Esophageal Doppler monitoring of aortic blood flow: beat-by-beat cardiac output monitoring. Int Anesthesiol Clin. 1993;31: 99 より．

られる．これは 1 回拍出距離（stroke distance：SD）と相関がある．
- モニターではアルゴリズムを利用して，1 回拍出量（stroke volume：SV）を下行大動脈の横断面と SD の高さを有する円柱形とみなし，CO を算出する（図 41-1）．

参考文献
www.TheAnesthesiaGuide.com を参照

（中山理加）

第42章
パルスオキシメータ

Ruchir Gupta

酸素化ヘモグロビン（hemoglobin：Hb）と脱酸素化Hbとの比率を，波長（660 nmと940 nm）の異なる2種類の光（赤色光と赤外光）を放出する発光ダイオード（light-emitting diode：LED）を用いて測定する。酸素化Hbは赤外光をより吸収し，脱酸素化Hbは赤色光をより吸収する性質がある。

図42-1 酸素飽和度曲線

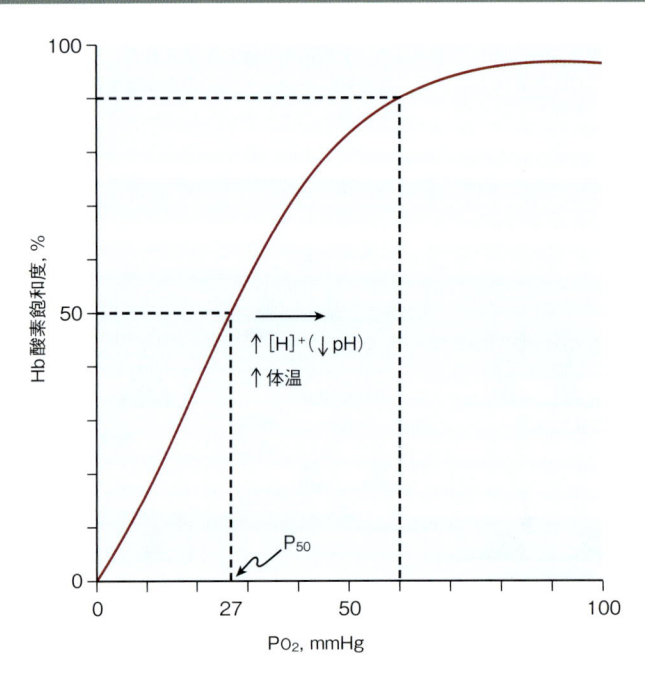

全血中酸化Hbの酸素解離曲線。体温の上昇，pHの低下（疲労した筋肉内など）により解離曲線は右方移動し，同じ酸素分圧の状態でも酸素飽和度を下げて組織に酸素を供給しやすくする。

P_{50}（SpO_2 50%のときの酸素分圧）＝27 mmHg

P_{90}＝60 mmHg

Brunton LL, Chabner BA, Knollmann BC. Goodman & Gilman's The Pharmacological Basis of Therapeutics. 12th ed. Figure 19-8より。www.accessmedicine.com.からも閲覧可能。© The McGraw-Hill Companies, Inc. All rights reserved.

パルスオキシメーターの値に誤差を引き起こす原因	
カルボキシヘモグロビン（Hb-CO）	実際の酸素飽和度よりも高値に表示される
メトヘモグロビン（Met-Hb）	実際の値にかかわらず酸素飽和度が 85% 前後と表示される
メチレンブルー静注	飽和度が一過性に著明に低下する
末梢循環不全（末梢血管疾患，四肢冷感）	酸素飽和度波形が描出されず測定不能
不整脈（例：頻脈性心房細動）	信頼性に欠ける測定値になる
重度貧血（Hb<5 g/dL）	信頼性に欠ける測定値になる
マニュキュア（黒，青，緑）	Hb 由来の LED 吸収に影響を与え，測定困難，測定不能になる
爪白癬	Hb 由来の LED 吸収に影響を与え，測定困難，測定不能になる

Masimo® Total Hemoglobin（SpHb®）

- データ測定に 7 つ以上の波長光を使用している。
- 測定値
    - ▶ トータル Hb：全 Hb（SpHb®）
    - ▶ 酸素含有量（SpOC™）
    - ▶ カルボキシヘモグロビン（Carboxyhemoglobin：SpCO®）
    - ▶ メトヘモグロビン（Methemoglobin：SpMet®）
    - ▶ 脈波変動指数（Pleth Variability Index：PVI®）
    - ▶ 酸素飽和度（SpO_2），心拍数（PR），灌流指数（perfusion index：PI）
- Hb 濃度の算出と，組織灌流，心拍出量の推定を行う。
- 同側で非侵襲的血圧測定しても，波形消失までの時間が長く，再度測定可能となるまでの時間が短い。
- 良好な信号状態下であれば，他のオキシメーターよりも検出力が優れる。
- 重度低酸素血症の場合は，他のオキシメーターと検出力が変わらない。

CO-oxymeter

- 異なる波長光を利用して酸素化 Hb（オキシヘモグロビン），一酸化炭素 Hb（カルボシキヘモグロビン），メトヘモグロビンの含有率を測定する。
- 一酸化炭素中毒やメトヘモグロビン血症の診断に使用できる。
- 分画酸素飽和度の計算法は

$$分画酸素飽和度 = \frac{酸素化 Hb}{酸素化 Hb + 還元 Hb + 一酸化炭素 Hb + メトヘモグロビン} \times 100$$

参考文献

www.TheAnesthesiaGuide.com を参照

（中山理加）

第43章
カプノグラフィ

Ruchir Gupta

$ETCO_2$ と $PaCO_2$ の差

- 健常肺：覚醒時 2〜3 mmHg，麻酔下 5〜8 mmHg
- 慢性閉塞性肺疾患（COPD）患者：覚醒時 10 mmHg，麻酔下 15〜20 mmHg
- 加温加湿器の使用でさらに増大する。
- V/Q 不均衡（肺塞栓，循環血液量減少，側臥位）によりさらに増大する。

カプノグラムの急激な変動の原因	
指数関数的な急降下	死腔の増大（肺塞栓または心停止を示唆）
突然 0 に低下	回路外れ
徐々に減少傾向，0 にはならない	リークまたは呼吸回路の部分閉塞
	空気塞栓，肺塞栓
	心拍出量減少（血管内脱水，下大静脈遮断）
	代謝率の低下（低体温，深麻酔）
徐々に増加	呼気弁の逸脱または分時換気量の減少
突然の増加	駆血帯の開放，大動脈遮断解除，悪性高熱症

図43-1 正常カプノグラム

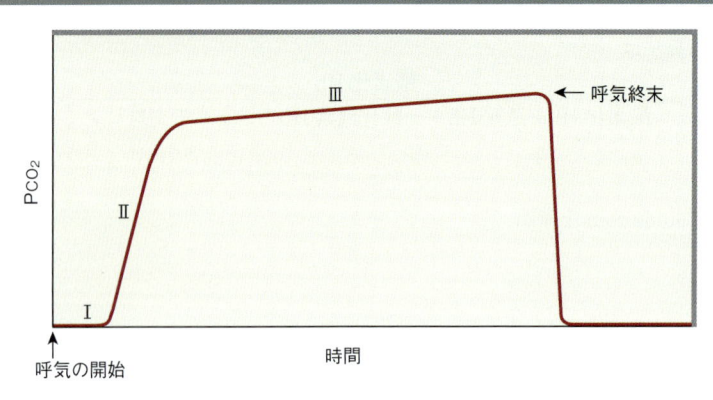

（Ⅰ）解剖学的死腔
（Ⅱ）解剖学的死腔から肺胞気プラトーへの移行帯
（Ⅲ）肺胞気プラトー（典型的にはわずかに右肩上がり）

Longnecker DE, Brown DL, Newman MF, Zapol WM. Anesthesiology. Figure 31-7 より。www.accessanesthesiology.com からも閲覧可能。© The McGraw-Hill Companies, Inc. All rights reserved.

図43-2 疾患に伴うカプノグラムの波形変化

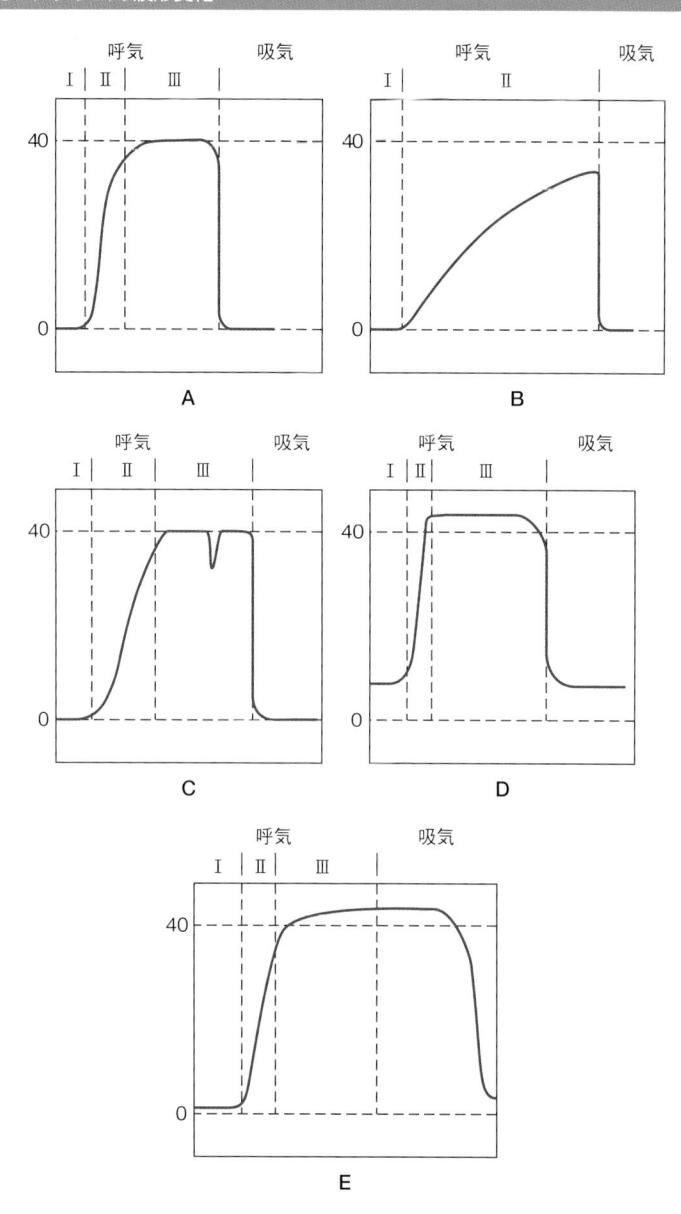

(A) 正常のカプノグラム波形は呼気の3相を示す。第I相：死腔換気を反映，第II相：死腔と肺胞気の混合，第III相：肺胞気プラトー。
(B) 重症COPD患者のカプノグラム波形。次の吸気までにプラトーの形成が認められない。$ETCO_2$ と $PaCO_2$ の差が増大する。
(C) 第III相に自発呼気努力による $ETCO_2$ の一過性の減少がみられる。
(D) 呼気弁の故障ないし二酸化炭素吸収剤の消耗のため吸気終末に $EtCO_2$ が0にならない。
(E) 吸気サイクル中呼気ガス濃度上昇が遷延しているのは，呼気弁の故障による。

Morgan GE, Mikhail MS, Murray MJ. Clinical Anesthesiology. 4th ed. Figure 6-25 より。www.accessmedicine.com からも閲覧可能。
© The McGraw-Hill Companies, Inc. All rights reserved.

● 参考文献

www.TheAnesthesiaGuide.com を参照

（中山理加）

第44章
脳波モニター

Donald M. Mathews

現在米国内で入手可能なモニターは
- Bispectral Index（BIS™, Covidien）
- SEDLine™Patient State Index（PSI™, Masimo）
- M-Entropy™（GE Healthcare）
- SNAP Ⅱ ™（Stryker）

他の国で入手可能なモニター[訳注]は
- Cerebral State Index（CSI™, Danmeter）
- Narcotrend™（Drager）
- NeuroSENSE™（Carefusion）

　訳注）わが国で入手可能な脳波モニターはBISのみ。

すべてのモニターはGABA作動薬によって生じる脳波変化が，一般に
- 予測可能
- 観察可能
- 再現可能

であることを原則として作動している。

麻酔と脳波

処理された脳波の数値と相関する薬物	処理された脳波の数値と相関しない薬物
ハロゲン化揮発性麻酔薬	ケタミン
プロポフォール	笑気
ベンゾジアゼピン	etomidate
バルビツレート	オピオイド

検算処理された脳波は，おのおの異なるアルゴリズムを介してはいるものの，共通して前頭葉由来の脳波を反映しており，GABA作用薬の使用と指数値の関連性を準線形化し，0～100のインデックスに換算し表示される。GABA作動薬使用中，脳波は以下の項目に変化をきたす。
- 基本周波数
- 相対的な電気活動の分布
- 位相の関連性と乱雑性
- 波形パターンの変化（例：群発抑制）

脳波波形と麻酔深度の関連性

波形の名前	周波数（Hz）	よくみられる病態
γ または $\beta 2$	30～80	覚醒
β	12～30	覚醒または導入初期興奮状態
α	8～12	意識はあるが閉眼し安静または全身麻酔（紡錘波を伴う）
θ	4～8	全身麻酔
δ	0～4	深麻酔

脳波モニターに関する賛否

利点	欠点
●平均して吸入麻酔薬やプロポフォールの使用量削減 ●平均して早期に抜管可能 ●平均して麻酔後回復室退出時間が早まる ●予期せぬ異常値に対応可能：症例に応じて薬剤使用量を増減 ●リスクの高い症例に関して術中覚醒を減らせる可能性あり（ただしアラームつき呼気終末ガスモニターの使用に勝るとはいえない） ●前頭葉由来の脳波を1～4極由来でリアルタイムに観察可能	●コストが高い ●脳波自体の測定と解析が理想。多くの麻酔科医はその知識は持ち合わせていない ●意識の有無を完全に鑑別できるわけではない ●数値は完全なリアルタイムの結果ではない（アルゴリズムを用いた換算に時間がかかるため） ●薬物量と脳波が直線関係にならない場合がある。この場合プラトーとみなしてさらに薬物量の減量を行うと突如麻酔深度が変化し術中体動を起こすことがある

脳波計の種類

モニター	全身麻酔での推奨数値	特徴
BIS™	40～60	β比（30～47 Hzの活動成分）が指数の上限の構成成分。顔面筋の筋電図が増加するとBISは予測値よりも高値を示す。このような状況の際には筋弛緩薬や鎮痛薬の投与でBIS値は減少することがある。小児用両側センサーあり
M-Entropy™	40～60	state entropy（SE, 0.5～32 Hz）の範囲が0～91, response entropy（RE, 0.5～47 Hz）の範囲が0～100。REがSEよりも明らかに高値の場合，顔面筋の筋電図が混入している可能性があるため，鎮痛薬または筋弛緩薬の投与が必要となる場合がある。片側センサー
SEDLine™ PSI™	25～50	両側センサー，4極性の脳波波形表示。density spectral array（DSA：脳波の周波数成分をトレンド表示）可能
SNAP II™	不明	指数は0～18 Hzと80～420 Hzの2要素から抽出。いくつかの比較データの文献がみられる

術中脳波解析モニターを使用する場合の推奨事項
- モニターは特にプロポフォールによる完全静脈麻酔管理中に役立つ。
- 可能な限り脳波波形そのものを表示できるようにしておく。薬物投与の際や，麻酔導入や急変時，脳波が通常どのように変化するのかを学ぶ必要がある。
- 睡眠紡錘波（通常適切な睡眠時にみられる）と群発抑制波（麻酔深度が深すぎる際にみられる）を判断できるようにする。
- 脳波の指数のみで判断し麻酔管理しようとせず，他のモニターからの情報を含め総合的に判断する。
- 脳波の指数が不適切な値を示しているときは脳波の振幅が十分かを確認すること。高齢者では脳波の振幅が不十分であることが多い。
- 波形のアーチファクトについて，特に高周波数のアーチファクトは手術室の他の機材に由来することが多いが，波形解析のバイアスになる可能性もある。
- 麻酔薬を減量しても指数が明らかに上昇してこない場合は，患者は「定常状態」となっている。
- ケタミンを投与すると，エフェドリンやアドレナリン投与時と同様，脳波指数が一過性に上昇する。
- オピオイドと笑気は投与しても脳波指数に大きな影響を及ぼさないが，症例の体動ないし体性反応がみられる状況においては，それらの薬物を投与することで脳波指数は相対的に減少する。

（中山理加）

Part IV
全身麻酔

第45章
術前麻酔チェックリスト

Kriti Sankholkar

手術室入室前

A. 器機チェックリストの点検
以下のモニター類はどの麻酔法でも使用できるようにしておく。
- 心電図（3点誘導もしくは5点誘導）
- パルスオキシメータ
- 非観血的血圧モニター
- 体温モニタリング

術式や患者の病歴に応じて追加するモニター
- 観血的血圧モニタリング
- 中心静脈圧モニタリング
- 肺動脈カテーテルモニタリング
- 前胸壁Doppler
- 筋電図/BISモニタリング

麻酔器は毎日点検し，異なる麻酔器機が使用されたり，麻酔科医が変わる場合には各症例の間に麻酔器を再点検する。

以下のモニターは常時，使えるようにしておく。
- 酸素分析計
- 呼気炭酸ガスモニター
- 低圧/高圧アラーム
- 換気量計

点検手順
- 予備ガスボンベとAmbuタイプのバッグバルブマスクは使えるように室内に準備する。
- 麻酔器とすべてのモニターの主電源を入れる。
- 酸素ボンベと中央配管供給の高圧系をチェックする。
- 酸素Eボンベで1,000psi（重量ポンド毎平方インチ）は大気圧下で340Lの酸素（半分充填）を示しており，

10 L/min で 34 分間使える。
- 低圧系のリークチェック（流量バルブからガスアウトレットまでのリークチェック）
- 流量計をチェックする。
- 酸素センサーを較正する。
- 呼吸回路のリークテストを行う。
- 用手換気と人工換気器ベローズをチェックする。
- 一方向弁をチェックする。
- 呼気炭酸ガスモニターをチェックする。
- 排気システムと炭酸ガス吸収剤のチェック，必要があれば吸収剤を交換する。
- 患者が手術室到着前に開放位置でポップオフ弁を点検し，人工換気器を「手動」にセットする。

追加
- 悪性高熱ボックスもしくはカートが使えるように準備してあることを確認する。
- 除細動器が機能し，直ちに使えることを確認する。
- 局所麻酔薬を使用するなら，lipid rescue がすぐに使えることを確認する。
- 急速輸液装置が使え，必要時にそなえて準備してあることを確認する。

B．麻酔セットアップ
MSMAID と記憶する。

M：「machine（器機）」
- 上記に従って器機をチェックする。

S：「suction（吸引）」
- 吸引が使え，患者の頭部まで届くだけ十分な長さがあることを確認する。
- Yankauer 吸引チューブをつけておく。

M：「monitor（モニター）」
- 上述したモニター類が使用でき，較正されてすぐに使えることを確認する。
- 血圧測定のカフサイズ，動脈と中心静脈カテーテルサイズを含めてすべてのモニターは患者に適したサイズを用意する。
- ディスポーザブルモニターが取り付けられていて，心電図の電極，パルスオキシメータや症例によっては血圧のカフがすぐに使えることを確認する。
- 神経刺激装置がすぐに使えて起動できるようにしておく。
- 輸液加温装置と患者加温ブランケットがすぐに使えて動くようにしておく。
- 眼球保護剤と潤滑剤がすぐに使えるようにしておく。

A：「airway（気道）」
- 光源と喉頭鏡の持ち手を確認する。多機能喉頭鏡のブレードとサイズは，手術室で対応できるように揃えておく。
- 術式に応じた適切なサイズと型の気管チューブを選び，1 サイズ太めと細めのチューブはいつでも使用できるようにしておく。
- 気管チューブのカフのチェック。スタイレットを装着した気管チューブとスタイレットを準備する。
- 至適サイズの経口経鼻エアウェイと舌圧子が使えるかを確認する。
- GlideScope や気管支鏡，ラリンジアルマスクなどのバックアップ器機を準備する。
- 聴診器が使えるように準備する。
- 気管チューブを固定する器具やテープを準備する。
- 気化器が満たされているかを確認する。

I：「intravenous（静脈注射）」
- 適切な輸液剤と輸液ラインを準備する。
- ガーゼ，アルコール消毒，駆血帯と至適サイズの留置針を準備する。
- 症例により必要ならば輸液加温器を準備する。
- 術式で必要なら急速輸液器を準備する。

- 必要であれば輸液ポンプを準備する。
- 必要な点滴薬を用意する。

D：「drug（薬物）」

緊急用の薬物と症例に必要な薬物（下記参照）を最低限，吸っておく。
- 鎮静薬
- 導入薬
- 鎮痛薬
- 筋弛緩薬
- 抗不整脈薬
- 血管収縮薬（フェニレフリン/エフェドリン/アドレナリン）
- 抗コリン作動薬（アトロピン）
- 補助のスキサメトニウム

適切な抗菌薬を準備しておく。

患者入室後

- 患者の氏名，生年月日，診療録番号を，少なくとも2名の確認者で確認する。
- 患側，部位を含めて患者の術式を確認する。
- 患者が有している薬物や環境に対するアレルギーを確認する。
- 患者が手術台に上がった後，患者が快適となる適切な体位を確認する。
- 必要であれば患者を毛布や加温装置で暖める。
- 麻酔導入前に下肢に連続的な加圧装置を装着する。
- 麻酔導入後，頭部，眼球，鼻，肘，膝，乳房，胸部，腹部，殿部や踵などに過度の圧がかかっていないことを確認する。
- 手術台に接しているすべての骨隆起が適切にパッディングされているか確認する。
- 上腕を含めた肘，肩，膝，腰を過伸展させない。
- 気管挿管後，至適な1回換気量，最大吸気圧，呼吸回数，吸入酸素濃度，吸入麻酔薬や静脈麻酔薬濃度と流量計流量を確認する。
- 気道関係の器具がテープや固定器で固定されていることを確認する。
- 眼球が被覆され保護されているか確かめる。
- 患者の手術側と部位，アレルギーの有無を皮切前に再チェックする。

●参考文献

www.TheAnesthesiaGuide.com を参照

（本田　完）

第46章
完全静脈麻酔の管理

Donald M. Mathews

- 静脈麻酔薬による全身麻酔には催眠薬と抗侵害薬両方の投与が必要である。

完全静脈麻酔に使用する薬物	
催眠薬	抗侵害薬
プロポフォール	オピオイド
バルビツレート	ケタミン
ベンゾゼアゼピン	笑気
etomidate	α_2受容体作動薬

- 完全静脈麻酔（total intravenous anesthesia：TIVA）は他の薬物の組み合わせが可能だが，通常はプロポフォールとオピオイドで完遂する。

プロポフォールを使用する完全静脈麻酔と吸入麻酔薬によるバランス麻酔の比較		
		コメント
利点	悪心が少ない	多様な術後悪心嘔吐の予防を施したとしても，多くの研究で認められる
	術後の気分がよりよい	多幸感は内因性カンナビノイドによるものと思われる
	疼痛が少ない	低濃度（0.1MAC）の吸入麻酔薬で痛覚過敏が生じる（動物モデル）
	悪性高熱の誘因にならない	スキサメトニウムを使用しないとして，ダントロレンの保管は不要
	麻酔器が不要	モニター，ポンプと酸素投与機器があればよい
	抗酸化特性	遊離基スカベンジャー
	手術室内汚染がない 大気汚染がない	手術室要員，環境にとってよりよい
欠点	より多くの準備	薬物の準備は必須
	プロポフォール注入症候群の可能性	まれだが，通常は重症患者に対してICUでの長期投与
	脂質の過剰負荷	長期投与のみ
	「虚血プレコンコンディショニング」がない	虚血による組織障害を吸入麻酔薬は制限する。実験モデルにおいては，この効果はプロポフォールの抗酸化性よりもさらに保護的である

薬物動態/薬力学

- プロポフォールによる完全静脈麻酔には薬物動態（Pk）と薬力学（Pd）を理解し，配慮することが必要である。
- 長時間のプロポフォールの点滴は，血漿レベルの増加による蓄積を引き起こす。適切なレベルを維持するには投与速度は徐々に減らす（以下を参照）。
- プロポフォールのcontext-sensitive half-time（血漿レベルが50％まで減少するのに要する時間）は相対的に予想可能である（点滴時間に依存するが，おおよそ20～40分）。
- 目標制御注入法（target-controlled infusion：TCI）ポンプ（米国では使用不可）はプロポフォールとオピオイドの予測血漿濃度もしくは効果部位濃度を一定に維持する。
- プロポフォール単独で全身麻酔の状態を得るには膨大な量が必要である。

図46-1 プロポフォールとオピオイドの相乗作用

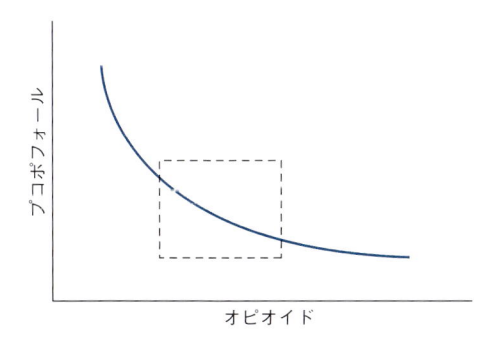

点線部分は，適切な深度の全身麻酔と速やかな覚醒が得られる"sweet spot"の相乗作用の範囲を示している。

- プロポフォールの点滴速度は，相乗効果のために適量のオピオイドを付加することで著明に減らすことができる。

プロポフォール投与計画

プロポフォールの推奨投与計画

	低用量	高用量
単回投与	2 mg/kg	2.5 mg/kg
開始から15分	100 µg/kg/min	150 µg/kg/min
15～45分	80 µg/kg/min	125 µg/kg/min
45分以後	70 µg/kg/min	100 µg/kg/min

- プロポフォール投与：適量のオピオイド投与を併用して，点滴速度を低用量と高用量の間（図46-2）で行えば，ほとんどの患者で適切なプロポフォール濃度を得られる。
- 2.5～4.0 µg/mLのTCIで適切な投与が得られる。
- processed EEGモニタリング^{訳注}がプロポフォールの調節に有用。プロポフォール濃度の妥当性の薬力学のモニターの機能を果たす。

　　訳注）第44章参照。

オピオイド投与計画

- 通常，フェンタニルのアナログ（フェンタニル，レミフェンタニル，alfentanil，sufentanil）の単回投与と点滴を行う。
- レミフェンタニルは蓄積を避けるために点滴速度を45～60分ごとに10％漸減するのがほとんどである。
- オピオイドの種類によって異なる効果発現時間と効果消失時間（context-sensitive half-timeなど）の特徴にもとづいて，最適な薬物を選択する。図58-1参照のこと。

オピオイドの特性

オピオイド	効果発現時間（分）	context-sensitive half-time（分）	2時間以上投与時のcontext-sensitive half-time
フェンタニル	3.5～5	さまざま	著明遷延。高濃度なら欠点だが，適正濃度なら自発呼吸には利点（術後の鎮痛が長時間可能）
レミフェンタニル	1～2	5	不変
alfentanil	1～2	20～30	軽度増加
sufentanil	5～6	20～40	軽度～中等度増加

- レミフェンタニルでは術後鎮痛のために他のオピオイドが必要となる。
- 耐性の発症を最少にするためには各患者に「過不足のない」投与を行う必要がある。

図46-2 表中，低用量，高用量のプロポフォールの予測血漿濃度

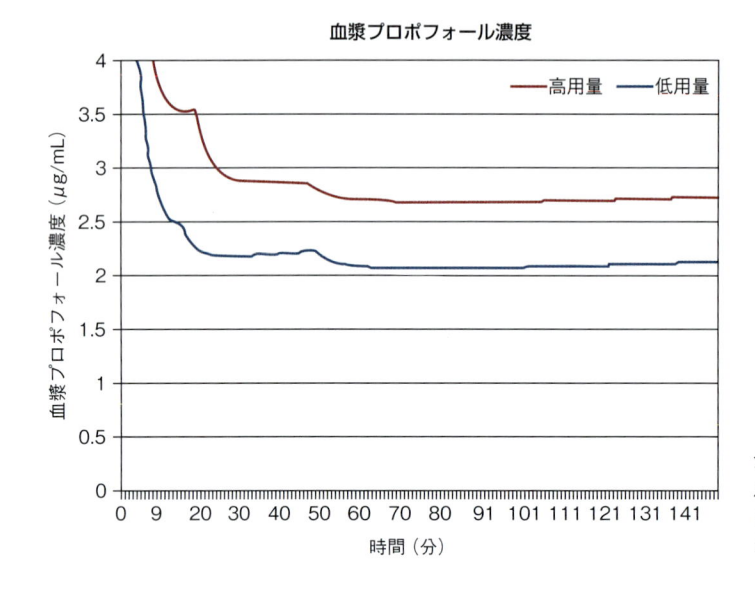

血漿プロポフォール濃度

注意：定常状態の維持には点滴速度を減らすが，患者によってはそれ以上の濃度が必要なことがある。

- ケタミン 0.1〜0.2 mg/kg は耐性の発症を限定するのに効果的である。

オピオイドの推奨投与量

オピオイド	初回投与量 (μg/kg)	低用量投与速度 (μg/kg/min)	平均投与速度 (μg/kg/min)	高用量投与速度 (μg/kg/min)	TCI 目標 (ng/mL)
フェンタニル	2〜3	0.015	0.02〜0.033	0.04	1〜2
レミフェンタニル	0.5〜01	0.075	0.1〜0.2	0.3	2〜8
alfentanil	20〜50	0.4	0.5〜1.0	1.5	50〜150
sufentanil	0.2〜0.3	0.0025	0.0033〜0.005	0.0067	0.2〜0.3

"one-syringe" 法

- プロポフォールとオピオイドを1つの注射器に入れる。
- プロポフォールとオピオイド混合の物理化学的安定性に関しては詳細は不明である。
- 以下の表中に示す組み合わせで，図46-1 中の点線部分に患者をおくことができる。患者によってはさらに投与が必要なこともある。
- 必要に応じてオピオイドは追加投与する。
- 最初に：プロポフォール 2 mg/kg を単回投与し（オピオイドの併用なし），表にあげたオピオイドの初回量を投与して，プロポフォール-オピオイド混合を投与開始する。

プロポフォールとオピオイドの配合組み合わせ[訳注]

オピオイド	初回量 (μg/kg)	500 mg プロポフォールへの添加量	プロポフォール投与（上記参照）	オピオイド蓄積防止上の注意
フェンタニル	2	100 μg	低用量-高用量	シリンジ3番目まで左記，4本目以降は 75 μg
alfentanil	20	2,500 μg	低用量-高用量	シリンジ3番目まで左記，4本目以降は 2,000 μg
sufentanil	0.3	20 μg	低用量-高用量	シリンジ3番目まで左記，4本目以降は 15 μg
レミフェンタニル	0.5	500 μg	低用量-高用量	点滴時間で変更の必要なし
レミフェンタニル	0.5	1,000 μg	低用量	点滴時間で変更の必要なし

訳注）わが国では，オピオイドの管理上，残液回収が困難となるため，他の薬物との混合使用は認められていない。

● 参考文献
www.TheAnesthesiaGuide.com を参照

（本田　完）

第47章
血管作動薬

Ruchir Gupta

血管収縮薬と変力薬

以下の表を参照

血管収縮薬と変力薬

薬物	受容体	血行動態効果	希釈率 (250 mL)	最終濃度	投与速度 ($\mu g/kg/min$)	単回投与 (必要時に)	注意点
アドレナリン作動薬							
アドレナリン	α_1, α_2, β_1, β_2, β_3	心拍増加 平均血圧上昇 心拍出量増加 肺血管抵抗増加 または不変	4 mg	16 $\mu g/mL$	0.02～0.3 (2～20 $\mu g/min$)	5 μg～1 mg	
ノルアドレナリン (Levophed®)	α_1, α_2, β_1	心拍低下 平均血圧著明に上昇 心拍出量不変 肺血管抵抗著増	4 mg	6 $\mu g/mL$	0.05～0.5		
フェニレフリン (Neosynephrine®)	α_1, 一部 α_2, 一部 β_1	心拍低下 平均血圧著明に上昇 心拍出量低下 肺血管抵抗増	10 mg もしくは 20 mg	40 $\mu g/mL$ もしくは 80 $\mu g/mL$	0.15～0.75	40～80 μg	
エフェドリン	α_1 (間接的), β_1, β_2	心拍増加 平均血圧上昇 心拍出量増加 肺血管抵抗増減あり				5～10 mg	反復投与で効果は減（タキフィラキシー）
ドパミン	DA1, DA2 β_1, β_2	腎血流著増 心拍著増 平均血圧上昇 心拍出量増加 肺血管抵抗不変	200 mg 400 mg	800 $\mu g/mL$ 1.6 mg/mL	0.5～3（腎投与量） 3～10（β投与量）		

薬物	受容体	血行動態効果	希釈率(250 mL)	最終濃度	投与速度(μg/kg/min)	単回投与(必要時に)	注意点
	$\alpha_1, \alpha_2, \beta_1, \beta_2$	心拍著増 平均血圧著明に上昇 心拍出量著増 肺血管抵抗著増	800 mg	3.2 mg/mL	10〜20（α＋β投与量）		
fenoldopam (Corlopam®)	DA1	心拍不変 平均血圧低下 心拍出量増加 肺血管抵抗著減	10 mg	40 μg/mL	0.1 肺血管抵抗低下目標平均血圧まで15〜20分ごとに0.1増やす		腎血管拡張
ドブタミン (Dobutrex®)	β_1, β_2（若干）	心拍増加 平均血圧増加 心拍出量著増 肺血管抵抗減少	250 mg	1 mg/mL	2〜30		
イソプロテレノール (Isuprel®)	β_1, β_2	心拍著増 平均血圧減少 心拍出量著増 肺血管抵抗著減	2 mg	8 μg/mL	0.01〜0.5		感光性
その他							
バソプレシン（アルギニンバソプレシン, Pitressin®）		心拍不変 平均血圧著増 心拍出量低下 肺血管抵抗不変	100単位/100 mL	1単位/L	0.1〜0.4単位/min		
ミルリノン (Primacor®)	PDE阻害	心拍不変または上昇 平均血圧不変 心拍出量著増 肺血管抵抗著減	50 mg	200 μg/mL	0.375〜0.75	適応なし	
inamrinone (Inocor®)	PDE阻害	心拍不変または上昇 平均血圧不変 心拍出量著増 肺血管抵抗著減	100 mg	0.4 mg/mL	5〜10	0.75 μg/kg（負荷）	
levosimendan (Simdax®)	PDE阻害（一部），カルシウム増感薬	心拍出量著増 1回拍出量著増 平均血圧低下 肺血管抵抗低下	5%ブドウ糖液500 mLに12.5 mg	0.025 mg/mL	0.05〜2 μg/kg/min		感光性あるが，投与中は遮光不要

降圧目的の薬物					
薬物	持続投与量(μg/kg/min)	希釈率(250 mL)	最終濃度	単回投与(必要時に)	注意点
血管拡張薬					
ニトログリセリン	0.1〜7	50 mg	200 μg/mL	50〜100 μg	
ニトロプルシド (Nipride®)	0.1〜10	50 mg	200 μg/mL		感光性あり，投与中は遮光 ●チオシアン酸塩中毒（ろれつがまわらない，目眩，昏睡） ●シアン中毒（代謝性アシドーシス，頻脈心筋酸素消費量の増加）

薬物	持続投与量 (μg/kg/min)	希釈率 (250 mL)	最終濃度	単回投与 (必要時に)	注意点
fenoldopam (Corlopam®)	0.1～0.2	10 mg	40 μg/mL		
ヒドララジン (Apresoline®)				2.5～20 mg	最大効果まで15分。15分ごとより頻回には投与しない
enalaprilat (Vasotec®)				0.625～1.25 mg	
カルシウムチャネル拮抗薬					
ジルチアゼム (Cardizem®)	1～3	100 mg	400 μg/mL		
ニカルジピン (Cardene®)	1～4	25 mg	100 μg/mL		
ニフェジピン (Procardia®)	1～3	50 mg	200 μg/mL		
ベラパミル (Calan®)	1～5	50 mg	200 μg/mL		
clevidipine (Cleviprex®)	1～2 mg/hr	適応なし(脂質エマルジョンとして封入)	0.5 mg/mL		脂質の過負荷を避けるため, 1,000 mL/24hr 以上もしくは平均21 mg/hr以上で投与しない
β受容体遮断薬					
メトプロロール (Toprol®)				2.5～5 mg	選択的に作用(β₁受容体)
プロプラノロール (Inderal®)				0.25～0.5 mg 静注	非選択的に作用(β₁およびβ₂受容体)
エスモロール (Brevibloc®)	50～200	2,500 mg	10 mg/mL	0.5～1 mg/kg 静注	選択的(β₁受容体)
ラベタロール (Trandate®)	2 mg/min (総量300 mgまで)	200 mg	2 mg/3 mL	5～20 mg (総量300 mgまで)	α受容体とβ受容体ともに遮断 α:β＝経口投与で1:3, 静注投与で1:7

アドレナリン/バソプレシン受容体と標的器官

受容体	標的器官作用
α_1	血管収縮, 心筋収縮力増加
α_2	血管収縮, 血小板凝集, 脂肪分解阻害
α_3	脂肪分解, 頻脈, 心筋収縮力増加
β_1	傍糸球体装置でのレニン放出を刺激, 脂肪分解, 心拍出量増加, 心拍増加
β_2	血管拡張, 気管支拡張, レニン放出を刺激, 脂肪分解
β_3	脂肪分解
D1	血管平滑筋弛緩(腎血管, 腸間膜, 冠動脈)
D2	ノルアドレナリン放出を阻害(腎血管, 腸間膜血管平滑筋を弛緩)
V1	血管収縮
V2	腎集合細管での水再吸収

● **参考文献**

www.TheAnesthesiaGuide.com を参照

(本田　完)

第48章
呼吸回路

Jamaal T. Snell

基本的機能
- 患者に酸素を供給する。
- 二酸化炭素を除去する。
- 吸入麻酔薬，揮発性麻酔薬を投与する。

呼吸回路の分類（開放式 vs. 閉鎖式，再呼吸式 vs. 非再呼吸式）

以下の表を参照

呼吸回路の分類（開放式 vs. 閉鎖式，再呼吸式 vs. 非再呼吸式）		
開放式	送気法 ● マスクやドレープを用い，患者の顔に向けて酸素や麻酔ガスを送気する方法である 開放滴下法 ● 現在行われていない。現代では圧縮ガスが使用できない場合に有用な drawover 型の麻酔回路が使用される	非再呼吸式
半開放式	Mapleson 回路（A, B, C, D, E, F） ● 携行可能で安価だが，新鮮ガス流（FGF）の必要量が多い ● FGF，呼吸用バッグ，リザーバーチューブ，呼気/余剰ガス弁のさまざまな組み合わせで構成される ● 一方向弁がないため，FGF が十分でないと再呼吸が起こりうる ● Mapleson 回路 A：自発呼吸がある場合には最も効率的な回路である ● Mapleson 回路 D/Bain 回路：調節換気の際には最も効率的な回路である	
半閉鎖式	循環式回路 ● 現代の麻酔において最も一般的である ● 再呼吸が起こるので，二酸化炭素を除去する必要がある ● ある程度のガスは調節式圧制御（APL）弁やガス排除装置で失われ，再呼吸されるのはほんの一部であるため，その意味では「半開放式」とも考えられる ● 回路内の温度や湿度を維持し，FGF の必要量を軽減，大気汚染も軽減させる	再呼吸式
閉鎖式	循環式回路 ● 半閉鎖式と類似しているが，呼気をすべて再呼吸する点が異なる（例：FGF は患者の酸素，吸入麻酔薬必要量と同程度である） ● 吸気/吸入麻酔薬濃度を速やかに変化させることが困難である	

Mapleson 回路の分類

次の表を参照

Mapleson 回路の分類

Mapleson 回路	他の名称	構造	必要な新鮮ガス流 自発呼吸	必要な新鮮ガス流 調節換気	説明
A	Magill 回路	FGI→ 蛇管 APL弁 呼吸バッグ マスク	分時換気量（MV）と同じ（≒80 mL/kg/min）	非常の高流量で予測困難である	自発呼吸がある場合は最も効率的な回路だが，調節換気には不適
B		FGI APL弁	2×MV	2〜2.5×MV	今日の臨床では使用されない
C	Water の往復回路	FGI APL弁	2×MV	2〜2.5×MV	今日の臨床では使用されない
D	Bain 回路	APL弁 FGI	2〜3×MV	1〜2×MV	Bain の二重管状回路の改良型：呼気が通る蛇管の内側に新鮮ガスが通る（新鮮ガスが呼気によって加温される）。調節換気中の患者には最も効率的な回路
E	Ayres Tピース回路	FGI	2〜3×MV	3×MV (I:E＝1:2)	二酸化炭素の再呼吸を防ぐためには，呼気用蛇管の容量を1回換気量より大きくする必要がある。回路の抵抗が低いため，人工換気器からの離脱には有用
F	Jackson Rees 回路	APL弁 FGI	2〜3×MV	2×MV	Mapleson E 回路の末端に呼吸バッグが接続され，調節換気と呼気の排泄が可能になった回路である。小児や患者の移送時によく使用される方法

FGI：新鮮ガス流入口，APL：調節式圧制御

循環式回路：必要不可欠な構成要素

	特徴	注意事項
ガス供給	●麻酔器用のガス（酸素，笑気，空気）；病院の中央配管や運搬可能なボンベから供給される	●ボンベから高圧で供給されるが，圧調節器によっておよそ 45 psi（注：約 310 kPa）まで減圧される。機種によっては第2圧調節器で，およそ 12〜16 psi（注：約 80〜110 kPa）まで減圧される ●ボンベのとり違えは致命的となりうる ●ボンベとホースの色はガスの種類によって異なる（例 酸素：緑，笑気：青，空気）[訳注1] ●中央配管から供給される壁面の接続部の径はガスによって異なり，直径インデックス安全システム（DISS）が採用されている ●ボンベの接続部のピンと孔の位置関係はガスによって異なり，ピンインデックス安全システム（PISS）が採用されている[訳注2] ●混合ガスの低酸素状態を防ぐため，酸素供給圧が特定の閾値以下に低下すると，笑気や他のガスの供給が遮断される安全システムが備えられている ●ガスが漏れる危険性がある

	特徴	注意事項
弁	●一方向弁：循環式回路には必須である．二酸化炭素の再呼吸を防ぐ働きがある ●調節式圧制御（APL）弁 ●酸素フラッシュ弁：酸素配管やボンベの圧調整器から直接，45～50 psi（約310～350 kPa）の圧力で酸素が送られる．酸素流量は35～75 L/minに達する．60 L/minの酸素フラッシュの流量は，酸素フラッシュのボタンを1秒押すと，1 Lの酸素が呼吸回路内を流れる量である	●弁の異常は，カプノグラフィの波形異常で気づかれることがある（第39章参照） ●酸素フラッシュによって高圧になる危険性がある（第2圧調節器を迂回して酸素が流れるため）
流量計	●圧調節器の下流にある ●ニードル弁（流量調節弁）はそれぞれの流入ガスの流量を調節する ●ガス流量の調節は，ボビン形の浮子の場合は上端をみて，球形のものは中央部をみて行う． ●流量計の正確性は標高に影響される．特に高所で高流量ガスを使用する際は，ガスの密度が低下するため，表示されている流量より実際の流量が多くなることがある	●亀裂によるガス漏れ，静電気，汚れ，人工換気器の背圧の影響で不正確になることがある ●複数の流量計が並んでいて，そのうちの1つにリーク（漏れ）が生じると，混合ガスが低酸素状態になる危険性がある．リーク部位より前方にある流量計でもガスのリークが発生してしまうため，酸素の流量計は常に最下流におかれる ●笑気/酸素の比例流量計により，操作者が混合ガスを低酸素状態にできないようになっている（通常，酸素濃度は最低25～30%に設定されている）
気化器	●さまざまな種類が存在するが，単純な構造で抵抗が低く，正確なものがほとんどである ●それぞれの揮発性麻酔薬の飽和蒸気圧（saturated vapor pressure：SVP）で較正を行う ●SVP：ハロタン＞イソフルラン＞エンフルラン＞セボフルラン＞メトキシフルラン ●SVPが高いほど，気化室内の流量は少なくてよい（ハロタンは気化室内の流量が最も低い） ●デスフルランのSVPは高く（大気圧に近い値である），SVP－温度曲線は急峻なカーブを描く．それによって，気化器からのガスの供給量が不安定になるため，デスフルランの気化器は加温・加圧（約2気圧）されている ●気化器から供給されるガスの正確性は以下に影響される 　▶高度　　▶ガス流量 　▶時間　　▶温度	●気化器の麻酔薬注入口は，それぞれの吸入麻酔薬ごとに区別された専用コネクタ構造となっており，異なる種類の麻酔薬を補充できないようになっている ●低いSVPで較正された麻酔ガスによって気化器内が飽和されると，気化器の表示より高濃度の麻酔ガスが流出することになる ●連結装置によって，2種類の揮発性麻酔薬が同時に投与されないような仕組みになっている ●麻酔薬を補充し続けていると，そこからリークが生じる
呼吸バッグ	●最大吸気流量や高1回換気量状態では，新鮮ガス流（FGF）を超える余剰ガスの貯留部となる ●呼吸回路内の圧が上昇するとバッグがふくらむ（3 Lのバッグならば最大限膨らんでも40 cmH$_2$Oである） ●用手的に陽圧を加えたり，補助換気をしたりすることができる ●患者の呼吸パターンや肺コンプライアンス，視覚から得られる呼吸状態を触覚で確認可能である	●患者の体格に合わせたバッグを選択する必要がある ●バッグが小さすぎるとすぐ虚脱してしまうため，換気量が多い場合には，充分量のガスを患者に供給できなくなってしまう ●バッグが大きすぎると，用手換気時に肺の圧外傷を引き起こす可能性がある
二酸化炭素吸収装置	●循環式回路に必須である ●二酸化炭素吸収剤の種類 ●ソーダライム（最も一般的） 　▶94%の水酸化カルシウム，5%の水酸化ナトリウム水溶液，1%の水酸化カリウムからなる 　▶吸収剤100 gあたり，14～23 Lの二酸化炭素を吸収することができる ●バラライム	●弁の動作不良があると，患者が陰圧にさらされる可能性がある．また，吸収装置の閉塞などによって，患者の肺に陽圧がかかって圧外傷が引き起こされる可能性がある ●低流量状態ではセボフルランとソーダライムが反応して，コンパウンドAが産生される可能性がある ●吸収剤が乾燥していると一酸化炭素が産生されることがある（デスフルランとバラライムの反応によって最も産生されやすい）

	特徴	注意事項
	▶ 20％水酸化バリウムと80％水酸化カルシウムからなる ▶ 吸収剤100gあたり，9～18Lの二酸化炭素を吸収することができる ● **Amsorb**®（最新の吸収剤） ▶ ソーダライムやバラライムより不活性のため，揮発性麻酔薬が分解されにくい（例：セボフルランからコンパウンドAや，デスフルランから一酸化炭素が発生しにくい） ▶ 吸収剤100gあたり，最大12Lの二酸化炭素を吸収することができる	● 乾燥バラライムとセボフルランが反応して火災が発生したという報告がある ● 乾燥やpH変化の標識となる色素の変色に気づかないで使用すると二酸化炭素の再呼吸が起こる $CO_2+H_2O \rightarrow H_2CO_3$ $H_2CO_3+2NaOH(KOH) \rightarrow Na_2CO_3(K_2CO_3)+2H_2O+熱$ $Na_2CO_3(K_2CO_3)+Ca(OH)_2 \rightarrow CaCO_3+2NaOH(KOH)$ ● 二酸化炭素とソーダライムで化学反応が起こる
麻酔ガス排除装置	● 呼吸回路内のAPL弁や人工換気器の排気弁から放出されたガスを排除する装置である ● 排除装置にはさまざまな種類がある ▶ 活性炭 ▶ 受動的廃棄システム：ガスを吸引せず，パイプで建物の外に放出する ▶ 陽圧および陰圧開放弁を備えた閉鎖式装置 ▶ 能動的廃棄システム：吸引装置によって建物の外に排出する ▶ 開放式装置 ● 米国立労働安全衛生研究所（NIOSH）は，手術室内の笑気の濃度は25ppm以下，ハロゲン化物は2ppm以下（笑気が同時に使用されていれば0.5ppm）に制限することを推奨している	● 閉鎖式装置の使用時に弁の動作不良があると，吸引装置によって患者が陰圧に晒される可能性がある．逆に陽圧に晒されて，圧外傷を受ける可能性がある ● 麻酔ガス排除装置の閉塞等により，職業的な麻酔ガス曝露が起こる

注1）わが国では酸素ボンベは黒，二酸化炭素ボンベは緑，笑気は上が青，下が灰色となっており注意が必要である．
注2）中央配管から供給されるガスと，壁面の接続部の孔についてもPISSが採用されている．

図48-1 基本的な循環式回路の構造

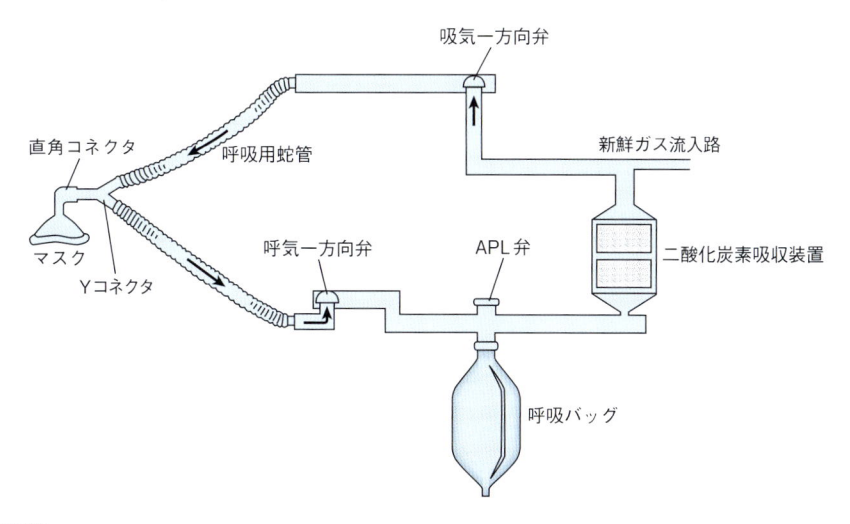

APL：調節式圧制御

Morgan GE, Mikhail MS, Murray MJ. Clinical Anesthesiology. 4th ed. Figure 3-10 より．35-25D より．www.accessmedicine.com からも閲覧可能．

第49章
手術室での機械換気（人工換気）

Sauman Rafii, J. David Roccaforte

基礎

- 間欠的陽圧を含む
  - ▶ 呼出相は受動的である。
    - ■ 患者の呼出は気道抵抗と肺エラスタンス（肺コンプライアンスの逆数）で既定される。
- 一般的には，麻酔器はICUでの呼吸器設定よりも簡便であるが，両者の違いはきわめて不明確である。

呼吸モード

- 調節呼吸
  - ▶ 麻酔された患者や筋弛緩投与された患者のためのものである。
  - ▶ 従量式と従圧式調節呼吸
    - ■ 従量式（図49-1）
      - ◆ 1回換気量と呼吸回数を設定する。
      - ◆ 1回換気量は一定だが，気道内圧は気道抵抗と肺・胸壁コンプライアンスに応じて変化する。

図49-1 矩形波流速の調節呼吸モード

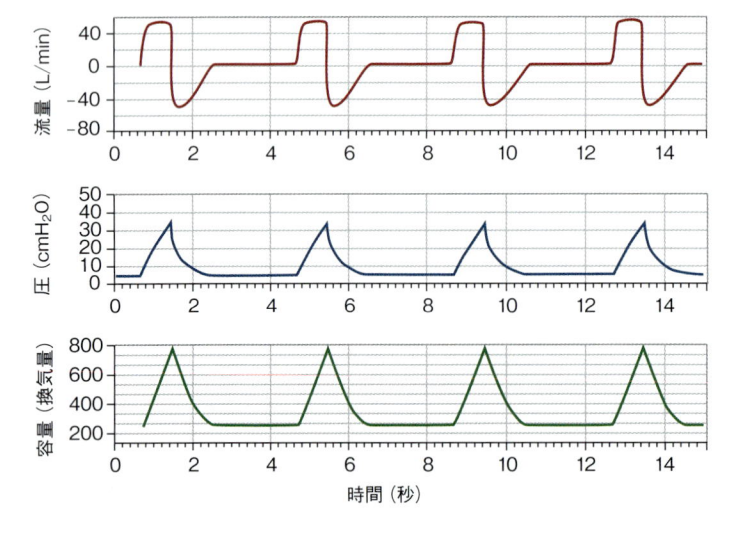

呼出開始までは圧は上昇するが，吸気流量は一定。患者によって呼吸が開始されないので，各呼吸の前に陰性波はない。1回換気量700 mL，呼吸回数15吸気/呼気比1：2，呼気終末陽圧5 cmH$_2$O。

Hess DR, MacIntyre NR, Mishoe SC, et al, eds. Respiratory Care: Principles and Practice. Philadelphia: WB Saunders;2002:786-791 より。© Elsevier.

図49-2 従圧式調節呼吸（PCV）

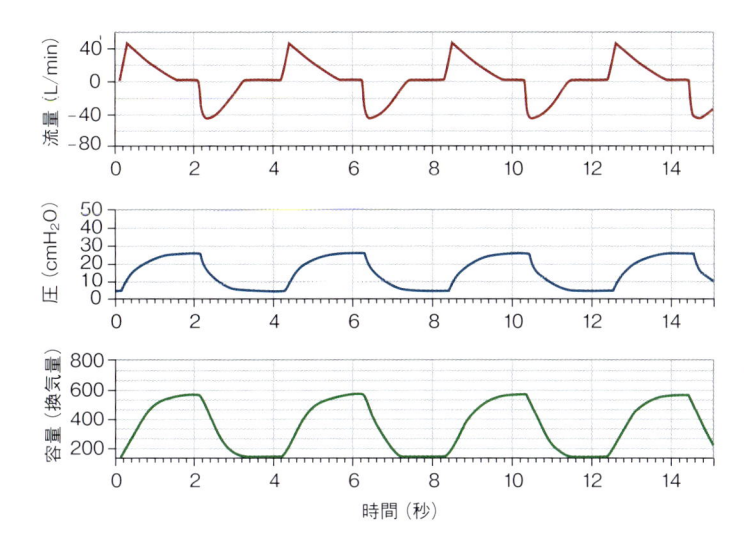

目標圧まで吸気圧は上昇し，肺が充満すると，吸気圧は減少。吸気圧 25 cmH₂O，呼吸回数 15，吸気/呼気比 1：1，呼気終末陽圧 5 cmH₂O。Hess DR, MacIntyre NR, Mishoe SC, et al, eds. Respiratory Care: Principles and Practice. Philadelphia: WB Saunders;2002:786-791 より。© Elsevier.

- 従圧式（図49-2）
    - 吸気圧，吸気時間，呼吸回数を設定する。
    - 吸気中は一定の圧が伝わる。
    - 呼吸ごとの吸気圧は一定だが，1回換気量は気道抵抗と肺・胸壁コンプライアンスの変化（腹部膨満，気管支攣縮，気管チューブ屈曲，気管チューブ内の分泌物など）に応じて変化する。
    - 実際の1回換気量を厳密にモニタリングする必要がある。
    - 急性肺障害/急性呼吸促迫症候群，肥満患者，急な Trendelenburg 体位をとる腹腔鏡手術のように従量式換気ではピーク圧が高くなるような状況で有用だろう。
    - 急性呼吸促迫症候群に使われる「肺保護的換気」が正常肺患者での転帰を改善するかには確証はない。
- 部分的調節呼吸
    - 自発呼吸患者のために考案。手術室の呼吸器すべてにあるわけではない。
    - モード
        - 同期的間欠的調節呼吸（synchronized intermittent mandatory ventilation：SIMV；図49-3）
            - 1回換気量と呼吸回数を設定する。
            - 患者の自発呼吸回数は設定された呼吸回数よりも多いことがあるが，人工換気器は患者の自発呼吸を補助しない。
        - 圧補助換気（pressure support ventilation：PSV；図49-4）
            - 患者は自発呼吸である。
            - 呼吸ごとに呼吸器は患者を補助するために決められた量の圧を加える。
            - 通常，5 cmH₂O の圧で，呼吸回路と気管チューブの抵抗による余計な呼吸仕事量を取り除く。
        - 同期的間欠的調節呼吸＋圧補助換気
            - 機械換気が行われる。
            - 自発呼吸が補助される。

他の設定

- 呼気終末陽圧（positive end-expiratory pressure：PEEP）
    - 呼気相全体を通じて一定の圧が気道内に維持される。
    - 肺胞の虚脱を防ぐことで酸素化を改善する。
    - 無気肺の予防の可能性がある。

図 49-3 従量式同期的間欠的調節呼吸（SIMV）

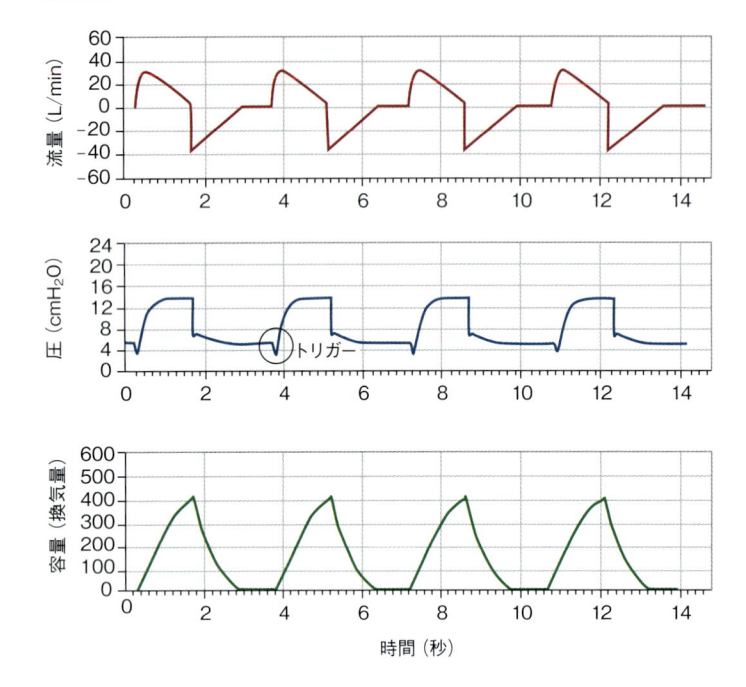

圧補助は自発呼吸に付加されるが，この場合，自発呼吸は補助されない。同期的間欠的調節呼吸呼吸回数10，1回換気量600 mL，圧補助0，呼気終末陽圧5 cmH₂O。

Hess DR, MacIntyre NR, Mishoe SC, et al, eds. Respiratory Care: Principles and Practice. Philadelphia: WB Saunders;2002:786-791 より。© Elsevier.

図 49-4 圧補助換気（PSV）

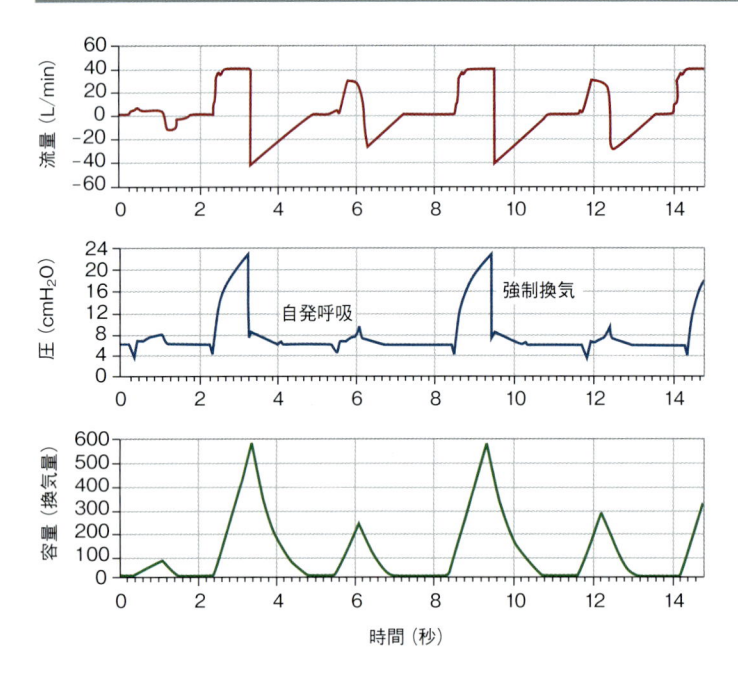

圧波形中の陰圧波に注意。陰圧波は患者に自発呼吸があることを示し，呼吸器がトリガーして決められた圧補助分を送りこむ。従圧式換気のように目標とする圧になるまで吸気流量は増加し，肺がふくらむと減少する。圧補助14 cmH₂O，呼気終末陽圧5 cmH₂O。

Hess DR, MacIntyre NR, Mishoe SC, et al, eds. Respiratory Care: Principles and Practice. Philadelphia: WB Saunders;2002:786-791 より。© Elsevier.

- ■ 人工換気中，無気肺は常にあり，多因子的である（圧排，吸収性，表面活性の消失）。
- ■ 間欠的に肺活量分を送る，（リクルートメント）手技，肺を40 cmH$_2$Oまで加圧し，7～8秒間維持し，虚脱した肺胞を再拡張させる。

● 吸入酸素濃度（FIO$_2$）
  ▶ 新鮮ガスフローと再循環した呼吸が混ざった後で機械で計測される。
    ■ 酸素飽和度計では分圧の計測には電気的センサーが使われる。

● 吸気/呼気比
  ▶ 吸気と呼気に費やされる時間の割合である。
  ▶ 例として，吸気/呼気比＝1：2，呼吸回数10回/min（呼吸ごとに6秒），2秒が吸気で4秒が呼気。
  ▶ 慢性閉塞性肺疾患や気管支攣縮患者では十分な呼出時間を得るためとスタッキングを防ぐため，吸気/呼気比は低くする（例として1：4）。
  ▶ 他方，肺の硬い；ARDSや肥満患者では吸気時間を増やし，酸素化を改善させるためにIRV（I：E＝1：1あるいは1：0.5）が使用される。

● 参考文献

www.TheAnesthesiaGuide.com を参照

（本田　完）

第50章
フルストマック（胃内容充満）

Elisabeth Falzone, Jean-Pierre Tourtier

主要なリスク

胃内容物の誤嚥に引き続いて生じる重度の化学的肺炎（Mendelson症候群）や肺炎がある。
誤嚥が生じる3徴は
- 胃内の液体もしくは固形物
- 嘔吐もしくは大量の逆流
- 気道の防御反応の低下

胃内容物誤嚥のリスクをもつ患者

- 絶飲食ガイドラインを守っていない患者もしくは緊急（非待機的）手術患者
- 急性/慢性の上部/下部消化管異常（消化管閉塞，Barrett食道，胃食道逆流症）
- 肥満（肥満手術でリスクが増加）
- オピオイドの投与，鎮静（意識レベルが障害される）
- 頭蓋内圧亢進，胃内容排泄に影響する神経疾患，食道括約筋の緊張や上気道反射，糖尿病性胃不全麻痺
- 胃食道逆流症
- 挿管困難/気道確保困難
- 18～20週以上の妊産婦

フルストマックの診断

- 病歴
- 麻酔前回診時に胃幽門洞横断面積を超音波にて計測する（ルーチンではない）。
  - ▶上体を 45°起こし，低周波（2〜5 MHz）プローブを使用する。
  - ▶胃幽門洞は肝左葉，下大静脈，上腸間膜静脈を指標として，心窩部に傍矢状断面で描出される。
  - ▶横断面積（CSA：cross sectional area）＝（AP×CC×π）/4
  - ▶CSA が 340 mm^2 以上が「危険な胃袋」である。

前投薬

- H$_2$ 受容体遮断薬：ラニチジン（150 mg）を経口で 2 回投与する〔術前夜と術当日朝（胃酸を減らすため）〕。
- あるいは非粒子性制酸薬（クエン酸ナトリウム）30 mL を手術室搬送前に経口投与する。

手技

- 全身麻酔が最良。気道を守るためにカフつき気管チューブを使用。長短所を案分したうえで，最小限の鎮静を加えた局所麻酔は特殊症例では考慮する。
- 禁忌でなければ，経鼻胃管にて胃を空にする。ただし，胃内容物が逆流しないという保証はない。経鼻胃管を留置してあれば，吸引に接続し，導入前に抜去してはならない。
- 呼気酸素濃度が 80% 以上になるまで 3 分間あるいは機能的残気呼吸で前酸素化をする。
- 迅速気管挿管
  - ▶就眠：プロポフォール 2.5 mg/kg（もしくは etomidate 0.3 mg/kg，血行動態が安定していれば，ケタミン 3〜4 mg/kg）を投与する。
  - ▶筋弛緩
    - ■スキサメトニウム 1 mg/kg を投与する（筋弛緩の発現が遅くなるので，筋線維束攣縮を防ぐ目的での非脱分極性筋弛緩薬による precurarization は行わない）。
    - ■スキサメトニウムが禁忌（高カリウム血症，アレルギー，筋疾患，対麻痺/四肢麻痺，血漿偽コリンエステラーゼ欠損/異常）の患者では挿管困難のリスクがなければ，ロクロニウム 0.6〜0.9 mg/kg を投与する。
  - ▶輪状軟骨圧迫：あまり効果的ではないが，有害でもない。
    - ■輪状軟骨を第六頸椎体のほうへ押し，逆流を防ぐために食道を圧迫する。
    - ■輪状軟骨は甲状軟骨と輪状甲状膜の下方にある。
    - ■挿管前に輪状軟骨圧迫を行い，その後直ちに導入薬を投与。呼気炭酸ガスと聴診により気管チューブ位置を確認するまで圧迫は**解除**しない。
    - ■輪状軟骨は指の間で固定して，20〜30 N の力で後方へ押す（密封した 50 mL 注射器を使い訓練する。34 mL まで注射器を押せば，約 30 N の圧である）。
    - ■嘔吐が併発した場合には食道破裂を避けるために輪状軟骨圧迫は解除する。
  - ▶胃膨満を避けるべくマスク換気はしない。
  - ▶スキサメトニウム投与後，45〜60 秒（筋線維束攣縮の最後）もしくはロクロニウム投与後 60〜90 秒で挿管。
- 筋弛緩が十分に拮抗され，命令に反応し，完全に覚醒した場合だけ抜管する。

参考文献

www.TheAnesthesiaGuide.com を参照

（本田　完）

第51章
挿管困難とさまざまな器具

Samir Kendale

困難気道のアルゴリズム

図 51-1 を参照

困難気道に対する手段

困難気道確保に使用される多様な器具の特性

器具	利点	欠点
ブジー	グレード 2，3 に使用，廉価	声帯がみえない，盲目的挿入で外傷の原因となる
気管支鏡	チューブの深さを確認可能，頸部を動かさないですむ，意識下にて実施可能，熟達者で成功率が高い	時間がかかる，迅速挿管には不適，成功率が術者に依存
ラリンジアルマスク（LMA）	至便，気道抵抗が低い，歯の損傷や喉の痛みが少ない，血行動態と眼圧の変動が少ない	頸部の移動や仰臥位以外の体位での術式には安全でない可能性あり，誤嚥や喉頭痙攣を防げない
挿管用 LMA	至便，換気できるので挿管をする時間が得られる	成功が保証されない，声帯はみえず，盲目的挿入のため，食道，喉頭，咽頭を損傷する可能性あり，通常の LMA による喉の痛みや嚥下困難などの合併症よりも軽微な合併症は多い，迅速挿管には不適
ビデオ喉頭鏡（例：Glidescope, MacGrath）	頸部の動きを最小限にできる，声帯がみやすい，迅速挿管に適している，教育的	気管チューブを通過させることが困難な場合あり，頸椎変形のある患者ではリスクあり
Airtraq	至便，声帯をみられる，血行動態変化が少ない，頸椎の動きが少ない，ディスポーザブル	コストがかかる，開口が十分あることが必要，ブレードサイズは 1 種類[訳注]
逆行性挿管	廉価，携帯可能	複数の機器を必要とする侵襲的方法，時間がかかる
輪状甲状靱帯切開	廉価，携帯可能	侵襲的

訳注）現況では小児用も含め数種類がある。

ブジー

ガムエラスティックブジーは先端が屈曲した曲げやすい長さ 25 インチのスタイレットである。
適応：喉頭鏡の熟達度が低い，頸椎損傷が予想される場合
禁忌：喉頭鏡操作の禁忌，口腔へアプローチできない場合
- 通常の喉頭鏡操作を行い，披裂軟骨を同定する。
- 潤滑剤を塗布したブジーを準備する。
- 角度のついたブジー先端部を盲目的に喉頭蓋の下に挿入し，探診する。
- クリックの感じがあるまで気管輪に沿って挿入する。
- クリックの感触がなければ，細気道に対する抵抗感があるまで挿入する。

図 51-1 困難気道のアルゴリズム

挿管困難

1. 基本的な管理において生じる問題の傾向とそれが臨床面におよぼす影響を検討する
   A. 換気困難
   B. 挿管困難
   C. 協力や同意の得られにくい患者
   D. 気管開口困難
2. 困難気道の管理では，全過程を通して酸素を付加する機会を積極的に求める
3. 基本的な管理法の選択における相対的なメリットと可能性を考える

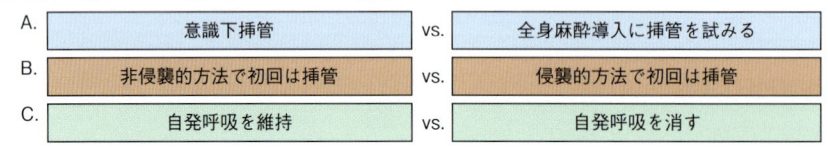

   A. 意識下挿管 vs. 全身麻酔導入に挿管を試みる
   B. 非侵襲的方法で初回は挿管 vs. 侵襲的方法で初回は挿管
   C. 自発呼吸を維持 vs. 自発呼吸を消す

4. 初期戦略と代替戦略を展開する

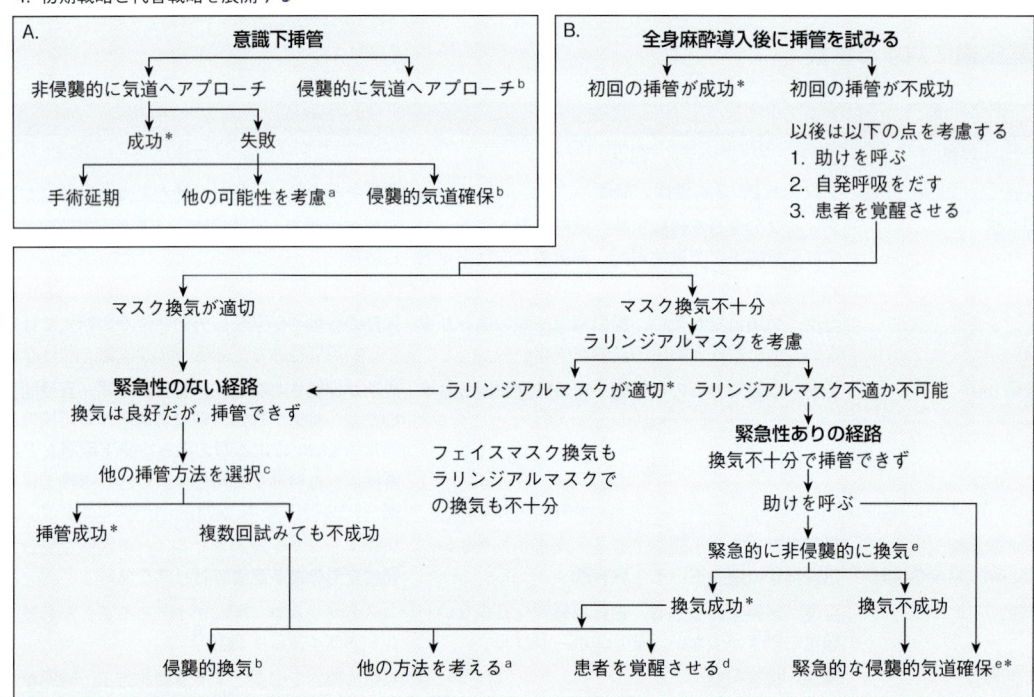

A. 意識下挿管
- 非侵襲的に気道へアプローチ → 成功* → 手術延期 / 失敗 → 他の可能性を考慮[a]
- 侵襲的に気道へアプローチ[b] → 侵襲的気道確保[b]

B. 全身麻酔導入後に挿管を試みる
- 初回の挿管が成功*
- 初回の挿管が不成功

以後は以下の点を考慮する
1. 助けを呼ぶ
2. 自発呼吸をだす
3. 患者を覚醒させる

マスク換気が適切 → **緊急性のない経路**
換気は良好だが，挿管できず
- 他の挿管方法を選択[c]
  - 挿管成功*
  - 複数回試みても不成功

マスク換気不十分 → ラリンジアルマスクを考慮
- ラリンジアルマスクが適切* → フェイスマスク換気もラリンジアルマスクでの換気も不十分
- ラリンジアルマスク不適か不可能 → **緊急性ありの経路**
  換気不十分で挿管できず
  - 助けを呼ぶ
  - 緊急的に非侵襲的に換気[e]
    - 換気成功*
    - 換気不成功

- 侵襲的換気[b]
- 他の方法を考える[a]
- 患者を覚醒させる[d]
- 緊急的な侵襲的気道確保[e]*

＊換気を確認し，気管挿管もしくはラリンジアルマスクを挿入し，呼気炭酸ガスを確認

a 他の方法（限定されるものではない）：フェイスマスクやラリンジアルマスクによる麻酔で手術を行う，または局所麻酔薬を浸潤させるか区域麻酔で神経ブロック。これらの方法を行う際にはフェイスマスク換気が問題ないことが原則。このため，これらの方法はこの段階がアルゴリズム中の緊急的な経路にある場合のみ有効かもしれない

b 外科的もしくは経皮的気管開口や輪状甲状靱帯切開を含めた侵襲的気道確保

c 挿管困難に対する非侵襲的な他の方法（限定されるものではない）：異なるサイズの喉頭鏡ブレードの使用，挿管の導管としてラリンジアルマスクを使用（気管支鏡ガイド下もしくは非ガイド下）気管支ガイド下挿管，挿管用スタイレットやブジー，ライトワンド，逆行性挿管，盲目的経口もしくは経鼻挿管

d 意識下挿管のために患者の準備を再度行うか手術を中止

e 緊急的な非侵襲的気道換気（限定されるものではない）：硬性気管支鏡，食道・気管 Combitube，経気管的ジェット換気

Practice guidelines for management of the difficult airway: an updated report by the American Society of Anesthesiologists Task Force on Management of the Difficult Airway. Anesthesiology. 2003;98:1269 より．

訳注）上記の論文のアップデート版として 2013 年に発表された，次の論文も参照のこと．
Practice guidelines for management of the difficult airway: an updated report by the American Society of Anesthesiologists Task Force on Management of the Difficult Airway. Anesthesiology. 2013;118:251-270.（anesthesiology.pubs.asahq.org/article.aspx?articleid=1918684 から閲覧可能）

- 抵抗がある部分からブジーを引っ込める。
- ブジーに被せた気管チューブをブジーを進めることなく気管内へ進める。
- ブジーを抜去して，気管チューブの位置を確認する。

気管支鏡下挿管

適応：困難気道，頸部伸展もしくは下顎の伸延を避ける場合，意識下挿管
禁忌：気道出血，時間がない場合，覚醒していても患者の協力が得られない場合
（第53章を参照）

A．ラリンジアルマスク

呼吸回路に接続するためのチューブに解剖学的な形状をしたシリコン製カフがついた声門上換気器具である。
禁忌：誤嚥リスクのある場合（胃食道逆流症，肥満，妊娠，フルストマック，上腹部手術など），顔面外傷，咽頭閉塞，送気にに高い圧を要する患者，気道へのアプローチが制限されている場合
- 患者の体重や開口具合にもとづいて，至適サイズを選択する。
- カフを脱気しておく。

体重にもとづいたラリンジアルマスクのサイズ

1号	5 kg まで	3号	30〜50 kg まで
1.5号	5〜10 kg まで	4号	50〜70 kg まで
2号	10〜20 kg まで	5号	70〜100 kg まで
2.5号	20〜30 kg まで	6号	100 kg 以上

- ラリンジアルマスク後面に潤滑剤を塗布。過度に塗布することは避ける。
- 挿入前に麻酔深度が適切であることを確認する。
- 頭部を伸展させ，頸部を屈曲させる。
- 母指と示指でラリンジアルマスクを保持し，先端を硬口蓋に押し付ける（図51-2を参照）。
- マスクを咽頭後面に押し付ける。示指で位置を正しくする。
- ラリンジアルマスクが正中にあることを確認する。
- カフをふくらませる（ラリンジアルマスクは通常，若干「抜けでる」）。
- 両側の呼吸音と呼気終末炭酸ガスがでていることで位置を確認する。
- 長時間手術野笑気を使用する場合にはカフ圧をモニターする（25 cmH$_2$O以下）。

B．挿管用ラリンジアルマスク（例：Fastrach，AirQ）

声門を開くように湾曲し，気管チューブの通過を容易にするためマスクを大きくしてある声門上エアウェイである。
- 上述のように至適サイズを選択する。
- 気管挿管にのために麻酔深度や筋弛緩が適切であることを確認する。
- 気管チューブに潤滑剤を塗布する。
- ラリンジアルマスクを通して気管チューブを差し入れる。Fastrachのハンドルをやや上方へ引くことで気管内チューブの通過が容易になる場合がある。Fastrachは特別な気管内チューブが必要だが，AirQは一般的な気管内チューブに対応可能である（図51-4を参照）。
- 聴診，胸郭のあがり具合，呼気炭酸ガスなどで気管チューブの位置を確認する。
- Fastrachに付属しているスタビライザーやAirQについているスタイレットを用いて，気管チューブを保持しながら，ラリンジアルマスクを咽頭から抜去させる（図51-5を参照）。気管チューブのパイロットカフを割かないようにラリンジアルマスクを完全に抜去する前にロッドを抜去する。
- 気管チューブに呼吸回路を再度接続する。

C．ビデオ喉頭鏡（例：GlideScope，MacGrath）

ブレードに組み込んだカメラから画像を独立した画面に映像を送れるもの（GlideScope）やディスプレイが

図 51-2　ラリンジアルマスクの挿入

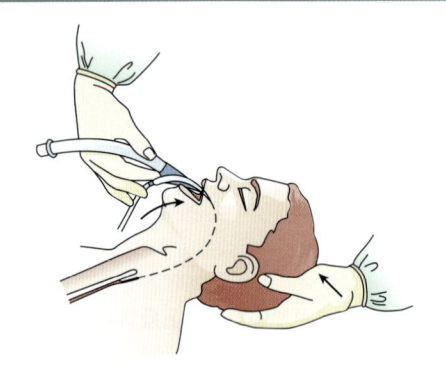

LMA North America, Inc. より。

図 51-3　示指を使ったラリンジアルマスクの位置決め

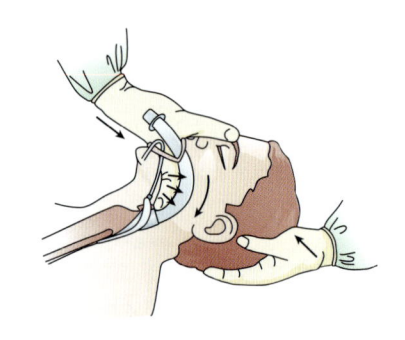

LMA North America, Inc. より。

図 51-4　挿管用ラリンジアルマスクを使用した気管チューブを挿入

気管チューブの深度マーカー

A

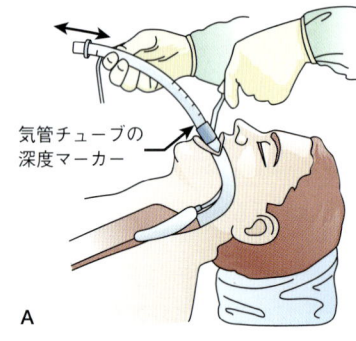

B

A，B ともに LMA North America, Inc. より。

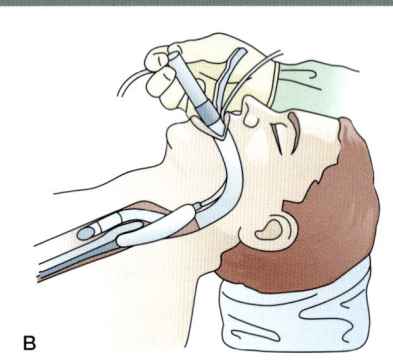

図 51-5　気管チューブ挿入後の挿管用ラリンジアルマスクの抜去

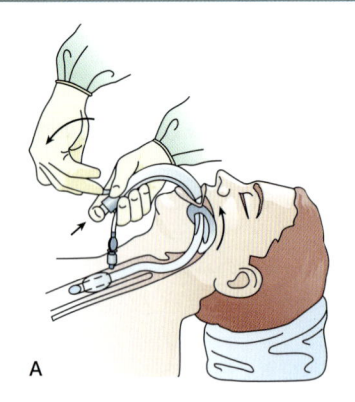

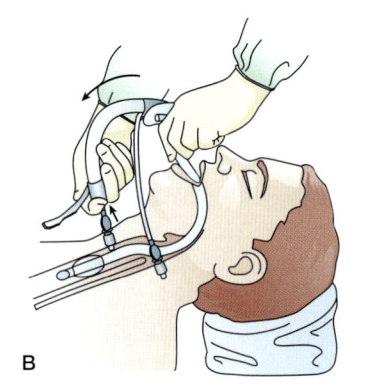

A

B

A および B：気管チューブ先端のバルーンが破けないよう，ラジンジアルマスクを抜去しきる前にロッドを取り出す。
LMA North America, Inc. より。

図 51-6　GlideScope の挿入

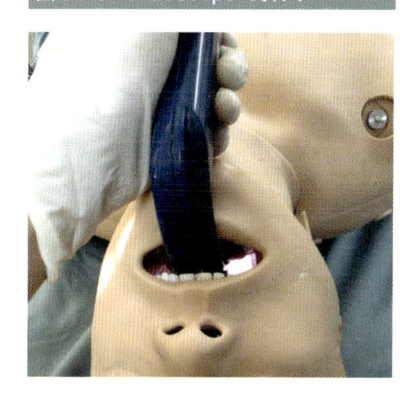

図 51-7　口蓋垂がみえ，喉頭蓋がみえる
A
B

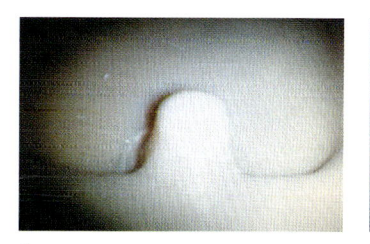

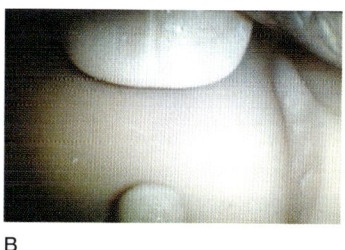

図 51-8　声門の描出

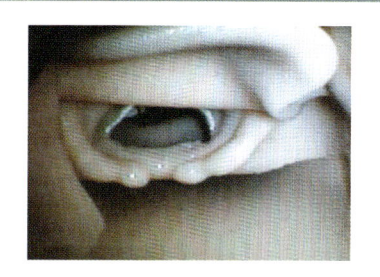

図 51-9　スタイレット入り気管チューブを挿入

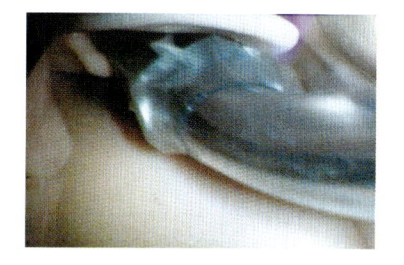

図 51-10　チャネルに気管チューブを通した Airtraq を挿入
A
B

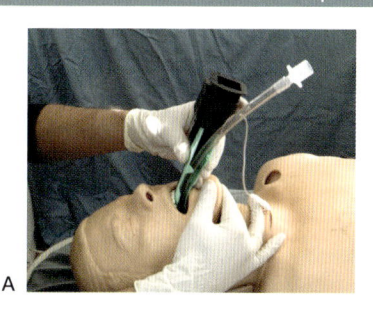

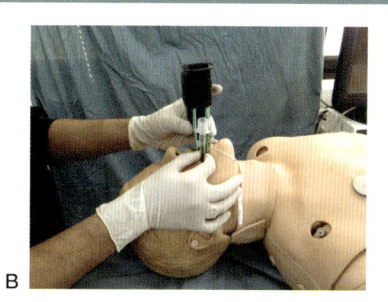

組み込まれているもの（MacGrath）がある。
- 喉頭鏡を正中位で挿入する。
- 口蓋垂がみえ，喉頭蓋が画面上にみえる。
- ブレード先端を喉頭蓋谷に進めて，画面上に声帯がみえるように喉頭鏡を挙上する。
- ビデオガイド下にスタイレットを入れた気管チューブを声帯へ進める。**注意**：気管チューブの挿入が難しい場合は，ビデオ喉頭鏡が深すぎるか，声帯に近すぎるかである。
- 気管チューブ先端が声帯を通過し，チューブが完全に進めば，スタイレットを抜去する。

D. Airtraq

軸を調整せずとも声帯をみることができ，気管チューブを保持して進めることができるチャネルがついた光学喉頭鏡である。
- 少なくとも挿管 30 秒前には LED のスイッチを入れる。

図 51-11 気管チューブを描出した声帯の中に進める

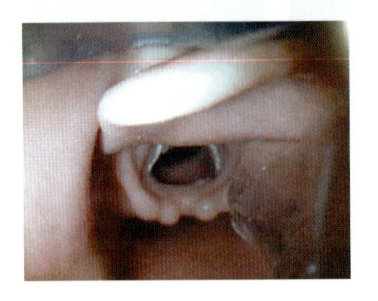

図 51-12 気管チューブをチャネルからはずした後で Airtraq を抜去

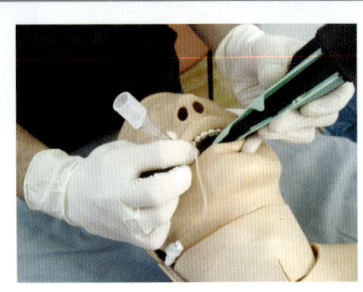

- 潤滑剤を塗布した気管チューブをチャネルに装着する。
- 喉頭鏡を正中位で挿入する。
- 舌の上から進め，喉頭蓋がみえる。
- 先端を喉頭蓋谷に進め，挙上し，声帯をみる。
- 声門が視野の中央にくるように Airtraq を愛護的に戻したり進めたりする。
- アイピースを通して直視下にチューブを声帯を通過させる。
- チューブを保持したまま，Airtraq を外側に回転させて抜去する。

逆行性挿管

適応：顔面外傷，中咽頭の血液や他の方法が成功しない場合
禁忌：手技に不慣れ，喉頭外傷や狭窄，頸部の解剖が変形
（第 54 章を参照）

輪状甲状靱帯切開

適応：他の方法が成功しない，挿管や換気ができない，重度の上気道閉塞がある場合
禁忌：頸部の解剖が変形，喉頭の疾患や外傷，手技に不慣れな場合

- 輪状甲状膜を同定し，触知する。
- 術野を準備する。
- 甲状軟骨を把持し，輪状甲状膜を触知する。
- 反対の手で甲状軟骨から輪状軟骨下方へ垂直に切開を入れる（2～3 cm）。
- 皮膚と皮下組織を牽引する。
- 輪状甲状膜を再度，触知する。
- 輪状甲状膜の下部に水平に切開を加える（1～1.5 cm）。
- ダイレーターを挿入できるように輪状甲状膜を広げる。
- 上方，下方へダイレーターを挿入する。
- 気管チューブや気管開口チューブをダイレーターはそのままで挿入する。
- カフをふくらませ，位置を確認する。
- 挿入されていることを確認する。

● 参考文献

www.TheAnesthesiaGuide.com を参照

（本田　完）

第52章
気道の神経ブロック

Edward C. Lin

神経ブロックに関連する気道解剖や神経の走行の知識は，気道の麻酔を行う上で必要不可欠である。

図 52-1 上気道の解剖と神経の走行

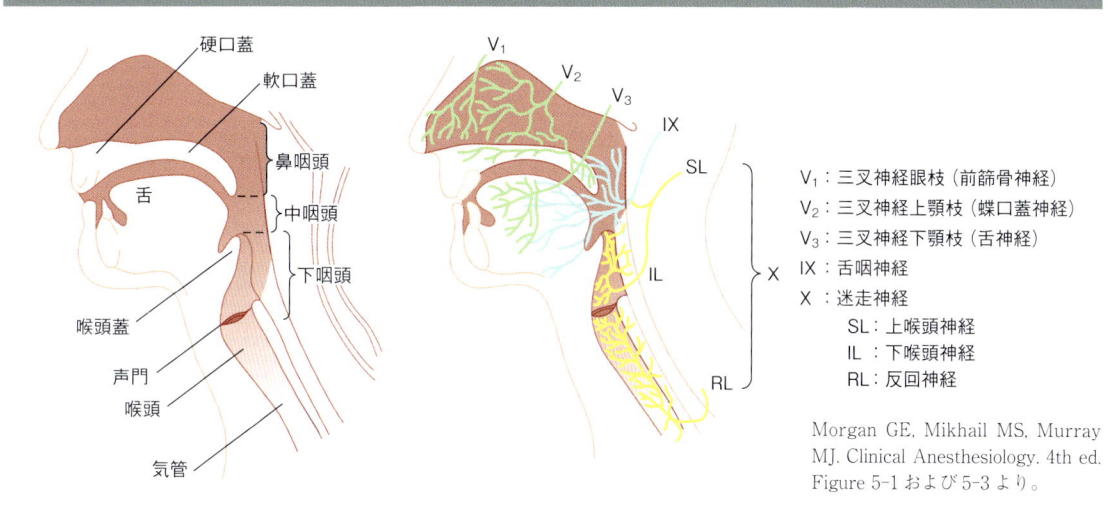

硬口蓋
軟口蓋
鼻咽頭
舌
中咽頭
下咽頭
喉頭蓋
声門
喉頭
気管

V₁
V₂
V₃
IX
SL
IL
X
RL

V₁：三叉神経眼枝（前篩骨神経）
V₂：三叉神経上顎枝（蝶口蓋神経）
V₃：三叉神経下顎枝（舌神経）
IX：舌咽神経
X：迷走神経
　SL：上喉頭神経
　IL：下喉頭神経
　RL：反回神経

Morgan GE, Mikhail MS, Murray MJ. Clinical Anesthesiology. 4th ed. Figure 5-1 および 5-3 より。

図 52-2 喉頭の神経分布

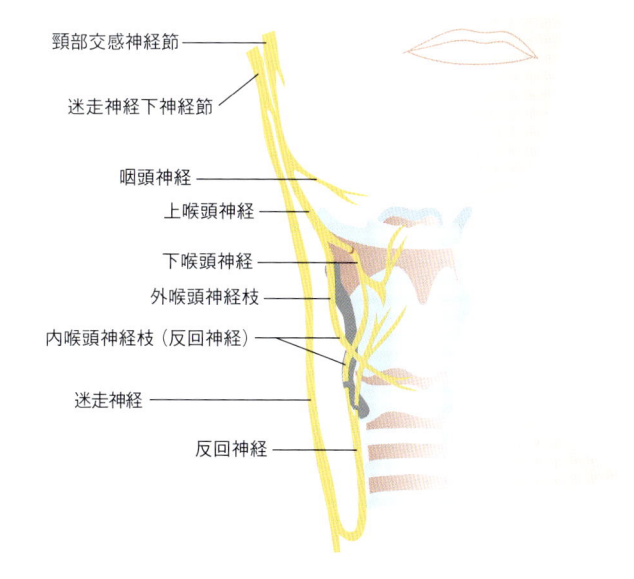

頸部交感神経節
迷走神経下神経節
咽頭神経
上喉頭神経
下喉頭神経
外喉頭神経枝
内喉頭神経枝（反回神経）
迷走神経
反回神経

Brown DL. Atlas of Regional Anesthesia. 4th ed. Philadelphia: Saunders;2010:193 より。

神経の支配領域と気道

神経	感覚の支配部位
三叉神経	鼻粘膜，硬口蓋・軟口蓋の上下表面，舌の前方 2/3
舌咽神経	舌の後方 1/3，喉頭蓋谷，喉頭蓋前面，咽頭壁，扁桃腺
上喉頭神経	舌根，喉頭蓋，披裂喉頭蓋ひだ，披裂部
反回神経	声帯以下の喉頭，気管

術前/神経ブロックの前処置

- 平易な言葉で患者に説明し同意を得る。その際，神経ブロックによって起こりうる事象を説明し，患者からの質問にも答える。
- 患者の快適さという点では鎮静は重要であるが，呼吸抑制を起こす薬剤は慎重に投与量を調節する（例：ミダゾラム 1〜3 mg 静注，フェンタニル 25〜50 µg 静注）。$α_2$ 受容体作動薬のデクスメデトミジンは呼吸抑制作用のない鎮静薬であるため，選択肢の 1 つとなる（4 µg/kg/hr で静注開始し，鎮静状態が得られたら 1.5〜2 µg/kg/hr に減量する）[訳注]。

  [訳注] わが国でのデクスメデトミジンの投与量は，成人には，デクスメデトミジンを 6 µg/kg/hr の投与速度で 10 分間静脈内へ持続注入し（初期負荷投与），続いて患者の状態に合わせて，至適鎮静レベルが得られるよう，維持量として 0.2〜0.7 µg/kg/hr の範囲で持続注入する（維持投与）

- 唾液分泌抑制薬（例：glycopyrrolate を 0.2〜0.4 mg 静注。ただし頻脈の患者には注意して使用）を使用すると口腔内の分泌物が減少し，口腔内での麻酔薬の局所投与やファイバー操作が容易になる。
- 手術室スタッフに，挿管困難の可能性があることを周知する。また，外科的気道確保の可能性について，術前の外科医との十分な意見交換は必須である。同僚の麻酔科医に，手技を手伝ってもらうようあらかじめ依頼しておくことも重要である。十分な人手の有無が手技の成功の明暗を分ける。

神経ブロック

- 気道の麻酔は麻酔薬の**局所投与**や侵襲的な**神経ブロック**，またはその**両方**で行われる。
  - ▶局所投与
    - ■ 局所麻酔薬を粘膜に直接投与する方法もある。
    - ■ その他，さまざまな方法で行われる。
      - ◆**噴霧器**：目標とする粘膜に対し直接，噴霧器〔例：Wolfe Troy Medical 社の Mucosal Atomizer Device® (MAD)〕を使い，局所麻酔薬（例：2% リドカイン 5〜10 mL）を噴霧する。
      - ◆**ネブライザー**：局所麻酔薬（例：2% リドカイン 8 mL）を呼吸器疾患治療用ネブライザーの中に入れ，霧状になった局所麻酔薬を患者に吸引してもらう方法である。
      - ◆**Hurricaine®** などのベンゾカインスプレー製剤：1 秒弱の噴霧を 3 回行うと十分な麻酔効果が得られる。（注意：ベンゾカインはメトヘモグロビン血症を引き起こす可能性があるため，**3 秒以上のスプレーは行わないようにする**）。
      - ◆**うがい**：リドカインビスカス（例：2% リドカインビスカスを 5〜10 mL）でうがいすると，口腔粘膜が麻酔された状態になる。
      - ◆**溶解液**：半側臥位の患者に対して，舌圧子に塗った 2% リドカイン溶解液を，咽頭反射が出ないよう可能な限り舌に塗る。薬剤を飲み込まずにいれば溶けてくることを患者に説明する。また，経鼻挿管を行う場合は，シリンジを使用して両鼻腔内に 5 mL ずつ溶解液を注入する。どちらの手技を行っても，投与数分後には薬剤が溶け気道の下方に落下していくため，患者は咳込みはじめる。それにより声帯上の麻酔が十分であると判断できる。
  - ▶気道の神経ブロック
    - ■ 神経ブロック法は，麻酔薬の局所投与より侵襲的だが，良好な麻酔効果が得られる方法である。

気道の麻酔部位に応じた神経ブロック法

ブロック法	方法	麻酔部位
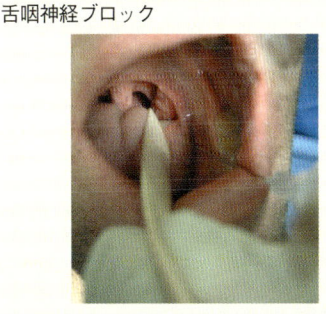 舌咽神経ブロック	患者を開口し，舌を圧排し22〜25ゲージの脊麻針を扁桃弓後下部に刺入し，血液の逆流がないことを確認した後，局所麻酔薬を注入する（例：2%リドカイン1〜2mL）。対側にも同様に麻酔を行う 4%リドカインを染みこませた綿を扁桃弓後下部に正確に留置し5分間待つという方法もある	舌の後方1/3，喉頭蓋谷，喉頭蓋前面，咽頭壁，扁桃腺
Hadzic A. The New York School of Regional Anesthesia Textbook of Regional Anesthesia and Acute Pain Management. New York: McGraw-Hill;2006. Figure19-5 より。		
上喉頭神経ブロック	まず舌骨を同定し，ブロックする側へ動かす。舌骨大角に25ゲージ針を刺入，接触したら下方に針先を動かし，1〜2mm進める。血液の逆流がないことを確認した後，局所麻酔薬（例：2%リドカイン1〜2mL）を注入する。反対側にも同様の手技を行う	舌根部，喉頭蓋，披裂喉頭蓋ひだ，披裂部
Hadzic A. The New York School of Regional Anesthesia Textbook of Regional Anesthesia and Acute Pain Management. New York: McGraw-Hill;2006. Figure19-7 より。		
経気管神経ブロック	甲状軟骨と輪状軟骨の間にある輪状甲状膜を同定する。同部位を20〜22ゲージの静脈留置針で穿刺し，外筒を留置する（柔らかいカテーテルを使用すれば，患者が咳をしたときに気管後壁の損傷を避けることができる） 外筒に接続したシリンジで空気を吸引した後（カテーテルの先端が気管内にあることを確認する），2%リドカイン2〜3mLを素早く注入する 患者が咳きこみ，局所麻酔薬が気管表面に広がる	声帯下の喉頭，気管 注意：実際のところ，この方法は麻酔薬の局所投与と変わらないが，穿刺を伴う手技のため通常は神経ブロック法に分類される
Hadzic A. The New York School of Regional Anesthesia Textbook of Regional Anesthesia and Acute Pain Management. New York: McGraw-Hill;2006. Figure19-7 より。		

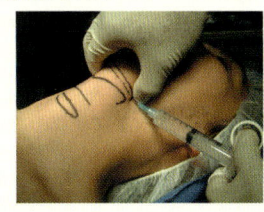

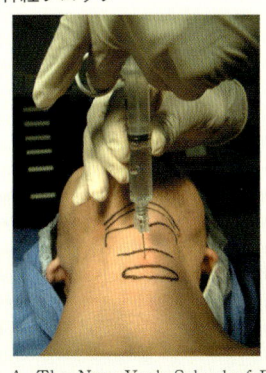

■ 鼻咽頭の麻酔
  ◆ 鼻粘膜を支配する神経に対して神経ブロックを直接行うことは可能であるが（翼口蓋神経節ブロック法），一般的に行われる手技ではないためここでは取り扱わない。
  ◆ 鼻粘膜の麻酔法として一般的な方法
    ○ 麻酔薬を染みこませた綿棒による方法：局所麻酔薬（例：リドカインやcocaine）を綿棒に染みこませ，鼻孔に挿入して数分間留置する。
    ○ 経鼻エアウェイを用いた方法：小口径の経鼻エアウェイにリドカインゼリーを塗布し，鼻孔に挿入し

て 1 分間留置する．その後エアウェイを抜去し，段階的に大きいサイズの経鼻エアウェイを挿入し抜去することを繰り返す．これによって鼻粘膜が麻酔され鼻腔が十分に拡張する．
- 鼻出血のリスクを軽減するために，血管収縮薬の併用を検討する．
    - 4% cocaine：最大投与量は 200 mg．薬物依存の危険性がある．また頻脈や不整脈に留意する必要がある．
    - フェニレフリン：局所麻酔薬に添加して使用されることがある（例：1% Neosynephrine® 1 mL を 2% リドカイン 3 mL に添加して，それぞれが 0.25%/1.25% 溶液になるよう調整する）．
    - オキシメタゾリン（Afrin®）などの血管収縮作用をもつスプレー：手術室入室前にそれぞれの鼻孔に 2 回噴霧し，5〜10 分後に再度 2 回噴霧する．
    - 血管収縮作用がある薬物は，局所から血管に吸収されて全身へ作用し，重度の高血圧を引き起こす可能性がある．そのような病態に対して β 受容体遮断薬で治療すると，心不全や肺水腫，さらには死亡に至る危険性があるため，使用するべきではない．
▶ 麻酔薬の局所投与と経気管ブロック法の併用が一般的である．舌咽神経ブロック，上喉頭神経ブロック法は，最近ではまれである．

● **参考文献**
www.TheAnesthesiaGuide.com を参照

（伊藤裕之）

第53章
意識下気管支ファイバー挿管

Arthur Atchabahian

経鼻挿管 vs 経口挿管

経鼻挿管の長所	経鼻挿管の短所
● 鼻咽頭から声帯への経路が真っ直ぐなため手技が容易である ● 舌根部への接触が少なく，嘔吐が少ない ● チューブや気管支鏡を患者が噛むことはない	● 鼻出血の可能性がある（妊婦など） ● 48 時間以上行うと副鼻腔炎の危険がある

準備

- 患者との協力的な関係を深め，患者の不安を和らげるために，手技のすべての経過について十分に説明を行う．
- 静脈ルートを確保する．
- 道具のチェック．緊急薬物を含めたすべての薬物もすぐに使用できるようにしておく．
- バックアップのための気道確保器具（ラリンジアルマスク，輪状甲状膜切開キット）はすぐに使用できるようにしておく．
- 可能であれば，精通しているスタッフから助言を得る．
- 外科的気道確保が必要なら，外科医に伝えること．
    ▶ 特に困難な症例では，頸部に対する前処置をし，外科医は手術用ガウンを着ておき，必要となれば外科的気道確保ができるようにしておく．

鎮静

- 患者の不安と血行動態の変化を最小にするには適切な鎮静が重要である。
- だが，マスク換気困難な患者では，過鎮静は気道閉塞と低換気を引き起こすので危険である。
- 少量のミダゾラム（1～2 mg）で健忘が得られる。
- 閉眼と目にみえる安静が得られるまでデクスメデトミジン 4 μg/kg/hr で投与を開始し，呼吸抑制や気道閉塞がなく，適度の鎮静が得られたら 1.5～2 μg/kg/hr に減量する。
  - ▶ 徐脈に注意する。必要なら投与量を減らす。

気道の準備手技

- 100％酸素を非再呼吸マスクで最低5分間投与する。
- 心拍依存性の狭心症がなければ，制唾薬（glycopyrrolate 0.2～0.4 mg 静注），適応があればメトクロプラミド（10 mg 静注）を投与する。
- 術者の慣れた手技による気道ブロック（第52章参照）を行う。
  - ▶ 声門下に局所麻酔を行うには経気管的ブロックが特異的である。
  - ▶ 舌咽神経，上喉頭神経ブロックは現在では頻用されない。通常は適切な局所麻酔とデクスメデトミジンで十分である。
- 経口アプローチで予想されること
  - ▶ 患者に 4% リドカイン 3～4 mL で数回うがいをさせる。あるいは
  - ▶ 局所用のベンゾカイン/テトラカイン製剤（Hurricaine など）を中咽頭に噴霧する（ベンゾカインによるメトヘモグロビン血症のリスクがあるので，3秒以上は噴霧しない）。
  - ▶ 4% リドカイン 6 mL を携帯ネブライザーで噴霧する。
- 経鼻アプローチを計画する場合
  - ▶ 経鼻血管収縮薬〔オキシメタゾリン 0.05％（Afrin®）〕を両方の鼻腔に3回，患者自身に噴霧させる。
  - ▶ 2% リドカインビスカス 5 mL を両方の鼻腔に投与。その後，患者には鼻腔を閉じ，吸い込んでから飲みこませる。これを2回目の投与時にも繰り返す。
  - ▶ 4% リドカイン 6 mL を携帯ネブライザーで噴霧する。

経口アプローチの方法

- 患者の体位は，口ができるだけ開き，口腔-咽頭-喉頭が1つの軸に並ぶようにする，いわゆる"sniffing position"とする。
  - ▶ 患者は背臥位または半横臥位とし，施術者は患者の頭部の背後に立つのが一般的である。
  - ▶ 例えば極度の肥満患者や頸部腫瘍のある患者などの場合においては，患者を座らせ，施術者はその前に立って行うことで手技が容易となり，気道閉塞を軽減できる。
- 至適サイズの気管チューブに十分に潤滑剤を塗布し，口腔内に Berman エアウェイを挿入し，エアウェイ内腔をチューブが容易に通過するようにする。
  - ▶ Ovassapian エアウェイ（図 53-1）も使用可能で，気管チューブからの抜去が容易になるという利点がある。
  - ▶ Berman エアウェイを使う場合，エアウェイを抜去するために気管チューブコネクターをはずす必要がある。
- Berman エアウェイの端から気管チューブを進めて，カフをチェックし，エアウェイにチューブを入れてもカフが壊れないことを確認し，チューブ先端が合うまでチューブをエアウェイの中まで引き抜いておく。
- 気管チューブを装填した Berman エアウェイを口腔の正中位に挿入し，これが患者にフィットし，耐用できるようにする。鼻カニューレにて酸素を投与し，中咽頭を吸引する。
- 気管チューブ内腔に気管支鏡を通して進めると，気管チューブから出た際に組織がみえる。必要なら粘膜表面にリドカインスプレーを追加噴霧する。
- 気管支鏡はエアウェイを出た後，まず上方（前方）約 45°を，喉頭蓋（図 53-3）の下を通り声帯に向かう。
- 声門開口部（図 53-4）を同定したら，気管支鏡の先端を声帯を超えて気管内に進め，位置を確定するために気管輪と気管分岐部（図 53-5）を同定する。
- 気管は前方から後方へと傾斜があるので（図 53-6，53-7），気管支鏡を約 45°後方へ下降させる。

図 53-1　Ovassapian エアウェイ（A）と Berman エアウェイ（B）

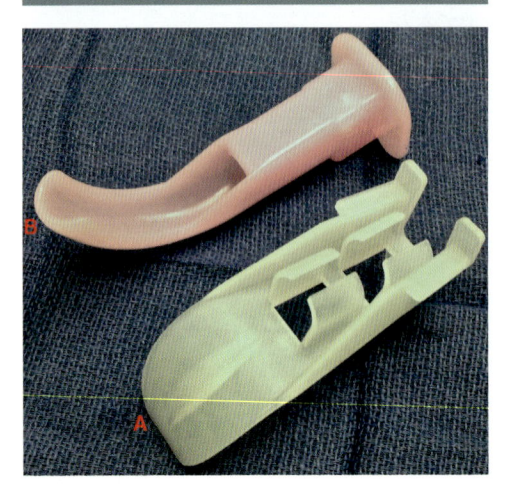

図 53-2　気管支鏡下挿管のための最初の位置：気管チューブを気道内へ

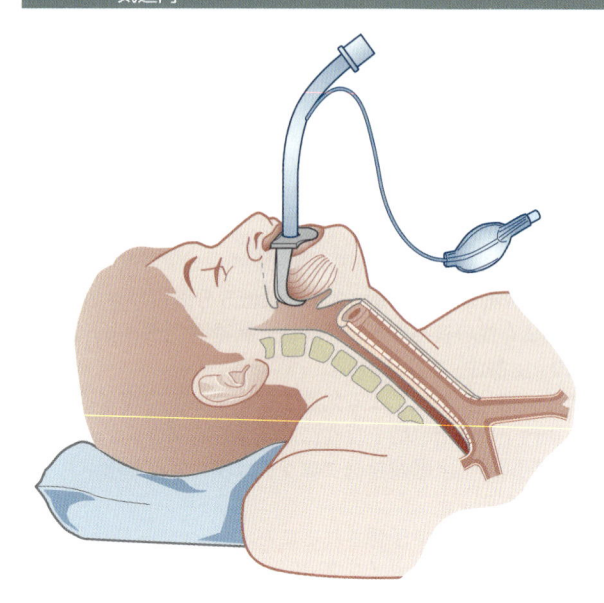

Ovassapian A. Fiberoptic Endoscopy and the Difficult Airway. 2nd ed. Philadelphia: Lippincott-Raven;1996:77 より。

図 53-3　喉頭蓋のみえ方

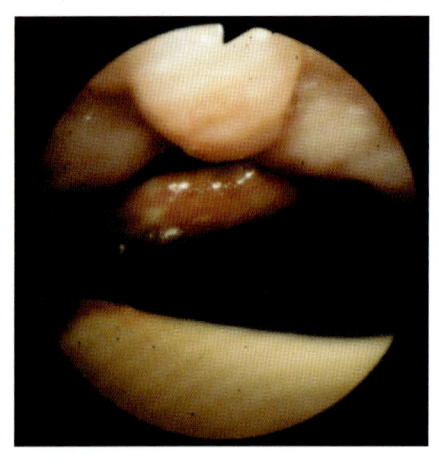

図 53-4　声門開口部のみえ方

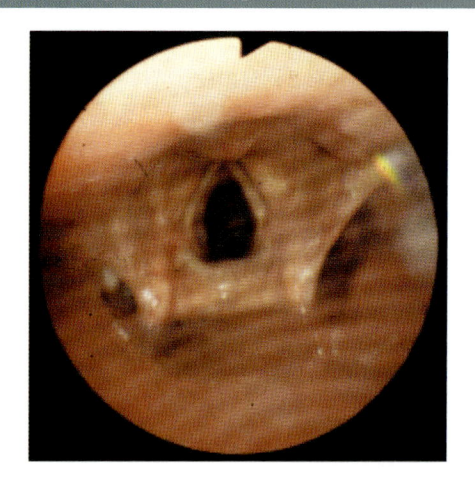

Longnecker DE, Brown DL, Newman MF, Zapol WM. Anesthesiology. Figure 35-25B より。www.accessanesthiology.com からも閲覧可能。© The McGraw-Hill Companies, Inc. All rights reserved.

Longnecker DE, Brown DL, Newman MF, Zapol WM. Anesthesiology. Figure 35-25C より。www.accessanesthiology.com からも閲覧可能。© The McGraw-Hill Companies, Inc. All rights reserved.

- 気管支鏡をガイドとして，気管支鏡に被せた気管チューブをゆっくりと気管内に進める（図 53-8）。
- 気管チューブを盲目的に進めると，喉頭（披裂軟骨，声帯など）にぶつかることがある。
  ▶ このリスクを最小にするには，気管チューブを反時計回りに 90°回転させる（Murphy の小穴を上に）。ベベルは気管支鏡に接したままである。
  ▶ 他の方法として，先端が柔らかい気管チューブ（LMA Fastrach® 用の気管チューブ）や先端が細くなっている気管チューブを使用する。

第53章 意識下気管支ファイバー挿管　183

図 53-5　気管輪と気管分岐部のみえ方

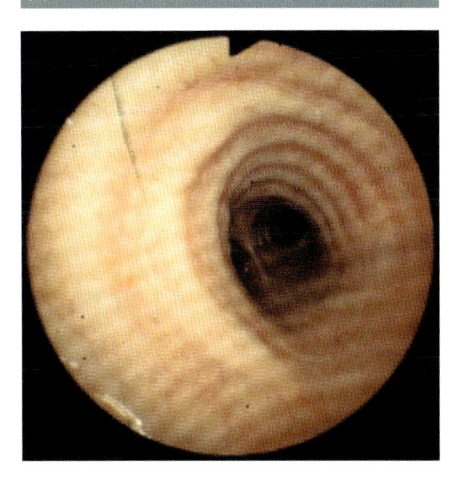

Longnecker DE, Brown DL, Newman MF, Zapol WM. Anesthesiology. Figure 35-25D より。www.accessanesthiology.com からも閲覧可能。© The McGraw-Hill Companies, Inc. All rights reserved.

図 53-6　気管支鏡を後下方へ進めて確認

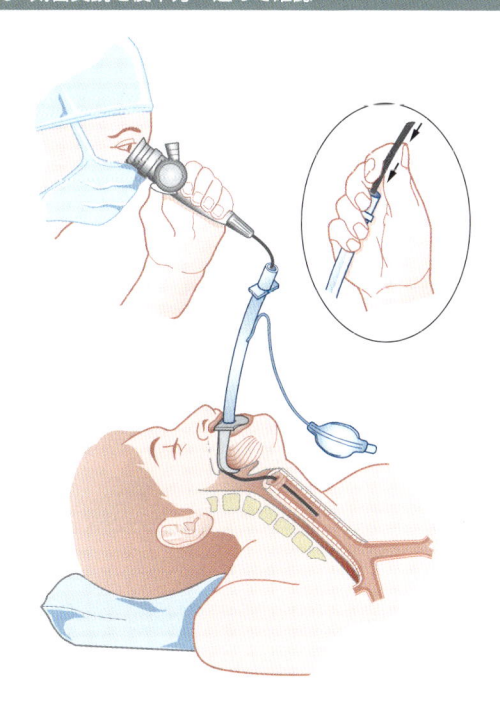

Ovassapian A. Fiberoptic Endoscopy and the Difficult Airway. 2nd ed. Philadelphia: Lippincott-Raven;1996:77 より。

図 53-7　経口挿管のときの気管支鏡の方向

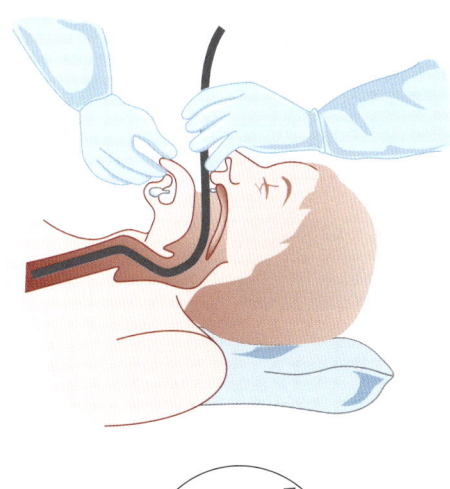

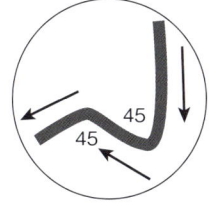

図 53-8　気管支鏡に被せた気管チューブを気管内に進める

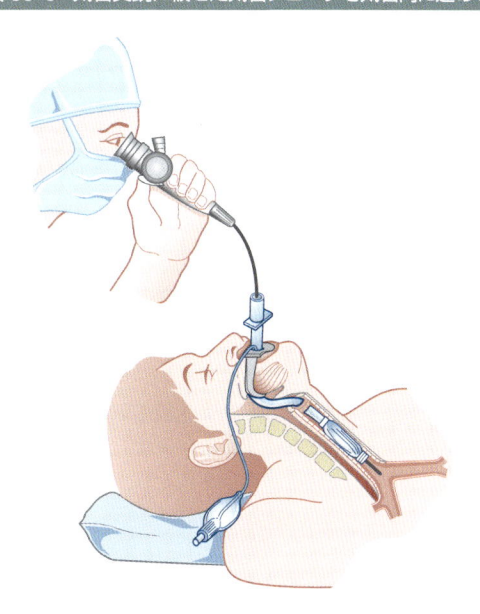

Ovassapian A. Fiberoptic Endoscopy and the Difficult Airway. 2nd ed. Philadelphia: Lippincott-Raven;1996:77 より。

図 53-9 気管支鏡に被せた気管チューブのベベル。反時計回りに 90°回転させない状態（A：ベベルは喉頭の組織にぶつかる）と，反時計回りに 90°回転させた状態（B：ベベルは気管支鏡を通過する）

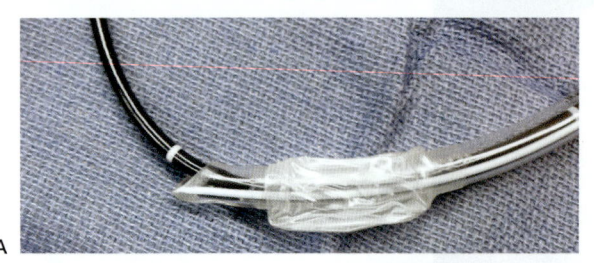

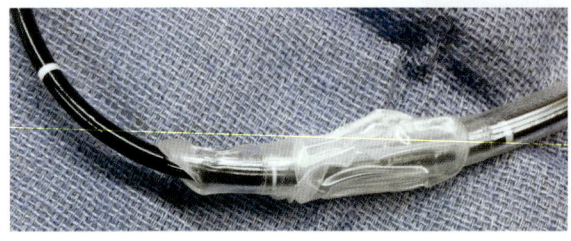

図 53-10 先端の柔らかい気管チューブと先の細い気管チューブ

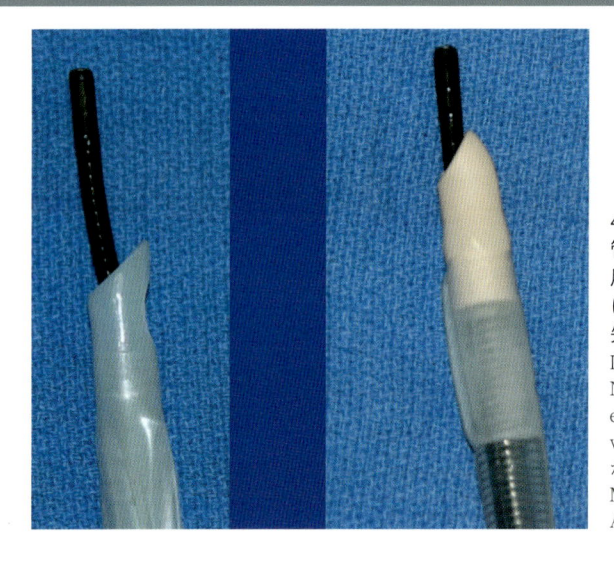

4.0 mm 気管支鏡に被せた気管チューブ。LMA Fastrach 用の気管チューブ（写真右）は気管内に容易に進むように先端に曲がりがついている Longnecker DE, Brown DL, Newman MF, Zapol WM. Anesthesiology. Figure 35-26 より。www.accessanesthiology.com からも閲覧可能。© The McGraw-Hill Companies, Inc. All rights reserved.

- 気管チューブを介して，気管支鏡で気管分岐部がみえる位置に気管チューブを置く。胸部聴診と炭酸ガスがでていることで位置を確認する。気管分岐部よりも 3～6 cm 上方が気管チューブの理想的な位置である。
- 気管チューブの位置が確認されたら，静脈麻酔薬で全身麻酔を導入し，呼吸回路に接続する。

経鼻アプローチの方法

- 患者の体位は，頭部は正中位にし，やや伸展させ，鼻腔へのアプローチが円滑なようにする。
- 2 種類の経鼻エアウェイ（鼻腔に適応可能なサイズを使う）にキシロカインビスカスを塗布し，おのおのの鼻腔に 1 種類のエアウェイを挿入する。
- 至適サイズの気管チューブ（通常の RAE チューブや経鼻用の RAE チューブ）を選択する。先に挿入した経鼻エアウェイのサイズよりも多少，細いサイズが望ましい。十分に潤滑剤を塗布しておく。
- 挿入時の抵抗が最も少ないほうの鼻腔から経鼻エアウェイを抜去し，もう一方の鼻腔から鼻カニューレで酸素

を投与する。
- 気管チューブを鼻腔に挿入し，鼻甲介を通過したことを示すわずかな「抵抗感」を感じるまで，チューブをゆっくりと後方へ進める。
- 気管支鏡を気管チューブ内腔から上咽頭へ進め，さらに声門開口部の組織が同定できるまでゆっくりと進める。
- 声門開口部を同定し，気管支鏡先端を声帯を超えて気管内へ進め，気管輪と気管分岐部を同定する。
- 気管支鏡をガイドとして機器監視鏡に被せた気管チューブを気管内へ進める。
  - ▶ 気管チューブを盲目的に進めると，喉頭（披裂軟骨，声帯など）にぶつかることがある。
  - ▶ このリスクを最小にするには，気管チューブを反時計回りに90°回転させる（Murphyの小穴を上に）。ベベルは気管支鏡に接したままである。しかし，経鼻挿管のために気管チューブを時計回りに回転させるとする報告もある。
  - ▶ 他の方法として，先端が柔らかい気管チューブ（LMA Fastrach®用の気管チューブ）や先端が細くなっている気管チューブを使用する。
- 気管チューブを介して，気管支鏡で気管分岐部がみえる位置に気管チューブを置く。胸部聴診と炭酸ガスがでていることで位置を確認する。気管分岐部よりも3〜6 cm上方が気管チューブの理想的な位置である。
- 気管チューブの位置が確認されたら，静脈麻酔薬で全身麻酔を導入し，呼吸回路に接続する。

睡眠状態での挿管
- 経鼻挿管のために上述したように鼻孔を準備する。
- 酸素化と静脈麻酔薬で導入後，経鼻・経口挿管と同様の手技を行う。
- ファイバー咽頭鏡を挿入する前に咽頭を吸引する。
- 筋弛緩と咽頭閉塞で舌が落ちこむので，介助者に下顎を適切に挙上させる。

● 参考文献
www.TheAnesthesiaGuide.com を参照

（本田　完）

第54章
逆行性挿管

Arthur Atchabahian

適応
- 輪状甲状膜が確認できる挿管困難の患者
- 経鼻挿管が禁忌である顔面外傷患者が特に適している。

患者の準備（非常に重要）
- 可能であれば，すべての手技について患者に説明し，協力を深め，不安を最小限にする。
- しかし，緊急的処置として行われることがしばしばである。
- 唾液分泌抑制薬（glycopyrrolate）の使用が強く推奨される。
- 抗不安薬（ミダゾラム，デクスメデトミジン）は推奨されるが，必要ではない。
- 粘膜への十分な局所麻酔も強く推奨される。

器具（図54-1を参照）

- 2%リドカイン5 mLを10 mLシリンジに入れて25ゲージ針をつける。
- 逆行性挿管キット（利用できなければ，この手技は硬膜外カテーテルとTuohy針で行える）
  ▶ 注意：キットのいくつかには酸素を吹送できるチューブエクスチェンジャーがついているが，これらは先端だけが細くなっている。
- Magill鉗子
- 至適サイズの気管チューブ
- 粘膜への局所麻酔と潤滑のためにキシロカインビスカス

手技

- 静脈ルートを確保
- 鼻カニューレにて酸素を投与
- 可能ならばキシロカインビスカスでうがいをさせて，局所麻酔を行う。
- 患者は仰臥位にして頸部を伸展させ，輪状甲状膜を触診で同定し，マーキングする。
- 輪状甲状膜の2%リドカインで皮膚に膨疹をつくる。母指と示指で喉頭を固定する。シリンジ内に空気が入ってくるまで輪状甲状膜を通して針を進める。3～4 mLの2%リドカインを声門下の局所麻酔のために気管内に注入。患者は咳をする。針が気管後壁を損傷しないよう，助手に患者が動かないようにさせる。
- 気道の局所麻酔後，逆行性挿管キットのイントロデューサー針を5 mL生理食塩液を入れた10 mLシリンジに接続する。上記と同じく喉頭を固定する。ベベルを上方に向けて針を輪状甲状膜を通し，皮膚に対して45°頭側に向ける。輪状甲状膜を貫く確かな感触が得られ，シリンジ内に空気が入ってくる（図54-2）
- シリンジを内筒から抜きながら，気道にある針は片手で正しい位置に維持する。逆行性挿管キットにあるガイドワイヤーをゆっくりと針を通して進め（図54-3），頭側へ向けて，ガイドワイヤーの先端が中咽頭にあることを助手が確認する（これには数回，通すことが必要になる場合がある）
- ガイドワイヤーにはJ型の先端と真っ直ぐな先端がある。先端には2つ印があり，輪状甲状膜の皮膚上での位置を示すワイヤーの長さに相当し，これは挿入される先端による。
- 先端が中咽頭にみえたら，Magill鉗子でガイドワイヤーを回収し，気管内にあるガイドワイヤーの近位側端を引っ張らないよう，外にゆっくりと引っ張る（図54-4）
- 遠位側の印が皮膚にきたら，輪状甲状膜にある針を抜去し，ガイドワイヤーがそれ以上気管内に入らないようにKelly鉗子を印のうえにおく（図54-5）

図54-1 逆行性挿管キットの内容

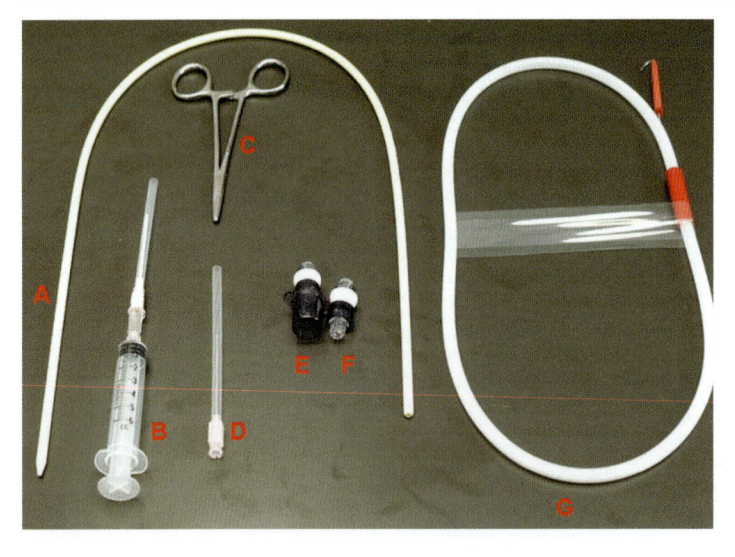

（A）中空のチューブエクスチェンジャー（左側先端が細くなっていることに注意），（B）AngioCathをつけたシリンジ，（C）鉗子，（D）針，（E）Ambu bagや麻酔回路を使用してチューブエクスチェンジャーを介して，酸素投与をするための15 mmアダプターとコネクター，（F）ジェット換気機器を使用してチューブエクスチェンジャーを介して，酸素投与をするためのルアーロックアダプターとコネクター，（G）先端がJタイプのガイドワイヤー

- 気管チューブエクスチェンジャーに潤滑剤を塗布したら，ガイドワイヤーに被せたチューブエクスチェンジャーの細い先端を，抵抗が感じられるまで進める．近位側の黒印はチューブエクスチェンジャーよりも上にみえるはずである（図 54-6，54-7）．
- この時点で，至適サイズの気管チューブをチューブエクスチェンジャーに被せて気管に入るまで挿入可能となる（気管支鏡下挿管のように反時計回りに 90°回転させる）（図 54-8，54-9）．気管チューブが喉頭にかかっていないことを確認するために，気管チューブの印とチューブエクスチェンジャーの深度の印を合わせる．
- チューブエクスチェンジャーとガイドワイヤーを一緒に抜去し，気管チューブを気管内に押し入れる．呼気炭酸ガスで気管チューブの留置を確認する．

図 54-2 輪状甲状膜に針を挿入

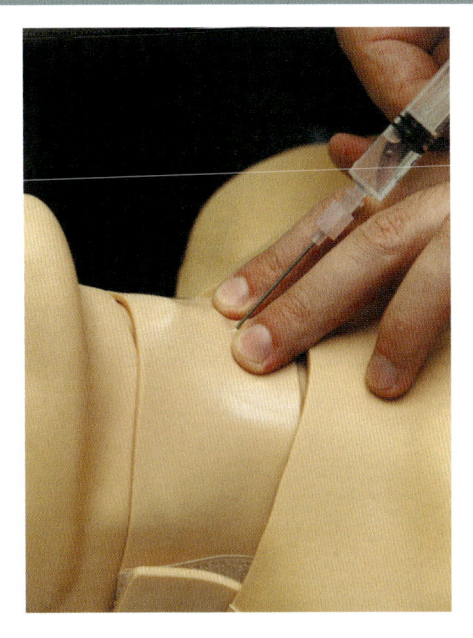

図 54-3 ガイドワイヤーの挿入

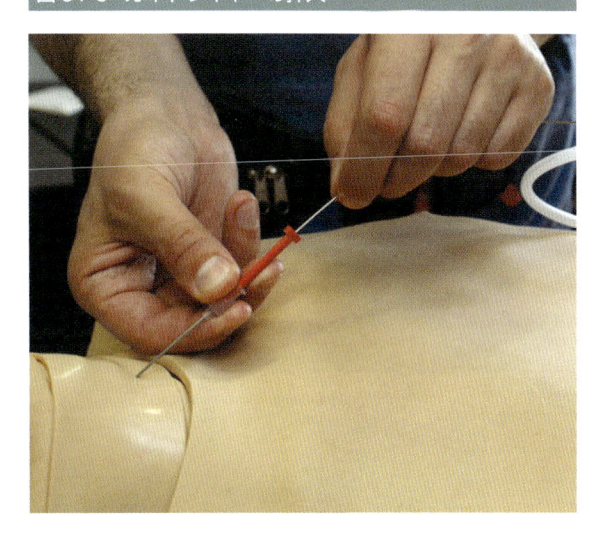

図 54-4 ガイドワイヤーの回収

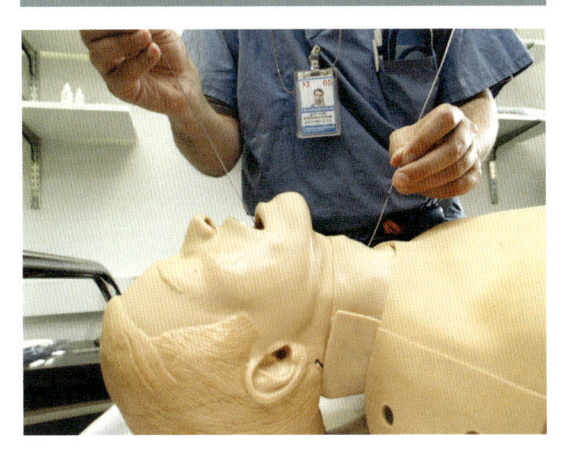

図 54-5 Kelly 鉗子を黒印の位置に留置

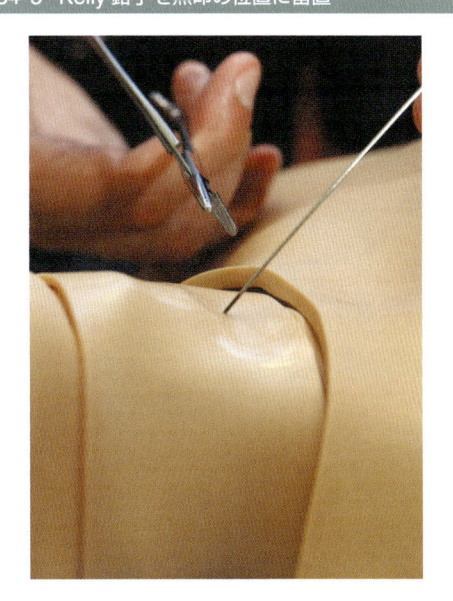

図 54-6 チューブエクスチェンジャーの留置

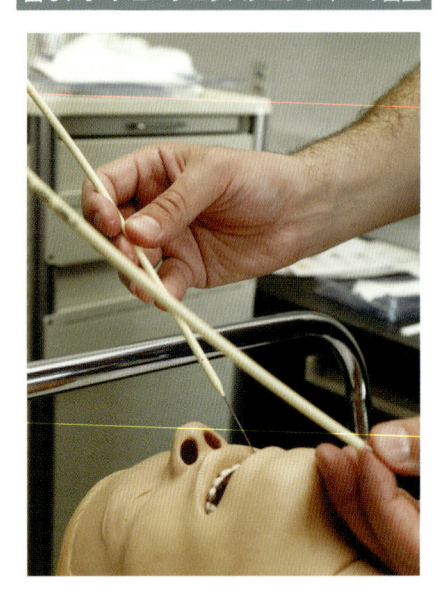

図 54-7 近位側の黒印

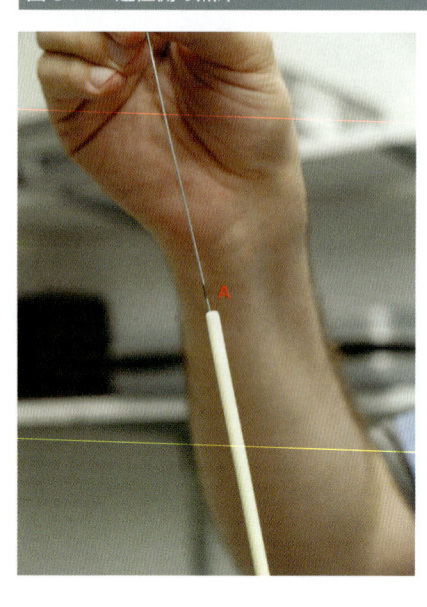

近位側の黒印（A）はチューブエクスチェンジャーが輪状甲状膜に接していることを示す

図 54-8 気管チューブ挿入（反時計回りに 90°回転させること）

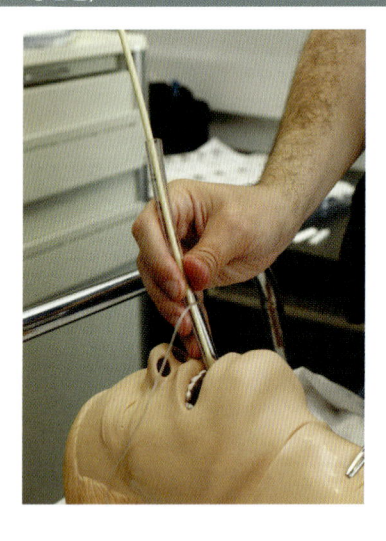

図 54-9 気管チューブの深度の印を確認し，チューブエクスチェンジャーと合わせる

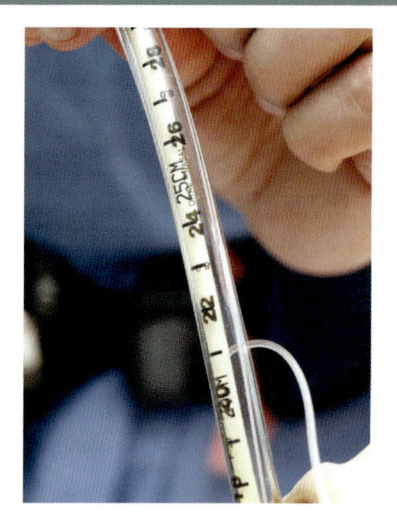

- 針を刺入した部位に小さいドレッシングテープを貼る．

さまざまな手法

- 経鼻挿管のためにガイドワイヤーを鼻から回収できる．篩板骨折はガイドワイヤーが頭蓋内に入る原因になりうるので，この手技は顔面外傷の症例では禁忌
- その他，チューブエクスチェンジャーを使わずにガイドワイヤーに直接被せて，気管チューブを挿入する方法がある．この手技ではチューブのベベルがぶつかり，気管チューブを声帯を越えて挿入するのが難しいことがある．しかし，ガイドワイヤーが気管チューブ先端よりもむしろ Murphy 穴を通して通過すれば，先端はより遠位側に挿入でき，より容易に気管内へ進められる．
- 泌尿器科や血管外科から借りられるさらに長いガイドワイヤーを使うことも方法の1つである．上述したよう

にガイドワイヤーを挿入する。ガイドワイヤーの先端は気管支鏡の機器ポートを通過させられる。ワイヤーを通す前に気管チューブを気管支鏡に被せておくこと。ガイドワイヤーをガイドにして輪状甲状膜に届くまで気管支鏡を挿入。ガイドワイヤーを抜去し，気管分岐部をみるために気管支鏡を気管に入れる。気管支鏡に気管チューブを被せるのは典型的な気管支鏡補助による挿管方法である。

● 参考文献

www.TheAnesthesiaGuide.com を参照

（本田　完）

第55章
高頻度ジェット換気

Brooke Albright

定義

- 従来の換気様式よりも低い最高気道内圧と平均気道内圧でガス交換を改善させる開放系の換気様式
- 少ない1回換気量（2〜5 mL/kg）と高い呼吸回数（50〜150 bpm）による，拍動性の換気
- 吸気：肺に拍動性のジェット流を伝える細いカニューレを介する。ジェットのカニューレは気道を「シーリング」しないよう，十分に細くなくてはならない。カニューレは声帯を越えて気管内に留置するのが一般的だが，緊急例では輪状甲状膜を介して大口径の Angiocath を留置することも可能である。
- 呼気：ジェットノズルの周囲から受動的に起こる。
- 高頻度ジェット換気（high-frequency jet ventilation：HFJV）のパラメーターと設定
    ▶ 駆動圧：1回換気量を規定する主要因子。駆動圧は通常，成人で20〜25 psi，最大50 psi まで。
    ▶ 吸気時間と呼吸回数：内因性 PEEP の主要規定因子（エアトラッピング）。吸気時間は30〜40％。呼吸回数は 50 bpm と 150 bpm の間に設定。両方を増やすと，内因性 PEEP が増加し，肺胞のリクルートメントが起こり，換気/血流不均衡が適正になり，酸素化が改善する。内因性 PEEP により胸壁の動揺が減少するので，術野が動かないことが望ましい場合にも有利である。
    ▶ 吸入酸素濃度（FIO_2）：常に 100％ に設定する。この値はジェットノズルの酸素濃度である。実際の肺胞中の FIO_2 は Venturi 効果により著明に低下する。
    ▶ 加湿：ジェット換気が長引くことが予測される場合に，粘膜の損傷や，気道閉塞につながる粘膜血栓形成を避けるために行う。
- ガス交換の機序は通常の換気の場合と異なる：炭酸ガス排出は，bulk convection，分子拡散，対流の乱流によって行われる。
- 高頻度ジェット換気ではピークと気道圧が低いため，胸腔内圧は低下し，静脈還流が増加し，循環機能が改善する。

適応

- 術野が気道系である場合や術野が動かないことが求められるような術式
    ▶ 気管支鏡
    ▶ 喉頭鏡
    ▶ 気管再建

- ▶喉頭切除
- ▶片肺換気
- 以下のような呼吸不全患者
  - ▶気管支胸膜瘻や気管食道瘻
  - ▶喉頭腫瘍
  - ▶圧外傷
  - ▶肺線維症
  - ▶重症急性呼吸促迫症候群
  - ▶肺出血
  - ▶炭酸ガス排出を増強する目的で胎児循環が遺残する新生児
  - ▶先天性横隔膜ヘルニアの小児
- 困難気道:「換気困難,挿管困難」の患者(輪状甲状膜切開)

合併症/有害反応

- 圧外傷(閉鎖組織腔に高圧が生じる)
  - ▶気胸,気縦隔,皮下気腫を引き起こす可能性がある。
  - ▶呼気時間を適切にし,気道回路を開放にすることで予防する(上気道閉塞での使用を避ける。必要であれば経口/経鼻エアウェイを挿入して気道を維持する)。
  - ▶過剰気道圧の状態で換気を中断させる自動遮断システムが適切に機能するかを確認する。
- 気管損傷
  - ▶常に加湿を十分に行う。
- 過剰な内因性 PEEP や動的過膨張
  - ▶通常,頻度が 150 bpm 以上で生じる。
  - ▶ジェットベンチレーターのカテーテル先端の位置異常(気管分岐部レベルよりも近位に置く必要がある)。
  - ▶通常,内因性 PEEP は望ましい特性だが,換気の悪化や循環動態の悪化を招く可能性がある。
- 高二酸化炭素症
  - ▶呼吸数が高い場合によくみられる。
  - ▶肥満や胸壁コンプライアンスの低下した患者,慢性閉塞性肺疾患,使用前の炭酸ガス値が高い患者では使用を避ける。
    - ■一方,慢性閉塞性肺疾患や囊胞性肺気腫でも高頻度ジェット換気が安全に使用できたとする臨床試験もある。
  - ▶定期的に呼気終末炭酸ガス分圧をチェックし,調節呼吸に変えることを考慮する。動脈ラインを確保していれば,血液ガスをチェックする。1 回換気量を増やす(駆動圧もしくは吸気時間を増やす,あるいは呼吸回数を減らす)ことで対処可能である。

コツ

- 設定は患者ごとの肺コンプライアンスと生理学的なニーズに合わせる。
  - ▶駆動圧,回数と吸気時間を含めた高頻度ジェット換気のパラメーターを調整する。
- 内因性 PEEP は高頻度ジェット換気の望ましい特性である。
- 高頻度ジェット換気では吸入麻酔薬は使用できない。完全静脈麻酔を使用する。
- 吸入酸素濃度,呼気終末炭酸ガス分圧,気道内圧,1 回換気量のモニタリング能力は,気道システムが開放されていることや死腔換気が大きいために限定される。
- 術野を動かさないことが求められる場合や困難気道の管理に高頻度ジェット換気が使用できる。

●参考文献

www.TheAnesthesiaGuide.com を参照

(本田 完)

第56章
解毒薬

Clément Hoffmann, Jean-Pierre Tourtier

ネオスチグミン

- 適応：神経筋遮断が残存している患者〔四連反応比（TOF ratio）＜0.9〕において非脱分極性弛緩薬を拮抗する。
- 作用機序：アセチルコリンエステラーゼを阻害し，アセチルコリンのニコチン様作用とムスカリン様作用を増強する。
- TOFで1回以上の場合のみ使用する。
- 投与量：50〜70 μg/kg
- glycopyrrolate 10〜15 μg/kgでネオスチグミンの副交感神経性副作用（ムスカリン様作用：徐脈，気管支攣縮，分泌物増加など）を防ぐ。
- アトロピン 20 μg/kg も可能だが，glycopyrrolate よりも頻脈になり，唾液分泌抑制作用が少ない。アトロピンは血液脳関門を通過し，中枢神経に有害反応を起こしうる。
- 作用発現：10分
- 目標：TOF 比＞0.9
- 禁忌：症状が不安定な喘息，Parkinson病，TOF 反応のない強い神経筋遮断，スキサメトニウム
- 小児ではエドロホニウム 500 μg/kg とアトロピン 20 μg/kg の併用がネオスチグミンの代わりに投与される。作用発現は迅速だが，臨床上の著明な差はない。

スガマデクス

- FDA で未承認であり，米国では使用できない。
- 適応：ロクロニウム，ベクロニウム，パンクロニウムといった非脱分極性ステロイド筋弛緩薬（アミノステロイド）に選択的に結合し，神経筋遮断を拮抗する。
- 投与量：ロクロニウムとベクロニウムの拮抗
  - ▶ TOF が 4/4：2 mg/kg（作用発現：1分）
  - ▶ TOF が 2/4：4 mg/kg（作用発現：2分）
  - ▶ TOF が 0/4：16 mg/kg（作用発現：2分）

ナロキソン

- モルヒネの拮抗薬である（μオピオイド受容体の競合的拮抗薬）。
- 適応
  - ▶ オピオイドの過量投与
  - ▶ モルヒネの静脈投与や脊髄幹腔投与の副作用処置：呼吸抑制，中枢神経系抑制や尿閉
- 禁忌：アレルギー，交感神経活動を増強させるので，心筋虚血のリスクのある患者では要注意である。
- 投与量：1バイアル（400 μg/1mL）を生理食塩液 9 mL に希釈して，呼吸回数が 12 回/min 以上になるまで 1 mL ずつ投与。強い痛みや治療困難な興奮が起こる可能性のため，必要以上の投与は避ける。
- 作用発現：1分，効果は最長45分（多くのオピオイドの作用持続時間はこれより短い）。オピオイド作用の再発現（remorphinization）のリスクがある。
- 臨床状況に応じて，持続投与で維持する〔例：2バイアル（800 μg）を3時間以上で投与〕。

フルマゼニル

- 適応：ベンゾジアゼピン系薬物の鎮静作用と催眠作用の拮抗
- 禁忌：ベンゾジアゼピン系薬物にアレルギーがある，ベンゾジアゼピン系薬物による慢性治療を受けている（痙攣のリスクがある禁断症候群），三環系抗うつ薬のように痙攣を引き起こす薬物中毒，患者を監視できない（フルマゼニルの作用時間は，ほとんどのベンゾジアゼピン系薬物の作用時間よりも短い）
- 投与量：単回投与 0.3 mg，0.2 mg/min で用量設定（最大 2 mg まで）。静脈投与で 0.1〜0.4 mg/hr で維持する。

イントラリピッド（第119章参照）

- 適応：不整脈，重度の低血圧や心停止といった局所麻酔薬，特にブピバカインとロピバカインの心毒性のレスキュー
- 次の場合，栄養補助目的のイントラリピッド投与は禁忌：重度の肝障害，心筋梗塞，ショック，脂質異常，止血異常，イントラリピッド過敏症。ただし，局所麻酔薬中毒に対して使用する場合，これらは禁忌にはならない。
- 推奨投与：20% イントラリピッド 1.5 mL/kg を単回投与（心停止が続くならもう 1 度）。続いて，0.25 mL/(kg/min) を 30 分間で投与〔血圧が低下するなら，投与速度を 0.5 mL (kg/min) 60 分まで増やす〕
- www.lipidrescue.org を参照のこと。

メチレンブルー

- 適応：prilocaine，ベンゾカインによる 20% 以上のメトヘモグロビン血症や付随した低酸素血症の治療
- ニコチンアミドアデニンジヌクレオチドリン酸（NADPH）メトヘモグロビンレダクターゼによるメトヘモグロビンの酵素的還元の促進によりメトヘモグロビンからヘモグロビンへの転換が起こる。
- 注意：高濃度ではメトヘモグロビン血症を引き起こす。
- 投与量：初回は 5 分以上かけて 1〜2 mg/kg を投与。20 分〜1 時間で効果がみられる。必要であれば，1 mg/kg（最大投与量 7 mg/kg）を 1 時間内に反復投与する。
- 禁忌：腎不全，メチレンブルー過敏症や他の過敏症。G6PD 欠損症に使用する場合には注意すること。
- 治療失敗：曝露が続く状態，NADPH メトヘモグロビンレダクターゼ欠損の患者

参考文献

www.TheAnesthesiaGuide.com を参照

（本田　完）

第57章
日帰り麻酔

Jennifer Wu

基礎
- 患者は術当日に自宅から来院し，術後，短時間で帰る。
- 日帰り手術センターは病院からは独立しており，以下のような設備はもたないことが多い。
  - ▶術後の入院設備
  - ▶術後の人工換気
  - ▶輸血
  - ▶動脈ライン，中心静脈ラインなどの侵襲的モニター挿入
- 手技の選択としては以下の項目を**避ける**ことが重要である。
  - ▶長時間手術
  - ▶大量輸液や出血
  - ▶静脈投与薬物を必要とするような術後鎮痛管理
  - ▶長期時間の人工換気
- 患者を安定させたり，入院させたりする必要が生じた場合には，必ず救急車で搬送する。

術前
- 初回の術前評価は，手術当日もしくは術前1週間以内の日程で，麻酔外来か電話で行うことが多い。
- 麻酔の情報は，配付資料，電話やビデオを用いて伝える。
- 患者の選択
  - ▶ASA1 と ASA2 の患者
  - ▶適切に治療された ASA3 の患者
- 予期しない入院のリスク因子をみきわめること。
  - ▶呼吸器系
    - ■在宅酸素が必要：睡眠時無呼吸，特に在宅 CPAP
    - ■困難気道の既往
    - ■長期人工換気の既往
  - ▶重度の術後悪心・嘔吐
  - ▶慢性疼痛や薬物乱用
  - ▶精神疾患
  - ▶術後譫妄
- 術後のオピオイドを減らすために局所麻酔を考慮する。

導入
- 安全性の高い短時間作用型薬物を使用する。
  - ▶プロポフォール
    - ■導入と覚醒が迅速である。
    - ■術後悪心・嘔吐の頻度が減る。
  - ▶術後悪心・嘔吐と関連する etomidate は避ける。

- ▶スキサメトニウムは短時間作用型だが，筋痛を起こす可能性がある。
- 筋弛緩薬とその拮抗の必要性を除くにはラリンジアルマスクを考慮する。
- 監視下麻酔管理や区域麻酔を考慮する。

維持

- 短時間作用型薬物を使用する。
- 術後悪心・嘔吐を減らす目的で完全静脈麻酔を考える。
- 予防的に制吐薬を投与する（第69章参照）。
  - ▶導入後にデキサメタゾンを8 mgを静注する。
  - ▶手術終了30分前にオンダンセトロンを4 mg静注する。
  - ▶高リスク患者にはドロペリドール0.625 mgを静注する。添付文書上，警告文で，術後は心電図モニターで観察が必須とされている。

術後

- 非オピオイド薬で疼痛を管理し，悪心を積極的に予防することで，術後病棟滞在時間を減らせる。
- 術後排尿が必要か否かは，術式や当該施設のガイドラインに応じる。
- Aldreteの退室基準にもとづいて退院させる（第69章参照）。
- ルーチンのケアと可能性のある緊急事象に関しては患者に資料を渡す。
- 信頼できる成人の付き添いをつけて帰す。

コツとヒント

- 術後の予期しない入院の主因は術後悪心・嘔吐。2番目が術後痛である。
- 計画的に管理された局所麻酔では，手術が遅れることもなく，よりよい術後鎮痛が得られ，早期に帰宅できる。
- 日帰り手術センターには，吸引，酸素，救急蘇生機器，悪性高熱の治療（全身麻酔を行う場合），局所麻酔薬中毒に対する治療（区域麻酔を行う場合）など，標準的な麻酔機器を準備すべきである。

●参考文献

www.TheAnesthesiaGuide.com を参照

（本田　完）

第58章
オピオイド, 導入薬, 神経筋遮断薬

Brian J. Egan

オピオイド			
薬物	薬理		臨床上のコツ
モルヒネ	分類	フェナントレン	●静注/筋注は同等の効力
	投与量	1~3 mg	●静注投与で悪心/嘔吐が軽減する可能性あり
	相対力価	1	●活性代謝物（モルフィン-6-グルコネート）は腎不全で蓄積
	作用発現/最大効果	5/20 分	●くも膜下/硬膜外使用：水溶性のため膠様質にある μ 受容体のため効果が遷延（12~24 時間）
	代謝	肝代謝	
	有害反応	オピオイド一般の有害反応[1]とヒスタミン遊離作用	
hydromorphone (Dilaudid®)	分類	フェナントレン	●腎不全症例ではモルヒネの代替になる
	投与量	0.1~0.4 mg	●モルヒネよりも催嘔吐性が低いとされる
	相対力価	7.5	
	作用発現/最大効果	5/20 分	
	代謝	肝代謝	
	有害反応	オピオイド一般の有害反応[1]	
ペチジン (Demerol®)	分類	フェナントレン	●術後のシバリング低下には最も効果的
	投与量	12.5~100 mg	●腎不全症例で使用すると代謝産物ノルペチジンが蓄積し, てんかんを起こす可能性あり
	相対力価	0.1	●アトロピンの誘導体のため心拍数が増加する。縮瞳は起きない
	作用発現/最大効果	5/20 分	
	代謝	肝代謝	
	有害反応	モノアミンオキシダーゼ阻害薬との相互作用で致死的高代謝反応を起こす	
フェンタニル (Sublimaze®)	分類	フェニルピペリジン	●全静脈麻酔（TIVA）での鎮痛として 0.2~1.5 μg/kg/hr で使用
	投与量	25~50 μg	●2 時間以上の投与で context-sensitive half-time（CSHT）が代謝遷延の誘因になる
	相対力価	100	●覚醒させたい 30 分前に投与中止することで他のコンパートメントに蓄積した薬物を排泄できる
	作用発現/最大効果	1/5 分	
	代謝	肝代謝	
	有害反応	オピオイド一般の有害反応[1]と胸壁硬直	

薬物	薬理		臨床上のコツ
sufentanil (Sufenta®)	分類	フェニルピペリジン	● TIVA の要素として CSHT の側面からは望ましいが, 長時間投与では蓄積 ● 作用発現がきわめて迅速
	投与量	5〜10 µg	
	相対力価	1,000	
	作用発現/最大効果	30 秒/1 分	
	代謝	肝代謝	
	有害反応	オピオイド一般の有害反応[1]	
alfentanil (Alfenta®)	分類	フェニルピペリジン	● 短時間のより強い刺激への単回投与として, レミフェンタニル代替に適している ● 8 時間以上の投与が予想される場合, TIVA での鎮痛に 0.5〜3 µg/kg/min の投与がよい(ただし覚醒の点ではレミフェンタニルが優れている)
	投与量	100〜300 µg	
	相対力価	15	
	作用発現/最大効果	30 秒/1 分	
	代謝	肝代謝	
	有害反応	オピオイド一般の有害反応[1] 高用量投与や急速投与で胸壁硬直	
レミフェンタニル (Ultiva®)	分類	フェニルピペリジン	● どの投与時間でも CSHT が平坦であるため, TIVA の要素として優れる ● 作用発現と消失が迅速なため, 短時間で交感神経作用を減弱させるには優れている ● ごく少量投与で鎮静に使用できるが, プロポフォールとの相乗効果で呼吸抑制と無呼吸を引き起こす
	投与量	5〜50 µg 静注	
	相対力価	100	
	作用発現/最大効果	30 秒/1 分	
	代謝	組織エステラーゼ	
	有害反応	オピオイド一般の有害反応[1] オピオイドの急性脱感作 痛覚過敏	

[1] オピオイドの一般的有害反応:悪心/嘔吐, 呼吸抑制, 尿閉, 瘙痒感, 便秘, 鎮静や縮瞳。典型的な投与は単回投与であり, 術式に対する総投与ではない。

図 58-1 オピオイドの CSHT

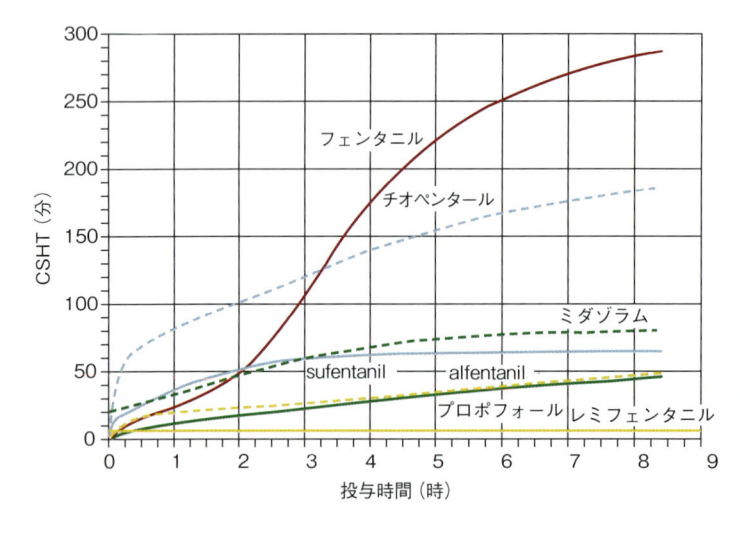

曲線は薬理学的シミュレーションモデルにもとづく。実線と破線は重複する曲線の判別にのみ使用。プロポフォールとチオペンタールは比較の目的で加えた。
Longnecker DE, Brown DL, Newman MF, Zapol WM. Anesthesiology. Figure 68-6 より。www.accessanesthiology.com からも閲覧可能。
© The McGraw-Hill Companies, Inc. All rights reserved.

導入薬

次頁の表を参照

導入薬

薬物	薬理		臨床上のコツ
プロポフォール	分類	アルキルフェノール	●鎮痛作用なし
	導入投与量	1〜2.5 mg/kg（年齢依存性）	●70%の患者で注入時痛あり
	作用発現/持続時間	30秒/1分	●開栓後，6時間以内に使用
	代謝	肝代謝	●context-sensitive half-time (CSHT) が平坦であるため，75〜150 μg/kg/min で全静脈麻酔（TIVA）の鎮痛として使用
	有害反応	低血圧	●作用発現が迅速なため ICU での鎮静や MAC（25〜75 μg/kg/min）で使用
			●低用量投与で抗催吐作用（10 mg 静注もしくは 10 μg/kg/min）
			●長期投与で「プロポフォール注入症候群」（徐脈を伴う代謝性アシドーシス，高脂血症，肝腫大，横紋筋融解，緑色尿）を起こす
チオペンタール	分類	バルビツレート	●現在米国では使用されていない
	導入投与量	3〜5 mg/kg	●浸潤すると強い痛みと組織障害を起こす
	作用発現/持続時間	30秒/6〜10分	●ポルフィリア症では禁忌
	代謝	肝代謝	●ヒスタミン遊離作用と気管支攣縮の可能性あり
	有害反応	衰弱した患者や循環血液量不足患者で低血圧	●血圧が維持されていれば，脳酸素消費量の低下（最高で脳波上のバーストサプレッション）と脳血流低下による頭蓋内圧低下を起こす脳保護薬として有用
			●CSHT が遷延するので持続投与に不適
ミダゾラム	分類	ベンゾジアゼピン	●前投薬や監視下鎮静管理（MAC）の睡眠・鎮静（不安軽減と逆行性健忘を起こす）に一般的に使用される
	導入投与量	0.2〜0.3 mg/kg	●単独使用では換気や血圧への影響は少ない
	作用発現/持続時間	1〜3分/最大効果5分：鎮静の遷延の可能性	●抗痙攣作用は局麻薬との組み合わせで有用
	代謝	肝代謝加齢で低下	●0.5 mg/kg 経口投与は小児の導入に有用
	有害反応	オピオイドとプロポフォールの相乗的呼吸抑制	
ケタミン	分類	フェンシクリジン誘導体	●鎮痛特性が独特（NMDA 拮抗薬）
	導入投与量	1〜2 mg/kg 静注，4〜6 mg/kg 筋注	●唾液と流涙の増加（抗コリン作用増強）
	作用発現/持続時間	30秒/3分	●気管支拡張や中枢性交感神経刺激（血圧，心拍，心拍出量の上昇）が起きるが循環血液量不足患者では低血圧となる
	代謝	肝代謝	●単独投与でわずかに換気抑制あり
	有害反応	精神異常発現性	●区域麻酔が良好でない場合の補助（0.2〜0.8 mg/kg 静注）
			●オピオイド補助効果や麻酔量以下（1〜3 μg/kg/min）[2]でオピオイド耐性を減らす可能性があるため，使用が再注目されている
etomidate	分類	イミダゾール	●導入量で軽度の血圧低下だが，循環血液量不足患者ではさらに低血圧となる
	導入投与量	0.2〜0.3 mg/kg	●鎮痛作用なし
	作用発現/持続時間	30/100秒（0.1 mg/kg）	●投与後 4〜6 時間で副腎抑制が生じるため，点滴や反復投与は避ける。敗血症患者での使用は避ける
	代謝	エステル加水分解	●導入に伴う疼痛やミオクローヌス様反応はよくみられる（50%以上）
	有害反応	副腎抑制（導入量投与後 4〜8 時間後）	●術後悪心・嘔吐のリスク増加に関与する可能性あり

神経筋遮断薬

次頁の表を参照

神経筋遮断薬

筋遮断薬	分類	挿管投与量 (mg/kg)	持続投与量	作用発現	持続時間 (分)	代謝
パンクロニウム	アミノステロイド	0.1	該当せず	3〜5分	60〜90	腎代謝＞肝代謝
ベクロニウム	アミノステロイド	0.08〜0.1	1.0 µg/kg/min	3〜5分	20〜35	肝代謝＝腎代謝
ロクロニウム	アミノステロイド	0.6〜1.2	0.01〜0.012 mg/kg/min	1〜2分	20〜3	肝代謝＞腎代謝
mivacurium[1]	ベンジルイソキノリン	0.25	5〜6 mg/kg/min	2〜3分	12〜20	酵素加水分解
cisatracurium	ベンジルイソキノリン	0.15〜0.2	1〜1.5 mg/kg/min	3〜5分	20〜35	Hofmann排泄
atracurium[1]	ベンジルイソキノリン	0.4〜0.5	9〜10 µg/kg/min	3〜5分	20〜35	Hofmann排泄
スキサメトニウム	脱分極性	1〜2	2.5 mg/min	30〜60秒	6〜9	偽性コリンエステラーゼ (twitch刺激に応じて)

[1] 現在，米国では使用されていない．

神経筋遮断薬拮抗薬

- 残存する筋弛緩を定量的に計測するのは難しい．
  - 四連刺激（TOF）4/4の減衰度合を触知することは今も臨床的な遮断と互換性が強い．
  - 100 Hzでテタニーが5秒持続するのは四連刺激比（TOHR）>0.85を示唆する．
  - 呼吸パラメータ（1回換気量，努力呼気肺活量，陰性吸気流速，呼気炭酸ガス分圧）は残存筋弛緩を評価するには適切でない．
  - 強縮性収縮を応用することで，5〜10分にわたり四連刺激やテタニーの結果が増強される（テタヌス刺激後増強）．
- 筋弛緩残存は周術期の死亡率・罹患率リスクの増加を招く．
  - 上気道反射の減弱は誤嚥を防げない可能性がある．
  - 術後回復期病棟での重度の低酸素血症（SpO_2＜93％）のリスクが増す．
  - 無気肺のリスクになる可能性がある．
- 1回挿管投与量の神経筋遮断薬が手術終了時には消失していると決めてかかってはならない．ロクロニウムは3時間たっても臨床的に著明な筋弛緩残存を起こしうる．
- 抗コリンエステラーゼによる拮抗にはリスクがある．
  - 過量投与で脱力を増長する．
  - ほぼ100％の酵素阻害により，0.04〜0.07 mg/kgの間でシーリング効果に至る．神経筋遮断の拮抗には適切ではないかもしれない．
  - 分泌物増加や徐脈は抗コリン作動薬で相殺しなければならない．不整脈はよくある．
  - 術後悪心・嘔吐リスクの増加があるかもしれない（不明）．
- 強すぎる遮断（twitch＝0）は
  - twitch＝0は拮抗してはいけない．患者は筋力低下する．
  - 2〜3 twitchはネオスチグミン0.05 mg/kgで拮抗する．
  - 1 twitchで拮抗したら，持続的筋硬直まで30分かかることを念頭におくこと．
  - ネオスチグミン0.03mg/kgで減衰がみられるTOF＝4を拮抗する．
  - 減衰がないTOF＝4ではネオスチグミン0.02 mg/kgで拮抗する必要があるだろう．
- スキサメトニウムの点滴投与も神経刺激装置で方向づけられる．減衰有無をモニタリングして第Ⅱ相ブロック

を避ける。

神経筋遮断のモニタリング（図 58-2, 58-3）

注意：至適な反応のためには黒色（陰極）電極を遠位部におく。

A. 四連刺激（TOF）
- 筋弛緩が増強するに従い，単収縮は減衰する。
- 最初の単収縮と4番目の単収縮に対する反応の比率（評価するのは難しい）は非脱分極性筋弛緩の指標としては感度がよい。
- 単収縮の消失を連続的に視覚的に観察することはより便利である。
  - ▶4番目の単収縮消失は75％遮断を示す。
  - ▶3番目の単収縮消失は80％遮断を示す。
  - ▶2番目の単収縮消失は90％遮断を示す。
- 臨床的には通常は，75〜95％の神経筋遮断が要求される。

B. 50 Hz もしくは 100 Hz でのテタニー
- 神経筋機能の感度のよい検査である。
- 5秒間の連続した収縮は十分だが，必ずしも筋遮断からの拮抗が完全ではないことを示唆する。
- 意識のある患者では痛みを伴う。

C. ダブルバースト刺激
- 2回のテタニーは患者には痛みは少ない。
- 減衰の評価には TOF 刺激よりも臨床的（視覚的あるいは触覚的）には DBS のほうが感度がよい。

図 58-2 神経刺激に適した部位

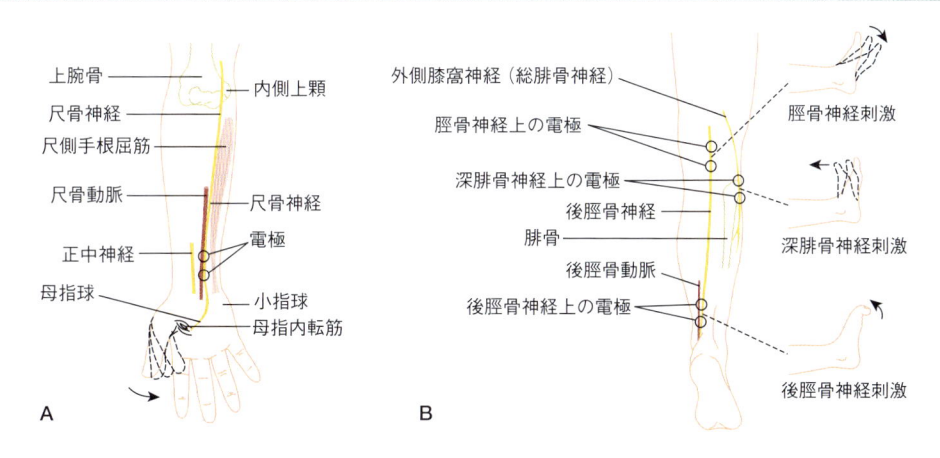

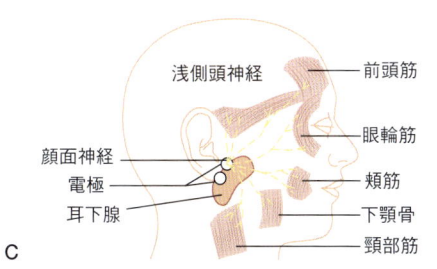

A：尺骨神経，B：脛骨神経，深腓骨神経，後脛骨神経，C：顔面神経

Ali HH. Monitoring neuromuscular function. Semin Anesth. 1989;8:158 より。© Elsevier.

図 58-3 神経筋遮断のモニタリングにおける電気的インパルスのパターン

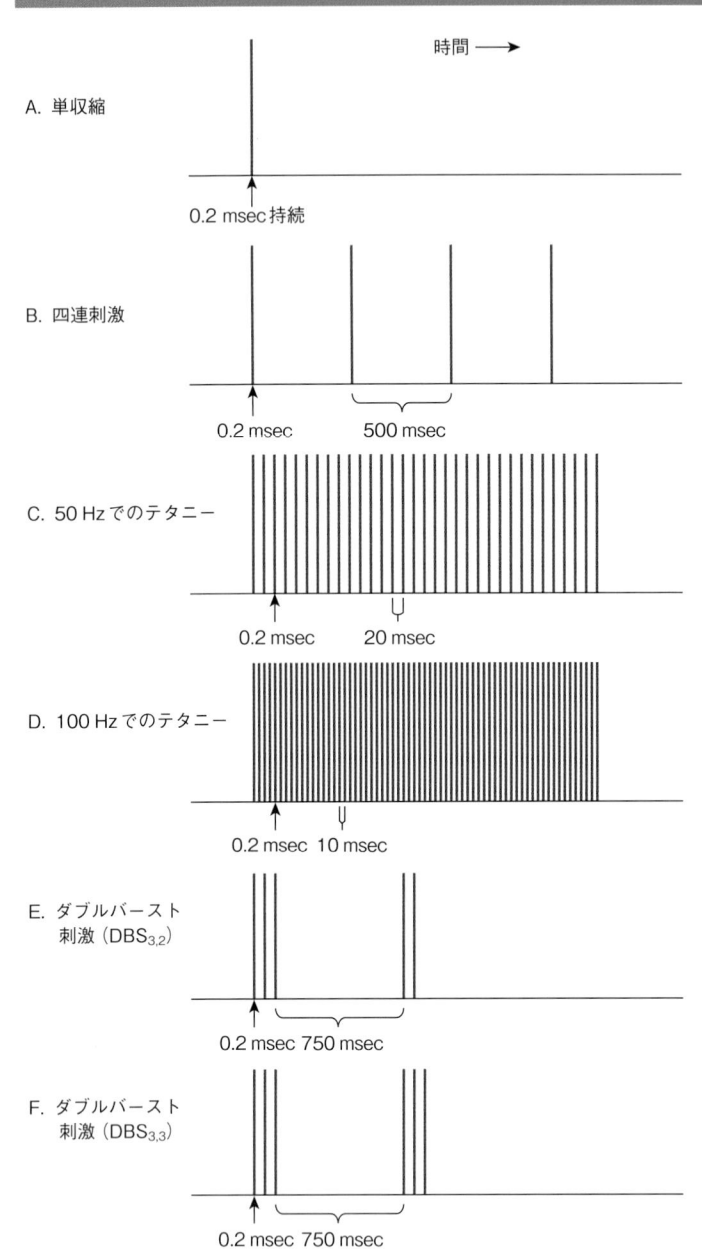

A. 単収縮
0.2 msec 持続

B. 四連刺激
0.2 msec　500 msec

C. 50 Hz でのテタニー
0.2 msec　20 msec

D. 100 Hz でのテタニー
0.2 msec　10 msec

E. ダブルバースト刺激（DBS_{3,2}）
0.2 msec　750 msec

F. ダブルバースト刺激（DBS_{3,3}）
0.2 msec　750 msec

A：単収縮，B：四連刺激，C：50 Hz でのテタニー，D：100 Hz でのテタニー，E：ダブルバースト刺激，F：ダブルバースト刺激。刺激はすべて，200 msec の持続で，矩形波，等電流。

Morgan GE, Mikhail MS, Murray MJ. Clinical Anesthesiology. 4th ed. Figure 6-32 より。www.accessmedicine.com からも閲覧可能。© The McGraw-Hill Companies, Inc. All rights reserved.

● 参考文献

www.TheAnesthesiaGuide.com を参照

（本田　完）

第59章
手術室でよくみる薬物

Ruchir Gupta

指定がない限り，投与量はすべて成人量である．小児の投与量については第 167 章を参照[訳注]

> 訳注）本章の表記は原書に従いアルファベット順とし，原則として原文を訳文の前に併記した．

- abciximab（アブシキシマブ）：抗血小板薬の表を参照
- acetazolamide（アセタゾラミド）：利尿薬の表を参照
- Aldactone®（スピロノラクトン）：利尿薬の表を参照
- alfentanil：オピオイドの表を参照
- aminocaproic acid（6-アミノカプロン酸）：抗線維素溶解薬の表を参照
- Anectine®（スキサメトニウム）：神経筋遮断薬の表を参照

Anticholinergic（抗コリン作動薬）

	頻脈	気管支拡張	鎮静	制唾効果
アトロピン	+++	++	+	++
スコポラミン	+	+	+++	++
glycopyrrolate（Robinul®）（血液脳関門通過せず）	++	++	0	+++

anticoagulant and reversal（抗凝固薬と拮抗薬）

次頁の表を参照

Anticoagulants and reversal（抗凝固薬と拮抗薬）

薬物		
アルガトロバン	トロンビンを直接的に阻害	2 μg/kg/min から 10 μg/kg/min まで点滴（ヘパリン起因性血小板減少症の場合），350 μg/kg を 2～5 分以上かけて静注し，25 μg/kg/min で点滴静注（ヘパリン起因性血小板減少症を伴う患者の冠動脈形成術）
アンチトロンビンIII	凝固因子に結合，凝血塊の形成を阻止	以下の式を用いて投与前のアンチトロンビンIII濃度の基礎値と初期投与量を決定： $$\text{初期投与量（単位）}=\frac{(\text{理想濃度}-\text{基礎値濃度 [正常値\%]}) \times \text{体重（kg）}}{1.4}$$
エノキサパリン（Lovenox®）	アンチトロンビンIII活性の増強	30～40 mg 皮下注を 1 日 2 回（深部静脈血栓予防），1 mg/kg 皮下注 12 時間ごとか 1.5 mg/kg 皮下注を毎日（深部静脈血栓治療），1.5 mg/kg 皮下注を 12 時間後ごと（急性冠症候群のために）
プロタミン	強酸のヘパリンと結合し安定した塩複合体を形成する	活性化ヘパリン 1 mg に対してプロタミン 1 mg
ワルファリン（Coumadin®）	第II，VII，IX，X因子とプロテインC およびプロテインS を阻害	INR 2～3 を目標に，5 mg 経口投与し，維持量で 2～10 mg を経口投与

Antiemetic（制吐薬）

薬物	投与量	作用機序	麻酔上の注意点
オンダンセトロン (Zofran®)	4 mg（成人），0.1 mg/kg〜4 mg まで（小児）	5-HT₃ 受容体拮抗薬	心電図 QT 間隔延長，肝代謝
グラニセトロン (Kytril®)	1 mg（成人），10 μg/kg（小児）	5-HT₃ 受容体拮抗薬	
ドラセトロン (Kytril®)	12.5 mg（成人），0.35 mg/kg（小児）	5-HT₃ 受容体拮抗薬	
ドロペリドール (Inapsine®)	1〜2 μg/kg（成人），0.1 mg/kg（小児）	ドパミン拮抗薬，NE，5-HT，GABA の放出を阻害	心電図 QT 間隔延長，低血圧，錐体外路症状。褐色細胞腫，L-ドパ投与患者では避ける
デキサメタゾン (Decadron®)	4〜12 mg	制吐機序：不明	糖尿病患者では投与注意 挿管を繰り返した後の気道外傷に有用 制吐薬として 4 mg が有効
メトクロプラミド (Reglan®)	0.25 mg/kg	ドパミン拮抗薬（中枢性）。コリン作動性（末梢性）胃内 pH には影響せず	褐色細胞腫患者では避ける 錐体外路系有害反応や悪性症候群の可能性あり
プロメタジン (Phenergan®)	12.5〜25 mg	H₁ 受容体遮断薬 ドパミン拮抗薬 部分的にα受容体遮断	呼吸抑制 中枢神経抑制 まれに悪性症候群

NE：ノルアドレナリン，5-HT：セロトニン，GABA：γ-アミノ酪酸

Antifibrinolytic（抗線維素溶解薬）

薬物	投与量	作用機序
アミノ酪酸 (Amicar®)	急性出血時：最初の 1 時間で 4〜5 g 投与続いて出血がコントロールされるまで 1 g/hr で 8 時間投与（最大 1 日投与量 30 g） 血小板減少症：30〜60 分以上かけて 0.1 g/kg	プラスミノーゲンからプラスミンへの活性化を阻害
アプロチニン (Trasylol®)	初期量：200 万 KIU を 25〜30 分以上かけて静注（280 mg, 200 mL） 200 万 KIU を容量可変ポンプで（280 mg, 200 mL） 手術中は 50 万 KIU/hr（70 mg/hr, 50 mL/hr）静注	トロンビン，プラスミン，カリクレインなどの化学伝達物質を阻害することで線維素溶解と炎症経路を減少させるセリンプロテアーゼ阻害薬

Antiplatelet agent（抗血小板薬）

薬物	作用機序	投与量
abciximab (ReoPro®)	表面抗原の糖タンパクⅡB/ⅢA を阻害して血小板凝集を阻害	PCI に先立ち 10〜60 分以上かけて 0.25 mg/kg 単回投与し，10 μg/min で持続静注
クロピドグレル (Plavix®)	ADP に結合して血小板を阻害	初回 300 mg 経口投与，維持量 75 mg 毎日経口投与
エプチフィバチド (Integrilin®)	表面抗原の糖タンパクⅡB/ⅢA を阻害して血小板凝集を阻害	180 μg/kg 単回投与し，2 μg/kg/min で点滴
チクロピジン (Ticlid®)	ADP に結合して血小板を阻害	250 mg 1 日 2 回経口投与

- アンチトロンビンⅢ：抗凝固薬と拮抗薬の表を参照

Anxiolytic（抗不安薬）

ミダゾラム（Versed®）	0.01〜0.1 mg/kg
ジアゼパム（Valium®）	0.04〜0.2 mg/kg

- Anzemet®（ドラセトロン）：制吐薬の表を参照
- aprotinin（アプロチニン）：抗線維素溶解薬の表を参照
- argatroban（アルガトロバン）：抗凝固薬と拮抗薬の表を参照
- atracurium：神経筋遮断薬の表を参照
- atropine（アトロピン）：抗コリン作動薬/拮抗薬の表を参照
- Benadryl®（ジフェニルヒダントイン）：一般薬の表を参照
- cisatracurium：神経筋遮断薬の表を参照
- clopidogrel（クロピドグレル）：抗血小板薬の表を参照

Common drugs seen in the OR setting（手術室常備でよくみる薬物）

薬物	投与量静注（適応症）	備考
インジゴチン硫酸ナトリウム (Indigo Carmine®)	40 mg 緩徐に静注	尿流出の評価に使用された。パルスオキシメータの一過性低下や15～30秒の血圧上昇の可能性あり
メチレンブルー	10分以上かけて1～2 mg/kg（メトヘモグロビン血症） 100 mg（泌尿生殖系手術の色素として）	パルスオキシメータ計測値の一過性低下やG6PD欠損症や高血圧患者では溶血の可能性あり
グルカゴン (GlucaGen®)	0.25～0.5 mg（十二指腸弛緩のため） 5 mg 単回投与（反応性β遮断薬中毒） 0.5～1 mg（低血糖）	アナフィラキシー，高血糖，悪心/嘔吐の可能性あり
ジフェンヒドラミン (Benadryl®)	10～50 mg（急性中等度アレルギー反応）	鎮静性あり。血圧低下の可能性あり
ハロペリドール (Haldol®)	0.5～5 mg（中等度の不穏）	錐体外路症状，QT間隔延長（torsades de pointes），悪性症候群の可能性あり
ファモチジン (Pepcid®)	20 mg	H_2受容体遮断薬

Corticosteroid（副腎皮質ステロイド）

薬物	適応	備考
デキサメタゾン (Decadron®)	脳浮腫（10 mg，4 mg 6時間ごと），気道浮腫（4～6 mg）	免疫抑制薬，創傷治癒遅延の可能性あり
ヒドロコルチゾン (Solu-Cortef®)	急性副腎不全（100 mg投与し，8時間ごとに300 mg），ショック時（1.5～4 mg/kg/日で手術開始から24時間），生理的な補充（500～2,000 mg），ストレス投与量（1～2 mg/kg投与し，さらに0.5～1 mg/kgを6時間ごと）	急な休薬で副腎不全の可能性あり
メチルプレドニゾロン (Solu-Medrol®)	脊髄損傷（15分以上かけて30 mg/kg 静注し，45分後に5.4 mg/kg/hrで23時間投与 喘息重積発作（2 mg/kg）	高力価，鉱質コルチコステロイド特性はほとんどない

- Coumadin®（ワルファリン）：抗凝固薬と拮抗薬の表を参照
- dexamethasone（デキサメタゾン）：副腎皮質ステロイドの表を参照
- Diamox®（アセタゾラミド）：利尿薬の表を参照
- diazepam（ジアゼパム）：抗不安薬の表を参照
- Dibenzyline®（フェノキシベンザミン）：第47章を参照
- Dilantin®（フェニトイン）：第16章を参照
- diphenhydramine（ジフェニルヒダントイン）：手術室常備でよくみる薬物の表を参照
- Diprivan®（プロポフォール）：麻酔導入薬の表を参照

Diuretic（利尿薬）										
薬物	投与量	用法注意/副作用	血清pH	血清ナトリウム	血清クロール	血清カリウム	グルコース	尿酸	尿中カルシウムイオン	マグネシウム
炭酸デヒドラターゼ阻害薬：アセタゾラミド（Diamox®）	250〜500 mg 静注毎日（心不全），250〜375 mg 静注毎日（緑内障），125〜250 mg 6〜12 時間ごと経口投与（高山病），8〜30 mg/kg 経口 1 日あたり分割量（てんかん予防）	聴覚毒性，Stevens-Johnson 症候群，てんかん，消化管異常，高塩素症，代謝性アシドーシス，骨髄抑制	↓		↑	↓				
ループ利尿薬：フロセミド（Lasix®）	1〜2 分以上かけて 10〜20 mg 静注，200 mg を超えないように（心不全，浮腫，高血圧，非閉塞性乏尿）	肝性脳症（肝不全を伴う）膵炎，消化管異常，反復耳鳴，感覚異常，目眩，再生不良性貧血，多発性紅斑，紫斑，光線過敏症，Stevens-Johnson 症候群，起立性低血圧，コレステロール/トリグリセリド上昇	↑	↓	↑	↓	↑ −	↑ −	↓	↓
サイアザイド利尿薬：ヒドロクロロチアジド（Aquazide®）	25 mg 経口投与毎日，50 mg まで増量可（高血圧，腎石灰症，骨粗鬆症，尿崩症）	痛風	↑	↓	↑	↓	↑	↑	↑	
アルドステロン拮抗薬：スピロノラクトン（Aldactone®）	50〜100 mg 経口投与毎日，単回量もしくは分割量（高血圧患者），25〜100 mg 経口投与毎日（低カリウム血症），100 mg 経口投与毎日，単回量もしくは分割量（浮腫）。初回，400 mg 経口投与 4 日間もしくは 400 mg 経口投与 3〜4 週間（高アルドステロン症，ネフローゼ症候群の診断がつくまで）	腹痛，無顆粒球症，無月経，眠気，紅斑，胃炎，女性化乳房，多毛，インポテンス，不妊症，斑点状丘疹，乳房痛，月経不順		↓	↑	↑	−			
カリウム保持性利尿薬：トリアムテレン（Dyrenium®）	100 mg 経口投与（浮腫，腹水）	下痢，めまい，起立時頭痛，食欲低下，悪心				↓	↑ −	↑ −	↑	

- dolasetron（ドラセトロン）：制吐薬の表を参照
- droperidol（ドロペリドール）：制吐薬の表を参照
- edrophonium（エドロホニウム）：拮抗薬の表を参照
- enoxaparin（エノキサパリン）：抗凝固薬と拮抗薬の表を参照
- eptifibatide（エプチフィバチド）：抗血小板薬の表を参照
- etomidate：麻酔導入薬の表を参照
- famotidine（ファモチジン）：手術室常備でよくみる薬物の表を参照
- fentanyl（フェンタニル）：オピオイドの表を参照
- furosemide（フロセミド）：利尿薬の表を参照
- glucagon（グルカゴン）：手術室常備でよくみる薬物の表を参照
- glycopyrrolate：抗コリン作動薬および拮抗薬の表を参照

- granisetron（グラニセトロン）：制吐薬の表を参照
- haloperidol（ハロペリドール）：手術室常備でよくみる薬物の表を参照
- heparin（ヘパリン）：第12章を参照
- hydrocortisone（ヒドロコルチゾン）：副腎皮質ステロイドの表を参照
- indigotindisulfonate（インジゴチン硫酸ナトリウム）：手術室常備でよくみる薬物の表を参照

Induction agent（麻酔導入薬）

etomidate（Amidate®）	0.2〜0.4 mg/kg
ケタミン（Ketalar®）	1〜2 mg/kg
プロポフォール（Diprivan®）	1.5〜2.5 mg/kg
チオペンタール（Pentothal®）	3〜5 mg/kg

- Integrilin®（エプチフィバチド）：抗血小板薬の表を参照
- ketamine（ケタミン）：麻酔導入薬の表を参照
- Kytril®（グラニセトロン）：制吐薬の表を参照
- Lasix®（フロセミド）：利尿薬の表を参照
- Lovenox®（エノキサパリン）：抗凝固薬と拮抗薬の表を参照
- midazolam（ミダゾラム）：抗不安薬の表を参照
- methylene blue（メチレンブルー）：手術室常備でよくみる薬物の表を参照
- methylprednisolone（メチルプレドニゾロン）：副腎皮質ステロイドの表を参照
- metoclopramide（メトクロプラミド）：制吐薬の表を参照
- neostigmine（ネオスチグミン）：拮抗薬の表を参照

Neuromuscular blocking agent（神経筋遮断薬）

atracurium（Tracrium®）	0.4〜0.5 mg/kg	初回投与：0.4〜0.5 mg/kg 静注，単回投与，9〜10 µg/kg/min で持続投与
cisatracurium（Nimbex®）	0.15〜0.2 mg/kg	初回投与：0.15〜0.2 mg/kg 静注，単回投与，1〜3 µg/kg/min で持続投与
ロクロニウム（Zemuron®）	0.6〜1.2 mg/kg	0.01〜0.012 mg/kg/min で持続投与
ベクロニウム（Norcuron®）	0.08〜0.1 mg/kg	初回投与：0.08〜0.3 mg/kg 静注，単回投与，20〜40分後に1 µg/kg/min，0.8〜1.2 µg/kg/min で持続投与
スキサメトニウム（Anectine®）（挿管時の投与量）	1 mg/kg 静注 4 mg/kg 筋注	2.5 mg/min（0.5〜10 mg/min）

- Norcuron®（ベクロニウム）：神経筋遮断薬の表を参照
- ondansetron（オンダンセトロン）：制吐薬の表を参照

Opioid（オピオイド）

フェンタニル（Sublimaze®）	0.25〜2.5 µg/kg
sufentanil（Sufenta®）	0.1〜1 µg/kg
alfentanil（Alfenta®）	50〜70 µg/kg
レミフェンタニル（Ultiva®）	0.5〜1.0 µg/kg/min

- Phenergan®（プロメタジン）：制吐薬の表を参照
- phenoxybenzamine（フェノキシベンザミン）：第47章を参照
- phentolamine（フェントラミン）：第47章を参照
- phenytoin（フェニトイン）：第106章を参照

- physostigmine（フィゾスチグミン）：第 47 章を参照
- Plavix®（クロピドグレル）：抗血小板薬の表を参照
- propofol（プロポフォール）：麻酔導入薬の表を参照
- Prostigmine®（ネオスチグミン）：拮抗薬の表を参照
- protamine（プロタミン）：抗凝固薬と拮抗薬の表を参照
- Regitine®（フェントラミン）：第 47 章を参照
- remifentanil（レミフェンタニル）：オピオイドの表を参照
- ReoPro®（アブシキシマブ）：抗血小板薬の表を参照

Reversal agents（拮抗薬）

ネオスチグミン（Prostigmine®）	0.05〜0.08 mg/kg
フィゾスチグミン	0.01〜0.03 mg/kg
エドロホニウム（Tensilon®）	0.5〜1 mg/kg
アトロピン	0.007〜0.014 mg/kg
glycopyrrolate（Robinul®）	0.008〜0.016 mg/kg

- rocuronium（ロクロニウム）：神経筋遮断薬の表を参照
- scopolamine（スコポラミン）：抗コリン作動薬の表を参照
- Solu-Cortef®（ヒドロコルチゾン）：副腎皮質ステロイドの表を参照
- Solu-Medrol®（メチルプレドニゾロン）：副腎皮質ステロイドの表を参照
- spironolactone（スピロノラクトン）：利尿薬の表を参照
- Sublimaze®（フェンタニル）：オピオイドの表を参照
- succinylcholine（スキサメトニウム）：神経筋遮断薬の表を参照
- sufentanil：オピオイドの表を参照
- Tensilon®（エドロホニウム）：拮抗薬の表を参照
- thiopental（チオペンタール）：麻酔導入薬の表を参照
- Thrombate III®（アンチトロンビンIII）：抗凝固薬と拮抗薬の表を参照
- ticlopidine（チクロピジン）：抗凝固薬の表を参照
- Trasylol®（アプロチニン）：抗線維素溶解薬の表を参照
- triamterene（トリアムテレン）：利尿薬の表を参照
- Ultiva®（レミフェンタニル）：オピオイドの表を参照
- Valium®（ジアゼパム）：抗不安薬の表を参照
- vecuronium（ベクロニウム）：神経筋遮断薬の表を参照
- Versed®（ミダゾラム）：抗不安薬の表を参照
- warfarin（ワルファリン）：抗凝固薬と拮抗薬の表を参照
- Zofran®（オンダンセトロン）：制吐薬の表を参照

●参考文献

www.TheAnesthesiaGuide.com を参照

（本田　完）

第60章
吸入麻酔薬

Jennier Wu

基礎

- 現在はイソフルラン，セボフルラン，デスフルランといった強力なハロゲン化薬物が使用され，古くはハロタン，エンフルラン，メトキシフルランである。
- 笑気は化学的には同類ではない。
- 血液・ガス分配係数が吸入麻酔薬の溶解度の基準である。溶解性が少ない薬物は，より作用発現と作用現象が迅速である。
  - ▶脂溶性はハロタン＞イソフルラン＞セボフルラン＞デスフルラン

最小肺胞濃度（MAC）値と麻酔効果

MAC 値	効果
1 MAC	皮切刺激に対して患者の50%が動かないようにするのに必要な麻酔薬の肺胞濃度
1.5 MAC	90%の患者が動かない
0.3 MAC	MAC awake：他の薬物を使用しなければ患者が覚醒する

MAC に影響する因子

	年齢	体温	薬物	その他
MAC 増加	若年者（6ヶ月まで）	高体温	●急性アンフェタミン ●慢性アルコール	
MAC 低下	高齢者	低体温	●急性アルコール ●オピオイド併用	妊娠 区域麻酔

吸入麻酔薬の特性

次頁の表を参照

吸入麻酔薬の特性

	デスフルラン	セボフルラン	イソフルラン	笑気
MAC（%）	6.0	1.7	1.2	105
血液・ガス分配係数	0.45	0.65	1.4	0.47
刺激性	あり	なし	あり	なし
体血管抵抗	低下	低下	低下	増加
心拍数	交感神経刺激で二次的に増加	不変	平均血圧低下による二次的圧受容体反射で増加	交感神経刺激で中程度増加
平均血圧	急な濃度上昇で一過性に上昇して，低下する	低下	低下	多様
心収縮力	低下	低下	低下	低下

	デスフルラン	セボフルラン	イソフルラン	笑気
代謝	最少	中程度	最少	なし
他の特性	●乾燥炭酸ガス吸収剤に触れると一酸化炭素になる可能性がある	●分解産物に腎毒性あり（動物モデル）。臨床的には不明 ●2 L/min 以下の流量は避ける		●気腔の増加（腸管・肺ブレブ） ●肺血管抵抗増加
臨床上の注意	●セボフルランおよびイソフルランよりも覚醒が早い	●吸入導入に適している	安価	●悪心が増える可能性あり ●二次ガス効果で導入・覚醒が迅速

循環器系への影響

- ハロゲン化された薬物はすべて血管拡張薬である。吸入濃度が高い場合，低血圧を起こしうる。
- デスフルランは，特に頻拍と，おそらく高血圧をもつ患者において急速に濃度が上昇した場合，交感神経刺激作用がある。通常，これは数分で改善する。
- ハロタンは心筋を抑制する（Fallot 四徴症に有効）。
- 笑気は中程度の交感神経刺激作用があるが，通常は臨床的に有意とならない。

吸入麻酔の導入速度に対する心内シャントの効果

シャント	導入速度
左→右	上昇
右→左	減少

呼吸器系への影響

増加	減少
気管支拡張	高二酸化炭素に対する換気応答
呼吸回数	低酸素に対する換気応答
	低酸素性肺血管攣縮
	1 回換気量
	分時換気量

神経系への影響

	脳血流	脳代謝率
デスフルラン	血管拡張	低下
セボフルラン		
イソフルラン		
笑気	血管拡張	増加

- 吸入麻酔薬はすべて，体性感覚誘発電位モニタリングを阻害する（第 105 章参照）。
  - ▶振幅：低下
  - ▶潜時：増加
  - ▶0.5 MAC 以下で全身麻酔を維持するのが望ましい（プロポフォール静注投与の併用で）。
  - ▶急な濃度変化を避ける。

産科
- 妊娠で MAC は低下する。
- デスフルラン，セボフルラン，イソフルランは子宮を弛緩させる。

神経筋への影響
- デスフルラン，セボフルラン，イソフルランは筋弛緩を起こし，非脱分極性筋弛緩薬を増強する。
- デスフルラン，セボフルラン，イソフルランは遺伝的感受性のある患者では悪性高熱のトリガーとなりうる。

中毒性	デスフルラン	セボフルラン	イソフルラン	笑気
肝臓		無機フッ化物に代謝される	まれに肝炎	
腎臓		動物で腎毒性		
ソーダライム	乾燥ソーダライムに関連して一酸化炭素が産生される	低流量，長時間でコンパウンドAが産生される		
悪性高熱	トリガーとなる可能性あり	トリガーとなる可能性あり	トリガーとなる可能性あり	悪性高熱感受性のある患者で使用しても安全

参考文献
www.TheAnesthesiaGuide.com を参照。

(本田　完)

第61章
術中イベント

Tanuj P. Palvia, Jason Lau

徐脈
- 状態は安定しているか不安定か？
  - 心肺停止か？　二次救命処置プロトコルを開始する。
  - 気道の評価。適切な酸素化と換気を確認する。
  - 低血圧の評価。低血圧があれば，直ちに外科医に話し，術野に低血圧の原因があるか否かを確認する。必要であれば，以下の処置を行う。
    - 麻酔薬の気化器をオフにする。
    - 晶質液を適切に投与する。
    - アトロピン 0.01 mg/kg 投与する。
    - アドレナリン 10〜15 μg 単回投与を考慮する。
    - 必要ならば，アドレナリンを 2 μg/min で点滴投与し，適宜，調節する。
  - 術中の12誘導心電図検査，動脈ラインや中心静脈圧モニタリングを考慮する。
  - 経静脈的もしくは経皮的に体外ペースメーカの使用を考える。

- 状態が安定させられるか，落ち着いたら，原因を同定して治療を行う。P波とQRS複合波を同定する（第5章参照）。
    - おのおののQRS波にP波が先行している。
        - 洞性徐脈，洞停止
    - P波がみられない。
        - QRSが不規則：心室緩徐反応を伴う心房細動
        - 幅の広いQRS：洞房ブロック
    - QRS複合波よりもP波が多い。
        - PR間隔が長くなり，QRS複合波のないP波：MobitzⅠ型（Wenckebach）第2度房室ブロック
        - PR間隔が一定で，QRS複合波のないP波がときどきある：MobitzⅡ型第2度房室ブロック
        - P波とQRS複合波に相関なし：第3度房室ブロック
- 考えられる原因
    - 気道関係
        - 低換気か？　呼吸回数もしくは1回換気量の増加
        - 低酸素か？　吸入酸素濃度をあげるか呼気終末陽圧呼吸（PEEP）
    - 低血圧
        - 以下の事象を参照
    - 心肺停止
        - 緊張性気胸
        - 血胸
        - タンポナーデ
        - 塞栓症：ガス，羊水，血栓，脂肪
        - 敗血症
        - 心筋抑制：薬物，虚血，電解質異常，外傷
    - 薬理学的原因
        - 吸入麻酔薬の過量投与（あるいは感受性の高い患者への至適量投与），導入薬，スキサメトニウム（特に反復投与），ネオスチグミン，オピオイド。外科医が投与した薬物（例えば血管収縮薬）。
    - 迷走神経反射
        - 刺激を断つ。必要ならアトロピンを投与する。
    - 検知できない出血
        - 静脈ラインを追加で確保し，輸液を投与。交差適合試験が住んだ血液の確保し，必要なら輸血する。
    - その他の原因
        - 区域麻酔/脊髄幹麻酔：Bezold-Jarisch反射による血管拡張と心停止にいたる徐脈。正常血液量を確保する。アドレナリンを単回投与する（10～50 μg から開始し，必要なら増量）。
        - 外科的要素：下大静脈圧迫，リトラクター留置，気腹

頻脈

- 状態は安定しているか不安定か？
    - 心肺停止か？（心室細動，無脈性心室頻拍？）二次救命処置を直ちに開始する。
    - 血圧は？
        - 高血圧？（「高血圧」の章で述べた原因を考える）
        - 低血圧？
            - 血圧を再チェックする。
            - 吸入麻酔薬を中止する。
            - 晶質液を適切に投与する。
- 調律を診断：第5章，第16章を参照のこと。
    - QRS時間<0.08 sec
        - 規則的：迷走神経刺激（禁忌でなければ，頸動脈洞マッサージ，眼球圧迫，Valsalva手技）を試みる。

- ◆ それぞれの QRS 波に P 波が先行している：上室頻拍
- ◆ QRS 複合波よりも P 波が多い：心房粗動もしくはリエントリー性頻拍
- ■ 不規則
    - ◆ P 波がみられない：心房細動
    - ◆ それぞれの QRS 波に P 波が先行している：リエントリー性頻拍
- ▶ QRS 時間 > 0.12 sec
    - ■ 規則的
        - ◆ P 波がないか QRS 波から解離：心室頻拍
        - ◆ おのおのの QRS 波に P 波が先行している：上室頻拍＋脚ブロック
        - ◆ QRS 複合波よりも P 波が多い：心房粗動＋脚ブロックもしくはリエントリー性頻拍＋脚ブロック
    - ■ 不規則
        - ◆ P 波がない：心房細動＋脚ブロック
        - ◆ QRS 複合波よりも P 波が多い：リエントリー性頻拍＋脚ブロック
- 治療
    - ▶ 増悪する頻脈（精神状態の変容，ショック，胸痛），洞性か否か？
    - ▶ 洞性頻脈か？　原因を同定（以下を参照）して治療を行う。原因が同定できなければβ受容体遮断薬の投与を考慮する。
    - ▶ 不整脈があるか？
        - ■ 心室頻拍：リドカイン 1 mg/kg を静注；直流カルディオバージョンを行う。
        - ■ 心房細動：β受容体遮断薬/カルシウムチャネル拮抗薬を使用する。
        - ■ 上室性心室頻拍：アデノシン 6〜12 mg を静注する。
    - ▶ 同期型カルディオバージョン（100 J で開始し，続いて 200 J）
- いったん安定したら，原因を同定して治療する。
    - ▶ 反射刺激
        - ■ 外科的刺激，喉頭鏡による刺激か？麻酔/鎮痛が適切か確認する。
    - ▶ 循環血液量減少か？　水分バランスをチェックする。
        - ■ 出血：ヘマトクリット，交差適合試験のチェック，血液製剤の投与を行う。
        - ■ 脱水：点滴ルートを見直して，輸液を開始する。
        - ■ 利尿過剰や敗血症を考慮する。
    - ▶ 薬理学的原因
        - ■ 導入薬/吸入麻酔薬，アトロピン/glycopyrrolate，局所麻酔中毒，アドレナリン，血管収縮薬を考える。
        - ■ コカイン/メタアンフェタミンの使用歴を考える。
    - ▶ 気道
        - ■ 低換気か？　呼吸回数もしくは 1 回換気量の増加
        - ■ 低酸素か？　吸入酸素濃度をあげるか呼気終末陽圧呼吸
    - ▶ 他の原因
        - ■ 心肺上の問題：血胸，気胸，タンポナーデ，塞栓，心筋の被刺激性（薬物，虚血，電解質異常や外傷による）肺水腫
        - ■ アナフィラキシー
        - ■ 悪性高熱

低血圧

基準値の 20% 以上の血圧低下もしくは収縮期血圧 90 mmHg，平均血圧 60 mmHg 以下である状態をいう。
- 血圧が不安定な患者
    - ▶ 酸素化/換気が適切かを確認する。
    - ▶ 血圧測定を確認する：脈を触診（強ければ，低血圧の可能性は低い）。強い血管収縮があれば，太い動脈（大腿動脈）に動脈ラインを挿入。橈骨動脈での測定は信頼性に欠ける可能性がある。
    - ▶ 心肺停止か？　二次救命処置を開始する。

- ▶気化器をオフ。あらゆる血管拡張薬を中止する。
- ▶静脈還流を改善する：体位を水平にし，下肢を挙上する。
- ▶晶質液 10 mL/kg を急速投与。必要なら繰り返し投与する。
- ▶フェニレフリン（1 μg/kg）〔心拍が低ければ，エフェドリン（5〜10 mg）〕を投与。効果なければ，アドレナリン（10〜50 μg）を単回投与する。
- ▶必要なら，アドレナリン 2 μg/min 点滴を開始する。
- ▶十二誘導心電図，動脈ライン，中心静脈圧モニタリング，肺動脈カテーテル挿入，経胸壁心エコー/経食道心エコーによる心臓評価を考える。
- ▶アナフィラキシー，徐脈，低酸素血症も考慮する。
- ●いったん安定したら，原因を同定して治療する。
  - ▶循環血液量不足か？ 水分バランスをチェックする。
    - ■出血：ヘマトクリット，交差適合試験のチェック，血液製剤の投与を行う。
    - ■脱水：点滴ルートを見直して，輸液を開始する。
    - ■利尿過剰や敗血症を考慮する。
  - ▶薬理学的原因
    - ■導入薬/吸入麻酔薬，オピオイド，スキサメトニウム，抗コリンエステラーゼ，局所麻酔薬，バンコマイシン，プロタミン
    - ■誤投与：点滴ポンプの故障，薬物間違い，外科医が投与した薬物
  - ▶他の原因
    - ■心肺上の問題：血胸，気胸，タンポナーデ，塞栓，心筋の被刺激性（薬物，虚血，電解質異常や外傷による），敗血症
    - ■区域麻酔/脊髄幹麻酔：交感神経切除，血管拡張，徐脈，呼吸不全治療：輸液負荷，血管収縮薬，気道補助，妊産婦では左側臥位
    - ■外科的要因：迷走神経反射，下大静脈圧迫/静脈還流障害，開創器の使用，気腹，体位

高血圧

基準値の 20% 以上の血圧上昇もしくは既定限界以上の血圧の状態をいう。
- ●早急な治療を行う。
  - ▶酸素化/換気が適切かを確認する。
  - ▶血圧測定を確認する（異なる部位で非観血的血圧測定，トランスデューサの位置/較正等）。
  - ▶投与中の血管収縮薬を中止する。
  - ▶麻酔深度を評価し，必要なら深くする。
    - ■麻酔投与の間違いの有無をチェックする。
- ●増長させる要因を同定する。
  - ▶麻酔深度
    - ■麻酔薬を適切に調節する。
  - ▶反射刺激
    - ■外科的刺激，喉頭鏡による刺激か？外科医と討議する。刺激を止める適量のオピオイドを投与する。
  - ▶気道の問題：高二酸化炭素症による高血圧か？
  - ▶薬物間違い，外科医が投与した薬物
  - ▶潜在的状態を考慮する。
    - ■術前からの高血圧
    - ■褐色細胞腫
    - ■甲状腺機能亢進症
    - ■悪性高熱
    - ■頭蓋内圧亢進
    - ■輸液過剰
- ●降圧薬による治療を考慮：効果に応じて調整する。

- ▶脈拍が正常ならば，ラベタロール 0.1～0.125 mg/kg あるいはニカルジピンを 5 mg/hr で点滴する。
- ▶頻脈であれば，メトプロロール 0.01～0.3 mg/kg かエスモロール 0.25～1 mg/kg を投与する。

低炭酸ガス血症

- 状態は安定しているか不安定か？
  - ▶心肺停止か？　そうであれば，二次救命処置を開始する。
  - ▶心肺系事象を考慮する。
    - 緊張性気胸
    - 血胸
    - タンポナーデ
    - 塞栓症：ガス，羊水，血栓
    - 敗血症
    - 薬物，虚血，電解質異常，外傷による心筋抑制
  - ▶心肺系の原因を除外したら，つぎに気道系を評価する。
    - 酸素化/換気が適切か確認する。
    - 用手換気を施行する。
    - 呼吸回路，余剰ガスシステム，弁，気化器，モニター，**呼気ガスモニター**を確認する。
    - 気管チューブ/ラリンジアルマスクをチェックする。
  - ▶呼吸と循環を評価する。
- 状態がいったん安定したら，原因を判断する（代謝性/呼吸性アルカローシス）。
  - ▶代謝性
    - 利尿薬，嘔吐，イレウス，下痢，多尿の状態
    - ステロイド，気管支拡張薬，カテコールアミン，完全静脈栄養，インスリン
    - 循環血液量不足
    - 大量輸血後
  - ▶呼吸器系
    - 過換気
- 治療
  - ▶根本的な原因に対処する。
  - ▶換気が適切か確認する。
    - 調節呼吸なら
      - ◆呼吸回数もしくは1回換気量あるいは両方を調節する。
      - ◆人工換気器にのっている場合は，筋弛緩薬/麻酔薬を投与する。
    - 自発呼吸（ラリンジアルマスク/監視下麻酔）ならば
      - ◆麻酔薬を投与する。
      - ◆麻酔深度を深める。
  - ▶輸液療法：晶質液投与を考慮する。
  - ▶血液ガスを毎時，チェックする。
  - ▶硫酸マグネシウム 0.1～0.2 mg/kg 静脈投与を考慮する。
  - ▶カリウム塩，リン酸の静脈投与を考慮する。

高二酸化炭素症

- 気道を評価する。
  - ▶酸素化/換気が適切か確認する。
  - ▶用手換気を施行する。
  - ▶呼吸回路，余剰ガスシステム，弁，気化器，モニター，**呼気ガスモニター**を確認する。
  - ▶気管チューブ/ラリンジアルマスクをチェックする。
- 原因を判断する（代謝性/呼吸性）。

- ▶代謝性
  - ■ショック状態：心原性，循環血液量不足，敗血症，血液分布異常性
  - ■敗血症
  - ■外傷
  - ■糖尿病性の緊急事象
  - ■虚血
  - ■肝腎不全
  - ■アセタゾラミド
  - ■アドレナリン点滴投与
  - ■メチルアルコール/アルコール/エチレングリコール摂取
- ▶呼吸性
  - ■腹腔鏡による炭酸ガス吸収
  - ■低換気
    - ◆解剖学的：腹腔拡張，胸壁や横隔膜の統合性の低下
    - ◆切石位/Trendelenburg 位
    - ◆中枢神経系抑制
    - ◆筋力低下
    - ◆併存疾患
    - ◆薬理学的原因：神経筋遮断，高位脊麻
  - ■咳/息こらえ/浅麻酔
    - ◆迅速に麻酔深度を深くする。
  - ■気道閉塞：喉頭痙攣，気管支攣縮
    - ◆喉頭痙攣：陽圧を維持し，プロポフォール 20〜40 mg，スキサメトニウム 20〜30 mg を静注する。
    - ◆気管支攣縮：「気管支攣縮」の項を参照。麻酔を深くし，β_2 受容体作動薬，ステロイドの吸入を行う。
- ●治療
  - ▶根本的な原因に対処する。
  - ▶適切な換気を確認する（低換気ならば）。
    - ■調節呼吸
      - ◆呼吸回数もしくは1回換気量あるいは両方を調節する。
    - ■自発呼吸（ラリンジアルマスク/監視下麻酔）ならば
      - ◆気道閉塞を評価：下顎挙上，経鼻エアウェイ，経口エアウェイを挿入する。
      - ◆麻酔深度を浅くする。
  - ▶輸液負荷と変力薬で循環を補助する。
  - ▶血液ガス分析を行い，アニオンギャップ，浸透圧較差を測定する。
  - ▶アニオンギャップが正常（例として腎尿細管性アシドーシス）で炭酸水素塩が失われている場合には炭酸ナトリウムを静注する。

最高気道内圧上昇

定義：最大吸気圧が 5 cmH$_2$O 上昇もしくは陽圧換気中に 40 cmH$_2$O
原因：呼吸回路，気管チューブあるいは患者の閉塞/抵抗の増大
- ●呼吸回路：蛇管の屈曲，圧監視弁の不全，吸気弁，呼気弁や安全弁の閉鎖
- ●気管チューブ：気管チューブの屈曲，気管支内挿管，異物，気管チューブを塞ぐ分泌物や粘液，気管チューブの出口を閉塞する気管チューブカフの飛びだし
- ●患者側要因：腹腔内圧上昇，胃内容誤嚥，気管支攣縮，無気肺，胸壁や横隔膜コンプライアンスの低下，異常体位，解剖学的異常（側湾症）肺水腫，気胸
- ●薬物要因：オピオイドによる胸壁の弾性の消失，筋弛緩，悪性高熱

A. 対応
- 吸入酸素濃度を100%にする。
- 用手換気に変更し，閉塞の原因を除外する。

呼吸回路閉塞
- 気管チューブからYピースをはずし，バックを押す。
  ▶ 気道内圧が高ければ，呼吸回路に閉塞がある。
  ▶ ベンチレーターが安定するまで，バックアップシステムで換気する。

気管チューブ閉塞
- プラトー圧上昇なら，おそらくはチューブの屈曲がある。
- 閉塞を評価するために吸引カテーテルを気管チューブに通し，カテーテルを抜く間に吸引する。
- 気管チューブの閉塞なら，気管チューブを抜去して新しいチューブを挿入：挿管が困難なら，気管支鏡やチューブ交換器具を使用する。

患者側要因
- 通常はプラトー圧は変化しない。
- 患者の両側胸部を聴診，喘鳴，クラックルを確認する。
  ▶ 呼吸音が左右不均等なら，気管支内挿管を疑い，チューブ固定をチェックする。
  ▶ 喘鳴があれば，気管支攣縮を疑う。
  ▶ クラックルがあれば，肺水腫を疑う。
- 血圧，脈拍をチェック；胸部聴診を行い，気胸を疑う。

その他の要因
- 悪性高熱
- 麻酔深度を確認する。
- オピオイドで胸壁の弾性低下や筋弛緩の不足なら，筋弛緩薬を投与する。
- 手術体位/開創器，腹部の解剖異常

乏尿

定義：尿量が0.5 mL/kg/hr以下
原因
- 水分バランスや心拍出量からの腎灌流の減少
- 血管収縮の増加（手術に対するストレス反応）
- 腎不全
- 尿流出路の生理学的閉塞

A. 対応
機械的
- 屈曲，凝塊や膀胱レベルより上へのFoleyカテーテル誤挿入を除外するために，Foleyカテーテルを洗浄する。
- 術者に伝える（大動脈のクロスクランプ，尿管を圧迫または結紮していないか）。
- 尿管が切断されていないか除外するため，メチレンブルー/インジゴカルミンを静注する。

循環血液量減少
- 頻脈や低血圧を伴う。
- 晶質液300〜500 mLを投与する。反応せず，輸液過剰の徴候がなければ投与を反復する。
- 体液容量状態を評価するために，経胸壁エコー/経食道エコーや侵襲的モニタリングを考慮する。

心原性
患者に心不全の既往や心原性乏尿の可能性が考えられれば
- 肺動脈カテーテルや経食道エコーを行う。
- 体液容量状態を適切にする。
- 心拍出量が低いままなら，変力薬を投与（ドブタミン，ドパミン2〜10 μg/kg/min）。
- 腎機能は圧依存なので（特に高血圧患者），平均血圧を80 mmHg以上に維持する。

その他の要因
- 急性腎不全：ショック，低血圧，クラッシュ症候群（ミオグロビン尿）輸血反応（ヘモグロビン尿）を除外する。
- ヘモグロビン/ヘマトクリットをチェックし，重度の貧血には輸血を行う。
- 他の原因を除外したら，利尿薬（フロセミド5 mg静注，マンニトール）を考慮する。
- 腎不全を除外するまでカリウムを制限する。

低酸素血症

定義：動脈血酸素飽和度90％以下もしくは動脈血酸素分圧60 mmHg以下
原因
- 低換気
- 吸入酸素濃度の低下
- 換気/血流不均衡（例えば肺血栓塞栓症）
- シャントの増加
- 酸素運搬低下（例えば低心拍出量）では動脈血酸素飽和度が正常でも経皮的酸素飽和度が低く表示される可能性がある。疑わしい場合は血液ガスをチェックする。

A. 対応
- 吸入酸素濃度を100％にあげる。
- 血液ガス分析を考慮する。
- 挿管直後なら，食道挿管となっていないか，まず確認すること！

低換気
- 呼気炭酸ガスを計測する。
- 換気が適切か評価（呼吸音）。呼吸回路リークをチェックする。

シャント
- 無気肺：リクルートメント手技と呼気終末陽圧
- 気管支攣縮：肺のコンプライアンスを評価するために用手換気にする。最高気道内圧とプラトー圧の較差が大きい。
- 虚脱肺（分泌物/肺炎/主気管支挿管）
  ▶ 呼吸音の聴取。胸郭の動きに注意する。
  ▶ 気管チューブの位置をチェックし，必要なら修正する。
  ▶ 閉塞している分泌物を吸引する（可能なかぎり気管支鏡下で）。
  ▶ 呼気終末陽圧を付加する。
  ▶ 間欠的なため息呼吸（正常な1回換気量の間に深呼吸を入れる）。

その他の要因
- 波形に異常があれば，経皮的酸素飽和度プローブを調整する。
- 低心拍出量
  ▶ 適正な循環血液量に戻す。
  ▶ ヘマトクリットが低ければ輸血を行う。
  ▶ 変力薬を考慮する。
- メトヘモグロビン血症やカルボキシヘモグロビン血症を調べる。
- 低酸素性肺血管収縮を低下させるために吸入麻酔薬を減量する。

気管支攣縮（第205章も参照）

定義：侵害刺激や喘息，慢性閉塞性肺疾患で惹起される部分的，可逆的な気管肺胞の収縮
症状
- 喘鳴
- プラトー圧変化を伴わない最高気道内圧の上昇
- 呼出1回換気量の減少

- カプノグラム上での緩やかな波形の上昇

A. 対応
- 吸入酸素濃度を100%にあげる。
- 導入前ならば，チオペンタールに換えてプロポフォールを使用する。
- 肺のコンプライアンスを評価するために用手換気にする。
- 喘鳴や呼吸音消失を聴診する。
- 直視下喉頭鏡や気管支鏡で気管チューブの位置をチェックする（主気管支内にない，気管分岐部に接触していないことを確かめる）。
- 吸引カテーテルを気管チューブから挿入し，チューブの屈曲，分泌物による閉塞を除外する。

中等度の気管支攣縮
- 麻酔深度を深める。
- 定量吸入器でβ_2受容体作動薬を投与（4〜8吹き）。必要なら5分後に反復する。

重度の気管支攣縮
- β_2受容体作動薬を定量噴霧式ネブライザーで投与。奏効しなければアドレナリン皮下注で投与する。
- コルチコステロイド静注（最大効果は3〜4時間遅れるので早期に投与）：メチルプレドニゾロン100 mg静注
- ヒスタミン遊離作用のある薬物を中止する（例としてモルヒネ，チオペンタール，ペチジン）。

逆流/誤嚥

定義：気道を防御できない患者における胃内要物の誤嚥

A. 予防
- 非緊急手術：軽食は6時間前，清澄水分は2時間前まで。
- 麻酔薬投与前に胃内容量とpHを減らす。
  - ▶非顆粒性制酸薬：胃内容量を増やす可能性がある。
  - ▶H_2受容体遮断薬
  - ▶プロトンポンプ阻害薬
  - ▶蠕動運動亢進薬
  - ▶麻酔導入前に胃内容を吸引することを考慮する。
- 気管チューブ位置を確認するまで輪状軟骨圧迫を行う（効果は定かでない）。
- 気管に挿管したら直ちにカフをふくらませる。
- 抜管前に胃内容を吸引する。
- 喉頭の防御反射が回復してから抜管する。

B. 対応
- 気管チューブが挿入されていなければ，頭低位，頭部を横にし，上気道を吸引し，気管挿管し吸引する。
- 粒状物が気道の遠位に入るのを防ぐために**陽圧呼吸前に吸引をする**。
- 吸入酸素濃度を100%にする。
- 酸素化の改善に呼気終末陽圧を考慮する。
- 粒状物の誤嚥のリスクがあれば，気管支鏡を施行し，気道洗浄と吸引を行う。
- 汚染物の誤嚥がわかっていれば，抗菌薬を考慮する。
- 日帰り患者において低酸素血症，咳，喘鳴などの症状がなく，6時間以内にX線写真上の異常がなければ，誤嚥の可能性は低いが，外来でのフォローアップは必要である。
- 誤嚥のリスクが高ければ，24〜48時間モニターを行う。
- 体温，白血球数，胸部X線（びまん性の浸潤），血液ガス分析は連続してチェックする。
- 補助療法を行う；急性呼吸促迫症候群の治療を考慮する。
- 循環血液量過多がない限り，肺水腫の治療はしない。

●参考文献
www.TheAnesthesiaGuide.com を参照

(本田 完)

第62章
術後合併症

Teresa A. Mulaikal, Sansan S. Lo

非眼科手術での周術期視覚障害

周術期の眼球障害の頻度は 0.02〜0.2％ で，心臓手術と脊椎手術での頻度が高い。
最もよくみられる非眼科手術での眼球障害は角膜剥離である。
恒久的な視覚障害の原因でよくあるのは虚血性視神経症である。

最も一般的な周術期視覚障害の原因			
	角膜剥離	網膜虚血	虚血性視神経症
症状	痛みを伴う異物感，視力は正常	無痛の視力低下 片側性，眼球突出 結膜浮腫 外眼筋障害 斑状出血	無痛の視力低下 両側性
病因	前方部分の角膜上皮損傷	網膜中心動脈閉塞 網膜動脈分枝閉塞（網膜の微小塞栓，血管攣縮） 眼圧の上昇	不明。視神経の虚血や終末器官には臨床的障害を起こさないような血管障害が推定される
リスク因子	眼球保護をしない コンタクトレンズの術中使用	腹臥位 脊椎手術 心臓手術，人工心肺 外部からの眼窩圧迫	腹臥位 脊椎手術（PION） 心臓手術（AION） 長時間手術 ？人為的低血圧 ？低酸素 ？血液希釈 ？血管収縮 ？貧血 ？静脈還流圧上昇（Trendelenburg 位など）
診断	フルオレセインを使用した細隙灯検査	瞳孔求心路欠損 視神経円板の蒼白浮腫 赤色網膜 網膜剥離	瞳孔求心路欠損，無反応性瞳孔（CN Ⅱ） 乳頭所見： 　AION：視神経乳頭浮腫（＋） 　PION：正常視神経乳頭（＋） 異常視覚誘発電位
治療	抗菌薬投与	アセタゾラミド静注 5％ 炭酸ガス＋酸素の吹送 眼球マッサージ ？眼動脈の線維素溶解	決定的治療ではないが酸素化と眼窩内圧を適切にする

	角膜剥離	網膜虚血	虚血性視神経症
予後	予後良好 回復あり	予後不良 恒久的視力障害	予後不良 恒久的視力障害
予防	眼球の絆創膏を確実にする 潤滑剤の効果はない コンタクトレンズをはずす	外的眼窩圧迫を回避 腹臥位中は眼球を頻回にチェック	long spine procedure を分類する 非心臓手術においては ION をきたした患者ときたさなかった患者でヘマトクリットの術中最低値に有意差はない。ただし、過剰な輸液負荷は ION のリスク因子となりうる可能性がある（エビデンスはない）

PION：後方虚血性視神経障害，AION：前方虚血性視神経障害，CN Ⅱ：視神経，?：可能性あり，証明されていない

全身麻酔中の一般的な神経症

神経損傷の機序：伸展，圧迫，切断，虚血，代謝，腫瘍，放射線照射
"double crush" 仮説：ニューロパチーが前から存在すると，その後の神経損傷の発生率が高まる。
予後：感覚消失の場合は最良。運動麻痺，萎縮の場合は最も悪い。神経離断は悪い。

全身麻酔中の一般的な神経症

	尺骨神経，$C_8 \sim T_1$	橈骨神経，$C_5 \sim C_8, T_1$	腕神経叢，$C_5 \sim T_1$	坐骨神経，$L_4 \sim S_3$	大腿神経，$L_2 \sim L_4$	閉鎖神経，$L_2 \sim L_4$（腹枝）
症状	第4指と第5指の感覚異常 小指球の萎縮，関節屈曲での脱力	手の背側や腕後面の感覚異常 下垂手 肘の伸展制限	特異的な神経根の分布領域の感覚異常と脱力	股関節伸展や膝関節屈曲不全 **総腓骨神経**：足背部の背屈・回外不全，足背部の感覚異常 **脛骨神経**：足底屈曲と内反不全，足底の感覚異常	股関節屈曲・内転不全と膝関節屈曲不全 大腿前面・内側と腓腹内側の感覚異常 外側大腿皮神経：$L_2 \sim L_3$，感覚神経の分離，大腿外側部の感覚異常，**感覚異常性大腿神経痛**	股関節外転不全 大腿内側と遠位 2/3（後面を含めた）の感覚異常
病因	上腕骨顆上の後面から内側と尺骨鉤状突起の後内側での神経の外的圧迫	上腕骨らせん状溝圧迫 頻回な血圧カフの拡張 肘関節での前腕の過伸展	手術台より90°以上の上腕の過外転，「伸展障害」 内胸動脈切離中の胸骨正中切開 強い頭低位と肩装具 腋窩へのカニュレーション	切石位：下肢伸展や過度な股関節の外旋による坐骨神経の伸展 腓骨外側頭での総腓骨神経圧迫 股関節置換 膝関節置換：駆血帯，膝関節の外反による再置換	腹部牽引 切石位：股関節の過度な伸展，外転，外旋により鼠径靱帯の下の大腿神経圧迫 後腹膜血腫 股関節置換	切石位
診断	身体診察，筋電図，神経伝達速度検査					
治療	理学療法 神経移植	腱移行術		理学療法		
予防	圧迫部のパッディング 神経生理学的モニタリング 前腕を回外もしくは正中位に	圧迫部のパッディング 神経生理学的モニタリング	腕の過伸展を避ける 胸骨の非対称牽引を避ける 肩鎖関節の肩装具	切石位：股関節屈曲と大腿の外転を制限し，股関節の外転を最少に 切石位の時間を2時間未満に	切石位：股関節屈曲と大腿の外転を制限し，股関節の外転を最少に 切石位の時間を2時間未満に ブレードの短い開創器を使用	切石位の時間を2時間未満に
リスク因子	神経疾患の合併 男性 肥満 長時間手術	神経疾患の合併		神経疾患の合併	神経疾患の合併 細い体格	神経疾患の合併

周術期の歯の損傷	
病因と障害の時期	喉頭鏡（50〜70%） 覚醒時と抜管時（9〜20%）
リスク因子	Mallampati 分類ⅢとⅣ 緊急手術 気管挿管による全身麻酔 上顎の突出切歯 口咽頭エアウェイ挿入 過度な吸引 歯列不整
予防	抜けそうな歯は隣接する安定した歯の周りと縫合し，同側の頬に留める 導入前に動揺歯を抜く 下顎と上顎大臼歯の間に柔らかいバイトブロックを挿入
治療	除去された歯は生理食塩液や冷たい牛乳に入れておく 歯科により再度，移植
予後	損傷後，30分以内の移植が最良

医原性気道外傷	
有害事象	喉頭炎 声帯損傷 披裂軟骨変位 気管気管支破裂 粘膜壊死 血腫形成 食道穿孔 気管膜様部に偽腔形成（ブジーなどによる）
リスク因子	二腔気管チューブの気管支内挿管 カフの過膨張 太すぎる気管チューブ 赤ゴム気管チューブ
診断	身体診察：嗄声，喘鳴，捻髪音 気管支鏡検査 画像検査
予防	年齢相応な適切なサイズの気管チューブを使用 カフの過膨張を避ける 小児では気管チューブ周囲に適当な漏れがあることを確認
治療	胸部外科医にコンサルト 耳鼻科にコンサルト

術中覚醒

定義：全身麻酔中の明確な想起

麻酔中の覚醒頻度は0.1〜0.2%。多くの患者は術後回復室退出後に覚醒を述べる。

大半のケースが麻酔維持中に起こるが，ベンゾジアゼピン，オピオイド，吸入麻酔薬や静脈麻酔薬使用中のケースも，少ないながら報告がある。

脳波モニタリング（例えばBIS，エントロピー）が術中覚醒の頻度を減らすかは賛否ある。

術中覚醒の徴候と治療

術中の徴候	高血圧 頻脈 体動
病因	浅麻酔 機器の不調
患者の症状	身体を動かせない 脱力感，麻痺状態 声，騒音，言葉が聞こえる 不安感
診断	Modified Brice Questionnaire
リスク因子	術中覚醒の既往 浅麻酔 神経筋遮断薬 女性 オピオイド，アルコール，ベンゾジアゼピンや他の中枢神経系抑制薬の長期使用 アンフェタミン急性中毒 心臓手術 全身麻酔下での帝王切開 外傷手術 硬性気管支鏡やマイクロラリンゴ手術 挿管困難
予防	外科的に適応がなければ，筋弛緩は使用しない processed EEG モニタリングについては賛否あり
治療	精神科へ紹介 外傷後ストレス障害には精神療法

Modified Brice Questionnaire

- 手術で眠る前，1番最後に覚えていることは何ですか？
- 手術後，最初に思い出したことは何でしたか？
- 上記の2つの時期の間で，何か思い出せることはありますか？
- 手術中に夢をみましたか？
- 手術について憶えていることで1番不快なことは何ですか？

●参考文献

www.TheAnesthesiaGuide.com を参照

（本田　完）

第63章
手術室の火災

Jean Charchaflieh

発生件数

- 米国における最新の情報（2010年）では，550〜650件/年と推測されている。
- 全火災件数の72〜74％で，高濃度酸素環境（oxygen-enriched atmosphere：OEA）が発生に関係している。火災の発生源として最も一般的なのは，アルコールで前処置した溶液やドレープである。
- 火災による熱傷で最も訴訟になりやすいのは，酸素を投与しながら監視下麻酔管理（monitored anesthesia care：MAC）下で行われる顔面の形成外科手術である。電気手術器具（electrosurgical unit：ESU）と，アルコールで前処置した溶液によって濡れたドレープやガーゼが接触して発生する。

リスク因子

- 火災発生には発火源，燃料，酸化剤の3つの因子が必要である。
- APSF火災防止アルゴリズムでは，患者の酸素化を維持するために30％以上の酸素を投与する必要がある場合，気管チューブやラリンジアルマスクによる気道確保を推奨している。

表63-1 手術室における火災発生源の例

発火源	燃料	酸化剤
電気手術器具 光ファイバー光源 レーザー光 ドリル 体外式除細動器	手術の準備に使用される液剤：アルコール，クロルヘキシジン，benzoin，Masti-sol®，アセトン，ワセリン製品 外科ドレープ，ガウン，スポンジ，ガーゼ，縫合糸，メッシュ プラスチック/ポリ塩化ビニル/ラテックス製品（気管チューブ，マスク，鼻カニューレ，チューブ類）	酸素 笑気 空気

発生機序と予防法

表63-2 手術室における火災の要因：発生機序と予防法

	発生源	予防法
酸素	●$FIO_2 ≧ 21\%$→発火，温度，燃焼 ●酸素は空気より重い→ドレープの下に貯留する ●鼻カニューレで3 L/分の酸素投与→ドレープの下ではFIO_2 70〜80％になる ●鼻カニューレによる酸素投与の中断→FIO_2は30秒以内に30％まで低下する	●SaO_2を十分維持することができる最低量のFIO_2を投与する ●"患者の救助のためだけに"（for rescue only）使用する ●術野に酸素が吹き流れないよう，鼻カニューレをテープで固定する ●電気メスを使用する60秒前に酸素投与を中断する
笑気	●FIO_2 25％＋笑気75％はFIO_2 100％とほぼ同等の助燃効果をもった状態になる ●火災の際，笑気と腸管ガス（CH_4+H_2）が結合すると燃料として作用し，高濃度の笑気で火災の危険性が上昇する	●腸管にガスが貯留した状態（腸閉塞）では，笑気を使用しない
吸入麻酔薬	●セボフルランと乾燥バラライムによって火災が発生する可能性がある	●バラライムを定期的に交換する（特に月曜日の朝は，交換されているか注意する）

	発生源	予防法
毛髪	●さまざまな易燃性の薬剤がとどまりやすいため,発火源になりやすい	●術野にでないよう束ねるか,燃えないように水溶性潤滑ゼリーで覆う ●油性の顔用クリーム,頭髪用化粧品を使用しないよう患者を指導する
ドレープ,タオル	●酸素やアルコールを吸収するため発火源になりやすい ●耐燃性綿タオルは,表面の繊維が火を伝播する。ドレープの下にある火が,術野から少し離れた場所にある物品に伝播して発火することがある (mysterious spark)	●術野ではしっかり濡れたガーゼを使用する ●酸素やアルコール蒸気が滞留しないようにドレープの使用を最小限にする
皮膚消毒薬	●アルコールを含んだ薬液はきわめて発火しやすい (ChoraPrep は,2% グルコン酸クロルヘキシジンと 70% イソプロピルアルコールを含む)	●皮膚が完全に乾燥するまで,ドレープをかけたり発火源となるものを使用しない(無毛部の皮膚では最低 3 分,毛髪部は最大 1 時間待つ) ●頸部を消毒する際は,流れ落ちた消毒液を吸収できるよう,首の両側にタオルをおく ●発火源になりうるものを使用する際には,薬液が染みこんだものをすべて除去する ●ドレープの下に気化した消毒薬が滞留しないように,使用せず余った薬液を術野から除去する
電気メス	●単極型電気メス:双極型メスより高温になる ●単極型,双極型のいずれの電気メスも 20% アルコールがあると発火源となる(ChoraPrep には 70% アルコールが含まれる)	●高濃度酸素環境では,可燃物と電気メスを同時に使用しない ●双極型電気メスは可能な限り最低限の温度で使用する ●電気メスを使用しないときはケースに収納 ●電気メスの先端が術野から離す際には確実にスイッチを切る ●電気メスの先端に炭素が溜まると発火の原因になるため,こまめに除去する
気管チューブ	●燃えやすさは,ポリ塩化ビニル(PVC)>赤ゴム>シリコン>金属性の順である(金属で被覆されたチューブは FDA で未承認) ●PVC が燃えると最も有害な物質が産生される ●シリコンが燃えるとシリカ灰が産生され,珪肺症の原因となる ●細い気管チューブのカフはレーザーで破けやすいため,術野が高濃度酸素環境になりうる	●カフが破裂したときに気づくよう,着色した生理食塩液でカフをふくらませる ●カフの上を,濡れたガーゼで覆う ●可能な限り,カフが気管の末梢側にくるようにする ●人工換気中の気管支鏡検査の際には,ジェット換気の使用を検討する(使用する際には,圧外傷,気胸,末梢気道へのウイルスの拡散などの危険性を考慮すること) ●ヘリウムを使用しても,発火する確率は 1〜2% しか低下しない

手術室火災/気道火災の際に,直ちにとるべき行動

- 発火源を直ちに除去する(外科医)。
- 人工換気を中断し,呼吸回路を麻酔器からはずす(麻酔科医)。
- 可燃物を水に浸す。
- 生理食塩液や水を使って消火する。
- "RACE" を使って消火を行う:rescue(救助),alarm(警報を作動させる),confine(火災の拡大を防ぐ),extinguish(鎮火する)
- "PASS" で消火器を使う:pull(安全栓を引き抜く),aim(ノズルを火点に向ける),squeeze(レバーを強く握る),sweep(放射する)
- フェイスマスクを使用して酸素 100% で換気を行い,麻酔を維持する。
- 腹腔鏡検査や気管支鏡検査を行い,熱傷の有無を調べ,燃焼物の破片があれば除去する。
- 気管チューブの末梢側の火災の場合,気管支鏡で末梢気道を評価し,気管支洗浄を行う。

- 気道熱傷が生じた場合，再挿管を行う．
- 気道熱傷が重篤な場合，受傷部より下方での気管切開を検討する．
- 胸部 X 線写真を撮影する．
- 熱/煙の吸入による肺障害を防止するために，挿管，人工換気管理の延長を検討する．
- 中咽頭，顔面，その他の熱傷部位の範囲，深度を評価する．
- さらなる治療については第 218 章を参照する．

◉ 参考文献

www.TheAnesthesiaGuide.com を参照

（伊藤裕之）

第64章
血液製剤と輸血

Ruchir Gupta, Gebhard Wagener

注意：ヘモグロビン (Hb) (g/dL) ≒ ヘマトクリット (Hct) (%)/3

血液製剤

以下の表を参照

血液製剤					
製剤	定義	適応	利点	欠点，危険性	
赤血球		多岐にわたる ● ASA1 もしくは 2 の患者で Hct<21%，心臓疾患の既往または疑いがある患者ではHct<31%（例：高齢者）（ただし**賛否両論ある**） ● 手術室では臨床的判断により輸血の適否を決定することがしばしばある（血液検査の結果が出るまでに時間を要すること，急激な出血時には Hct 値はすぐには低下しないことなどのため）	250 mL/単位[訳注] (Hct 70%) 1 単位の投与で Hct 値は〜4% 上昇する	低カルシウム血症（クエン酸による） ● 高カリウム血症 ● 血小板減少 ● C 型肝炎 ● ABO 血液型不適合 ● 細菌汚染，供血者が敗血症であった場合にはエンドトキシンによる汚染	
血小板		血小板数は 100,000/mm^3 以上が望ましく，手術には最低 50,000/mm^3 必要である	1 "large" 単位（6 単位分）の投与で血小板数が 10,000 上昇する	20〜24℃ での保存が必要なため，細菌汚染の危険性がある 輸血から 6 時間以内に発熱があった場合，他の原因が同定されるまでは**血小板輸血による敗血症** (platelet-induced sepsis) の可能性を考慮する	

製剤	定義	適応	利点	欠点, 危険性
新鮮凍結血漿	採血で得られた全血から血漿成分を集めて6時間以内に凍結したもの 血小板以外の凝固因子を含めたすべての血漿タンパク成分を含む	単独の凝固因子欠損症 ● ワルファリンの拮抗 ● 肝疾患に伴う凝固障害の補正 ● 大量輸血と血小板輸血後も持続する出血 ● アンチトロンビンIII欠損症や血栓性血小板減少性紫斑病（TTP） ● ヘパリン抵抗性の管理	成人では1単位の投与で凝固因子が2～3％増加 初回投与量は10～15 mL/kg 治療目標は正常の凝固因子濃度の30％	感染の危険性は全血輸血と同等 血漿タンパクに感作される ABO血液型が適合した製剤の投与がベストだが，義務ではない 投与前に37℃に加温
クリオプレシピテート	新鮮凍結血漿を4℃で溶解したときに沈殿する血漿成分	血友病 ● vWF欠損症 ● 低フィブリノーゲン血症	第VIII因子（80～100単位），フィブリノーゲン（100～250 mg），フィブロネクチン（50～60 mg），vWF（正常値の40～70％）	感染 アレルギー反応

訳注）わが国では140 mL/単位

血液製剤の前処置と適応

種類	説明	製剤	適応
白血球減少（1990年代から，ほとんどの血液製剤は白血球数が減少したものになっている）	1単位の赤血球濃厚液あたり10～20億含まれる白血球をフィルターを通すことで約500万まで低下させる	赤血球，血小板	以下を予防する ● ヒト白血球抗原（HLA）による免疫修飾 ● 非溶血性発熱反応 ● 免疫抑制 サイトメガロウイルスへの感染リスクを低下させる
表現型	ABO型，Rh型以外の交差適合試験（クロスマッチ）	赤血球，血小板	習慣的に輸血を受けている患者（鎌状赤血球症，サラセミアなど）
放射線照射	細胞成分（リンパ球）へのγ線照射によって，免疫不全患者の移植片対宿主病（GVHD）の危険性が減少する	赤血球，血小板（照射によって生血小板が減少する）	高リスク患者： ● 骨髄移植レシピエント ● 複数の先天性免疫不全症候群 中等度リスク患者： ● 交換輸血を行う早産児 ● 白血病，リンパ腫 ● 化学療法による骨髄抑制
サイトメガロウイルス（CMV）検査	CMVに対する抗体がある供血者からの血液	赤血球，血小板	● 妊婦 ● CMV血清反応陰性の母から生まれた早産児 ● CMV血清反応陰性の供血者から骨髄移植を受ける，CMV血清反応陰性のレシピエント ● CMV血清反応陰性のAIDS患者

ABO型適合性検査

適合のある血小板	受血者の血液型	適合のあるRBC	適合のある血漿製剤	
			第一選択	第二選択
A	A, O	A, AB	A, AB	B, O
B	B, O	B, AB	B, AB	A, O
O	O	O, A, B, AB	O	A, B, AB
AB	O, A, B, AB	AB	AB	A, B, O

輸血の副作用

反応	原因	症状	治療法
痒みを伴う蕁麻疹	供血者の血漿に含まれるアレルギー性物質が受血者（患者）に存在するIgE抗体と反応して起こる	痒み，蕁麻疹	輸血速度を緩めるか中止する
非溶血性発熱反応	患者の抗体と供血者血液中の白血球や血小板に存在する抗原が反応して起こる	体温上昇，まれに＞38℃になることもある 悪寒，振戦 →輸血を中止する	解熱薬を投与する 酸素投与，循環の補助を行い，尿量を確保する（利尿薬を検討する） 採血を行い，遊離ヘモグロビン検査，交差適合試験を再び行う 輸血が必要であれば，O型 Rho（D）陰性の血液のみ使用する PT，PTT，血小板，フィブリノーゲン値を測定する 過去に発熱反応を繰り返していれば，遠心，濾過，凍結解凍法によって白血球を除去した赤血球製剤を使用する
溶血性発熱反応	患者の抗体と供血者の赤血球の抗原とが反応して起こる	発熱，低血圧，ヘモグロビン尿，播種性血管内凝固（DIC）	酸素投与，循環補助を行い，尿量を確保する（利尿薬の投与を検討する） 採血を行い，遊離ヘモグロビン検査，交差適合試験を再び行う 輸血が必要であれば，O型 Rho（D）陰性の血液のみ使用する PT，PTT，血小板，フィブリノーゲン値を測定する
アナフィラキシー	抗原抗体反応により肥満細胞と好塩基球から大量の脱顆粒が起こる	喘鳴，低血圧	輸血中止。酸素化，換気を維持する。必要に応じて昇圧薬（アドレナリン10～100μgの静注）で循環を維持する。副腎皮質ステロイドも有用である 血液サンプルで，遊離ヘモグロビン検査，交差適合試験を再び行う 採血を行い，遊離ヘモグロビン検査，交差適合試験を再び行う 輸血が必要であれば，O型 Rho（D）陰性の血液のみ使用する PT，PTT，血小板，フィブリノーゲン値を測定する
輸血関連肺傷害（transfusion-related acute lung injury：TRALI）	病態はまだ解明されていないが，ヒト白血球に対する抗体反応が関係する	輸血後に非心原性肺水腫を発症する	人工呼吸器で補助換気を行う 利尿薬の投与は避けたほうがよい
細菌汚染	通常は皮膚常在菌（例：グラム陽性球菌） 血小板製剤で最も多くみられる	発熱，悪寒，低血圧，悪心嘔吐，下痢，乏尿，ショック，呼吸困難，喘鳴，DICによる出血	抗菌薬，対症療法。最良の治療法は細菌汚染の予防である
遅発型溶血性輸血副作用	過去に輸血による同種免疫感作がある場合に起こる。感作後，長期間経つと抗体量は低下するが，輸血によって抗原に再度曝露されると，免疫反応が引き起こされる	輸血後3～14日で，ヘモグロビン値が急激に低下し，重度貧血，高ビリルビン血症（黄疸），発熱が起こる	対症療法

反応	原因	症状	治療法
輸血後紫斑	血液製剤中の血小板に対する同種抗体によって，血小板減少が起こる	重度の血小板減少，粘膜出血，発熱，悪寒が起こる	ステロイド，免疫グロブリン（IVIG）療法 IVIG に反応しない場合，血漿交換を行う

輸血による危険性

	種類	輸血された RBC 単位あたりの発生数
感染	ヒト免疫不全ウイルス（HIV）	$1:1.4 \sim 2.4 \times 10^6$
	B 型肝炎ウイルス（HBV）	$1:58,000 \sim 149,000$
	C 型肝炎ウイルス（HCV）	$1:872,000 \sim 1.7 \times 10^6$
	細菌	$1:2,000$
免疫学的反応	発熱性非溶血性輸血副作用	$1:100$
	アナフィラキシー	$1:20,000 \sim 50,000$
	ABO 血液型不適合	
	溶血	$1:60,000$
	死亡	$1:600,000$
	白血球関連標的臓器傷害	$1:20 \sim 50$
	輸血関連肺傷害	$1:2,000$
	輸血後紫斑	まれ
輸血業務における過誤	供血者の適格性審査における過誤	$1:4 \times 10^6$
	輸血を行う際に発生する過誤	$1:14,000$

成人に対する赤血球輸血の ASA ガイドライン

- 人工心肺を使用する患者で Hb≦6.0 g/dL の場合，輸血の適応である
- 慢性の心血管疾患や呼吸器疾患を合併する 65 歳以上の患者で Hb≦7.0 g/dL の場合は，輸血が許容される
- 病態が安定している患者で Hb 値 7〜10 g/dL の場合，輸血の有用性は不明である
- 1,500 mL 以上，または循環血液量の 30% 以上の急性出血が起こった場合，輸血が推奨される
- 急激な出血に対して治療的介入が行われていない徴候がある場合，輸血は認められる

Ferraris VA, et al. Perioperative blood transfusion and blood conservation in cardiac surgery: the Society of Thoracic Surgeons and The Society of Cardiovascular Anesthesiologists clinical practice guideline. Ann Thorac Surg. 2007;83 (5Suppl):S27 より。

晶質液製剤に含まれる電解質の組成

種類	Na^+ (mmol/L)	Cl^- (mmol/L)	K^+ (mmol/L)	Ca^{2+} (mmol/L)	Mg^{2+} (mmol/L)	HCO_3^- (mmol/L)	乳酸 (mmol/L)	グルコース (mg/dL)
乳酸リンゲル液	130	109	4	3	—	—	28	—
生理食塩液	154	154	—	—	—	—	—	—
5% ブドウ糖液	—	—	—	—	—	—	—	5,000
PlasmaLyte[訳注]	141	103	4	5	2	26	—	—

訳注）わが国では未発売。

●参考文献

www.TheAnesthesiaGuide.com を参照

（伊藤裕之）

第65章

大量輸血，第Ⅷ因子
（von Willebrand病を含む）

Gebhard Wagener, Ruchir Gupta

出血と大量輸血への対応

A. 大量出血と輸血
- 定義：12～24時間以内に，患者血液量の50%以上の輸血を必要とするとき．
- 血液バンクと連絡をとり，可能であれば緊急輸血プロトコルを発動する．発動することで血液バンクはその患者用の血液製剤を十分に確保し続ける．

B. 対応
アシドーシスを回避する．
- アシドーシスによりカルシウム，リン脂質を含む凝固因子が影響を受ける．

低体温を避ける．
- 低体温によって凝固因子を含む酵素活性の低下，von Willebrand因子（vWF）による血小板の活性の低下が生じる．
- 採取した検体は37℃に加温するので，臨床検査では低体温状態を検知できない．
- 血漿製剤，凝固因子製剤を投与しても治療不可である．

凝固系の検査（フィブリノーゲン値も含む）を頻回に行う．
クエン酸による毒性を避ける．
- 代謝性アルカローシス
  ▶ 赤血球濃厚液（PRBC）の37℃におけるpHは7.10である．添加されているクエン酸と，PRBCの保存期間中に赤血球から放出される乳酸による．代謝によって1 mmolのクエン酸から3 mEqの炭酸水素イオンが生成される（炭酸水素イオン23 mEq/PRBC 1パック）．
- 低カルシウム血症
  ▶ クエン酸はイオン化カルシウムと結合する：カルシウム濃度を頻回に測定し，しっかりと補充する必要がある．

高カリウム血症を避ける．
- 保存PRBC中のカリウム濃度は1日ごとに1 mEq/Lずつ上昇する．
- PRBC中のカリウム濃度は最高で90 mEq/Lとなる．
- 血中カリウム濃度を頻回に測定すること．
- 高カリウム血症は積極的に治療する：インスリン/グルコース，カルシウム，フロセミド，血液透析〔持続的静静脈血液透析（CVVHD）〕
- 血漿カリウム濃度が5 mmol/mLを超えるときやカリウム値が急激に上昇している場合，セルセーバーによるPRBCの洗浄も検討する．
- 大量出血と高カリウム血症の増悪を考慮して，術前に洗浄したPRBCを2～3単位準備しておくことを検討する．
- カルシウムを十分量投与する．

C. 輸血
1：1：1の輸血（PRBC，新鮮凍結血漿，血小板それぞれ1単位の比で投与する方法）による蘇生を検討する．近年，戦場における外傷や一般市民の外傷の輸血療法として，1：1：1輸血法が生命予後を改善すると報告されて

新鮮凍結血漿（FFP）
希釈性凝固障害：500 mL の出血で凝固因子が 10％ 失われる。
凝固障害は凝固因子が 25％ 失われると発生する（通常 8〜10 単位の PRBC を輸血すると起こる）。
凝固障害から回復させるための血漿製剤の必要量については下記のとおり。
- 現在の INR と目標 INR を設定する。
- INR をおよその PT％ 値に変換する。
    - INR 1＝100（％）
    - INR 1.4〜1.6＝40
    - INR 1.7〜1.8＝30
    - INR 1.9〜2.1＝25
    - INR 2.2〜2.5＝20
    - INR 2.6〜3.2＝15
    - INR 4.0〜4.9＝10
    - INR＞5＝5（％）
- FFP（mL）の必要量＝（目標 PT 値［％］－現在の PT 値［％］）×体重（kg）

血小板
10〜12 単位の PRBC を輸血することによって血小板濃度は 50％ 低下する。
血小板濃度が 50,000/μL 未満かつ出血している場合，もしくは出血していなくても 20,000/μL 未満になったときは血小板輸血を行う。
血小板製剤 6 単位（＝1 "large" 単位）の輸血を行うと血小板濃度は 5,000〜10,000/μL 上昇する[訳注]。

> 訳注）わが国のガイドラインでは 5 単位の輸血で 13,500/μL 上昇する。

播種性血管内凝固（DIC）の予防と治療
- 凝固因子が枯渇し，傷害された組織から組織因子が放出される。
- 消費性凝固障害によって広範な凝固障害と血栓症が起こる。
- 赤血球が分解されると分裂赤血球が生じ，溶血が起こる。
- 頭部外傷後，産科的出血，敗血症，悪性腫瘍によく合併する。
- 十分量の輸血を行った後に出血が持続する場合，DIC の可能性を考慮する。
- 末梢静脈ライン，中心静脈ラインの刺入部が出血していないか確認する。
- 凝固能を測定するときにはフィブリノーゲン値を常に確認する。
- 検査：D ダイマー値の上昇，血小板減少，PT，PTT，INR 値の上昇，フィブリノーゲン値の低下

DIC スコア			
血小板数	＞100,000＝0	50,000〜100,000＝1	＜50,000＝2
fibrin degradation product（FDP）値の上昇	正常＝0	中等度上昇＝2	高度上昇＝3
基準値上限から PT が何秒延長しているか	＜3 sec＝0	3〜6 sec＝1	＞6 sec＝2
フィブリノーゲン値	＞100 mg/dL＝0	＜100 mg/dL＝1	

スコア≧5：顕性 DIC として矛盾がない状態である

クリオプレシピテート
- 血漿製剤を溶解後遠心すると，沈殿物が分離される。それを凍結したものがクリオプレシピテートである。
- クリオプレシピテート 1 単位（＝10〜15 mL）には，第Ⅷ因子（80〜110 国際単位），フィブリノーゲン（200 mg），フィブロネクチン，第ⅩⅢ因子，vWF を豊富に含む。
- クリオプレシピテート 10 単位の投与でフィブリノーゲン濃度はおよそ 70 mg/dL 上昇する。
- フィブリノーゲン値の低下，十分量の FFP 輸血が不可能な場合，DIC の治療に対して適応となる。

デスモプレシン（DDAVP）
- 合成バソプレシン製剤で，血管内皮から vWF を放出する働きがある。
- vWF 欠損症，血小板機能異常症，軽度の血友病の治療に用いる。

- 尿毒症性凝固障害の治療に用いられることがある。
- 軽度から中等度の von Willebrand 病（第Ⅷ因子活性＞5％），血友病 A（第Ⅷ因子活性＞5％）に投与する。
- 投与量：0.3 μg/kg をゆっくり静注する。

プロトロンビン複合体濃縮製剤
- 第Ⅱ，Ⅶ，Ⅸ，Ⅹ因子，プロテイン C, S が含まれている。
- 経口抗凝固薬を拮抗する場合，FFP より効果が高く，輸血量を軽減させるという点からも有用である。
- 外傷や大量出血に対する有用性についてはさらなる研究が必要である。

遺伝子組換え第Ⅶa 因子 (rFⅦa)
- 第Ⅶ因子，第Ⅸ因子が低下している状態でも，高濃度の活性型第Ⅶ因子が第Ⅹ因子カスケードを直接活性化させる。
- 止血栓形成のためには組織因子への結合が必要である。
- 第Ⅷ，Ⅸ因子に対するインヒビターが存在する血友病患者の出血に対する治療，および予防に適応がある。
- 大量出血時，危機的な状況下においてしばしば使用される。
- rFⅦa についてのランダム化試験
  ▶ 頭蓋内出血：血腫の増大を遅らせるが，生存率は改善しなかった。
  ▶ 肝移植：単回，複数回投与のいずれも有用ではなかった。
  ▶ 外傷：鈍的外傷，穿通性外傷いずれにおいても，輸血必要量は減少したが死亡率は改善しなかった。
- 投与量，治療アルゴリズム（図 65-1）

図 65-1 大量出血に対する rFⅦa による治療アルゴリズム

1. 患者は rFⅦa の適応があるか？
 a. 場所は：ICU か手術室か救急外来か？
  ・No：FⅦa を投与しない
  ・Yes：b にすすむ
 b. 加温，外科的処置，止血薬，その他，止血のために可能な方法をすべて行ったか？
  ・No：FⅦa を投与しない
  ・Yes：c にすすむ
 c. 輸血必要量：6 時間以内に FFP10 単位以上かつ PRBC10 単位以上だったか？
  ・No：FⅦa を投与しない
  ・Yes：d にすすむ
 d. フィブリノーゲン濃度は？
  ・100 mg/dL 未満：クリオプレシピテートを投与する
  ・100 mg/dL 以上：e にすすむ
 e. 血小板数は？
  ・70,000/mm³ 未満：血小板を投与する
  ・70,000/mm³ 以上：f にすすむ
 f. フィブリン分解物〔fibrin degradation product：FDP, fibrin split product (FSP) とも〕濃度は？
  ・160 μg/mL 以上：FⅦa を投与しない
  ・160 μg/mL 未満：FⅦa の投与を開始する

2. FⅦa 投与ガイドライン
 a. 初回は 90 μg/kg の静注を行う（最大 1,200 μg まで）
 b. 2 回目は 120 μg/kg の静注を行う（最大 1,200 μg まで）
 c. 2 時間後に同量を投与する
 d. 2 回投与後，患者の状態を再評価する
  ・投与 1 サイクルごとに，他の出血源がないか検査する
  ・2 回投与後でも止血の徴候がない場合，FⅦa の追加投与は行わない

このアルゴリズムはあくまで 1 つの提案であり，施設，場所，患者の状態に応じて変更することが望ましい

●参考文献
www.TheAnesthesiaGuide.com を参照

（伊藤裕之）

第66章
自己血輸血

Rita Parikh

- 自己血輸血の適応となる患者の血液を採取する。
- 同種血輸血による同種抗原やウイルス感染に曝露される可能性がなく，最も安全な血液である。
- 赤血球，白血球，HLA抗体の産生を避けることができる。
- 患者本人の血液型がまれである，または複数の同種抗体を有している場合，特に有用な輸血法となる。
- 自己血輸血は以下の4つに分類される。
  - ▶術前貯血法
  - ▶周術期血液希釈法〔急性等容量性血液希釈（acute normovolemic hemodilution：ANH）〕
  - ▶術中回収法（通称セルセーバー）
  - ▶術後回収法

術前貯血法（preoperative autologous donation：PAD）を行うか否かは以下の点を考慮する。
- 手術予定日
  - ▶ヘモグロビン（Hb）＞11 g/dL，ヘマトクリット（Hct）≧33％であれば，通常，1週間あたり1単位を貯血する。
  - ▶貯血日の間隔は最低3日間あける。
  - ▶循環血液量不足を補うために，最後の貯血日から手術までは最低72時間あける。
- 予想出血量
- 患者のHb値，Hct値
- 同種血輸血が手に入りやすい状態かどうか（患者がまれな血液型や抗体をもっていないか）。
- 信仰上の問題があるか（エホバの証人の信者でも自己血輸血を承諾する患者や，静脈血回収容器による持続的な血液希釈のみを承諾する患者がいる）。
- 採血可能な末梢静脈ラインがあるか。
- 貯血によって悪影響を受ける，または，貯血を妨げるような病態が存在するか。

同種血輸血を回避したり輸血量を低減したりするためにとりうる手段について，それぞれの利点と合併症を，あらかじめ患者と相談すべきである。

術前貯血式自己血輸血法（PAD）

A. 適応
- 整形外科，婦人科，心臓血管外科，前立腺の予定手術前にしばしば行われる。
- 術中もしくは術後に最低1単位の輸血が予想される場合に適応となる。

B. 方法
- Hb≧11 g/dLを確認する。
- 鉄剤の内服薬を3週間処方する。遺伝子組換えエリスロポエチン製剤40,000単位（皮下投与を1週間ごと）を併用してもよい。
- PADは全血脱血法や赤血球アフェレーシス法で行われる。
- 採血の間隔は3日間あけ，予定手術の72時間以上前までとする。
- 輸血する際は採取した日時が古い順に行う。

C. 危険性
- 医原性の貧血や循環血液量減少が起こる。
- 採血によって併存疾患の病態が悪化する可能性がある。
- 同種血全血輸血やアフェレーシスの際と同じ副作用が起こる可能性がある。
- 皮膚の消毒が不十分であったり患者が菌血症であったりすれば，血液が細菌汚染される可能性がある。
- 事務的な過誤によって他の輸血用血液製剤と取り違える可能性がある。

D. 利点
- 年齢制限がない。未成年の患者では保護者の同意を得る必要がある。
- 体重制限がない。50 kg 未満の患者では採血量を加減するべきである。
- 採血量が 300 mL 未満の場合，抗凝固薬の量を調節する必要がある。
- 術中に投与しない分は，術後用として保存しておくことが可能である。
- 慢性のウイルス感染がある患者，また非細菌性感染（肝炎ウイルスや HIV）の危険性がある患者でも，多くの場合 PAD の適応がある。

E. 禁忌
- 以下の合併症がある場合：症状がある冠動脈疾患，慢性心不全，6 ヶ月以内に発症した心筋梗塞，その他治療中の心血管系疾患，肺気腫，慢性閉塞性肺疾患
- コントロール不良の高血圧，脳血管疾患〔6 ヶ月以内に発症した脳血管発作（cerebrovascular accident：CVA）〕，大動脈弁狭窄症
- 細菌感染

相対禁忌
- もともとの Hct 値や循環血液量が少ない場合（体重が 50 kg 未満[訳注]）

　　訳注）わが国では，1 回採血量は「体重 50 kg 以下の患者は 400 mL×患者体重/50 kg を参考とする」とされる。詳細は日本自己血輸血学会貯血式自己血輸血実施指針（2014）（www.jsat.jp/jsat_web/kijun/index.html）を参照のこと。

- 採血に適した末梢静脈ラインがない場合

急性等容量血液希釈法（acute normovolemic hemodilution：ANH）

A. 適応
人工心肺装置を使用する患者で最もよい適応となる。

B. 方法
- 外科医または麻酔科医が術前に脱血し，晶質液や膠質液を投与して循環血液量減少を補う。
- 採取した血液は，手術中もしくは術後に輸血する。
- 採取した血液は，抗凝固薬や防腐剤が添加された通常の血液用バッグに入れて，室温で保存する。
- 採血は無菌的に行う。
- 血小板や凝固因子の保存を考慮すると，採取した血液の保存期間は室温で 8 時間，1〜6℃ ならば 24 時間である。
- ANH 用に採血した血液を患者に輸血する順番は，採血した順番と逆にする（最後に採血した血液を最初に輸血する）。最後に輸血する血液を最も Hct 値が高いものにすることで，輸血効果を高めるためである。

C. 利点
- 等容量血液希釈状態を作り出すことができる。
- 室温で保管した時間が 8 時間以内で手術終了時まで使用しなかった血液は，冷蔵保存が可能である。
- 血液を採取したときの情報がない場合，血液を 24 時間以上保存すべきではない。

D. 禁忌
- 他の患者に使用してはならない。

術中回収法（intraoperative blood salvage：IBS；セルセーバーによる回収法）

A. 適応
心臓血管外科手術，大動脈置換術，脊椎固定術，関節形成術，肝移植術，脳動静脈奇形摘出術の際によく使用される。外傷手術の際に用いられる場合もある。

B. 方法
- 術野から血液を含む液体（生理食塩水や乳酸リンゲル液）を吸引し，遠心または洗浄した後，フィルターを通して術中または術後に患者に戻す方法である。
- IBS は中等量から大出血が見込まれる手術（血管外科手術など）で行うと最も有効性が高い方法である。この方法を行うと，術野に送気して気泡ができたり，気泡による溶血を起こしたりすることなく血液を回収することができる。
- 回収した血液を洗浄することによって，フィブリン，活性化された凝固因子，細胞の破片，他の代謝物などを除去することが可能である。
- IBS に使用される装置の多くは Hct 値 45～65% まで赤血球を濃縮することができる。

C. 危険性
- 溶血，播種性血管内凝固，敗血症，空気塞栓
- IBS の合併症として，脂肪，微細凝集塊（血小板や白血球），空気，赤血球の支質（注：赤血球が溶血して形質膜が破れた際の内容物），遊離ヘモグロビン，ヘパリン，細菌，その他の破片が除去されずに再投与される可能性がある。自己血回収システムのフィルターによって，これらの大部分は除去される。
- 回収された血液には血小板や凝固因子は含まれていない。

D. 利点
- 術野の出血を無菌的に回収し，回収装置によって生理食塩水で洗浄した後，直ちに患者に輸血することが可能である。室温ならば 6 時間保存可能であり，回収終了後 4 時間以内に 1～6℃ で保存すれば，最大 24 時間まで保存可能である。
- IBS によって輸血された赤血球の生存率は，同種血輸血によるものと同程度と報告されている。

E. 禁忌
- 感染が存在する。
- 悪性腫瘍細胞が存在する。
- 術野に腸管内容，羊水，凝固促進薬が存在する。

術後血液回収法（postoperative blood salvage：PBS）

A. 適応
- 人工心肺装置
- 心臓血管手術，胸部外科手術
- 関節形成術

B. 方法
- 手術部位に留置されたドレーンから回収される血液を再処理して（あるいは処理せずに）患者に再投与する方法である。通常，閉鎖腔内（人工心肺を使用した手術後の胸腔内，関節腔内に留置されたドレーン）に出血している患者で，術後 24～48 時間以内の場合のみ使用可能である。
- 手術部位からドレーンを通してプラスチック容器内に回収した血液を患者に投与するときは，フィルターを通す必要がある（洗浄の有無は任意）。

C. 危険性
- 患者投与前にフィルターに通さないと，細胞の破片や血小板凝集塊が投与される危険性がある．
- 血液回収後6時間以内に投与しないと，細菌が増殖する危険性がある．
- 未洗浄の回収血は凝固促進物，インターロイキン，補体，フィブリン分解物（FDP），活性化白血球から放出された因子，血小板などを含む．

D. 利点
- 通常，回収した血液はフィブリンを含まないので，抗凝固薬で血液を処理せずに輸血することが可能である．
- 血液は希釈されているが，無菌の赤血球を含む．

E. 禁忌
- 感染，血液を回収した手術部位に悪性腫瘍細胞がある，出血の速度が 50 mL/hr 未満では禁忌となる．

自己血輸血時に貧血を予防するために使用される薬剤

薬剤	適応	投与量	禁忌
鉄剤	自己血貯血をする患者	200 mg/日を経口投与（例：フマル酸第一鉄 300 mg/日を1日2回に分けて内服，もしくは硫酸鉄 325 mg/日を1日3回に分けて内服	（禁忌ではないが）副作用として消化器症状，黒色便がある
葉酸	自己血貯血をする患者	1 mg/日を内服	悪性貧血（ビタミン B_{12} を併用しない場合）
エリスロポエチン（EPO）	自己血貯血をする患者，または術前に貧血がある場合　投与することで1～2単位多く自己血を採取できる　非常に高価のため，大量出血が予想される場合，患者がまれな血液型や抗体を有する場合に最も有用性が高いという点を考慮して使用する	600 国際単位/kg を週1回投与（術前21日，14日，7日と手術当日） ● 自己血貯血をする患者では全患者に行う ● 自己血貯血をしない場合は Hb<13 g/dL の場合のみ投与する（通常は2回の投与で十分である）	● コントロール不良の高血圧 ● 本剤にアレルギーがある ● 本剤投与後の赤芽球減少症 ● 血栓予防に対しては禁忌となる

● 参考文献
www.TheAnesthesiaGuide.com を参照

（伊藤裕之）

第67章
静脈血栓塞栓症の予防

Jessica Spellman

- 静脈血栓塞栓症（venous thromboembolism：VTE）は，静脈炎後症候群や致死性の肺塞栓（pulmonary embolism：PE）などの原因となる疾患であるが，予防可能である。
- VTEに対して，出血の合併症率を増加させることなく抗血栓薬を予防的に投与し血栓予防を行うことが，医療経済的に有益であることが実証されている。

静脈血栓塞栓症（VTE）のリスク因子

- 手術
- 重篤な外傷，下肢の障害
- 長期臥床
- 担癌状態，癌治療
- 静脈圧迫
- VTEの既往
- 60歳以上
- 肥満
- 中心静脈カテーテル
- エストロゲン高値（妊娠，産褥期，経口避妊薬，ホルモン補充療法，選択的エストロゲン受容体モジュレーター）
- エリスロポエチン製剤
- 骨髄増殖性疾患
- 急性の内科的疾患
- 炎症性腸疾患
- ネフローゼ症候群
- 発作性夜間ヘモグロビン尿症
- 血栓性素因（先天性/後天性）

手術患者はVTEの危険度にもとづいて以下のように分類される。

手術内容による静脈血栓塞栓症の危険度

危険度	患者群	予防を行わなかった場合の深部静脈血栓の危険性（％）
低い	歩行可能な患者に対する小手術	<10
中等度	大部分の一般外科手術，婦人科の開腹手術，泌尿器科手術	10〜40
高い	股関節，膝関節形成術 股関節の骨折に対する手術 重篤な外傷 脊髄損傷	40〜80

危険度	推奨される血栓予防法
低い	特になし 早期離床
中等度	低分子ヘパリン (low-molecular-weight heparin：LMWH) 低用量非分画ヘパリン (low-dose unfractionated heparin：LDUH) 2回または3回/日 フォンダパリヌクス
中等度 (同時に出血の危険性が高い場合)	機械的血栓予防 出血の危険性が低下した場合，抗凝固薬による血栓予防を考慮
高い	LMWH フォンダパリヌクス 経口ビタミンK拮抗薬 (INR 2〜3を目標とする)
高い (同時に出血の危険性が高い場合)	機械的血栓予防 出血の危険性が低下した場合，抗凝固薬による血栓予防を考慮

米国胸部専門医学会 American College of Chest Physicians (ACCP) による VTE の危険度に応じた血栓塞栓症予防の推奨 (2008年)

手術因子と VTE のリスク因子が併存する場合，血栓予防法や投与期間を増やして対応する。

機械的血栓予防法

表67-1 機械的血栓予防法の種類

早期かつ積極的な離床
弾性ストッキング
間欠的空気圧迫法と venous foot pump (VFP)

- 通常，抗凝固薬による血栓予防法より効果は低い。
- 出血の危険性が高い患者群では有用である（出血の危険性が低下した場合，抗凝固薬による血栓予防を検討すること）。
- 抗凝固薬の補助として使用すると有用である。
- 各種機械は標準化されておらず，商品が市場に出回る前に確固としたエビデンスが蓄積されていない可能性がある。
- 患者コンプライアンスがよくないことがしばしばある（18〜20時間/日の使用が推奨される）。
- 近位の DVT より下腿の DVT に対して有効性が高い。PE や死亡に対する効果は不明である。
- 麻酔導入前に開始し手術後まで継続すべきである。

抗凝固薬による血栓予防法

以下の表を参照

抗凝固薬による血栓予防法		
薬物	低用量非分画ヘパリン (LDUH)	低分子ヘパリン (LMWH；エノキサパリン，ダルテパリン)
作用機序	アンチトロンビンⅢ (ATⅢ) に結合し，第Xa因子とトロンビンを不活化する	第Xa因子を選択的に阻害する
重要事項 (区域麻酔の推奨利用法など)	ヘパリン起因性血小板減少症 (HIT) の危険性 ● 区域麻酔の禁忌はないが，区域麻酔施行後，間隔をあけて投与することが望ましい	LDUH より HIT の危険性が低い ● エノキサパリン：腎障害がある患者では効果が増強する場合があるので投与量を調節すること ● 区域麻酔は，LMWH 最終投与後12時間あけて施行すること

VTE 予防投与量	5,000 単位皮下注（8～12 時間ごと），手術 2 時間前に開始	エノキサパリン： ● 股関節置換術：術後 12～24 時間から 30 mg 皮下注（12 時間ごと），もしくは手術 9～15 時間前に 40 mg 皮下注（24 時間ごと） ● 膝関節形成術：術後 12～24 時間から 30 mg 皮下注（12 時間ごと） ● 開腹：手術 2 時間前に 40 mg（24 時間ごと）を投与開始	ダルテパリン： ● 股関節置換術：術後 4～8 時間に 2,500 単位投与し 5,000 単位投与（24 時間ごと），もしくは手術 2 時間前と術後 4～8 時間後に 2,500 単位投与し 5,000 単位投与（24 時間ごと），手術 10～14 時間前と術後 4～8 時間に 2,500 単位投与し 5,000 単位投与（24 時間ごと） ● 開腹：手術 1～2 時間前から 2,500 単位皮下注開始（24 時間ごと） ● 高リスク患者：手術前夜から 5,000 単位皮下注開始（24 時間ごと），もしくは手術 1～2 時間前および術後 12 時間に 2,500 単位を投与し，その後 5,000 単位投与（24 時間ごと）
拮抗薬	プロタミン	なし	

その他の抗凝固薬

薬物	フォンダパリヌクス（Arixtra®）	経口ビタミン K 拮抗薬（ワルファリン）	リバーロキサバン（Xarelto®）	ダビガトラン（Pradaxa®）
作用機序	アンチトロンビンⅢ（ATⅢ）と結合し，第Xa因子を選択的に阻害	第Ⅱ，Ⅶ，Ⅸ，Ⅹ因子の合成を阻害	第Xa因子を直接阻害	トロンビンを直接阻害
重要事項（区域麻酔の推奨利用法など）	● HIT の危険性が低い ● 半減期が長い（17 時間） ● 腎機能障害患者では効果が増強する可能性がある。クレアチニンクリアランス値（CCr）<30 mL/min では禁忌 ● 区域麻酔は禁忌	● 治療域のモニタリングが必要 ● 投与開始 3～4 日までで抗凝固作用が得られない ● 他の食品や薬物との相互作用あり ● 区域麻酔は INR<1.2 で行うことが望ましい	● 腎機能，肝機能障害患者では注意が必要 CCr<30 mL/min，Child-Pugh 分類 B や C は禁忌 ● 区域麻酔用カテーテルが挿入されている患者への使用は避ける。硬膜外カテーテルは最終投与の 18 時間後に抜去し，抜去後は 6 時間以降に再投与	● CCr>30 mL/min では投与量を調節する必要はないが，CCr<15～30 mL/min では 75 mg×2/日に減量する。また CCr<15 mL/min では投与しない ● 重篤な肝機能障害患者では使用しない。高齢者では投与量を減らす ● 区域麻酔用カテーテルが挿入されている患者への使用は推奨されない。薬物初回投与の 4～6 時間前にカテーテルを抜去
VTE 予防投与量	成人（>50 kg）：2.5 mg/日皮下注，止血されている術後 6～8 時間から開始	2～5 mg/日内服し INR をみて調節	10 mg/日内服	220 mg/日内服（カナダにおける量。2012 年早期の時点では VTE 予防薬としては FDA 未承認）
拮抗薬	なし rFⅦa 製剤は有用な可能性あり	ビタミン K 新鮮凍結血漿	なし 血液濾過透析 プロトロンビン複合体濃縮製剤（PCC） rFⅦa 製剤は有用な可能性あり	なし 血液濾過透析 PCC

特別に考慮すべき患者群とACCPによる推奨

外科患者群	考慮すべき事柄
中等度のリスクをもつ患者	● 退院まで血栓予防を行うべきである
静脈血栓塞栓症（VTE）の既往	● LMWHによる血栓予防を最大28日間行うことを考慮する
腫瘍に対する大手術	● LMWHによる血栓予防を最大28日間行うことを考慮する
全股関節置換術，全膝関節置換術，股関節骨折手術	● 10〜35日間，血栓予防を行う
腹腔鏡下手術[1]	● 低リスク
肥満症治療手術[1]	● 中等度のリスク ● 抗凝固薬の必要量は明らかではないが，通常推奨されるLMWHやLDUHより高用量が必要である
血管外科手術[1]	● 低リスク
胸部外科手術[1]	● 中等度のリスク
冠動脈バイパス術[1]	● LMWH，LDUH，GCS，IPC
脊椎の予定手術[1]	● 低リスク
膝より遠位の下肢の損傷[1]	● 低リスク
脳外科手術[1]	● IPC単独もしくはIPCと術後のLMWHやLDUHの併用
外傷	● 可能かつ安全であれば血栓予防を考慮する
急性脊髄損傷	● 一次止血が完成した後，LMWHで抗凝固を行う
熱傷	● 他の血栓性素因がある場合，可能かつ安全であれば血栓予防を考慮する

LMWH：低分子ヘパリン，LDUH：低用量非分画ヘパリン，GCS：弾性ストッキング，IPC：間欠的空気圧迫法
[1] その他のVTEの危険因子がない場合

下大静脈フィルター（IVCフィルター）

- ACCPガイドラインでは，外傷患者や脊髄損傷患者の抗血栓法として推奨されている。
- IVCフィルターが適応となるのは，出血の危険性があり抗凝固療法が不可能な急性近位DVTやPEである。

●参考文献

www.TheAnesthesiaGuide.com を参照

（伊藤裕之）

第68章
ヘパリン起因性血小板減少症（HIT）

Rita Parikh

- Ⅰ型：ヘパリン治療開始早期に発生するが，予後は良好である。出血や血栓症は合併しない。非免疫機序で発生する。ヘパリンが血小板に受動的結合をすることによって血小板の寿命が短くなるが，血小板数が $100 \times 10^9/L$（$10 \times 10^4/\mu L$）未満まで低下することはまれである。
- Ⅱ型：血栓症を併発したHIT（heparin-induced thrombocytopenia and thrombosis syndrome：HITTS）は

図 68-1 HIT の病態生理

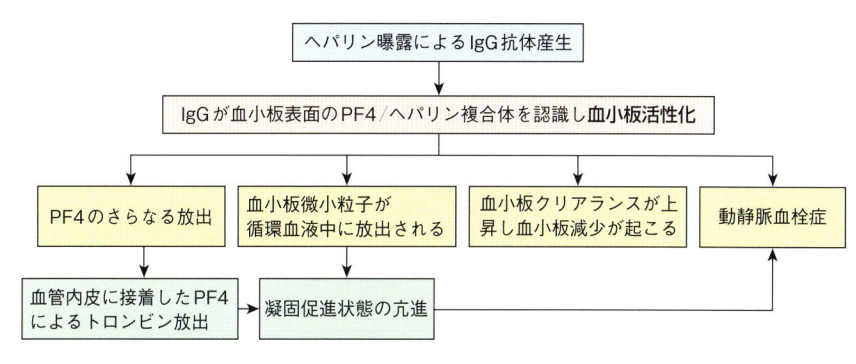

重篤な血小板減少が起こるが，出血ではなく血栓症が発生する。5日を超えてヘパリンが投与されている患者に発生するが，100日未満のヘパリン治療を行った既往のある患者では，ヘパリン投与後1日以内に発生することもある。

HIT の発生頻度は，使用されたヘパリンの種類や患者群によって大きく異なる。
- 未分画ヘパリンは，分画ヘパリンより HIT の発生頻度が高い。
- 外科患者は，内科や産科患者と同量のヘパリンを投与されても，HIT の発生頻度が高い。
- HIT の発生頻度が最も高いのは，未分画ヘパリンが投与される整形外科術後の患者（<5%）で，より頻回の血小板数検査が必要である。
- 低分子ヘパリン（low-molecular-weight heparin：LMWH）投与中の妊婦での発生はまれである。

病態生理（図 68-1）

- ヘパリンの曝露により病的な IgG 抗体が形成される。IgG 抗体が，血小板表面にある血小板第4因子（platelet factor 4：PF4）とヘパリンの複合体を抗原として認識，結合することで，血小板が活性化される。
- 血小板の活性化によりさらに PF4 が放出され，血小板微小粒子が循環血液中に出現する。これによって HIT の過凝固状態がさらに増悪する。血管内皮に接着した PF4 複合体はトロンビンの放出を促進する。また，血小板クリアランスの上昇により血小板減少が起こる。
- 重篤な臓器障害（四肢壊死，脳梗塞，心筋梗塞）における静脈/動脈血栓形成だけでなく，まれな部位（副腎，門脈，皮膚）での血栓形成の原因ともなる。
- ごくまれに，PF4 以外の因子（NAP-2，IL 8）に対する抗体が HIT 発生に関与する場合がある。
- ヘパリンによる血栓形成の頻度は抗体形成の頻度よりはるかに低いが，PF4/ヘパリン複合体に対する抗体が形成された患者の 10% 弱では血栓症が起こりうる。
- 通常，HIT の発生から数週間～数ヶ月で PF4 抗体値は検出限界以下まで低下し，二次反応は起こらない。

検査診断

- 臨床症状から HIT が疑われたら検査を行うべきである。HIT で産生される抗体は，PF4 依存性抗原免疫アッセイ（ELISA による PF4-ヘパリン抗体測定）や血小板活性化，凝集による機能的分析（セロトニン放出試験）で測定できる。どちらの検査も感度は非常に高いが，特異度は低い。
- 5～100日前にヘパリンを投与されていた患者では，しばしば HIT 抗体が陰性となる。ICU では HIT の発生はまれ（0.3～0.5%）であるが，他の原因による血小板減少はよく起こる（30～50%）。

臨床診断

- 臨床的な異常（血栓の有無によらず血小板数の減少）と HIT 抗体陽性によって診断する。
- HITTS はヘパリンを投与されている患者の 1% 未満で発生する。血小板数が 20×10^9/L（$2 \times 10^4/\mu L$）まで低

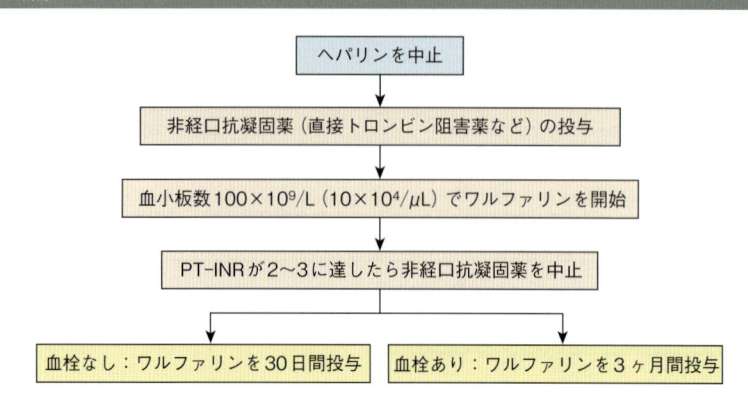

図 68-2　HITTS の治療アルゴリズム

```
ヘパリンを中止
    ↓
非経口抗凝固薬（直接トロンビン阻害薬など）の投与
    ↓
血小板数 100×10⁹/L（10×10⁴/μL）でワルファリンを開始
    ↓
PT-INR が 2〜3 に達したら非経口抗凝固薬を中止
    ↓
血栓なし：ワルファリンを 30 日間投与 ／ 血栓あり：ワルファリンを 3ヶ月間投与
```

下すると動静脈血栓ができる。HITTS の死亡率は 20% である。
- ヘパリンの単回投与を受けた HIT 患者の約 25% が何らかの症状（発熱，悪寒，呼吸困難，高血圧）を呈する。一過性全健忘や心肺停止の報告もある。HIT 患者の 5〜15% で代償性播種性血管内凝固が起こる。
- 通常 5〜10 日のヘパリン投与後でなければ血小板減少は起こらない。HIT の 90% の症例では血小板数は 150×10^9/L（15×10^4/μL）まで低下し，最低値の中央値は 55×10^9/L（5.5×10^4/μL）である。
- 出血がみられたり，血小板数が 10×10^9/L（1×10^4/μL）以下の場合，輸血後紫斑病など他の疾患の可能性がある。
- 最近 100 日以内にヘパリン投与を受けた患者では，ヘパリン再投与後 1 日以内に血小板数が低下することがある。

HIT の治療

- 直ちにヘパリンを中止し，100×10^9/L（10×10^4/μL）以下やヘパリン投与前の血小板数の半分以下にまで低下する症例では再投与を行わない。
- 4〜6 日以内に，血小板数は正常値まで回復する。
- HIT により血栓症が起こる可能性があるため，ヘパリンの代替となる抗凝固療法が必要となる。非経口投与薬剤で治療を開始し，その後ワルファリンに変更する。
  - 直接トロンビン阻害薬（direct thrombin inhibitors：DTI）の lepirudin やアルガトロバン，またヘパリン類似物質(訳注)やダナパロイドが使用される。HIT の患者はダナパロイドナトリウムと交差反応を起こすことがある（in vitro では 10%，in vivo ではより低頻度）。血小板数が 100×10^9/L（10×10^4/μL）に戻るまでは DTI の投与を継続すべきである（その時点でワルファリンの投与を開始し，INR 2〜3 を目標にする）。
    訳注）わが国では外用薬のみ容認。
  - bibalirudin とフォンダパリヌクスは HIT 治療の治験用新薬である。
    - フォンダパリヌクスは五糖類で抗トロンビン作用を促進し，抗第 Xa 因子活性をもつ。ヘパリンから派生した合成化合物であるが，HIT 抗体を産生しない。HIT を疑う症例，確定診断症例に問わず安全に使用されている。
  - 拮抗薬はない。ヘパリンの代替薬剤による治療で出血が起こり，その対応に難渋することがある。直接トロンビン阻害薬は血漿半減期が短いため，比較的早期に症状が改善する。
  - 代替の抗凝固薬で HIT の治療を行っているにもかかわらず，5〜20% の症例では新たな血栓が形成されることがある。
- 予防的な血小板輸血は相対的禁忌である。
- 経口抗凝固薬は直接トロンビン阻害薬と併用する場合のみ使用する。
  - HIT の中で特に血栓症を合併する患者では，トロンビン形成が増加することがあり，プロテイン C が消費される。このような患者に対し，抗トロンビン作用をもつ非経口抗凝固薬を併用せずにワルファリンを投与

すると，ビタミンKの拮抗作用によりプロテインCがさらに低下するため，血栓症が増悪し皮膚壊死の誘因となる。
▶血小板数が回復している場合でも，血栓形成の危険性を回避するため，ワルファリンの投与を最低30日間継続する。血栓症を合併した患者では，ワルファリンによる抗凝固療法を最低3ヶ月間継続する。

HIT治療の適応となっている薬物

抗凝固薬	投与量（治療域）	薬物動態（t1/2）	解説
ダナパロイドナトリウム（Orgaran®）	初回単回投与（体重補正）： <60 kg：1,500 U 60〜75 kg：2,250 U 75〜90 kg：3,000 U >90 kg：3,750 U 持続静注：400単位/hr×4時間投与後，300単位/hr×4時間投与，その後200単位/hrで投与する。抗第Xa因子活性値を適宜測定する（0.5〜0.8抗第Xa因子単位/mL）	腎代謝 25時間：抗第Xa因子活性 2〜4時間：抗第IIa因子活性	米国以外の国で承認されている *in vivo*で交差反応性の可能性が報告されており（ただしまれであり，*in vitro*では確かめられていない），米国の市場からは回収された 抗凝固モニタリングは必ずしも必要ではないが，極端に小柄または大柄な患者，腎障害がある患者，重度の血栓症で四肢切断の危険性がある患者に行うことが推奨される
lepirudin（Refludan®）	初回単回投与：0.4 mg/kg 持続静注：0.15 mg/kg/hr（目標aPTTは基準値から1.5〜2.5倍） 重篤な血栓症がない場合やHIT I型の治療の際には初回単回投与を行わずにaPTT 1.5〜2倍を目標とするのがよい	腎代謝：80分	HIT血栓症に対する適応がFDAで認可されている 腎障害患者では血中濃度半減期が著明に延長する 本剤での治療中に40〜60％の患者で抗ヒルジン抗体が産生されるが，通常，臨床的には問題とならない 本剤で治療を繰り返している患者で，アナフィラキシーが報告されている
アルガトロバン（Novastan®）	初回単回投与を行わず2 μg/kg/min（目標aPTTは基準値の1.5〜3倍）	肝胆汁排泄：40〜50分	HIT血栓症の予防および治療の適応がFDAで認可されている（どちらの適応でも投与量は同じである） 本剤投与でINRが延長するため，本剤とワルファリンとの併用時には，INRを指標とした治療域が高くなることが報告されている
bibalirudin（Angiomax®）	初回単回投与を行わず0.15〜0.2 mg/kg/hr（目標aPTTは基準値の1.5〜2.5倍）	酵素代謝＞腎代謝 25分：腎機能が正常な場合 57分：腎機能が高度に低下している場合	米国ではHITではなく，PCIの際の抗凝固薬として認可されている HIT患者の心臓外科手術で使用する際には，半減期が短く，酵素で代謝される点において，lepirudinよりも理論的には優れているとされる（現在，臨床試験中である）
フォンダパリヌクス（Arixtra®）	投与量は不明	腎代謝：17〜20時間	整形外科手術後のDVT予防に適応がある *in vitro*の検査では，HIT抗体に対する交差反応性は確認されていないため，理論的にはHIT患者への使用は有効であろう（ただし，本剤のHITに対する臨床研究はまだ行われていない）

● 参考文献
www.TheAnesthesiaGuide.com を参照

（伊藤裕之）

第69章
麻酔後回復室（術後回復室）でよくある問題と退出基準

Jan Boublik

緊急事象	
気道	気胸，気道閉塞，血腫
呼吸	低換気，肺血栓塞栓症，低酸素血症
循環	低血圧/高血圧，心筋梗塞，不整脈，慢性心不全，心タンポナーデ
内分泌/代謝	全身性炎症反応症候群/敗血症，副腎不全，甲状腺疾患，アナフィラキシー，麻酔薬残存
その他	術後悪心・嘔吐，外傷，精神状態変化/術後認知障害

術後悪心・嘔吐（9.8%），気道閉塞（6.8%），低血圧（2.8%）が最もよくみられる。

気道と呼吸器系		
上気道閉塞	低換気	低酸素血症
喉頭筋緊張低下	麻酔薬や筋弛緩薬残存	無気肺，横隔膜損傷/麻痺
筋弛緩残存	術後オピオイド	誤嚥
気道浮腫/外傷	肥満，閉塞性睡眠時無呼吸	喘息/慢性閉塞性肺疾患増悪
分泌物	未熟児/新生児	急性肺障害/急性呼吸促迫症候群
喉頭痙攣	固い腹部固定/腹部コンパートメント症候群	気胸，胸水
声帯麻痺，披裂軟骨脱臼		肺炎
気道異物		慢性心不全，水分過多
不安		

A. 診断と治療（一般的なもの）
- 気道，呼吸，循環の評価
- 吸入酸素濃度，呼吸回数を上昇させる。酸素飽和度93〜97%（動脈血酸素分圧80〜100 mmHg）を目標に非再呼吸式マスクやショベルマスクの使用を考慮する。
- 下顎挙上，顎挙上，経口/経鼻エアウェイ留置や陽圧換気を考慮する。
- 病歴，手術室内と術後経過，輸液量，投与薬物をチェックする。
- 非侵襲的人工換気（持続的気道陽圧や二相性陽圧呼吸）もしくは気管挿管を考慮する。
- 血液ガス分析，胸部X線を考慮する。

B. 特殊状況下での治療

術後回復室での一般的な呼吸器系事象

状態	診断	治療：想定される原因	治療
低換気	十分なガス交換のための換気が不十分（炭酸ガス分圧が高い，呼吸性アシドーシス）	筋弛緩残存 オピオイド過量投与 吸入麻酔/静脈麻酔薬残存 固い腹部固定 OSA/肥満 痛みによる呼吸難 未熟児/新生児	ACh 阻害薬を投与 ナロキソン 20～40 μg 静注 患者を覚醒させる 固定の解除 CPAP/BiPAP をつけ直す 疼痛コントロール オピオイドを避け他の方法を考慮
上気道閉塞/喘鳴	●浮腫/外傷，声帯麻痺，披裂軟骨脱臼 ●分泌物（血液/水様性） ●気道異物（疑い）	●ガスの加湿，ステロイド，ラセミ型アドレナリンを噴霧器で投与 ●分泌物吸引/glycopyrrolate 投与 ●重度の浮腫/外傷には再挿管 ●声帯麻痺，披裂軟骨脱臼，気道異物除去は耳鼻科にコンサルト	
喘息/COPD 増悪喘息	●喘鳴聴取	●サルブタモール/サルブタモールネブライザー，ステロイド，クロモグリク酸ナトリウム，アミノフィリン。最終手段はアドレナリン ●CPAP/BiPAP，重症気管支攣縮には再挿管	
喉頭痙攣	●不随意的な喉頭収縮筋と声帯の緊縮 ●リスク因子：若年者，上気道呼吸器感染，胃食道反射障害，OSA/肥満，耳鼻科手術	●陽圧呼吸 ●重症例ではプロポフォール 10～20 mg かスキサメトニウム 0.1 mg/kg 投与 ●陰圧性肺水腫に注意（40％の症例）	
無気肺	●呼吸音減弱，胸部 X 線で透過性低下	●インセンティブ・スパイロメトリー ●体位をとり直す ●N-アセチルシステイン吸入や肺理学療法 ●CPAP/BiPAP	
肺水腫	●心電図（S1Q3T3 訳注） ●下肢 Doppler ●食道/胸壁エコー ●胸部の血管断層撮影 ●換気/血流スキャン（疑いが強ければ）	●輸液量に注意，侵襲的モニタリング，血管作動薬を考慮 ●抗凝固療法，下大静脈フィルターを考慮 ●血栓除去/溶解療法を考慮	
急性肺傷害/急性呼吸促迫症候群 輸血関連急性肺障害	●心不全のない急性呼吸不全 ●両側性胸部浸潤陰影 ●急性肺障害 P/F 比＜200，急性呼吸促迫症候群 P/F 比＜300	●肺保護的換気（1 回換気量＝5～7 mL/kg） ●基礎疾患の治療	
気胸/血胸，胸水	●胸部 X 線	●胸腔穿刺，胸腔ドレーン留置 ●血胸なら外科的診断的切開	
不安による喘鳴 （Munchausen 喘鳴）	●突発性の吸気時喘鳴（フローカーブは正常） ●リスク因子：女性，不安，胃食道反射異常，A 型気質	●患者教育，ベンゾジアゼピン	

COPD：慢性閉塞性肺疾患，OSA：閉塞性睡眠時無呼吸，CPAP：持続的気道陽圧，BiPAP：二相性陽圧呼吸
訳注）S1Q3T3：心電図，第 3 誘導に Q 波と陰性 T 波を示す所見。

心血管系合併症

A. 低血圧
循環血液量不足（前負荷），血液分配異常（後負荷）もしくは心原性（ポンプ不全）

心血管系事象	
血管内容量不足	外科的出血 持続性の体液喪失 体液の間質への移動 消化管前処置 消化管出血
毛細管透過性亢進	敗血症 熱傷 輸血関連急性肺障害
血管緊張低下	敗血症 アレルギー反応（アナフィラキシー，アナフィラキシー様） 副腎不全，脊髄ショック（脊髄損傷，医原性，高位脊髄麻酔） 薬物投与（アンギオテンシン変換酵素阻害薬）
心拍出量低下	心筋虚血 心原性不整脈 血管疾患 心タンポナーデ 心外膜炎 肺血栓塞栓症 緊張性気胸 薬物性（β受容体遮断薬，カルシウムチャネル阻害薬）

特殊な状況での管理

術後回復室でよくみられる心血管系事象		
状態	診断	治療
循環血液量不足	●頻脈，血圧低下 ●中心静脈圧/肺動脈楔入圧低下 ●血圧波形の呼吸性変動 ●尿量低下	●輸液負荷/輸血 ●原因究明（出血，多量の胃液排泄，利尿）
出血	●頻脈，循環血液量不足 ●貧血 ●ドレーンからの血性排液	●輸液/血液製剤負荷 ●手術室へ戻ることを考慮
敗血症	●頻脈，循環血液量不足 ●発熱，白血球増加 ●乳酸アシドーシス	●輸液負荷 ●培養，広域スペクトル抗菌薬投与 ●血管収縮薬（ノルアドレナリン 5〜20 μg/min，バソプレシン 0.01〜01 U/min）
心筋虚血	●12誘導心電図 ●心筋酵素測定 ●食道/胸壁エコー ●リスクの層別化 　低：45歳以下，心疾患なし，心血管病変の臨床的リスク因子が1項目以下 　高：症候がなくとも評価すべき	●アセチルサリチル酸，β受容体遮断薬，安定していれば，ニトログリセリン投与 ●術後に循環器医にコンサルト ●輸液量注意 ●ヘパリン投与を外科医と協議 ●左心カテーテル ●変力薬/血管収縮薬/大動脈バルーンパンピングを考慮

状態	診断	治療
不整脈	●12誘導心電図，心筋酵素測定 ●電解質，血液ガスチェック ●心房性頻脈：10%の大手術（非心臓手術），悪性の心房性頻脈は死亡率増加と入院期間が延長 ●心室性頻脈：大半が交感神経刺激の亢進による心室期外収縮 ●心房細動 ●医原性（薬物性：β受容体遮断薬，抗コリンエステラーゼ拮抗薬，オピオイド，デクスメデトミジン）または術式/患者側要因（腸管膨満，頭蓋内圧/眼圧亢進，脊髄くも膜下麻酔によるT_1〜T_4の心拍促進線維のブロック）であることが多い	●原因治療，二次救命処置施行 ●循環器医にコンサルト ▶頻脈： 　除細動 　電解質補整 ▶心房細動：β受容体遮断薬やカルシウムチャネル拮抗薬，血行動態不安定なら除細動で心室調律をコントロール ▶徐脈：アトロピン/ドパミン/アドレナリン投与による心室期外収縮経皮的/経静脈ペーシング
肺血栓塞栓症	●心電図（S1Q3T3 訳注） ●下肢Doppler ●血管断層撮影 ●経食道/経胸壁心エコー	●輸液注意，侵襲的モニタリング ●抗凝固療法 ●変力薬/血管収縮薬を考慮 ●血栓除去/溶解療法，下大静脈フィルターを考慮
アナフィラキシー	●頻脈，血管拡張性ショック ●血清トリプターゼと好酸球チェック	●原因薬物の除去 ●輸液 ●ジフェンヒドラミン，アドレナリン，ステロイド投与
薬物		●薬物投与中止，拮抗薬投与（例：モルヒネに対するナロキソン）
気胸	●患側の呼吸音消失と肺陰影消失	●胸腔穿刺（緊張性気胸の場合は救援療法），胸腔ドレーン挿入，必要なら手術
心タンポナーデ	●Beckの三徴（低血圧，頸静脈怒張，心音減弱） ●奇脈 ●心電図上の非特異的な変化 ●心拡大（胸部X線） ●超音波	●頻脈と高い前負荷と後負荷 ●心膜穿刺 ●外科的ドレナージを考慮
うっ血性心不全	●両肺底部の湿性ラ音，泡沫状喀痰 ●肺血流再分布，肺水腫の所見（胸部X線） ●心拍出量低，充満圧上昇	●酸素投与 ●利尿薬 ●ジゴキシン/変力薬
測定ミス	●誤ったカフサイズ/トランスデューサの位置 ●減衰過剰/減衰不足 ●トランスデューサの故障	●カフサイズを適切にする ●用手的血圧計測 ●動脈圧波形のチェック

訳注）S1Q3T3：心電図，第3誘導にQ波と陰性T波を示す所見

B. 高血圧

内頸動脈内膜剝皮術と頭蓋内手術の術後にもっとも起こりやすい。

術後高血圧の原因	
術前高血圧	交感神経活動の亢進（疼痛，不穏，尿閉，腸管膨満，高二酸化炭素症）
動脈血低酸素症	薬物リバウンド
振戦	頭蓋内圧亢進
覚醒時の興奮	循環血液量過多
内分泌的事象（甲状腺クリーゼ，褐色細胞腫）	測定ミス（例：不適切なカフサイズ）

診断と一般的な治療
●基礎疾患の治療

- 可及的な服薬の再開
- 初期対応として，10分ごとにラベタロール 5～30 mg 静注，ヒドララジン 2.5～20 mg を強制的に 10～20 分ごとに静注，メトプロロール 2.5～10 mg を 5 分ごとに単回投与する。
- 重症の高血圧なら，血管拡張薬を考慮（ニトロプルシド 0.25～10 μg/kg/min，ニカルジピン 5～15 mg/hr）。エスモロール（負荷量 0.5～1 mg/kg 続いて 50～300 μg/kg/分で点滴静注），もしくはジルチアゼム（負荷量 2 分以上かけて 0.25 mg/kg，続いて 5～15 mg/hr で点滴静注）も考慮する。

術後の腎機能障害事象

多くは術前からある腎機能障害が術中の傷害により修飾される，多因子的なものである。

腎機能傷害の病因		
腎前性	腎性	腎後性
循環血液量不足	急性尿細管壊死	尿カテーテルの閉塞や異常
低心拍出量	造影剤	尿管閉塞（凝凝血塊や結石）
腹腔内圧上昇	横紋筋融解	外科的な尿管損傷
腎血管閉塞/破裂	溶血	
肝腎症候群	腫瘍溶解（尿酸結晶）	

A. 診断と治療

尿管カテーテル閉塞，解剖学的閉塞/損傷/外傷（外科医と協議する）などの可逆的な原因による乏尿（0.5 mL/kg/hr 以下の尿量）に焦点をおく。

- 血管内容量不足に対して，輸液負荷を行い，外科的出血を除外し，赤血球濃厚液輸血を考慮する。
- 乏尿により尿細管再吸収が影響されていないかを評価するためにフロセミドの投与を考慮する。
- 閉塞を評価するために膀胱の超音波検査を考慮する。
- 造影剤による腎症を想定して，積極的な輸液負荷を行う（3 mL/kg/hr で炭酸水素ナトリウムを 1 時間かけて投与，続いて 1 mL/kg/hr で 6 時間投与）。術中に投与しないなら，N-アセチルシステインを投与する（経口：造影剤が 1 度だけなら 1,200 mg 投与。あるいは造影剤投与前後に 600 mg を 12 時間ごとに投与。静注：150 mg/kg を生理食塩水 500 mL に入れて 30 以上かけて造影直前に投与し，続いて 50 mg/kg を 500 mL に入れて 4 時間以上で投与）。
- 腹腔コンパートメント症候群が疑われたら，膀胱内圧を測定する。
- 横紋筋融解のリスク因子を評価する；積極的な輸液負荷，アルカリ化，ループ利尿薬やマンニトールの投与を考慮する。

神経系事象		
譫妄	・50歳より高齢の患者の10%に最初の5病日でみられる（股関節手術で35%，両側人工膝関節置換で41%） ・リスク因子：70歳より上，術前の認知障害機能低下，アルコール乱用，術後譫妄の既往	・診断と治療 ▶基礎疾患と代謝（肝臓，腎臓）障害を評価 ▶医原性因子を除外（疼痛，薬物，不適切な水分管理，低酸素症/高二酸化炭素症，電解質異常）
覚醒時興奮	・全身麻酔からの覚醒時に起こる一過性意識障害（通常，覚醒の10分以内），2～4歳幼児で最も多い ・考えられる病因：急な覚醒，術式，術後痛，術前不安，気質，補助的な薬物	・予防が最良の治療。術前の不安，術後痛の不安を除去し，患者にストレスのない環境をつくる
覚醒遅延	代謝性の原因	神経性原因	薬物学的原因
	低体温	頭蓋内圧亢進	筋遮断薬の残存
	低血糖	脳卒中	オピオイド，ベンゾジアゼピンによる鎮静の残存
	電解質異常	てんかん	中枢性コリン作動性の鎮静

術後悪心・嘔吐

- 予防しなければ，平均頻度は20～30%である。
- 患者の満足度に悪影響を与える。
- 術後回復室の滞在が遷延し，予定外入院のためにコストが増える。
- 誤嚥，創裂開，食道破裂などの重篤な合併症や網膜剥離なども起こりうる。

A. 病態生理

- 多因子的である。
- 催嘔吐性中枢は髄質の外側網様体にあり，化学受容器CTZ (chemoreceptor trigger zone)，前庭器官，小脳，孤束核や大脳皮質からの刺激を受け取る。
- 受容体には，ドパミン，アセチルコリン，ヒスタミン，セロトニン受容体がある。

B. 術後悪心・嘔吐を軽減させるのに推奨される方法

簡略化したリスク因子

- 女性
- 術後悪心・嘔吐や乗り物酔いの既往
- 非喫煙者
- オピオイドの術後使用を予測する

推奨される術後悪心・嘔吐の予防策

リスク因子数	予防しない場合の術後悪心・嘔吐の頻度（%）	推奨される方法
0	10	なし
1	20	デキサメタゾン
2	40	デキサメタゾン＋5-HT_3受容体拮抗薬
3	60	完全静脈麻酔＋デキサメタゾン＋5-HT_3受容体拮抗薬
4	80	完全静脈麻酔＋デキサメタゾン＋5-HT_3受容体拮抗薬＋ドロペリドール

5-HT：セロトニン

- 導入後にデキサメタゾン10 mg静注。末梢での疼痛と熱感を引き起こす原因になるので，覚醒している患者には投与しない。
- 5-HT_3受容体拮抗薬：手術終了30分前にオンダンセトロン4 mgを静注する。
- 完全静脈麻酔：吸入麻酔薬と笑気の使用を避けて，プロポフォールを点滴投与する。
- ドロペリドール：手術終了時に0.625 mg静注。**注意**：FDAの特記事項には，ドロペリドールはQT間隔の延長に関連するとある。ただし，術後悪心・嘔吐の予防に少量投与するのは著明なQT間隔延長とは関連しない。

術後回復室退室/ケアの切り替え

退室基準は患者の疾患/合併症，回復経過や術後のケアレベルに合わせる。一般的に適用できる項目は以下のとおり。

- 患者が覚醒している，術前の精神状態まで回復している。
- 気道を維持し，誤嚥を防ぎ，十分な酸素化と換気予備力を維持するだけの気道反射や運動機能が回復している。
- バイタルサインが安定している（通常は術前値の20%以内）。
- 特定の基準が満たされた場合のみ退出させる。
- 外来手術患者は責任のある成人とともに退院させ，緊急時の電話番号とともに術後ケアの指示をもたせてから退院させる。

- スコアシステムは退室判断の文書化を助ける。
- 医師は退出に責任をもつ。
- 排尿し，飲水ができ，体液保持ができることは退室には求められない。退室までの時間を強制的に短くするような努力はしないこと。

A．スコアリングシステム
患者間で多様性が大きいので，臨床的判断を用いる。

術後回復室退室スコアリングシステム	
Aldrete 改良スコア	麻酔後退室スコアリングシステム
呼吸 2：深呼吸と咳ができる 1：呼吸困難/浅い呼吸 0：無呼吸	バイタルサイン 2：血圧が術前値の+20% 以内 1：血圧が術前値の+20〜40% 以内 0：血圧が術前値の+40% 以上
酸素化 2：酸素飽和度92% 以上（室内気下） 1：酸素90% 以上の維持に酸素投与が必要 0：酸素投与下でも酸素飽和度90% 以下	活動 2：歩行安定，目眩なし，術前レベルまで回復 1：介助を必要とする 0：歩行不可
意識 2：完全覚醒 1：呼名で覚醒 0：反応なし	悪心・嘔吐 2：最少/経口投与薬で治療できる 1：中等度/非経口投与で治療できる 0：重度/治療しても悪心・嘔吐が継続
循環 2：血圧術前値の±20 mmHg 1：血圧術前値の±20〜50 mmHg 0：血圧術前値の±50 mmHg	疼痛 経口薬でコントロール可能/患者は耐えられるか 2：はい 1：いいえ
活動性 2：四肢を動かせる 1：二肢だけ動かせる 0：上下肢動かせず	出血 2：最少/ガーゼ交換不要 1：中等度/ガーゼ2枚まで交換 0：重度/ガーゼ3枚以上交換
スコア9点もしくはそれ以上で退室	スコア9点もしくはそれ以上で退室

- 参考文献

www.TheAnesthesiaGuide.com を参照

（本田　完）

Part V
特殊手術の麻酔

第70章
整形外科的手技；
骨セメントや駆血帯の合併症

Arthur Atchabahian

整形外科手術

A. 日帰り手術
- 末梢手術のほとんどは日帰りで行うことができる。
- 区域麻酔，末梢神経ブロック，脊髄幹麻酔を行う。
    - ▶単回投与法あるいは持続投与法による末梢神経ブロックの利点
        - ■末梢神経ブロックと監視下鎮静管理下で手術を行え，回復室入室は必要ない。
        - ■術後鎮痛が得られる。
    - ▶脊髄くも膜下麻酔には少量のブピバカインやchloroprocaineを使用する。退院前に排尿できる必要はない。
- 術後悪心・嘔吐を予防する。術後悪心・嘔吐は，術後疼痛とともに予定外入院のおもな原因である。

B. 手術体位による問題
- 仰臥位
    - ▶過伸展による腰痛に注意する。
    - ▶肘部での尺骨神経圧迫のリスクを伴う。
    - ▶肩関節は90°以上外転しない。
- 牽引ベッド（大腿骨骨折，前方進入法による股関節置換術，股関節鏡）
    - ▶会陰部の圧迫に注意する。
    - ▶術側上肢は胸のうえにおく。
        - ■クッションをはさむ。
        - ■輸液路の良好な滴下を確認する。
- 側臥位（股関節置換術，肩関節手術，肘関節手術）
    - ▶頸部を中間位に保つ。
    - ▶下側眼球の圧迫がないことを確認する（障害のリスクが高い）。
    - ▶肩への荷重を逃すように「腋窩枕」を挿入する：枕と腋窩の間に手が入るよう尾側に枕をあてがう。
    - ▶術側の上肢は手台に乗せる。神経を圧迫しないよう十分に除圧する。

- 腹臥位（脊椎手術）
  - （各種固定具で）頭部を固定する際は，眼球圧迫のないよう頸部を中間位とし，頸を捻らない。
  - 長時間手術は失明のリスクを伴う（第62章参照）。
  - 体重を支える面積をできるだけ広くする。
  - 呼吸運動と静脈還流を妨げないよう腹部と胸部の圧迫を避ける；腸骨稜と胸郭上部で身体を支える。
  - 外性器と乳房が圧迫されていないことを確認する。
  - 肩関節は90°以上外転しない。
- 座位（肩関節手術）
  - 頭部と頸部の固定を確認する。
  - 呼吸機能が改善する。
  - 上肢（時には下腿）とWillis動脈輪（外耳孔の高さ）の血圧には較差がある；脳虚血のリスクに注意する。

C. 術後鎮痛
- 骨と関節の術後は特に痛みが強い。
- 鎮痛法の併用がポイントである
  - 区域麻酔法
  - オピオイド
  - 非ステロイド性抗炎症薬，シクロオキシゲナーゼ-2阻害薬（脊椎固定術では避ける）
  - アセトアミノフェン
  - ガバペンチンやプレガバリン
  - 低用量ケタミン
- 四肢切断術後のポイント
  - 幻肢痛の予防
  - 麻酔科医か外科医による末梢神経カテーテル留置
  - 鎮痛法の併用療法

D. 出血
- 特に脊椎手術，肩関節手術，股関節手術，腫瘍切除術は大量出血をきたしうる。
- 外科医と術式を検討する。
- 大量出血のリスクを伴う症例では，手術開始前に血液交差適合試験の結果と輸血の準備を確認する。
- **自己血を貯血し**（必要に応じてエリスロポエチンを投与する），**セルセーバーを使用する**。等容積性血液希釈法はほとんど行われない。
- **トラネキサム酸**（膝関節置換術，股関節置換術，脊椎手術で抗線溶薬を使用する）
  - さまざまな投与法がある。一例としては，皮膚切開前に10 mg/kgの静脈内単回投与を行い，以後は下記のとおり継続投与する。
    - 脊椎手術では手技終了まで10 mg/kg/hr
    - 股関節置換術では手技終了まで1 mg/kg/hr
    - 膝関節置換術では手術終了6時間後まで1 mg/kg/hr

E. 脂肪塞栓
- 死亡率は10〜20%である。
- 長管骨や骨盤骨折後72時間以内に起こるのが典型例である。
- 呼吸困難，意識混濁，点状出血が三徴である。
- 遊離脂肪酸濃度が上昇して肺胞-毛細血管間膜に有害作用を及ぼし，血管作動性アミンやプロスタグランジンが分泌されて急性呼吸促迫症候群が起こる。
- 脳の毛細血管障害と浮腫による神経学的症状（興奮，錯乱，昏迷，昏睡）を認める。
- 診断
  - 胸部，上肢，腋窩，結膜に点状出血を認める。

- ▶網膜，尿中，喀痰中に脂肪滴を認める。
- ▶血小板減少と凝固時間延長，あるいはどちらか一方を認める。
- ▶血清リパーゼ活性が上昇することがあるが重症度とは相関しない。
- ▶胸部X線像に異常を認めない軽度の低酸素血症から，肺野にびまん性の斑状浸潤影を伴う重篤な低酸素血症まである。
- ▶全身麻酔中は呼気終末二酸化炭素濃度低下，経皮的酸素飽和度低下，肺動脈圧上昇を認める。
- ▶心電図上はST変化と右室ストレインパターンを認める。

F. 腸骨採取
- 一般的に全身麻酔下で施行され，ドレナージを24～72時間行う。
- 麻酔科医が配慮すべき問題
  - ▶術後鎮痛（しばしば手術部位よりも採骨部の痛みが強い）
  - ▶神経障害（臀神経，外側大腿皮神経，肋下神経，腸骨下腹神経）から慢性痛をきたしうる。
- 鎮痛の選択肢
  - ▶局所浸潤麻酔
  - ▶局所麻酔薬の持続注入（閉創に際して外科的に骨周囲，骨膜下へカテーテルを留置する）
  - ▶腹横筋膜面ブロックと必要に応じてカテーテル留置

骨セメント

メタクリル酸メチル「セメント」は（膝関節置換術や股関節置換術において）人工関節を骨へ固定するために使用され，骨欠損部の補填に用いられることもある（病的骨折，椎体形成）。同種骨移植で使われるリン酸カルシウムセメントとは異なるものである。

A. 利点
- 生体適合性が非常に高い。
- 海綿骨と基質骨の間で迅速に重合硬化する。
- 人工関節と骨の間の力を均等に分散させる。
- 熱産生により神経終末が破壊されて局所鎮痛が得られる。

B. 欠点
- 化学反応に伴う熱産生により接着部の骨芽細胞を死滅させる。
- 致命的となりうる重篤な副作用がセメント充填時に起こりうる。

C. 骨セメントの副作用
- ほとんどが股関節置換術中の大腿骨骨幹内セメント圧入時に起こるが，その他にも人工臼蓋のセメント固定時や膝関節置換術の駆血帯解除時に起こる。
- 骨幹内にセメントを充填してインプラントを打ちこむと，セメントが骨髄内へ押し込まれる。
- 開窓された大腿骨内の髄内圧が上昇すると，メタクリル酸メチルモノマー，空気，骨片，骨髄内容，脂肪，血栓形成成分（フィブリンと血小板）などの塞栓が起こりうる。
- ヒスタミン遊離と補体活性化も関与する。

D. （セメント使用時に認められる）術中徴候
- 低血圧
- 低酸素血症
- 血管拡張
- 気管支収縮
- 循環虚脱や心停止
- 低酸素血症を伴う術後の意識混濁は同様の病態によって生じている可能性がある。

E. リスク因子
- 患者要因（重症度を高める）
  - ▶ 肺高血圧
  - ▶ 重症心疾患（NYHA ⅢまたはⅣ）
  - ▶ 骨粗鬆症
  - ▶ 病的骨折
  - ▶ 転子間骨折
- 手術要因（発生率を高める）
  - ▶ 初回手術であること。
  - ▶ 大腿骨へ長いインプラントを挿入すること。
  - ▶ セメントを液状のまま充填すること。
  - ▶ 遠位骨髄をセメントプラグで塞がないこと。

F. 治療
- 100% 酸素を投与する。必要であれば気管挿管や呼吸補助を行う。
- 必要に応じて昇圧薬を投与する（エフェドリン，フェニレフリン）。
- 積極的に輸液を行う（循環血液量減少が疑われる場合）。
- 気管支拡張薬を投与する（サルブタモール吸入，イプラトロピウム吸入，テルブタリン皮下注）。

G. 予防法
- 麻酔管理
  - ▶ セメント使用時は監視を強化する。リスクの高い症例では侵襲的なモニタリングも考慮する。
  - ▶ 術中は適正な循環血液量を維持する。
  - ▶ 臼蓋や大腿骨にセメントを充填する際は，吸入酸素濃度を 100% に上げる。笑気を投与しない。
- 手術手技
  - ▶ 骨髄を洗浄する。
  - ▶ セメント充填前に十分な止血を行う。
  - ▶ 大腿骨へ挿入するインプラントは短いものを使用する。
  - ▶ セメントを使用しない人工関節を使用する（特に大腿骨に長いインプラントを挿入する場合）。
  - ▶ 骨髄減圧のための孔を開ける（ただし大腿骨骨折のリスクが増加しうる）。
  - ▶ セメントガンを用いるか逆行性に充填する。
  - ▶ 吸引をかけながらセメントを混合する。

駆血帯

- 整形外科手術で術野の無血を目的として使用される。
  - ▶ エスマルヒバンドを使用して無血とするのが一般的である。
  - ▶ ついで，収縮期血圧より約 100 mmHg 高い圧，ふつう上肢は 250mmHg，下肢は 300 mmHg で駆血帯を膨張させる。
  - ▶ 駆血時間は上肢 90 分，下肢 120 分以内とする。
  - ▶ 駆血解除後に再駆血を行うことでリスクが軽減されるというエビデンスはない。
- （おそらく顕微鏡手術を除くと）手術時間短縮に有利というエビデンスはない。出血量軽減も明らかではなく，術後出血は不十分な止血や（低体温，低酸素，アシドーシスによる）線溶亢進で増加する。
- 駆血帯痛の機序は複雑である。
- 全身麻酔下でも完全には抑制されない：20～30 分後に心拍数と血圧が上昇する。
  - ▶ 局所麻酔下でも駆血帯痛は増強し，60～80 分後には手術操作のための十分な麻酔領域にもかかわらず痛みを感じるのがふつうである。
  - ▶ 術後痛覚過敏の可能性もある。
- 血栓塞栓症のリスクの増加

- ▶（安静やギプス固定などにより）術前に深部静脈血栓が生じていた場合，駆血開始の際に塞栓が起こりうる。重篤な肺塞栓や心停止をきたすことがある。
- ▶駆血解除時の塞栓子には術野の組織片や脂肪なども含まれ，重篤な肺塞栓や心停止が起こりうる。
- ▶特に膝関節置換術中に大腿骨へインプラントを挿入する際に，駆血中も（骨内血管経由で）塞栓が起こりうることが経食道心エコーを用いた研究で明らかにされている。
- ▶肺塞栓で右心系の血圧が上昇すると，卵円孔が再開通して塞栓子が体循環に流入することが考えられ，脳や各臓器に梗塞をきたしうる。
- ●駆血解除時には酸性の冷たい血液が還流して，$PaCO_2$ が上昇する。これは4〜5分で正常化する。
  - ▶まれに不整脈が起こる。
- ●駆血中に薬物を投与しても患肢に届かない。
  - ▶例えば，抗菌薬は駆血の5分以上前に投与する。
  - ▶麻酔導入後に患肢へ蓄積された麻酔薬が，駆血解除時に流出することも考えられる。
- ●筋肉が虚血に陥り，虚血再灌流傷害とコンパートメント症候群をきたしうる。
- ●動脈閉塞の可能性
  - ▶アテローム動脈硬化の粥腫破裂
  - ▶鎌状赤血球症
  - ▶駆血解除後に脈拍を確認する。
- ●神経障害の可能性
  - ▶発生頻度には駆血時間と術前の神経障害が関与する〔"double crush（syndrome）"〕
- ●患肢の虚血と温度低下により，術後感染が増える。
- ●禁忌
  - ▶末梢血管病変，特に四肢のステント留置術後や血管バイパス術後
  - ▶鎌状赤血球症
  - ▶神経障害の既往（糖尿病など）

●参考文献

www.TheAnesthesiaGuide.com を参照

（三宅隆一郎）

第71章
耳鼻咽喉科手術

Nasrin N. Aldawoodi, Claude McFarlane

扁桃摘出術，アデノイド切除術

A. 術前評価
- ●閉塞性睡眠時無呼吸，出血傾向，動揺歯，鎌状赤血球症の既往に注意する。
- ●閉塞性睡眠時無呼吸と扁桃肥大は気道閉塞に結びつく。
- ●口腔咽頭の観察。肥大扁桃の占拠率により，マスク換気の難度が決まる。
- ●ヘマトクリット値，アスピリンその他の抗凝固薬投与をチェックする。

- 術後悪心・嘔吐の発生率が高い。
- 経口摂取不足による脱水に対処するため，積極的な輸液を考慮する。

B. 麻酔計画
- ポイント：手術室退室までに意識が十分回復するよう，迅速な覚醒をはかる。分泌物喀出能と気道防御反射の回復がカギである。
- 閉塞性睡眠時無呼吸や扁桃肥大を認める症例では前投薬で鎮静を行わない。
- 成人では急速導入を行う。小児では笑気，酸素，揮発性麻酔薬で緩徐導入を行う。
- 経口 RAE チューブの使用を考慮する。
- オンダンセトロン，デキサメタゾンで術後悪心・嘔吐を予防する。
- 経口胃管を用いて覚醒前に胃内容を吸引除去する（血液嚥下は嘔吐を強力に誘発する）

C. 周術期管理のポイント
- 術後出血の頻度は 8％ にものぼる。24 時間以内に発生することが多いが，術後 5〜10 日で起こることもある。
- 慢性の低酸素血症と高二酸化炭素血症は気道抵抗上昇を招き，肺性心に繋がる。
- 心電図では右室肥大と不整脈に，胸部 X 線撮影では心肥大に注意する。
- 肺性心が疑われる患者は胸部 X 線撮影や経胸壁心エコーの適応と考えられる。

扁桃出血

A. 術前評価
- 成人，男性，扁桃周囲膿瘍のある患者に好発する。
- ヘモグロビン値，ヘマトクリット値（急性出血の場合は必ずしも低下しないので，出血量を循環動態に基づいて臨床的に判断する），血液凝固機能を調べる。
- 血液型を調べて交差適合試験を行う。
- 低血圧は，晩期症状である。

B. 麻酔計画
- まず酸素投与と全身管理を行う。
- 信頼できる大口径の輸液路を確保する。
- 喉頭鏡での視野確保が困難な可能性が高い：凝血塊，出血，腫脹，浮腫
- 細めの気管チューブを使用する。
- 迅速導入がよいが，血液誤嚥のおそれがある。また循環血液量減少が強い場合は循環虚脱に陥る。
- 吸引を 2 系統用意する。
- 気管挿管は頭低位で行う。
- 気道確保後に経口胃管で胃内容を吸引除去する。
- 意識と気道防御反射が完全に回復してから抜管する。

C. 周術期管理のポイント
- 再出血は術後 6 時間以内に起こることが多い。
- 出血点が不明なことがある。
- 問題となるのは通常誤嚥，循環血液量減少，挿管困難である。

鼓膜切開術，鼓膜チューブ留置術

- 再発性中耳炎の小児患者はしばしば上気道感染も併発している。
- ほとんどの上気道感染症例は手術可能である；術後酸素投与を行えばよい。
- 短時間の日帰り手術である。
- 短時間手術のため前投薬は行わない。
- 揮発性麻酔薬，笑気，酸素を用いたマスク麻酔を考慮する。

- この手術だけは輸液路を確保せずにできる。

鼓室形成術，乳様突起削開術

A. 術前評価
- 術後悪心・嘔吐の発生率が高い。
- 乳様突起削開では顔面神経のモニタリングを行う。

B. 麻酔計画
- 小児では緩徐導入か急速導入，成人では急速導入を行う。
- 顔を側方に向ける際のポジショニングに注意する。
- 術中に顔面神経モニタリングを行うので，筋弛緩薬を使用しない。
- 中耳は空気が入った膨張性を欠く閉鎖腔であるため，笑気は使用しない。
- 筋弛緩薬と笑気を使用しない代わりに高用量の揮発性麻酔薬かプロポフォールを投与する。
- 大量出血を避けるために，平均血圧を術前より20%下げる低血圧麻酔を考慮する。ただし，高用量の揮発性麻酔薬やプロポフォールにより血圧が大幅に低下した場合は，昇圧薬を投与する（フェニレフリン静注）。
- 覚醒時の体動や咳き込みを避け，深麻酔下の抜管を考慮する。
- オンダンセトロン，デキサメタゾンで術後悪心・嘔吐を予防する。

C. 周術期管理のポイント
- 平均血圧が術前より20%以上低下すると脳灌流圧低下の危険性があり，脳血管発作や一過性脳虚血発作の既往がある症例では問題となりうる。

喉頭鏡手術，気管支鏡手術

A. 術前評価
- 詳細な術前気道評価を行い，外科医とともに検討する。
- 安静時の喘鳴は重篤な気道閉塞を示す。
  ▶ 喘鳴の鑑別診断：喉頭気管軟化症，声帯麻痺，腫瘍，異物誤嚥，気管狭窄
- 仰臥位に耐えられないのは重篤な気道閉塞を示唆する。
- 術前外来における喉頭鏡検査気管支ファイバー検査所見を確認する。
- 関連部位の画像検査を確認する。
- 術中は，強い刺激が加わる時間とほとんど刺激が加わらない時間が反復する。プロポフォールやレミフェンタニルの静脈内投与を考慮する。
- 循環動態変動を最小限とするために上喉頭神経ブロックを考慮する。

B. 麻酔計画
- 前投薬を避ける（短時間手術と気道反射抑制のリスクのため）。
- 術中は，気道反射を抑制するために深い麻酔と強い筋弛緩を維持することがポイントになる。
- 麻酔下の気道内手術では気道が保護されないため，術前の制酸薬投与を考慮する。
- 唾液分泌抑制薬の投与を考慮する。
- 気道確保困難が予想される症例では，意識下の気管支ファイバー挿管や気管切開を考慮する。
- 気管挿管による全身麻酔：microlaryngeal tracheal tube（MLT）[訳注]を用いた気管挿管を考慮する。
  訳注）MLTは細い内外径，成人に適した長さ，より高用量で低圧のカフを特徴とする専用の気管チューブ。より硬く形成されており，圧迫に強い。わが国では未発売。
- 小児では緩徐導入か急速導入，成人では急速導入を行う。
- 喘鳴のある患者は呼吸しやすい体位で麻酔を導入する（例えば座位）。
- 手術終了時に意識と気道反射を迅速に回復させるのがポイントになる。
- 気管支鏡操作中の換気経路
  ▶ 硬性気管支鏡の換気口

- ▶MLT
- ▶マスクか挿管下の換気と，2〜3分間の無呼吸を反復する方法
- ▶咽頭カニューレからの高頻度ジェット換気
- 手術操作中は高流量の新鮮ガス・高い1回換気量・高濃度の揮発性麻酔薬を使用する。
- 覚醒まで気道を保護するため，手術操作終了時の気管挿管を考慮する。

C. 周術期管理のポイント
- 外科的気管切開の準備を整えておく。
- 手術室が麻酔ガスで汚染される危険性がある。

自発呼吸下の喉頭鏡，気管支鏡

A. 術前評価
- 喉頭鏡手術と気管支鏡手術の項を参照

B. 麻酔計画
- 前投薬を行わない短時間手術，自発呼吸下の気道反射抑制リスク
- 麻酔下の気道内手術では気道が保護されないため，術前の制酸薬投与を考慮する。
- 唾液分泌抑制薬投与を考慮する。
- 自発呼吸を維持するために酸素とセボフルランによるマスク導入を考慮する。
- 喘鳴のある患者は呼吸しやすい体位で麻酔を導入する（例えば座位）。
- 気管支鏡操作中の換気経路
  (1) 開放式送気法，(2) 経鼻エアウェイ，(3) 気管支鏡の換気口
  気道の汚染と人工換気ができないことが問題になる。

C. 周術期管理のポイント
- 手術室が麻酔ガスで汚染される。
- 気道確保後は全静脈麻酔への移行を考慮する。

鼻腔手術，副鼻腔手術

A. 術前評価
- 喉鼻ポリープによりマスク換気が困難になりうる。
- 鼻ポリープは喘息や慢性心不全と関連する（Samter症候群）。
- 鼻粘膜は血管に富む。
- 抗凝固薬投与や凝固能障害をチェックする。
- 閉塞性睡眠時無呼吸，冠動脈疾患の有無，鼻粘膜血管収縮薬を使用する際に起こりうる問題を評価する。

B. 麻酔計画
- 小手術に対しては鎮静薬の静脈内投与と局所麻酔あるいは前篩骨神経と翼口蓋神経のブロックの組み合わせを考慮する。
- 全身麻酔では経口RAEチューブの使用を考慮する。
- 症例の多くは鼻閉があるため，挿管までのマスク換気には経口エアウェイの使用を考慮する。
- パッドやテープで眼球を保護する。
- アドレナリンやコカインを染みこませた綿球を鼻腔内に挿入すると鼻粘膜出血が軽減される。
- 咳き込みや体動を抑えて出血を最小限とするのが抜管時のポイントになる。
- 覚醒前に外科医に経鼻エアウェイ留置を依頼する。
- 静脈麻酔への移行を考慮する。

C. 周術期管理のポイント
- 鼻粘膜血管収縮薬としてコカインを使用する場合は中毒に注意する。血圧上昇に対してβ受容体遮断薬を使用しない（第52章参照）。

レーザー気道手術
第72章を参照

頭頸部悪性腫瘍手術

A. 術前評価
- 詳細な術前気道評価を行い，外科医とともに検討する。
- 外来の喉頭鏡検査結果を確認し，気道腫瘍と声帯や披裂軟骨との位置関係を把握する。CT画像があれば確認する。
- 多くの患者は術前コントロールが必要な並存疾患を有する（慢性閉塞性肺疾患，冠動脈疾患，高血圧，栄養失調）。
- 術前の放射線治療と気道腫瘍によりマスク換気と挿管が難しくなる。
- 大量出血の可能性がある。少なくとも血液型検査と不規則抗体スクリーニング検査を行って輸血を準備する。
- 観血的動脈圧測定と中心静脈カテーテル留置を考慮する。

B. 麻酔計画
- 気道確保が困難な患者では過剰な前投薬を避ける。
- 意識下の気管支ファイバー挿管あるいは自発呼吸を残した緩徐導入を考慮する。
- 緊急気管切開に備えて器材と外科医を確保する。
- 顔面神経モニタリングを行う場合は，頸部郭清中に筋弛緩薬を投与しない。
- 顕微鏡下に遊離移植片の血管吻合を行う際は正常血圧を維持し，フェニレフリンなど血管へ直接作用する収縮薬を使用しない。血管に直接作用する拡張薬（ニトロプルシド）は，移植片の灌流圧を下げるので使用しない。利尿薬は投与せず，移植片灌流のためにヘマトクリット値を27～30％に維持する。
- 頭部挙上時に手術操作が頸動脈や頸静脈に及ぶ場合，空気塞栓に注意する。脳灌流圧が低下しないよう，正常血圧を維持する。
- 気管切開を考慮する。

C. 周術期管理のポイント
- 緊急気管切開の可能性がある。
- 両側の頸動脈洞と頸動脈体の除神経は，術後高血圧と低酸素症を招くことがある。
- 星状神経節や頸動脈洞の手術操作は血圧変動，不整脈，心停止など不安定な循環動態の原因となりうる。
- 頸動脈鞘に局所麻酔薬を浸潤させると循環動態が安定化することがある。

上顎顔面手術，顎矯正手術

A. 術前評価
- 詳細な術前気道評価を行い，外科医とともに検討する。
- 開口の程度，頸部の可動性，下顎骨の大きさと突出の程度・舌の大きさをチェックする。
- 大量出血の可能性がある。
- 少なくとも血液型検査と不規則抗体スクリーニング検査を行い輸血を準備する。

B. 麻酔計画
- マスク換気や挿管が明らかに困難な場合，意識下の気管支ファイバー挿管か気管切開を考慮する。
- 経鼻RAEチューブの使用を考慮する。
- 頭蓋底骨折の症例では経鼻挿管は禁忌である。
- 出血を軽減するため頭部はやや挙上する。骨切り術の場合，併存疾患に鑑みて安全であれば，低血圧麻酔を考

慮する（ニカルジピンまたはニトロプルシドの静注と観血的動脈圧モニタリング）。
- 眼球を保護する（パッドやテープ）。
- 気管チューブが折れ曲がる，接続がはずれる，カフが破れるなどに注意する。
- 手術終了時に咽頭パックを抜去して胃内の血液を吸引除去する。
- 気道浮腫を評価し，デキサメタゾンの投与や術後も挿管のまま管理することを考慮する。
- 顎間固定の場合は緊急時に備えて手もとにワイヤーカッターを用意する。

喉頭蓋炎

A. 術前評価
- 2〜8歳の男児に多いが，成人でも起こりうる。
- 原因：インフルエンザ菌感染
- 徴候と症状：発熱，流涎，座位をとりたがる，嚥下障害などである。
- 麻酔を行わずに喉頭蓋の直達法による視診を試みてはならない。
- 小児では，興奮による気道閉塞を避けるため，可能な限り気道確保を行ってから静脈ラインを確保する。

B. 麻酔計画
- 気管挿管下に全身麻酔を行う。
- 緊急気管切開に備えて外科医を確保する。
- 導入前は患者を座位に保つ。
- セボフルランを用いて緩徐導入を行う。
- 気管チューブは年齢相応サイズの半分の細さのものを選ぶ。
- 可能な場合は筋弛緩薬を使用しない。

C. 周術期管理のポイント
- 気道への操作は必ず麻酔をかけてから行う。
- 術後は挿管のままICUへ入室させる。
- 抜管48時間以後にもう1度手術室で直達法による視診を行い，炎症を評価する。
- 抜管の前にカフを収縮させてリークテストを行う。

（杉田大輔）

第72章
レーザー手術の麻酔

Albert Ju

基礎知識
- レーザー（laser）とは，Light Amplification by Stimulated Emission of Radiationの頭文字である。
- 高エネルギーを集中して照射することにより血液凝固が瞬時に得られ，出血軽減と健常組織温存が図れる。

レーザーの種類

種類	波長 (nm)	特徴	使用される手術
炭酸ガスレーザー	10,600	表層組織をよく気化させる 深部組織の傷害は少ない	口腔咽頭の手術 声帯の手術
Nd：YAG レーザー	1,064	より深部へ浸透する 気化よりもむしろ凝固させる	腫瘍の減量 気管内の手術
ルビーレーザー	694	黒い色素に吸収される	網膜の手術
アルゴンレーザー	515	水中を伝導する ヘモグロビンにより吸収される	血管病変

声帯手術
- 声帯の完全な筋弛緩を得る。
- 咽頭反射を抑制する。
- 口腔内分泌を抑制する（glycopyrrolate 0.2〜0.4 mg 静注）。
- 気管挿管にはレーザー手術専用気管チューブ（金属コーティング，2重カフ，細い）がよい。着色した生理食塩液でカフを膨張させる。
- 気管挿管を行わない場合は通常声門越しにジェットベンチレーションを行う。

麻酔のポイント

組織傷害
- レーザーによる医原性傷害を起こしうる。
  - ▶気胸，血管損傷，気管など管腔臓器破裂
  - ▶歯の損傷
- 眼の損傷には患者および医療者とも注意する。
  - ▶手術室の窓を覆う。
  - ▶（患者を含めて）手術室内の全員が，眼を完全に覆う防護ゴーグルをつける（眼の保護に関しては次表を参照）。
  - ▶患者の眼はテープで閉じ，パッドをあててゴーグルで覆う。

眼の適切な保護法

レーザーの種類	損傷される組織	保護法
炭酸ガスレーザー	角膜	無色のゴーグル
Nd：YAG レーザー	網膜	緑色のゴーグル
ルビーレーザー	網膜	赤色のゴーグル
アルゴンレーザー	網膜	オレンジ色のゴーグル

静脈ガス塞栓
- レーザープローブの先端を冷却するためにしばしばガスが使われる。
- 静脈ガス塞栓が起こりうる（特に腹腔鏡下の子宮手術中）。
  - ▶生理食塩液の吹送でも冷却できるが，水分過剰となりうる。
- 呼気終末二酸化炭素濃度を注意深く監視する。ガス塞栓が疑われる場合はレーザーの使用を中止し，塞栓が改善するまで循環動態安定化につとめる。

空気汚染
- 気化した生体組織の手術室内医療者による吸入が起こりうる。
- 理論上は，ウイルスなどの感染や悪性腫瘍細胞を媒介しうる。
- 高性能フィルターつきのマスク着用を考慮する。

気道内火災（気管チューブの引火）
- 気道内火災の予防法
  - ▶吸入酸素濃度を適度な酸素化に必要な最低限にとどめる（21〜40％）。

- ▶笑気を使用しない（助燃性があるため）。
- ▶専用の気管チューブを使用する（あるいは気管チューブをアルミホイルで包む）。
- ▶外科医によりカフ周辺を濡れガーゼでパッキングする。
- ▶カフをメチレンブルーで着色した生理食塩液で膨張させて，カフ破損が外科医にわかるようにする。
- 気道内火災への対応
  - ▶レーザーの使用を直ちに中止する。
  - ▶気管チューブを呼吸回路から直ちにはずす。これにより，すぐに火が消えるはずである。
    - ■火が消えしだい抜管する。呼吸回路をはずしても消火しない場合は，生理食塩液を口腔内に注ぐ。
  - ▶抜管した気管チューブを水に浸ける。
  - ▶再挿管を行う。
    - ■気道損傷により挿管が困難になりうる。気道確保困難用器具の使用を考慮する。必要な場合は外科医に気管切開を準備させる。
  - ▶気管支ファイバースコープを用いて肺損傷を評価する。手術後も挿管のままとする。血液ガス分析，胸部X線撮影を行う。気道浮腫に関する評価を行う（ステロイド投与を考慮する）。

● 参考文献

www.TheAnesthesiaGuide.com を参照

（河合 建）

第73章
眼科手術の麻酔

Manuel Corripio

基礎知識

- 眼圧に配慮する。正常眼圧は 12〜20 mmHg である。

眼圧に影響を及ぼす要因	
要因	眼圧への影響
中心静脈圧	
上昇	↑↑↑
低下	↓↓↓
動脈血圧	
上昇	↑
低下	↓
動脈血炭酸ガス分圧	
上昇（低換気）	↑↑
低下（過換気）	↓↓
動脈血酸素分圧	
上昇	0
低下	↑

- 麻酔のポイント：マスクを押しあてる圧力，不適切な腹臥位による眼球圧迫，眼球後部の出血により眼圧が上昇することがある。

麻酔薬が眼圧へ及ぼす影響

薬物	眼圧への影響
吸入麻酔薬	
揮発性麻酔薬	↓↓
笑気	↓
静脈麻酔薬	
バルビツレート	↓↓
ベンゾジアゼピン	↓↓
ケタミン	?
オピオイド	↓
筋弛緩薬	↓↓
脱分極性（スキサメトニウム）	↑↑
非脱分極性	0/↓

↑：上昇，↓：低下，?：相反するデータを表す

- 眼圧低下のメカニズム：血圧低下により脈絡膜が収縮する，外眼筋弛緩により眼球壁の緊張が低下する，縮瞳により眼房水流出が促進される。
  - ▶麻酔のポイント：スキサメトニウムは遷延性の外眼筋収縮を引き起こし，5～10分にわたって眼圧を5～10 mmHg上昇させる。これにより，以下の問題が起こりうる。
    - ■手術創や外傷創から眼球内容が脱出する。
    - ■（斜視手術の）筋緊張評価が20分間困難になる。
- 眼球心臓反射
  - ▶神経経路：求心路は三叉神経（V1），遠心路は迷走神経（X）
  - ▶好発する症例：小児，斜視手術
  - ▶徴候と症状：徐脈，心室期外収縮，洞停止などの不整脈，意識のある患者では傾眠と悪心
  - ▶予防
    - ■抗コリン作動薬投与は筋注より静注のほうが効果的である。
    - ■球後麻酔や深い吸入麻酔も有効なことがある。
    - ■外科医により局所浸潤麻酔を行う。
  - ▶治療
    - ■直ちに外科医に知らせ，血行動態が安定するまで手術操作を中断する。
    - ■換気，酸素化，麻酔深度をチェックする。
    - ■血行動態が安定しない場合はアトロピン（10 μ/kg）を静注する。
    - ■繰り返す場合は外眼筋に局所麻酔薬を浸潤させる。
- 眼球内ガスの膨張
  - ▶剥離した網膜を圧着して回復をより良好にするため，外科医が眼球内に空気やガスを注入することがある。
  - ▶空気は拡散により通常5日間で吸収される。
  - ▶笑気を投与するとガス泡が膨張して眼圧が上がる。
  - ▶笑気の血液溶解度は（空気の大部分を占める）窒素の35倍である。
  - ▶六フッ化硫黄（SF_6）は窒素や笑気よりも血液溶解度が小さい不活性ガスであり，注入効果は10日間続く。
  - ▶六フッ化硫黄が血中へ拡散するより空気中の窒素がガス泡に取り込まれるほうが速いため，ガス泡の体積は24時間で2倍になる。
  - ▶ガス泡はゆっくりと膨張するので，大量の六フッ化硫黄を注入しない限り眼圧は上昇しない。
  - ▶しかし，笑気を投与するとガス泡が急速に膨張し，眼圧が上昇する。
  - ▶笑気投与は空気注入より15分以上前に中止する。少なくとも空気注入後5日間，また六フッ化硫黄注入後

10日間は笑気を投与しない。
- 眼科の使用薬物による全身作用

薬物	作用機序	影響
アセチルコリン	コリン作動薬（縮瞳）	気管支痙攣，徐脈，血圧低下
アセタゾラミド （眼圧低下）	炭酸脱水酵素阻害薬 低カリウム性代謝性アシドーシス	利尿
アトロピン	抗コリン作動薬（散瞳）	中枢神経の抗コリン症状
シクロペントレート	抗コリン作動薬（散瞳）	見当識障害，精神症状，痙攣
エコチオフェート （縮瞳，眼圧低下）	コリンエステラーゼ阻害薬	スキサメトニウムやmivacuriumの作用延長，気管支痙攣
アドレナリン （散瞳，眼圧低下）	アドレナリン作動薬	血圧上昇，徐脈，頻脈，頭痛
フェニレフリン （散瞳，血管収縮）	α受容体作動薬	血圧上昇，徐脈，不整脈
スコポラミン （散瞳，血管収縮）	抗コリン作動薬	中枢神経の抗コリン症状
チモロール （眼圧低下）	β受容体遮断薬	徐脈，喘息，うっ血性心不全

術前

- 前投薬は患者に応じて選択する。
    - ▶小児患者はしばしば先天奇形を合併する（Down症候群，Goldenhar症候群，先天性風疹症候群など）。
    - ▶成人患者はしばしば高齢者であり，併存疾患がいくつもある（高血圧，糖尿病，冠動脈疾患など）。

モニタリング

- 患者の頭部が麻酔科医から離れるので，経皮的酸素飽和度測定や呼気二酸化炭素濃度測定がきわめて重要である。
- 気管チューブが折れ曲がる，呼吸回路がはずれる，事故抜管などが起こりやすい。
- あらかじめカーブがついたRAEチューブを使用すると，チューブの折れ曲がりや閉塞のリスクを最小限にとどめられる。
- 不整脈が起こりやすい（眼球心臓反射）。心拍モニター音に注意し，心電図を監視する。
- 乳児は，全身が覆布で覆われ体表の露出がわずかなため，通常は体温が上昇する。

導入

- 麻酔導入法は通常，予定術式よりも併存疾患で決まる。
- 眼球破裂あるいは眼球を切開する手術では，眼圧コントロールと円滑な麻酔導入が望ましい。
    - ▶咳き込みを起こさないよう深い麻酔と適切な筋弛緩をはかる。
    - ▶喉頭展開に先立ちリドカイン（1.5 mg/kg）やオピオイドを投与して眼圧上昇を抑制する。
    - ▶スキサメトニウムは眼圧を上昇させるので，ロクロニウムが使用されることが多い。
    - ▶外傷性眼球破裂患者の多くはフルストマックであり，迅速導入が必要になることがある。

麻酔維持

- 眼科手術の痛みやストレスは他の手術より軽いことが多い。
- 手術侵襲による循環器刺激が小さい一方で深い麻酔が必要であるため，高齢者は低血圧となりやすい。適切な輸液，エフェドリンの少量投与（2〜5 mg），麻酔深度モニタリング下に非脱分極性筋弛緩薬を使用して麻酔を浅くするなどで，血圧低下を最小限にできる。
- 術中にメトクロプラミド（成人量10 mg）やセロトニン受容体拮抗薬（成人では手術終了30分前にオンダンセトロン4 mgなど）を静注して術後悪心・嘔吐を低減する。

- 術後悪心・嘔吐のリスクが特に高い症例では，デキサメタゾン（麻酔導入後に成人量 4 mg）も投与する．

術後

- 創離開をきたさないよう円滑に覚醒させるのが望ましい．
- 麻酔深度Ⅲの深麻酔状態で抜管し覚醒時の咳き込みを避ける．
  - ▶ 手術の終わり近くに筋弛緩のリバースを行い，自発呼吸再開を可能とする．
  - ▶ 笑気投与を中止し，リドカイン 1.5 mg/kg を投与して咳嗽反射を一時的に抑制する．
  - ▶ 100％ 酸素投与下に自発呼吸とし，リドカイン投与後 1～2 分で抜管する．
  - ▶ 別の方法として，気管チューブをラリンジアルマスクに入れ替えることもある（Bailey 法）．
  - ▶ 患者の咳嗽反射や嚥下反射が回復するまでは適切な気道管理が不可欠である．
  - ▶ この抜管法は，誤嚥のリスクが高い場合には適さない．
- 通常，少量のオピオイド静注で十分な術後鎮痛が得られる．強い痛みは眼圧上昇，角膜の糜爛，その他の手術合併症によることがある．

局所麻酔

- 球後麻酔（図 73-1）
  - ▶ 眼球後方の外眼筋によって形成される筋円錐内へ局所麻酔薬を注入する．
  - ▶ 眼窩下縁の中央 1/3 と外側 1/3 の境界から 25 ゲージ鈍針で下眼瞼を穿刺する．
  - ▶ 患者に上方内側を注視させながら，針を筋円錐頂点方向に 3.5 cm 進める．
  - ▶ 吸引試験で血管穿刺を除外した後，局所麻酔薬 2～5 mL を注入して針を抜去する．ついで眼球を 90～120 秒間強く圧迫し，出血のリスクを軽減する．
  - ▶ 局所麻酔薬は 2％ リドカイン，0.75％ ブピバカイン，0.75％ ロピバカインなどを用いる．アドレナリン（20～40 万倍希釈）を添加すると，出血軽減と作用延長を図れる．
  - ▶ 局所麻酔薬の拡散促進を目的として，結合組織多糖類の加水分解酵素であるヒアルロニダーゼ（3～7 IU/mL）がしばしば添加される．
  - ▶ ブロックが成功すれば無痛，不動，眼心臓反射の遮断が得られる．
  - ▶ 瞬目予防のための顔面神経ブロックがときに必要となる（図 73-2）．

図 73-1 球後麻酔

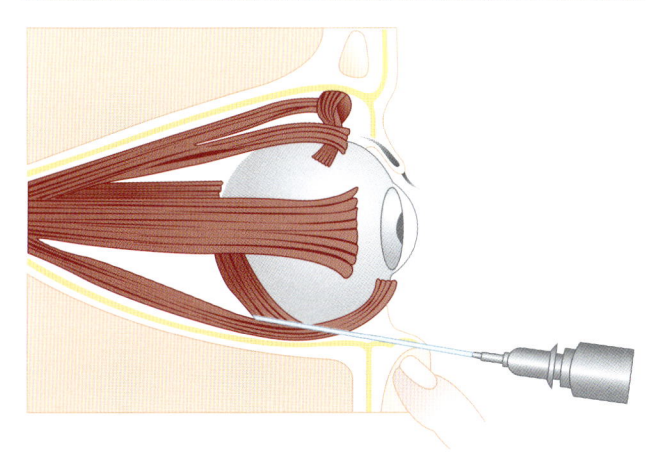

Hadzic A: The New York School of Regional Anesthesia Textbook of Regional Anesthesia and Acute Pain Management. Figure 21-3A より． www.accessanesthesiology.com からも閲覧可能． Ⓒ The McGraw-Hill Companies, Inc. All rights reserved.

図 73-2 顔面神経ブロック法

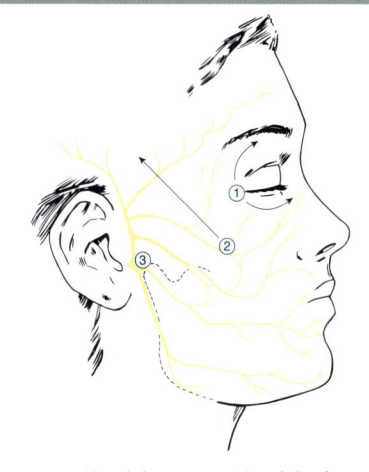

（1）van Lint 法，（2）Atkinson 法，（3）O'Brien 法
www.accessmedicine.com からも閲覧可能． Ⓒ The McGraw-Hill Companies, Inc. All rights reserved.

図73-3 眼球周囲ブロック

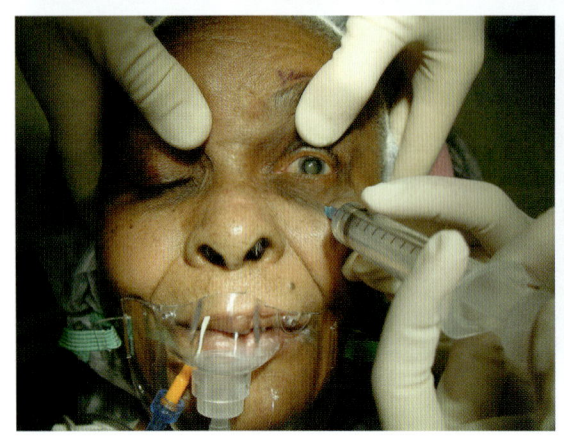

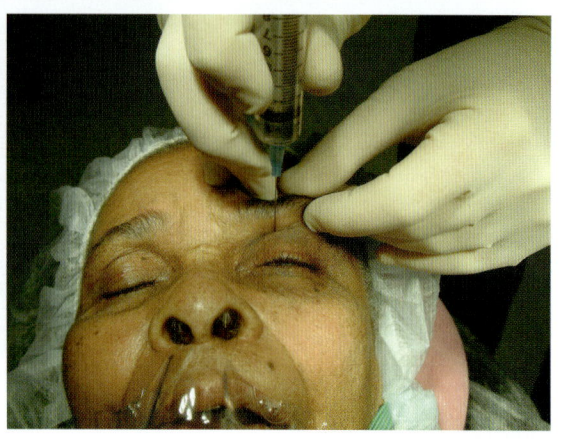

標準的な眼球周囲ブロックでは局所麻酔薬を2個所へ投与する。A：まず下側方へ投与するため，ブロック針を球後麻酔と同じ刺入点から少し内側上方に向けて進める。B：ついで上方鼻側へ投与するため，眼窩上縁の内側1/3と外側2/3の境界から穿刺する。
A：The New York School of Regional Anesthesia Textbook of Regional Anesthesia and Acute Pain Management. Figure 21-4 より。www.accessanesthesiology.com からも閲覧可能。© The McGraw-Hill Companies, Inc. All rights reserved.

- ▶眼球後部の出血，眼球穿孔，視神経萎縮，痙攣，眼球心臓反射，神経原性肺水腫，三叉神経麻痺，呼吸停止などの合併症が起こりうる。
- ▶球後麻酔後の呼吸停止症候群は，視神経鞘内へ注入された局所麻酔薬が髄液内へ広がることで起こると考えられている。高濃度の局所麻酔薬が中枢神経に作用して不安や意識消失が起こる。呼吸停止は20分以内に起こり，1時間以内に回復する。低酸素，徐脈，心停止をきたさないよう対症療法として人工換気を行う。
- ▶禁忌：出血傾向，強度近視（眼球が長く穿孔のリスクが高い），眼球破裂（眼球後方への薬液注入により圧力が増大して眼球内容の脱出が起こりうる）など。

● 眼球周囲ブロック（図73-3）
- ▶針先を筋円錐内へ進める球後麻酔と異なり，筋円錐穿刺は行わない。どちらの方法でも良好な不動が得られる。
- ▶眼球穿孔のリスクが低い，視神経や動脈の損傷が少ない，局所麻酔薬注入時の痛みが軽いなどの利点がある。
- ▶欠点は作用発現が遅く斑状出血を起こしやすいことである。
  - ■ブロックは仰臥位で患者に前方を注視させて行う。
  - ■結膜に表面麻酔を行った後，ブロックのための結膜穿刺を1〜2回行う。
  - ■眼瞼を引き上げ，外眼角と外側角膜縁の中点下方の眼窩下縁から側頭骨下穿刺を行う。
  - ■ブロック針を眼窩底と並行に眼球下を進め，眼球の赤道部を越えたら少し内側（20°）頭側（10°）へ向ける。
  - ■局所麻酔薬5 mLを注入する。

● 参考文献
www.TheAnesthesiaGuide.com を参照

（河合　建）

第74章
内分泌外科

Brooke Albright

甲状腺

- 甲状腺機能亢進症
  - 原因
    - Graves 病，多結節性甲状腺腫，中毒性腺腫，甲状腺炎，甲状腺刺激ホルモン分泌下垂体腺腫（まれ），ヨウ素過剰（アミオダロンや血管造影剤），妊娠にともなう過剰分泌
  - 症状と徴候
    - 甲状腺腫
    - 発汗
    - 頻脈，不安
    - 排便や月経の障害
    - 目の症状（甲状腺眼症）
    - 皮膚障害
    - 筋力低下
    - 血管拡張
    - 暑がり
  - 術前
    - 抗甲状腺薬，手術，放射線で甲状腺組織を減量する。
      - プロピルチオウラシル，メチマゾール，カルビマゾールを使用すると，ヨウ素有機化とホルモン合成を抑制できる。
    - たいていの甲状腺機能亢進症患者は，甲状腺ホルモンコントロールに 6～8 週間以上かかる。
    - 抗甲状腺薬の少量投与を 12～18 ヶ月持続するのが，Graves 病の再発を予防するうえで最善である。
    - 交感神経系の活動性亢進を軽減するため，禁忌の場合を除いてすべての甲状腺機能亢進症患者に β 受容体遮断薬を投与する。心拍数を 90 回/min 以下に抑える。
      - プロプラノロールは末梢における T_4 から T_3 への変換も 1～2 週間抑制する。
    - 術前にヨウ化カリウムを投与すると，甲状腺ホルモン血中濃度を下げて心血管系症状を改善できる。
    - 重症甲状腺中毒症にはグルココルチコイド（デキサメタゾン 8～12 mg/日）を投与すると，甲状腺ホルモン分泌や抹消における T_4 から T_3 への変換を抑制できる。
    - 甲状腺腫，特に胸骨下甲状腺腫症例では，気道確保困難に備えて詳細な気道評価を行う。意識下気管支ファイバー挿管や緩徐導入が必要になることがある。
  - 術中
    - 抗甲状腺薬はすべて手術当日朝まで継続する。
    - 甲状腺切除術はほとんど，気管挿管と筋弛緩薬による全身麻酔下で行われる。気管圧迫を認める場合は細いらせん入気管チューブが必要になることがある。
    - 反回神経傷害による片側声帯の一過性麻痺が起こる確率は 3～4% である。声帯に相当する位置に筋電図電極が組み込まれた気管チューブを使用すると，手術中に反回神経の電気生理学的モニタリングができる。反回神経が同定されれば，筋電図反応が得られるまで神経刺激を行う。
    - 手術侵襲に対する交感神経系の過剰な反応を抑制できるよう，十分に深い麻酔の維持がポイントになる。

◆ 甲状腺機能亢進症では MAC は上昇しない。
■ パンクロニウムやケタミンなど，交感神経系を刺激する薬物を使用しない。
◆ atracurium やバンコマイシンなど，ヒスタミンを遊離する薬物も使用しない。
■ 低血圧は，カテコールアミン分泌を刺激する間接作用薬より，直接作用する昇圧薬で治療する。
■ 筋弛緩薬の初期投与量を減量する必要も生じうる。筋弛緩モニタリングにより追加投与量を調節する。
■ 監視下鎮静管理と頸神経叢ブロックで甲状腺切除を行う外科医もいる。通常，腺腫や結節のより小さい側は浅頸神経叢ブロックを行い，より大きい側には深頸神経叢ブロックと浅頸神経叢ブロックを行う。両側の横隔神経麻痺をきたしうるため，深頸神経叢ブロックは片側にとどめる。
▶ 術後
■ 甲状腺切除術の合併症には反回神経傷害，血腫や気管軟化による気管圧迫，副甲状腺機能低下症などがある。
■ 医原性の副甲状腺機能低下症は低カルシウム血症を招き，術後 24～96 時間以内に喉頭喘鳴から喉頭痙攣へ増悪する症状をきたすことがある。
■ 術前後に「イー」と発音させて，反回神経傷害を評価する。両側反回神経傷害では発声不能となり，直ちに再挿管が必要になる。片側性の反回神経損傷により嗄声をきたすが，通常は一過性である。
▶ 注意すべきポイント
■ **甲状腺クリーゼ**：甲状腺機能亢進の増悪により致命的となりうる病態。高体温，頻脈，不整脈，心筋梗塞，うっ血性心不全，興奮，譫妄，黄疸，腹痛，激しい下痢，昏睡などをきたす。治療法は主としてプロピルチオウラシル大量投与を含めた対症療法である。悪性高熱症，褐色細胞腫，浅い麻酔との鑑別が必要である。
■ **妊娠中の甲状腺機能亢進症**：流産，死産，早産，子宮内胎児発育遅延，重症妊娠高血圧症候群，胎盤剥離のリスクが増す。通常，手術適応にはならない。妊娠中の放射性ヨウ素治療は，胎児の甲状腺破壊により新生児の永続的な甲状腺機能低下症を招くことがあるため行わない。プロピルチオウラシルはメチマゾールと比べて催奇形性が低いため，妊婦の第 1 選択薬であった。しかし，プロピルチオウラシルによる肝障害の報告が増えており，第 1 三半期にプロピルチオウラシルの治療を受けた後，メチマゾールに変更することもある。

● **甲状腺機能低下症**
▶ 原因
■ 原発性：甲状腺ホルモンの産生低下（橋本病，自己免疫性，放射線治療，手術，特発性など）
■ 続発性：視床下部疾患や下垂体疾患
▶ 症状と徴候（表 74-1 を参照）
▶ 術前
■ L-チロキシン（レボチロキシン，Synthroid®）による治療は効果発現が 6～12 時間，最大効果が 10～12 日，半減期が 7.5 日である。
■ 倦怠感のある患者には前投薬を行わない。
■ 血液検査で電解質異常をチェックする。
▶ 術中
■ 吸入麻酔薬の心筋抑制効果が強まるため，動脈ライン留置が必要になることもある。
■ 低酸素や高二酸化炭素に対する換気応答が低下している可能性がある。
■ 筋力低下を認める患者では，筋弛緩薬の作用遷延が起こりうる。たいていの非脱分極性筋弛緩薬は，用量を減らせば使用できる。筋弛緩モニタリングに基づいて投与量を調節する。
■ 低体温になりやすいため，手術中は積極的に保温する。
■ 薬物の肝代謝や腎排泄が抑制されている可能性がある。
▶ 術後
■ 重症甲状腺機能低下症例では，呼吸筋力低下（甲状腺機能低下性ミオパチー）による覚醒遅延や低換気と高二酸化炭素に対する反応低下により，術後長時間にわたって人工換気が必要になることを想定しておく。
▶ 注意すべきポイント
■ **粘液水腫性昏睡**：譫妄，意識消失，低換気，低体温（患者の 80％ に認められる主要徴候である），徐脈，

低血圧，重症の希釈性低ナトリウム血症を特徴とする．まれではあるが死亡率50％の重症甲状腺機能低下症である．チロキシン静注で治療する．

副甲状腺

副甲状腺機能亢進症
▶原因
- 原発性：多発性内分泌腺腫症1型または2A型，副甲状腺腫，副甲状腺癌
- 続発性：腎不全，下垂体腺腫

▶症状と徴候
- 高カルシウム血症による筋力低下，易疲労性，食欲不振，精神障害，抑うつ，消化器症状，脱水，腎結石，骨障害，循環器疾患などを認める．

▶術前
- 副甲状腺の高精度セスタミビシンチグラフィーや超音波検査は，低侵襲副甲状腺摘出術を行うか，あるいは両側の副甲状腺すべてに外科的検索を行うかを決めるうえできわめて重要である．低侵襲副甲状腺摘出術では1つの異常腺のみが摘出され，残りの正常腺には手をつけない．一方で4つの副甲状腺をすべて検索し，肉眼的な肥大腺を余さず切除するほうがよいとする外科医もいる．
  - ◆ 大きな副甲状腺腫，甲状腺疾患に関連する場合，癌が疑われる場合，リチウムによる治療中，慢性腎不全症例，頸部手術の既往がある場合などは，低侵襲副甲状腺摘出術の適応にならない．
- 術前の心電図検査を行い，変化がないか過去の心電図と比較する．
- 電解質異常を補正する．
- できれば手術当日の麻酔導入前に，副甲状腺ホルモンの術前値を測定する．
- 術前に嗄声の有無を記録しておくと，反回神経機能の術後評価を行う際に迷わずにすむ．
- 続発性副甲状腺機能亢進症に対する手術では，加療と改善を必要とする心血管系あるいは腎合併症を有することがある．
  - ◆ 副甲状腺ホルモン値を下げるために，活性型ビタミンD製剤（カルシトリオール，パリカルシトール）やリン吸収阻害薬が術前に投与されていることがある．

▶術中
- 低侵襲副甲状腺摘出術はおもに監視下鎮静管理下に浅頸神経叢ブロックによる局所麻酔で行われる．麻酔に関する説明を患者に行う前に，低侵襲副甲状腺摘出術の適応であるか否かを外科医に確認する．
  - ◆ 局所麻酔下で手術を受けた患者のほうが，全身麻酔を受けた患者よりも体力回復や職場復帰が早いとの報告がある．
  - ◆ 監視下鎮静管理と局所麻酔の併用で，患者の声質評価をしながら反回神経の機能を温存できる利点がある．
- 低侵襲副甲状腺摘出術の適応外や監視下鎮静管理下の局所麻酔に耐えられない患者では，代わりにラリンジアルマスクを用いた全身麻酔を行うとよい．こうした症例では，筋弛緩薬の投与量調節が難しいこと，短時間手術が多いこと，反回神経障害と術後筋弛緩遷延との鑑別が難しいことがあるため，筋弛緩薬を使用しない．
- 副甲状腺手術は術野が顔面に近く，覆布下の高濃度酸素蓄積が起こりうる．酸素は空気に比べて比重が高いため，患者の頸部に沿った最も低いところに溜まるが，ここは外科医が電気メスを使用する術野に近い．危険な気道火災を起こさないよう，酸素流量は下げたほうがよい．患者の頭部に空気を高流量で循環させると，酸素が危険な水準まで蓄積することを防止できる．
- 副甲状腺腫摘出後の術中迅速副甲状腺ホルモン濃度測定で血中濃度が指数関数的に減少すれば，適切な切除により原発性副甲状腺機能亢進症が根治できたとわかる．採血は0分（腺腫切除時），5分後，10分後，15分後，外科医の判断で20分後に行うこともある．副甲状腺ホルモン濃度が高値のまま低下しない場合は，残りの副甲状腺を再び調べるか，別の疾患を疑う．
  - ◆ この手術ではたいてい腕を体側に包みこむため，頻回の採血に一苦労することがある．肘静脈に留置した輸液路からの採血が最も確実である．検体はすべてこの輸液路から採取できて，採血のために手術中に体位を変える必要がなく，患者に余分な針を刺さずにすむ．溶血しないよう血液はゆっくり吸引する．

輸液や薬物で検体が希釈されないよう最初の 10 mL は破棄するなどの注意をはらう。
- ◆ もともとプロポフォールは副甲状腺ホルモン測定に干渉するとされて，これまで使用されていなかった。しかし，最近の無作為前向き試験では鎮静にプロポフォールが使用可能であることが示唆されている。

▶術後
- ■ 低侵襲副甲状腺摘出術は両側手術に比べて入院期間が短いことを示す研究は多い。低侵襲副甲状腺摘出術後はほとんどが当日か 23 時間以内に退院する。
- ■ 監視下鎮静管理において alfentanil その他の短時間作用型オピオイドを高用量で使用する場合，術後悪心・嘔吐をきたさないよう適切に予防する。2～3 種類以上の予防薬併用（つまりメトクロプラミド，オンダンセトロン，ジメンヒドリナート）を推奨する麻酔科医もいる。
- ■ 患者に「イー」と発音させて反回神経機能を評価する。
- ■ 専門医の多くは，低カルシウム血症を予防するために，術直後の期間中は炭酸カルシウムを予防的に投与すべきとしている。低カルシウム血症が重症の場合は，ビタミン D を追加する。

● 副甲状腺機能低下症
▶原因
- ■ 医原性（甲状腺摘出術の不用意な切除，頸部手術，放射線合併症），特発性，先天性（DiGeorge 症候群，多腺性自己免疫症候群，カルシウム感知受容体欠損症）

▶症状と徴候
- ■ 腎臓のカルシウム再吸収減少とミネラル代謝異常により低カルシウム血症，高リン酸血症，低マグネシウム血症などをきたす。神経筋の被刺激性亢進，しびれ，テタニー（手足の痙攣），喉頭痙攣，骨痛，易疲労性，関節痛，筋痙攣，骨粗鬆症，痙攣，徐脈，低血圧，QT 延長などの臨床所見を認める。慢性的な高カルシウム尿症により，腎機能障害，腎石灰化，腎不全を引き起こす。

▶術前
- ■ ミネラル欠乏に対する補充に加え，最近では副甲状腺ホルモンの補充療法も行われる。高カルシウム尿症は腎石灰化や不可逆的腎障害を引き起こしうるため，合わせて治療が過剰でないか監視する必要がある。
  - ◆ FDA が認める治療薬は，現時点ではビタミン D アナログ製剤のみである。合成ヒト副甲状腺ホルモン製剤は重症骨粗鬆症の治療薬として最近承認され，現在は難治性副甲状腺機能低下症に対して適応外で使用されている。
- ■ 血液検査では必ずカルシウム，リン酸，マグネシウムを調べ，異常はすべて是正する。クレアチニン値を測定して術前腎機能も評価する。

▶術中
- ■ 副甲状腺機能低下症の治療を目的とした手術はまれである。しかし最近，抗原性を欠き免疫応答を誘発しない移植組織の登場により免疫抑制の必要がなくなったため，副甲状腺組織の同種移植が再び盛んになってきた。
  - ◆ 同種移植は，局所麻酔下に利き手と反対側の前腕皮膚と皮下組織を小さく切開して行われる。移植組織の状態を観察しやすく，発達した血管網を利用できるため，腕が移植部位に選ばれる。
- ■ 筋弛緩が遷延するため，非脱分極性筋弛緩薬は控えめに投与するのがよい。

▶術後
- ■ 甲状腺全摘術後の患者は，手術中の不用意な副甲状腺切除による一過性あるいは遷延性低カルシウム血症のリスクが高い。副甲状腺ホルモン値低値は低カルシウム血症発症の予測因子であることが研究で示されている。術後は必ずカルシウムやビタミン D を補充すべきという耳鼻咽喉科医もいれば，副甲状腺ホルモン値が 15 mg/dL 未満であればカルシウムを投与し，それ以外はカルシウム値の経過を観察するものもいる。

下垂体

● 原因
▶ 下垂体腺腫，頭蓋咽頭腫，両側副腎摘出によるフィードバック抑制不足（Nelson 症候群）

● 症状と徴候
▶ 臨床症状は腫瘍がホルモン産生性か否かで決まる。

- 非産生腫瘍では視野変化（両耳側性半盲），頭痛などの局所的腫瘍効果を呈する。下垂体機能低下症（色素沈着，脱毛，勃起障害，不妊，無月経，甲状腺機能低下，副腎機能低下）を呈することもある。
- ホルモン産生腫瘍にはつぎのものがある。
  - ◆成長ホルモン産生腫瘍（先端巨大症）：顔面骨，軟口蓋，喉頭蓋，鼻甲介の肥大。鼻，舌，口唇の軟部組織肥厚。嗄声は喉頭狭窄，声帯可動制限，反回神経麻痺を示唆する。慢性症例は重症うっ血性心不全，糖尿病，腎不全に陥ることがある。
  - ◆副腎皮質刺激ホルモン産生腫瘍（Cushing 病）：高血圧，虚血性心疾患，左室肥大，非対称性心室中隔肥厚，ナトリウムや水の貯留，糖尿病，皮膚菲薄化，易挫傷，下肢帯筋の筋力低下と筋肉痛，低カリウム血症，重症骨粗鬆症
  - ◆甲状腺刺激ホルモン（TSH）産生腫瘍：甲状腺機能亢進症状（甲状腺機能亢進症の「症状と徴候」を参照）

術前
- ▶術前血液検査では，血糖値や腎機能，カリウム，カルシウム，ナトリウムを含めた電解質値などを調べる。
- ▶下垂体前葉機能，腫瘍のホルモン産生性，下垂体機能低下症例では適切な補充療法に関して内分泌内科にコンサルトする。
  - 成長ホルモン産生腫瘍では，ソマトスタチンアナログであるオクトレオチドによる術前治療を行う（第75章参照）。これにより喉頭病変と睡眠時無呼吸が改善され，術前に気管切開を行う必要性と術後の呼吸抑制が軽減される。さらに，重症先端巨大症に伴う，うっ血性心不全症例では，術前のオクトレオチド治療で心機能改善が得られることがある。
  - 副腎皮質刺激ホルモン産生腫瘍や甲状腺刺激ホルモン産生腫瘍では，ホルモン分泌抑制と症状や徴候の改善に加えて，周術期ステロイドカバーとして術前のコルチゾール投与が必要になることがある。
  - 甲状腺刺激ホルモン産生腫瘍では，術前にβ受容体遮断薬（プロプラノロール）や抗甲状腺薬が必要になることがある。
- ▶鞍上（トルコ）進展を認める症例はすべて眼科にコンサルトし，視野計測や視力検査を行う。
- ▶プロラクチン濃度を測定してプロラクチノーマを除外する。プロラクチノーマと診断された場合は手術を行わず，ドパミン作動薬で内科的に治療する。
  - プロラクチノーマや性腺刺激ホルモン（卵胞刺激ホルモン，黄体形成ホルモン）産生腫瘍から分泌されるホルモンは，麻酔管理上問題となるような内科的疾患はきたさないと考えられる。
- ▶施設によっては，glycopyrrolate の前投薬により上咽頭の分泌を抑制する。
- ▶術後は鼻腔にタンポンが挿入されて口呼吸が必要になることを患者に理解させ，麻酔回復時に予測しうる呼吸困難状態を予防する。

術中
- ▶下垂体腫瘍の 90% は経蝶形骨洞手術で切除される。開頭が必要な残り 10% の腫瘍はたいてい大きく，予後不良で合併症発生が多い。
- ▶成長ホルモン産生腫瘍では気道確保困難に備える。症例によっては，術前に覚醒下で気管切開を行う。
- ▶甲状腺刺激ホルモン産生腫瘍では，甲状腺クリーゼに対する警戒を怠らない。
- ▶気管挿管後はふつう咽頭パックを行い，上咽頭からの出血が気管や食道に流れ込まないようにする。
- ▶動脈ライン留置は，採血と血圧の厳密なモニタリングのために必須である。
- ▶空気塞栓の危険性があるため，特に半座位の手術では笑気を使用しない。
- ▶内視鏡下経鼻経蝶形骨洞下垂体切除術の麻酔では，つぎの点に注意する。
  - 循環動態の安定
    - ◆鼻粘膜への血管収縮薬浸潤や覚醒時の血圧上昇に備える。
    - ◆特に蝶形骨洞からトルコ鞍底に手術操作を加える場合など，急激な血圧上昇を避けるために積極的な鎮痛が必要である。覚醒遅延をきたさない短時間作用型オピオイド（レミフェンタニル）を使用するとよい。
  - 術野展開の促進
    - ◆術野が狭小であるため，血圧を十分コントロールして出血を軽減する必要がある。ごく少量の出血でも下垂体腺腫切除を困難にすることがある。
    - ◆通常鼻腔からの手術器具挿入に先立ってコカインやアドレナリン添加リドカインを鼻粘膜に浸潤させ，鼻出血リスクを軽減する。

- ◆ 鞍上へ大きく進展した腫瘍に対して，腰部で髄液ドレナージを行うことがある．0.9％生理食塩液20〜30 mLを注入して鞍隔膜を蝶形骨洞へ向けて押し下げ，腫瘍切除をより完全に行うためである．
  - 神経学的評価のための円滑で迅速な覚醒
    - ◆ 通常，手術時間は短いため，筋弛緩薬とオピオイドの注意深い投与量調節が肝要である．
    - ◆ 鼻腔タンポンに伴う気道トラブルを防ぐため，完全に覚醒してから抜管する．
  - 頭蓋内圧亢進は，経蝶形骨洞下垂体切除術症例では問題とならないのが一般的だが，腫瘍が大きく占拠性合併症を認める症例の開頭手術では問題になることがある．
  - 抜管前に咽頭パックを抜去し，血液を誤嚥しないよう，鼻腔からたれこんだ血液も含め口腔から咽頭まで直視下に丁寧に吸引する．
- ● 術後
  - ▶ 鼻腔タンポンにより気道確保が困難となりうるリスクがある．
    - オピオイドを過剰に投与せず筋弛緩の拮抗を適切に行うことにより，術後呼吸抑制を予防する．
  - ▶ 緊張性気脳症，空気塞栓症，くも膜下腔への細菌侵入のリスクがあるため，術後は陽圧換気を避けるべきである．
  - ▶ 視力検査や視野計測を術後に行うが，腫瘍切除による正常化や改善を認める場合もあれば，認めないこともある．
  - ▶ 術後に新たなホルモン分泌不全をきたす可能性や下垂体機能不全が残存する可能性がある．
    - 尿崩症は下垂体茎や視床下部への操作により生じるが，経蝶形骨洞手術後より開頭術によるほうが多い．
    - 低ナトリウム血症をきたす抗利尿ホルモン分泌異常症候群はたいてい手術数日後に起こる．
  - ▶ 血流障害や直接的な手術操作による視床下部損傷により，術後に尿崩症，体温調節異常，進行性肥満，記憶障害，覚醒睡眠律動異常をきたすことがある．
  - ▶ 髄液漏（鼻漏など）は，腰部の髄液ドレナージ留置によって漏出消失を促進することで治療できる．
  - ▶ 手術後はほとんどの症例にグルココルチコイドとチロキシンが継続的に投与され，つぎの手術を受ける際にはいずれも周術期の補充投与が必要となる．下垂体後葉は通常，温存されるため，バソプレシンやオキシトシンの補充は不要である．
  - ▶ 特記事項
    - 下垂体卒中は腫瘍内の出血や梗塞による急性下垂体機能低下症である．失明，脳神経麻痺，頭蓋内圧亢進をきたしうるため緊急手術の適応である．

ヒント

- 甲状腺機能亢進症に対して，末梢におけるT_4からT_3への変換を抑制するためにプロピルチオウラシル，プロプラノロール，グルココルチコイドの3つがおもに使用される．
- 甲状腺機能亢進症ではMACは上昇しない．
- 甲状腺クリーゼは甲状腺機能亢進症の致命的な増悪である．プロピルチオウラシル大量投与を含めた対症療法を行う．
- 粘液水腫性昏睡はまれではあるが死亡率50％の重症甲状腺機能低下症である．チロキシン静注で治療する．
- 特定の内分泌外科症例（甲状腺腫，先端巨大症）では，気道確保困難に備える必要がある．
- 画像診断の発達と腫瘍や機能不全等の副甲状腺の局在診断が可能になり，より選択的で非侵襲的な手術が行われている．
- 副甲状腺摘出術の麻酔法を監視下鎮静管理と局所麻酔の併用と決める前に，非侵襲性手術の適応に関して外科医に確認することが重要である．
- 副甲状腺切除術では，酸素流量を減らす，患者の頭頸部周囲に空気を循環させて覆布下に酸素を蓄積させない，笑気を使用しないなどで気道火災を防止する．
- 下垂体卒中は失明，脳神経麻痺，頭蓋内圧亢進を引き起こしうるため，緊急手術の適応である．
- 下垂体前葉切除後の患者が手術を受ける場合は，周術期にグルココルチコイドとチロキシンの補充投与が必要になることがある．

表74-1 甲状腺機能低下症の症状と徴候	
軽症	● 易疲労性 ● 体重増加 ● 乾燥して肥厚した皮膚 ● 脆弱な毛髪 ● 嗄声 ● 巨舌 ● 特異顔貌
中等症	● 無気力，感情鈍麻，無関心 ● 緩慢な話し方，思考力低下 ● 寒がり ● 便秘 ● 月経過多 ● 緩慢な動作 ● 眼瞼浮腫，圧痕を残さない浮腫 ● 心電図上のT波平坦化とP波やQRS派の振幅低下（コレステロールを多量に含む心膜液貯留による） ● 徐脈
重症	● 1回拍出量減少と心筋収縮力低下を伴う，甲状腺機能低下による心筋症 ● 心室性不整脈の増加 ● 体血管抵抗上昇，循環血液量減少，心膜液や胸水の貯留，肺活量の減少や一酸化炭素肺拡散能の低下

● 参考文献

www.TheAnesthesiaGuide.com を参照。

（野住雄策）

第75章
カルチノイド腫瘍，ソマトスタチン，オクトレオチド

Ruchir Gupta, Arthur Atchabahian

病態生理

カルチノイド腫瘍からの血管作動性物質（ヒスタミン，カリクレイン，セロトニン）の異常分泌によって引き起こされる腫瘍の発生部位は小腸，胃，卵巣が最も多い。

分泌されたホルモンの作用			
	セロトニン	カリクレイン	ヒスタミン
臨床症状	冠動脈攣縮，高血圧，下痢	低血圧，顔面紅潮，気管支収縮	血管拡張，気管支収縮，不整脈

術前

- カルチノイドの診断は通常，5-ヒドロキシインドール酢酸 (5-HIAA) 測定による。
- 心臓病変（肺動脈弁狭窄症，三尖弁逆流症が多い）評価に心エコーが有用なことがある。
- 下痢を認める症例は低カリウム血症の危険性がある。
- 手術の2週間前からオクトレオチド100 μgを1日3回皮下注する。必要に応じて症状が消退するまで増量し，最大で500 μgを1日3回投与する。
- 肝機能検査と血糖測定を行う。
- オクトレオチド投与中の患者は手術当日朝も投与する。
- ベンゾジアゼピンを使用して不安を緩和し，ストレスによるセロトニン分泌を抑制する。
- H_1，H_2 受容体遮断薬も投与する（ジフェンヒドラミン25 mgとラニチジン50 mgを静注）。

麻酔

モニタリング
腫瘍操作により循環動態が大きく変動する可能性があるため，動脈ラインが有用である。
中心静脈ラインや肺動脈カテーテルも役立つことがある。
心機能低下を認める場合は経食道心エコーを考慮する。

導入
循環動態が安定していれば，etomidateやプロポフォールが使用可能である。スキサメトニウムはヒスタミンを遊離する可能性があるため使用しない。

術中
吸入麻酔薬はすべて使用できるが，腫瘍の肝転移がある場合は肝代謝の少ないデスフルランがよいと考えられる。
電解質測定を頻繁に行う。
晶質液や膠質液による輸液負荷が有用となりうる。
生理活性物質の分泌を誘発する薬物は使用しない。
手術操作が腫瘍へ及ぶ前にオクトレオチド25～100 μgを投与し，循環動態への影響を軽減する。

カルチノイドに影響を及ぼす麻酔薬
生理活性物質の分泌を誘発する薬物（使用不可）
スキサメトニウム, mivacurium, atracurium, アドレナリン, ノルアドレナリン, ドパミン, イソプロテレノール, チオペンタール, モルヒネ
生理活性物質の分泌を誘発しない薬物（使用可）
プロポフォール, etomidate, ベクロニウム, cisatracurium, ロクロニウム, sufentanil, alfentanil, フェンタニル, レミフェンタニル, 揮発性麻酔薬

血圧低下は輸液負荷とオクトレオチドで治療する。カテコールアミンや交感神経作動薬は使用しない。
血圧上昇時はまず麻酔を深くし，つぎにエスモロールを静注する。

術後

ICUで，侵襲的な循環動態モニタリングを48～72時間行う。
3～4日かけてオクトレオチドを漸減する。
ストレスによる生理活性物質の分泌を抑制するため，術後鎮痛が必要になる。モルヒネは使用しない。

コツとヒント

カルチノイドクリーゼは，スキサメトニウムのような麻酔薬だけではなく，ストレス，腫瘍壊死，手術侵襲によって引き起こされることもある。
カルチノイドクリーゼにはオクトレオチド25～100 μgを単回投与し，50～100 μg/hrで持続投与する。

ソマトスタチンとオクトレオチド

オクトレオチドは，長作用時間性のソマトスタチンアナログである．ソマトスタチンは膵島のδ細胞，消化管，中枢神経（下垂体）から分泌される生理的なホルモンである．

ソマトスタチンとオクトレオチドは，下垂体の甲状腺刺激ホルモンと成長ホルモン，モチリン，血管作動性腸管ペプチド，グリセンチン，膵島のインスリン，グルカゴン，膵臓ポリペプチドなど，内分泌と外分泌を幅広く抑制する．

オクトレオチドは1日3回皮下注する．オクトレオチドの徐放製剤であるSandostatin-LAR Depot®は，4週間ごとに1回だけ皮下投与する．

適応
- 転移性カルチノイド腫瘍患者の症状緩和（下痢，顔面紅潮）
- 血管作動性腸管ペプチド産生腫瘍による水様下痢の治療
- 先端巨大症の治療
- 食道静脈瘤出血〔門脈血流と静脈瘤の血圧を減少させるが，機序は不明である（適応外使用）〕
- 小腸瘻からの排液低減（適応外使用）
- スルホニル尿素剤の摂取による重篤な低血糖の治療
- 急性膵炎の予防と治療（適応外使用）
- 胃切除術後や幽門形成術後の「ダンピング症候群」に対する治療

長期使用に伴う合併症
- 胆嚢の異常（胆石，胆泥）
- 消化器症状（下痢，悪心，腹痛）
- 低血糖や高血糖
- 甲状腺機能低下症と甲状腺腫

ソマトスタチンとオクトレオチドの比較

ソマトスタチン	オクトレオチド
半減期：3～6分	血中半減期：1～2時間，作用持続：12時間
通常投与量：100～250 μg/hr で持続静注	50～100 μg を1日3回皮下注，最大で500 μg を1日3回
静脈瘤出血：250 μg/hr 持続静注を3～5日間	50 μg/hr 持続静注を3～5日間

●参考文献
www.TheAnesthesiaGuide.com を参照．

（井上慧人）

第76章
褐色細胞腫

Neelima Myneni

基礎知識

- カテコールアミンを産生，分泌，貯蔵する副腎髄質腫瘍である．
- おもにノルアドレナリンが少量のアドレナリンとともに分泌される．ときにドパミンがともに分泌される．
- 心血管系の原因による周術期死亡率は45%にのぼると報告されており，腫瘍の大きさとカテコールアミン分泌量に直接相関する．適切な管理下の死亡率は非常に低い．
- 手術による根治は95%の症例で得られ，死亡率が3%まで低減する．
- 10%は悪性，10%は副腎外，10%は両側の10%ルールがあてはまる．
- 時に多発性内分泌腫瘍2A型，2B型，von Hippel-Lindau病，またまれにvon Recklinghausen病，結節性硬化症，Sturge-Weber症候群を合併する．
- 30〜50歳代の若年成人に持続する高血圧（発作性の場合もある），頻脈，動悸，振戦，発汗，顔面紅潮，高血糖（α刺激によるインスリン分泌抑制が原因で起こる）を認めるのが典型例である．
- 脳血管発作や心筋梗塞が起こりうる．
- 胸痛や呼吸困難を認める症例ではカテコールアミン誘発性心筋症を除外する．早期治療により線維化前にカテコールアミンを減らせば心筋症は可逆性となりうる．
- CT所見および血漿中遊離カテコールアミン濃度上昇と尿中バニリルマンデル酸値上昇により診断する．
- 腫瘍の局在診断にメチルヨードベンジルグアニジン（MIBG）シンチグラフィーが行われることがある．

術前管理

- 臓器障害を評価し，適切な薬物療法でリスク軽減をはかる．
- 手術前にα受容体遮断薬を少なくとも10〜14日間継続投与する．
  - 非競合的遮断薬（フェノキシベンザミン）と選択的$α_1$受容体遮断薬（プラゾシン）の血圧調整効果は同等であることが示されている．
- β受容体遮断薬投与は継続する（通常は頻脈や不整脈が持続する場合に使用される）．必ずα受容体遮断薬を併用し，α受容体を介する血管収縮作用に拮抗する．
- 術前管理の目安は以下のとおり．
  - 術前2日間の入院中は血圧を165/90 mmHg以下に保つ．
  - 起立性低血圧を認めるが，起立時の血圧は80/45 mmHg以上を保つ（血管拡張のために鼻詰まりを起こすのが一般的である）
  - 心電図上ST-T変化を認めない．
  - 心室期外収縮は5分間で1回以内に抑える．
- 術前検査には以下を含める．
  - 経胸壁心エコー図検査で左室の収縮能と拡張能を評価する．
  - 血液検査でナトリウム値，カリウム値，血糖値を調べる．
- 循環血液量とヘマトクリット値の正常化が望ましい．

通常の全身麻酔の準備に加えて用意すべき薬物リスト

薬物	希釈	投与量
ニトロプルシド	50 mg/250 mL＝200 µg/mL	0.5～10 µg/kg/min
ニトログリセリン	50 mg/250 mL＝200 µg/mL	0.5～10 µg/kg/min
ニカルジピン	25 mg/250 mL＝100 µg/mL	5 mg/hr で開始，必要に応じて 2.5 mg/hr ずつ増量，最大 15 mg/hr
エスモロール	2.5g/250 mL＝10 mg/mL	5～200 µg/kg/min
フェニレフリン	20 mg/250 mL＝80 µg/mL	0.2～1 µg/kg/min
ノルアドレナリン	4 mg/250 mL＝16 µg/mL	0.2～20 µg/kg/min

- 手術室内にそろえておくべき薬物
  - ▶フェントラミン（単回投与：2～5 mg，持続投与：1～30 µg/kg/min）
  - ▶リドカイン（単回投与：100 mg，静注用製剤の濃度は通常 20 mg/mL）
  - ▶アミオダロン（150 mg を 10 分以上かけて緩徐に投与，注射用製剤の濃度は通常 50 mg/mL）

モニタリング

- 麻酔導入前に動脈ラインを確保する。
- 大口径の末梢静脈ラインを 2 本以上とトリプルルーメンの中心静脈ライン（上半身からの留置が望ましい）を確保する。
- 合併症に応じて肺動脈カテーテルあるいは経食道心エコーによるモニタリングを行う。
- 突然の血圧上昇が腫瘍操作によるものか浅麻酔によるものかを鑑別するうえで BIS モニターが役立つ。
- Foley カテーテルを留置する。

麻酔導入

- 開腹手術の場合は，中部胸椎（T_7～T_9）レベルの硬膜外カテーテル留置による術後鎮痛を考慮する。重篤な血圧低下のリスクがあるため，腫瘍が切除されるまでは局所麻酔薬を投与しない。
- 麻酔薬とオピオイド，循環動態に影響のない筋弛緩薬を併用する（例：etomidate＋フェンタニル＋ロクロニウムなど）。
- 喉頭鏡操作に先立って十分な麻酔深度を得ておく。
- 麻酔導入時と喉頭展開時の循環動態変動を最小限に抑える。観血的血圧モニタリング下にニトロプルシドの少量持続静注，あるいはニトログリセリン，エスモロール，フェニレフリンなど短時間作用薬物の単回投与を行うことがある。
- ヒスタミン遊離作用をもつ薬物は使用しない（モルヒネなど）。交感神経刺激作用（デスフルラン）や抗コリン作用（スキサメトニウム，パンクロニウムなど）を有する薬物も避ける。
- セボフルランで麻酔を維持する。

麻酔管理

- オピオイドと吸入麻酔薬を併用したバランス麻酔を行う。
  - ▶麻酔導入時，気管挿管時，皮膚切開時，気腹開始時，腫瘍操作時は特に注意する。
  - ▶腫瘍操作
    - ■急激な高血圧クリーゼを起こす可能性がある（手術操作を中止する）。高血圧クリーゼはニトロプルシドやフェントラミンの持続静注で治療できる。ニトログリセリンは効果が弱い。血管拡張薬の投与時は頻脈に注意する。
    - ■不整脈を引き起こす可能性がある。リドカイン，アミオダロン，あるいは短時間作用型 β 受容体遮断薬であるエスモロールの投与でコントロールする。長時間作用型 β 受容体遮断薬は腫瘍摘出後に遷延性の徐脈と低血圧を引き起こす危険性がある。
  - ▶腫瘍切除
    - ■腫瘍の静脈血流遮断によって突然の血圧低下が起こるが，これはあらかじめ輸液を行うことで予防できる。

肺動脈カテーテルを留置している場合は，静脈遮断に先立って肺動脈楔入圧が 16〜18 mmHg となるよう輸液を行う。
- 必要に応じてフェニレフリンやノルアドレナリンを投与する。
- 血圧低下を認めない場合は，不十分な切除あるいは他にも腫瘍がある可能性を考える。
- 低血糖に注意する。ブドウ糖を含む輸液に変更して低血糖を予防する。

● 腹腔鏡手術
▶ 通常 30°の頭高位とするが，これにより下肢の血液貯留が起こりうる。
▶ 気腹は低圧（8〜10 cmH$_2$O）で開始する。

術後管理

● 24 時間以上 ICU 管理を行う。
● 胸部 X 線撮影で気胸を除外する。
● 手術後はほとんどの患者で血圧が正常に戻る。
● 注意点
▶ 高血圧（高血圧を認める患者のうち，50％ は高血圧が術後数日間持続し，25％ はその後も高血圧のままである）
▶ 低血圧〔血中カテコールアミン濃度の低下，サードスペースへの体液喪失，phenoxybenzamine（α受容体遮断薬）の効果遷延が原因で起こる〕。死亡原因として最も多い。
▶ 低血糖

● 参考文献
www.TheAnesthesiaGuide.com を参照。

（井上慧人）

第77章
腹腔鏡手術

Jennifer Wu

基礎知識

● 利点
▶ 切開創が小さい。
▶ 腹筋損傷が最小限にとどまる。
▶ 術後回復が早い。
▶ 呼吸機能回復が早い。
▶ 術後疼痛が小さい。
● よく行われる手術
▶ 虫垂切除術
▶ 胆嚢摘出術
▶ 腎摘出術
▶ 前立腺摘除術

▶多くの婦人科手術や胃腸手術
- 小児や妊婦でも安全に施行可能である。高炭酸ガス血症とアシドーシスをきたさないよう注意を払う。

術前

- 開腹手術に移行する可能性に留意する。
- 脊髄幹麻酔による鎮痛は通常，必要ない。
- 術前に適切な輸液を行う：循環血漿量が不足していると二酸化炭素による気腹時に低血圧をきたす。
- 腹腔鏡手術は心拍出量減少や収縮期血圧上昇などの循環動態変化を引き起こすため，心臓合併症（うっ血性心不全，冠動脈疾患）発症のリスクを有する患者や呼吸予備能の小さい（拘束性疾患，閉塞性疾患）患者は術前の治療が必要である。
- 血栓予防は開腹手術と同様に行う。
- 腹腔鏡手術の禁忌
  ▶大きなブラを伴う肺気腫
  ▶再発性気胸
  ▶心房中隔欠損，心室中隔欠損の患者
  ▶脳室-腹腔シャント，腹腔-頸静脈シャント
  ▶頭蓋内圧亢進，急性緑内障
  ▶横隔膜ヘルニア

モニタリング

- 換気と呼気終末二酸化炭素（$ETCO_2$）の注意深いモニタリング下に全身麻酔を行う。
  ▶送気された二酸化炭素が全身循環に移行するため，$ETCO_2$ が上昇する。それに応じて分時換気量を増加させる（通常は呼吸回数を増やす）
  ▶$ETCO_2$ は約 30 分でプラトーに達する。それ以降の顕著な上昇は皮下気腫を示唆する。
  ▶圧制御換気下では特に，腹腔内圧の上昇と Trendelenburg 位により 1 回換気量が減少することがある。換気条件設定をこまめに調整し，適切な換気を保つ。
  ▶肺疾患やうっ血性心不全では特に，$PaCO_2$ と $ETCO_2$ の差が大きくなる。
- 心臓合併症発症のリスクのある患者や，腹腔鏡手術による心拍出量低下や収縮期血圧上昇に耐えられない患者では，侵襲的血圧モニタリングや肺動脈カテーテル，経食道心エコーが必要になることがある。

麻酔導入

- 気管挿管と筋弛緩が必要である。
- 体位変換を慎重に行う。
  ▶急勾配の Trendelenburg 位により肩や頸部が圧迫されるおそれがある。
  ▶腕は体側にくるみこむか，パッドつき手台へ適切に固定する。
- トロッカー挿入の前に経口胃管を挿入し胃内を減圧する。
- 術後悪心・嘔吐のリスクが高い症例では，禁忌がない限り導入後にデキサメタゾン 10 mg を静注する。また抜管 30 分前には，セロトニン受容体拮抗薬を投与する（オンダンセトロン 4 mg 静注など）。

麻酔維持

- 気腹時に迷走神経反射が起こる可能性があるため，手術開始当初は心拍数に注意する。
  ▶外科医に知らせて気腹を止める。
  ▶徐脈が改善しなければアトロピン 0.5〜0.7 mg を静注する。
  ▶ふつう気腹再開による徐脈は起こらないか，程度が軽くなる。
- 麻酔深度と筋弛緩を適切に維持する。
- 気腹中は神経体液性因子の放出によって心拍数と血圧が上昇し，気腹終了時には低下する。高血圧と頻脈を過度に治療すると，トロッカー抜去後に低血圧を招くおそれがある。
- BIS モニターやエントロピーモニターは適切な麻酔深度維持に役立つ。

- 1回換気量，肺動脈圧，ETCO$_2$ の変化を注意深く監視する．腹腔内圧，Trendelenburg 位，二酸化炭素の全身循環移行に応じた換気条件の変更が必要となることがある．ETCO$_2$≦38 mmHg（慢性の高二酸化炭素血症がない場合）と最高気道内圧≦25 cmH$_2$O を目標とする．5 cmH$_2$O の PEEP をかけて無気肺を予防する．
- 低体温の積極的な予防につとめる．
- 合併症
  - ▶横隔膜の頭側偏移による気管支挿管
    - ■気腹後に Trendelenburg 位とした際，呼吸音を再評価する．必要に応じて気管チューブを引き戻す．
  - ▶皮下気腫，気胸
    - ■肺動脈圧上昇，低血圧
    - ■緊張性気胸が起こりうる：胸腔穿刺で脱気を行い，胸腔ドレーンを留置する．
  - ▶二酸化炭素による空気塞栓
    - ■いつでも起こりうるが，気腹時に最も多い．
    - ■亜急性症例では換気量増加に反応しない ETCO$_2$ 上昇を認める．
    - ■急性症例では頻脈，低血圧，最悪の場合は心停止，ETCO$_2$ 低下を認める．
    - ■治療は気腹中止と対症療法を行う．
  - ▶循環虚脱
    - ■大血管損傷（特に腸骨動静脈）
    - ■静脈還流低下，体血管抵抗上昇，並存心疾患の影響が重なる場合
  - ▶不整脈
    - ■高二酸化炭素症によることが多い．

術後

- 抜管前に胸部や頸部の皮下気腫をチェックする．
- 長時間の Trendelenburg 位や大量の体液移動によって気道浮腫が起こり，抜管できなくなることがある．
- 気腹ガスによる横隔膜刺激で肩の痛みを訴えることがある．禁忌がなければ非ステロイド性抗炎症薬が有効である．
- 予防的な制吐薬投与や適切な輸液負荷は術後悪心・嘔吐のリスクを軽減する．
- 腹腔鏡手術後の呼吸機能は開腹手術に比べて良好である．しかしながら，特に肥満患者で術後無気肺が発生する．PEEP と肺胞リクルートメントは術後の酸素化改善に有用である．
- 適切な筋弛緩は手術操作がほぼ終了するまで必要である．筋弛緩からの十分な回復を確認してから抜管する．必要な場合は挿管のまま回復室に収容し，回復を待ってから抜管する．

コツとヒント

- 二酸化炭素による気腹の合併症には，気管支挿管，皮下気腫，二酸化炭素による空気塞栓，気胸などがある．
- トロッカーや手術器具の挿入時に，大血管損傷や後腹膜血腫が起こることがある．

●参考文献
www.TheAnesthesiaGuide.com を参照．

（井上慧人）

第78章
ロボット支援腹腔鏡下前立腺摘除術

Nitin K. Sekhri, Ervant Nishanian

◼ 基礎知識
- 手術支援ロボットを用いると，外科医は最小限侵襲手術において手術器械をかつてないほど正確にコントロールできる。
- 利点
  ▶ 痛みが少ない。
  ▶ 傷害が少ない。
  ▶ 出血量が少ない（開腹手術は平均1,200 mLに対してロボット手術は平均150 mL），輸血量が少ない。
  ▶ 入院期間が短い（開腹手術は平均3日に対してロボット手術は平均1日）。
  ▶ 回復が早い。
  ▶ 明確な証明はされていないが，性的機能や失禁といった機能的予後や美的予後が良い。

◼ 術前
- 相対禁忌
  ▶ 術中の循環変動に備えて，心機能の精査が必要である（以下を参照）。
  ▶ 慢性心不全（術前治療が必要）
  ▶ 弁膜症（あらかじめ弁形成や弁置換が必要になることがある）
  ▶ 術中の出血コントロールが難しいことがある。そのため，抗凝固療法と抗血小板療法は中止する。
  ▶ 開腹の既往がある場合，癒着により手術時間がのびることがある。
- 長時間のTrendelenburg位は脳梗塞の既往や脳動脈瘤を認める患者では相対禁忌である。
- 肺動脈圧上昇がある場合はこの体位に耐えられない可能性がある。

◼ 術中
- 気腹と体位のために，気管挿管による全身麻酔を行う。
- モニタリング
  ▶ 採血と血圧の持続的モニタリングのために動脈ラインを留置する。
- 麻酔維持
  ▶ 患者は急峻なTrendelenburg体位にされる。
    ■ 機能的残気量は減少し，無気肺が増大する。
    ■ 肺内血液量増加によりさらに機能的残気量が減少し，肺コンプライアンスが低下する。
    ■ 中心静脈圧，頭蓋内圧，眼圧，心筋仕事量，肺静脈圧が上昇する。
    ■ 気管が上方へ変位し，片肺挿管となることがある。
  ▶ 大きく広げた両下肢の間に手術支援ロボットをセットする。
  ▶ 両腕は体側に包みこまれる。シーツが大きく広げられ，麻酔科医は患者に手が届かなくなる。体位と除圧に注意する（神経傷害のリスクがある）。
  ▶ 末梢神経傷害がまれならず起こる（正中神経麻痺が最も多い）。
  ▶ 輸液ライン，動脈ラインや中心静脈ライン，気管チューブは折れ曲がったり抜けたりしないよう，しっかりと固定する。

- ▶ロボットが患者に覆い被さるようにセットされると，患者の移動や蘇生にはロボットの移動（数分かかる）がまず必要になる。
- ▶熟練した術者なら通常の前立腺摘除術は 2.5 時間でできる。
- ▶大量出血が起こりうるので，大口径の静脈ラインを確保する。
- ▶二酸化炭素を送気して気腹を行う。
  - ■中心静脈圧，肺動脈楔入圧，肺動脈圧が上昇し心拍出量は減少する。
  - ■心血管障害を有する症例では，心機能低下がより増悪する場合があり，代償性心不全の破綻をきたしたり，心筋灌流減少部位が虚血に陥ったりする。
  - ■気腹は直接的な機械的圧迫により腹腔内臓器血流を減少させる。
  - ■徐脈が起こりうる。通常はアトロピンに反応するが，遷延する場合は気腹を中止する。
- ▶高二酸化炭素症
  - ■二酸化炭素は腹腔内から血中への移行性が高い。
  - ■きわめてまれに，高度な高二酸化炭酸症により不整脈や治療困難な高血圧をきたし，開腹への移行が必要となる。
- ▶呼気中二酸化炭素と 1 回換気量のモニタリングを行っていれば，従量式換気と従圧式換気で違いは生じない。
- ▶静脈ガス塞栓（開腹手術でも起こりうる）
  - ■循環虚脱が突然生じた場合は静脈ガス塞栓を疑う。
  - ■治療
    - ◆気腹を中止する。
    - ◆必要に応じて心肺蘇生を行う。
    - ◆蘇生のためにロボットをどけるまで，手術台を水平に戻すことはできない。
- ▶出血
  - ■出血量はふつう 150〜250 mL である。
  - ■しかしロボット支援手術の常として，止血が難しいことがある。

術後

- 通常手術当日か翌日に歩行可能である。
- 患者はほとんど不快感なく手術翌日に退院する。
- ごく一部の患者は，自然に改善する短期のイレウスにより入院がのびる。
- 頭頸部の静脈うっ滞を伴う顔面，眼瞼，結膜，舌の膨張がよくみられる。
- 重篤な上気道浮腫が疑われる場合は，浮腫が消退して安全になるまで待つなど抜管を遅らせるほうがよいことがある。
- 皮下気腫はよく起こる。
  - ▶気腹圧が高い場合，皮下気腫が胸部へ広がり気胸や縦隔気腫を生じることがあるが，臨床的に問題となることはほとんどない。

コツとヒント

- 消毒が終了して患者がシーツで覆われると，麻酔科医が患者に近づくことが難しくなる。
  - ▶気管チューブやライン類はしっかり固定しておく。
- 急峻な体位をとると気管チューブが深くなることがある。
- 手術中に前立腺が摘出された後は，膀胱は尿道と繋がっていない。
  - ▶この間は尿が術野に流出し，尿量測定が難しくなる。
  - ▶利尿薬や輸液過剰により尿道を膀胱と吻合する前に尿量が増えると，術野が悪くなる。

◉参考文献

www.TheAnesthesiaGuide.com を参照。

（大山泰幸）

第79章
肥満治療手術

Jamey J. Snell

基礎知識

- 手術適応：保存的治療で減量に失敗した患者のうち，合併症を有する場合はBMI＝30〜35 kg/m^2，また合併症のない場合はBMI＞35 kg/m^{2}が手術適応になる。
- 術式：Roux-en-Y胃バイパス術，胃絞扼術，胃スリーブ切除術，胃部分切除術，胃形成術。患者が超肥満体でなければ，ほとんどの症例で腹腔鏡下胃形成術が施行される。
- 減量は物理的機序（胃容量減少）と代謝的機序（吸収不良）によって得られる。
- 肥満患者の病態生理学と病態薬理学を理解しておく（第14章参照）。
- 麻酔科医が手術操作の一部を担当することをわきまえ，モニタリングや機材に注意を怠らない。

術前

- 術前検査
  - ▶肥満に合併する病態を評価し，必要に応じて精査する。
  - ▶手術当日に患者の非侵襲的陽圧換気装置の持ち込みと使用を許可する病院もある。
- 術前評価
  - ▶病歴
    - ■閉塞性睡眠時無呼吸患者の多くは診断されていないことが多い（第13章参照）
    - ■非侵襲的陽圧換気装置を夜間に使用している患者は，術後回復室で使用できるよう換気設定を把握しておく。閉塞性睡眠時無呼吸と診断されていないが可能性の高い患者に対しても，使用できるように準備する。
    - ■麻酔導入法を検討するために仰臥位での呼吸苦について尋ねる。
    - ■胃食道逆流症の徴候をチェックする。
    - ■肥満治療手術の既往がある症例では，栄養障害と電解質異常をチェックする。流動食を摂取している症例や腸管術前処置を受けた症例では循環血液量減少が疑われる。
  - ▶術前診察
    - ■動静脈ライン確保の困難度を評価する。
    - ■Mallampati分類≧3，頸部周囲径＞40〜60 cm，BMI＞30では挿管困難が最も強く疑われる。
    - ■胸部の聴診は術前の呼吸音チェックと肺うっ血評価に重要である。
  - ▶血液検査
    - ■ヘマトクリット値と炭酸水素値の上昇は，睡眠障害による慢性の低酸素血症と呼吸性アシドーシスを示唆する。
    - ■心電図と胸部X線撮影で心拡大，肺高血圧による右心負荷，左室機能障害を評価する。必要に応じて心エコー図検査を行う。日中覚醒時の室内空気呼吸下での血液ガス分析で低酸素症と高二酸化炭素症を認める場合，閉塞性睡眠時無呼吸に加えて肥満低換気症候群が疑われる。こうした症例では術後呼吸器合併症のリスクがより高くなる。
    - ■合併疾患に関連する検査結果をチェックする。
  - ▶麻酔導入にしばしば余分な時間がかかるため，患者や外科医と段取りをする。
- 前投薬
  - ▶気管挿管を意識下や鎮静下に行う場合は，30分前に気道の局所麻酔を行い，10分前に制唾薬としてglyco-

pyrrolate 0.4 mg を静注する。
▶クロニジン（2 μg/kg を術前夜と麻酔導入 2 時間前に内服）は麻酔薬と鎮痛薬の術中必要量を低減することが証明されている。

モニタリング

- 上腕が太すぎて血圧の過大評価となる場合はマンシェットを前腕の手首に巻いてもよい（マンシェット内のゴム囊が測定部肢周囲の 80％ を覆う必要がある）。
- 侵襲的なモニタリングは合併症のために多量の体液移動，前負荷減少，高二酸化炭素症に耐えられないと考えられる場合に限る。
- 末梢静脈ラインが十分確保できない場合は中心静脈ラインを確保する。ランドマークは不明瞭なことが多く，超音波ガイド下に留置する。
- 筋弛緩モニタリングを行う。
  ▶良好な術野を得るために十分量（約 3 L）の二酸化炭素で気腹を行うが，下大静脈を介した血液還流を障害しないよう筋弛緩により腹腔内圧は 15〜18 mmHg 以下とする必要がある。
  ▶外科的な筋弛緩の評価と筋弛緩モニタリングの結果はしばしば食い違う。
  ▶尺骨神経/円回内筋より顔面神経に電極を貼付しモニタリングを行う（皮下脂肪により電気抵抗が増大するため）。
- 食道聴診器や食道温プローブは，縫合器やステイプラーで胃に縫いつけられることがあるため，使用を避ける。
- 経口胃管は胃内容を吸引した後に抜去するか，手術当初に補助具として使用する場合は残す。ただし縫いつけられる事故も起こりうるため，使用しないときは途中まで引き戻すか抜去する。
- 脳波モニタリングによる麻酔深度評価を行うと麻酔薬使用量が節減できて早期回復が図れる。

麻酔導入

- 体位
  ▶患者は HELP（head-elevated laryngoscopy position）位とする。耳と胸骨を同じ高さとし，オトガイを胸より高くするのが喉頭展開に最適である。
  ▶手術台を 25〜30°の逆 Trendelenburg 体位とする。
  ▶抑制帯装着部を含めて各部の除圧をすべて確実に行う。
  ▶深部静脈血栓のリスクが高いため，必ず間欠的圧迫装置を下肢に装着する。逆 Trendelenburg 体位で患者が滑り落ちないよう，手術台に足底支持板をつける。
- 麻酔導入前の酸素化と脱窒素化
  ▶ヘッドバンドを使用して自発呼吸時とマスク換気時の空気漏れを防ぐ。
  ▶APL バルブを閉めて 5〜10 cmH$_2$O の陽圧をかけ，上気道の開存を保つ。
  ▶クロージングボリュームに対する機能的残気量の割合が低い症例では，呼吸停止により急速に低酸素症をきたす。
- マスク換気が可能と考えられる症例の導入法
  ▶標準的な急速導入を行う。静脈麻酔薬と筋弛緩薬を同時に投与する。
    ■低酸素症が急な場合は，換気はしばしば気管挿管より困難である。
  ▶すべての症例が迅速導入の適応となるわけではない。胃食道逆流症が考えられる症例で，挿管困難が疑われないと考えられる症例で行われる。
  ▶経口エアウェイ，経鼻エアウェイ，ラリンジアルマスクを準備する。
- マスク換気が困難と考えられる症例の導入法（胸が厚い，睡眠時無呼吸症候群，仰臥位になれない症例，など）：意識下あるいは鎮静下の気管支ファイバー挿管
  ▶局所麻酔をしっかり行う。
  ▶ベンゾジアゼピンやプロポフォールより短時間作用型オピオイドを少しずつ投与するのがよい。オピオイドでは軽い鎮静に加えて喉頭反射の抑制が得られるが，ベンゾジアゼピンやプロポフォールでは鎮静のみが得られ脱抑制をきたしうる。鎮静は最小限に止めるのが実際的である。
  ▶ベンゾジアゼピンやプロポフォールとオピオイドを併用する場合，無呼吸の閾値や二酸化炭素に対する反応

と投与量の関係が非線形的になるため，注意が必要である。
- ▶ドロペリドールやハロペリドールの少量単回投与で自発呼吸をうまく維持できるが，レミフェンタニルとデクスメデトミジンの持続静注もよい。
  - ■気道が確保されるまでの間は鼻カニューレや経鼻エアウェイで酸素を投与する。
- 挿管困難ではないと考えられる患者の気管挿管法
- ▶通常の喉頭鏡を使用する（軟部組織の肥厚により喉頭蓋が挙上できない場合に備えて直型ブレードも準備しておく）
- ▶別の挿管法の用意も整える。
- 挿管困難が疑われる患者の気管挿管法
- ▶ビデオ喉頭鏡や鏡付喉頭鏡
- ▶経口エアウェイやラリンジアルマスクを補助的に併用した気管支ファイバー挿管（経口挿管あるいは経鼻挿管）
- ▶喉頭鏡を補助的に併用した気管支ファイバー挿管（喉頭鏡で過剰な軟部組織を前方へ持ち上げることができる）
- ▶気管挿管用ラリンジアルマスク

麻酔維持

麻酔薬と投与法
- ▶ほとんどの症例は，腹腔鏡手術に対して気管挿管下の全身麻酔を行う。まれに，開腹手術に対して脊髄幹麻酔を併用し，術後鎮痛と麻酔薬の術中投与量節減をはかる。
- ▶揮発性麻酔薬による違いは明らかではない。大体はデスフルランかセボフルランが用いられる。
- ▶腹腔やその他の含気腔へ拡散しないよう，笑気の長時間投与を避ける。
- ▶オピオイド必要量を軽減するため，禁忌がなければ術中に鎮痛補助薬を使用する（ketorolac 30〜60 mg 筋注あるいは静注，アセトアミノフェン 1 g 静注，デクスメデトミジン 0.2/μg/hr）
- ▶筋弛緩薬の追加投与は手術操作に必要で TOF カウント＞2 の場合に限る。TOF カウント＜2 の場合は追加投与しても筋弛緩はほとんど改善せず，抜管時のリスクが高まる。
- ▶投与量を実体重で計算する薬物と理想体重で計算する薬物を覚えておく（第 14 章参照）。
- ▶禁忌がなければ，執刀前にセファゾリン 2 g 静注とヘパリン 5,000 単位皮下注を行う。

循環器系
- ▶低血圧：気腹と急峻な逆 Trendelenburg 体位により前負荷が減少するため，低血圧をきたすことがある。輸液は控えめとし，短時間作用型の昇圧薬で治療する。過剰輸液は避ける。

呼吸器系
- ▶換気モード
  - ■腹腔内圧上昇＋胸壁の重み＝拘束性障害→肺コンプライアンス低下→人工換気中の気道内圧上昇
  - ■従量式調節換気（1 回換気量 8〜12 mL/kg 理想体重）は従圧式調節換気より使いやすい。従量式調節換気では，術中にコンプライアンスが変化しても一定の分時換気量が保たれ，低換気や容量損傷を予防できる。
- ▶気道内圧上昇
  - ■上限は 30 cmH$_2$O＋腹腔内圧とする。
  - ■圧外傷が起こるのは肺内外圧差が増大した場合のみであり，気道プラトー圧だけが上昇しても起こらない（肺内外圧差＝肺胞内圧－胸腔内圧，腹腔内圧≒胸腔内圧）。
- ▶高二酸化炭素症
  - ■二酸化炭素による気腹中は呼吸回数を増やして ETCO$_2$ を正常に維持する。
  - ■呼吸回数を増やすと呼気時間が短縮する→呼出障害→低血圧，低酸素症，逆説的な二酸化炭素上昇
  - ■上記の場合は呼気時間を延長する（I：E＝1：3 もしくは 4）か，併せて呼吸回数を減らす。
- ▶低酸素血症
  - ■低酸素症は FIO$_2$ を上げる，PEEP（5〜15 cmH$_2$O）をかける，リクルートメント手技（40 cmH$_2$O で 8 秒間加圧する）を行うなどで治療する。リクルートメント手技は胸腔内圧上昇と前負荷減少をきたしうることに注意する。

- ■ 気腹開始後に低酸素血症が治療で改善しない場合は，横隔膜が押し上げられて気管支挿管になっていないか気管支ファイバーでチェックする。
- 腎臓
  - ▶乏尿や急性尿細管壊死
    - ■ 腹腔内圧上昇は腎血流を低下させて糸球体や尿細管の機能を障害する→尿量に注意する。
- 手術の補助（胃部分切除や胃バイパス手術で必要なことがある）
  - ▶手術当初：経口胃管を進めて胃の把持を補助する。
  - ▶手術中盤：自動吻合器のアンビルを経口的に挿入し，胃囊作成を助ける。歯，咽頭，食道を損傷しないよう注意する。
  - ▶手術終盤：滅菌水か生理食塩液の 500 mL ボトルに 1％ メチレンブルー 5 mL を添加しボウルに移す。そのうち 100 mL を経口胃管から 60 mL のバルブシリンジで注入する。吻合部のリークが認められなければ，吸引後に胃管を抜去する。

術後

- 抜管
  - ▶どの非脱分極性筋弛緩薬に対してもリバースを行う。TOF カウントが 4/4 であっても，最大で 70～75％のアセチルコリン受容体がブロックされている可能性がある。リバースは TOF カウント≧2 になってから投与する。カウント数や減衰に基づいて基本量（ネオスチグミン 40～70 μg/kg）を投与し，リバース過量投与後の再弛緩がおこらないよう注意する。
  - ▶逆 Trendelenburg 体位か半座位で抜管する。
  - ▶抜管基準を厳密に守る（完全覚醒，従命可能，5 秒以上の頭部挙上，1 回換気量が術前値まで回復しているか，6 mL/kg 以上で安定，肺活量＞10 mL/kg）。
  - ▶呼吸機能や呼吸筋力を過大評価しないよう，散発的な深呼吸で認められる肺活量と規則的な 1 回換気量を鑑別する。
  - ▶抜管前と抜管時にリクルートメント手技と加圧を行う。
- 術後回復室
  - ▶手術終了間際に非脱分極性筋弛緩薬を投与した場合や，筋弛緩モニターで筋収縮を認めない場合は，前もって人工呼吸器の用意を整える。
  - ▶非侵襲的陽圧換気法
    - ■ 閉塞性睡眠時無呼吸と診断されている場合やその疑いがある症例では，あらかじめ持続気道陽圧法の条件を設定しておく。設定条件が不明な場合は，初期設定を 10 cmH$_2$O，F$_I$O$_2$ を 50％ とする。動脈血ガス値に従って調整する。
    - ■ 二相性陽圧法も同様に効果的である。初期設定は 10～12/4～5 cmH$_2$O，F$_I$O$_2$ を 50％ とする。
    - ■ 閉塞性睡眠時無呼吸を認めない肥満患者にも有用である。
    - ■ 外科的吻合部へ悪影響を及ぼすという証拠はない。
    - ■ 自己調節鎮痛法によるオピオイド静注は，投与量を注意深く決めると安全で効果的である。
    - ■ 重症の閉塞性睡眠時無呼吸を認める症例は入院させ，一晩経過観察する。
  - ▶長時間（＞4 時間）の二酸化炭素による気腹は，皮下気腫，縦隔下気腫，縦隔気腫のリスクを伴う。
    - ■ 上気道閉塞，抜管遅延，二酸化炭素再吸収により術後回復室で意識レベル低下や昏睡をきたし，再挿管となる可能性，循環動態悪化などが起こりうる。
    - ■ 術中術後に鎖骨上窩の触診で捻髪音の有無を繰り返し評価し，抜管に先立って気管チューブのリークテストを行う。
  - ▶患者の上半身を挙上，座位もしくは側臥位とし，インセンティブスパイロメータの使用を促して無気肺や肺炎を予防する。
  - ▶他の合併症にも注意する。吻合部リーク，ガス塞栓症，血栓塞栓症，術後悪心・嘔吐（経鼻胃管は挿入せず外科医にコンサルトする），消化管出血，気胸など。

コツとヒント

- 外科医とのコミュニケーションが器械に関連した合併症を予防するカギとなる．法的に問題とならないよう，経口的に挿入したすべてのチューブ類に関して，「先端まで無傷で抜去した」旨を記録する．
- 気腹圧や気腹時間の長さ，頭高位の程度，筋弛緩薬の追加投与などに関して，麻酔科と外科医が歩みよる必要がある．
- 手術終了間際に筋弛緩薬の追加投与を求められた場合，揮発性麻酔薬の濃度を上げる，(血圧に問題がなければ) プロポフォール 3〜5 mL を投与するなど別の対処法を検討する．
- 肥満患者では気道関連の合併症が頻発するが，たいていは予防できる．麻酔を入念に計画する，それを患者に理解させて外科医に知らせる，ラリンジアルマスクを用意する，別の気管挿管法の準備を整えるなどで気道関連合併症を予防する．
- 挿管や換気が難しい可能性がある症例では，挿管や抜管に備えて，麻酔科医をもう1人手術室におくと大いに助かることがある．
- 挿管困難症例は抜管も難しい．気道確保時に用いた器具をそのまま抜管時に使えるよう手術室内においておく．その情報を術後回復室のスタッフにも伝える．

参考文献

www.TheAnesthesiaGuide.com を参照

(大山泰幸)

第80章
腎移植

Brooke Albright

基礎

- 慢性腎疾患の病期分類

ステージ	病態	糸球体濾過量 (GFR；mL/min/1.73 m^2)
1	腎障害存在するが GFR は正常または増加	≧90
2	腎障害存在し GFR 軽度低下	60〜89
3	GFR が中等度低下	30〜59
4	GFR が高度低下	15〜29
5	腎不全	<15 (または透析)

  ▶ 末期腎不全の主要な原因は糖尿病，糸球体腎炎，多嚢胞性腎症，高血圧である．
- 腎血流量の正常値は 3〜5 mL/min/gm である．
  ▶ 腎血流量<0.5 mL/min/gm では腎細胞が虚血に陥り薬物排泄が遅延する．
- 腎移植後の生存率は移植腎によって決まる．
  ▶ 移植腎の1年および5年生着率は生体腎移植のほうが死体腎移植よりよい．
- 腎移植患者は，高血圧 (75%)，冠動脈疾患 (15〜30%)，敗血症 (27%)，糖尿病 (16〜19%)，腫瘍 (13%)，

脳卒中（8％）の罹患率と死亡率が高い。
  ▶移植後1年以内の死亡原因はたいてい感染である。

術前

- 血縁者の生体ドナー
  ▶糖尿病，腫瘍，重症高血圧の既往がなく両側とも良好な腎機能を有する必要がある。
  ▶レシピエントに適合するHLA抗原型とABO血液型である。
  ▶手術前夜より維持輸液を開始し，手術3〜5時間前に投与速度を2倍に増やして，十分な輸液を行う。
- レシピエント
  ▶血圧コントロール：末期腎不全患者はたいてい高血圧を認める。血圧が低い場合は細胞外液量の高度な減少が考えられる。透析後の体重を乾燥重量（dry weight）の2〜4 kg増しとするのが最もよい。
    ■降圧薬：急性高血圧にはニトロプルシドやラベタロール静注剤だけでなく，クロニジンやプラゾシンなどα受容体遮断薬にも著効が認められることがある。
  ▶電解質異常：高カリウム血症や高マグネシウム血症など
  ▶胃腸障害：胃内容排出遅延，胃不全麻痺，悪心・嘔吐，胃腸出血，しゃっくり
  ▶血液異常：貧血，血小板機能障害，血小板減少
  ▶心機能障害：左室肥大，うっ血性心不全，左心不全，冠動脈疾患，心臓伝導障害，尿毒症関連心膜炎
    ■尿毒症性心膜炎は透析に反応し，心タンポナーデをきたすことはまれである。透析患者の心膜炎は胸痛，発熱，白血球増加を伴い，心タンポナーデをよりきたしやすい。
  ▶気道評価
    ■病歴の長い2型糖尿病患者では挿管困難がより多く，これは低身長，関節硬直，皮膚の青白い硬化を特徴とするstiff joint症候群による。これは患者に合掌させると診断できる。指を反らすことができない（Prayer徴候）場合は挿管困難のリスクが考えられる。
  ▶免疫抑制療法の注意点：麻酔薬との相互作用を有する免疫抑制薬がある（シクロスポリンなど）
    ■カルシウムチャネル拮抗薬とある種の抗菌薬（エリスロマイシン，ドキシサイクリン，ケトコナゾールなど）は，シクロスポリンの血中濃度を上昇させて腎毒性をきたしうる。別の抗菌薬（ナフシリン，イソニアジド）や抗痙攣薬（フェニトイン，フェノバルビタール）など，シクロスポリンの血中濃度を低下させて易感染を招く薬物もある。

モニタリング

- 標準的なASAのモニタリングに加え，侵襲的なモニタリングを症例に応じて追加する。
  ▶術中輸液の速度や量を判断するために，必要に応じて中心静脈圧をモニタリングする。内頸静脈がよいが，シャント側は避ける。
  ▶動脈ラインが必要な場合は大腿動脈での留置がよい。
- シャント側の腕の保護。輸液ライン確保を行わない，血圧計のマンシェットを巻かない，シャント側では経皮的酸素飽和度測定を行わないほうがよい。

麻酔導入

- 死体ドナーの場合は移植腎が適切であることを確認してからレシピエントの麻酔導入を開始する。血縁者の生体ドナーであれば皮膚切開が行われてからレシピエントの麻酔導入を開始する。
- 全身麻酔
  ▶セボフルランは，臨床的な腎毒性は明らかではないが，代謝により無機フッ素が産生されるため使用しない。
  ▶筋弛緩薬−排泄が腎機能に依存しないcisatracuriumの使用が一般的である。
    ■スキサメトニウムはできる限り使わない。尿毒症性ニューロパチー症例においてスキサメトニウム使用により心室頻拍と心停止をきたした報告がある。
  ▶胃不全麻痺を認める場合は迅速導入が必要になることがある。
- 区域麻酔
  ▶脊髄幹麻酔は，手術時間や循環動態変動に関して全身麻酔と差がなく，腎移植において全身麻酔に代わる選

択肢であることが示されている。
- ▶ 禁忌のない限り，生体ドナーに下部胸髄レベルで胸部硬膜外麻酔を行う。全身麻酔導入前に硬膜外カテーテルを留置するが，腎臓摘出までは低血圧を避けるために硬膜外麻酔を行わない。
- ドナーに抗菌薬の予防的投与を執刀前と術後24時間にわたって行い，創感染を予防することが推奨される。

麻酔維持

- 血縁者の生体ドナー
  - ▶ 正常血圧を維持する：昇圧薬は使用せず輸液を行う。
    - ■ 腎移植の初期に0.9%生理食塩液，乳酸リンゲル液，PlasmaLyteを比較検討した研究より，術中にPlasmaLyte[訳注]を投与した患者は術後の血液検査結果（pH，乳酸値，カリウム値）が良好であることが示されている。
      訳注）PlasmaLyteは塩化ナトリウム，グルコン酸ナトリウム，酢酸ナトリウム，塩化カリウム，塩化ナトリウムを含有する等張電解質輸液製剤である。わが国では未発売。
  - ▶ 十分な尿量を維持する：<1.5 mL/minへ低下した場合はマンニトール12～25 gを投与することがあるが，予後改善に関するエビデンスはない。
  - ▶ 二酸化炭素を正常範囲に維持する：低二酸化炭素症と高二酸化炭素症は腎動脈攣縮の強力な誘因である。
  - ▶ 尿管切断前，腎臓摘出前の30分前，およびグラフト灌流中もマンニトールを投与し，腎臓を保護する。
  - ▶ ヘパリンは，腎血管遮断前とグラフト再灌流時に投与する。プロタミンは腎摘出後にゆっくり投与する。
  - ▶ 抜管前に胸部X線撮影を行い，気胸（横隔膜の牽引によって生じる）の有無と胸腔ドレーン留置の必要性を評価する。
  - ▶ 筋弛緩のリバースを行う際は，腎不全ではネオスチグミンの作用が遷延しうることに留意する。
- 死体ドナー
  - ▶ 死体ドナー腎は，移植まで低温還流することにより48時間保存できる。
  - ▶ 麻酔科医は動脈遮断時まで死体ドナーの全身管理を行う。
    - ■ 平均血圧>60 mmHg，尿量>0.5 mL/kg/hrを維持する。
      - ◆「100ルール」を用いる：収縮期血圧>100 mmHg，尿量>100 mL/hr，PaO_2>100 mmHg
    - ■ まず輸液により血圧を維持する。特に尿崩症がある場合などは，大量の電解質輸液（最大で1,000 mL/hr）が必要になることがある。どうしても必要な場合はドパミンを10 μg/kg/minまで投与することがある。
      - ◆ 急性尿細管壊死とグラフト生着不全が増加するため，昇圧薬を必要とする場合は注意する。
- レシピエント
  - ▶ 動脈吻合後の遮断解除に備える！
    - ■ 低血圧（虚血組織からの化学物質遊離による）をきたした場合は，まず輸液負荷で治療する。
      - ◆ 遮断解除時に移植腎からカリウムを含む腎保護液が洗い出され，血中カリウム濃度が急激に上昇して心停止が起こることが報告されている。炭酸水素ナトリウム50 mEq投与と心肺蘇生をすぐに行う。

術後

- 急速輸液：尿量分だけ輸液を行い循環血液量減少を避ける。
- PCAによるモルヒネ静注を行う場合：基礎投与を行わずロックアウトタイムを15分に延長する（モルヒネ-3グルクロニドとモルヒネ-6グルクロニドが蓄積するリスクのため）
- 非ステロイド性抗炎症薬の使用を避ける。
- 術後の血栓予防および移植腎静脈血栓の予防に関して，現時点で確立された方法はない。予防法は術前に同定された患者のリスク要因と移植施設によって決まることが多い。
  - ▶ 一例としてヘパリン皮下注1日3回と間欠的空気圧迫法で血栓予防を行う施設がある。低分子ヘパリンの使用はまれ。他の薬物は症例ごとに決める。
  - ▶ アスピリン75 mg/日の術後28日間投与が移植腎の静脈血栓症を予防するという報告がある。
- 拒絶
  - ▶ 急性反応（アナフィラキシー，ショック，播種性血管内凝固）：移植腎を摘出する。
  - ▶ 遅発型拒絶（発熱，局所の圧痛，尿量減少）：高用量の副腎皮質ステロイドと抗リンパ球グロブリンを投与

する。
- ▶乏尿や無尿：腎動脈 Doppler 検査と膀胱超音波検査を行う。循環血液量減少（経食道エコー法）と急性尿細管壊死（腎生検を行うこともある）を除外する。フロセミドが予後を改善するという証拠はない。必要な場合は血液透析を行う。
- 創感染：抗菌薬の予防的投与は手術開始前からはじめて術後 24 時間継続する。
  - ▶腎移植後の慢性的な免疫抑制療法が原因で日和見感染が起こりうる。

コツとポイント

- 区域麻酔と全身麻酔のいずれも安全に施行できる。
- 腎臓の代謝と排泄に依存する薬物が影響を受け得ることを銘記する。
- 低血圧はまず輸液で治療し，マンニトールを使用して腎潅流を維持する。
- 血管遮断解除後の高カリウム血症と低血圧に備える。

●参考文献
www.TheAnesthesiaGuide.com を参照。

（岡本健志）

第81章
肝移植

Gebhard Wagener

術前

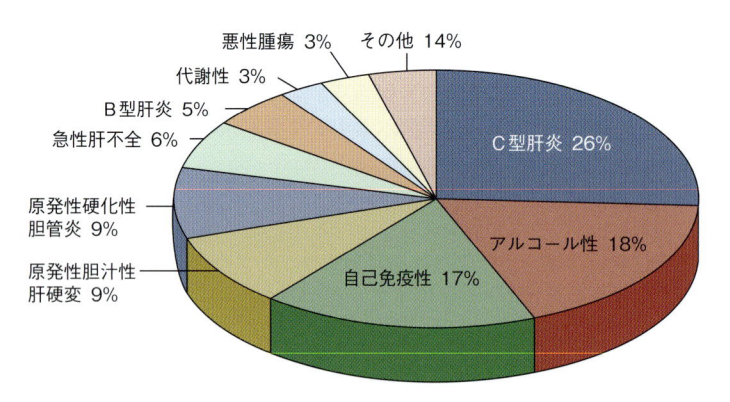

- C型肝炎 26%
- アルコール性 18%
- 自己免疫性 17%
- 原発性胆汁性肝硬変 9%
- 原発性硬化性胆管炎 9%
- 急性肝不全 6%
- B型肝炎 5%
- 代謝性 3%
- 悪性腫瘍 3%
- その他 14%

この10年間米国では毎年4,000〜6,000件の肝移植が行われている。これらのうち生体肝移植はわずか300〜400件である。

禁忌

絶対禁忌
肺高血圧：平均肺動脈圧＞45 mmHg

- アルコール依存症や薬物乱用
- 肝外悪性腫瘍
- 敗血症

相対的禁忌
- 肺高血圧：平均肺動脈圧＞35 mmHg
- 重篤な心肺疾患
- 患者が心理的社会的支援を十分受けられない場合や治療指示に従わない場合
- 肝細胞癌症例（「ミラノ基準」）
  - ▶単発腫瘍で腫瘍径＞5 cm
  - ▶腫瘍径＜3 cm の腫瘍が3つ以内という条件を超える。
  - ▶肝外腫瘍を認める。
  - ▶血管浸潤を認める。

表81-1 肝不全と関連合併症

神経系	●脳症 ●頭蓋内圧亢進（劇症肝不全の場合） ●昏睡
呼吸器系	●肝肺症候群 　▶肺内シャントが発生する。通常と異なり動脈血酸素飽和度は仰臥位で改善（起座脱酸素症） ●腹水による無気肺 ●誤嚥のリスク
循環器系	●肝硬変による高心拍出量状態 　▶体血管抵抗低下，心拍出量増加，内臓血管拡張 ●門脈圧亢進症，肺高血圧症 ●平均肺動脈圧＞35 mmHg は肝移植の相対禁忌
消化器系	●胃内容物排出遅延と腹腔内圧上昇（腹水） 　▶迅速導入 ●食道静脈瘤
腎臓	●肝腎症候群 　▶Ⅰ型：2週間で血清クレアチニン値が2倍に上昇 　　■平均生存期間：1ヶ月 　▶Ⅱ型：血清クレアチニン値＞1.5 mg/dL 　　■平均生存期間：6ヶ月 ●相対的な循環血液量減少 ●低ナトリウム血症
免疫不全	●免疫抑制 ●特発性細菌性腹膜炎
血液	●骨髄抑制 　▶貧血 　▶白血球減少 ●脾機能亢進による血小板減少 ●肝機能障害による血液凝固障害 　▶凝固能低下や亢進を高頻度に認める

麻酔準備

コロンビア大学メディカルセンターの肝移植手術室における通常の麻酔準備（Tricia Brentjens 氏の厚意による）

薬品
導入と維持
- プロポフォール
- etomidate
- ミダゾラム（10 mg を準備）
- フェンタニル（3 mg を準備）
- スキサメトニウム
- cisatracurium（200 mg を準備）
- イソフルラン（2本分を準備）

心血管作動薬
- アドレナリン 100 µg/mL，10 mL
- アドレナリン 10 µg/mL，10 mL
- 塩化カルシウム 1 g/10 mL（10 バイアルを準備）
- フェニレフリン 40 µg/mL，10 mL シリンジと 250 mL バッグ
- エフェドリン 5 mg/mL，10 mL
- アトロピン 100 µg/mL，10 mL
- 炭酸水素ナトリウム 50 mEq（10 バイアルを準備）

その他の薬物
- 硫酸マグネシウム 2 g（0.5 g/mL 溶液を 4 mL）：シリンジ充填は不要
- メチルプレドニゾロンナトリウム 500 mg
- マンニトール 12.5 g/20 mL：シリンジ充填は不要
- アセチルシステイン：指導医の指示による。
    ▶ 初期投与量：150 mg/kg を 200 mL に希釈して 1 時間で投与
    ▶ 維持投与：50 mg/kg を 5% ブドウ糖液 500 mL に希釈して 4 時間で投与
    ▶ その後は 100 mg/kg を 5% ブドウ糖液 1 L に希釈して 16 時間で投与

必ず使用する持続注射薬
- ノルアドレナリン 4 mg/250 mL 生理食塩液
- バソプレシン 100 U/100 mL 生理食塩液
- フロセミド 100 mg/100 mL 生理食塩液

準備しておくべき薬物
- ドパミン　200 mg/250 mL バッグ製剤
- ドブタミン　250 mg/250 mL バッグ製剤
- ニトログリセリン　50 mg/250 mL ボトル製剤
- アミノカプロン酸（Amicar）：抗線溶薬。さまざまな投与法がある。

モニター機器
通常のモニタリング
- ECG：3 誘導（Ⅰ，Ⅱ，Ⅴ）のモニタリングを行う。
- SpO_2 を測定する。
- 非観血的血圧測定用マンシェットは M，L，XL サイズを準備する。

循環動態モニタリング
- 観血的血圧測定ラインと加圧バッグにはヘパリンを添加しない！
- 患者の右側にトランスデューサ 3 個を準備：右大腿動脈圧，肺動脈圧，中心静脈圧
- 患者の左側にトランスデューサ 1 個を準備：左橈骨動脈圧
- 小児用中心静脈カテーテルキット（20 ゲージ）を使用して大腿動脈ラインを留置する。
- 橈骨動脈ライン留置用の 20 ゲージカテーテル一式
- 内頸静脈留置用の Cordis 社製ダブルルーメンカテーテル
- 肺動脈オキシメトリーカテーテル（挿入前に較正を行う必要がある）

輸液ラインの準備
- 輸液ラインはすべて，特に指定がなければ PlasmaLyte で充填する．
- 急速輸血ポンプ（FMS2000）を充填する．
- 静脈ライン 2 本は加温する．
- 持続静注用の六連三方活栓つき微量輸液ラインを用意する．
- 血液製剤の準備状況を輸血部に確認する．
- 赤血球濃厚液 25 単位，新鮮凍結血漿 25 単位，濃厚血小板液 30 単位を用意する．

その他の準備
- 血液ガス分析装置と測定用カートリッジ 20 個以上を手術室内に準備する．
- 血算用と凝固能測定用の採血管を多数用意する．
- 温風加温器 2 台と上半身用および下半身用ブランケットを用意する．
- 持続的静静脈血液透析の準備：手術台の左側に高流量血液加温装置を用意して持続的静静脈血液透析の返血回路加温を行う．

モニタリング
- 動脈ライン（大腿動脈と橈骨動脈）
  - ▶橈骨動脈の圧波形はしばしば無肝期に鈍る．
- 肺動脈カテーテル
  - ▶心拍出量をできるだけ増やす．
  - ▶肺動脈圧を測定する．
- 動脈圧波形の呼吸性変動
  - ▶輸液・輸血負荷の効果が推測できる．
- 手術室内での動脈血ガス分析
  - ▶pH，酸血症，ヘマトクリット値，カリウム値を測定する．
- 手術部内での凝固検査：トロンボエラストグラフィや ROTEM®（rotational thromboelastometry）
  - ▶凝固因子欠乏，血小板機能，フィブリノーゲン重合異常，抗凝固異常，線溶系亢進など生体内止血能を総合的に評価できる．

麻酔導入
- ほとんどすべての患者で迅速導入を行う（腹水）．
- 患者は体血管抵抗減少を伴う循環亢進状態であり，内因性カテコールアミンの分泌亢進により心拍出量が維持されている：麻酔導入後の低血圧に注意する．
- ほとんどの麻酔導入薬は必要量が増加し作用発現が遅延するが（分布容積増大による），半減期は延長する（肝代謝低下による）．

麻酔維持

術式
完全大静脈遮断
肝臓の上流と下流で大静脈を完全に遮断し，移植肝の大静脈をレシピエントの大静脈に端-端吻合する．
利点
- 速い．
- 大静脈吻合がより容易である（かつより良好と思われる）．

欠点
- 無肝期の間は前負荷が減少し重篤な低血圧に陥る．
- 腎静脈還流障害と腎障害が起こりうる．

静静脈バイパス

門脈と大腿静脈から脱血し，バイパスポンプで腋窩静脈か内頸静脈に返血する。ヘパリンコーティングされた血液回路を用いる場合，抗凝固はまず不要である。

利点
- 無肝期の循環動態が安定する。
- 適切な腎静脈還流が得られる。
- 門脈遮断による消化管うっ血が軽減される。

欠点
- 煩雑である。
- カニュレーションに伴う技術的合併症が起こりうる。

ピギーバック法

大静脈を肝臓の上下で吻合する通常の大静脈置換法に代わる手術法であり，レシピエントの大静脈を温存する。移植肝頭側の大静脈断端をレシピエントの肝静脈断端部と吻合する。肝静脈の高さで大静脈を部分的に遮断する。大静脈血流は吻合操作中ある程度維持される。

利点
- 循環動態の不安定化が軽減できる。
- 腎静脈還流は維持される。

欠点
- 大静脈吻合が技術的により難しい。
- 門脈遮断による消化管うっ血がまだ起こりうる（一時的な門脈大静脈シャント留置で軽減されうる）。

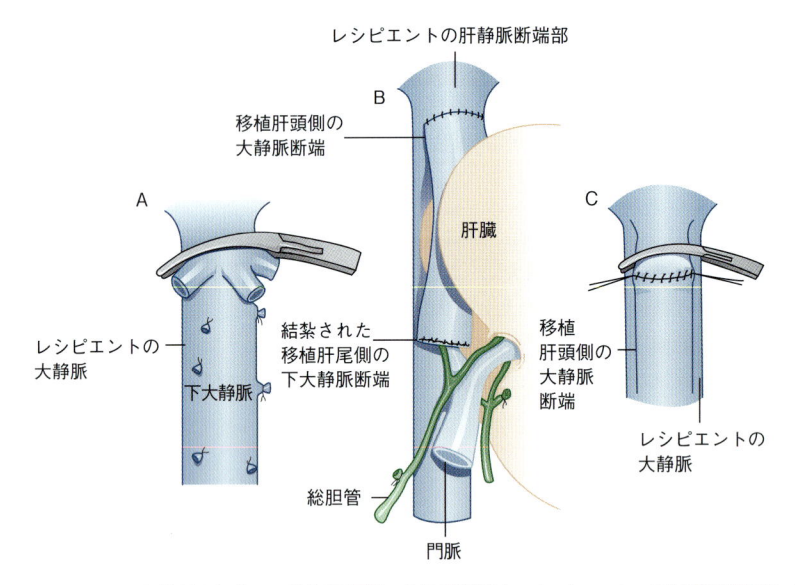

レシピエントの大静脈を温存し，移植肝頭側の大静脈断端をレシピエントの肝静脈断端部と吻合する

Minter RM: Current Procedures: Surgery. Figure 32-7A-C より。www.accesssurgery.com からも閲覧可能。© The McGraw-Hill Companies, Inc. All rights reserved.

表81-2　肝臓移植術の4期		
前無肝期/剥離期	●門脈圧亢進領域の手術操作に伴う出血 ●血液凝固障害と貧血を是正し循環血液量を維持	
無肝期	●体血管抵抗が低いうえに前負荷と心拍出量が減少 ●アシドーシス：乳酸が代謝されないため	
潅流再開期	●次の病態が突発することがある 　▶アシドーシス 　▶高カリウム血症 　▶肺高血圧 　▶右室拡大と右室不全 　▶心停止	
後無肝期	●肝機能が良好な場合，以下は数時間以内に改善 　▶アシドーシス 　▶血液凝固障害 　▶全身血管拡張	

前無肝期/剥離期

門脈圧亢進症領域の手術操作による出血

- 検査値ではなく術中出血量に基づいて治療を行う。
  - ▶凝固能亢進（肝臓由来のプロテインC，プロテインSやその他の抗凝固因子の欠乏による）と同時にINR延長が起こりうる。
  - ▶トロンボエラストグラフィやROTEMで凝固障害の原因が判明することがある。
- 循環血液量を適正に維持し体液バランスを最適に保つ。
  - ▶後腹膜の手術操作や側副静脈ラインからの出血に注意する。
  - ▶腹水吸引により体液が急性に喪失する。
- 血小板輸血は，血小板数の低下と臨床的な出血傾向に対して外科医と相談のうえで行う。
  - ▶脾臓への血小板貯留と血小板輸血は血栓性合併症の増加を招く。
- 尿量維持，および循環血液量を減らして凝固因子を補充するために輸血（血漿）を行う目的で，しばしばフロセミドを使用する。

無肝期

体血管抵抗が低いうえに前負荷と心拍出量が減少

- 特に大静脈遮断時には十分な前負荷が必要である。
  - ▶中心静脈圧は12〜15 mmHgを目安にする。
- 肝臓切除に先立って麻酔科医は，無肝期の適正な循環動態維持を保障できるようにすべきである。
- 昇圧薬の大量投与がしばしば必要となる。
  - ▶ノルアドレナリン 2〜10 µg/min
  - ▶バソプレシン 1〜4 U/hr
  - ▶平均動脈圧は60 mmHgまたは術前血圧の20％以内が目安である。
  - ▶無肝期の無尿は腎機能悪化によることがある。
- アシドーシス（無肝期には乳酸が代謝できないため）
  - ▶再潅流によりアシドーシスが増悪するため，炭酸水素ナトリウム（50〜100 mEqを20分で投与）で積極的に治療する。
- 無肝期の大量輸液により潅流再開時に循環血液量過剰と右室不全をきたす可能性がある。
  - ▶血圧維持には昇圧薬を用いるほうがよい。
- 通常，無肝期に硫酸マグネシウム2 gを10分で静注し，潅流再開時の不整脈を予防する。
- 潅流再開20分前に動脈血ガス分析を行い，治療すべき異常（アシドーシス，高カリウム血症，低カリウム血症）をチェックする。

潅流再開期

移植肝の洗い出しによりつぎの病態がしばしば突発する。
- アシドーシス
- 高カリウム血症（T 波を注意深く観察する）
- 肺高血圧
- 右室拡大と右心不全
- 心停止
  - ▶長時間の冷虚血や温虚血，脂肪肝の移植，心臓死後に提供された肝臓の移植における潅流再開時はより重症化する。
  - ▶大静脈吻合終了に先立って門脈遮断解除により移植肝の洗いだしを行う，あるいは門脈遮断解除を緩徐に行うなどを外科医と考慮する。
  - ▶以下に対して積極的な治療を行う。
    - 高カリウム血症：グルコース・インスリン療法，炭酸水素投与，塩化カルシウム投与
    - 低カルシウム血症
    - アシドーシス：炭酸水素投与と過換気
    - 低血圧：昇圧薬投与，アドレナリン 10～30 μg を単回静注

後無肝期

肝機能が良好な場合，以下は数時間以内に改善する
- アシドーシス
- 血液凝固障害
- 全身血管拡張
  - ▶移植肝再潅流と組織プラスミノーゲン活性化因子放出による線溶亢進が起こりうる。
  - ▶肝動脈や門脈の吻合に問題がある場合は血小板輸血を行わず，外科医と対策を検討する。

術後

手術室での抜管は可能だがほとんど利点がない。

表 81-3 肝移植後の早期合併症

0～24 時間	● 出血 ● 移植肝不全 　▶肝動脈血栓 　▶門脈血栓 　▶初期移植肝不全と移植肝機能回復遅延 ● 血管拡張性ショック
1～5 日	● 急性腎障害 ● 感染 ● 胆汁漏 ● 遷延性呼吸不全
＞5 日	● 拒絶 ● 栄養障害 ● 遷延性移植肝不全 ● 成長障害

初期合併症の診断と治療

出血
診断
- ドレーン排液増加（ドレーン排液のヘマトクリット値測定を考慮する）
- 腹囲増大（一時間ごとに測定）
- 腹腔内圧上昇（一時間ごとに測定）

治療
血液凝固障害を是正する。
出血が持続する場合や大量出血の場合は再開腹を行う。

肝動脈血栓と門脈血栓
診断
- 以下が持続する場合
  - 代謝性（乳酸）アシドーシス
  - 総ビリルビン値上昇
  - 血液凝固障害
  - 腹水
  - 全身血管拡張と昇圧薬の大量投与
  - 乏尿と急性腎障害増悪
  - 遅発症例や重症例
    - 遷延性の低血糖
    - 精神機能低下や肝性脳症
    - 低体温
- 超音波 Doppler 検査で診断が確定する。
- トランスアミナーゼ上昇は肝臓の虚血性障害によるもので，機能不全を意味するとは限らない。

鑑別診断
- 以下による同種移植肝の初期機能不全
  - 移植直後より臓器がまったく機能しない（primary non-function）。
  - 移植肝がレシピエントの体格に比べて小さい（small for size syndrome）。

治療
- 再開腹
- 血管内治療で改善することはほとんどない。

胆汁漏
診断
- 以下が持続する場合
  - ドレーンからの胆汁様排液
  - 総ビリルビン値，アルカリホスファターゼ値，γ-GTP 値の上昇
  - 発熱，倦怠感
- 超音波検査（腹水）やドレーン排液の総ビリルビン濃度測定により診断する。

治療
- 再開腹（吻合不全はしばしば胆管の虚血性障害による）と Roux-en-Y 法による胆道再建
- 経皮的ドレナージ
- 内視鏡的胆管ステント留置

急性拒絶
鑑別
- 術後数日のうち

- ▶肝機能悪化
- ▶総ビリルビン値とトランスアミナーゼ値の上昇
- ▶倦怠感と発熱
- 確定診断は生検による。

治療
- 免疫抑制療法の強化
- ステロイドパルス療法
- OKT-3（ムロモナブ-CD3 抗体）投与

コツとポイント
- 無肝期のマグネシウム（2gを20分で静注する）投与により膜安定化と灌流再開時の不整脈軽減が期待できる。
- 肝動脈吻合部の開存性に問題がある場合は術後に血小板輸血を行わない。

●参考文献
www.TheAnesthesiaGuide.com を参照。

（星野和夫）

第82章
電気痙攣療法

Tony P. Tsai

基礎知識
- 重篤なうつ病，躁病，統合失調症の治療に用いられる。
- 治療効果は神経伝達物質の放出あるいは神経伝達物質レベルの回復によると考えられる。
- 通常はまず週3回の治療を2〜4週間続け，その後は必要に応じて行われる。
- 通常は入院のうえ治療を開始する。その後は必要に応じ可能であれば外来治療で行われる。
- 電気痙攣療法には全身麻酔が好まれる。

術前
- 標準的な ASA 術前絶飲食ガイドラインに従う。
- 処置の前に排尿させておく。
- 禁忌
  - ▶過去3ヶ月以内の心筋梗塞，重症狭心症
  - ▶うっ血性心不全，大血管の動脈瘤
  - ▶褐色細胞腫
  - ▶脳腫瘍，頭蓋内圧亢進
  - ▶脳動脈瘤
  - ▶最近の脳卒中
  - ▶呼吸不全

- 要注意
  - ▶妊娠
  - ▶甲状腺中毒症
  - ▶不整脈
  - ▶緑内障，網膜剥離
  - ▶ペースメーカ，植え込み型除細動器（治療の前に作動を停止する）
- 薬物
  - ▶三環系抗うつ薬は高血圧，不整脈，錯乱のリスクを高める可能性がある。
  - ▶選択的セロトニン再取り込み阻害薬や可逆的モノアミン酸化酵素阻害薬は痙攣遷延のリスクを高める可能性がある。
  - ▶リチウムは錯乱のリスクを高め，スキサメトニウムの作用を遷延させる可能性がある：リチウムの血中濃度は 0.6 mEq/L 程度に維持する。
  - ▶カルバマゼピンはスキサメトニウムの作用を遷延させる可能性がある。
  - ▶ベンゾジアゼピンの長期投与は痙攣誘発をより困難にする可能性がある。フルマゼニル 0.2〜0.3 mg を誘発時に投与すると通常効果的であり，離脱症状や痙攣遷延をきたすことはない。

導入

電気痙攣療法には全身麻酔導入薬と筋弛緩薬が必要である。

電気痙攣療法で一般的に使われる導入薬

薬物	投与量	注記
etomidate	0.15〜0.3 mg/kg	術後悪心・嘔吐のリスクを高める
ケタミン	0.5〜2.0 mg/kg	交感神経活動を亢進させる
methohexital	0.75〜1.0 mg/kg	ポルフィリン症患者には使用しない
プロポフォール	0.75〜1.0 mg/kg	投与量調整により痙攣最大化をはかる
ロクロニウム	0.45〜0.6 mg/kg	スキサメトニウムが禁忌の症例に使用する
スキサメトニウム	0.2〜0.5 mg/kg	徐脈の症例には使用しない，高カリウム血症に注意する
ノルアドレナリン	4 mg/250 mL=16 μg/mL	0.2〜20 μg/kg/min

- バイトブロックを挿入して痙攣による歯や舌の損傷を予防する（図 82-1）
- 手順：静脈ライン確保，酸素化，麻酔導入，筋弛緩薬投与，バイトブロック挿入，電気痙攣療法，必要に応じて補助換気。この間はマスクや鼻カニューレによる酸素投与を継続する。
- 電気痙攣療法の結果，全身性強直間代痙攣と短時間の副交感神経活動亢進に続く交感神経活動亢進が生じる。短時間の脳血管収縮に続いて，脳血流，頭蓋内圧，酸素消費量の増加を伴う血管拡張が起こる。
- 副交感神経活動亢進は徐脈，分泌増加，胃内圧上昇，眼圧上昇を招き，心停止（まれ）を引き起こすことがある。
- 交感神経活動亢進は頻脈，高血圧，心筋酸素需要増加を招き，不整脈を引き起こすことがある。
- したがって，以下の薬品の準備を整えておく。
  - ▶ラベタロール，エスモロール，ニカルジピン，ベラパミル，アトロピン
- 発作が短すぎる場合（<20 sec）
  - ▶麻酔導入薬を減量するか変える。電気痙攣療法の前に過換気を行う。
- 発作が長すぎる場合（>90 sec）
  - ▶麻酔導入薬（プロポフォール）を追加するかミダゾラムを投与する。
- 上述した以外に起こりうる合併症
  - ▶喉頭痙攣，無呼吸
  - ▶誤嚥
  - ▶舌咬傷，顎関節脱臼，長管骨骨折，筋肉痛

図 82-1 痙攣時の舌咬傷や歯の損傷を予防するための口腔プロテクター

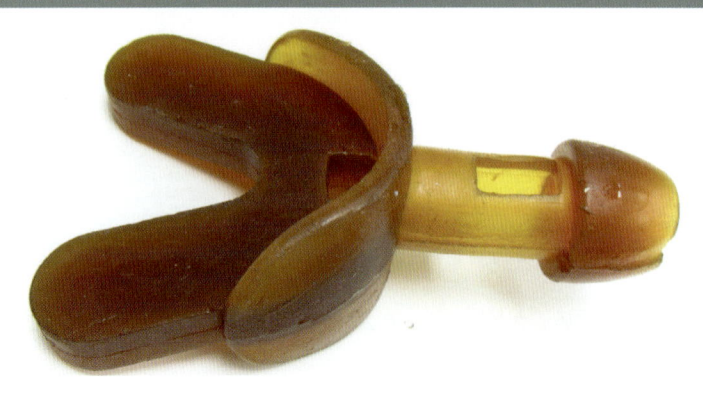

術後

- 回復室で経過を観察する。手術患者と同じ基準で退室させる。
- 以下の副作用が起こりうる。
    - ▶ 健忘
    - ▶ 興奮
    - ▶ 錯乱
    - ▶ 頭痛
    - ▶ 悪心・嘔吐
- 以下の合併症がまれに起こる。
    - ▶ 心筋虚血，心筋梗塞
    - ▶ 一過性の神経学的脱落症状
    - ▶ 脳出血
    - ▶ 失明
    - ▶ 肺水腫
    - ▶ 脾破裂

●参考文献
www.TheAnesthesiaGuide.com を参照

(中島正順)

第83章
手術室以外での麻酔

Neelima Myneni

問題点
- 緊急事態が発生した場合に,手術室から離れた場所であることと熟練したスタッフによる援助がないこと。
- いつもと違う器機や特殊なモニターに不慣れなこと。
- 麻酔終了後に回復室まで移動する距離が,手術室に比べて長い場合が多いこと。

手術室以外での麻酔に必要なこと
- 援助が必要になった場合に手術室スタッフとすぐに連絡がとれること。
- 十分なモニタリングができること,酸素投与が可能であること,吸引,人工換気器,必要薬物の準備,余剰ガス排気装置など。
- 放射線を使用する場合は防護用品の用意があること。
- 患者移送に必要な予備の器機,人員,適切なモニタリングが得られること。

放射線防護
- 放射線の強度は線源からの距離の二乗に反比例して減少する。
- 鉛エプロンと甲状腺プロテクターを常に着用し,線源から1〜2m離れる。
- フィルムバッジで測定した毎月の放射線曝露量はFDAガイドラインに従い50 mSvを超えない。

麻酔
- 麻酔により患者の体動を抑え疼痛と不安を最小限とする。
- 通常成人には不要であるが,小児や,不安,知的障害,認知症などで安静が保てない成人で必要となる。
- 鎮静または全身麻酔のいずれも用いられる。
- 最重要課題は気道管理と十分な酸素化維持である。
- 麻酔科医は患者から離れることが多いため,並存疾患の評価は特に気道に注意して行う。
- プロポフォール持続による意識下鎮静がしばしば奏効する。
- 鎮静過剰により低換気と気道閉塞が起こりうるため,気管挿管やラリンジアルマスクが用いられることが多い。
- 特に気道閉塞や無呼吸をきたしやすい症例や精神状態を頻回に評価する必要がある場合には,デクスメデトミジンがしばしば用いられる。

MRI
- MRI装置の磁場の強さは0.5〜1.5テスラである。

MRIの危険性
- 鉄を含む素材はすべて,致命的な威力で磁石に引き寄せられること(ミサイル効果)がしばしばある。それにより室内の患者やスタッフが怪我をするおそれがある。
- ペースメーカ,植え込み型除細動器,人工内耳,整形外科インプラント,脳血管クリップなども転位,出血,隣接する脆弱な組織の損傷のリスクがある。
- 磁性金属(ニッケル,コバルト)は最も磁性が強く危険である。一方でアルミニウム,チタニウム,銅,銀は

安全である。
- （MRI 適合の）専用機器とモニターが必要である。
- スキャナーから発せられる高周波エネルギーが組織に吸収され，熱が産生されて組織損傷が起こる可能性がある。
- 大きな音（65～95dB）を発するため，聴力障害が起こりうる。患者には耳栓をする。

モニタリング
- 患者を直接観察しがたいことが大きな問題である。
- モニター器機はガントリーから 1.5～2.5 m 以上離し，磁石に引き寄せられないようにする。
- 高周波エネルギーと静磁場により心電図波形がしばしばゆがむ。
- 心電図電極のようなモニタリング部位には，磁場による発熱で熱傷のリスクがある。
- モニター用電子機器自体が高周波を発することがあり，MRI 画像の質が低下しうる。
- 通常のパルスオキシメータは熱傷を起こすことがあり，MRI 適合の光ファイバー装置を使用する。
- 高周波パルスにより観血的動脈圧波形にスパイク状のアーチファクトが生じ，血圧が誤って高く測定されることがある。

蘇生
- 患者を MRI 室から出し，応援を呼び，別の麻酔ができる部屋（MRI 室のすぐそばにあるべき）で蘇生を開始する。
- 必要に応じて磁場を切る。磁場の減衰にはおおよそ 10 分かかる。
- 磁場の復元には 4 日かかり，何千ドルもの費用を要する。そのため，これは本当に必要な場合に限って行う。

体外衝撃波結石破砕術
- 短い高強度圧波を用いて腎結石や尿管結石を微細片へ破砕し，尿中に排泄させる。
- 患者は水で満たしたクッションつきの特殊テーブルに寝る。これは患者を水槽に入れて行われた昔の浸水結石破砕術が進化したものである。
  - ▶ 水槽に入ると末梢静脈が圧迫されて中心血管内容量が増加し，中心静脈圧や動脈圧が上昇することがある。
  - ▶ 呼吸仕事量が増大する。外圧により機能的残気量や肺活量が減少し，肺疾患を合併する患者は耐えられないことがある。
  - ▶ 水温を厳密に調整する。温水は血管拡張による低血圧を招くことがある。
  - ▶ 水槽の出入りにより不整脈が起こることがある。
  - ▶ 概してこの方法は，うっ血性心不全や心筋梗塞のリスクがある症例に行うべきではない。
- 破砕を成功させるためには，患者が動かないことがきわめて重要である。皮膚の痛みに対して短時間作用型オピオイドが必要になる。
- 酸素投与下に最小限の鎮静を行えば十分である。
- 結石の破片が尿中に排泄されるよう，適切な循環血液量を維持する。
- 不整脈（特に心室頻拍）のリスクがある。衝撃波の開始を R 波の 20 ミリ秒後（絶対不応期）にすることで，不整脈のリスクを最小限に抑える。したがって，衝撃波数と治療時間は心拍数で決まる。処置時間短縮のための頻拍化（glycopyrrolate 0.2～0.4 mg 投与）を依頼されることがある。
- バックアップモードにできるペースメーカは禁忌ではないが，植え込み型除細動器は禁忌である（植え込み型除細動器は術前に作動を停止する，破砕術は体外式除細動器のパッドを貼付して行う。これは植え込み型除細動器の作動を再開するまで剥がさない）

電気的除細動
- 電気ショックによる不快感に対して短い鎮静と健忘が必要になる。
- プロポフォールの減量投与が最も奏効する。駆出率が低い症例では，プロポフォールの少量単回投与を繰り返す，循環時間が長いため，数分おいてからつぎの投与を行う。
- 緊急薬品の準備を整え，前もって酸素投与を行い，ショック後は必要に応じて補助換気を行う。

- etomidate はミオクローヌスをきたすため適さない。ベンゾジアゼピンは効果発現が遅く作用時間が長いため使用しない。

内視鏡検査/内視鏡的逆行性胆管膵管造影

- 上部内視鏡検査は仰臥位か側臥位で行う。
- 下部内視鏡検査は側臥位で行う。
- 麻酔科医は内視鏡検査にほとんど関与しない。鎮静が難しい症例や医学的に問題のある場合に麻酔科医が必要になることが多い。
- 内視鏡的逆行性胆管膵管造影の大半は腹臥位で透視下に行われる。胆管拡張時は刺激が持続する。
- 通常は監視下鎮静管理（上部内視鏡検査では局所麻酔を追加）で行われるが，気管挿管が必要な場合もある（フルストマック，上部消化管出血など）。

●参考文献
www.TheAnesthesiaGuide.com を参照

（中島正順）

第84章
美容外科

Brooke Albright

基礎知識
- 美容外科の外来手術は 1997 年から 2007 年までの間に 457％ 増加している。
- 美容外科手術の 54％ は診療所で，29％ は病院外来で，17％ は入院で行われる。

術前
- 美容外科手術は絶対に必要という手術ではないため，患者は健康で ASA 全身状態分類がクラス 1 あるいは 2 に相当し，健康上の問題はせいぜい 1 つであることが多い。
- 診療所で手術を行う場合は全身状態がよい患者に限る。
- 術前診察は手術前の 30 日以内に行う。
- 重篤な合併症を有する症例は，手術予定を決める前に麻酔科対診を行う。
- ASA 全身状態分類がクラス 3 以上の症例に対して診療所で手術を行う場合，（鎮静を行わず）局所麻酔のみを用いるのがよい。

モニタリング
- 美容外科手術には，心電図，非観血的血圧測定，経皮的酸素飽和度測定，体温測定，カプノグラフなど，ASA の推奨する標準的なモニタリングが必要である。気道確保器具，吸引，緊急薬品，除細動器もすぐに使えるよう準備する。

美容外科手術のトップ5

脂肪吸引術
- 術式
  - ▶ 周到な配置で施された小切開から経皮カニューレを挿入し，皮下脂肪を吸引する．
  - ▶ チューメッセント脂肪吸引術：高度に希釈したリドカイン（0.05～0.10%）とアドレナリン（100万倍希釈）を含有する浸軟溶液を数リットル加圧して皮下に急速浸潤させる．
- 麻酔導入
  - ▶ 周囲浸潤麻酔かチューメッセント局所麻酔が最もよく用いられる．
  - ▶ 皮下浸潤目的に穿刺を行う際のわずかな不快感を和らげるために鎮静や鎮痛を望む患者もいる．
  - ▶ 硬膜外麻酔や脊髄くも膜下麻酔は，血管拡張，低血圧，過剰輸液が考えられるため，診療所での手術には適さない．
- 麻酔維持
  - ▶ 補液を適正に行い正常体温を維持する．
  - ▶ 脂肪の大量吸引時に輸液管理を間違うと，極端な場合には循環血液量減少性ショックに陥ることがある一方で，その反対に，肺水腫を引き起こす血液希釈をきたすこともある．
  - ▶ 浸軟溶液の約60～70%は皮下注入として吸収される．そのため浸軟溶液の浸潤量は吸引脂肪よりはるかに多くなり，補液は必要ないことがある．
  - ▶ 手術中は患者を積極的に加温し，室温チューメッセント液の大量浸潤による低体温を予防する．
- 合併症（何らかの合併症発生率は0.7%である）
  - ▶ 肺水腫（23%），内臓穿孔（14.6%），脂肪塞栓（8.5%），局所麻酔薬中毒による心肺不全（5.4%），吸引管による血管損傷で起こる出血（4.6%）
  - ▶ リドカイン代謝・排泄の律速段階は肝臓における薬物クリアランス（250 mg/hr程度と考えられる）である．肝臓機能障害のある症例ではリドカインが血中に蓄積することがある．
  - ▶ 血中リドカイン濃度は浸軟浸潤後12～14時間で最大値となり，その後6～14時間で低下する．

乳房手術
- 術式
  - ▶ 豊胸術，人工乳房用インプラント交換，乳房縮小術，横軸型腹直筋有茎筋皮弁の完成
- 麻酔導入
  - ▶ 診療所で手術を行う場合は，単一レベル（T_4）での傍脊椎ブロックと局所麻酔を併用した監視下鎮静管理が用いられることが多い．
  - ▶ しかし，豊胸術では胸壁から胸筋を剥離する際の疼痛のため，ラリンジアルマスクか気管挿管による全身麻酔が選ばれるのが一般的である．
- 麻酔維持
  - ▶ 制吐薬を投与し術後鎮痛を開始する．
  - ▶ 術後48時間までの鎮痛法として，以下の3つが奏効することが示されている．
    - ■ 最後の皮内縫合を行う前にドレーンから0.25%ブピバカイン10 mLを投与し，創部に10分間滞留させる．
    - ■ 傍脊椎ブロックを行う．
    - ■ 術前にステロイド（デキサメタゾン10 mg静注），非ステロイド性抗炎症薬を投与する（例えばシクロオキシゲナーゼ-2阻害薬：ロフェコキシブ50 mg経口投与）．
- 合併症
  - ▶ 手術操作による気胸
  - ▶ 不十分な術後鎮痛

眼瞼形成術
- 術式
  - ▶ 余分な皮膚や脂肪の切除や移植，眼周囲の筋肉や腱の補強などによる外科的眼瞼形成

- 麻酔導入
  - ▶診療所での手術は局所麻酔と経口鎮静で行う。
  - ▶経口鎮静の一例として，ジアゼパム 10 mg と propoxyphene（100 mg）とアセトアミノフェン（650 mg）の合剤を経口投与する。30分後に10万倍希釈アドレナリン含有1% リドカインを2 mLずつ両方の眼瞼にゆっくり注射する。
- 麻酔維持
  - ▶監視下鎮静管理と必要に応じて局所麻酔を行う。
- 合併症
  - ▶手術直後の合併症には角膜剝離や失明の危険がある眼球後出血などがある。

腹部美容外科手術
- 術式
  - ▶腹部の中央と下部から余分な皮膚と脂肪を切除し，より引きしめる。たまに腹直筋を縫縮してかたくすることも必要な場合がある。腹腔内の手術を同時に行うこともある。
- 麻酔導入
  - ▶チューメッセント浸軟溶液浸潤は全身麻酔や意識下鎮静を用いて安全に行われている。
- 麻酔維持
  - ▶吸入麻酔あるいは静脈麻酔による全身麻酔か意識下鎮静を行う。
- 合併症
  - ▶静脈塞栓と創傷治癒の遅延。長時間手術，腹部手術，担癌症例では静脈塞栓のリスクが増す。早期離床により術後合併症のリスクを軽減できる。
  - ▶喫煙は創傷治癒遅延のリスクを増加させる。
  - ▶婦人科手術と腹部美容外科手術を同時に行う場合，それぞれを単独に行う場合に比べてリスクが大きくなるわけではない。

顔面の美容外科手術
- 術式
  - ▶レーザーによる美容皮膚科治療，皺切除術（フェイスリフト），耳介形成術，オトガイ形成術，鼻形成術，頬形成術など
- 麻酔導入
  - ▶全身麻酔，局所麻酔薬クリーム塗布あるいは局所冷却法を併用した意識下鎮静，チューメッセント液浸潤による局所麻酔などがすべて使用されている。
  - ▶全身麻酔下に皺形成術を行う症例では外科医と一緒に気管チューブを正中に固定し，顔面をゆがめることなく最もよくみえるようにする。術中に患者の顔が左右に振られることもあるので，気管チューブをしっかりと固定する。
- 麻酔維持
  - ▶局所麻酔施行後はふつう全身麻酔を浅くできる。
  - ▶全身麻酔の場合は患者が耐えられる範囲で吸入酸素濃度をなるべく低くする。レーザー手術では笑気を使用しない。
  - ▶覚醒時のバッキングや嘔気を避ける（斑状出血をきたしうるため）。創傷部のドレッシング材は気道を閉塞しないようにあてがう。
  - ▶デクスメデトミジン（1 μg/kg を10分で静注後 0.2〜0.6 μg/kg/hr で持続投与）により術後悪心・嘔吐の軽減と循環動態の安定化が得られることがある。自発呼吸と室内気呼吸での酸素飽和度が維持され，酸素投与に伴う火災の危険性を軽減できる。
- 合併症
  - ▶顔面の手術における最大の問題の1つは，酸化剤（すなわち酸素）の濃度が最も高くなる顔の近くで発火源（すなわち電気メス）を使用することによる手術室内の火災である。

コツとヒント

- 局所麻酔におけるアドレナリン添加リドカインの極量は，FDA によると 7 mg/kg である．しかし，高度に希釈したリドカイン（0.1％）にアドレナリン（1 mg/L）を添加したチューメッセント液の皮下浸潤による麻酔では，最大で 35～55 mg/kg まで安全に使われている．
    - ▶ チューメッセント脂肪吸引術におけるリドカイン中毒は，中枢神経毒性（すなわち痙攣）より先に心毒性（致命的な心停止その他の不整脈）で発症することがある．
- 手術室内の火災を起こさないよう，レーザー手術中は吸入酸素濃度を下げ，笑気を使用しない．
- 手術室内の火災による手術部位の熱傷は，扁桃腺についで顔面が 2 番目に多い．

● 参考文献

www.TheAnesthesiaGuide.com を参照

（中島正順）

Part VI
心血管手術と胸部外科手術

第85章
人工心肺の基礎知識

Jennie Ngai

人工心肺とは
- 心臓と肺への血液循環をバイパスさせる一方で，他の臓器への潅流を維持する。
- 血管と連続した体外回路へ血液を循環させる。
- 主に心臓手術に使用されるが，大血管手術，脳神経外科手術，移植手術でも用いられる。

基本構造（図85-1）
- 患者から脱血するための静脈カニューレ
- 静脈血貯血槽
- 血液循環ポンプ
- 血液酸素化と二酸化炭素排泄を行う人工肺
- 血液温度調節用の熱交換器
- 異物や気泡の除去フィルター
- 患者に返血するための動脈カニューレ

心臓手術中のモニタリング
- パルスオキシメータ：末梢の酸素飽和度のモニタリング
- 心電図：不整脈やST変化のモニタリング
- 動脈ライン：人工心肺中（非拍動流）は非侵襲的血圧測定ができないので，心臓手術では必須である。
- 中心静脈ライン：水分バランス，調律異常，上大静脈症候群，人工心肺中の適正な脱血のモニタリング。急速大量輸液や薬物投与にも使用する。
- 肺動脈カテーテル：オフポンプ冠動脈バイパス症例，肺高血圧症例，低駆出率症例では留置する。慣習的に全例に留置しないようにする。術後管理を担当する外科チームのリクエストにもよる。
- 経食道心エコー（transesophageal echo：TEE）：可能であれば全例で使用する。症例数が限られる場合は，弁膜症手術で優先使用する。心収縮能，循環血液量，弁機能，人工心肺離脱時の気泡のモニタリング。TEEは現在，標準的なモニタリング法になってきている。

図85-1 人工心肺の基本構造

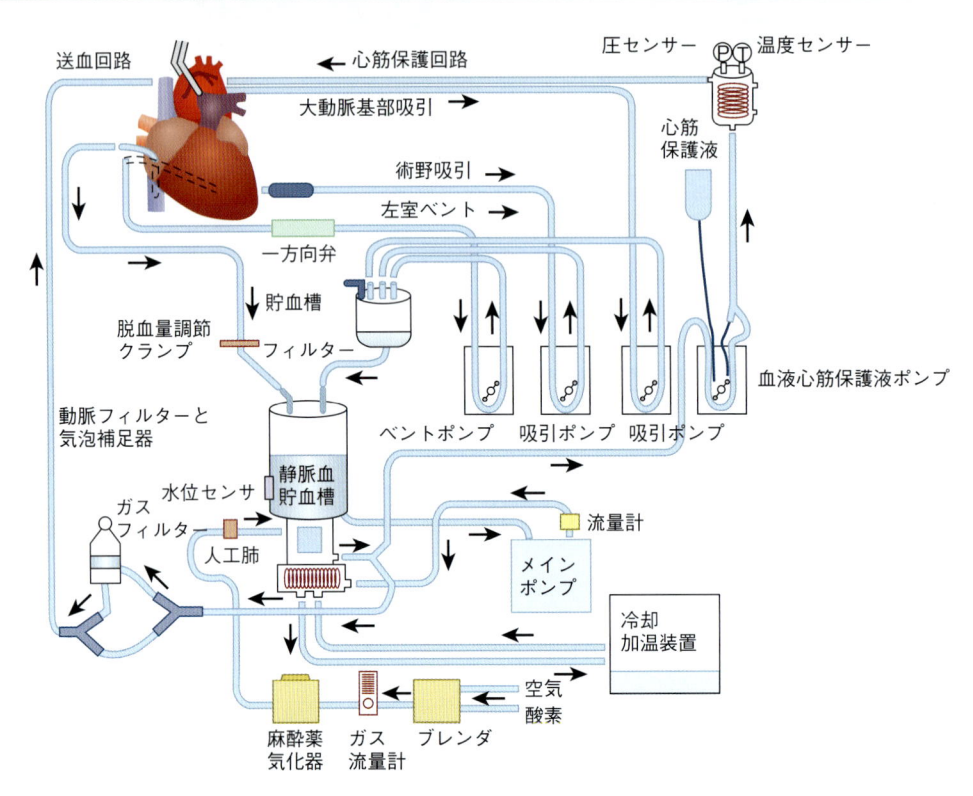

Hessel EA II, Edmunds LH Jr. Extracorporeal Circulation: Perfusion Systems. In: Cohn LH, Edmunds LH Jr, eds. Cardiac Surgery in the Adult. New York: McGraw-Hill, 2003:317-338 より。© The McGraw-Hill Companies, Inc.

- 脳波解析モニター：麻酔深度のモニタリング
- 脳酸素飽和度測定：脳の酸素化と血流のモニタリング

モニタリングの挿入部位

動脈ライン留置

送血管挿入部位に応じた動脈ライン挿入部位

送血管挿入部位	動脈ライン挿入部位
上行大動脈	右もしくは左橈骨動脈，右もしくは左大腿動脈
腋窩/腕頭動脈	左橈骨動脈，右もしくは左大腿動脈
大腿動脈	右もしくは左橈骨動脈
上行大動脈のバルーン遮断時	左右両側の橈骨動脈

手術に応じた動脈ライン挿入部位

手術の種類	動脈ライン挿入部位
冠動脈バイパス術	右もしくは左橈骨動脈（橈骨動脈グラフトを使用しない場合），右もしくは左大腿動脈
弁膜症手術	右もしくは左橈骨動脈，右もしくは左大腿動脈
上行大動脈手術	右もしくは左橈骨動脈，右もしくは左大腿動脈
弓部大動脈手術	2ヶ所の動脈圧測定を必要とする場合がある，測定部位を外科医と検討する

中心静脈ライン留置

中心静脈ライン挿入部位	
中心静脈ライン挿入部位	理由
右内頸静脈	中心静脈圧モニタリングに適切，肺動脈カテーテル留置が容易，右内頸静脈から脱血管を挿入する場合は他の部位を検討する必要あり
左内頸静脈	中心静脈圧モニタリングに適切，肺動脈カテーテル留置はより困難
鎖骨下静脈	中心静脈圧モニタリングは可能，開胸器装着で使用不能となる危険性，肺動脈カテーテル留置はさらに困難
大腿静脈	人工心肺中の頭部静脈還流を正確にモニタリングできない，急速輸液には適切

抗線溶薬

血栓形成傾向などリスクが利点を上回る症例を除いて，通常，アミノカプロン酸を投与する（10 g を 30 分で初期投与，続いて総量 15 g を 1 g/hr で持続投与）。ただしこれは施設や外科医によって異なる。抗線溶薬を胸骨切開前から開始すると効果が高まる。

再手術症例

- 心臓手術の既往がある症例では，再開胸時の心臓大血管損傷による出血リスクは心臓への到達法に左右される。
- 胸骨切開歴のある症例では，胸骨再切開は肋間開胸に比べてリスクが高い。
- 再手術症例は出血リスクが高いので，太い静脈ラインを確保する。血液製剤を手術室に準備しておく。

人工心肺開始前

- 観血的動脈圧と中心静脈圧をモニタリングできるようにしておく。
- 脱血管と送血管を挿入する。
- ヘパリン化する（初期投与量 400 単位/kg）。活性凝固時間（activated clotting time：ACT）は 450 秒を上回ることが目標である。
- ヘパリン 600 単位/kg を投与しても ACT が目標値まで延長しない場合，新鮮凍結血漿やアンチトロンビンⅢ製剤の投与を考慮する。
- 筋弛緩薬と麻酔薬を追加する（充填液で希釈されて血中濃度が低下し，術中覚醒や体動のおそれがある）。

切開部や手術の種類に応じた送血管と脱血管の挿入部位			
心臓到達法	送血管	脱血管	コメント
胸骨切開	上行大動脈	上下大静脈	最も一般的で基本的な方法
肋間開胸	上行大動脈，腋窩動脈	大腿動脈，大腿静脈（多孔式脱血管を大腿静脈から上大静脈まで挿入する）	送血管の挿入部位は外科医が決定。大腿動脈のカニュレーションは逆行性潅流により血栓塞栓のリスクを高める
再手術	上行大動脈，腋窩動脈，大腿動脈	右心房，上下大静脈，大腿静脈	再手術は出血リスクが高く，開胸前のカニュレーションと人工心肺開始を選択することもある。脱血管挿入前に大量出血をきたした場合，術野吸引で静脈血を還流させる
ロボット支援手術	大腿動脈	大腿静脈	
上行，弓部大動脈の大動脈瘤と解離，大動脈石灰化	腋窩動脈，大腿動脈	上下大静脈	大動脈石灰化の場合は，塞栓症の危険性があるため極力操作を加えない

人工心肺施行中

- 筋弛緩薬と麻酔薬を投与する。
- 人工心肺がフルフローに達し，人工心肺が支障なく確立したことを体外循環技師に確認した後，人工換気を止

める。
- 平均動脈圧をモニタリングする。これは通常50～70 mmHgに維持される。頸動脈狭窄その他で通常より高い灌流圧を必要とする場合は，高めの60～80 mmHg前後に維持される。
- BISの値と脳酸素飽和濃度をモニターする。
- 動脈血ガス分析を行う。ヘマトクリット値は低体温による血液粘度上昇を軽減するため低くする。血糖値はプロトコルに準じたインスリン投与により正常範囲内に保つ。
- 人工心肺中の血液灌流量は手術操作やカニュレーション部位によって変わる。
  ▶ 大動脈遮断時は灌流量を下げる必要がある。
  ▶ 標準的な灌流指数は1.8～2.4 L/min/m^{2}である。
- 体温は術式や心臓手術既往に応じて決まる。通常，32～34℃に冷却する。
  ▶ 大動脈瘤など頭部の血流に影響が及ぶ手術では，循環停止を行うことがある。
    ■ 循環停止の場合は18～20℃まで冷却する。
    ■ 循環停止時間は最長45分である。
  ▶ 選択的脳灌流は循環停止の代替法として，脳虚血を最小限とするために行われる。
  ▶ 内胸動脈による冠動脈バイパス術の既往があれば，低体温にする必要がある。内胸動脈（鎖骨下動脈から分岐し，大動脈遮断より下流になる）の血流が心筋保護液を洗い流すためである。
- 心停止の準備が整えば大動脈を遮断する。右心系の手術は心停止不用のため，大動脈遮断と心筋保護液投与を行わない。
- 大動脈遮断後に心筋保護液を投与する。組成は施設によって異なるが，一般的に高濃度カリウムの心筋保護液が使用される。高濃度カリウムによる脱分極性心筋保護液の代わりに，アデノシン，リドカイン，マグネシウムを使用した非脱分極性心筋保護液も用いられる。心筋保護液の投与法を以下にあげる。
  ▶ 大動脈遮断部近位側の上行大動脈に投与し，冠動脈へ順行性に投与する。
  ▶ 左右の冠動脈入口部へ選択的に投与する。
  ▶ 冠静脈洞から逆行性に投与する。中等度～重症の大動脈弁閉鎖不全や重症冠動脈疾患で有用である。

人工心肺からの離脱

人工心肺からの離脱に先立ち，以下をチェックする。
- 心収縮能：低い場合は強心薬を投与する。
  ▶ アドレナリン（0.01～0.1 μg/kg/min）
  ▶ ミルリノン（0.3～0.7 μg/kg/min）
  ▶ ノルアドレナリン（0.01～0.1 μg/kg/min）
  ▶ ドブタミン（2～20 μg/kg/min）
- 心拍数と心調律：左室肥大症例で心房収縮が有効な場合は，心房ペーシング±心室ペーシングを行うことがある。組織浮腫のため術後一時的にペーシングが必要になることがあり，ペーシングワイヤー留置のリスクは低いので，ほとんどの症例でペーシングワイヤーを留置すべきである。
- 血圧：低い場合に血管収縮薬を使用することがあるが，あわせて僧帽弁前尖の収縮期前方運動をチェックする（第20章参照）。高い場合は血管拡張薬±β受容体遮断薬を投与する。
  ▶ バソプレシン（0.04～0.08単位/min）
  ▶ フェニレフリン（25～200 μg/min）
  ▶ ニトログリセリン（0.1～7 μg/kg/min）
  ▶ ニトロプルシド（0.1～2 μg/kg/min）
- 酸素化と換気：人工換気器のスイッチを入れ，正しく作動することを確認する。
- 体温：体温が35～37℃なら人工心肺から離脱可能。さもなくば不整脈や出血のリスクを伴う。
- 電解質：正常範囲が条件であり，そうでなければ不整脈のリスクがある。
- ヘマトクリット値：離脱前に症例に応じた許容範囲内であるべきで，必要なら血液製剤を投与する。

流量を2 L/min程度まで下げ，血行と心機能を評価する。良好なら離脱を進める。
ヘパリン濃度測定に基づき，1 mg：1 mgの比率でプロタミンを（緩徐に）投与し，ヘパリンを中和する。
- プロタミン含有インスリン（NPHインスリンやプロタミン亜鉛インスリン）の投与を受けた糖尿病患者の1%

- でアナフィラキシーが発生するが，糖尿病患者以外でも発生しうる（特に魚アレルギー患者）。
- 頻度の低い反応（ヘパリン-プロタミン複合体によるトロンボキサン生成が原因）：肺血管収縮，右室不全，体血圧低下，一過性好中球減少。これらの反応が認められた場合は投与を中止し，少量のヘパリンを投与してプロタミンと結合させ，対症療法を行う。
- 人工心肺中のプロタミン投与は，患者の死に直結する！

人工心肺からの離脱困難症例

問題	対策
酸素飽和度が低い	麻酔器と人工換気器の作動は正常か？ 酸素流量は十分か？ 気管チューブは麻酔回路に接続されているか？ 挿管チューブは閉塞していないか？吸引と気管支鏡を行う 経食道心エコーで心収縮能や肺動脈塞栓を評価する 状態が安定しなければ，人工心肺を再開する
1回換気量が少ない，気道内圧が高い	気管支鏡を行う 必要なら気管チューブの位置を調整する 状態が安定しなければ，人工心肺を再開する
呼気終末二酸化炭素の異常	呼気終末二酸化炭素モニターは接続されているか？ 低心拍出量徴候を評価する 血圧が低い場合は下記を参照 気管チューブの閉塞をチェックする 経食道心エコーで肺動脈の閉塞を評価する
心収縮能が悪い	強心薬を投与する 高用量の強心薬を使用している場合は，大動脈内バルーンパンピングや心室補助装置の使用を考慮する
徐脈（心拍数<70）	より高い心拍数でペーシングを行う
頻脈（心拍数>100）で血圧は安定	β受容体遮断薬を使用する
頻脈（心拍数>100）で血圧は不安定	心臓除細動を行う（体内パドル使用時は10〜20 J，体外パドル使用時は200〜300 J）
低血圧	経食道心エコーで心収縮能と循環血液量を評価する 経食道心エコーで重篤な弁機能異常の有無を評価する 心収縮能が低い場合は強心薬を使用する 心室が虚脱していれば（循環血液量減少），輸液や輸血を行う 心房や心室が拡張していれば，Frank-Starling曲線上の適切な位置への前負荷調節が必要なこともある 心拍出量が正常以上で体血管抵抗が低ければ，血管収縮薬を投与する 高用量の血管収縮薬を使用している場合，グアニル酸シクラーゼを介した血管拡張を抑制するメチレンブルー（2 mg/kg）投与を考慮する 経食道心エコーで僧帽弁前尖の収縮期前方運動を評価する
経食道心エコーで僧帽弁前尖の収縮期前方運動による左室流出路閉塞と診断された場合	強心薬を減量し，β受容体遮断薬を考慮する 輸液や輸血を行う 徐脈化する 血管収縮薬で後負荷を増大させる

ICU搬送

- ほとんどの患者は，手術終了後も全身麻酔下に挿管されたままである。
- ICUへの移動時は心電図，経皮的酸素飽和度，観血的動脈圧をモニタリングし，酸素投与下にバッグバルブマスクで換気する。
- 移動中はすべてのラインと気管チューブを監視して，抜けないようにする。

- 必要なら薬物が投与できるよう，輸液路に手が届くようにしておく．
- 移動中は血管作動薬投与をすべて継続し，緊急用薬物と挿管用具を携行する．
- ICU入室後の2時間は出血量，循環動態の安定，覚醒と抜管の可能性を（患者や術式に応じて）評価する．
- ファーストトラック症例では，循環動態が安定している，出血がない，血管作動薬投与は最小限である，術後6時間以内に抜管可能となるなどが達成されるべきである．

●参考文献
www.TheAnesthesiaGuide.com を参照

（益田佳世子）

第86章
術中経食道心エコー

Sanford M. Littwin

術中経食道心エコー（transesophageal echocardiography：TEE）の適応

非心臓手術	心臓手術
●局所壁運動異常の評価 ●循環血液量の評価	●非心臓手術と同様の適応 ●術中TEEによる標準的検索 ●弁機能の評価，弁形成術，弁置換術の評価 ●近位大動脈遮断の適否判断 ●人工心肺離脱困難の診断と治療効果判定

基本手技

相対禁忌：食道病変（憩室，静脈瘤など），最近の手術既往，不安定な頸椎病変
経口胃管で胃内容を吸引除去後，潤滑ゼリーを塗布したプローブを挿入する．
約25～30 cm挿入して中部食道に留置する．
- プローブ操作（図86-1）
  - ▶プローブ回旋
  - ▶ノブ操作
    - ■プローブ先端の前後屈
    - ■プローブ先端の側屈
  - ▶プローブボタン操作
    - ■走査角度：0°～180°のトランスデューサー回転
- プローブ位置と描出画像
  - ▶位置
    - ■上部食道
    - ■中部食道
    - ■経胃
  - ▶描出画像

図86-1 プローブ操作

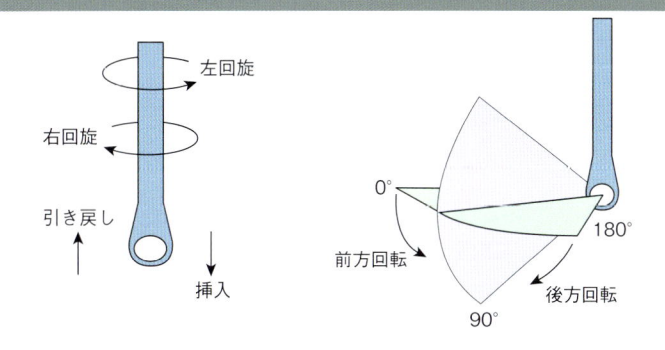

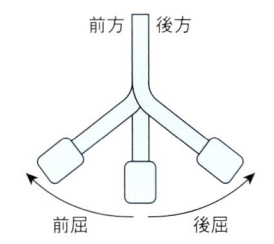

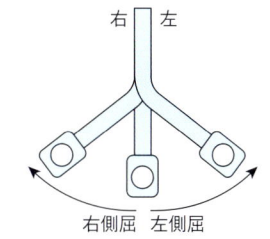

Shanewise JS, et al. ASE/SCA guidelines for performing a comprehensive intraoperative multiplanetransesophageal echocardiography examination: Recommendations of the American Society of Echocardiography Council for IntraoperativeEchocardiography and the Society of Cardiovascular Anesthesiologists Task Force for Certification in Perioperative Transesophageal Echocardiography. Anesth Analg. 1999;89:870 より.

- ■ 基本20画像（図86-2）
- 系統的に画像を描出し心臓の病態と機能を評価する．
- 非心臓手術の頻用画像
  - ▶ 中部食道四腔像
    - ■ 各心腔の大きさの評価（左右心房，左右心室）
    - ■ 心機能の評価（局所壁運動異常）
    - ■ 弁膜症病態の評価
      - ◆ 三尖弁逆流
      - ◆ 僧帽弁逆流
  - ▶ 経胃中部短軸像
    - ■ 局所壁運動異常の評価
    - ■ 循環血液量の評価

循環動態の評価

術中 TEE により，非心臓手術患者の心血管の疾態を即座に評価できる．
- 心筋虚血の評価
  - ▶ 術中の新たな発症：局所壁運動異常
  - ▶ 既往心機能障害の増悪：駆出率の低下
- 弁機能障害の評価
- 逆流（カラー Doppler 法）
- 僧帽弁前尖の収縮期前方運動による左室流出路狭窄；肥大型心筋症に似た臨床所見（第20章参照）
- 循環血液量の評価（下記参照）

図 86-2 基本画像

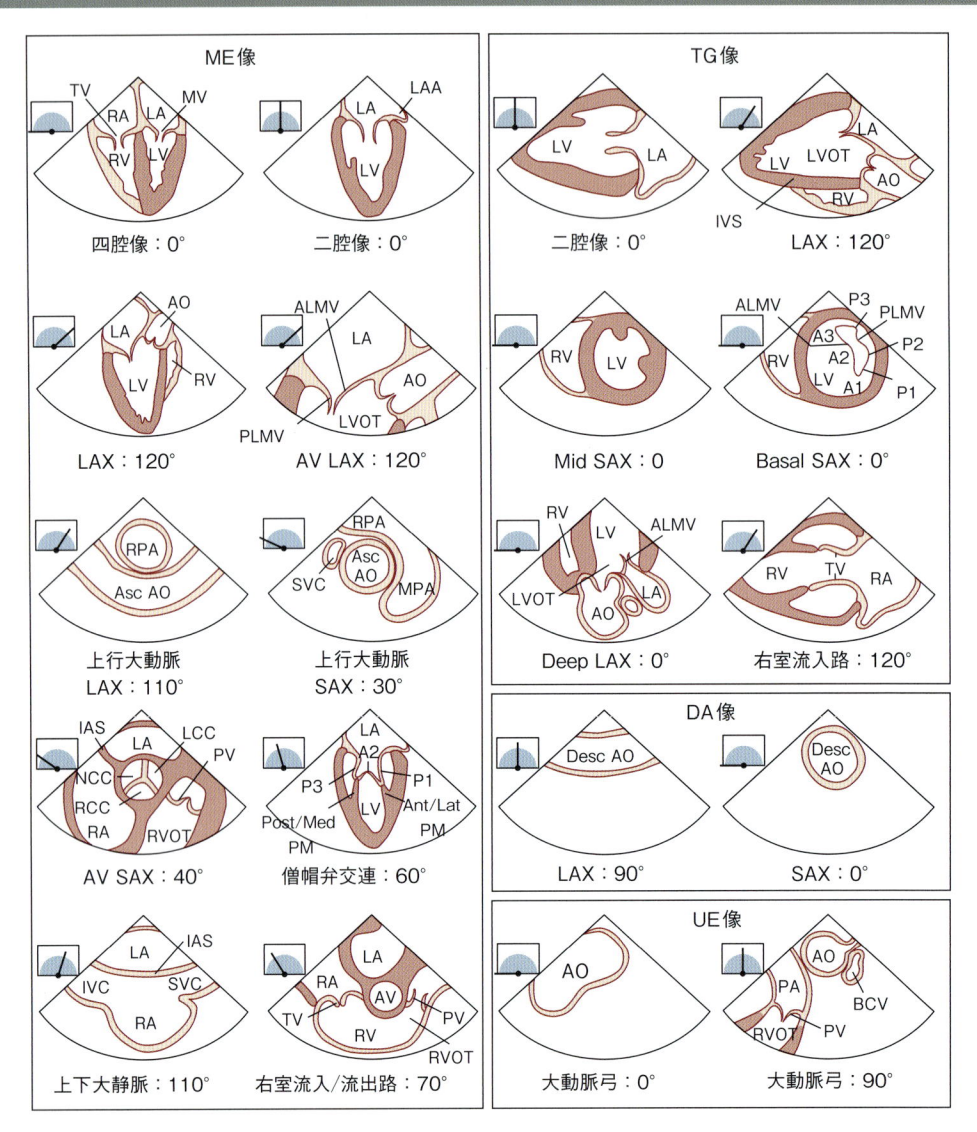

ME像
- 四腔像：0° (TV, RA, LA, MV, RV, LV)
- 二腔像：0° (LA, LAA, LV)
- LAX：120° (LA, AO, LV, RV)
- AV LAX：120° (ALMV, LA, AO, LVOT, PLMV)
- 上行大動脈 LAX：110° (RPA, Asc AO)
- 上行大動脈 SAX：30° (RPA, SVC, Asc AO, MPA)
- AV SAX：40° (IAS, LCC, PV, NCC, RCC, RA, LA, RVOT)
- 僧帽弁交連：60° (LA, A2, P3, P1, Post/Med PM, LV, Ant/Lat PM)
- 上下大静脈：110° (LA, IAS, SVC, IVC, RA)
- 右室流入/流出路：70° (LA, RA, AV, PV, TV, RV, RVOT)

TG像
- 二腔像：0° (LV, LA)
- LAX：120° (LA, LVOT, AO, LV, RV, IVS)
- Mid SAX：0 (RV, LV)
- Basal SAX：0° (ALMV, PLMV, A3, A2, A1, P3, P2, P1, RV, LV)
- Deep LAX：0° (RV, LV, ALMV, LVOT, LA, AO)
- 右室流入路：120° (RV, TV, RA)

DA像
- LAX：90° (Desc AO)
- SAX：0° (Desc AO)

UE像
- 大動脈弓：0° (AO)
- 大動脈弓：90° (AO, PA, BCV, RVOT, PV)

20の基本画像を描出部位別に上部食道（UE），中部食道（ME），経胃（TG）と下行大動脈（DA）にまとめて示す。心臓の主要部位を以下の略語で示す。RA：右心房，LA：左心房，MV：僧帽弁，TV：三尖弁，RV：右室，LV：左室，LAA：左心耳，AO：大動脈，ALMV：僧帽弁前尖，PLMV：僧帽弁後尖，AscAO：上行大動脈，RPA：右肺動脈，SVC：上大静脈，MPA：主肺動脈，IAS：心房中隔，PV：肺動脈弁，RVOT：右室流出路，NCC：大動脈弁無冠尖，RCC：大動脈弁右冠尖，LCC：大動脈弁左冠尖，P1, P2, P3：僧帽弁後尖各部位，A1, A2, A3：僧帽弁前尖各部位，Post/Med PM：後内側乳頭筋，Ant/Lat PM：前外側乳頭筋，IVC：下大静脈，Desc Ao：下行大動脈，BCV：左腕頭静脈 LAX：長軸像，SAX：短軸像．

Wasnick JD, Hillel Z, Kramer D, Littwin S, Nicoara A. Cardiac Anesthesia and Transesophageal Echocardiography. Figure Intro-6 より。www.accessanesthesiology.com からも閲覧可能。© The McGraw-Hill Companies, Inc. All Rights reserved.

- ▶心室の大きさは循環血液量と相関する。
- ▶輸液投与の効果を判定できる。
- ●駆出率の評価
  - ▶術前，術中，術後に評価する。
  - ▶麻酔管理と手術侵襲が心機能に悪影響を及ぼさないことを確認する。

循環血液量評価の実際

指標	前負荷不足の評価（循環血液量減少）
左室の大きさ	・拡張終期面積＜5 cm^2/m^2 ・左室腔の閉塞（乳頭筋の kissing sign） （後負荷減少や駆出率増加の際にも認められる）
下大静脈径と虚脱	自発呼吸： ・吸気時の下大静脈虚脱 陽圧換気： ・下大静脈径の呼吸性変動率＞12％[注1] ・下大静脈拡張指数＞18％[注2]
上大静脈虚脱	上大静脈虚脱率＞36％[注3]
ロボット支援手術	大腿動脈
大動脈血流の最高速度	大動脈血流最高速度の呼吸性変動率＞12％[注4]
僧帽弁血流	E/E' 速度比＞8（左室拡張末期圧＜15 mmHg と関連） E：経僧帽弁流入血流速度波形より測定 E'：組織 Doppler 法による僧帽弁輪速度波形より測定
一回拍出量（左室流出路の速度時間積分などから評価[注5]）	足の受動的挙上による1回拍出量変動率＞12％

注1）下大静脈径の呼吸性変動率＝IVC$_{max}$－IVC$_{min}$/IVC$_{max}$＋IVC$_{min}$/2
注2）下大静脈拡張率＝IVC$_{max}$－IVC$_{min}$/IVC$_{min}$
　　　IVC$_{max}$＝呼吸サイクル中の下大静脈最大径
　　　IVC$_{min}$＝呼吸サイクル中の下大静脈最小径
注3）SVC 虚脱率＝SVC$_{max}$－SVC$_{min}$/SVC$_{max}$
　　　SVC$_{max}$＝呼吸サイクル中の上大静脈最大径
　　　SVC$_{min}$＝呼吸サイクル中の上大静脈最小径
注4）大動脈血流最高速度の呼吸性変動率＝V$_{peak\ max}$－V$_{peak\ min}$/V$_{peak\ max}$＋V$_{peak\ min}$/2
　　　V$_{peak\ max}$＝呼吸サイクル中の大動脈血流最高速度の最大値
　　　V$_{peak\ min}$＝呼吸サイクル中の大動脈血流最高速度の最小値
注5）図 86-3 を参照

左室充満圧の推定

指標	左室充満圧の評価
左室の大きさ	・Simpson 法で計算，時間がかかる ・拡張型心筋症では信頼性が低い
経僧帽弁流入血流速度波形	E/A 速度比＞2（左室拡張終期圧＞20 mmHg と相関）：図 6-2 参照
連続性の式に基づく推定圧	・平均肺動脈圧＝4（肺動脈弁逆流最高速度^2）＋右房圧 ・肺動脈拡張期圧＝4（肺動脈弁逆流拡張終期速度^2） ・左房圧＝収縮期血圧－4（僧帽弁逆流最高速度^2） ・左室拡張終期圧＝拡張期圧－4（大動脈弁逆流拡張終期速度^2）

図86-3　左室流出路通過血流量測定にもとづいた心拍出量測定

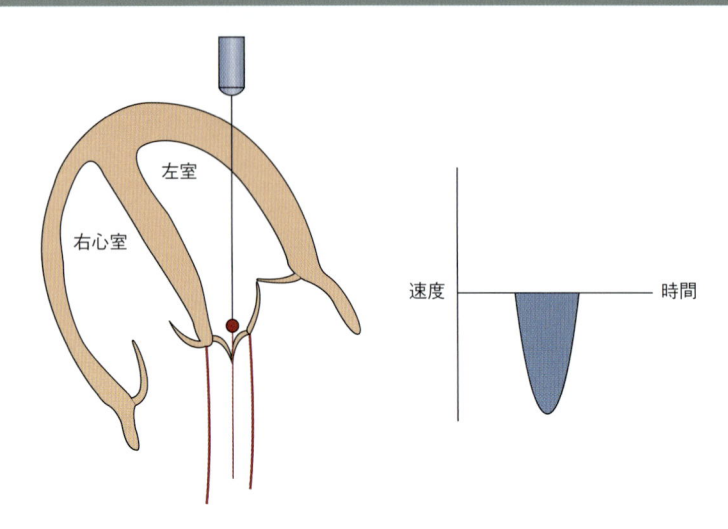

注意：この方法は重症大動脈弁疾患を認める症例には使用できない．深部経胃画像を描出し，大動脈弁直下の左室流出路通過血流量を測定する．右図に示す速度波形が得られ，影をつけた部分が速度時間積分に相当する．左室流出路径は中部食道長軸像（基本画像の ME AV LAX120°）で測定する．

Mathew JP, Swaminathan M, Ayoub CM. Clinical Manual and Review of Transesophageal Echocardiography. 2nd ed. Figure 6-2 より．www.accessanesthesiology.com からも閲覧可能．© The McGraw-Hill Companies, Inc. All rights reserved.

●参考文献

www.TheAnesthesiaGuide.com を参照

（田口真奈）

第87章
冠動脈バイパス術（coronary artery bypass graft, CABG）と人工心肺を使用しないオフポンプCABG

Jennie Ngai

基礎知識

- 冠動脈疾患治療のための冠動脈血行再建術である．
- 静脈（両下肢から採取される伏在静脈）や動脈（橈骨動脈，内胸動脈，胃大網動脈）がグラフトとして使用できる．
- 人工心肺下あるいは人工心肺を使用せずに手術可能である（予後の優劣は明らかではなく，外科医の技量に左右される）．
- 人工心肺を使用するか否かの判断基準は常に改変されている．

術前

- 身体活動はどの程度できるか？
- どんな症状があるか？ 胸痛，呼吸困難，倦怠感
- どうすれば症状が改善するか？ 安静あるいは薬物？
- 心臓カテーテル検査，超音波検査，運動負荷試験の結果は？ 左室駆出率はどの程度か？どの血管が閉塞しているか？
    - ▶ 冠動脈の解剖（図87-1）
        - ■ 右冠動脈口は前方に位置し，左冠動脈口は外側やや後方に位置する。
        - ■ 左冠動脈は，左前下行枝と左回旋枝に分岐する。
            - ◆ 左前下行枝は対角枝を分枝し，右室前壁，心室中隔前方2/3，左室前壁，心尖部を養う。
            - ◆ 左回旋枝は鈍縁枝を分枝し，左房，左室後壁と左室側壁を養う。
            - ◆ 左主幹部病変とは，左冠動脈近位部の重症病変を意味する（心筋虚血により左室の大部分が障害され，急速な循環虚脱や心停止に陥るリスクが高い）。
            - ◆ 左前下行枝と左回旋枝の両者に高度な病変が存在する場合も左主幹部病変と同様のリスクがある。
- 他に重篤な並存疾患はあるか？ 糖尿病，慢性閉塞性肺疾患，腎不全
- 投薬内容は？ それらは中止すべきか（メトホルミンなど）

モニタリング

- 経皮的酸素飽和度
- 心電図
- 動脈ライン（通常麻酔導入前に留置）
- 中心静脈ライン（通常麻酔導入後に留置）
- 経食道心エコー（transesophageal echocardiography：TEE）：適宜
- 肺動脈カテーテル
- BISモニター
- 脳酸素飽和度
- 尿量
- 体温
- 体外式ペースメーカ
- セルセーバー（オフポンプCABG）
- 典型的な準備薬物
    - ▶ フェニレフリン（100 mg/250 mL）（400 μg/mL）
    - ▶ アドレナリン（2 mg/250 mL）（8 μg/mL）
    - ▶ ノルアドレナリン（2 mg/250 mL）（8 μg/mL）
    - ▶ ミルリノン（20 mg/250 mL）（80 μg/mL）
    - ▶ バソプレシン（40 U/250 mL）（0.16 U/mL）

脳酸素飽和度測定により脳灌流の充足度を非侵襲的に評価できる。脳酸素飽和度が低下した場合は，以下の対策を考慮する。

- ヘマトクリット値を上げる。
- 吸入酸素濃度を上げる。
- 分時換気量を減らして$PaCO_2$を上げる。
- 血圧を上げる。

麻酔導入

- 循環動態の安定維持がポイントである（血圧と心拍数）。
- 心収縮能，体血管抵抗，循環動態への影響が最小限となるよう麻酔導入薬を選択する。
    - ▶ 左室駆出率が良好な症例ではプロポフォールが使用できる。

図 87-1 冠動脈の解剖

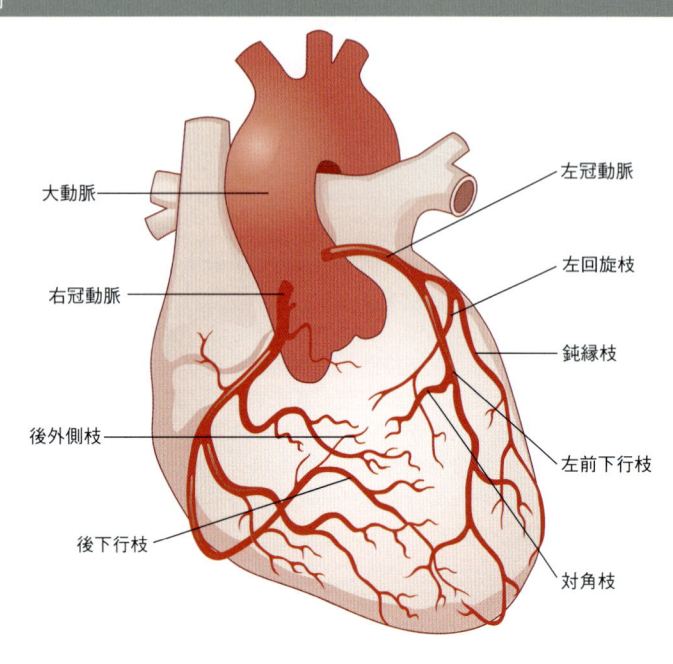

- 大動脈
- 右冠動脈
- 後外側枝
- 後下行枝
- 左冠動脈
- 左回旋枝
- 鈍縁枝
- 左前下行枝
- 対角枝

Longnecker DE, Brown DL, Newman MF, Zapol WM. Anesthesiology. Figure 51-1 より。www.accessanesthesiology.com からも閲覧可能。© The McGraw-Hill Companies, Inc. All rights reserved.

図 87-2 典型的な冠動脈灌流領域

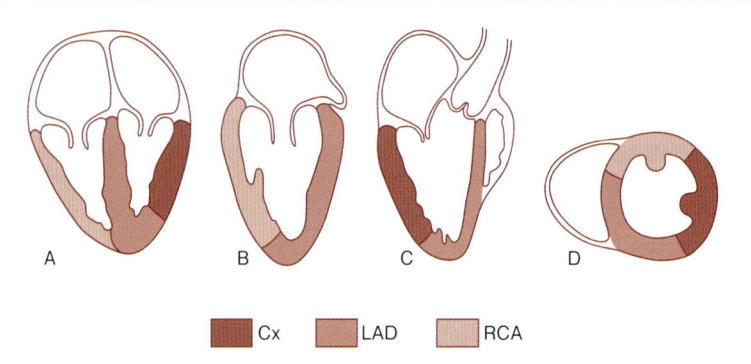

A　B　C　D

■ Cx　■ LAD　■ RCA

この図は中部食道四腔像（A），中部食道二腔像（B），中部食道長軸像（C），経胃中部短軸像を示す。3本の主要冠動脈（左回旋枝，左前下行枝，右冠動脈）のおのおのが栄養する心筋領域を，これらの画像で評価できる。収縮期の壁厚増加と内方運動がいずれも認められない場合，その領域の心筋虚血が示唆される。(D) は3本の主要冠動脈の栄養領域が同一画像上で観察できるため，術中モニタリングにきわめて有用である。CX：左回旋枝動脈領域，LAD：左前下行枝動脈領域，RCA：右冠動脈領域。

Shanewise JS, Cheung A, Aronson S, et al. ASE/SCA guidelines for performing a comprehensive intraoperative multiplane transesophageal echocardiography examination; recommendations of the American Society of Echocardiography Council for Intraoperative Echocardiography and the Society for Cardiovascular Anesthesiologists Task Force for Certification in Perioperative Transesophageal Echocardiography. Anesth Analg. 1999;89:870-884 より。

▶ 左室駆出率低下を認める症例では，心収縮能と体血管抵抗の減少を最小限とするよう etomidate が好んで用いられる。
▶ 薬物投与は少量ずつ行うのがポイントである。
● 血圧低下にはすべて積極的に対処し，狭窄部以遠の冠灌流圧を維持する。

- ▶冠動脈灌流圧＝大動脈拡張期圧−左室拡張末期圧である。
- 経食道心エコー（TEE）プローブを挿入する。
- 中心静脈ライン，肺動脈カテーテルを留置する。
- Foley カテーテルを留置する。
- 手術前の血液ガス分析と活性凝固時間測定（activated coagulation time：ACT）を行う。

麻酔維持

- 冠動脈灌流維持がポイントである。
- 吸入麻酔薬を使用すると再灌流障害に対して心筋を保護できる。笑気は使用しない。抗線溶薬の使用で，出血や血液製剤使用が軽減できる。
  - ▶アミノカプロン酸，トラネキサム酸
- バランス麻酔を用いて早期の抜管と回復をはかる。
  - ▶術中合併症や重症併存疾患を認めなければ，早期の抜管と回復をはかることができる。
  - ▶手術終了後 6 時間以内に抜管可能となる。
- 大量オピオイド麻酔は重症心疾患症例が適応となる。
- 胸骨切開中は換気を止めて肺損傷のリスクを軽減する。
- 冠動脈灌流圧不足を評価する。
  - ▶TEE：心室壁運動異常（最も感度が高い）
  - ▶心電図：ST 変化
  - ▶肺動脈カテーテル：肺動脈圧上昇，肺動脈楔入圧上昇，a 波増高，v 波増高（最も感度が低い）
- 人工心肺を使用する場合の問題点
  - ▶人工心肺充填液による血液希釈
  - ▶人工心肺回路への曝露に伴う炎症物質の放出
  - ▶人工心肺中の麻酔薬希釈による覚醒のリスク
  - ▶人工心肺中の体動
  - ▶心筋保護
  - ▶人工心肺後の認知機能障害（おそらく微小塞栓や微小気泡による）
- オフポンプ CABG でもモニタリングとライン確保は必須であり，使用する場合と同等の麻酔を行う。オフポンプでは手術が難しくなった場合，手術を安全に施行するために人工心肺開始が必要になる。
- オフポンプが難しい徴候
  - ▶全身灌流低下
  - ▶肺動脈圧上昇
  - ▶心室壁運動異常
  - ▶心電図変化
- 心臓ポジショニングのやり直しによる循環動態改善，輸液による静脈還流障害軽減，人工心肺開始を必要とすることがある。
- 冠動脈再建後のポイント
  - ▶心電図変化を監視する。
  - ▶TEE による壁運動異常を評価する。
  - ▶肺動脈圧上昇に注意する。
  - ▶超音波 Doppler によりグラフト血流を確認する。

術後

- 他の心臓外科手術と同様，十分なモニタリング下に集中治療室へ移動する。
- 循環動態の安定性，出血量，血管作動薬投与の必要度をみきわめる。
- 血液検査と胸部 X 線撮影を行う。
- 術後鎮痛：オピオイドやアセトアミノフェン静注。非ステロイド性抗炎症薬は出血リスクを伴うので注意する。
- 抜管可能か評価する。

- 組織が脆弱な場合は，大量出血をきたさないよう血圧上昇を避ける。

表 87-1 人工心肺使用の有無による相違

	人工心肺を使用する CABG	オフポンプ CABG
モニター	動脈ライン，中心静脈ライン，±肺動脈カテーテル，±TEE，BIS，脳酸素飽和度測定，心電図，経皮的酸素飽和度測定，呼気終末二酸化炭素濃度測定	動脈ライン，中心静脈ライン，肺動脈カテーテル，±TEE，BIS，脳酸素飽和度測定，心電図，経皮的酸素飽和度測定，呼気終末二酸化炭素濃度測定
輸液	輸液量を制限する，逆行性自己血充填，人工心肺に伴う血液希釈	心臓脱転操作時に循環動態が不安定化しないよう輸液を行う
体温	人工心肺中の冷却により体温が変動する	正常体温を維持するよう体温管理を行う
人工換気	完全体外循環中は人工換気を中止する，人工心肺離脱前に人工換気を再開する	術中は人工換気を継続する
血圧	脳灌流圧を維持する，平均動脈圧は 50〜70 mmHg	心臓脱転操作時の血圧低下に注意する。心臓ポジショニングのやり直しが必要なことがある。オフポンプ手術が難しい場合（心室細動）は人工心肺が必要になることがある 中枢吻合時：収縮期血圧 80〜90 mmHg 程度 末梢吻合時：収縮期血圧 110〜120 mmHg 程度
心拍数	特になし	心拍数：頻脈の場合は吻合を容易にするためにエスモロール（50〜300 μg/kg/min）かジルチアゼム（3〜5 mg/hr）を投与する場合がある
不整脈	特になし	不整脈発生閾値を上昇させるために，リドカイン持続投与を開始することがある
ヘパリン化	ACT>450 秒を目標とする，ヘパリン初期投与量は 300 U/kg	ACT は，外科医の要請に応じて 200〜450 秒を目標とする，ヘパリン初期投与量は 100〜300 U/kg，30 分ごとに ACT を測定する
ヘパリン中和	ACT をヘパリン投与前値に戻すよう人工心肺終了後にプロタミンを投与する	ACT をヘパリン投与前値に戻すよう血管吻合終了後にプロタミンを投与する
早期回復	術中経過に問題がなければ 6 時間以内の早期抜管と回復をはかる	術中経過に問題がなければ手術終了時に抜管可能なはずである

注：人工心肺の管理に関する詳細は第 85 章を参照。

● 参考文献

www.TheAnesthesiaGuide.com を参照

（坂本　元）

第88章
弁膜症手術

Jennie Ngai

弁膜症とその病態

先天性および後天性弁膜症

先天性弁膜症	後天性弁膜症
● 大動脈二尖弁：大動脈弁狭窄，大動脈弁逆流 ● 先天性僧帽弁狭窄 ● Marfan 症候群：大動脈弁逆流 ● 肺動脈弁狭窄 ● 僧帽弁裂隙（共通房室弁口）：僧帽弁逆流	● リウマチ性心疾患：僧帽弁狭窄，僧帽弁逆流，大動脈弁狭窄，大動脈弁逆流 ● 僧帽弁逸脱症：僧帽弁逆流 ● 心筋梗塞，乳頭筋断裂：僧帽弁逆流 ● 僧帽弁輪石灰化：僧帽弁狭窄，僧帽弁逆流 ● 高齢者：大動脈弁狭窄 ● 上行大動脈瘤：大動脈弁逆流 ● 心内膜炎：僧帽弁逆流，大動脈弁逆流

● 左心系の弁膜症は右心系よりも症状が悪化しやすい。
● 逆流と狭窄のいずれも起こりうる。
　▶ 逆流は弁尖組織の穿孔，疣贅，腱索断裂，逸脱，過長，弁輪拡大，弁尖の可動制限による接合不全で生じる。
　▶ 狭窄は主に弁尖の石灰化で生じる。癒合した弁（大動脈二尖弁など）は石灰化が生じやすい。

循環動態パラメーター

弁膜症患者の循環動態管理

病態	後負荷	前負荷	心拍数	収縮力
大動脈弁狭窄	維持	維持	徐脈傾向（50～70 bpm）	維持
大動脈弁逆流	軽減	維持	頻脈傾向（70～90 bpm）	維持
僧帽弁狭窄	維持	維持	徐脈傾向（50～70 bpm）	維持
僧帽弁逆流	軽減	維持	頻脈傾向（70～90 bpm）	維持

● 肺動脈弁疾患の 90% 以上が先天性である。
● 右心系の弁膜症も左心系に準じで管理するが，肺高血圧があると肺血管抵抗は体血管抵抗よりコントロールが難しい。こうした症例では酸素化の維持と適切な換気がきわめて重要である。

右心系弁膜症の循環動態管理

病態	後負荷	前負荷	心拍数	収縮力
三尖弁狭窄	維持	維持	徐脈傾向	維持
三尖弁逆流	軽減	維持	頻脈傾向	維持
肺動脈弁狭窄	維持	維持	徐脈傾向	維持
肺動脈弁逆流	軽減	維持	正常（60～80 bpm）	維持

大動脈弁狭窄症

- 仕事量が増大して左室が肥大する。
- 後負荷を維持して冠動脈灌流を維持する。後負荷減少は冠灌流圧低下をきたす。心筋肥厚を伴う左室肥大も高い灌流圧を必要とする。
- 心拍数を下げて拡張期を延長し，冠動脈の灌流と肥厚した硬い左室の充満をはかる。収縮期の長さは心拍数の変化に影響されない。
- 洞調律維持も重要である。左室肥大患者の心拍出量は心房収縮（による左室充満）に大きく依存する。健常人の場合，心房収縮は心拍出量の20%を担うが，左室肥大患者では40%を超える。
- 脊髄くも膜下麻酔は後負荷減少をきたすことが多く，重症大動脈弁狭窄には禁忌と考えられる。硬膜外麻酔の安全性は不明である：後負荷減少はいくらか緩徐だが起こる。
- 注意深いモニタリング下なら鎮静薬を投与してよい。鎮静が深くなると後負荷が急激に減少することがある。
- 術式にかかわらず適切なモニタリングをする。重症大動脈弁狭窄がある患者では全身麻酔下の小手術であっても侵襲的モニタリングが必要である。

大動脈弁閉鎖不全症

- 逆流による容量負荷で左室が拡張する。
- 後負荷が減少すると左室への逆流量は減る。しかし，適切な冠灌流圧を得るためには，十分な後負荷維持も必要である。
- 拡張期が短縮して逆流時間が減少するので，心拍数は高めがよい。
- 麻酔法やモニタリング法は，大動脈弁狭窄症ほど用心しなくてよい。

僧帽弁狭窄症

- 大動脈弁狭窄症と同様，後負荷維持はきわめて重要である。
- 洞調律のこともあれば，左房拡大による心房性不整脈をきたすこともある。
- 左室の駆出率は正常のことが多い。
- 心拍数を低めに維持し，狭小僧帽弁口を介する左室充満のための時間を稼ぐことは特に重要である。
- 脊髄くも膜下麻酔は後負荷減少をきたすため，重症僧帽弁狭窄症には禁忌と考えられる。硬膜外麻酔には賛否両論がある。注意深い全身麻酔管理や軽い鎮静下の局所麻酔管理のほうが適する。

僧帽弁閉鎖不全症

- 大動脈弁閉鎖不全症と同様，後負荷軽減が望ましい。
- 心拍数は高いほうがよい。
- 麻酔法とモニタリング法は術式に応じて決める。

手術適応

- 外科的治療の適応は重症弁膜症であるが，心機能が悪化する前に行われるべきである。
  - ▶例えば，重症僧帽弁逆流は左室機能不全が生じる前に修復する。
  - ▶重症大動脈弁狭窄は症状がある，他の心臓手術を行う，左室収縮機能不全を認める場合に弁置換を行う。
- 弁形成術か弁置換術が行われる。これは年齢，併存疾患，服薬コンプライアンス，抗凝固に伴う問題などの要因で決まる。
  - ▶簡単にいうと，弁形成術は自己弁を温存する。弁組織の損傷部位を切除して修復する。弁輪にバンドやリングを縫着することもある。弁機能は形成後長期にわたって保たれる。抗凝固は通常不要である。形成術は通常，逆流に対してのみ行われる。
  - ▶狭窄症では，弁尖石灰化により可動性が失われて形成できないため，常に弁置換が行われる（石灰化がない場合は，外科的あるいはバルーンによる交連部切除術を行うことがある）。自己弁を切除して弁輪を形成し，人工弁を縫着する。
    - ■生体弁は10〜15年の耐久性があり，通常は手術後数週間以降は抗凝固の必要がない。

- ◆ Ross手術：大動脈弁は自己の肺動脈弁で置換し，肺動脈弁を生体弁で置換する。
  - 機械弁は20年まで長持ちするが（そのため余命が長いと考えられる患者に適応となる），抗凝固が終生必要となる。

弁膜症患者の非心臓手術
- 弁膜症の重症度を評価する。
- 弁膜症が重篤な場合，非心臓手術を急がない症例では先に弁膜症を治療することもある。
- 非心臓手術の術式だけでなく，弁膜症の重症度にも鑑みてモニタリング法を決める。
- 全身麻酔はどのような弁膜症にも安全に施行できる。
- 術式によっては，鎮静下の局所麻酔法を選んでもよい。
  - ▶ 鎮静の深さを注意深く監視する。
  - ▶ 低換気は肺動脈圧上昇をきたしうる。
  - ▶ 鎮静が深くなれば後負荷が減少する。
  - ▶ 鎮静が深くなりすぎる場合は全身麻酔への移行も考慮する。
- 軽症〜中等症の弁膜症では区域麻酔が安全に施行できる。
- 大動脈弁や僧帽弁の狭窄が高度な場合，脊髄幹麻酔は血管拡張を引き起こすため，行ってはならない。

術前
- 術前評価は予定術式にかかわらず同じように行う。術前評価で弁膜症の重症度が判明するが，さらに精査が必要になる場合もある。
- どんな症状を認めるか？　胸痛，呼吸困難，倦怠感
- 身体活動はどの程度できるか？
- どうすれば症状が改善するか？　安静あるいは薬物
- 心臓カテーテル検査，超音波検査，運動負荷試験の結果は？
- 他に重篤な並存疾患はあるか？

心エコー法による重症弁膜症評価

心エコー法による左心系の重症弁膜症評価

弁膜症	大動脈弁狭窄	大動脈弁逆流	僧帽弁狭窄	僧帽弁逆流
臨床症状	胸痛 呼吸困難 失神 心不全 倦怠感 運動耐容能低下	呼吸困難 倦怠感 起座呼吸	倦怠感 運動耐容能低下 呼吸困難 咳嗽 喘鳴	倦怠感 慢性衰弱 疲労感
弁口面積	<1 cm²		<1 cm²	
平均圧較差	>40 mmHg		>10 mmHg	
縮流部幅		>0.6 cm		>0.7 cm
逆流率		>50%		>50%

右心系弁膜症

心エコー法による右心系の重症弁膜症評価

三尖弁狭窄	三尖弁逆流	肺動脈弁狭窄	肺動脈弁逆流
弁口面積<1 cm²	縮流幅>0.7 cm	連続波Doppler法による最高流速>4 m/sec	カラーDoppler法で流出路が逆流ジェットで満たされる
連続波Doppler法による平均流速>2.5 m/sec	肝静脈の収縮期逆流波	連続波Doppler法による最大圧較差>60 mmHg	急勾配の減速を示す濃染連続波Doppler波形
連続波Doppler法による平均圧較差>5 mmHg			

モニタリング

モニタリングは麻酔法と予定術式に応じて決まる。以下に心臓手術に必要なモニタリングをあげる。
- 経皮的酸素飽和度測定
- 心電図（5点誘導）
- 動脈ライン（導入前に留置）
- 中心静脈ライン
- 経食道心エコー（弁膜症手術の麻酔では必須）
- 肺動脈カテーテル（必要性と可用性に応じて）
- BISモニター（必要性と可用性に応じて）
- 脳酸素飽和度測定（施設によっては）
- 尿量
- 体温

麻酔導入

- 安定した循環動態の維持がポイントである。
- 麻酔導入に伴う循環動態変動が弁膜症に対して有利に作用するような薬物を選択する。
  - ▶ 大動脈弁狭窄には，後負荷と冠灌流圧を維持できる etomidate がより適すると考えられる。
  - ▶ 僧帽弁逆流では，プロポフォールを使用すると後負荷が低減して逆流量が減ると考えられる。
  - ▶ 麻酔導入薬を少量ずつ慎重に投与することが，麻酔薬の選択と同様に重要である。

麻酔維持

- 心機能低下をきたさない麻酔法を選択する。
- 吸入麻酔薬，オピオイド，筋弛緩薬を用いるバランス麻酔で麻酔維持ができる。
- 人工心肺開始までは弁膜症の病態に適した麻酔法を継続する。
- 心電図，経食道心エコー，肺動脈圧モニタリングで循環動態の破綻徴候を監視する。

人工心肺離脱後

- 経食道心エコーで以下の確認を行う。
  - ▶ 逆流や狭窄が残存していないか弁機能を評価する。
  - ▶ 左房内と左室内の気泡の有無を検索する。
  - ▶ 心室機能を評価する。
- 出血や凝固障害を評価する。
- 活性凝固時間と血液ガス分析結果の異常を是正する。
- 加温を継続して正常体温まで復温する。
- 狭窄症の修復後は強心薬を必要としないことが多い。
- しかし，逆流症は修復後も強心薬を必要とすることがある。

手術後

- 患者は挿管のままモニタリング下にICUへ搬送する。
- 輸液や輸血の投与が必要になることがある。
- 出血や心タンポナーデの監視を継続する。

コツとヒント

- 弁膜症手術は全例において，修復前と修復後に経食道心エコーで詳細な評価を行う。
- 低心拍出量の原因は，必ずしも循環血液量減少や収縮力低下とは限らない。僧帽弁の収縮期前方運動（第20章参照）も原因の1つであり，僧帽弁前尖が収縮期に左室流出路へ引き込まれて心臓の血液流出を妨げる。強心薬の増量は病態を悪化させる。僧帽弁前尖が左室流出路を塞ぎ，左室流出路の血流が層流ではなく乱流とな

ることが心エコーで観察できる。治療法は輸液や輸血の負荷と強心薬の減量であり，必要に応じてβ受容体遮断薬を投与する。
- 心エコーによる心室機能評価は，強心薬投与の必要性を判断するのに最適の方法である。心室機能低下を認める場合，人工心肺離脱時に強心薬が必要になる。また肺動脈カテーテルでも，連続測定法あるいはボーラス熱希釈法で心拍出量を測定できる。

● 参考文献

www.TheAnesthesiaGuide.com を参照

（坂本　元）

第89章
心移植

Meghann M. Fitzgerald, Sumeet Goswami

術前評価
- 心臓手術歴も含めて通常の術前検索を行う。
- 補助循環装置，ペースメーカ，植え込み型除細動器の有無とその作動状況を把握しておく。

麻酔導入と維持
- 導入前：必要であれば最小限の鎮静を行いながら，局所麻酔下に動脈圧ラインを確保する。患者は免疫抑制療法を受けており，通常はアザチオプリンとステロイドが投与されている。
- 絶飲食下の「愛護的な」迅速導入を考慮する。
- 麻酔導入のポイントは心収縮力抑制を最小限とすることである。通常は etomidate，オピオイド，ベンゾジアゼピンの組み合わせが奏効する。
- 導入後：肺動脈カテーテル（左内頸静脈からの挿入が望ましい。右内頸静脈からは心筋生検が何度か行われる。鎖骨下静脈から挿入すると開胸器をかけた際に折れ曲がることがある）と経食道心エコーを挿入する。
- 体外循環（cardiopulmonary bypass：CPB）が確立されるまでの麻酔維持は，揮発性麻酔薬，オピオイド，ベンゾジアゼピンを組み合わせて行う。

手術法
- 同所性心移植術：標準的な biatrial 法もしくは bicaval 法で行い，続いて大動脈と肺動脈を端-端吻合する。
- 手術の一環としてペースメーカや ICD が取りはずされる。
- 異所性心移植術（まれ）：ドナーとレシピエントの心臓のサイズが合わないときと不可逆的な肺高血症例で行われる。

体外循環からの離脱
- ドナーの右室は後負荷増大の影響を受けやすいため，右心不全と肺高血圧への対処がポイントとなる。
  ▶ 強心薬投与（通常ミルリノン 0.375 μg/kg/min）はふつう CPB 離脱前から開始する。経食道心エコーの所見に応じてドブタミン（3〜5 μg/kg/min）やアドレナリン（1〜2 μg/min）を追加投与する。
  ▶ ドブタミンやアドレナリン投与によっても右心不全徴候（中心静脈圧高値，心係数低値，右室収縮能低下，

昇圧薬の大量投与）が継続する場合，一酸化窒素吸入やイロプロスト吸入などによる肺血管拡張が必要となる．一酸化窒素は体血管拡張をきたさない点でイロプロストより優れている．
- ▶強心薬や肺血管拡張薬の投与によっても右心不全徴候が持続する場合，右心機能を補助するために補助循環装置が必要になることがある．
- 左心不全に対しても，強心薬と補助循環装置を用いて同様に対処できる．CPB 離脱後のポイントは，右心系の拡張をきたさない適切な前負荷を維持することと，凝固異常への対処である．

術後管理

- 血行動態が安定し，再開胸が必要となるような出血がなければ，ICU で抜管する．
- 術後数日間かけて強心薬を減量し，侵襲的モニタリングを終了する．
- 抗拒絶療法と免疫抑制療法を直ちに開始する．

免疫抑制療法

三剤併用療法

- インターロイキン 2 遺伝子転写を阻害するカルシニューリン阻害薬〔シクロスポリン A，タクロリムス（Prograf®）〕
- プリン合成阻害薬〔アザチオプリン（Imuran®）やミコフェノール酸モフェチル（Cellcept®）〕
- T 細胞免疫抑制，IL-2 合成阻害（メチルプレドニゾロン）

これらの薬物の副作用には，免疫不全による感染や悪性疾患と，糖尿病，高血圧，腎不全など免疫系以外の有害作用がある．IL-2 受容体阻害薬であるモノクローナル抗体〔バシリキシマブ（Simulect®），daclizmab（Zenapax®）〕は免疫抑制療法の導入によく用いられ，感染を増やすことなく早期拒絶のリスクを軽減する．
心筋生検を繰り返し行い，拒絶を評価する．

長期予後

- 心移植後の生存中央値は 10 年である．
- 移植後 6 ヶ月が最も死亡のリスクが高い．
- 移植後 1 年以内の主な死因：サイトメガロウイルス以外のウイルス感染，移植心の機能不全，急性拒絶など．
- 移植後 3～10 年の主な死因：移植心の機能不全，悪性疾患，移植心の冠動脈病変など．

心移植患者の非心臓手術

移植心の病態生理

- 移植心は神経支配が断たれた臓器であるが，固有の調節機能は保たれている．時間がたつにつれて，神経支配はある程度まで回復する．
- 迷走神経に支配されないので安静時心拍数が速い（90～110 bpm）．
- ストレス時の頻脈化反応が鈍い．
- 前負荷や後負荷の影響を受けやすい．
- 求心性神経伝達が断たれるため，移植心の冠動脈病変による虚血は症状に欠ける場合がある．

術前評価

- ECG：2 つの P 波がみられることがある．
- 心臓超音波検査：心室機能を評価する．
- 血液検査：骨髄抑制による血球数減少を除外する．腎機能や主要電解質を評価する．
- 免疫抑制療法を継続する．

術中管理

- 前負荷が維持されるなら，全身麻酔でも局所麻酔でもよい．
- 肝機能障害や腎機能障害の程度に応じた投薬を行う．
- 直接的な昇圧作用や陽性変時作用を有する薬物が必要である（例えばエフェドリンや迷走神経遮断薬は用いない）．

術後管理

- 前負荷，腎機能，感染に注意する．

- 免疫抑制療法を継続する。

参考文献
www.TheAnesthesiaGuide.com を参照

（永井貴子）

第90章
開腹による腹部大動脈瘤手術

Megan Graybill Anders, Harendra Arora

基礎知識
- 急速な血行動態変化と大量出血の危険性を伴う腹腔内の大手術である。
- 循環血液量を維持して脳，心筋，腎臓，中枢神経系の血流を保つ一方で大動脈瘤の破裂をきたさないよう循環動態を調整することがポイントである。
- 瘤径>5.5 cm（女性では>4.5 cm），6 ヶ月で>0.5 cm の拡大，症状があることなどが手術適応となる。
- 頻度の高い併存疾患は，冠動脈疾患，末梢血管疾患，慢性閉塞性肺疾患，高血圧などである。
- 予定手術の死亡率は5% 未満であり（疾患数の多い病院ではさらに成績がよい），破裂症例の緊急手術では死亡率が50% を超える。
- 高リスク患者（例えば，重症の冠動脈疾患や慢性閉塞性肺疾患を有する患者）では，早期死亡率は血管内手術が低い。

術前
- 併存疾患の評価と加療により，それによるリスクを明確化して最小限にする。
- β受容体遮断薬療法の継続：投与を開始する場合は，低血圧とならないよう慎重に投与量を調整しながら，心拍数を 70 bpm 未満とする。
- スタチン製剤は，炎症の抑制とプラークの安定化により周術期の心血管合併症を減少させうるため，投与を継続し，投与されていない場合には開始を検討する。
- 原因不明の呼吸困難症例や，心不全の既往があり臨床症状悪化を認めるが 12 ヶ月以内に精査が行われていない場合，非侵襲的な左心機能評価（心臓超音波検査など）を考慮する。
- 術前に治療を行う選択肢がある場合には心臓の精査が推奨される。しかし経皮的冠動脈形成術や冠動脈バイパス術による予防的冠動脈再建を術前に行っても，早期予後や長期予後の改善は認められない（CARP trial, 2004）。
- 通常の全身麻酔準備に加えて準備しておくべき物品や薬物の簡易リスト
  - ▶胸腹部瘤症例は，場合によっては二腔気管チューブと位置確認用の気管支ファイバー
  - ▶髄液ドレナージが必要な場合は，スパイナルドレナージキット（外科医と検討する）
  - ▶動脈圧ライン，太い中心静脈ライン ± 肺動脈カテーテル
  - ▶可能な場合は経食道心エコー
  - ▶硬膜外カテーテルキット
  - ▶セルセーバー
  - ▶急速輸液装置

- ▶上半身のみの加温装置（虚血となる下半身は復温しない）
- ▶ニトロプルシド（50 mg を 250 mL に希釈：200 μg/mL 溶液を 0.5〜10 μg/kg/min で投与）
- ▶ニトログリセリン（50 mg を 250 mL に希釈：200 μg/mL 溶液を 0.5〜10 μg/kg/min で投与）
- ▶エスモロール（2,500 mg を 250 mL に希釈：10 mg/mL 溶液を 50〜200 μg/kg/min で投与）
- ▶ノルアドレナリン（4 mg を 250 mL に希釈：16 μg/mL 溶液を 1〜10 μg/min で投与）
- ▶フェニレフリン（20 mg を 250 mL に希釈：80 μg/mL 溶液を 0.2〜1 μg/kg/min で投与）

モニタリング

- ASA の推奨する標準的モニタリングに加えて，動脈ライン（非観血式血圧測定値の高い側で確保する）と 8.5 Fr 以上の中心静脈ラインを麻酔導入前に確保する。
- 収縮能障害を認める患者では肺動脈カテーテル留置を考慮する（術中，術後の輸液療法に有用なことがある）。
- 術前の負荷試験で心筋虚血のリスクが判明した患者（壁運動異常の増悪評価に有用なことがある）や重篤な左心不全を認める患者では経食道心エコーを考慮する。
- 体性感覚誘発電位は脊髄虚血の発生を診断し（特に腹腔動脈より中枢側での大動脈遮断，遷延する低血圧，脊髄栄養血管の遠位起始が判明している場合），術中にバイパスや血管再移植の必要性を検討するうえで役立つ場合がある。

麻酔導入

- 術後痛管理のため，術前に中位胸椎（T_8〜T_9）レベルでの硬膜外カテーテル留置を考慮する。極端な低血圧をきたさないよう，通常，大動脈遮断解除までは硬膜外麻酔を行わない。血管疾患患者は抗血小板薬を投与されていることも多く，脊髄幹麻酔の適応とはならない。
- 対麻痺のリスクが高い症例では，髄液ドレナージを行う（Crawford Ⅰ型とⅡ型；第 91 章参照）。
- 患者の心機能に応じて適切な導入薬を選択する。
- 麻酔導入と喉頭展開による血行動態変化を最小限に抑える（気管内へのリドカイン散布やニトロプルシド，エスモロール，フェニレフリンなど短時間作用薬の単回投与を考慮する）。
- より中枢側（胸腹部）の大動脈瘤手術では，二腔気管チューブが必要となることがある。

麻酔維持

- 全身麻酔，あるいは全身麻酔と硬膜外麻酔を併用する（血行動態が不安定な場合，術中の硬膜外麻酔は慎重に行う）。
- 出血に備える：セルセーバーの使用と血液製剤を準備する。
- 低体温は周術期心筋梗塞，感染，血液凝固障害の要因となるため，正常体温を維持する。虚血組織の傷害を増悪させるので，大動脈遮断部位より末梢側では送風式加温装置を使用しない。上半身の加温を行う。
- 急性腎障害のリスクは，腎動脈下遮断でも 3〜13% である。腎機能維持のためには下記を行う。
  - ▶大動脈遮断時間を最小限とする（30 分以内が望ましい）。
  - ▶循環血液量を適正に維持する。
  - ▶フロセミド，マンニトール，「低用量」ドパミンの使用にはエビデンスがない。しかし実際の臨床では，大動脈遮断の 10〜15 分前にマンニトール 12.5 g/70 kg を投与し，ドパミン 3 μg/kg/min もしくは fenoldopam 0.1 μg/kg/min の投与を開始する。
- 脊髄虚血の予防（対麻痺は腹部大動脈瘤手術の 1%，胸部と胸腹部大動脈瘤手術の 7〜40% に起こる）。Adamkiewicz 動脈は T_9〜T_{12} から起始することが多い。対処方法は下記のとおり。
  - ▶体性感覚誘発電位/運動誘発電位による脊髄虚血診断
  - ▶脊髄栄養血管の血行再建
  - ▶段階的な大動脈遮断
  - ▶遠位灌流維持のためのシャントやバイパス
  - ▶髄液ドレナージ
  - ▶硬膜外冷却
  - ▶低体温循環停止

図 90-1 脊髄の動脈支配

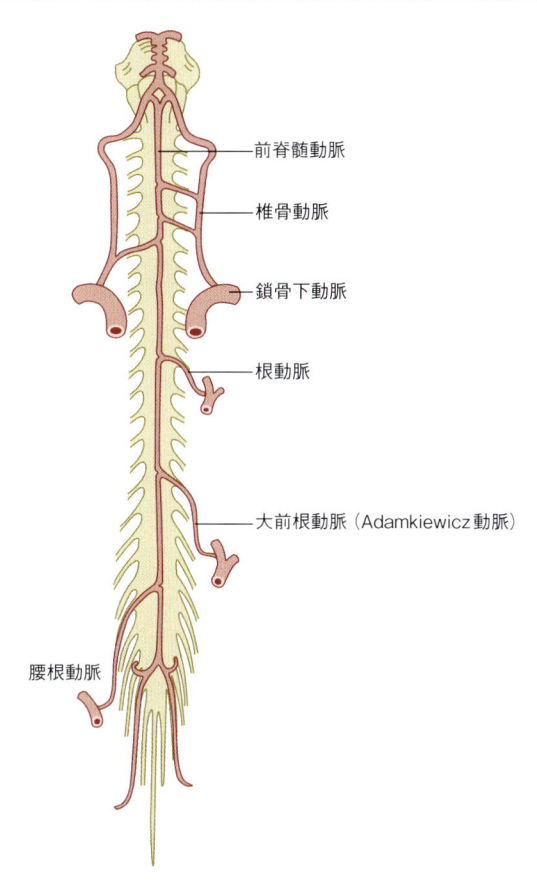

（図中ラベル）
- 前脊髄動脈
- 椎骨動脈
- 鎖骨下動脈
- 根動脈
- 大前根動脈（Adamkiewicz動脈）
- 腰根動脈

Waxman SG. Clinical Neuroanatomy. 26th ed. Figure 6-5 より。www.accessanesthesiology.com からも閲覧可能。© The McGraw-Hill Companies, Inc. All rights reserved.

- 大動脈遮断（図 90-2）
  - ▶大動脈遮断により後負荷と左室ストレインが急激に増大し，左心不全や心筋虚血が起こりうる。
  - ▶ニトロプルシド（0.5〜10 μg/kg/min）は後負荷軽減と降圧に使用されることがある。
  - ▶ニトログリセリン（0.5〜10 μg/kg/min）は後負荷を軽減し心拍出量を低下させる。冠血管を拡張する。
  - ▶低用量のニトロプルシドとニトログリセリンを組み合わせて投与すると，血圧をコントロールでき，心筋の酸素需給バランスが改善する。左心機能が良好な場合は，吸入麻酔薬のみで十分なことがある。
  - ▶遮断部位は周術期経過を左右する（腎動脈より近位側の遮断は，腎臓の微小塞栓と血流低下，出血量増加につながる）。
  - ▶左心バイパス（大動脈-大腿動脈）は，高リスク症例（中枢側の大動脈遮断や低心機能）で後負荷軽減と遠位灌流改善に用いられることがある。
- 大動脈遮断解除（図 90-3）
  - ▶大動脈遮断解除により体血管抵抗が低下し，静脈還流と心拍出量が減少する。それにより，特に循環血液量が不足する場合に低血圧をきたすことが多い。大動脈遮断部位に応じた十分な輸液を多少なりとも積極的に行う。
  - ▶ノルアドレナリン（2〜20 μg/min），フェニレフリン（0.2〜1 μg/kg/min）の投与を考慮する。これらは非虚血部位の血管へより強く作用するため，血液の再分布が起こることに注意する。
  - ▶遮断遠位側組織からの嫌気性代謝産物流出により，血管拡張と血圧低下が増強しうる。

図 90-2 大動脈遮断の病態生理

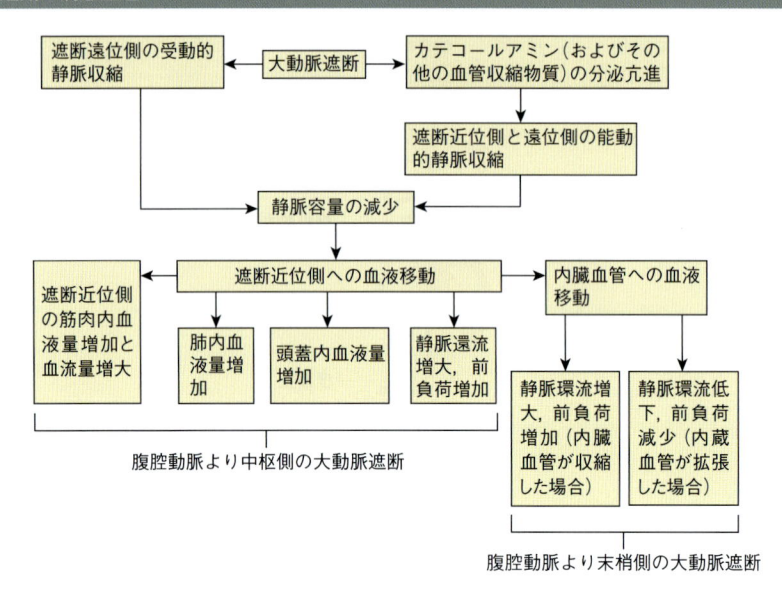

Gelman S. The pathophysiology of aortic crossclamping and unclamping. Anesthesiology. 1995;82:1026. より。

- ▶より近位の大動脈遮断（およびそれによる肝臓や腸管の虚血）では，pH を頻回に測定し，炭酸水素ナトリウムや tromethamine（THAM）で適宜補正する。
- ▶予備能の低下した症例では，緩徐な遮断解除と再遮断が推奨される。

術後

- pH と体温が正常，大量輸液が不要，循環動態が安定，重篤な肺疾患合併がないなどの場合は，早期抜管を考慮する。
- 硬膜外麻酔併用の症例では，硬膜外鎮痛を行う。硬膜外腔やくも膜下腔へのオピオイド投与はデメリットのほうが大きい。
- 腎機能評価とその補助を適宜行う。
- 腹部大動脈瘤手術後の一般的合併症とまれな合併症
  - ▶心筋虚血と梗塞（最も多い）
  - ▶腎不全
  - ▶呼吸不全
  - ▶出血
  - ▶腸管虚血など消化器合併症
  - ▶脊髄虚血
  - ▶グラフト感染
  - ▶性機能不全
  - ▶多臓器不全
  - ▶下肢虚血（遠位の塞栓によることが多い）
  - ▶脳卒中

コツとヒント

- 冠動脈疾患を有する患者が多い。
- 術前に外科医と症例に関して検討を行い，大動脈瘤の解剖や予定術式を理解しておく。
- 虚血や傷害のリスクがある臓器は大動脈の遮断部位と遮断時間に影響される（例えば，腎動脈上での遮断は腎

図 90-3 大動脈遮断解除の病態生理

Gelman S. The pathophysiology of aortic crossclamping and unclamping. Anesthesiology. 1995;82:1026. より。

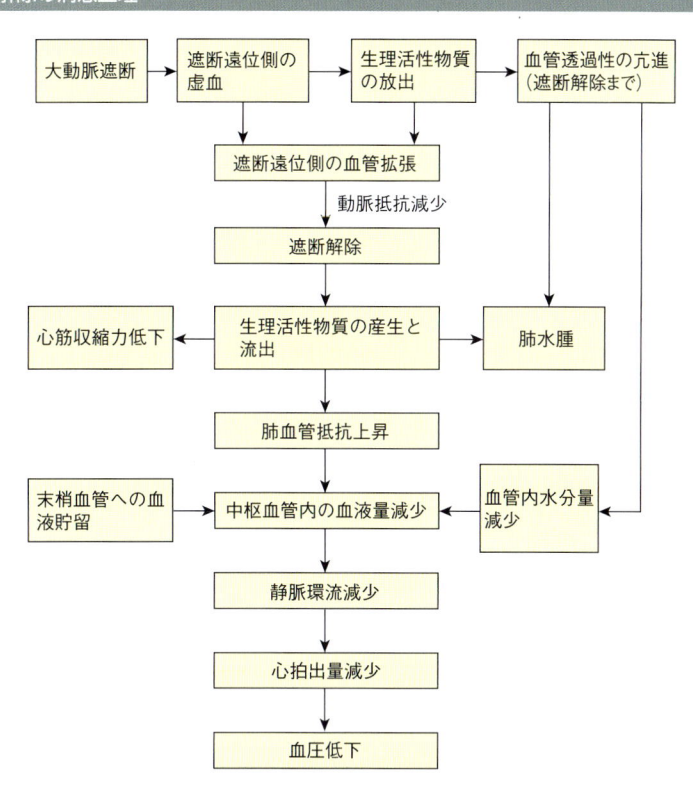

不全のリスクを高める）。
- 脳梗塞，左心不全，心筋虚血が起こらないよう遮断近位側の過大な血圧上昇を避けると同時に，遮断遠位側の臓器灌流を適正に保つ（腎臓，消化管，脊髄）。

●参考文献
www.TheAnesthesiaGuide.com を参照

（永井貴子）

第91章
胸腹部大動脈瘤

Ervant Nishanian, Shahzad Shaefi

基礎知識

- 高血圧，動脈硬化，Marfan 症候群のような結合織異常と関連することが多い。
- 手術の死亡率は 10% 以上である。
- 大動脈解離は破裂のリスクが高く，未治療症例は発症後数日以内に 25〜35% が死亡する。
- 併存疾患
  - ▶末梢血管疾患
  - ▶冠動脈疾患
  - ▶高血圧
  - ▶慢性閉塞性肺疾患（喫煙）
  - ▶腎機能障害（これは術後の腎不全や死亡率の独立した予後因子である）
- 急激な大量出血と血行動態変化に備える。高血圧や大動脈破裂を回避する一方で，十分な心拍出量および脊髄を含めた重要臓器の血流を維持することが手術の成功につながる。
- 前脊髄動脈への血流が影響を受けるため，対麻痺のリスクは 3.5% 以上である。対麻痺発症の軽減対策は下記のとおり。
  - ▶術中硬膜外クーリングによる脊髄冷却
  - ▶髄液ドレナージ
  - ▶肋間動脈再建
  - ▶体性感覚誘発電位モニタリング
  - ▶遠位大動脈の灌流を維持するための左心（左房-大腿動脈）バイパスを術中に行う。
- 解剖的に適応があれば，血管内治療も可能である。ただし，外科的治療へ移行できるよう準備しておく。

術前

- 貧血，腎機能障害（必要なら血液透析も考慮），呼吸機能障害（術前 4〜6 週間の禁煙が望ましい），心不全など，併存疾患のコントロールを良好にしておく。
- 予定血管手術に先立って冠動脈血行再建を行っても予後は変わらないため，推奨されない。しかし，心エコーは心筋虚血以外の病態を評価するのに有用である。β受容体遮断薬とスタチンの投与は適切である。
- 胸腹部大動脈瘤が左主気管支を圧排していることがある。胸部 X 線や CT で，二腔気管チューブ挿入の難易度を評価する。
- 赤血球製剤，新鮮凍結血漿，血小板製剤が十分使用できるよう，輸血手配を依頼する。
- 通常の全身麻酔準備に加えて準備しておくべき物品や薬物の簡易リスト
  - ▶二腔気管チューブ（あるいは Univent® チューブか気管支ブロッカー）と，位置確認用の気管支ファイバー
  - ▶髄液ドレナージが必要な場合は，スパイナルドレナージキット（外科医と検討する）
  - ▶動脈ライン，太い中心静脈ライン±肺動脈カテーテル
  - ▶経食道心エコー
  - ▶硬膜外カテーテルキット
  - ▶セルセーバー
  - ▶急速輸液装置

図 91-1 大動脈解離と胸腹部大動脈瘤の分類

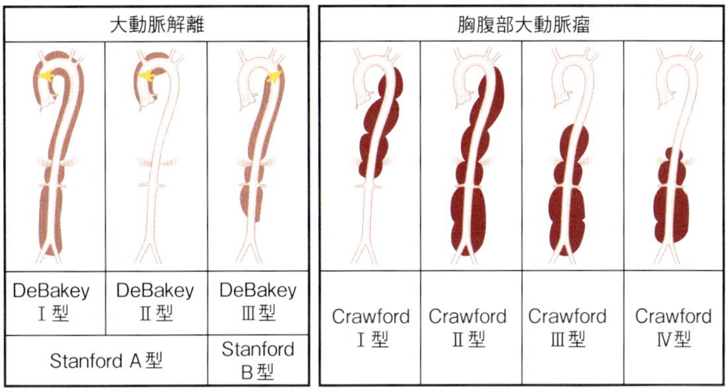

大動脈解離			胸腹部大動脈瘤			
DeBakey Ⅰ型	DeBakey Ⅱ型	DeBakey Ⅲ型	Crawford Ⅰ型	Crawford Ⅱ型	Crawford Ⅲ型	Crawford Ⅳ型
Stanford A型		Stanford B型				

Mathew JP, Swaminathan M, Ayoub CM. Clinical Manual and Review of Transesophageal Echocardiography. 2nd ed. Figure 16-4 より。www.accessanesthesiology.com からも閲覧可能。© The McGraw-Hill Companies, Inc. All rights reserved.

- ▶ 上半身のみの加温装置
- ▶ ニトロプルシド（50 mg を 250 mL に希釈：200 μg/mL 溶液を 0.5～10 μg/kg/min で投与）
- ▶ ニトログリセリン（50 mg を 250 mL に希釈：200 μg/mL 溶液を 0.5～10 μg/kg/min で投与）
- ▶ エスモロール（2,500 mg を 250 mL に希釈：10 mg/mL 溶液を 50～200 μg/kg/min で投与）
- ▶ ノルアドレナリン（4 mg を 250 mL に希釈：16 μg/mL 溶液を 1～10 μg/min で投与）
- ▶ フェニレフリン（20 mg を 250 mL に希釈：80 μg/mL 溶液を 0.2～1 μg/kg/min で投与）

ライン確保とモニタリング

- 右橈骨動脈と大腿動脈あるいは足背動脈の観血的動脈圧モニタリングを行う。
- 内頸静脈から中心静脈ライン確保，末梢静脈に急速輸液用の太い 7 Fr カテーテル留置，50 mL/min の投与が可能な急速輸液装置；同じ静脈にイントロデューサーを 2 本挿入するダブルスティック法を考慮する。
- 左室の収縮拡張機能に障害がある場合は肺動脈カテーテルを考慮する。
- 術中経食道心エコーによる循環動態モニタリングを行う。
- 遠位大動脈への左房-大腿バイパスを行う場合，急速輸液装置は左心系からの脱血を補うのに役立つ。バイパス回路を左心系の血液で満たす際，左心は空になる。頭部や上肢が必要とする血流に対して，左室からの駆出が供給のすべてである。急速輸液装置を用いることにより，脳潅流に十分な 1 回心拍出量が得られる。
- 髄液ドレナージは L$_{4/5}$ 間で行う。脳脊髄液圧が 10～12 mmHg 未満となるよう髄液排出を調節する。過剰な排液は硬膜下血腫形成につながるため，慎重を期すべきである。
- 体性感覚誘発電位や運動誘発電位モニタリングによって，前脊髄動脈の血流障害を評価できる。

麻酔導入

- 多くの患者は心疾患を合併している。心臓手術と同様のフェンタニル 10 μg/kg とミダゾラム 0.1 mg/kg による導入がよい。大動脈瘤部の大きな血圧変動を避けるのが目標である。
- 喉頭展開時は，不必要な刺激を避ける。
- 左開胸時に左肺を虚脱させ術野展開を容易にするため，二腔気管チューブの挿管が必須である。気管分岐部近くの手術操作や瘤へのアプローチから考えて，右気管支用二腔気管チューブがよいことがある。気管支ファイバーによる位置確認を必ず行う。術後も挿管が必要な場合，Univent® チューブや気管支ブロッカーを用いることもある。

麻酔維持

- 血圧が維持できれば，吸入麻酔薬で麻酔を維持する。

- 体性感覚誘発電位や運動誘発電位モニタリングを行う場合は完全静脈麻酔（TIVA）が必要になる（脊椎手術の章を参照）。
- 貧血がなければ，血液希釈による正常な循環血液量維持を考慮する。適切な循環血液量を保つ。
- 左房-大腿バイパス中は経食道心エコーで左室容量をモニタリングする（左房-大腿バイパスについては後述）
- 太い輸液ラインを用いて，急速輸液装置を末梢静脈の急速輸液用カテーテルラインと内頸静脈ラインに接続する。術中は随時，昇圧薬や血管拡張薬を用いて血圧を微調整する。
- 大量出血が危惧される場合はセルセーバーを準備する。

大動脈遮断

- 遮断前に急速輸液回路を充填しておく。
- 大動脈遮断により後負荷が増大するが，その程度は遮断部位による。
- 心不全に陥る危険性があるため，試験遮断を行うことで，より高い冠灌流圧や強心薬（ミルリノン 0.375〜0.75 $\mu g/kg/min$ やドブタミン 3〜10 $\mu g/kg/min$ など）が必要かみきわめる。経食道心エコーで壁運動異常や拡張障害を認めることが多い。
- 血圧と心拍数をコントロールする。ニトロプルシド（0.3〜10 $\mu g/kg/min$）とエスモロール（50〜200 $\mu g/kg/min$）は超短時間作用型で調節性に富む。ニトログリセリンやニカルジピンを使うこともある。冠血流や脳血流の障害が起こりうるため，血圧を過度に下げすぎない。
- ニトログリセリン（10〜30 $\mu g/min$）であらかじめ血管を拡張させる。
- 議論の余地はあるが，マンニトール 0.5 g/kg を遮断前に投与すると，腎保護効果が得られる可能性がある。fenoldopam（0.03〜0.1 $\mu g/kg/min$）や炭酸水素塩も腎臓や腸間膜の血流保護に用いられる。
- 遮断時間 30 分未満なら予後がよい。
- 大動脈遮断中に中心静脈圧上昇に伴い髄液圧が急激に上昇することがあるため，髄液圧をモニタリングしておく。
- 遮断遠位側の血圧は足の動脈ラインでモニタリングするが，拍動性は認められず左房-大腿バイパスで調節される。
- 遮断近位側の血圧は右橈骨動脈ラインでモニタリングし，薬物でコントロールする。遮断近位側の血管には血圧調節を担う平滑筋がそれほど多くない。脳の灌流圧は基本的には 1 回拍出量と心拍数で決まる。

左房-大腿バイパス

- 左房-大腿バイパスは大動脈遮断に先立って開始し，左室負荷を軽減し血管拡張薬使用を最小限とする。
- 左房-大腿バイパスは，左室前負荷の減少と引き換えに遠位側に血流を供給する。
- 左房-大腿バイパス中は，冠動脈，脳，上肢の血流は心臓からの拍出による。
- 経食道心エコーによる左室充満評価は輸液量の調節に役立つ。
- 大量の左房-大腿バイパスを行う際は，赤血球製剤と新鮮凍結血漿をバランスよく急速投与することが前負荷維持に必須である。
- 髄液ドレナージに加えて適正な遠位大動脈圧の維持により脊髄虚血を予防する。
- 脊髄冷却も脊髄虚血予防に役立つ。

大動脈遮断解除

- 虚血に陥った下半身からの洗いだしにより，血圧低下や代謝性アシドーシスが起こりうる。
- 容量負荷（全血）や昇圧薬（ノルアドレナリン 1〜10 $\mu g/min$）で冠灌流圧を維持する。
- 血液ガス分析や乳酸値測定を継続し，全身灌流が十分であることを確認する。
- 電解質異常があれば是正し，十分な酸素運搬能を維持する。
- 吻合部に過剰な圧がかからないよう，収縮期血圧を 105〜120 mmHg に保つ。

術後

- 循環，呼吸，腎機能，腸間膜血流，神経系に十分な注意を払う。
- 術後短期間は複数の降圧剤による血圧コントロールが必要となる。

- 呼吸不全がよくみられる（50％）。併存疾患や切開創，まれに一側の横隔神経麻痺が原因となる。
- 髄液ドレナージは24〜48時間，神経症状が判断しにくい場合にはそれ以上継続する。髄液ドレナージは下肢の不全麻痺を改善することが示されている。
- 下肢の診察を頻回に行う（血流と神経学的機能の評価）。
- 腎不全は予後不良の指標である。

● 参考

www.TheAnesthesiaGuide.com を参照

（松尾佳代子）

第92章
血管内手術の麻酔

Jamey J. Snell, Brooke Albright

第104章の頸動脈内膜剝離術も参照のこと。

基礎知識

血管内手術			
	頸動脈の手術	大動脈の手術	末梢やその他の血管の手術
術式	頸動脈のステント留置術と動脈形成術	腹部大動脈瘤，胸部大動脈瘤，および胸腹部大動脈瘤に対する血管内手術	血管造影，経皮的血管形成術と必要に応じてステント留置術，鎖骨下動脈，腎動脈，腸骨動脈，大腿膝窩動脈あるいは腸間膜動脈の血栓溶解療法，血栓摘除術あるいはステント留置術 静脈内手術（TIPSや下大静脈ステント留置術など）
適応	脳梗塞予防のための血行再建。血管内治療は頸動脈内膜剝離術の代替治療法（頸部放射線治療後など）	血流遮断による破裂予防あるいは大動脈瘤破裂に対する修復	動脈硬化や血栓塞栓による跛行，末梢血管病変，うっ血，臓器灌流障害の治療を目的とした血行再建
外科的手術と血管内手術の比較	長期予後における重症脳梗塞のリスクはほぼ同等，軽症脳梗塞のリスクは血管内手術のほうがやや高い。したがって頸動脈内膜剝離術が現在でも標準的治療である	血管内手術は外科的手術に比べて，術後疼痛軽減，回復期間短縮，血管の遮断と切開に伴う合併症の減少などが有利となりうる。一方，デバイスの作動不良やデバイス留置による合併症など特有の合併症がある。重篤な併存疾患を有する症例で特に優れる	
合併症罹患率と死亡率	主に心臓，腎臓，中枢神経系の傷害による		

TIPS：経頸静脈肝内門脈大循環短絡術（transjugular intrahepatic portosystemic shunt）

術前

血管内手術の麻酔のための術前評価

	頸動脈の手術	大動脈の手術	末梢やその他の血管の手術
病歴と身体所見	運動耐容能，併存疾患，術前の神経学的障害，ヨードや造影剤に対するアレルギーに関する問診 心臓，肺，脳神経系に関する診察			
心臓リスク評価	●周術期の合併症罹患率および死亡率を上昇させる臨床的リスク因子（虚血性心疾患，脳血管疾患，血清クレアチニン値＞2 mg/dL，心不全など）や呼吸機能の検査結果を検討する ●身体活動制限と1つ以上のリスク因子を認める症例では，さらに精査を行う。身体活動低下後の検査結果が見あたらない，あるいは行われていない場合，検査結果によっては周術期管理が変わりうる ●術前の予防的な冠動脈血行再建は，冠動脈疾患に対する周術期の薬物治療持続（β受容体遮断薬，スタチン製剤，アスピリン）と比べて，すべての患者でよいとは限らない。血行再建直後の患者は6週間延期する			
血液検査	●凝固系：患者は抗凝固療法中のことがあり，術中はヘパリンを投与する ●血清クレアチニン：急性あるいは慢性腎機能障害の有無を評価する。術中に造影剤腎症が起こる可能性にも注意する ●ヘモグロビン値：特に大動脈瘤破裂が疑われる場合には，出血の最大許容量を評価するために測定する。心筋虚血を認める症例や冠動脈疾患が疑われる症例では，ヘモグロビン値＜10 g/dL なら輸血を行う ●ACT：ヘパリン投与前の値を測定しておく必要がある ●血液型と交差適合試験：輸血準備を確認する。より侵襲の大きい手術や術前に貧血を認める症例では，2単位を取り寄せておくことが必要な場合がある			
放射線検査	Willis 動脈輪の開存性，対側頸動脈の病変，局所病変の性状を評価するために，脳血管造影と超音波 duplex 法検査の結果を検討する	大動脈瘤の正確なサイズと位置，関係する分枝，粥腫の重症度を評価する	麻酔法に影響することはほとんどないが，重症例では病変範囲と粥腫重症度の評価が有用なことがある
投薬	アンジオテンシン変換酵素阻害薬以外の冠動脈疾患治療薬を続行する。経口糖尿病薬は中止する。手術前夜はインスリングラルギンを半量投与する。抗血小板薬を投与中の患者では，通常，周術期も継続するが，外科医と検討すること。また脊髄幹麻酔では合併症に留意する（第119章参照）			
周術期のβ受容体遮断薬投与	●合併症罹患率と死亡率の軽減が明らかにされている（腹部大動脈瘤で最も詳細に研究されている） ●推定機序：心筋酸素需要軽減，血管壁への拍動圧力軽減，抗炎症作用，粥腫安定化 ●術前と術後の長期投与が最も効果的である。慢性的な投与を術前に中断した場合は心筋虚血が増加する ●投与中の患者における継続投与はクラス I 推奨 ●心筋虚血のリスクが高いと考えられる患者における投与開始はクラス II a 推奨。心拍数（＜85回/min）と血圧（投与前の血圧に応じて）に基づいて投与量を調節する。手術の1週間以上前に少量投与から開始する ●投与量を調節することなくβ受容体遮断薬を常に高用量で開始するのはクラス III 推奨 ●効果的使用のための最大のポイントは血圧低下と徐脈傾向（＜60〜70回/min）を避けることである ●β受容体遮断薬が禁忌の場合はクロニジンが代用薬として推奨されている			
手術室の安全確保	●放射線防護が適切にできることを確認する。放射線防護エプロン，甲状腺プロテクター，移動式鉛ガラス衝立，放射線ゴーグル ●麻酔器材が透視用Cアームや手術台に干渉されて接続がはずれる危険がないか，あらかじめ確認する			

ライン確保とモニタリング

血管内手術のためのライン確保とモニタリング

	頸動脈の手術	大動脈の手術	末梢やその他の血管の手術
ライン確保	●太い末梢静脈ライン（14〜18 ゲージ）を 2 本確保 ●動脈圧ライン ▶より近位からの手術操作が必要な場合，左上腕動脈が使用できるように動脈ラインを右橈骨動脈に留置 ▶持続的な血圧モニタリングと血液採取を繰り返す場合（血液ガス分析，ACT，乳酸値，糖尿病では血糖値の検査）が適応 ▶心機能障害を認める症例では，麻酔導入前の留置を考慮 ●中心静脈カテーテルと肺動脈カテーテル ▶心不全，弁膜症，肺高血圧症，その他などで適応がある場合に留置 ▶中心静脈圧＝脳脊髄液圧であるため，髄液ドレナージに代えて脳灌流圧を計算する目的で TAAA および TAA で留置される場合あり		
腎機能モニタリング	●造影剤性腎症を予防するため，Foley カテーテルを留置して尿量（>0.5〜1 mL/kg/hr）を確保		
脳神経学的モニタリング	●中大脳動脈血流を経頭蓋骨 Doppler 法で確認 ●頸動脈手術を全身麻酔下で行う場合，脳酸素飽和度測定は塞栓症による術側の虚血診断に有用	●TAAA や TAA では前脊髄動脈症候群を予防するために髄液ドレナージを行う（下記参照） ●TAAA と TAA では，脊髄虚血診断のために体性感覚誘発電位と運動誘発電位をモニタリングする場合あり ●筋弛緩薬を使用しない（運動誘発電位モニタリングを行うときは，気管挿管後の追加投与を行わない），全静脈麻酔で麻酔を維持する，プロポフォール 50〜150 μg/kg/min とレミフェンタニル 0.1〜0.5 μg/kg/min の持続投与が一般的	
	全静脈麻酔で血管内手術を行う場合，血圧低下のため揮発性麻酔薬使用を最小限に抑える場合，揮発性麻酔薬に感受性が高い高齢者では，脳波解析モニタリング（BIS など）が有用		
抗凝固モニタリング	ACT：抗凝固評価のために手術室内で行う検査．ACT 測定をマスターし，作動を確認し較正を行う．正常値はそれぞれの患者で異なる		
心機能モニタリング	経食道心エコー：TAA や TAAA において，大動脈瘤の解剖，グラフトの留置やリークなどの確認に有用		

TAA：胸部大動脈瘤，TAAA：胸腹部大動脈瘤

髄液ドレナージ

- 脊髄灌流は 1 本の前脊髄動脈と 2 本の後脊髄動脈による．後脊髄動脈は椎骨動脈から分枝する．
- 脊髄は胸部大動脈から分枝する分節肋間動脈により栄養される〔Adamkiewicz 動脈は最大の枝であり（Th$_8$〜L$_1$ に起始），胸腹部大動脈瘤（thoracoabdominal aortic aneurysm：TAAA）や胸部大動脈瘤（thoracic aortic aneurysm：TAA）の修復術中に血流途絶や灌流低下が起こりうる〕．
- リスクが高い TAAA や TAA 修復術で留置を考慮する．対麻痺のリスクは 8％ にのぼる．
  ▶広範囲に及ぶ修復術が予定される場合
  ▶大動脈修復歴のある場合
  ▶胸部大動脈に重篤な粥状硬化を認める場合
- L$_3$〜L$_5$ から 17 ゲージ Tuohy 針を刺入し，ドレナージチューブを針先から 8〜10 cm の位置で固定する．圧トランスデューサと滅菌ドレナージバッグを接続する．右心房の高さでゼロ調整を行う．

- 留置時の外傷：出血した場合に止血のための時間が十分確保できるよう，手術前日の留置を考慮する．当日の留置で出血を認めた場合は，手術の緊急度や状況に応じて1〜24時間延期する．
- 合併症
  - ▶頭蓋内出血（最も重篤），血腫，感染，カテーテル寸断，硬膜穿刺後頭痛など．
  - ▶過剰なドレナージ，血管奇形，頭蓋内出血の既往，脳萎縮は頭蓋内出血のリスクを高める．
  - ▶周術期に抗凝固を行う場合，血管を損傷しなければ安全に施行できる．
  - ▶抗凝固薬の最終投与とドレナージ留置および抜去のタイミングに関しては，ASRA（American Society of Regional Anesthesia and Pain Medicine）のガイドラインを用いる．
  - ▶感染症のリスクがあるため，術後48〜72時間を超えて留置しないこと．

麻酔導入

血管内手術の全身麻酔導入			
	頸動脈の手術	大動脈の手術	末梢やその他の血管の手術
全身麻酔	●麻酔薬，過換気，虚血部位への血流再分布により，脳の代謝率と酸素消費を軽減できる ●頭蓋内圧上昇を予防するため，スキサメトニウムの使用は避け，咳嗽，バッキングを起こさないよう注意する ●低血圧を避けて脳灌流低下を予防する	●頻脈，高血圧，咳嗽，バッキングを避けて大動脈瘤の破裂リスクを軽減する ●リスクが高い，大量輸血が予想される，鼠径部や後腹膜を広く開創する必要がある場合は全身麻酔がよい ●開胸の可能性があるときは二腔気管チューブもしくはUnivent®チューブの挿管を考慮する ●高リスク症例においては，局所麻酔や区域麻酔の選択により，死亡率改善，低心拍出量症候群低減，ICU入室期間短縮を示唆する後ろ向き研究がいくつかある．しかし選択バイアスが考えられ，有用性は明確には証明されていない	通常，患者の協力が得られない，区域麻酔では耐えられない，鎮静が難しい（例：閉塞性睡眠時無呼吸症候群），気道確保が必要などの症例で行われる
	●高リスク症例では，血圧低下，輸液や昇圧薬の使用量増加，術後呼吸不全などのリスクが上昇する ●循環動態の安定を維持する 　▶血圧の大幅な低下や上昇を避けるのがポイントである（術前の平均血圧から±20%以内）．血圧低下のほうがより有害であり，血圧は高めで管理する 　▶プロポフォール（1〜1.5 mg/kg）かetomidate（0.2 mg/kg）を緩徐に投与し，必要に応じてマスク換気中に揮発性麻酔薬で麻酔を深くする 　▶フェンタニル（2〜4 μg/kg）を投与して喉頭展開に伴う循環器系の反応を緩和する ●適応症例にはラリンジアルマスクもよい		

血管内手術に対する監視下鎮静管理と区域麻酔管理

	頸動脈の手術	大動脈の手術	末梢やその他の血管の手術
監視下鎮静管理, 局所麻酔と鎮静の併用	患者との会話により脳神経機能をモニタリングできる	手術時間の長さ, 体位, 大動脈の拡張や形成に伴う腹痛などにより, 監視下鎮静管理は患者にとって不快なことがある	患者が耐えられる場合はふつう局所麻酔下で施行し, 必要に応じて鎮静を行う
	●ほとんどの血管内手術は鼠径部の大腿動脈で血管穿刺を行うため, 局所浸潤麻酔と監視下鎮静管理で施行可能である ●監視下鎮静管理の利点は, 循環動態が最も安定することである ●監視下鎮静管理中に患者が非協力的になる, 脱抑制が起こる場合に備えて, 全身麻酔への移行準備を整えておく ●尿道カテーテル, 血管遮断部遠位の四肢虚血, 血管形成による苦痛を訴えることがある		
区域麻酔, 硬膜外麻酔, 脊髄くも膜下麻酔	頸神経叢ブロックと軽い鎮静により, 覚醒下で脳神経系を最もよくモニタリングできる	●他のリスクを認めず血管損傷を起こさなければ, 術中抗凝固を行う場合も安全に施行できる ●全身麻酔下の外科的手術に移行する場合, 硬膜外麻酔で術後鎮痛ができる。しかし, たいてい胸髄レベルの鎮痛が必要になる ●冠動脈疾患患者では, 胸部硬膜外麻酔は心筋酸素需要軽減による心保護作用が期待できる	●通常の外科的手術は区域麻酔下の施行によるグラフト開存期間延長が示唆されている (血管内手術にあてはまるかどうかは不明である) ●患者はたいていクロピドグレルやチクロピジンの投与中であり, 脊髄幹麻酔は禁忌である
	●鼠径部切開のために, 腰部硬膜外麻酔を行ってTh₁₀レベルまでデルマトームの麻酔域を得ることがある ●局所麻酔薬を少量ずつ投与し, 循環動態を安定させる ●区域麻酔は全身麻酔に比べて入院期間短縮, 心肺合併症軽減, 循環動態安定などのメリットがある ●抗凝固を行っても, ガイドラインを遵守すれば安全に施行できる		

たいていの血管内手術は, どのような麻酔法でも可能である。麻酔法は結局, 術式, 患者の希望, 並存疾患に基づいて決まる。

麻酔維持

血管内手術の麻酔維持

	頸動脈の手術	大動脈の手術	末梢やその他の血管の手術
ヘパリン化	動脈への手術操作の前に投与する (100 IU/kgを, ACTを測定して少量ずつ分割投与するか, ボーラス投与する)。ACTを250〜300秒として, 血管内デバイスによる血栓生成を予防する		
血管穿刺部	大腿動脈もしくは上腕動脈	大腿動脈	
	血管内手術はすべて後腹膜や体外への出血リスクを伴い, 外科的手術への移行や大量輸血が必要になることがある		
手術操作	デバイス留置に先立って, 血管内操作による微小塞栓症を軽減するため, 血管形成やステントを留置する部位の下流へ一時的にフィルターを留置することがある	●ステントグラフト留置時 (あるいはバルーン拡張時) に大動脈内腔が一過性に閉塞し, 後負荷の急激な上昇を起こしうる ●ステント留置時に降圧が必要なことがある。胸部では平均動脈圧を50 mmHgまで, 腹部では60〜70 mmHg (もしくは収縮期血圧<100 mmHg) まで下げる ●分枝 (腎動脈, 腸間膜動脈など) 血流がグラフトにより障害されることがあり, 臓器虚血に注意してモニタリングする	

	頸動脈の手術	大動脈の手術	末梢やその他の血管の手術
心血管系	● 徐脈：頸動脈拡張時に起こりうる。glycopyrrolate やアトロピンで治療する ● 低血圧：α受容体作動薬を使用して，平均血圧や収縮期血圧を麻酔導入前値かそれ以上（平均血圧/収縮期血圧＝約 60〜70/120〜160 mmHg）に維持する	● 高血圧：ニトログリセリン，ニトロプルシド，ニカルジピンあるいはエスモロールを用いて平均血圧を 50〜70 mmHg に維持する ● 大動脈瘤破裂：外科的手術へ移行と大量輸血が必要になる ● エンドリーク：再手術か外科的手術への移行が必要になる	● 高血圧：血管穿刺部位の出血を軽減するために，血圧上昇を避ける ● 虚血再灌流傷害：低血圧，アシドーシス，高カリウム血症，ミオグロビン尿，急性尿細管壊死が起こりうる
	冠動脈疾患や虚血性心疾患の既往がある場合は，心電図で ST 変化のモニタリングを行い，β受容体遮断薬で心拍数<100 回/min を維持する			
腎臓	● 造影剤性腎症：最も効果的な治療法は十分な輸液投与である。 ● リスクが高い症例で N-アセチルシステイン，炭酸水素ナトリウム，アセタゾラミド，マンニトールの使用を考慮する。			
脳神経	● 脳虚血：空気や粥腫の塞栓，低血圧が原因で起こる。患者の会話，脳酸素飽和度測定，体性感覚誘発電位，経頭蓋 Doppler 法などでモニタリングを行う。脳代謝率と酸素需要を軽減し，脳灌流を増加させて治療する。痙攣はベンゾジアゼピン，バルビツレート，プロポフォールで治療する	● 脊髄虚血 ▶ 髄液圧<10 mmHg あるいは脊髄灌流圧>60 mmHg を維持 ▶ 間欠的な髄液ドレナージを 10〜15 mL/hr で行う	

術後

血管内手術の術後管理

	起こりうる合併症
血管内手術全般	● 手術直後の重篤な合併症発生は直ちに再手術となる可能性を伴う ● β受容体遮断薬とスタチン投与は継続投与する。抗血小板薬投与は外科医の判断による ● 血液検査：不顕性出血の危険に対して術直後に凝固系と血球数を検査する。プロタミンによるヘパリン中和が必要なことがある。鼠径部の腫脹，血腫，止血をチェックする。腹部の膨満や圧痛など後腹膜出血の徴候を検索する ● 心臓：心機能低下の既往がある場合，心電図とトロポニンをチェックする。うっ血性心不全と心筋虚血の徴候を注意深く監視する。体温低下の予防は術後心筋虚血の低減化に重要である ● 腎臓：尿量を持続的に測定して不顕性出血の指標とし，造影剤性腎症を低減させる ● 神経系：脳梗塞や虚血性神経障害を評価できるよう，術直後に神経学的検査を行う
頸動脈の手術	● 術後過灌流症候群：持続的な高血圧による頭痛，痙攣，巣症状，浮腫，頭蓋内出血の危険性を特徴とする。降圧により治療する ● 神経学的合併症は上述の通り
大動脈の手術	● ステント留置後症候群：発熱，白血球増加症，凝固異常を特徴とする非感染性の過剰炎症反応である ● 脊髄虚血：脊髄灌流圧上昇のために血圧を上げることに加え，緊急髄液ドレナージが必要になることがある。まず外科医と抗凝固を検討する ● 髄液ドレナージが行われている場合は，モニタリングを続けて継続の必要性を評価する。ASRA ガイドラインに従って 48〜72 時間で抜去するか，あるいは予防的抗菌薬投与を開始する ● エンドリーク，グラフトの移動，分枝閉塞，大動脈瘤破裂などはすべて，緊急手術が必要となる
末梢血管の手術	● 血栓症：皮膚の温度，色調，疼痛，神経学的検査，超音波 Doppler などはすべて，血管開存性評価のために利用することができる

コツとヒント
- 外科的手術に移行する準備を常に整えておく。
- それぞれの施設における大量輸血時の必要手順を頭に入れておく。
- 管理を適切に行うために，麻酔科医は通常の周術期を越えて長期間にわたり関与すべきである。
- 複雑な大動脈手術では，多数の生理学的モニタリング，血液検査値，デバイスなどが手に余ることがある。計画表をつくると，仕事を順序立ててむだを省くのに役立つ。
- 術後合併症を積極的に疑って警戒を怠らず，躊躇せずに外科医へ問い合わせる。

● 参考文献
www.TheAnesthesiaGuide.com を参照

（服部洋一郎）

第93章
心タンポナーデ

Tony P. Tsai

病態生理
- 心膜腔の急速な液体貯留や凝血塊蓄積により心臓周囲のコンプライアンスが低下して発症する。長期間にわたって緩徐に溜まる場合には，タンポナーデを発症することなく多量の心膜液が貯留しうる。
  - ▶心室のコンプライアンスが低下し，拡張期の心室容量と1回拍出量が減少する。
  - ▶体循環の静脈還流が障害され，右房と右室が虚脱するにつれて血液が静脈系に貯留する。これにより，心拍出量と静脈還流がさらに減少する。
  - ▶ついにはすべての心腔内圧が等しくなり，血流が消失する。
- 代償機構
  - ▶頻脈により心拍出量が維持される。
  - ▶血管抵抗が上昇して血圧が維持される。
  - ▶自発呼吸下では，吸気時の胸腔内圧低下により右室の充満と拍出が促進される。
- 循環動態の3相性変化
  - ▶第Ⅰ相：心膜液貯留により心室の弾性が低下し，心室充満圧が上昇する（左室と右室の充満圧＞心膜腔内圧）。
  - ▶第Ⅱ相：心膜腔内圧が右室充満圧を上回り，心拍出量が減少する。
  - ▶第Ⅲ相：心膜腔内圧が左室充満圧と等しくなり，心拍出量がさらに減少する。
- 直ちに治療しなければ死を招く救急疾患である。
- 明らかにタンポナーデ以外の原因による場合を除き，心臓手術後に循環動態が急に悪化した際は必ず緊急再開胸術を行う。

診断
症状
- 呼吸困難，多呼吸（一般に起座呼吸）
- 頻脈

- 乏尿を伴う末梢循環不全
- 吸気時に脈が弱くなる奇脈
- Beck の三徴：頸静脈圧上昇，血圧低下，心音減弱

心エコー：最良の診断法
- 心臓周囲の液体貯留や凝血塊による右房圧迫を認めうる。
- 右心系虚脱
- 心室中隔の扁平化（右室による左室充満阻害）

胸部 X 線撮影：心拡大，水差し形の心陰影や心膜石灰化，正常 12 誘導心電図はしばしば心膜タンポナーデを示唆する。
- 洞性頻脈
- QRS 電位低下
- 電気的交互脈（特異的だが，まれ）
- 心電図全誘導の PR 低下
- 肺動脈カテーテルが留置されている場合（緊急留置の適応はない）
- 心拍出量低下
- 中心静脈圧＝右室拡張終期圧＝肺動脈拡張期圧と同値を示す。

治療

- 循環虚脱
  - ▶ベッドサイドにおいて，可能であれば超音波ガイド下穿刺により緊急ドレナージを行う（通常，心膜液 100～200 mL を排液するだけで，循環症状や所見が解消する）。
  - ▶心臓手術後の場合はベッドサイドで胸骨切開による再開胸を行う。
- それほど重篤でない場合や緊急ドレナージ施行後は，心膜開窓術や心膜硬化療法を外科的に行うことがある。
- 酸素を投与する。
- 輸液や輸血で前負荷を維持する。
- 強心薬投与により，体血管抵抗上昇をきたさずに心拍出量を増加させうる（表 93-2 参照）。
- 陽圧呼吸は静脈還流を減少させるので行わない。患者の自発呼吸を保つ。
- 24 時間以内に胸部 X 線撮影と心エコー図検査を再度行う。

心膜開窓術の麻酔
- 術前
  - ▶全身状態を評価し，晶質液や強心薬の投与により心拍数（早く），前負荷（たっぷりと），後負荷（血管収縮）をコントロールして循環動態を安定化させる。
  - ▶動脈ラインや肺動脈カテーテルの留置を考慮する。
  - ▶外科医と術式について検討し，適切な麻酔法を選定する（局所麻酔と軽い鎮静でよいか，それとも全身麻酔が必要か），麻酔導入前の経皮的ドレナージ施行を考慮する。
- 術中
  - ▶全身麻酔の場合は，ASA の推奨する標準的なモニタリングを行う。動脈ラインと肺動脈カテーテル（留置されている場合）のモニタリングを開始する。術野消毒と執刀準備は麻酔導入前に必ず整える。
  - ▶麻酔導入にはケタミン 0.5 mg/kg（極量 2 mg/kg）を用い，気管チューブ（あるいはラリンジアルマスク）を介した自発呼吸維持を考慮する。etomidate 0.15 mg/kg（極量 0.3 mg/kg）による麻酔導入も考慮する。
  - ▶タンポナーデが解除されるまでは，血管拡張をきたさないよう吸入麻酔薬を使用せず，陽圧呼吸を行わない。
- 術後
  - ▶心膜ドレナージ術後の循環動態が安定し抜管基準が満たされれば，気管チューブやラリンジアルマスクを抜去する。
  - ▶回復室や集中治療室入室後も術中と同様のモニタリングを継続する（ASA が推奨する標準的なモニタリング，動脈ライン，肺動脈カテーテル）
  - ▶術後も強心薬投与が必要になることがある。

表93-1 心タンポナーデの原因

原因	割合
癌	30〜60%
尿毒症	10〜15%
特発性心膜炎	5〜15%
感染症	5〜10%
膠原病	2〜6%
開心術後症候群	1〜2%

表93-2 心膜開窓術で使用する昇圧薬

薬物	投与量	
アドレナリン	開始量	1 µg/min
	極量	20 µg/min
ノルアドレナリン	開始量	8〜12 µg/min
	極量	30 µg/min
バソプレシン	開始量	2〜4 U/hr

● 参考文献
www.TheAnesthesiaGuide.com を参照

（上田智弘）

第94章
片肺換気

Jennie Ngai

片肺換気の適応

絶対適応	相対適応
● 健側肺の汚染防止 　▶ 化膿 　▶ 出血 ● 分離肺換気が必要な病態 　▶ 気管支胸腔瘻 　▶ 片側性ブラ 　▶ 気管気管支損傷 ● 気管支肺胞洗浄（肺胞タンパク症） ● 胸腔鏡手術	● 肺切除術 ● 胸部大動脈瘤手術 ● 胸椎手術 ● 食道手術

二腔気管チューブと気管支ブロッカーの比較

二腔気管チューブ	気管支ブロッカー
● 両肺を個別に換気できる，どちらの肺も脱気できる ● 完全かつ容易に肺を虚脱できる ● 術中安定する（しかし，体位変換のたびに位置を確認する必要がある） ● 術後も挿管管理を続ける場合，手術終了時に通常の気管チューブに交換するか，先端を気管内まで引き抜く	● 片肺の脱気ができる，気管チューブ内腔を介して両側肺換気ができる。しかし両肺を個別に換気することはできない ● 内腔が小さい。虚脱に時間がかかる，完全に虚脱しない ● 術中安定しない ● 気管支ブロッカーを抜去すれば通常の気管チューブとして使用できる ● 気管支ブロッカーが相応しい症例 　▶ 挿管困難が予想される症例 　▶ 迅速導入が必要な症例 　▶ 重篤な低酸素血症 　▶ 術後人工換気が必要な症例

二腔気管チューブ

気管チューブ

気管チューブサイズ	内腔径 (mm)	径 (mm)
7.0	7.0	9.6
7.5	7.5	10.2
8.0	8.0	10.9
8.5	8.5	11.5

通常の気管チューブと二腔気管チューブの内腔径と外径の比較

二腔気管チューブ (DLT)

DLTサイズ	気管支腔内径 (mm)	気管腔内径 (mm)	外径 (mm)	患者身長
35	4.3	5.0	11.7	<157 cm
37	4.5	5.5	12.3	160〜173 cm
39	4.9	6.0	13	174〜183 cm
41	5.4	6.5	13.7	>183 cm

二腔気管チューブ（double-lumen endotracheal tube：DLT）には左用と右用があり，気管支腔をそれぞれ対応する側の主気管支内へ挿入する。
- 右用 DLT は気管支カフに右上葉のための側孔が開いている。
- 左用 DLT を使用することが多い。
- 留置が容易である。
- 気管分枝部から左上葉気管支分岐部までの主気管支が長い（左上葉気管支を閉塞する可能性が低い）。
- 右主気管支は短く，気管支カフによる右上葉気管支閉塞のリスクがより高い。

右用 DLT の適応：左主気管支に手術操作が及ぶ症例，あるいは左肺全摘術
DLT は長いので，通常の気管チューブ（single-lumen endotracheal tube：SLT）に比べて挿管が難しい。
喉頭鏡，ビデオ喉頭鏡，あるいは気管支ファイバー（fiberoptic bronchoscope：FOB）を使って挿管できる。
チューブ先端を気管内に進める際，気管カフを歯で損傷しないように注意する。
FOB を使って挿管する場合は，コネクターをはずして（チューブを短くして）から FOB を通す。
DLT を正しい位置に留置すると，**口唇における挿入長はふつう 29〜31 cm** となる。
正しく留置されていることを肺の**聴診**あるいは **FOB** で確認する。聴診は確実ではなく，（FOB が使用できるなら）必ず FOB で確認する。
体位変換のたびに位置を確認する（例えば，仰臥位から側臥位へ変換する場合）。

図 94-1　左用二腔気管チューブ（左図）と右用二腔気管チューブ（右図）

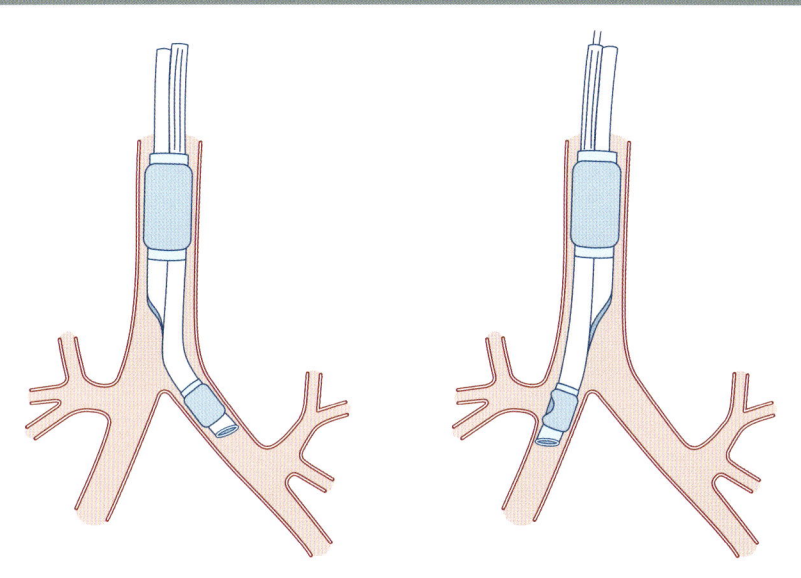

右用二腔気管チューブは気管支カフに側孔が開いている。側孔を右上葉気管支に合わせる必要がある。
Morgan GE, Mikhail MS, Murray MJ. Clinical Anesthesiology. 4th ed. Figure 24-6 より。www.accessmedicine.com からも閲覧可能。
© The McGraw-Hill Companies, Inc. All rights reserved.

図 94-2　二腔気管チューブ挿管法

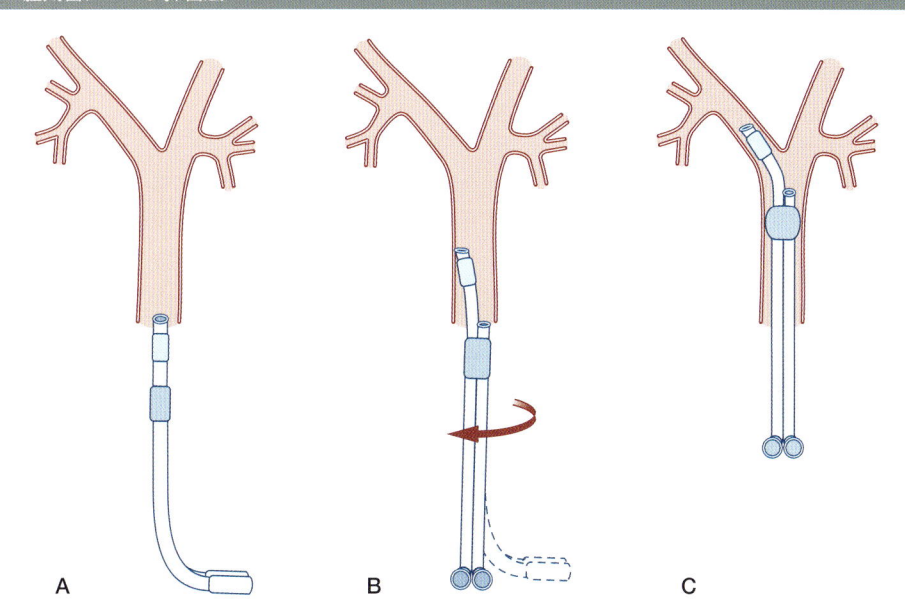

（A）チューブ遠位の屈曲が下に凸になる向きで挿入する。（B）先端が声門を通過したら，90°回転させて進める。気管支チューブの先端が左気管支に入って正しい位置まで進めば抵抗を感じる。
Morgan GE, Mikhail MS, Murray MJ. Clinical Anesthesiology, 4th ed. Figure 24-7 より。www.accessmedicine.com からも閲覧可能。
© The McGraw-Hill Companies, Inc. All rights reserved.

図 94-3 聴診による左用二腔気管チューブの位置確認法

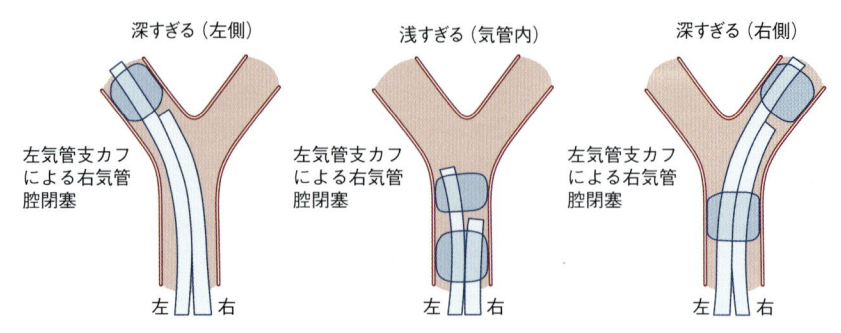

手順	呼吸音聴取		
	深すぎる（左側）	浅すぎる（気管内）	深すぎる（右側）
気管チューブ（右）遮断 （カフを両方とも膨張させる）	左	両側	右
気管支チューブ（左）遮断 （カフを両方とも膨張させる）	ほとんど聴取できない	ほとんど聴取できない	ほとんど聴取できない
気管支チューブ（左）遮断 （気管支カフを収縮させる）	左	両側	右

右用 DLETT は気管支カフに側孔が開いている．側孔を右上葉気管支に合わせる必要がある．
Morgan GE, Mikhail MS, Murray MJ. Clinical Anesthesiology. 4th ed. Figure 24-6 より．www.accessmedicine.com からも閲覧可能．
© The McGraw-Hill Companies, Inc. All rights reserved.

聴診による左用 DLT の位置確認法（図 94-3）

- 両方のカフを膨張させる．
  - ▶DLT が気管内に挿管されていることを確認する：両肺で呼吸音が聴取される．
  - ▶DLT が深すぎる．
    - ■左肺しか呼吸音が聴取されない場合，両方のチューブ開口部が左の気管支内にある．
    - ■右肺しか呼吸音が聴取されない場合，両方のチューブ開口部が右の気管支内にある．
- 気管チューブ（右）を遮断する．
  - ▶呼吸音は左肺のみ聴取されるのが正しい．
  - ▶DLT が充分な深さに留置されていない．
    - ■右肺しか呼吸音が聴取されない場合，気管支チューブ開口部は右気管支内にある．
    - ■呼吸音が両肺で聴取される場合，気管支チューブ開口部は気管内にある．
- 気管支チューブ（左）を遮断する．
  - ▶呼吸音は右肺のみ聴取されるのが正しい．
  - ▶DLT が充分な深さに留置されていない．
    - ■左肺しか呼吸音が聴取されない場合，気管支チューブ開口部は右気管支内にある．
    - ■呼吸音が両肺で聴取される場合，気管支チューブ開口部は気管内にある．

FOB による左用 DLT の位置確認法（図 94-4）

- 気管チューブ（右）に FOB を挿入する．
- FOB 先端がチューブをでたら，気管分岐部がみえるはずである．
- 気管支チューブは左主気管支に入っており，気管支カフがわずかにみえるのが正しい．気管支カフは膨張させたときだけみえるのがベストである．
- FOB を右主気管支内へ進めて**右上葉気管支**を探す．
- 右上葉気管支は気管分岐部から 1〜2 cm たらずで鋭角をなして分岐し，さらに 2 つではなく 3 つに枝分かれする．

図94-4 気管支ファイバーによる左用二腔気管チューブの位置確認法。気管腔開口部からみた図

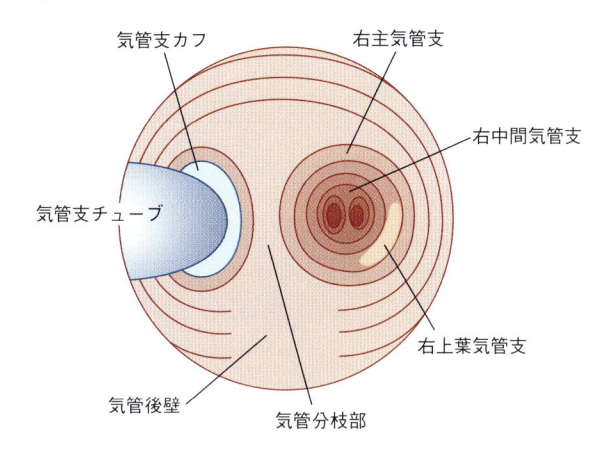

気管支チューブは左主気管支内へと挿入されており，気管支カフがわずかにみえる。気管支カフ脱出による右主気管支閉塞は認めない。
Morgan GE, Mikhail MS, Murray MJ. Clinical Anesthesiology. 4th ed. Figure 24-9 より。www.accessmedicine.com からも閲覧可能。
© The McGraw-Hill Companies, Inc. All rights reserved.

- 気管支チューブに FOB を挿入する。
- 気管支カフが前方へ突出して気管支腔を閉塞していないことを確認する。
- 左上葉気管支の開口を確認する。

気管支ブロッカー

気管支ブロッカーには，通常の SLT を挿管して使用するもの（Arndt ブロッカー®やCohen ブロッカー®）と，SLT と一体化したもの（Univent®）がある（図94-5）
気管支ブロッカー留置は FOB ガイド下でのみ可能である（図94-6）
Arndt ブロッカー®は FOB を通すワイヤーループがついており，FOB に沿わせてブロッカーを術側へ誘導できる。
Cohen ブロッカー®は手もとの操作でブロッカー先端を屈曲させられる。

側臥位が換気と血流に及ぼす影響

- 側臥位では，最大で肺血流の2/3が下側肺に流れる。
- 自発呼吸下では，下側肺の換気も同様に増加する→換気血流比不均衡はそれほど大きくならない。
- しかし，全身麻酔下で人工換気中は，術側肺の換気が全体の2/3に達する（抵抗の小さい方の換気が増える）。
- 開胸により術側肺が膨張しやすくなると，下側肺の換気はさらに減少する。
- これらの変化により最終的に下記のようになる。
  ▶ 下側肺では換気に比べて血流が過剰（またはシャント）となる。
  ▶ 術側肺では血流に比べて換気が過剰（または死腔換気）となる。
- 通常，左肺は右肺に比べて血流量が10%少ないため，左開胸時の片肺換気中は右開胸時に比べて血液酸素化が良好である。
- 片肺換気中は下側肺のみが換気され，術側肺の血流はすべてシャント血流になる。
- 術側肺の低酸素性肺血管収縮（麻酔薬による抑制がない場合），肺虚脱，手術操作による血流遮断（肺動脈遮断，肺全摘）はシャント血流を減少させ，片肺換気中の血液酸素化を改善する。

図94-5 ユニベントチューブの二腔構造を示す先端拡大写真

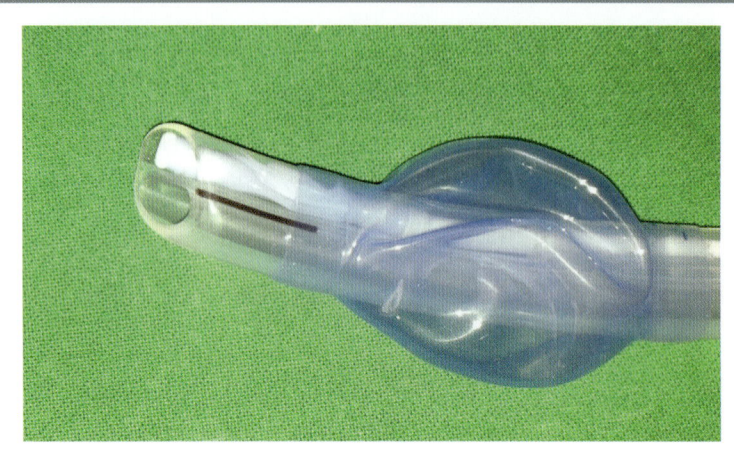

挿管時は細い気管支ブロッカーをチューブ腔内に引き戻しておく。

図94-6 気管支ファイバーガイド下にユニベント気管支ブロッカーを左主気管内へ挿入留置する手順

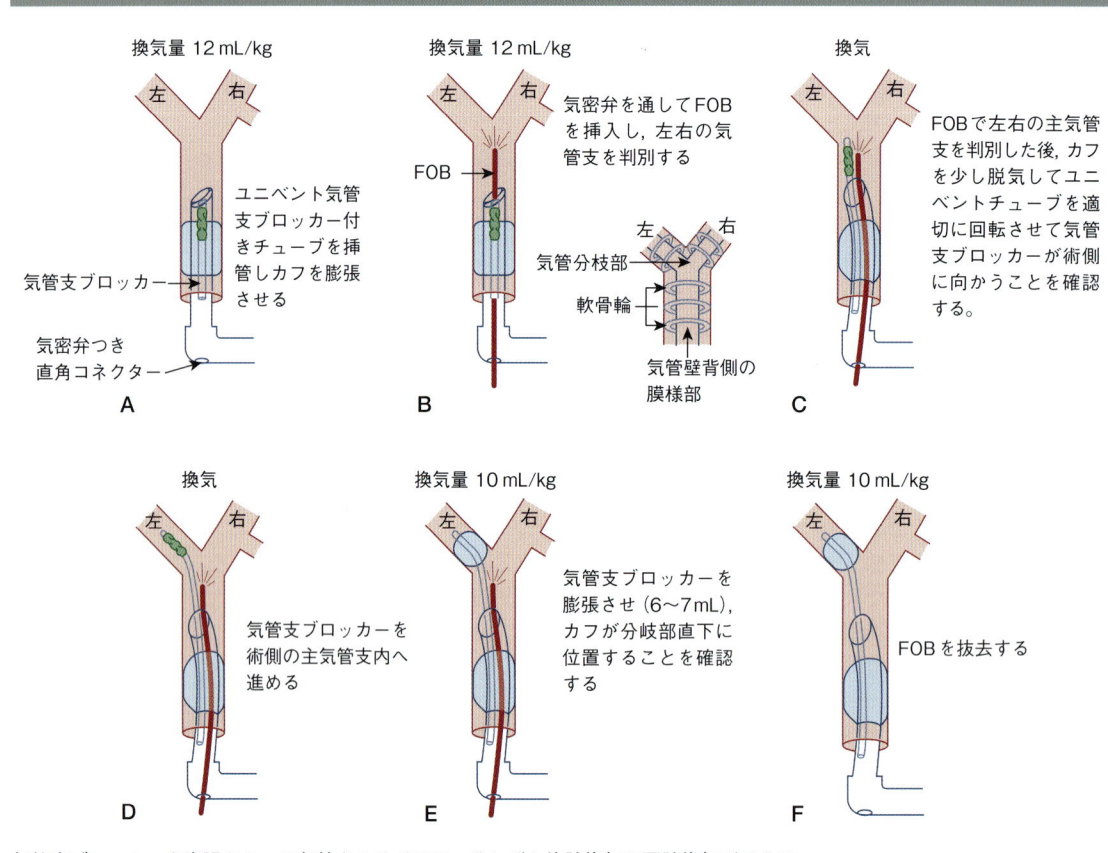

A 換気量 12 mL/kg
ユニベント気管支ブロッカー付きチューブを挿管しカフを膨張させる
気管支ブロッカー
気密弁つき直角コネクター

B 換気量 12 mL/kg
気密弁を通してFOBを挿入し，左右の気管支を判別する
FOB
気管分枝部
軟骨輪
気管壁背側の膜様部

C 換気
FOBで左右の主気管支を判別した後，カフを少し脱気してユニベントチューブを適切に回転させて気管支ブロッカーが術側に向かうことを確認する。

D 換気
気管支ブロッカーを術側の主気管支内へ進める

E 換気量 10 mL/kg
気管支ブロッカーを膨張させ（6〜7mL），カフが分岐部直下に位置することを確認する

F 換気量 10 mL/kg
FOBを抜去する

気管支ブロッカーを膨張あるいは収縮させるだけで，それぞれ片肺換気や両肺換気ができる。
FOB：気管支ファイバースコープ。

Longnecker DE, Brown DL, Newman MF, Zapol WM. Anesthesiology. Figure 53-18 より。www.access anesthesiology.com からも閲覧可能。© The McGraw-Hill Companies, Inc. All rights reserved.

片肺換気の実際

片肺換気開始時
- 可能な限り両肺換気を続ける。
- 吸入酸素濃度を100%とする。
- 1回換気量を8 mL/kg（8〜12 mL/kg）とする。圧外傷を予防するため最高気道内圧を低く保つ。
- $PaCO_2$が40 mmHgとなるように呼吸回数を調節する（20〜30%増やす）。
- 呼気終末陽圧（positive end-expiratory pressure：PEEP）は使用しない（あるいは5 cmH_2O未満の軽度PEEPとする）。
- 酸素化と換気のモニタリング（経皮的酸素飽和度，血液ガス分析，呼気終末二酸化炭素濃度測定）を継続する。
- 低酸素性肺血管収縮により下側肺の血流が増加するまでに20〜30分かかる。

重篤な低酸素血症をきたした場合は，以下の手順に従う。
- FOBでDLTの位置確認を行う。
- 循環動態を評価する。
- 術側肺に酸素5 L/minを投与して5〜10 cmH_2Oの持続気道陽圧（continuous positive airway pressure：CPAP）をかけると最も効果的である（ただし術野の邪魔になる）。
- それほど効果的ではないが，下側肺に5〜10 cmH_2OのPEEPをかける。血圧低下をきたすことがあり，換気血流比不均衡が増悪する場合もある。
- 間欠的に両肺換気を行う。
- 可及的速やかに手術部位の肺動脈を遮断する。
- 一酸化窒素やalmitrineは無効である。

片肺換気中に低酸素血症をきたすその他の原因
- 機械的原因による酸素供給不足や気道閉塞
- 低換気
- 遮断肺内の残存酸素消費
- 混合静脈血酸素飽和度低下をきたす要因（心拍出量低下，酸素需要増加など）

術後呼吸管理

術後にDLTによる分離換気は必要でなくても，人工換気が必要になることがある。
DLTをSLTに入れ替える方法
- 喉頭鏡かビデオ喉頭鏡で気道浮腫をチェックする。
- 声門が視認できない場合はDLT留置のままとする（下記参照）。
- 中咽頭の吸引を行う。
- DLTの気管内ルーメンにチューブエクスチェンジャーを挿入する。
- 気管カフと気管支カフの両方を脱気する。
- 直視下にDLTを抜去し，チューブエクスチェンジャーをガイドにSLTを挿入する。

気道浮腫が著明な場合は，以下の要領でDLT留置を続ける。
- 中咽頭の吸引を行う。
- 気管カフと気管支カフの両方を脱気する。
- 直視下にDLTを数cm引き戻す。
- 気管カフと気管支カフは両方とも気管内に位置させる。
- 気管カフを再膨張させる。
- 上半身を挙上して浮腫を軽減させる。
- この状態は**不快**で**不安定**なため，十分な鎮静が必要である。
- しばらくすればDLTをSLTに交換できるか，抜管が可能になる。

まれに左右それぞれの**独立肺換気**が必要になる（図94-7）。
- 独立肺換気法とは，両肺のコンプライアンスや気道抵抗が異なるため，両側の肺を異なる人工呼吸器で換気する方法を指す。

図 94-7　二腔気管チューブの 2 つのルーメンをそれぞれ別の人工換気器に接続する独立肺換気法

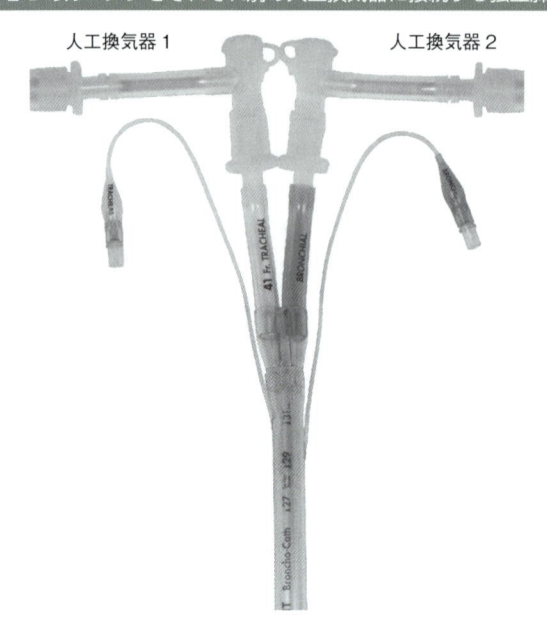

Tobin MJ. Principles and Practice of Mechanical Ventilation. 2nd ed. Figure 26-5 より。www.accessanesthesiology.com からも閲覧可能。© The McGraw-Hill Companies, Inc. All rights reserved.

- DLT が必須である。
- 主な適応：左右差が大きい肺疾患，片肺移植

● 参考文献

www.TheAnesthesiaGuide.com を参照

（上田智弘）

第95章
胸部手術

Meghann M. Fitzgerald, Sumeet Goswami

胸部手術全般

術前
- 心臓リスクの重症度分類も含めた術前評価を行う。
  - ▶喫煙歴を聴取する。
  - ▶禁煙を指示するが，術前禁煙が手術結果に及ぼす影響は不明である。
  - ▶心臓血管系の併存疾患（冠動脈疾患や高血圧）を評価する。

- 悪性腫瘍手術の場合
  - ▶画像診断（CT検査）に基づく腫瘍の浸潤範囲，気管や気管支の偏移や圧迫，無気肺を評価する。
  - ▶腫瘍随伴症候群を評価する。

術中
- モニタリング
  - ▶大口径の輸液路を1本以上確保する。
  - ▶動脈ラインを確保する。
  - ▶中心静脈ラインは必須ではない。大量出血が予想される場合や呼吸器外科の大手術では，中心静脈ラインを開胸側で確保する（気胸を起こした際の支障が少ないため）。
  - ▶肺動脈カテーテルは重症肺高血圧，肺性心，左心不全の場合に適応となる。肺動脈カテーテル先端は下側肺に挿入し，切除区域への留置は絶対避ける。肺全摘後のバルーン膨張は，（肺血管床の減少により）循環動態悪化をきたしうるため，慎重に行う。
- 鎮痛法：胸部硬膜外麻酔，傍脊柱管ブロック，肋間神経ブロック
  - ▶開胸後3～4日は痛みが非常に強い。
  - ▶硬膜外麻酔は術後鎮痛の基本である。麻酔導入前に肋間切開レベルもしくは1～2椎間下のレベルに留置する。20万倍アドレナリン添加1.5%リドカイン3 mLの試験投与を行い，血管内留置でないことを確認する。投与は手術開始まで待つ。
  - ▶傍脊柱管ブロックには，交感神経遮断が軽度で脊髄損傷のおそれがないという利点がある。カテーテル留置が可能である。
  - ▶肋間神経ブロックは，肋間開胸部位と上下それぞれ2肋間へ0.5%ロピバカインを5 mLずつ，外科医が直視下に投与して行う。ただし効果持続時間が短い。
  - ▶神経凍結法は鎮痛効果発現に24～48時間を要するが，効果は1ヶ月以上持続する。
- 心房細動予防
  - ▶β受容体遮断薬は投与を継続する。硬膜外麻酔を行う場合は減量する（class I）。
  - ▶β受容体遮断薬が投与されていない症例にはジルチアゼムを投与する（class IIa）。
  - ▶アミオダロンもよい適応であるが，肺全摘を除く（肺毒性が考えられるため）（class IIa）。
    - ■肺葉切除：術直後の24時間で1,050 mg（43.75 mg/hr）の静脈内持続投与を行う。以後は1日量400 mgを2回に分けて6日間内服する。
    - ■食道切除術：43.75 mg/hr（1,050 mg/日）の持続静脈内投与を4日間行う。
  - ▶マグネシウムは他の薬物と組み合わせて投与する（class IIa）。
  - ▶フレカイニドやジギタリスは投与しない（class III）。
- 麻酔導入：導入前酸素化と患者の循環器病態に応じた急速導入を行う。
- 片肺換気については第94章を参照のこと。
  - ▶異なるサイズの二腔気管チューブをいくつか用意する。（二腔気管チューブの位置確認や挿管困難に備えて）気管支ファイバーを準備する。必要に応じてビデオ喉頭鏡なども用意する。
- 体位：両側肺移植以外の胸部手術は側臥位で行われる。下側の上肢は屈曲させて，腋窩枕をあてがう。術側の腕は頭上へ挙上して肩甲骨を術野から引きあげる。両側の眼球と下側の耳朶を保護する。頭頸部は中間位に保つ。
- 麻酔維持：一般的に吸入麻酔薬（1 MAC下なら低酸素性肺血管収縮にほとんど影響しない），オピオイド（慢性閉塞性呼吸器疾患では使用しない），筋弛緩薬（術野展開を容易にするため）を組み合わせて使用する。吸入酸素濃度を高くし，笑気は使用しない。
- 浅い全身麻酔と硬膜外麻酔（0.25%ロピバカインや0.25%ブピバカインを5 mLずつ投与する）を併用する。
- 肋間開窓時は麻酔を深くする。手術開始時に迷走神経反射が起こることがあり，手術操作の中断で回復する。無効な場合はアトロピンを静注する。
- 輸液管理：できるだけ輸液をしぼる（維持輸液と出血を補うにとどめる）。特に肺切除術では，下側肺に重力依存性の体液漏出による浮腫を，また術側肺に手術侵襲と再膨張による浮腫をきたす可能性があるため，輸液を制限する。
- 手術終了時：用手換気で虚脱肺を完全に再膨張させる。胸腔ドレーンの陰圧吸引を開始するまでは陽圧呼吸を

継続する。

術後
- 早期抜管により縫合部の張力軽減と肺炎のリスク軽減をはかる。気管挿管を続ける必要がある場合は，二腔気管チューブから通常の気管チューブへの入れ替えを考慮する。
- 無気肺をきたさないよう，患者を半起座位としインセンティブスパイロメトリーによる呼吸訓練を行う。
- 術後鎮痛法
    - 胸部硬膜外鎮痛：フェンタニル 2～5 μg/mL を添加した 0.125% ブピバカインを 3～4 mL/hr で持続投与し，単回投与の設定は 15 分ごとに 3 mL とするのが一般的である。低血圧に注意してモニタリングする（腎前性急性腎不全を除き，輸液よりも昇圧薬を使用する）。
    - 硬膜外モルヒネを投与する（呼吸抑制のリスクがあるため，避けるほうがよい）。
    - 非ステロイド性抗炎症薬を投与する（出血と腎障害のリスクを伴う）。
    - デクスメデトミジンも投与される（0.2～0.5 μg/kg/hr 持続静注）。
- 胸腔ドレーンは 1 日排液量 20 mL 以下（外科医によって異なる）でエアリーク消失まで留置する。
- 合併症
    - 心房細動（10%）
    - 無気肺：気管支ファイバースコープによる吸引が必要になることがある。
    - エアリーク（7.2%）：ふつう数日で消失するが，気管支胸腔瘻を生じて修復術が必要になることもある。
    - 肺炎（2%）
    - 呼吸不全（2%）
    - 膿胸（1.3%）
    - 深部静脈血栓症（0.7%）
    - 横隔神経，迷走神経，左反回神経の損傷
    - 乳糜胸を伴う胸管損傷

肺切除術

術前
- ほとんどの病変に対して第 5～6 肋間開胸による肺葉切除が適応となる。
    - 小病変や呼吸予備能の低い患者では区域切除や楔状切除が行われる。
    - 肺全摘はふつう，肺門部や左右の主気管支へ病変が進展した症例に限って行われる。
- 肺全摘後の予後不良に関する高リスク症例の判定基準（図 4-5 も参照）
    - 室内気にて $PaCO_2>45$ mmHg，$PaO_2<50$ mmHg
    - 1 秒量＜2 L，術後予想 1 秒量＜0.8 L
    - 予測 1 秒率＜50%。
    - 予測最大換気量＜正常値の 50%
    - 最大酸素消費量＜10 mL/kg/min

術中管理のポイント
- 輸液制限：肺葉切除で大量出血がない場合，1～2 L の晶質液輸液にとどめるのが一般的である。
- 肺全摘後は胸腔ドレーンを留置しない。縦隔偏位を避けるために排液が必要な場合は留置されることがある。

術後管理のポイント
- 特異的な合併症
    - 術後出血（まれ）
    - 肺葉や肺区域のねじれ（まれ）

胸腔鏡補助下手術

- より多くの手術が開胸下より胸腔鏡補助下で行われるようになった。
- 肺生検，肺区域切除，肺葉切除，胸膜癒着術，心膜開窓術や心膜切除術など心膜の手術が胸腔鏡下で行われる。
- 片肺換気が必須である。
- 胸部硬膜外麻酔は，通常ほとんど必要ない。

縦隔鏡検査

- 縦隔リンパ節生検；胸郭内腫瘍の診断確定や切除可能性評価のために行う。
- 大口径輸液路と左橈骨動脈ラインを確保して全身麻酔下で行う。
- 合併症
  - （気管と腕頭動脈の間に内視鏡を挿入するため）腕頭動脈圧迫による脳虚血が起こりうる。酸素飽和度測定を右手で行って虚血を監視する。
  - 反回神経や横隔神経の損傷
  - 出血
  - 気管圧迫に起因する迷走神経反射に伴う徐脈
  - 気胸
  - 空気塞栓

肺容量減量手術

- （NETT trial では）効果は証明されなかったが、いまだに行われる。
- 手術のリスクに関して患者に説明する（長時間手術、体液貯留、輸血の可能性）。
- 胸部硬膜外麻酔、動脈ライン、中心静脈ライン、必要に応じて肺動脈カテーテルを用いる。特に心機能低下症例には経食道心エコーを準備する。
- 鎮静を避け、オピオイドの全身投与量は減らす。
- 必要に応じてステロイドカバーを行う。
- 1回換気量を上げて呼吸回数を下げ、呼気時間を長くする（I：E 比＝1：3.5〜4）。
- 低体温を予防する。
- 手術終了時あるいはできる限り早期に抜管する。
- 術後 $PaCO_2$ が 70 mmHg を超える場合は、マスクによる二相性陽圧呼吸を行う。

食道手術

- 内視鏡、食道拡張術、食道切除術、Nissen 法噴門形成術のような逆流性食道炎に対する手術などが一般的に行われる。
- 閉塞、括約筋機能異常、運動能異常により誤嚥のリスクが高い。術前にメトクロプラミドと H_2 受容体遮断薬かプロトンポンプ阻害薬を投与する。
- 中等症〜重症の逆流性食道炎患者では迅速導入を、また気道確保困難の場合は意識下に気管支ファイバー下挿管を行う。
- 食道切除術
  - 腫瘍の位置により術式が異なる。
    - 上部食道：開胸は不要である。仰臥位で腹部と頸部を切開し、胃挙上術を行う。
    - 中部食道：開腹と右開胸により手術を行う。
    - 下部食道：左開胸下の食道胃合併切除術、あるいは非開胸食道胃抜去術と胃挙上術を行う。
    - （上部食道手術で）胃が届かない場合や胃病変がある場合、大腸を用いた二期的再建術を行う。
  - 患者はふつう栄養不良であり、脱水のこともある。
  - かなりの出血と循環動態の不安定化が起こりうる。動脈ラインと大口径輸液路 2〜3 本が必要である。
  - 開胸手術では胸部硬膜外麻酔を行う。腹部と頸部の切開に対しても硬膜外麻酔を考慮する。
  - 併存疾患に応じて術後回復室や ICU で一晩観察する。
  - 通常は術後の人工換気管理が必要になる。大量輸液の後はもともと容易であった気道確保も難しくなる。二腔気管チューブを通常の気管チューブに入れ替える際は、喉頭鏡かビデオ喉頭鏡で声門がみえることをまず確認する。声門が確認できない場合は、二腔気管チューブの先端を気管内まで押し戻す。
  - 合併症：横隔膜神経、迷走神経、左反回神経の損傷

352 Part Ⅵ 心血管手術と胸部外科手術

気管切除

- 気道閉塞：鎮静を避けて緩徐導入を行う。
- 腕頭動脈圧迫が考えられるため，左橈骨動脈ライン確保が望ましい。
- 気管切除後から吻合までは，清潔な気管チューブを肺側の気管へ挿入して換気を行うか（図95-1），高頻度ジ

図95-1 気管上部の病変に対する気道管理法

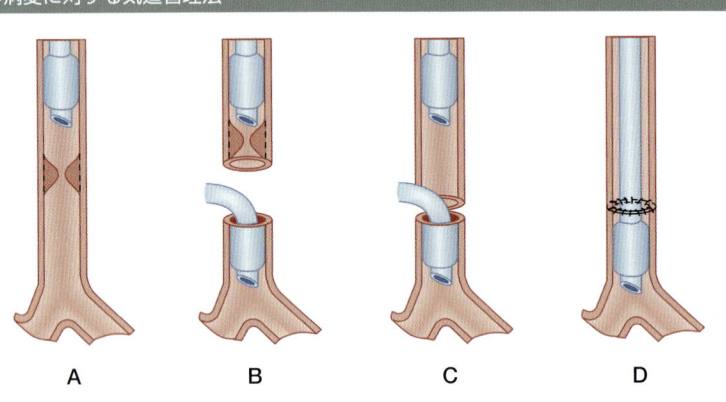

A　B　C　D

Morgan GE, Mikhail MS, Murray MJ. Clinical Anesthesiology. 4th ed. Figure 24-12 より。www.accessmedicine.com からも閲覧可能。
© The McGraw-Hill Companies, Inc. All rights reserved.

図95-2 気管切除前（A）と切除後（B）の体位

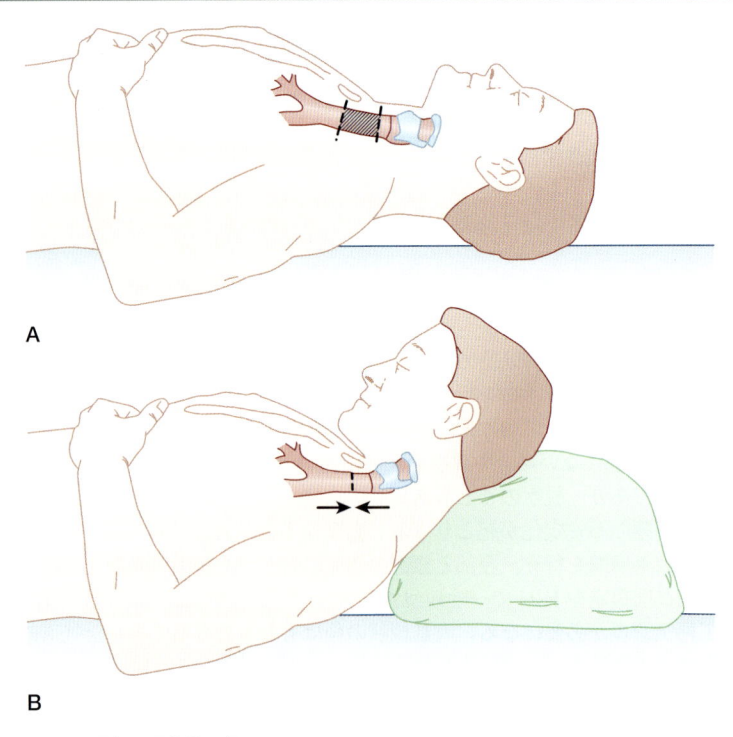

A

B

気管切除吻合後24〜48時間は頸部を屈曲位に保つ。
Morgan GE, Mikhail MS, Murray MJ: Clinical Anesthesiology. 4th ed. Figure 24-14 より。www.accessmedicine.com からも閲覧可能。
© The McGraw-Hill Companies, Inc. All rights reserved.

エット換気を行う。
- 術後24〜48時間は頸部を屈曲位で固定する（しばしばオトガイを胸部に縫着する）（図95-2）。
- 気管下部の病変では人工心肺が必要になることがある。

縦隔腫瘍

- 呼吸機能や心機能が障害される。
  - ▶ 気道閉塞や肺の圧迫
  - ▶ 肺動脈, 心臓, 上大静脈の圧迫（上大静脈症候群）
  - ▶ 反回神経や縦隔交感神経幹への浸潤
  - ▶ 脊髄圧迫
- 立位と仰臥位における流量-容積曲線は気道閉塞の程度を評価するのに有用である。
- 可能な場合は局所麻酔下で生検を行う。放射線治療や化学療法が有効な場合は, 術前治療で腫瘍の縮小をはかる。
- 全身麻酔の場合でも自発呼吸維持が基本である（ケタミンによる導入と維持）。
  - ▶ 筋緊張が失われると換気困難となりうる。
- 硬性気管支鏡と人工心肺を準備する。
- 可能な場合は患者を半起座位とする。
- 状態悪化の場合はすぐに側臥位や腹臥位をとれるよう万全を期す。

参考文献
www.TheAnesthesiaGuide.com を参照

（多田羅康章）

第96章
肺移植

Meghann M. Fitzgerald, Sumeet Goswami

両肺移植

以下の症例に行われることが多い。
- 慢性肺感染症
- 肺高血圧症
- うっ血性心疾患
- 囊胞性線維症（絶対適応）

通常, クラムシェル開胸（図96-1）下に行われるが, 両肺同時ではなく片肺ずつ行われるのは下記などの理由による。
- 人工心肺を使用せず行うことができる。
- 気管吻合に比べて気管支吻合は合併症が少ない。

片肺移植

以前より下記の症例で行われている。
- 慢性閉塞性肺疾患

図 96-1 クラムシェル開胸

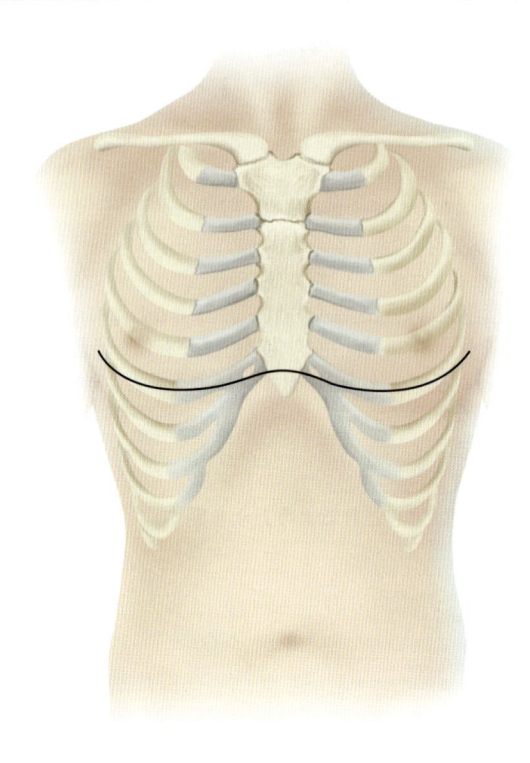

Sugarbaker DJ, Bueno R, Krasna MJ, Mentzer SJ, Zellos L. Adult Chest Surgery. Figure 137-10 より。www.accesssurgery.com からも閲覧可能。© The McGraw-Hill Companies, Inc. All rights reserved.

- 特発性肺線維症

移植肺と自己肺のコンプライアンスが異なるため，術後の換気と血流が難しい課題となる。第5肋間開胸で手術を行う。

術前評価

術中に人工心肺が必要となる可能性が低い症例では，術後疼痛管理目的に胸部硬膜外麻酔を考慮する。手術決定から麻酔導入まで通常，6時間以上あるので，予定手術と同様の絶飲食とする。

麻酔導入と維持

導入前に太い静脈ラインと動脈ラインを確保する。

導入
- 絶飲食下の「愛護的な」迅速導入を考慮する。
- 麻酔導入のポイントは肺血管抵抗の増加と心筋抑制を避けることである。
- 通常はミダゾラム，フェンタニル，etomidate を併用して麻酔を導入する。
- 肺動脈カテーテルと経食道心エコーは導入後に挿入する。
- 通常の気管チューブを挿管し，まず気管支ファイバーで気道内分泌物を吸引除去する。これにより片肺換気がやりやすくなる。
- 片肺換気は二腔気管チューブで行う。

維持
- 揮発性麻酔薬，オピオイド，ベンゾジアゼピンの投与量を注意深く調節して麻酔を維持する。

- 人工心肺を使用せずに両側肺移植を片肺ずつ行う場合や片肺移植では，片肺換気が必要となる。
- 片肺換気中に低酸素血症，高二酸化炭素血症，アシドーシスをきたし，それにより肺高血圧と右心機能障害を起こすことがある。
- 肺動脈遮断により，シャントが減少して酸素化が改善する一方で，肺動脈圧がさらに上昇して右心機能障害を起こすことがある。
- 体循環の血行動態維持にノルアドレナリンやバソプレシンが必要となることがある。
- 肺高血圧症の患者では，肺血管抵抗を低下させて右室機能を改善する目的で，ミルリノン（0.25〜0.375 μg/kg/min）を投与することがある。
- ミルリノンが効かない場合は，一酸化窒素吸入（20 ppm）を追加することがある。一酸化窒素は換気/血流比不均衡の改善作用もあり，片肺換気中の低酸素血症を改善させることもある。
- 肺血管吻合に続いて，肺保護液を逆行性に十分洗いだすが，これにより体血管が拡張して高度な血圧低下が起こりうる。
  - ▶ 通常は血管作動薬が必要である。
  - ▶ 毛細管漏出による肺水腫を引き起こしうるため，高血圧を避ける。
  - ▶ 輸血は血圧維持に有効である。ヘマトクリット値を 30% 前後に保つ。
- 移植肺の換気再開は，空気を用いて少ない1回換気量で用手的に行い，再灌流傷害や肺水腫を最小限にとどめる。
- 片肺換気中は，SpO_2＞85% なら人工心肺を使用しない。
- その後は，SpO_2＞94% を維持するために吸入酸素濃度を上げることがある。
- 人工心肺開始の適応
  - ▶ 重症低酸素血症
  - ▶ 血行動態不安定
- 移植後に低酸素血症となった場合，一時的に膜型人工肺が必要になることがある。

術後管理

術直後の集中治療のポイント

- 肺水腫や移植肺の機能障害を起こさないように，循環血液量と腎血流を維持する。
  - ▶ 中心静脈 6〜8 mmHg，尿量を 0.5 mL/kg/hr を目標とする。
- 通常は12時間前後，移植肺の状態によってはそれ以上，患者を挿管下で管理する。
- 抜管前に気管支鏡検査が必要となることがある。

免疫抑制

- 導入
  - ▶ インターロイキン2受容体阻害薬〔バシリキシマブ（Simulect®），daclizumab（Zenapax®）〕
  - ▶ ポリクローナル抗体〔ウサギ抗胸腺細胞グロブリン（Thymoglobulin®），ウマ抗胸腺細胞グロブリン（Atgam®）〕
  - ▶ モノクローナル抗体〔ムロモナブ-CD3（OKT3®），アレムツズマブ（Campath®）〕
- 維持
  - ▶ カルシニューリン阻害薬，インターロイキン2遺伝子転写阻害〔シクロスポリンA（Neoral®，Sandimmune®，Gengraf），タクロリムス（Prograf®）〕
  - ▶ 代謝拮抗薬，プリン体合成阻害薬〔アザチオプリン（Imuran®），ミコフェノール酸モフェチル（Cellcept®），ミコフェノール酸（Myfortic®）〕
  - ▶ コルチコステロイド，T細胞免疫抑制薬，インターロイキン2産生阻害〔メチルプレドニゾロン，プレドニゾン〕
  - ▶ 哺乳類ラパマイシン標的タンパク〔シロリムス（Rapamune®）〕

肺移植の合併症	
早期	後期
超急性拒絶 急性拒絶 脱髄疾患（タクロリムスやシクロスポリンによる） 痙攣 異所性上室頻拍 感染症（細菌，ウイルス，真菌，他）	急性拒絶 慢性拒絶/閉塞性細気管支炎 大腸穿孔 高脂血症 感染症（EBウイルス，サイトメガロウイルス，ヒトヘルペスウイルス6，ヒトヘルペスウイルス9） 糖尿病 高血圧 腎機能障害/腎不全 移植後リンパ増殖性疾患 Kaposi肉腫 骨粗鬆症 光線過敏症

生存と罹患

移植後の生存中央値は5.3年である。
移植後1年以内の主な死因は移植肺の機能不全とサイトメガロウイルス以外のウイルス感染である。
移植後1年以後の主な死因は閉塞性細気管支炎とサイトメガロウイルス以外のウイルス感染である。

●参考文献

www.TheAnesthesiaGuide.com を参照

（繁田麻里）

第97章
低侵襲心臓外科手術

Brad Hamik, Ervant Nishanian

基礎知識

- 以下を含むさまざまな心臓到達法で行われる。
  - ▶胸骨小切開，肋間小切開による低侵襲手術，経皮的弁手術（大腿動脈あるいは心尖部からの大動脈弁留置術）
- 術中麻酔管理
  - ▶術式に見合った麻酔を行う必要がある。
  - ▶通常の開心術へ移行する準備を整えておく。

低侵襲手術のメリットと問題点

低侵襲手術の是非

考えられるメリット	問題点
●低侵襲，小切開 ●術後疼痛軽減（肋間切開を除く） ●早期抜管，ICU入室期間短縮，入院期間短縮 ●日常生活の早期復帰 ●費用削減 ●手術適応の拡大	●より高度な技術が必要 ●動脈や静脈を損傷した場合，迅速な開胸が必要 ●術式によっては片肺換気が必要，片肺換気の合併症 ●肋間小切開の場合は疼痛管理が必要 ●経皮的弁手術では血管損傷，不整脈，デバイスの機能不全，デバイスの位置異常，冠動脈閉塞，脳梗塞 ●弁形成術では血管損傷，新たな逆流発生，塞栓症，短期間で症状再発

胸骨小切開：小さい切開による開心術
標準的な胸骨縦切開と大差がない。

肋間小切開による低侵襲手術

大動脈弁や僧帽弁などの手術を肋間小切開で行う。
- 生理学的問題：胸骨小切開と同様の問題に加え，以下の点に注意すること。
  - ▶神経系：片肺換気により脳血流量が変化する可能性
  - ▶心血管系
    - ■不整脈
      - ◆高二酸化炭素血症には心筋収縮能低下と不整脈惹起性が伴いうる。
    - ■片肺換気と肺高血圧による右室不全
  - ▶呼吸器系
    - ■片肺換気
    - ■肋間切開の鎮痛不良による呼吸運動抑制と低換気

術前
- 二腔気管チューブにより良好な術野が得られる。
- 標準的な胸骨縦切開と人工心肺必要時の準備を整える。
- 通常の開心術と同様に動脈ラインと中心静脈ラインを確保する。

麻酔導入
- それぞれの患者や病態に応じた適切な血圧と心拍数を目標とする。
- チューブエクスチェンジャーや気管ファイバーなど必要な気道関連器具を準備する。

麻酔維持
- 経食道心エコー（transesophaegal echocardiography：TEE）による綿密な評価を術前，術中，術後に行う。
- 片肺換気は慎重に行う。
- 血管作動薬の準備を整える。
- いつでも人工心肺を開始できるよう準備しておく。

術後
- 形成術の成否を TEE で評価する。
- ICU における術後管理を行う。
- 肋間切開はより痛みが強い。
  - ▶多様な鎮痛法による疼痛管理レジメンを用いる。
  - ▶オピオイドや非ステロイド性抗炎症薬を使用する。
  - ▶硬膜外麻酔や局所麻酔を考慮する。

経皮的人工弁留置術

経心尖部あるいは経大腿動脈法による大動脈弁留置術
- 生理学的注意点
  - ▶神経系
    - ■ 弁の操作や留置に際して塞栓症をきたす危険性がある。
    - ■ 片肺換気の必要性と $PaCO_2$ 変化による脳血流量変化がある。
  - ▶循環器系
    - ■ 不整脈
      - ◆ 経皮的操作中のガイドワイヤーによる機械的刺激に注意する。
      - ◆ 人工弁留置に向けて心室細動とする際の血圧変動に備える。
      - ◆ 高二酸化炭素症により心筋収縮能低下と不整脈閾値低下をきたしうる。
    - ■ 弁形成に伴う急性大動脈弁機能不全と左室機能不全に注意する。
    - ■ 人工弁留置時に冠動脈開口部が閉塞すると心筋虚血が起こる。
    - ■ 片肺換気と肺高血圧による右心不全に注意する。
  - ▶呼吸器系
    - ■ 経心尖部法における片肺換気と肋間小切開による疼痛が起こる。
  - ▶腎機能，水・電解質
    - ■ 経皮的手術中に造影剤を使用する場合の腎障害に注意する。

術前
- 詳細な既往歴と診察
  - ▶心肺機能の評価，超音波やカテーテル検査の記録を確認する。
  - ▶血管造影，CT，MRI から末梢動脈の太さ，蛇行，石灰化を評価し，経大腿動脈法か経心尖部法かを決める参考にする。
- 通常は気管挿管による全身麻酔を行う。大動脈弁を経心尖部法で留置する場合，二腔気管チューブを使用すると術野展開が容易になることがある。経大腿動脈法による人工弁留置を鎮静下で行う施設もある。
- 経大腿動脈法の適否を決めるには，末梢血管評価が必要である。
- 標準的な胸骨正中切開と人工心肺の準備を整える。
- 輸血を手術室内に準備する（2単位以上）。
- クロピドグレル 300 mg とアスピリン 325 mg の術前経口投与を行う。

モニタリング
- 右橈骨動脈ライン，TEE，肺動脈カテーテルを用いる。
- 体外式除細動器の電極パッドを貼付する。
- TEE により大動脈弁輪径，僧帽弁逆流，左室機能，大動脈基部病変を評価する。
- X 線透視と TEE を用いて大動脈弁輪部にイントロデューサーカテーテルを正しく留置する。
- 血管内操作器具を抜去する際に大量出血が起こりうる。

麻酔導入
- ミダゾラム（または etomidate），短時間作用型オピオイド，ロクロニウムを使用して円滑な挿管を行い，手術終了時の抜管を可能にする。
- 頻脈を避け，冠灌流圧を維持する。中等度～重症の大動脈弁逆流を認める場合は徐脈も避ける。
- 心尖部は第 5 肋間に近いため，経心尖部法における二腔気管チューブの使用は必須ではない。

麻酔維持
- 短時間作用型の薬物（レミフェンタニルなど）や揮発性麻酔薬（症例に応じて）の投与を考慮する。
- 術前，術中，術後に TEE で詳細に評価する。大動脈内に可動性粥腫を認める場合は，経大腿動脈法を経心尖部法に変更することがある。
- 片肺換気は慎重に行う。
- 人工心肺の準備を整えておく。
- 体温を保持する。

術中経過

- 人工心肺（大腿送脱血）の準備として，循環器内科医や外科医が大腿動静脈を確保する．
- 人工弁留置法にかかわらず，3回の高頻度心室ペーシング（200 bpm）が行われる．まずペーシングテスト時，次にバルーンによる弁形成時，最後に人工弁留置時に行う．高頻度ペーシング前に昇圧薬（フェニレフリン 40〜80μg）を静注し，血圧低下を予防する．
- 人工弁留置後の TEE
  - ▶ 弁周囲逆流や弁内逆流の検出と評価ができる．重症の場合は，バルーンで人工弁をさらに拡張するか（弁周囲逆流），最初の弁の中に2つ目の弁を留置する（弁内逆流）ことがある．
  - ▶ 大動脈解離，僧帽弁逆流，左室機能を評価する．

大動脈弁留置術における逆行性経大腿動脈法と順行性経心尖部法の比較

	逆行性経大腿動脈法	順行性経心尖部法
方法	● 心室ペーシングワイヤーを鼠径部から右心室へ進める ● 12 F のシースを大腿動脈へ挿入し，20〜23 mm の先端バルーンつき弁形成用カテーテルを大動脈弁輪まで進める．高頻度ペーシングに先立って昇圧薬で血圧を上げる．200 bpm の高頻度心室ペーシングを行い，心拍出を 10 秒間途絶させて大動脈弁形成を適切に行う．12 F のシースを 24 F ないし 26 F のシースに交換し，人工弁留置用カテーテルを逆行性に大動脈弁輪の先まで進める．X 線透視と TEE で位置を精密に調整した後，高頻度ペーシング下に人工弁を留置する．心機能は高頻度ペーシング直後に回復する ● 弁機能，位置，逆流を直ちに評価し，必要に応じて対処する	● 第 5 肋間前外側の心尖部上に小開胸を加える．心臓を露出後，心外膜にペーシングワイヤーを縫着する．左室心尖部にガイドワイヤーを挿入し，X 線透視と TEE のガイド下に大動脈弁を超えて順行性に進める．ガイドワイヤーを僧帽弁腱索間へ進めてはならない ● 16 F イントロデューサーシースをガイドワイヤーに沿わせて左室流出路へ向けて挿入する． ● 左室心尖部より弁形成用カテーテルを挿入し，高頻度心室ペーシング下にバルーンを膨張させる ● 33 F のシースに交換し，人工弁留置用カテーテルを挿入して人工弁を留置する ● シースを抜去して心尖部の巾着縫合を閉鎖する
注意すべきポイント	● 大動脈基部造影や TEE により大動脈弁逆流増悪や大動脈解離を監視する	● TEE により大動脈弁逆流増悪や大動脈解離を監視する
その他	● パッチ修復術により大腿動脈や腸骨動脈を止血する	● 閉胸前に局所麻酔薬で肋間神経ブロックを行う

術後

- 術中合併症が発生しなければ抜管できる．
- 経過順調なら 1〜2 日後に退院となる．
- 術後 6 ヶ月間，クロピドグレル 75 mg とアスピリン 85 mg が毎日経口投与される．
- 多数の並存疾患をもつ老年患者（適応症例の典型）における死亡率や合併症罹患率が高い．外科的大動脈弁置換術との比較は難しい．
- 長期予後は判明していない．

● 参考文献

www.TheAnesthesiaGuide.com を参照

（繁田麻里）

Part VII
脳神経外科麻酔／神経集中治療

第98章
頭蓋内圧モニタリング，急性頭蓋内圧亢進

Alan W. Ho, Mark Weller

病態生理学

- 頭蓋内圧（intracranial pressure：ICP）とは，脳硬膜上にある頭蓋骨内の構成物によって規定される圧である。
- ICP の値は，年齢，体位，臨床的条件などによって異なる。正常値は，仰臥位の成人では 5〜15 mmHg，小児では 3〜7 mmHg，正期産新生児では 1.5〜6 mmHg である。
- 頭蓋内は，脳組織（弾性あり，容積の 83％），血液（弾性なし，6％），脳脊髄液（弾性なし，11％）で構成される。ICP 亢進時には，脳脊髄液または血液が頭蓋内より体表へ移動し，頭蓋内圧が緩衝される。
- 重症頭部外傷において，ICP の臨界閾値である 20 mmHg を超える頭蓋内圧亢進は，神経学的予後不良を示唆する 1 つの独立した予測因子である。

ICP モニタリングの適応

- グラスゴー・コーマ・スケール（Glasgow Coma Scale：GCS）＜9 で頭部 CT に異常所見のある場合。頭部 CT の異常所見として血腫，挫傷，浮腫，ヘルニア，脳底槽の圧排があげられる（図 98-1）。
- GCS＜9 だが頭部 CT は正常で，かつ以下の項目のうち 2 項目を伴う場合：年齢＞40 歳，片側または両側の運動性症候，あるいは収縮期血圧＜90 mmHg である。

注意：治療を開始する指針としてや，頭蓋内占拠性病変の早期発見手段として，また，外傷性脳障害における予後予測因子として，ICP のモニタリングは多くの臨床的エビデンスに支持されている。

- 脳室内カテーテル／ドレナージ（intraventricular drainage：IVD）
  ▶ ICP モニタリングのゴールドスタンダード。最も正確な測定方法と考えられる。
  ▶ 頭蓋骨穿頭部から側脳室へカテーテルを挿入する必要がある。非優位半球への留置が望ましい（カテーテル挿入時に出血しても言語障害を生じる可能性をより少なくするため）。

図 98-1 種々の ICP モニタリング装置

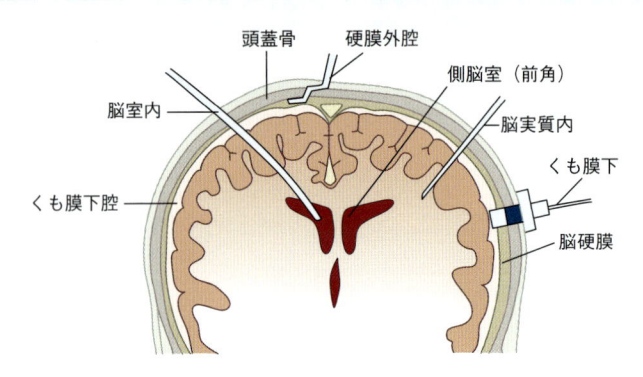

ICP モニタリングが可能な諸々の解剖学的部位。硬膜外，硬膜下，脳実質内，脳室内，腰椎くも膜下。
Hall JB, Schmidt GA, Wood LDH: Principles of Critical Care, 3rd Edition. Figure 65-8 より。www.accessmedicine.com からも閲覧可能。
©The McGraw-Hill Companies, Inc. All rights reserved.

脳室内カテーテルの利点と欠点

利点	欠点
●直接的な圧測定 ●頭蓋内全体の圧を反映 ●正確かつ信頼性が高い ●脳脊髄液ドレナージによる治療が可能 ●生体内に留置中でもゼロ点補正が可能 ●カテーテルからの薬物投与が可能（抗菌薬など） ●比較的安価	●感染：約5％ ●出血：約2％ ●ICP 上昇による脳室の偏位や圧排がある場合はカテーテル留置が困難となりうる ●測定回路のリークや閉塞の可能性→ ICP を過小評価してしまう場合あり ●侵襲的手技を要する ●頭位変換ごとにゼロ点補正が必要

注意：ドレナージのために CSF チャンバーを開放したままでの ICP 測定値には意味がない。脳室ドレーンを用いた ICP 測定では少なくとも 30〜60 分ごとに 5〜10 分間，回路を閉じ，その終了時点で ICP や脳灌流圧を測定するべきである。

- ●硬膜下，くも膜下スクリュー/ボルト
  - ▶脳室内ドレナージの挿入が困難もしくは不可能な場合に適応となる。
  - ▶中空スクリュー（hollow screw）を頭蓋骨穿頭部よりくも膜下腔/硬膜下腔まで挿入する。

くも膜下ボルトの長所と短所

利点	欠点
●正中構造の偏位や脳室の圧排があっても容易な手技で挿入可能 ●脳実質損傷がない ●脳脊髄液の採取が可能 ●IVD よりも感染リスクが低い	●IVD よりも信頼性および正確性に劣る ●閉塞の可能性⇒制限下での不正確な測定による ICP の過小評価 ●頭位変換ごとにゼロ点補正が必要

- ●硬膜外トランスデューサー/硬膜外カテーテル
  - ▶脳室内ドレナージが困難もしくは不可能な場合に適応となる。
  - ▶硬膜表面に直接接するように，圧センサーを留置する。

硬膜外トランスデューサーの利点と欠点

利点	欠点
● 硬膜を貫通せずにすむ ● 感染リスクが低い ● 頭位変換ごとのゼロ点補正が不必要	● 留置が難しい可能性→硬膜表面が不整な場合はトランスデューサーを硬膜面に対し均一に留置しがたい ● 硬膜との共平面性が保たれない場合は ICP が過大評価される ● 経時的な基線変動（ドリフト）の増加→正確性と信頼性に乏しい ● 装置の再ゼロ点補正ができない ● 脳脊髄液ドレナージが不可能

注意：以前は ICP の推測に腰椎での脳脊髄液圧測定が用いられていたが，これは正確な ICP を反映していないばかりか，ICP 亢進時では危険な行為となりうる（脳ヘルニアの危険性）。

- 脳実質での測定装置/マイクロトランスデューサーによる ICP モニター
  ▶ 脳室内ドレナージが困難もしくは不可能な場合に適応となる。
  ▶ 穿頭部や頭蓋骨ボルトを通して，あるいは脳外科手術中に脳実質内，硬膜下，くも膜下，および脳室内に留置できる。
  ▶ 光ファイバーカテーテルの先端，ひずみゲージセンサー（左測定用）の先端，そして植え込み式のトランスデューサーなどがある。

脳実質圧測定用カテーテルの利点と欠点

利点	欠点
● 脳実質，硬膜下，くも膜下，脳室内に留置可能 ● アーチファクトやドリフトが最小限⇒正確かつ信頼性のある ICP 測定法 ● 頭位変換ごとのゼロ点補正が不必要 ● 移送が容易 ● 脳実質に留置した場合は局所圧のみを反映 ● 潅流不要→感染のリスクが低い	● 留置後の較正が不可能 ● 脳実質および脳室内に留置した場合は脳組織を損傷 ● ケーブル/ワイヤーが破損しやすい ● 比較的高価

注意：硬膜下あるいは硬膜外への圧トランスデューサー留置は脳実質での圧モニター装置に対して大きな利点を有さず，ICP の値も信頼性に欠ける。
ICP 上昇による危険性：脳虚血と脳ヘルニア（図 98-2）

図 98-2 シェーマによる脳ヘルニアの種類

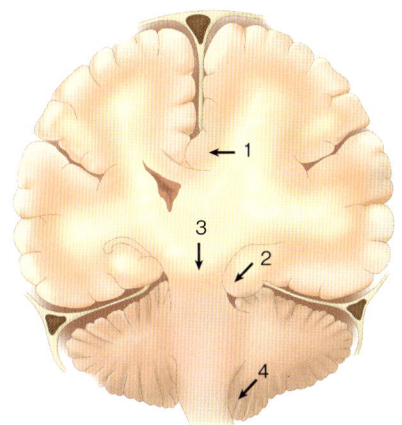

1) 大脳鎌下ヘルニア：大脳鎌の下で帯状回が正中を超えて偏位
2) 鉤回ヘルニア：鉤回（中側頭葉回）が正中方向へ偏位し，中脳と大脳脚を圧迫
3) 正中テント切痕ヘルニア：間脳と中脳がテント切痕を超えて尾側へ偏位
4) 扁桃ヘルニア：小脳扁桃が大後頭孔を通って尾側へ偏位

Wilkins RH, Rengachary SS, eds. Neurosurgery. 2nd ed. New York: McGraw-Hill;1996:349 より。©The McGraw-Hill Companies, Inc. All rights reserved.

ICP上昇の臨床徴候

- 頭痛
- 悪心，嘔吐
- 進行性の精神状態の衰退
- Cushing三徴候（後期）：高血圧，徐脈，不規則な呼吸
- 局所に占拠性病変がある場合は片側性不全麻痺などの局所神経障害
- 乳頭浮腫
- 片側性の乳頭肥大
- 動眼神経または外転神経麻痺

ICP上昇を疑う場合は，可能な限り早急に頭部CT撮影を行う。
注意：嗜眠状態や昏迷状態の患者では，しばしば呼吸運動が抑制されており，$PaCO_2$の上昇や脳血管拡張を招き，頭蓋内出血を悪化させる→"crashing patient"：急速に気道の防御機構を失い，無呼吸をきたし，脳ヘルニアに陥る。
速やかな気管挿管と呼吸管理により$PaCO_2$を35 mmHg程度まで低下させれば，病状を回復して患者を救命できる。

ICP亢進に対する管理

- 頭部挙上
  - 30°の頭部挙上体位は静脈還流を最適化する。
- 十分な鎮静
  - 鎮静の完遂には鎮痛，不安および不穏の制御，ストレス反応の抑制，陽圧換気に対する耐性を得ることも含まれる。鎮静により脳酸素需要は低下する。よって脳組織の酸素需要供給バランスは良好に保たれる。
- 脳灌流圧（cerebral perfusion pressure：CPP）を50 mmHg以上に保つ。
  - CPPを50〜60 mmHgの間に保持する。それ以上高い灌流圧は血管原性浮腫を増悪させうる。CPPを維持するためには，動脈圧を上げるよりもICPを低下させるほうが望ましい。
- CSFドレナージ
  - ICPを低下させる最速の手段で，灌流圧を最適化する。しかし，急速なドレナージは濾過圧を上げて脳浮腫を助長する可能性があるため避ける。
- 過換気
  - 過換気は動脈血中の二酸化炭素を低下させ，動脈血pHを上昇することにより脳血管を収縮させる。頭蓋内血液量が減少することによりICPは低下する。脳血管の収縮は同時に脳虚血を惹起しうるため，過換気の程度は動脈血中の二酸化炭素を35 mmHgまでに制限する。より高度な過換気を要する場合は，頸静脈洞酸素飽和度または直接脳酸素分圧を測定するなどして，脳組織酸素化をモニタリングする。
- マンニトール/高張食塩液の投与
  - 脳実質から血管内への浸透圧勾配による水分移動を起こす。利尿が促進され，結果としてICPが低下する。
  - 一般的にマンニトール1 g/kgを単回投与する（Na＞160 mEq/Lまたは血漿浸透圧＞340 mOsm/Lのときは施行しない）。
  - あるいは，7.5%の高張食塩液を投与する（2 mL/kgを20分以上かけて静脈投与）。
- バルビツレート
  - 脳組織の代謝と酸素消費量を低下させる。それに加え遊離基の形成や脂質の過酸化を制御する効果もあると思われる。この効果のいくつかは，脳組織代謝と灌流におけるカップリング効果による。

注意：現在，米国ではチオペンタールは販売されていない。
- 軽度低体温
  - 外傷性脳損傷でICP上昇後の予後に対する低体温の効果は，研究上相反する結果が報告されており，現時点では明確でない。
- 減圧開頭術
  - 頭蓋内圧上昇に対して効果的な制御結果を示しうる。

▶しかし現在のところ予後を改善するか否かは不明瞭である。

●参考文献
www.TheAnesthesiaGuide.com を参照

（荻原幸彦）

第99章
神経学的モニタリング（経頭蓋超音波Doppler法，脳波，頸動脈断端圧，近赤外線分光分析法，内頸静脈球部酸素飽和度）

John G Gaudet

3タイプの神経学的モニタリングのデバイス
- 脳血行動態の指標〔経頭蓋超音波Doppler法（transcranial Doppler：TCD），頸動脈断端圧（stump pressure）〕
- 脳酸素代謝の指標〔近赤外線分光分析法（near infrared spectroscopy：NIRS），内頸静脈球部酸素飽和度（SjO_2）〕
- 脳機能状態の指標〔脳波（EEG），誘発電位〕

覚醒（非鎮静下）患者の観察法が神経学的モニタリングにおいてゴールドスタンダードであることはいうまでもないが，手術中は鎮静薬を投与されているため本手法は使えない。

脳循環自己調節機能（cerebral autoregulation：CAR）：図99-1に示すように，ある一定範囲内の体血圧において脳血流量が一定に維持される機能である。
- 自己調節機能の下限閾値（lower limit of autoregulation：LLA）：ある血圧以下では血圧の低下に伴い，脳血

図99-1 脳血流と平均動脈圧における脳循環自己調節能

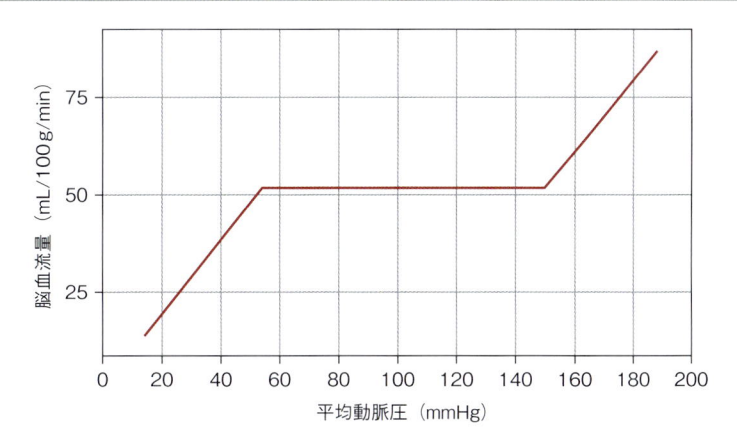

一般的に平均動脈圧（厳密には脳還流圧）が50〜150 mmHgの間では脳血流は一定に保たれる。一定の血圧の変化範囲では，脳血流は一定に保たれていることを図は示している。しかし，この調節はいかなる機序で維持されているのか，いまだ完全には解明されてない。

Longnecker DE, Brown DL, Newman MF, Zapol WM: Anesthesiology. Figure 50-10A より。www.accessanesthesiology.com からも閲覧可能。©The McGraw-Hill Companies, Inc. All rights reserved.

流量も低下をきたす（約 50 mmHg）。
- 自己調節能の上限閾値（upper limit of autoregulation：ULA）：ある血圧以上では血圧の上昇に伴い，脳血流量の増加をきたす（約 150 mmHg）。
- CAR の偏位：LLA と ULA の両方もしくは，いずれかの閾値は体血圧と脳血流の関係の変化に伴い移動する（慢性の高血圧症や貧血においては自己調節能の下限閾は右方に偏位している）。

図 99-2 経頭蓋超音波 Doppler シグナル検出のアプローチ

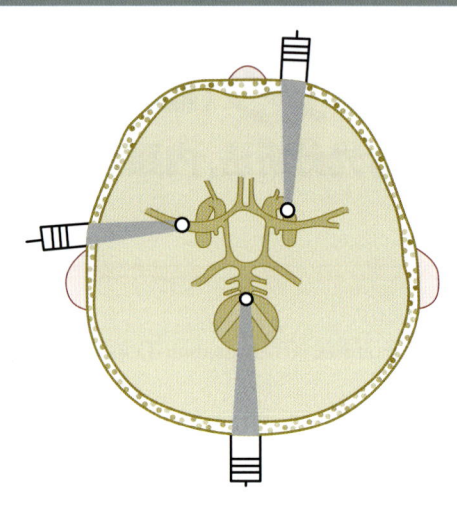

Levitov A, Mayo PH, Slonim AD: Critical Care Ultrasonography. Figure 26-19 より。www.accessanesthesiology.com からも閲覧可能。
©The McGraw-Hill Companies, Inc. All rights reserved.

図 99-3 Willis 動脈輪

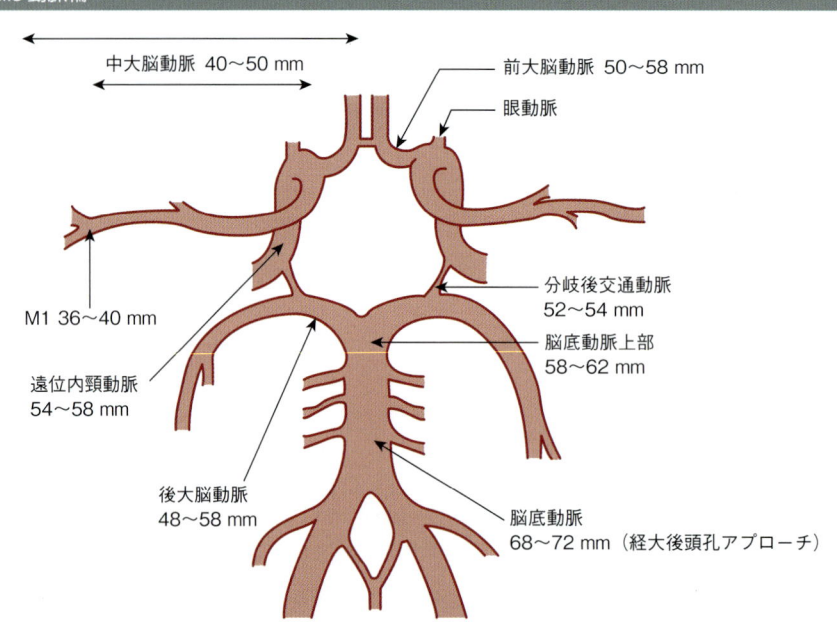

- 中大脳動脈 40〜50 mm
- 前大脳動脈 50〜58 mm
- 眼動脈
- M1 36〜40 mm
- 分岐後交通動脈 52〜54 mm
- 遠位内頸動脈 54〜58 mm
- 脳底動脈上部 58〜62 mm
- 後大脳動脈 48〜58 mm
- 脳底動脈 68〜72 mm（経大後頭孔アプローチ）

数値は経側頭骨アプローチで同側のプローブから各動脈までの深さ。
Levitov A, Mayo PH, Slonim AD: Critical Care Ultrasonography. Figure 26-20 より。www.accessanesthesiology.com からも閲覧可能。
©The McGraw-Hill Companies, Inc. All rights reserved.

経頭蓋超音波 Doppler（transcranial Doppler：TCD）

- 脳血流（cerebral blood flow：CBF）と関連する脳血流速度（cerebral blood velocity：Vx）を測定する。
- 絶対値よりも経時的変化が大切である。
- Doppler 信号は3方向のウィンドウ・アプローチから得る（図99-2, 図99-3）。
  経側頭骨アプローチ：最も一般的なアプローチ。特に中大脳動脈の平均血流速度の測定において重要である。
  経大後頭孔アプローチ：後頭部の脳循環をとらえる。
  経眼窩アプローチ：前頭部の脳循環をとらえる。
  TCDモニタリングで起こる問題点：音響陰影が得られない場合（5～15％）やプローブの位置のずれがある。

TCDで得られる特定の計測
- 最大収縮期流速（peak systolic velocity：PsVx）と拡張末期流速（end-diastolic velocity：EdVx）を直接測定する。
- 平均流速（mean velocity：MVx）はPsVxとEdVxから算出する。

流速に影響する因子	
流速シグナルを増加させる因子	流速シグナルを減弱させる因子
高二酸化炭素症	低二酸化炭素症
吸入麻酔薬	麻酔導入に用いられる静脈麻酔薬（ケタミンを除く）
血管収縮薬、脳循環自己調節機能（CAR）を逸脱した高血圧症	血管拡張薬、CARを失った低血圧症
加齢、貧血、妊娠高血圧症候群	低体温症、肝不全、妊娠
頭蓋内血管奇形	頭蓋内圧の上昇、脳死
血管攣縮、充血	

- 拍動係数（pulsatility index：PI）：（収縮期流速から拡張期流速の最大変化の差）/平均流速
- かつては遠位脳血流抵抗の変化を心拍数と体血圧の脈圧を持続モニターしながら測定した。

拍動係数に影響する因子	
拍動係数増強に関係する因子	拍動係数減弱に関係する因子
すべての高頭蓋内圧をきたす病態	血管攣縮、充血
脳死	脳動静脈奇形
肝性脳症（肝不全）	低体温療法での復温過程
血管収縮薬、脳循環自己調節機能（CAR）を逸脱した高血圧症	血管拡張薬、CARを失った低血圧症

TCDを用いた脳灌流の評価	
脳低灌流	基準値より50％減少した平均流速 中大脳動脈の平均流速＜25 cm/sec
Lindegaard 比（LR） ●中大脳動脈の平均流速/ICAの平均流速比	●流速が上昇した状態（120 cm/sec）での血管攣縮と充血とを区別する ●LR＞3：血管攣縮、LR＜3：充血
左右各半球のPIの非対称性（PI＞0.5）	●左右脳半球における血流動態の偏位

臨床的評価として
- 一般的な適応
  - 脳低灌流の検知（相対的または絶対的な血流速度の低下）
  - 脳高灌流の検知（中大脳動脈の平均流速が2倍に上昇する）
  - 至適血圧管理（脳循環自動調節の下限閾・上限閾の識別）
  - 脳塞栓の検知（塞栓のシグナル：突然のDoppler波形の断絶として認める）
  - 頸動脈閉塞時の耐容能の予測（脳循環自己調節能の定量化）

● 特殊な適応

頸動脈内膜剥離術	● 術中の内頸動脈遮断時の脳虚血の検出（基線からの40％以上の低下は脳波変化と関連する） ● 術後の神経学的合併症の予測因子として，内頸動脈遮断解除後の再灌流による術中の反応を評価する
くも膜下出血	● 早期に術後の血管攣縮を検出する（感度は高いが，特異度はそれほど高くない。Fisher分類が高い患者で起こりやすく，より重篤である） ● 絶対値血流速度＞120 cm/sec かつLR＞3は血管攣縮を示す
脳動静脈奇形	● TCD指数（自己調節と脳灌流）の改善は塞栓術では部分的改善であり，摘出術では完全な改善となる
外傷性脳損傷	● 頭蓋内圧亢進の非侵襲的診断 ● 血流速度の上昇した状態では血管攣縮と充血の区別を行う（LR＞3は血管攣縮を示し，LR＜3は充血を示す）

頸動脈断端圧（carotid artery stump pressure：CASP）

● 内頸動脈圧の観血的非連続測定である。
● 平均CASPは脳灌流圧と相似する（正常範囲：70〜90 mmHg）。
● ICA遮断後では側副血行路からの圧を表す。

アーチファクト：平均動脈圧，動脈血二酸化炭素分圧，麻酔薬の種類と量，不完全な同側のICA閉塞
ゼロ点は頸動脈分岐部に合わせる。
適応：頸動脈遮断に対する耐容能（シャント術の必要性を評価する）

遮断後の平均基部圧＜40 mmHg	CEA中シャントを必要とする
遮断後の平均基部圧が25 mmHg	NIRSの30％低下に相当する
遮断後の平均基部圧が50 mmHg	NIRSの10％低下に相当する

TCDにより前交通動脈からの血流供給があることがわかれば，遮断時に高い耐容能を示す。

脳波（electroencephalogram：EEG）

● 麻酔深度（意識レベル）のモニター

意識レベル	EEGパターン
覚醒	速波（β2/γ，β波），低振幅，脱同期状態
傾眠（軽い鎮静）	α波の脳の前方への移動
浅い麻酔（深い鎮静）	棘波を伴ったθ波
深い麻酔	δ波と紡錘波からバーストサプレッションへの移行

● 脳虚血の検出

脳血流（CBF）	機能的影響とEEG波形
CBF＜50 mL/100 g/min	正常脳血流-正常脳波
CBF＜22〜50 mL/100 g/min	軽度低灌流-正常脳波
CBF＜15〜22 mL/100 g/min	中等度低灌流-脳波の振幅減少かつ/あるいは徐波化
CBF＜15 mL/100 g/min	高度低灌流-脳波の平坦化

脳血流の著しい減少（脳虚血）は脳波では以下のような結果を示す。
● 総パワーの低下（相対的なαとβパワーの減少，θとδパワーの増加）
● αとβパワーの減少
● θとδパワーの増加
● 左右半球の非対称性

脳酸素飽和度測定法：NIRS と SjO₂

局所的（NIRS）あるいは全体的（SjO₂）な脳酸素代謝率（CMRO₂）をモニターする。

CMRO₂ に影響する因子	
酸素運搬	心室機能，血圧，貧血，酸素飽和度の低下，脳低灌流，血管攣縮
脳酸素代謝	脳虚血（酸素消費量増加），脳死，低体温，バーストサプレッション

- 近赤外線分光分析法（near infrared spectroscopy：NIRS）
  - ▶ 局所脳組織の酸素飽和度（regional cerebral tissue oxygen saturation：rSO₂）の非侵襲的な持続モニターである。
  - ▶ 適切な電極の位置：前額の両側に1枚ごと。Sylvius裂を避ける。
  - ▶ rSO₂ の 85% は皮質組織に由来する（空間分解能：表面の飽和度との差）。

アーチファクト：異常な NIR の吸収（血腫，浮腫，黄疸），過度の周囲光
このようなアーチファクトにより絶対値は不正確となりうる。しかし，基線からの相対的変化は有効である。
適応：NIRS はまだ実験的なものと考えられている。主に脳灌流を最適にするために用いられる。

脳灌流の最適化

術後脳卒中発症率，認知機能，主要臓器の病的異常や死亡率，入院期間に影響を与える。

脳灌流に影響を及ぼす手術中の低灌流の発見（自己調節能の下限圧より低い血圧）	rSO₂ の 10〜20% の相対的低下
過灌流の検出（自己調節能の上限圧より高い血圧），特に CEA 後	rSO₂ の 105〜110% の相対的上昇
SAH 後の血管攣縮の早期発見	片側の NIRS 信号の減少

CEA：頸動脈内膜剥離術，SAH：くも膜下出血

図 99-4 異常脳波の評価と治療のアルゴリズム

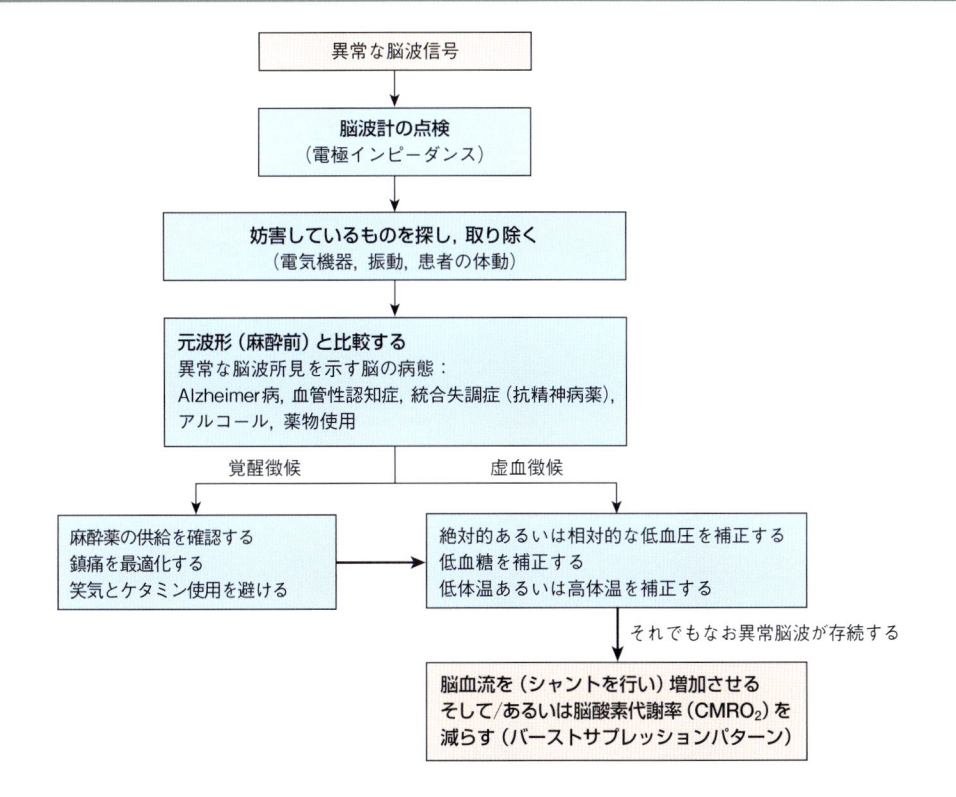

```
       異常な脳波信号
            ↓
        脳波計の点検
       （電極インピーダンス）
            ↓
   妨害しているものを探し，取り除く
   （電気機器，振動，患者の体動）
            ↓
     元波形（麻酔前）と比較する
   異常な脳波所見を示す脳の病態：
   Alzheimer病，血管性認知症，統合失調症（抗精神病薬），
   アルコール，薬物使用
         ↙        ↘
      覚醒徴候    虚血徴候
         ↓           ↓
  麻酔薬の供給を確認する    絶対的あるいは相対的な低血圧を補正する
  鎮痛を最適化する         低血糖を補正する
  笑気とケタミン使用を避ける  低体温あるいは高体温を補正する
                         ↓
                   それでもなお異常脳波が存続する
                         ↓
              脳血流を（シャントを行い）増加させる
              そして/あるいは脳酸素代謝率（CMRO₂）を
              減らす（バーストサプレッションパターン）
```

- 頸静脈球部酸素飽和度（jugular venous oxygen saturation：SjO_2）
  - ▶内頸静脈への逆行性カニュレーションによって得られる。
  - ▶脳血流と脳酸素代謝率のバランスを反映する。
  - ▶正常の SjO_2 の範囲は 55〜75％
アーチファクト：カテーテル位置の異常による外頸静脈からの血液混入

ヒント

- 周術期の脳モニタリングの導入は，術中における脳卒中リスクの軽減に役立ってはいるが，CEA 後の術後脳卒中の減少には寄与していない。
- TCD
  - ▶頭頂部からのウインドウで ACA，MCA，PCA を同定する。
  - ▶ICA から ACA と MCA への分岐を同定する（55〜65 mm：双方向性の血流信号）。
  - ▶ICA の分岐部から：M1 を同定する（40〜55 mm：一方向性の陽性［プローブに向かう］信号）。
  - ▶ICA の分岐部から：A1 を同定する（60〜75 mm 前方：一方向性の陰性信号）。
  - ▶ICA の分岐部から：P1 を同定する（60〜75 mm わずかに後方：一方向性の陽性信号）。
- 人工心肺中の血流速度の変化は非拍動性の血流のため脳血流量の変化を反映しない。
- 脳血流自己調節能に対する吸入麻酔薬の影響は高二酸化炭素血症により増強され，低二酸化炭素血症により減弱する。
- 脳波
  - ▶手術中は，患者の臨床的変化や麻酔薬の量，外科的刺激の程度から脳波の整合性について検証すること。
  - ▶麻酔の深度を調節する際に，脳波のみに頼ってはならない。脳波からは，十分な鎮痛と麻酔薬の効果部位濃度が安定した状態のときにのみ正しく意識レベルを評価できる。
- NIRS
  - ▶新世代の NIRS モニターは脳血流量を推定することも可能である。

●参考文献

www.TheAnesthesiaGuide.com を参照

（長島史明）

第100章
インターベンショナル神経放射線学

Nicolai Goettel

インターベンションの種類

インターベンション	麻酔法	持続時間（時間）
診断的血管造影		
脳血管造影	MAC	1
脊髄造影	MAC	1.5
頸動脈造影	MAC	1
Wada 試験[注1]	MAC/無鎮静	1.5
インターベンショナル血管造影		
脳動脈瘤治療（血管内コイリング）	全身麻酔	3～4
脳動脈血管形成術（拡張術）	MAC または全身麻酔	1.5
脳動静脈奇形塞栓術	全身麻酔	2.5
脊髄動脈塞栓術	MAC	1.5
脳動脈血栓溶解術	MAC または全身麻酔	1.5
脳動脈血管形成術（ステント術）	全身麻酔	2
頸動脈血管形成術（ステント術）	MAC	1.5

MAC：監視下鎮静（麻酔）管理
注1）：てんかんに対する切除手術に先立って，左右どちらの脳が言語や記憶などの生体機能に関与しているか判断するためにそれぞれの内頸動脈に選択的にバルビツレートを投与する試験。

注意：処置が行われる血管を確認するために第 99 章の Willis 動脈輪の図を参照。

術前の検討

- 標準的な術前の医学的評価と麻酔リスク（ASA スコア）を評価する。
- 基準となる神経学的状態：グラスゴー・コーマ・スケール（Glasgow Coma Scale：GCS），瞳孔，局所神経障害，発作，Hunt/Hess 分類，WFNS 分類，Fisher 分類（p.373～374 参照）
- 意識レベルや局所神経障害の変化に対する慎重な観察を行う。
- 頭蓋内圧上昇の徴候の観察を行う。
- 心臓の状態：心電図，不整脈，高血圧，心筋酵素
- 導入中や挿管時に血行動態の不安定化や高血圧発作をきたす危険性があれば，導入前の動脈圧ライン確保を考慮する。
- ベンゾジアゼピン系薬物や神経遮断薬の前投薬は避ける（基準となる神経機能の障害をきたしうるため）。

術中の検討

モニタリングと準備			
標準的なモニタリング	標準的な道具	侵襲的なモニタリング	その他
パルスオキシメータ 5誘導心電図 間欠的動脈圧測定 カプノグラフィ 筋弛緩モニタ（全身麻酔の場合）	末梢静脈ライン 酸素投与（MACの場合）	動脈ライン	尿カテーテル（4時間以上） 中心静脈ライン 経頭蓋超音波Doppler

導入
MACの場合，低用量の鎮静薬を検討する（プロポフォール，ミダゾラム，フェンタニル）。
全身麻酔の場合

概論	前酸素化 フルストマック：迅速導入 導入，挿管時の高血圧発作の回避
導入薬	プロポフォール 2～3 mg/kg 静注，etomidate 0.3 mg/kg 静注またはチオペンタール 3～5 mg/kg 静注 フェンタニル 3～5 μg/kg 静注または sufentanil 0.3～0.5 μg/kg 静注 スキサメトニウム 1～1.5 mg/kg 静注またはロクロニウム 0.6 mg/kg 静注

維持	
概論	●効果的な麻酔深度と神経筋遮断薬！ ●笑気は禁忌！
維持薬/吸入薬	●プロポフォール 60～200 μg/kg/hr 静注，またはセボフルラン（血管拡張作用があり高濃度は避けるべきである） ●フェンタニル 1～2 μg/kg/hr 静注，または sufentanil 0.1～0.2 μg/kg/hr 静注，またはレミフェンタニル 0.125 μg/kg/hr 持続静注 ●ロクロニウム 0.15 mg/kg 急速静注
換気方法	●正常換気 ●過換気は脳血管の収縮を引き起こし，脳虚血領域を増強 ●頭蓋内圧亢進の場合に限り適度で一時的な過換気，$PaCO_2$ 4.5 kPa（35 mmHg）に
循環管理	●脳灌流圧（CPP＝MAP－ICP）＞60 mmHg を維持するための血圧管理 ●導入時～血管内治療までの血圧は正常血圧（脳灌流圧＞60 mmHg，平均動脈圧 70～90 mmHg）にて管理 ●血管内治療後の血圧は脳組織の灌流を助けるために，わずかな高血圧（脳灌流圧＞60 mmHg，平均動脈圧 90～120 mmHg）にて管理
必要に応じて抗凝固療法 （神経放射線科医と検討すること）	●ヘパリン初回 2,000～5,000 単位の急速静注 ●ヘパリン 1,000 単位/hr の持続静注

術後の検討

- 診断目的の場合，日帰り入院もしくは一般病棟を検討する。
- インターベンション治療ならば，ハイケア病棟か，集中治療室における入院を検討する。
- 可能であれば神経学的モニタリング下で抜管する。
- 意識レベルや局所神経障害の変化に対する明確な観察を行う。
- 4時間は仰臥位で水平の体位とする（大腿動脈穿刺時）。
- 動脈圧の管理：インターベンション後の平均動脈圧≧インターベンション前の平均動脈圧
- 必要に応じてインターベンション後，最小限の鎮痛薬を投与する。
- 術後悪心・嘔吐を治療する。

	基礎，特記事項	合併症
脳動脈瘤の治療（血管内コイリング）	動脈瘤を閉塞するための細く柔軟なコイルの位置合わせ 適応： ● 急性，亜急性くも膜下出血を伴った動脈瘤の破裂 ● 未破裂脳動脈瘤（破裂の危険性あり） ● トリプルH療法（人為的高血圧，循環血液量増加，血液希釈）前の予防的治療．トリプルH療法には賛否両論がある．高血圧は脳血流や脳組織の酸素化を維持するために必要な因子 （さらなる情報は以下に示す） 筋弛緩の必要性	（詳細は後述を参照） 血管攣縮 動脈瘤の再出血 脳動脈の解離，破裂または脳虚血 水頭症 頭蓋内出血 てんかん 心不全 電解質異常 高体温 神経原性肺水腫
脳血管形成術（拡張術）	適応： ● くも膜下出血後の脳血管攣縮	
脳動静脈奇形（AVM）に対する塞栓術	AVMは時間とともに大きくなり，破裂して脳出血を生じる危険性あり 適応： ● 放射線治療や手術の前に，多発性や3cm以上の症例に対して行われる．AVMへの血液の流入を減らすために，特別な粒子やマイクロコイル，接着剤を詰める	AVM破裂，脳梗塞 脳再還流障害 正常還流圧脳浮腫
血栓溶解療法（動脈内）	適応： ● 急性脳梗塞 ● 発症3時間以内，臨床的適応であり除外項目はない．アルテプラーゼ（Actilyse®）0.9 mg/kg/hr 静脈内投与 ● 発症6時間以内，静脈内血栓溶解療法後に臨床的改善がない場合に施行．アルテプラーゼ（Actilyse®）動脈内投与 ● 近年の神経血管治療では脳梗塞発症6時間以内が適応	くも膜下出血
脳血管形成術（ステント療法）	適応： 急性脳梗塞：脳血管系の動脈硬化や他の病理学的変化 血小板療法（通常はステント治療開始前に開始されている） ● クロピドグレル（Plavix®） ● アスピリン ● 急性脳梗塞なら，GP Ⅱb/Ⅲa 阻害薬の tirofiban（Aggrastat®），abciximab（Reopro®）を考慮	くも膜下出血 動脈破裂/解離 脳虚血（梗塞）
頸動脈血管形成術（ステント療法）	適応： 症状のある頸動脈狭窄（血栓内膜除去術の代替療法） 血小板療法（通常，ステント治療開始前に開始されている） ● クロピドグレル（Plavix®） ● アスピリン ● 急性脳梗塞なら，GP Ⅱb/Ⅲa 阻害薬の tirofiban（Aggrastat®），abciximab（Reopro®）を考慮	動脈破裂/解離 脳虚血（梗塞） 脳再還流障害 徐脈，低血圧

脳動脈瘤（血管内コイリングによる脳動脈瘤治療）

くも膜下出血の重症度分類：Hunt/Hess 分類

Grade	徴候，症状
Ⅰ	無症状，最小限の頭痛，軽度の項部硬直
Ⅱ	中等度〜強度の頭痛・項部硬直，脳性麻痺以外の神経学的失調はなし
Ⅲ	傾眠傾向，錯乱状態，軽度の巣症状
Ⅳ	混迷状態，中等度〜重篤な片麻痺
Ⅴ	昏睡状態，除脳硬直

くも膜下出血の重症度分類：WFNS (World Federation of Neurological Surgeons Grading Scale for aneurismal SAH) 分類

Grade	GCS スコア	主要な局所神経症状
I	15	なし
II	13〜14	なし
III	13〜14	あり
IV	7〜12	有無は不問
V	3〜9	有無は不問

くも膜下出血：Fisher 分類

Grade	CT 所見
1	出血なし
2	びまん性の薄い出血（厚さ 1 mm 以下）
3	厚い出血（厚さ 1 mm 以上）
4	脳内あるいは脳室内穿破

脳動脈瘤の部位

部位	発生率
前交通動脈 (A-com)	30〜35%
内頸動脈後交通動脈分岐部 (IC-PC)	30〜35%
中大脳動脈第一分岐部 (MCA)	20%
脳底動脈末端部	5%
後下小脳動脈分岐部	5%

合併症/リスク因子

リスク因子	補足
高血圧	くも膜下出血の 80% 以上あり
喫煙	
アルコール依存症	
薬物中毒	例：コカイン
遺伝的要素	動脈瘤の家族歴がある場合 4%（一般集団における動脈瘤の発生率は 2%）
多嚢胞性腎疾患	多嚢胞性腎疾患患者での脳動脈瘤率 16%
大動脈狭窄症	
線維筋性異形成症	

くも膜下出血，脳動脈血管内治療の合併症

合併症	補足
脳血管攣縮	くも膜下出血発症後 5〜14 日間が高リスク 二次虚血巣 画像所見による脳血管攣縮：60〜70% 臨床症状による脳血管攣縮：20〜30% 治療方法　ニモジピン（Nimotop®；Ca 拮抗薬）動注 　　　　　パパベリン動注 　　　　　トリプル H 療法〔人為的高血圧（hypertension），血液希釈（hemodilution），循環血液量増加（hypervolemia）〕 　　　　　脳血管形成術（拡張術）
動脈瘤再出血	
動脈解離・破裂，脳虚血	
水頭症	場合によってはシャント造設術が必要
脳内出血	
てんかん	予防的または治療的フェニトイン投与
心不全	過度な交感神経興奮による心筋障害/虚血 心電図の変化 心筋酵素
電解質異常	抗利尿ホルモン分泌異常症候群
高体温	中枢性
神経原性肺水腫	

● 参考文献

www.TheAnesthesiaGuide.com を参照

（石田裕介）

第101章
開頭術

Nicolai Goettel

基礎

頭蓋内容	● 頭蓋内は閉鎖した非拡張性の領域で，ICP を規定する 3 つのコンパートメント（CBV，CSF，脳組織）を有する ● コンパートメントの 1 つの容積が増加すると，他のコンパートメントの容積が減少することで圧力平衡を一定に保つ（Monro-Kellie の法則） ● ひとたびこの緩衝機構が破綻すると，頭蓋内容量のわずかな増加は ICP の急激な増加をもたらし（図101-1），CBV の維持が障害される
血液と脳血管 （CBV）	● 2 つの頸動脈（脳血流の 70％） ● 2 つの椎骨動脈（脳血流の 30％） ● Willis 動脈輪を介した動脈吻合と，顔面動脈と眼動脈の分枝を介した外頸動脈との吻合 ● 皮質静脈（浅部ドレナージ），脳底静脈と脳室静脈（深部ドレナージ）を介して内頸静脈へ合流する静脈還流
CSF	● 脈絡叢で産生され，くも膜顆粒（Pacchioni 小体）から吸収 ● 成人の CSF 量：140〜270 mL ● 0.2〜0.7 mL/min あるいは 600〜700 mL/日産生

ICP：頭蓋内圧，CBV：脳血液量，CSF：脳脊髄液

図 101-1 頭蓋内容量と頭蓋内圧の関係

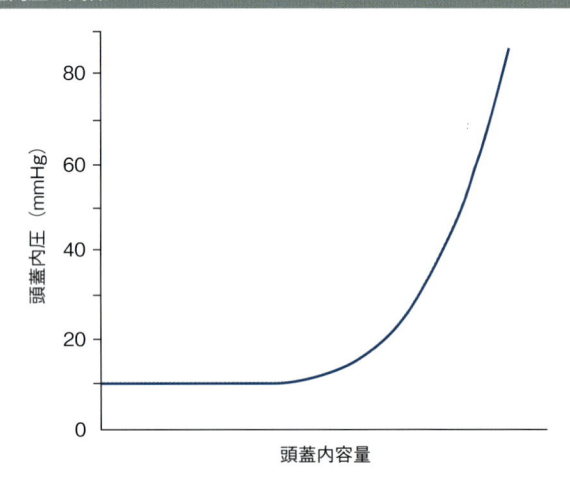

Morgan GE, Mikhail MS, Murray MJ: Clinical Anesthesiology. 4th Edition. Figure 25-5 より。www.accessmedicine.com からも閲覧可能。© The McGraw-Hill Companies, Inc. All rights reserved.

生理学的背景：脳灌流と自動調節能

CBF と CMRO₂，CPP

- CBF（正常：脳 100 g あたり 50 mL/min）は CMRO₂ と相関し，脳の自動調節能と CO_2 に対する脳血管反応性で規定される
- CPP は MAP と ICP の差で表される
- 脳自動調節能は脳血管の容量で，血管抵抗（MAP で約 50〜150 mmHg の間の幅広い血圧での血管収縮が起こる）を変化させて相対的に一定の CBF を維持している。MAP か ICP が限界になると（高値または低値），CBF は直接 CPP に比例（図 101-2）
- CO_2 は強力な血管拡張因子で，$PaCO_2$（30〜80 mmHg）と CBF はほとんど直線的であることがわかる
- 自動調節能と CO_2 に対する脳血管反応性は，麻酔薬の投与と同様にさまざまな病態（外傷性脳障害，重症局所性虚血，脳腫瘍）によって変化する

CBF：脳血流，CMRO₂：脳酸素代謝量，CPP：脳灌流圧，ICP：頭蓋内圧，MAP：平均動脈圧

麻酔薬の脳血流，頭蓋内圧，脳酸素代謝量に対する影響

薬物	脳血流と頭蓋内圧	脳酸素代謝量
プロポフォール	↓	↓
チオペンタール	↓	↓
etomidate	↓	↓
ケタミン	↑	↑
一酸化窒素	↑	↑
揮発性麻酔薬[1]	↑	↓
オピオイド[2]	=	わずかに↓

1：二酸化炭素反応性と脳自動調節能を維持するため 0.8 MAC を超えない。
2：高二酸化炭素血症になるとオピオイドは脳血流と頭蓋内圧を増加させうる。

図 101-2　脳血流における PaO_2，$PaCO_2$，平均動脈圧（緑線）の影響

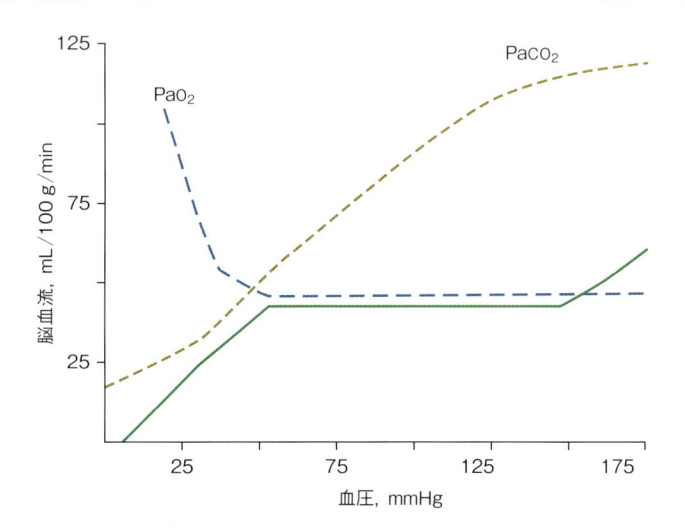

Reproduced with permission from Shapiro HM. Intracranial hypertension: Therapeutic and anesthetic considerations. Anesthesiology. 1975;43:445. より。

開頭術の適応	
血管手術	●脳動脈瘤の治療（クリッピング術）：頸動脈あるいは椎骨-脳底動脈循環 ●脳動静脈奇形 ●頭蓋外-頭蓋内微小血管吻合 ●頸動脈海綿静脈洞瘻
腫瘍手術	●悪性腫瘍（星状細胞腫，神経膠芽腫，転移） ●良性腫瘍（髄膜腫，聴神経鞘腫） ●経蝶骨洞下垂体切除
てんかん手術	●てんかん焦点切除術（葉切除） ●皮質脳波形のための電極植え込み
機能的定位脳手術	●脳深部刺激療法 ●永久表面電極の植え込み
頭蓋脳傷害	●頭蓋内血腫（くも膜下血腫）：動脈瘤破裂，特発性脳内出血 ●硬膜外血腫 ●硬膜下血腫（急性または慢性） ●頭蓋骨骨折の縫縮 ●減圧開頭術 ●脳からの異物除去
その他	●脳膿瘍 ●脳嚢胞 ●脳組織生検（例えば，プリオン病の診断のため） ●三叉神経痛に対する微小血管減圧術 ●脳脊髄液シャント/ドレーン手術 ●頭蓋欠損の修復

開頭術に対する神経麻酔の主たる到達目標
●十分な麻酔深度を維持（バランス麻酔） ●脳組織の弛緩を維持 ●最適な脳の酸素化と潅流を維持 ●脳ホメオスタシスを維持（脳保護）
患者の神経学的状態と計画された手技を理解する ●必要十分な術前評価 ●手術チームとのコミュニケーション
脳虚血による二次損傷を防ぐために，下記を避ける ●低酸素血症 ●過換気 ●高体温 ●貧血 ●血行動態の不安定
脳ホメオスタシスに留意 ●正常血液量 ●正常血糖値 ●頭蓋内圧の上昇を治療または予防する ●脳自動調節能を維持 ●十分な脳潅流を維持
脳弛緩状態を維持する（提供する） ●脳神経外科医のために最適な手術状態をつくる ●周術期脳虚血の可能性を減らす
麻酔からの早期かつ計画的な覚醒を計画 ●術後早期の神経学的評価が可能

術前に考慮すべきこと

- ベースラインの神経学的状態を観察する：GCS，瞳孔，局所神経障害，痙攣，Hunt/Hess 分類，WFNS 分類，Fisher 分類（p.373〜374 参照）。
- モニタリング。特に意識状態あるいは神経障害の変化を観察する。
- 頭蓋内圧上昇の徴候をモニタリングする。
- 挿管/喉頭鏡検査の隙に血行動態の不安定化あるいは高血圧発作の危険性があるなら，導入前の動脈ライン確保を考慮する。
- ベンゾジアゼピン系薬や神経抑制薬の術前投与を避ける（ベースラインの神経学的状態の障害，低換気のリスク，頭蓋内圧の上昇）。

開頭術の術前評価

画像	カルテ	患者
● すべての腫瘍 　病変の場所と大きさ 　危険な周囲の構造物 　水頭症 ● 頭蓋内圧の上昇 　正中偏移 　ヘルニア 　脳溝の消失，境界不明瞭化 ● 腫瘍 　血管新生 　血管病変 　単発あるいは多発 　血管攣縮の証拠 　脳出血の証拠 ● 外傷性脳損傷 　頸部不安定性の根拠	● Hb，Hct，PLT ● PT，APTT，血液型 ● Na，K，浸透圧，血糖 ● SpO$_2$（室内気） ● てんかん患者 　▶ 薬物濃度 　▶ 肝機能，BUN，Cr，Ca ● 薬物リスト 　▶ 抗てんかん薬 　▶ Parkinson 病治療薬 　▶ 向精神薬 　▶ 抗血小板薬 　▶ 抗凝固薬 　▶ 高血圧治療薬 　▶ ステロイド薬	● GCS，認知機能 ● ベースラインの神経学的状態 ● 血行動態の状態 ● 気道確保困難の予測因子 ● 外傷性脳損傷 　▶ 顔面外傷がある場合気道確保困難が予測される 　▶ 頸椎の不安定性（安定性が証明されるまで頸部カラーを続ける） ● 覚醒下開頭術 　患者の選択

術中に考慮すべきこと

モニタリング

標準装置	指示されたら用いる装置
● パルスオキシメータ ● 5 誘導心電図 ● 非観血式血圧測定 ● カプノメーター ● 筋弛緩モニター ● 動脈ライン	● 尿道留置カテーテル ● 中心静脈ライン ● 経胸壁エコー ● 神経生理学的モニタリング：誘発電位，EEG，EMG，BIS ● 脳脊髄ドレナージカテーテル（脳神経外科医に指示されたら） ● その他（neuro ICU）：経頭蓋超音波 Doppler，頸静脈洞オキシメータ，脳マイクロダイアリシス，近赤外分光法

EEG：脳波，EMG：筋電図，BIS：二波長指数

導入	
全身状態	●酸素化 ●フルストマック：迅速導入 ●挿管，喉頭鏡をかける際の高血圧発作を避ける：血行動態の安定を維持するために血管作動薬を準備（フェニレフリン，エスモロール） ●頭蓋内圧が上昇している未挿管患者：自発的な過換気を促す
挿管時の薬物	●プロポフォール 2〜3 mg/kg 静注，または etomidate 0.3 mg/kg 静注，またはチオペンタール 3〜5 mg/kg 静注 ●フェンタニル 3〜5 μg/kg 静注，または sufentanil 0.3〜0.5 μg/kg 静注，またはレミフェンタニル 0.5〜1 μg/kg 静注 ●スキサメトニウム 1〜1.5 mg/kg 静注，またはロクロニウム 0.6 mg/kg 静注，または atracurium 0.5 mg/kg 静注

維持	
全身状態	●十分な麻酔深度と神経筋遮断！ ●笑気を避ける
薬物/揮発薬の維持	●プロポフォール 60〜200 μg/kg/hr 静注（全静脈麻酔），またはセボフルラン（高 MAC を避ける：血管拡張作用） ●フェンタニル 1〜2 μg/kg/hr 静注，またはレミフェンタニル 0.125 μg/kg/hr 静注 ●ロクロニウム 0.15 mg/kg 単回投与，または atracurium 0.1 mg/kg 単回投与
人工換気戦略	●normoventilation（動脈血と呼気濃度の差に疑いがあるなら，動脈血ガスのチェック） ●過換気は脳血管攣縮を引き起こし，脳虚血病変を増加させる ●頭蓋内高血圧のみなら緩やかな一時的な過換気 $PaCO_2$ 4.5 kPa (35 mmHg)
血行動態戦略	●脳灌流圧＞60 mmHg に維持するため血圧の調節（CPP＝MAP−ICP） ●挿管時の血圧：正常動脈圧，CPP＞60 mmHg，MAP 70〜90 mmHg ●一般的に正常血圧を維持する；臨床状態に基づいて低血圧または高血圧を治療

CPP：脳灌流圧，MAP：平均動脈圧，ICP：頭蓋内圧，MAC：最小麻酔濃度

脳容量を術中に減少させる＝急性頭蓋内高血圧の治療

- 患者を頭高位に（30°，頸部正中位）
- 低〜中程度の過換気（目標：$PaCO_2$ 32〜35 mmHg）
- 最適な酸素化と低い換気圧，呼気終末陽圧なし
- 浸透圧利尿：マンニトール 0.5〜1 g/kg 静注
- ループ利尿薬を考慮：フロセミド 0.25〜1.0 mg/kg 静注
- 正常血液量，正常血糖値を維持
- 揮発性麻酔薬を減量または中止し，全静脈麻酔に切り替える
- 脳脊髄液の外科的ドレナージまたは外科的減圧術

覚醒

- 高血圧を避ける（エスモロール，ラベタロール，ニトログリセリン）
- 咳嗽に関連した頭蓋内圧の上昇を避ける（リドカイン気管内投与または静注）
- 頭高位 30°，頸部正中位
- 覚醒遅延：術後 30 分以内に抜管の基準を満たさない：緊急 CT 検査を考慮

抜管のための追加基準（抜管後の再挿管の準備）

- 血行動態の安定，正常体温，正常血糖値，正常循環血液量
- 筋弛緩薬の拮抗
- 顔面または頸部に著しい腫脹がない
- 瞳孔不同なし
- 患者は覚醒しており簡単な指示に従える（目を開ける，手足を動かす）
- 神経学的検査で新たな欠損がなく咽頭反射がある
- 検査データが正常（動脈血ガス，Hb/Hct，Na/K/Ca/Osm，血糖値）

術後に考慮すべきこと

- 通常は神経集中治療室（neuro ICU）へ搬送する。
- 最適な神経学的モニタリングのため，可能なら抜管する。
- モニタリング。特に意識レベルと局所神経障害の変化に対して行う。
- 血圧をコントロールする。
- 術後痛の治療（目標：自己評価で10段階のうち3未満とする）。患者の適切な神経学的状態評価を妨げるような鎮静は避ける。
- 術後悪心・嘔吐の予防/治療を行う。
- 気脳症/緊張性気脳症の早期診断と適切な治療を行う。
- 痙攣の早期診断と，適切な治療を行う。

座位での開頭術で特別に考慮すべきこと

術式	体位	禁忌	合併症
● 脳幹手術 ● 小脳の手術 ● 第4脳室の手術 ● テント下開頭術	● 座位 ● 腹臥位（コンコルド体位） ● 半座位，頭部回転	● 高齢 ● 急性または慢性心不全 ● 対麻痺または四肢麻痺 ● 不正確な循環血液量減少 ● 心房内または心室内の交通（例えば卵円孔開存）	● 静脈空気塞栓症

静脈空気塞栓症の発症の際に素早く頭を心臓より低くできるよう，手術台の患者の体位を確実にしておくこと。

コツとヒント：合併症

急性頭蓋内高血圧（上記と第96章参照）

静脈空気塞栓症

病態生理
- 頭部が心臓より5cm以上高くなる場合には常に注意（座位で典型的に起こりやすくなる）
- 頭蓋骨または硬膜面で切断された静脈は虚脱しない
- 空気→右心室→肺循環
- 卵円孔を介した冠動脈または脳循環への奇異性空気塞栓〔卵円孔開存：成人の20～30%に小（探針的）卵円孔開存を有する〕

呼吸への影響	診断	治療
$ETCO_2$ ↓ ● 急性換気血流不均衡（死腔換気） ● 低酸素血症 ● 高二酸化炭素血症 ● 気管支攣縮 ● アシドーシス	● 臨床徴候と症状に注意する ● 右胸骨上縁の経胸壁心エコーは非侵襲的検査として最も鋭敏（0.25 mLを検出する） ● 経食道心エコーはより鋭敏だが，侵襲的で煩雑 ● $ETCO_2$ の突然の低下 ● 死戦期呼吸，低血圧，不整脈，チアノーゼ，"水車様"雑音（右室で空気がかき回される音）	● 生命の危機：ABCアプローチ ● 100%酸素による人工換気 ● 頭低位あるいは左下側臥位 ● 術者による術野での生理食塩液洗浄法 ● 骨縁に密閉材料を塗る〔骨蝋（bone wax）〕 ● 片側または両側頸静脈圧迫 ● 中心静脈ラインから塞栓空気を吸引 ● 昇圧薬投与の必要性 ● 患者が安定するまで手術を中断 ● 注意：右房-左房気圧勾配が逆転することで，PEEPは卵円孔を介して奇異性塞栓を引き起こしうる
心血管作用		
● 急性右心不全と閉塞性ショック ● 肺動脈と末梢血管抵抗↑ ● 心拍出量↓ ● 頸動脈拍出量↓ ● 脳灌流圧↓ ● 不整脈と心停止 ● 低血圧		

● 参考文献

www.TheAnesthesiaGuide.com を参照

（原　直美）

第102章
覚醒下開頭手術

Nicolai Goettel

基本

覚醒下開頭手術の適応
表を参照

覚醒下開頭手術の適応	
脳腫瘍〔切除すると言語・運動・感覚野などの機能障害が出現する部位（eloquent area）またはその近傍部位の脳腫瘍〕	● 神経障害のリスクを最小限とする正確な病巣切除が可能という手術上の利点あり ● 機能的言語領域同定のため，脳切除前に脳機能マッピング（皮質脳波検査）
てんかん手術	● てんかん焦点切除（難治性てんかん）にも適応あり ● 機能的言語領域同定のため，てんかん焦点部切除前に脳機能マッピング（皮質脳波検査）
機能的定位脳手術	● 脳深部刺激電極埋め込み：Parkinson病，その他単純性もしくは複雑性中枢性運動障害疾患，Alzheimer病，精神疾患，薬物抵抗性うつや摂食障害への応用も増えている
開頭小手術	● 急性/慢性硬膜下血腫に対するドレナージ ● 頭蓋内カテーテル留置

覚醒下開頭手術の非適応	
理解が乏しい，協力が得られない	● 小児 ● 精神発達遅滞 ● 精神障害の存在 ● 極度の不安 ● 閉所恐怖症 ● 鎮静薬に耐性の既往 ● 重症のジストニア ● 言語障害
気道確保困難	● 気道確保困難が予想される，あるいはその記録あり ● 病的肥満 ● 閉塞性睡眠時無呼吸 ● 難治性てんかん：まれに気道の異常を伴う場合あり
出血リスク	● 凝固障害，抗凝固薬の使用 ● 血小板減少，血小板障害，抗血小板薬の使用

覚醒下開頭手術の麻酔管理

術前
● 開頭手術を受ける患者に対する，ルーチンの評価および準備（第101章参照）を行う。
● 患者準備：手技について詳細な説明を行い，想定事項や不安について聴取する。
● 前投薬：制吐剤や前投薬は，最小限あるいは使用しない。
● 抗痙攣薬やステロイドを含め，術前の投薬は継続する〔例外：脳深部刺激電極（DBS）埋め込みでは術中の電

極留置評価のため，抗 Parkinson 病薬中止の必要あり］。
● 患者との良好な信頼関係の構築につとめる。

術中
● 目標は患者に苦痛のない快適な環境を提供すること。患者は覚醒手技の間，手術台の上から移動できないことと，皮質マッピングに理解を示し，協力しなければならない。

設備とモニタリング
● 術中の体位によっては気道へのアクセスが限られる：それに備えた全身麻酔管理を行う。また軟性気管支鏡をいつでも使用できるようにして覚醒下開頭手術の合併症に備える。
● 術中機能的言語領域同定を行うために，患者は四肢が自由に動かせるような体位をとる。そのため患者自身に体位をとってもらう。
● 覚醒時の快適な環境を提供する（室温，静粛性，褥瘡の予防）。
● 聴覚，視覚神経ナビゲーションは，通常は強固な頭部固定が必要。局所麻酔と鎮静下にピン固定された状態となる。
● 患者と医療チームは手術中も会話などコミュニケーションが可能な状態を維持する。
● 通常のバイタルモニタリングに加え，呼気二酸化炭素分圧，経皮的酸素飽和度，大量輸液の行えるラインを準備
● 輸液は最小限とし，尿道カテーテルは必ずしも必要ではない。しかし，手術時間が4時間を超えそうな場合は尿道カテーテル挿入を考慮する。
● 侵襲的なモニタリング（Aライン）は必ずしも必要ではない。

麻酔法
● 完全覚醒下手術か機能的言語領域同定時のみ覚醒させる麻酔法かの選択は，外科医，麻酔科医を含む医療チームが行いやすい方法で決定してよい。

開頭術時頭皮の麻酔
● アドレナリン入りブピバカインなどの長時間作用型の局所麻酔薬を用いる。
● 浸潤麻酔は切開を行う部位やピン固定する部位などに，リング状全周性に浸潤麻酔を行う。耳介側頭神経，後頭神経，頬骨側頭神経，眼窩上神経などのブロックを行うこともある。
● 手術中，痛みを訴える場合にはリドカインを追加する。
● どの局所麻酔薬も中毒量を超えないよう使用する。

覚醒下開頭手術の麻酔法

完全覚醒法（少量の鎮静下法）	AAA：asleep-awake-asleep 皮質マッピング時のみ覚醒状態でその前後は全身麻酔を行う方法
● 局所麻酔薬の浸潤，頭皮の神経ブロック，頭部固定フレームの設置 ● 開頭時 　▶ プロポフォール，ミダゾラム，デクスメデトミジンによる鎮静 　▶ フェンタニルやレミフェンタニルによる鎮痛 　▶ カプノグラフィを注意深く観察し，患者と継続してコミュニケーションをとる。 ● 皮質マッピング時：プロポフォール，レミフェンタニルの投与を中止し，デクスメデトミジンの流速を下げる（少量の鎮静下法ではデクスメデトミジンは維持する） ● 閉頭時 　▶ プロポフォールかデクスメデトミジンで鎮静 　▶ フェンタニルかレミフェンタニルで鎮痛 **助言**：頻回に励ますことや，痛覚や大きい音などによる刺激で患者が覚醒を保てるようにするような非薬理な対策も有効	● 局所麻酔薬の浸潤，頭皮の神経ブロック，頭部固定フレームの設置 ● 開頭時 　▶ 全身麻酔と気道管理：ラリンジアルマスクが望ましいが挿管や経鼻，経口エアウェイでも可能 　▶ 吸入麻酔，静脈麻酔どちらでも可能。陽圧換気または自発呼吸のどちらでもよい ● 皮質マッピング時：完全に覚醒したら気道確保を解除 ● 覚醒時：神経学的試験のために速やかに抜管 ● 閉創時：プロポフォールとレミフェンタニルによる全身麻酔 注意：頭蓋内圧亢進や大量出血を引き起こすことがある低酸素血症や高二酸化炭素血症，高血圧を避ける

術後鎮痛

- 第101章を参照のこと。

合併症

覚醒下開頭手術中の合併症		
	合併症	治療
呼吸機能	● 過鎮静，痙攣てんかん発作，機械的な閉塞，頭蓋内イベントによる意識消失などによる気道閉塞や低酸素血症	● 緊急！ ● 鎮静を中止または浅くし，下顎挙上もしくは経口，経鼻エアウェイやラリンジアルマスク，挿管チューブなどで速やかに対処
痛みや苦痛	● 側頭部の筋肉のピン固定や硬膜の牽引，脳内の血管処置時に発生する可能性がある	● 鎮痛や鎮静を深める。局所麻酔薬を浸潤させる
痙攣てんかん発作	● 術前の発作の既往に関係なく，てんかん発作は誰にでも起こりうる ● 脳皮質刺激時に起こることが多い	● プロポフォール（20～30 mg）やミダゾラム（1 mg）の少量投与 ● 術野を冷水で冷やす
全身麻酔への変更	● 進行する合併症の管理時や，意識消失や大量出血などのまれな頭蓋内イベント発生時に選択される	● 気道管理は通常の気管挿管に加え，ビデオ喉頭鏡，軟性気管支鏡なども用いる
その他合併症	● 非協力的な患者 ● 脳圧亢進 ● 悪心嘔吐	● 術中の状況に応じて対処

コツとヒント

- 頭部固定時には，患者の顔の周りにドレープポケットができて二酸化炭素がたまらないように確認する。
- 注意深い気道管理は非常に重要である。特に気道確保困難な患者が頭部固定後無呼吸に陥った場合の気管挿管は事実上不可能といえる。覚醒下開頭手術から全身麻酔への術中変更はたいへん難しい。過鎮静にならぬよう細心の注意が必要である。
- 患者の術前の神経学的診察記録と術後の神経学的症状の変化や認知機能にも注意する。
- 多くの患者は手術に協力的だが，なかには覚醒下開頭手術に否定的な患者もいる。自発呼吸を維持しながら十分な鎮静を与えることが賢明である。その意味においては，「良好な患者-医療者関係の重要性」というものに過度に重点をおくべきではない，というのは決してオーバーな表現ではない。

● 参考文献

www.TheAnesthesiaGuide.com を参照

（坂本美紀）

第103章
神経血管手術

Zirka H. Anastasian

背景

神経血管疾患の分類
- 脳血管狭窄（頸動脈狭窄）：第104章を参照のこと。
- 脳動脈瘤
- 脳動静脈奇形（arteriovenous malformation：AVM）

病態生理		
	脳動脈瘤	脳動静脈奇形
疫学	無症候性の成人の約1～6％	人口の0.1％，好発年齢10～40歳
位置（好発部位）	約85％が前交通動脈（特にWillis動脈輪）	約90％がテント上
機序	**嚢状**：中膜の菲薄化や欠損による頭蓋内動脈における薄壁の突出（くも膜下出血の原因） **紡錘状**：血管の全周性の拡張 **真菌性**：感染による菌塞栓 **原因**：多因性，血行動態ストレス，損傷による乱流 **リスク**：高血圧，喫煙，結合組織病	病因不明：高率に遺伝性出血性毛細血管拡張を伴う散発性の先天性発達性血管病変。脳動静脈奇形患者の20％が脳動脈瘤をもつ
治療時期	動脈瘤のサイズに依存（5年内破裂率：7～12 mmで2.6％，>25 mmで40％） 破裂リスク（位置に依存），年齢による 　高リスク：後方 　低リスク：海綿静脈洞部動脈 　中等度リスク：前交通動脈 どの治療を優先するか（血管内かクリッピングか）はサイズや位置，頸部の形状（円蓋の割合），患者の状態による	急性，慢性に関わらず高血圧は出血リスクを増加させない 出血の悪化因子： 　初発症状としての出血 　深部静脈からの出血 　脳深部に位置 　高齢 治療は患者年齢，サイズや位置，脳出血の既往によって決定する（出血悪化因子：0個で0.9％，3個で34.4％）

術前の評価およびチェックポイント

	脳動脈瘤	脳動静脈奇形
既往歴	頭痛の既往の有無 喫煙歴の有無 高血圧,低血圧の有無 心疾患の有無	高血圧,低血圧の有無 術前の血管内塞栓療法施行の有無
身体所見	基本的な神経学検査(神経障害の評価)	基本的な神経学検査(神経障害の評価) うっ血性心不全などの大シャントの徴候の評価
内服歴	降圧薬内服の有無 減量サプリメントの使用の有無 心不全治療薬内服の有無(しばしば外科医にマンニトールを要求されるため)	心不全治療薬内服の有無
チェックする画像	CT,MRI,血管造影	CT,MRI,血管造影
その他のチェック項目	動脈瘤の数とサイズ(破裂の危険性の評価) どれだけの期間観察されていたか MRIや血管造影を最後に撮影したのはいつか 以前にコイル塞栓やクリッピングは施行されているか	動静脈奇形のサイズ いままでの治療方針

麻酔導入および術中麻酔の問題

	脳動脈瘤	脳動静脈奇形
モニター	標準的なモニターおよびライン:心電図,血圧計,パルスオキシメータ,食道温,膀胱温(特にクーリングの際に重要),末梢静脈ライン(2本,もしくはそれ以上) 追加のモニターおよびライン:動脈ライン(喉頭鏡挿入時の血圧変動をみるために挿管前の確保が望ましい),破裂したときの対策として可能であればスパイナルドレナージの確保,Foleyカテーテル,筋弛緩モニター,中心静脈カテーテル挿入の考慮	標準的なモニターおよびライン:心電図,血圧計,パルスオキシメータ,食道温,膀胱温,末梢静脈ライン(2本,もしくはそれ以上) 追加のモニターおよびライン:動脈ライン(喉頭鏡挿入時の血圧変動をみるために挿管前の確保が望ましい),Foleyカテーテル,筋弛緩モニター,中心静脈カテーテル挿入の考慮
挿管	挿管による血圧上昇を避けるために喉頭鏡のテスト挿入,エスモロールなど速効性の降圧薬を準備	挿管による血圧上昇を避けるために喉頭鏡のテスト挿入,エスモロールなど速効性の降圧薬を準備
気道確保	喉頭鏡挿入時間の延長などで挿管操作を長引かせない	脳動脈瘤併存の可能性を考えて喉頭鏡挿入時間の延長を避ける
血圧目標	高血圧および血圧の急激な変動を避ける(急激な変動は動脈瘤の壁にストレスを与える)	細心の血圧コントロール(脳動脈瘤併存の危険性があるため高血圧を避ける)
手術中の問題点	以下の脳血管収縮による障害を回避:過換気,マンニトール,ステロイド 開頭クリッピングのポイントはテンポラリークリップの留置と動脈瘤破裂である 　テンポラリークリップの留置:テンポラリークランプはできるだけ短時間で行う(閉塞により遠位組織への灌流が減るため)。動脈瘤周囲の外科的切除が必要となる可能性あり 　脳保護のために血圧の上昇,バルビツレートの投与が必要となる可能性あり	過換気やステロイドによる脳血管収縮による障害の回避(マンニトールを考慮:ただし急な循環血漿量増加のとき) 手術のポイントは動静脈奇形の切除中に起こる出血と動脈瘤破裂 動静脈奇形の切除中に起こる出血:大量出血となることがある。手術中の出血を減らすため,外科的切除の前に血管塞栓術を行う場合もある。出血量に注意し,術野の観察を怠らないこと(出血がベッドの頭側のバッグ内に集められていることがある)

	脳動脈瘤	脳動静脈奇形
	動脈瘤破裂：脳保護のため（麻酔深度を深くする）バーストサプレッションを誘導するバルビツレートの使用や，低体温を考慮（しかし，破裂する前に開始されていなければならない）。開頭手術中，出血を止めるために破裂部位より近位にテンポラリークリップをかけられるように迅速に低血圧状態とすること，その後，側副血行路を維持するために高血圧状態をつくることが必要となる。突然の大量出血に注意：輸液速度を速める 血管内治療のポイントは動脈瘤破裂 動脈瘤破裂：ヘパリンをプロタミンで中和する，低換気，外科的処置，病変の場所を考慮	動脈瘤破裂：バーストサプレッションを誘導するバルビツレートの使用を推奨する。動脈瘤の病変部によっては迅速な外科的処置を考慮
緊急時	高血圧や急激な血圧の変動を避ける 神経学的評価を困難にする可能性があるので長時間作用薬の大量投与を避ける	高血圧や急激な血圧の変動を避ける 神経学的評価を困難にする可能性があるので長時間作用薬の大量投与を避ける
すぐに使用できるように準備しておく薬物	短時間作用型β受容体遮断薬，カルシウム拮抗薬，即効性のオピオイド，プロタミン（ヘパリンを使用しているとき）	短時間作用型β受容体遮断薬，カルシウム拮抗薬，即効性のオピオイド

術後（合併症）		
	脳動脈瘤	脳動静脈奇形
合併症	動脈瘤破裂（多くの場合，多発性動脈瘤） クリッピング術による動脈閉塞（術後の神経学的な変化）	動脈瘤破裂 動静脈奇形の出血 動静脈奇形の残存 正常灌流圧のブレークスルー症候群（normal perfusion breakthrough syndrome）：病変周囲の正常な脳組織であっても脳動静脈奇形の外科切除の直後に出血する可能性あり 閉塞性の充血：流入動脈の不完全な外科的結紮による静脈流出路の閉塞性充血
急性期の管理	（動脈瘤の）破裂：破裂が明らかになった時点で，バルビツレートによりバーストサプレッションを誘導し，低体温療法や外科的処置も考慮 （動脈）閉塞：血圧管理（側副血行路への血流供給のために昇圧を考慮する），血管造影，手術室へ戻り再手術（再留置/位置修正）も考慮 一部には，この合併症を防止するためルーチンで術中血管造影を行う外科医もいる	緊急時は高血圧を避ける 精神状態変化の病因を決定するため，ただちに血管造影/他の画像診断を行い，緊急手術の考慮，減圧開頭術を考慮 閉塞性の充血を防止するためルーチンで術中血管造影を行う外科医もいる

コツとヒント

手術の管理は病院の設備，術者の好み，個々の患者の神経血管手術の既往歴などによって，明らかに異なるであろう。外科チームが計画した管理内容についてよく討議すること（術前，術中処置も含め状況を判断しながら）。

●参考文献

www.TheAnesthesiaGuide.com を参照

（矢数芳英）

第104章
内頸動脈血管内膜切除

John G. Gaudet, Yann Villiger

図 104-1　頸動脈狭窄が疑われる患者の評価と治療を示すアルゴリズム（第108章も参照）

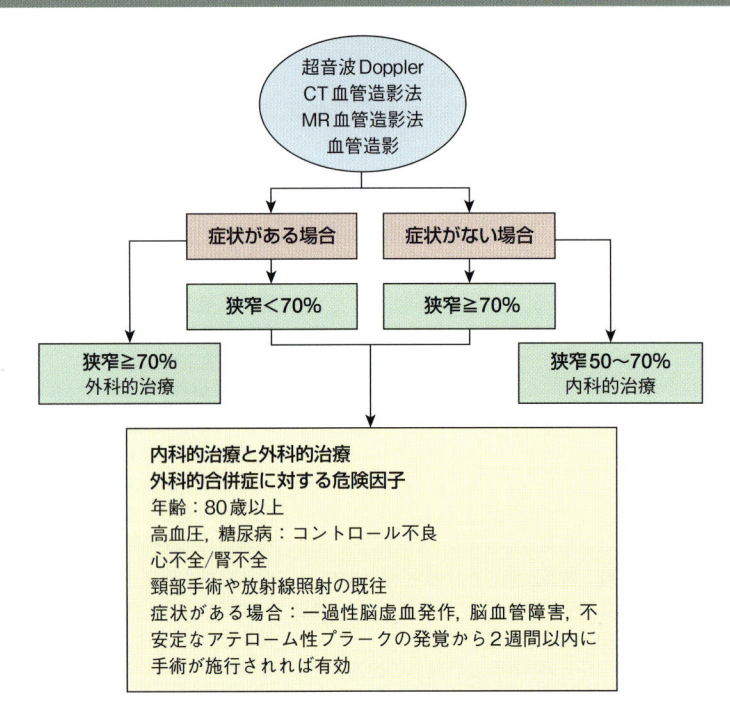

```
        超音波Doppler
        CT血管造影法
        MR血管造影法
          血管造影
              │
      ┌───────┴───────┐
   症状がある場合      症状がない場合
      │                    │
   ┌──┴──┐            ┌──┴──┐
 狭窄<70%           狭窄≧70%
   │     │              │     │
狭窄≧70%                    狭窄50〜70%
外科的治療                    内科的治療
         │
```

内科的治療と外科的治療
外科的合併症に対する危険因子
年齢：80歳以上
高血圧，糖尿病：コントロール不良
心不全/腎不全
頸部手術や放射線照射の既往
症状がある場合：一過性脳虚血発作，脳血管障害，不安定なアテローム性プラークの発覚から2週間以内に手術が施行されれば有効

内科的治療	外科的治療
アスピリン，ACEI/ARB，スタチン，β受容体遮断薬 2回目以上の場合：クロピドグレルあるいはジピリダモールを追加する	内頸動脈血管内膜切除術 内頸動脈ステント

ACEI：アンギオテンシン変換酵素阻害薬，ARB：アンギオテンシン受容体遮断薬

術前評価

画像	検査	患者
適応の評価 手術側の狭窄程度 **側副路** 対側の頸動脈や椎骨動脈の狭窄程度	両腕の通常血圧 血糖管理状態 Hb，Hct，血液型 血小板/PT/PTT ACEI/ARB：手術当日は中止 抗血小板薬：周術期も継続 β受容体遮断薬，スタチン：周術期も継続 ● 心機能評価に対しては ACC/AHA ガイドラインに従う（第7章参照）	術前の神経状態 術前の高次機能 協同作業水準 頭位による影響 仰臥位への耐性 起立性低血圧 気道確保困難の予測所見

ACEI：アンギオテンシン変換酵素阻害薬，ARB：アンギオテンシン受容体遮断薬

手順をはじめる前に
● 薬物，シャント，モニタリングが準備されており使用可能かを確認しておく。

周術期の準備

薬物，シャント	モニタリング
● 血管収縮薬および拡張薬 **直ちに使用可能としておく薬物：** 　フェニレフリン 　エフェドリン 　ニトログリセリン 　アトロピン **準備しておく薬物：** 　クロニジン 15 μg/mL（0.5〜1 μg/kg） 　ニカルジピン 1 mg/mL（5〜15 mg/hr） ● ヘパリンは即座に使用可能としておく ● プロタミンを常備 ● シャントを常備 ● リドカインは術野から頸動脈洞へ浸潤させるために用意 **全身麻酔下で手術が施行される場合：** ● 神経モニタリングが使用できることを確認 ● 人工換気に対する基準として術前に呼気二酸化炭素濃度（室内気）を測定 **局所麻酔下で手術が施行される場合：** ● 必要な場合に全身麻酔へ移行できる準備をしておく ● 呼吸モニター（フェイスマスクでの呼気二酸化炭素濃度）	● SpO_2 モニター，5誘導心電図，非観血的血圧 ● 2本の静脈ライン ● 動脈ライン ● 血糖測定を準備 ● 中心静脈カテーテルは必須ではないが不安定な患者には必要 　▶ 頸動脈損傷を避けるため鎖骨下動脈がよい 　▶ 超音波ガイド下で上級者とともに施行 ● 尿道カテーテルは必須ではない 　膀胱が空であることを確認

神経モニタリング

神経モニター 脳灌流の低下徴候	長所	短所
意識下での評価 神経学的欠損 意識の消失	最も基準的な管理方法	良好な協力が必要 既存の神経学的欠損に影響される
脳波 左右の大脳半球での非対称性 全出力で減少	皮質の虚血に敏感 脳皮質の全域を網羅 連続的	特異的ではない 熟練された技術が必要
体性感覚誘発電位 50% 以上の相対的減少 （振幅あるいは潜時）	脳皮質下の虚血に敏感 リード線がほとんど不要	延髄機能障害により影響 熟練された技術が必要

神経モニター 脳灌流の低下徴候	長所	短所
経頭蓋超音波 Doppler 50% 以上の相対的減少 中大脳動脈流速＜25 cm/sec 中大脳動脈の血流速度	中大脳動脈流速を連続的に測定 微小塞栓の検知 自己調整能の評価	5～15% の症例で測定不能 プローブ位置のずれ 超音波用ゼリーの乾燥
近赤外線分光分析法 局所酸素飽和度で 20% 以上の減少	非侵襲的，簡易的 術後も測定可能	頭皮灌流の影響 皮質灌流の 70% は静脈
断端圧 平均血圧 40 mmHg 以下	側副路流量の評価	侵襲的，断続的な評価

図 104-2 内頸動脈血管内膜切除中の麻酔関連フローチャート

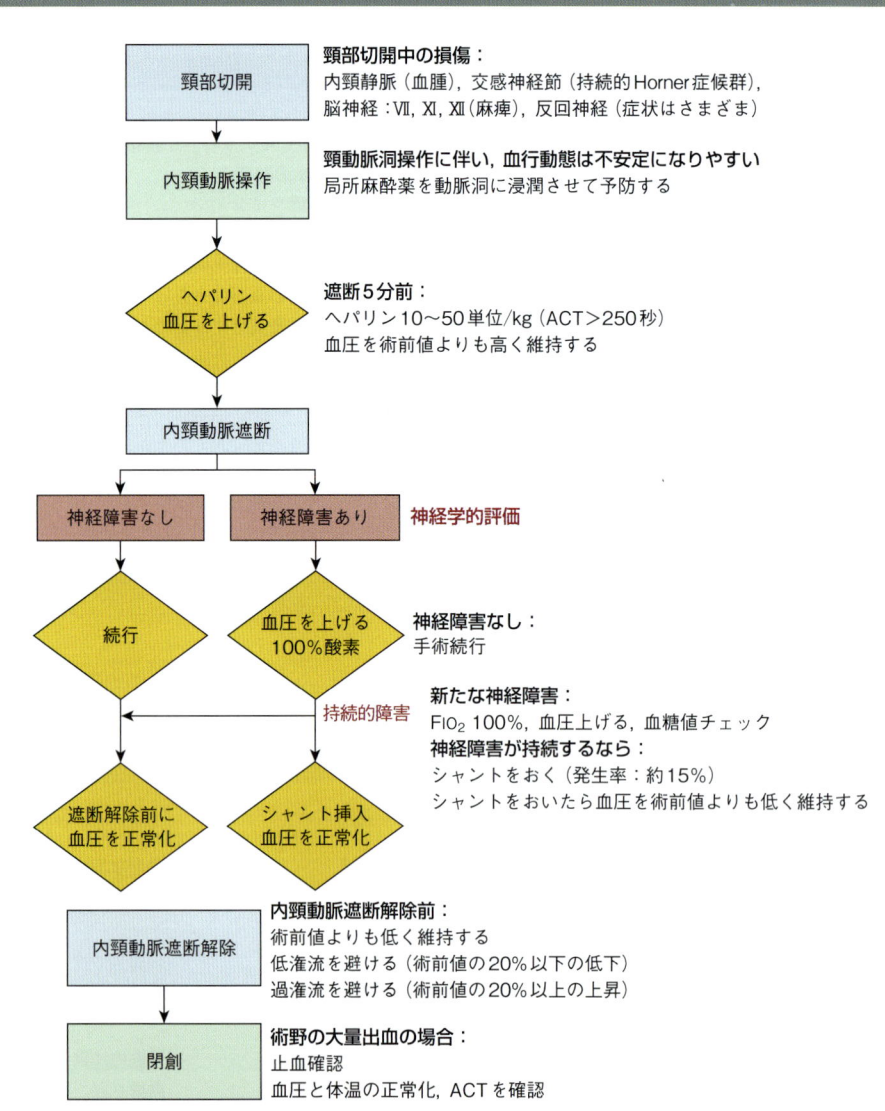

頸部切開
頸部切開中の損傷：
内頸静脈（血腫），交感神経節（持続的 Horner 症候群），
脳神経：Ⅶ, Ⅺ, Ⅻ（麻痺），反回神経（症状はさまざま）

内頸動脈操作
頸動脈洞操作に伴い，血行動態は不安定になりやすい
局所麻酔薬を動脈洞に浸潤させて予防する

ヘパリン 血圧を上げる
遮断5分前：
ヘパリン10～50単位/kg（ACT＞250秒）
血圧を術前値よりも高く維持する

内頸動脈遮断

→ 神経障害なし → 続行 → 遮断解除前に血圧を正常化
→ 神経障害あり → 血圧を上げる 100%酸素 → シャント挿入 血圧を正常化

神経学的評価

神経障害なし：
手術続行

新たな神経障害：
FIO_2 100%，血圧上げる，血糖値チェック
神経障害が持続するなら：
シャントをおく（発生率：約15%）
シャントをおいたら血圧を術前値よりも低く維持する

持続的障害

内頸動脈遮断解除
内頸動脈遮断解除前：
術前値よりも低く維持する
低灌流を避ける（術前値の20%以下の低下）
過灌流を避ける（術前値の20%以上の上昇）

閉創
術野の大量出血の場合：
止血確認
血圧と体温の正常化，ACT を確認

術中管理	全身麻酔	局所麻酔
利点	●気道と換気管理 ●最適の手術状況	●血行動態の安定性 ●覚醒下神経モニタリング
欠点	●血行動態の不安定性 ●覚醒下での神経モニタリング	●全身麻酔への変更困難 ●患者体動の可能性
結果	罹患率と死亡率に有意差なし	
手法	必要であれば短時間作用性の前投薬 **導入：血圧の低下を避ける** etomidate かプロポフォール 必要であれば血管作動薬 短時間作用型オピオイド ヒスタミン遊離神経筋遮断薬の回避 **気道：円滑な挿管** 声帯にリドカインスプレー 術野の反対側に気管チューブ固定 **維持：静脈または吸入** **換気：術前と同レベルに呼気二酸化炭素濃度を維持** （室内気で測定） **通常体温** **通常血糖** **円滑な抜管** 不安定な血行動態を避ける 過度の咳漱を避ける 即時の神経学的検査	前投薬なし 患者について下記を確認： ●鎮静されない ●協力的 ●手順を理解している ●膀胱が空 酸素投与 CO_2 モニタリング 気道維持 **超音波ガイド下頸神経叢ブロック** 浅層のみ，あるいは深層ブロックを併用 **頸神経叢ブロックと下顎神経水平枝への浸潤麻酔との組み合わせ** **患者が快適でなければ：** 追加局所浸潤 レミフェンタニル (0.05〜0.1 μg/kg/min) 検討 全身麻酔への変更
血圧コントロール	**術前と同レベルの血圧維持** 内頸動脈クランプ中： ●術前より高い値を維持 ●術前値の最大 20% 以内 遮断解除後または内頸動脈シャント中： ●術前値に近い基線範囲 ●血圧低下は術前値の 20% 以内	

術後管理

全患者：麻酔後回復室にて 4〜6 時間の観察を行う。
合併症のある患者：麻酔後回復室滞在時間の延長または ICU へ移室する。
通常の観察を行う（1時間ごとまたはそれ以上の間隔）。
●神経学的状態，認知機能
●バイタルサイン，血糖値
●頸部創の状態

内頸動脈血管内膜切除後の神経学的合併症

脳梗塞
新規の神経学的障害
以下の対応後も症状の残存があれば，頭部 CT を施行
- 低血圧の是正
- 閉塞の解除（頸動脈エコー）

出血性梗塞
- 降圧療法
- ACT の正常化

虚血性梗塞
低血圧：
- 心筋梗塞の除外
- 血管収縮薬，輸液

頸動脈閉塞：
- 緊急閉塞解除

末梢塞栓：
- 動脈内血栓溶解を考慮

認知機能障害
新規/進行性障害：
- 見当識
- 注意力
- 記憶
- 言語
- 高次機能

原因の検索
低血圧/高血圧
低酸素血症
低体温，高体温
低血糖
低ナトリウム血症，高ナトリウム血症

内頸動脈血管内膜切除後の循環器合併症

高血圧
術前と比較して高い血圧
高灌流症候群
- 頭痛
- 視覚障害
- 痙攣

優先：心筋梗塞または脳梗塞の除外
排尿障害，疼痛の可能性
高血圧の治療
β受容体遮断薬（ラベタロール，メトプロロール）
血管拡張薬（ニカルジピン，ニトログリセリン，ニトロプルシド）

低血圧
術前と比較して低い血圧，または臓器虚血

優先：心筋梗塞または脳梗塞の除外
低血圧の治療
第１選択：血管収縮薬
第２選択：輸液

心筋梗塞
無症候性のことも多い
非典型的症状に注意
- 血行動態の不安定
- 神経学的異常所見

酸素投与，アスピリン
心電図，心筋逸脱酵素
血圧，心拍数，Hct の正常化
循環器医への迅速なコンサルト

内頸動脈血管内膜切除後の外科的合併症

頸部血腫
頸部腫脹なし
頸部腫脹あり，気道圧迫**なし**
頸部腫脹あり，気道圧迫**あり**

外科医への連絡
血腫の境界のマーキング
- 外科医への迅速な連絡
- 気道確保困難に対応した準備
- 緊急気管挿管
  ▶ 気道確保困難対策
  ▶ **ベッドサイドでの創開放**，減圧を考慮
- 外科医への迅速な連絡，手術室への移送

反回神経障害
片側性損傷
- 発声障害
- 嚥下障害

両側性損傷
- 喘鳴
- 呼吸困難

耳鼻咽喉科コンサルト
緊急気管挿管
気道確保困難に対応した準備
気管切開を考慮

ヒント

- 頸動脈閉塞は，手術療法の絶対適応というわけではない。内科治療を優先する。
- 側副血行が不十分な患者，脳血流の自己調節能に異常のある患者では術中の頸動脈遮断に耐えられない可能性がある。術式に関して十分に議論し，頸動脈シャントも考慮する。
- β受容体遮断薬（ラベタロール，エスモロール）は，頸動脈洞の触診の際に重篤な徐脈を誘発する可能性があるため慎重に使用する。
- 脳梗塞の既往患者では，四肢の神経筋機能モニタリングは非麻痺側で計測する。
- 麻酔法にかかわらず，術後の血圧の最適化のために経頭蓋超音波 Doppler または近赤外線分光法（NIRS）を使用する。
- 術中の脳モニタリングは術中の脳梗塞の発生率を減少させるが，術後脳梗塞の発生率は減少させない。

参考文献

www.TheAnesthesiaGuide.com を参照

（板橋俊雄）

第105章
脊髄手術と神経生理学的モニタリング

John G. Gaudet, Christopher Lysakowski

- リスクの評価はいくつかの因子による。
  ▶ 予定手術 vs. 緊急手術 vs. 段階的手術
  ▶ 単椎 vs. 多椎
  ▶ 初回の手術 vs. 複数回目の手術

- すべての脊椎手術の症例は以下のリスクに関係している。
    - ▶ 脊髄損傷
    - ▶ 大量出血
    - ▶ まれに発生する重篤な静脈血栓（卵円孔開存の存在に注意）
    - ▶ 慢性痛と薬物依存の高い確率
- 腹臥位は以下に関係している。
    - ▶ 心血管系の不安定
    - ▶ 体位による障害（圧点と神経障害，まれであるが横紋筋融解症）
    - ▶ 失明
    - ▶ 気道確保困難
- 上位脊髄（T_5以上）の障害患者は第32章を参照のこと。
    - ▶ 異常な自律神経反射（危機的高血圧や低血圧，徐脈）
    - ▶ 循環虚脱（相対的脱水）
    - ▶ 非効果的な咳または低換気による無気肺
    - ▶ 痙性膀胱
    - ▶ クレアチニン値は腎機能と相関しない。
    - ▶ 筋肉内注射は吸収が遅れる。

手術前に考慮すること

- 重度の脊椎側弯：悪性高熱症への罹患性とラテックスアレルギーを評価する。
- 基準となる神経学的所見：術前のすべての神経学的欠損を記載しておく。頸部の動きによる症状の出現や悪化を確認しておく（特にリウマチ性関節炎や頸椎症性脊髄症に伴う脊髄の狭窄）。
- 神経学的モニタリングの種類を術者，専門家と検討する。
- 基準となる視機能の状態：術前のすべての視覚障害を記載しておく。
- 心肺の併存疾患と生理学的予備能を評価する。
    - ▶ AHA/ACCの高〜中程度のリスク因子を有する患者や，運動耐性制限のある患者には非侵襲的心臓検査を行う。
    - ▶ 出血のリスク：血液検査（Hb/Hct，血小板，PT/APTT，ABO血液型），静脈ラインの評価，必要なら血液製剤の申し込みを行う。
    - ▶ 肺高血圧症を伴う重度の脊椎側弯：動脈血液ガスと肺機能検査，肺性心の検索，術後人工換気管理の必要性を検討する。
    - ▶ 降圧薬：アンギオテンシン変換酵素阻害薬（angiotensin converting enzyme inhibitor：ACE-I）やアンギオテンシン受容体遮断薬（angiotensin receptor blocker：ARB）は手術当日は投薬を中止。起立性低血圧の既往があるなら利尿薬は手術当日は中止する。
- 広範囲の関節疾患
    - ▶ 首と顎関節の可動域を評価する（高率な気道確保困難）。
    - ▶ 四肢の可動域を評価する（体位保持困難のリスク）。
- 慢性痛と薬物依存：術中に術者による硬膜外カテーテル留置の考慮，またはペインクリニック専門医へのコンサルトを行う。
- 術後ICUの必要性を予測する。
- **すべての患者は次の情報を受けるべきである。**
    - ▶ 神経損傷のリスク，術直後の神経評価の重要性（気管チューブは留置のままで），まれではあるが術中のwake-upテストが必要なこともある（患者は腹臥位のままで）。
    - ▶ 出血のリスク，場合によっては輸血が必要なことがある。
    - ▶ 腹臥位での失明のリスクがある（第62章術後合併症を参照）。
    - ▶ 長時間手術（＞6 hr）の場合，特に腹臥位や頸椎の手術では安全に抜管するまで挿管したまま鎮静を継続することがある。
    - ▶ 気管支ファイバーでの意識下挿管をするならその情報を説明する。

▶高齢者の大手術では術後認知機能障害発生のリスクがあることを伝える。

術中に考慮すべきこと

導入前
- 腹臥位：適切なパッドが使用できる特別なベッドがあることを確認する。
- 通常の全身麻酔の準備に加えて2本の太めの静脈ライン，動脈ラインを確保する。予備能が低い場合，静脈空気塞栓の可能性が高い場合には中心静脈ライン，膀胱カテーテルを留置する。
- 血行動態モニタリングは出血リスクの高い患者で輸液管理の指針になる。
- 血管収縮薬，加温器，輸血セットは必須である。セルセーバーの必要性も考慮する。

導入
- 頸部や側頭-下顎関節の可動域が少ない場合，気管支ファイバーによる意識下挿管を行う。
- 長時間手術では挿管チューブのカフ圧を低圧にする（気道浮腫のリスク）。
- 先天性の側弯，後遺麻痺，自律神経反射亢進している患者にはスキサメトニウムの使用を避ける。
- T_5より高位の脊髄障害患者には，あらかじめ輸液による前負荷をかける（血管麻痺のため）。

体位
- 術者は体位変換に立ち合わなければならない。
- 静脈ラインと血行動態モニタリングの確保は腹臥位になる前に行う。
- 挿管チューブの位置（深さ）は体位変換後にも確認する。
- 眼球圧迫がないように注意し，眼瞼は十分に閉じたことを確認し，記録する。手術中にも定期的に確認する。
- 注意事項
  ▶骨の隆起部（腸骨稜や鎖骨部）にパッドをあてて，胸部と腹部の圧迫による静脈怒張を防ぐ。
  ▶頭部を正中位に保つ。
  ▶生殖器と乳房を圧迫しないようにする。
  ▶余裕のあるパッドを用意する。
  ▶四肢の過伸展を避ける（肩の外転は90°未満とする）。
- 常に手術室の外にストレッチャーを用意しておき，緊急時には仰臥位に戻せるようにしておく。
- 運動誘発電位：バイトブロックを装着し，舌を正中に位置する。

執刀前に考慮すべきこと
- 先行鎮痛（ケタミン 0.25 mg/kg 静注，クロニジン 0.2 μg/kg 静注，上限 150 μg）
- 術中出血量減少目的の抗線溶薬投与（トラネキサム酸 10〜15 mg/kg 静注）

維持：神経刺激モニタリングに干渉しない
- 一定の状態を保つ：注意深く使用薬物を選び，単回投与は避け，緩徐に投与する。
- 全静脈麻酔が選ばれることが多い（プロポフォールと sufentanil もしくはレミフェンタニル）。
- 吸入麻酔は使わないか極少量（<1% デスフルラン）：神経モニタリングチームと話し合う。
- 筋弛緩薬の使用について神経モニタリングチームと話し合う：体性感覚誘発電位では四連刺激法（TOF）で2度の収縮を必要とするが，場合によっては筋弛緩薬を使用しないようにとの要求を受ける。
- 血行動態，体温，血糖を正常範囲内に保つ。
- 原因不明の出血やアシドーシスに注意し，血液ガス分析を頻回に行う。

緊急
- 顔面/気道浮腫：抜管の可否を評価する（カフリークテスト）。
- 速やかな神経学的・視覚的所見：新たな障害があればすべて記載する。
- 頸部前面の手術：嚥下困難，嗄声，喘鳴，血腫に注意する。

神経生理学的モニタリング：誘発電位と筋電図

- 特定の神経構造物の刺激によって発生する電位が増幅され記録される。
- 電位と時間がプロットされて（山と谷がある）2相両極性に表出される。
- セットアップ，解析は資格のある神経生理学技師が行う。
- 既存の神経学的欠損を有する患者において，記録解釈の精度は低い。

- 解析：外部の因子（薬物，血行動態，体温，電気的ノイズ，接続不良）に影響されない振幅（最高点/最下点の電位）と潜時（刺激から最高点/最下点までの時間）の変化

神経生理学的モニタリングの種類			
リスクのある部位	内側毛様体（背側脊髄）	皮質脊髄路（腹側脊髄）	脊髄神経根
モニターの種類	体性感覚誘発電位	運動誘発電位	筋電図
原理	体表で刺激し中枢側でモニタリング	運動皮質で刺激し末梢側でモニタリング	電気的刺激がある，またはない状態での筋運動のモニタリング
低酸素，貧血	避ける	避ける	
低体温	避ける	避ける	
低血圧	避ける	避ける	
低血糖	避ける	避ける	
電解質異常	避ける	避ける	
吸入麻酔薬	0.5 MAC まで許容	避ける	
笑気	避ける	50% まで許容	
オピオイド	問題ないが高用量の単回投与は避ける	問題ないが高用量の単回投与は避ける	
筋弛緩薬	問題なし	導入時以外避ける	
プロポフォール	問題ないが高用量の単回投与は避ける	問題ないが高用量の単回投与は避ける	
etomidate	奇異性変化あり[1]	避ける	
チオペンタール ミダゾラム	問題ないが高用量の単回投与は避ける	避ける[2]	
ケタミン	奇異性変化あり[3]	奇異性変化あり	
デクスメデトミジン クロニジン	問題なし	問題なし	

1：振幅増加はしばしばミオクローヌスと一致せずに生じる。
2：軽度の脳波の変化しかなくても運動誘発電位抑制は長時間続く。
3：ケタミンによる振幅増加はプロポフォールによる軽い抑制効果を代償することができる。

- 体性感覚誘発電位（somatosensory evoked potential：SSEP）の基準線は多発性硬化症，ビタミン B_{12} 欠乏，脊髄癆で異常となる。
- 運動誘発電位（motor evoked potential：MEP）の基準線は多発性硬化症，ビタミン B_{12} 欠乏，筋委縮性側索硬化症，ポリオ急性灰白髄炎で異常となる。
- 筋電図の基準線は重症筋無力症，Lambert-Eaton 症候群，筋ジストロフィ，ボツリヌス毒素で異常となる。
- MEP 禁忌：脳深部刺激装置，人工内耳，埋め込み型除細動器，てんかん，脳脊髄圧上昇

> ポイント

- 重度の側弯がある場合：肺拘束性症候群，肺性心を伴う肺高血圧症，悪性高熱症やラテックスアレルギーなどの高いリスクとなる神経筋疾患の有無を確認しておく。
- T_5 より上位に脊髄障害のある患者：異常な自律神経反応（危機的高血圧，低血圧，徐脈），非効率的な咳や低換気による無気肺，胃不全麻痺による誤嚥，異常な血管収縮による低体温のリスクに注意する。局所麻酔が推奨されるが，全身麻酔を必要とする場合は適切な麻酔深度を維持する。
- リウマチ性関節炎の患者：頸軸椎の不安定性による脊髄圧迫に注意する（体位によって生じる神経学的障害）
- 強直性脊椎関節症の患者：肺拘束性症候群に注意する。
- 腫瘍または血管領域の脊髄手術：術前塞栓術が術中出血量減少に有用である。
- 段階的手術：しばしば術後1週間の経過観察。凝固異常に注意する。

図 105-1　異常な神経モニタリング信号への段階的アプローチ

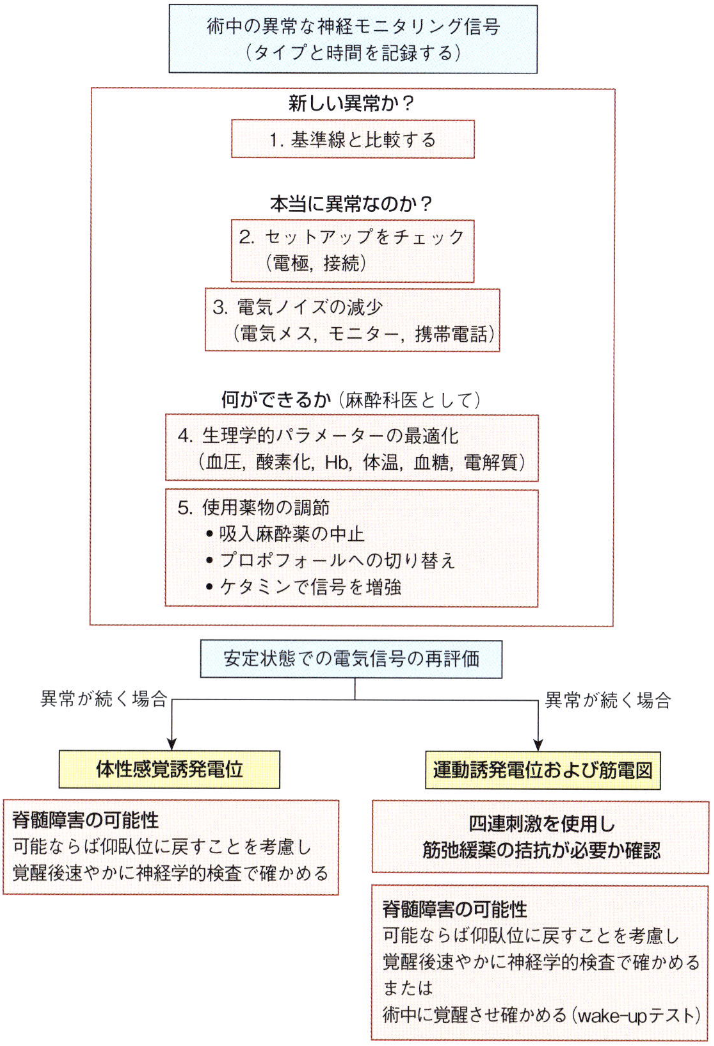

```
術中の異常な神経モニタリング信号
（タイプと時間を記録する）
            │
            ▼
    新しい異常か？
    1. 基準線と比較する

    本当に異常なのか？
    2. セットアップをチェック
       （電極, 接続）
    3. 電気ノイズの減少
       （電気メス, モニター, 携帯電話）

    何ができるか（麻酔科医として）
    4. 生理学的パラメーターの最適化
       （血圧, 酸素化, Hb, 体温, 血糖, 電解質）
    5. 使用薬物の調節
       ・吸入麻酔薬の中止
       ・プロポフォールへの切り替え
       ・ケタミンで信号を増強
            │
            ▼
    安定状態での電気信号の再評価
        ／          ＼
   異常が続く場合   異常が続く場合
       ▼              ▼
  体性感覚誘発電位   運動誘発電位および筋電図
```

体性感覚誘発電位

脊髄障害の可能性
可能ならば仰臥位に戻すことを考慮し
覚醒後速やかに神経学的検査で確かめる

運動誘発電位および筋電図

四連刺激を使用し
筋弛緩薬の拮抗が必要か確認

脊髄障害の可能性
可能ならば仰臥位に戻すことを考慮し
覚醒後速やかに神経学的検査で確かめる
または
術中に覚醒させ確かめる（wake-upテスト）

● 参考文献

www.TheAnesthesiaGuide.com を参照

（柿沼孝泰）

第106章
抗てんかん薬：
痙攣発作の予防と長期にわたる治療

Harsha Nalabolu

術前管理

- 外科治療前の予防的な抗てんかん薬治療は，議論の余地がある．
- 抗てんかん薬の血中濃度が，治療域にあれば手術前の抗てんかん薬は継続すべきである．
- フェニトイン100 mgの8時間ごとの経口投与またはレベチラセタム500 mgは，最も一般的な療法である．
- レベチラセタムは有効治療域が広く，副作用が少ないために頻繁に使用されている．また血清中の治療レベルはチェックする必要はない．

一般的な術前抗てんかん薬療法と副作用

薬物	投与量	副作用
カルバマゼピン (Tegretol®)	1日量400 mgを3回に分割経口服用	霧視，運動失調，傾眠，低ナトリウム血症，発疹
エトスクシミド (Zarontin®)	1日量500 mgを4回に分割経口服用	悪心，嘔吐，運動失調，胃腸障害，傾眠
ガバペンチン (Neurontin®)	1日量300〜1,200 mgを3回に分割経口服用	傾眠，体重増加，むくみ
ラモトリギン (Lamictal®)	1日量200 mgを2回に分割経口服用	発疹，Stevens-Johnson症候群，赤芽球無形成，播種性血管内凝固，肝腎不全
レベチラセタム (Keppra®)	1日量1,000 mgを2回に分割経口服用	短気，眠気
oxcarbazepine (Trileptal®)	1日量600 mgを2回に分割経口服用	低ナトリウム血症，発疹，経口避妊薬との相互作用
フェノバルビタール (Solfoton®)	1日量100 mgを4回に分割経口服用	傾眠，不穏，不明瞭な会話，運動失調，低血圧，呼吸抑制，眼振
フェニトイン (Dilantin®)	1日量300〜400 mgを4回に分割経口服用	めまい，眠気，運動失調，歯肉過形成，多毛
トピラマート (Topamax®)	1日量150〜200 mgを2回に分割経口服用	中枢神経系の異常，腎結石，開放隅角緑内障，体重減少
バルプロ酸 (Depakene®)	1日量250〜500 mgを3回に分割経口服用	消化管障害，鎮静，体重増加，眠気，脱毛，血小板減少

術中

麻酔の選択
- 吸入麻酔薬は，抗てんかん作用がある．
- 笑気は，痙攣発作での棘波を抑制する傾向がある．
- ベンゾジアゼピンとプロポフォールは，抗てんかん作用がある．
- ケタミン，etomidateとmethohexitalは，低い投薬量でも痙攣誘発作用があり，投与すべきでない．
- 高濃度のフェンタニルとalfentanilは，脳波検査でてんかん発作様活動を誘発することがある．
- 高濃度のペチジン，atracurium，やcisatracuriumは，てんかん原性をもつノルペチジンとラウダノシンに

代謝されるため投与を避ける。
- 適切な外科的環境が維持される限り，区域麻酔が推奨される。

発作が起こった場合
- 低用量のチオペンタール 2 mg/kg，ミダゾラム 2〜5 mg またはプロポフォール 1〜2 mg/kg による治療を行う。
- てんかん発作の再発予防のため，初期低投与量であるフェニトイン（あるいは，低血圧を起こしにくいホスフェニトイン）500〜1,000 mg の静注を考慮する。
- 上記の治療に対して効果が得られなければ，吸入麻酔薬あるいは静脈麻酔薬を通常量投与する。

術後
- フェニトインのような抗てんかん薬は，薬物濃度を測定する必要がある。
- 術後に経口摂取できなければ，点滴静注に変更して適切な抗てんかん薬量を投与する。

● 参考文献
www.TheAnesthesiaGuide.com を参照

（須永茂樹）

第107章
てんかん重積

Victor Zach, Roopa Kohli-Seth

背景
- てんかん重積（status epilepticus）とは，5分間以上持続しているてんかん発作，または先の発作から意識が回復する前の発作後の間に起こっている発作である。
- 痙攣性や非痙攣性にかかわらず，2種類の抗てんかん薬の持続投与による治療に抵抗性である。
- 病因
  - ▶ 既知の発作を誘発する因子：低いコンプライアンス，薬物相互作用，睡眠の不足
  - ▶ 初回のてんかん発作の原因
    - ■ 脳血管発作，脳膿瘍，脳腫瘍，髄膜炎，頭部外傷
    - ■ 代謝性疾患（低血糖，低ナトリウム血症，低カルシウム血症，ポルフィリン症）
    - ■ 離脱症状（アルコールまたは薬物），毒物（抗うつ薬，サリチル酸類，エチレングリコール）

初期治療
救急治療の ABC，酸素補充を行う。
pH が ≦6.9 と極端に低値でなければ，代謝性アシドーシスに炭酸水素塩を使うべきでない。

病歴と身体所見
- てんかん発作の病歴があるか。患者は抗てんかん薬を服用しているか（抗てんかん薬の投与量，血中濃度の測定が必要）。
- てんかん発作が起こった時間（最後に患者が通常の生活をしていた）はいつか？
- 薬物の使用（てんかん発作の閾値を低下させる作用をもつ薬物の使用，違法な薬物乱用）はあるか。
- 痙攣のない意識障害が30分間以上持続するのであれば，脳波検査で非痙攣性てんかん重積の有無を除外。CT

撮像によって脳障害（例えば脳梗塞や脳出血）を除外する。
- 局在する神経学的所見を調べること（所見が存在するのであれば，病変部を推測）。

依頼

- てんかん診療科や脳神経科にコンサルトする。
- 脳波検査：利用可能ならば，持続モニタリングする機器を手配する。
- CT検査を依頼し，臨床像などから他の障害の可能性があれば造影剤を使用しない頭部CTを至急要請する。

検査

全血液，電解質，肝機能，尿毒素，抗てんかん薬の血中濃度，PT/INR，PTTを検査する。
免疫抑制，発熱，あるいは病因がはっきりしない場合は腰椎穿刺を行う。

治療

第1に
- チアミン100 mgを静注する。
- フィンガー・スティック法で60以上でなければ，50％反応量を50 mL静注する。
- ロラゼパム（Ativan®）0.1 mg/kgを2分以上かけて静注（5分ごと3回繰り返せる），あるいは20 mgを経口投与（静注が不可能であれば，経鼻からのミダゾラム0.1～0.5 mg/kg投与可能である），それに加えてホスフェニトイン（Cerebyx®）20 mg/kgの静注（最大投与量は150 mg/kg）あるいはフェニトイン（Dilantin®）20 mg/kgの静注（最大投与量50 mg/min）を行う。
- フェニトインアレルギーがあれば，バルプロ酸（Depacon®）20 mg/kgの静注とする。

第2に（発作が持続するならば，以下の1つを投与）
- ホスフェニトイン（Cerebyx®）10 mg/kgを静注する。
- バルプロ酸（Depacon®）40 mg/kgで15分かけて静注する。
- レベチラセタム（Keppra®）1,000 mg/kgで静注する（最高投与量4,000 mgまで繰り返せる）。
- フェノバルビタール20 mg/kgを静注する（最高投与量100 mg/min）。

第3に（発作が持続するならば，患者に挿管し，以下の項目をどれも行っていなければ1つを選択）
- ミダゾラム（Versed®）：初回投与量0.2 mg/kgで静注（最大投与量2 mg/kg），その後で0.5～2.0 mg/kg/hrで持続投与する。
- プロポフォール（Diprivan®）：初回投与量1 mg/kgで静注（最大投与量15 mg/kg），24時間以上5 mg/kgでの投与は避ける。その後1～15 mg/kg/hr投与する。
- 発作の消失，あるいは脳波上でバーストサプレッションパターンが確認できるまで，薬物投与量は最大投与量まで設定する。

第4に（てんかん発作が臨床発作あるいは脳波上で持続すれば）：
  ▶ ペントバルビタール（Nembutal®）：初回投与量5 mg/kgで静注（最大投与量10 mg/kg/hr），その後，0.5～10 mg/kg/hrで持続投与する。

● 参考文献

www.TheAnesthesiaGuide.com を参照

（須永茂樹）

第108章
無症候性脳血管疾患
(脳神経外科疾患以外の手術に対して)

Zirka H. Anastasian

背景

主な脳血管疾患のタイプ
- 脳血管狭窄（内頸動脈狭窄）
- 脳動脈瘤
- 脳動静脈奇形

病態生理

「神経血管手術」（第103章）を参照

術前評価/考慮点	内頸動脈狭窄	脳動脈瘤	脳動静脈奇形
既往歴	一過性脳虚血発作の既往は？ 術前のベースラインとなる"正常"血圧の決定 心疾患の既往は？（冠動脈疾患は高頻度）心筋梗塞や狭心症の既往？ 運動耐容能？	頭痛の既往は？ 喫煙歴は？ 術前のベースラインとなる"正常"血圧の決定 心疾患の既往は？	術前のベースラインとなる"正常"血圧の決定
生理検査	ベースラインの神経学的検査（術前後の障害を比較）	ベースラインの神経学的検査（術前後の障害を比較）	ベースラインの神経学的検査（術前後の障害を比較） 大きなシャントによる症状の評価：うっ血性心不全など
内服歴	降圧薬（種類，最終用量，投与法） 抗血栓薬（アスピリンなど）	降圧薬（種類，最終用量，投与法），体重減少サプリメントの使用は？	慢性心不全に対する投薬の有無
再評価項目	超音波検査 脳血管撮影 心電図 負荷テスト	CT，MRI，脳血管撮影	CT，MRI，脳血管撮影
特有なチェック点	狭窄の程度は？ 症候性かどうか？ 片側か両側性か？	動脈瘤の数は？ 動脈瘤の大きさは？ どのくらいの期間管理されているか？ 最後のMRIや血管撮影の時期はいつか？	動静脈奇形の大きさは？ 今までの治療方針はどうなっているか？

麻酔

	内頸動脈狭窄	脳動脈瘤	脳動静脈奇形
モニター	標準モニター/ライン 心電図，血圧，パルスオキシメータ，体温測定，末梢静脈ラインの確保 追加モニター/ライン 動脈圧ライン（麻酔導入や喉頭展開前にセッティングすることが望ましい）	標準モニター/ライン 心電図，血圧，パルスオキシメータ，食道/膀胱温測定（低体温管理時に重要），2本以上の末梢静脈ラインの確保 追加モニター/ライン 動脈圧ライン（麻酔導入や喉頭展開前にセッティングすることが望ましい） Foley カテーテル	標準モニター/ライン 心電図，血圧，パルスオキシメータ，食道/膀胱温測定（低体温管理時に重要），2本以上の末梢静脈ラインの確保 追加モニター/ライン 動脈圧ライン（麻酔導入や喉頭展開前にセッティングすることが望ましい） Foley カテーテル
導入	etomidate を使用したり，昇圧薬を併用して低血圧を避ける	麻酔導入薬を適宜使用したり，喉頭鏡検査を行ったり，速効性の降圧薬（エスモロール）を準備して高血圧を避ける	麻酔導入薬を適宜使用したり，喉頭鏡検査を行ったり，速効性の降圧薬（エスモロール）を準備して高血圧を避ける
気道管理	内頸動脈の圧迫を避ける 過度の頸部の操作を避ける（塞栓が移動する可能性あり）	遷延する挿管手技や喉頭鏡の使用を避ける	合併する動脈瘤の可能性を考慮して，遷延する喉頭鏡の使用を避ける
血圧管理	適切な脳灌流圧を維持する：血圧はそれぞれの患者の"正常"血圧の上限を維持	高血圧や血圧の急激な変動（動脈瘤壁にストレスがかかる可能性がある）を避ける	細心の血圧管理を行う：動脈瘤存在の可能性があり，高血圧を避ける
覚醒	高二酸化炭素症を避ける（脳血流を低下させる可能性あり）	高血圧や急激な血圧変化を避ける	高血圧や急激な血圧変化を避ける
すぐ使用できるよう準備しておく薬物	フェニレフリン エフェドリン etomidate（導入中の低血圧を避ける）	短時間作用型β受容体遮断薬 Ca チャネル拮抗薬 おだやかな覚醒のためのオピオイド	短時間作用型β受容体遮断薬 Ca チャネル拮抗薬 おだやかな覚醒のためのオピオイド

術後（合併症）

	内頸動脈狭窄	脳動脈瘤	脳動静脈奇形
合併症	一過性脳虚血 脳梗塞 過灌流症候群	動脈瘤破裂	動脈瘤破裂 脳動静脈奇形の出血
急性期管理	緊急脳血管撮影 動脈内血栓を考慮し，抗血栓療法あるいは血管内治療による血栓摘出か外科的摘出を行う 抗凝固療法 高血圧に対しては経頭蓋 Doppler で血流を確認してから血圧を低下させる	破裂の時間がわかれば，バルビツレートによりバーストサプレッションを誘発する 低体温療法を考慮 外科的対応を即座に行う	緊急血管撮影や他の画像検査を行い，意識状態の変化の原因を調べる 緊急手術や減圧開頭術を考慮

コツとヒント

冠動脈バイパス施行患者における内頸動脈狭窄
- 冠動脈バイパス施行前に無症候性頸動脈狭窄がある場合：周術期における脳虚血イベントの発生には変化がない。
- 無症候性頸動脈狭窄で頸部雑音がある患者において，冠動脈バイパス−頸動脈内膜剝離同時手術と冠動脈バイパス単独手術では，脳虚血イベントの発生率は同等である（しかし，高度狭窄の場合，脳虚血を生じる可能性

- 脳梗塞や一過性脳虚血の既往がある患者において，冠動脈バイパス-頸動脈内膜剝離同時手術は，冠動脈バイパス単独手術に比べて脳虚血イベントの発生は低くなる。

● 参考文献

www.TheAnesthesiaGuide.com を参照

（神保洋之）

第109章
脳出血を有する患者の管理

Aditya Uppalapati, Roopa Kohli-Seth

発生率
- 発生率は 12〜31/100,000 人である。
- 全脳梗塞患者の 10〜30% に発生する。
- 6ヶ月における死亡率は，30〜50% である。
- 6ヶ月の時点で，20% の患者のみが機能的に自立した状態に改善する。

重要なリスク因子
- 男性
- アフリカ系米国人，日本人
- 低 LDL コレステロール，高血圧
- 過度のアルコール摂取
- 抗凝固療法

二次的原因
- 出血性変化を生じた脳虚血
- アミロイド血管炎（60歳以上）
- 慢性的高血圧
- 凝固異常
- 動静脈奇形，海綿状血管腫，腫瘍，出血を伴った硬膜静脈洞血栓
- 血管炎
- 外傷

病態生理
- 出血は発症から数時間は増大，拡大し続ける（血腫増大）。
- 脳出血後に生じる脳障害および腫脹は，トロンビンや他の凝固産物による炎症のためである。

臨床的評価
- 原因となる病変の確定：癌，高血圧，喫煙，外傷，認知障害（アミロイド），血管奇形（動脈瘤，脳動静脈奇形），

抗凝固療法（ワルファリン，ヘパリン，低分子ヘパリン），抗血小板療法，腎臓病（尿毒症性血小板異常），肝臓疾患（凝固因子異常-プロトロンビン時間），血液疾患，薬物乱用（コカイン），てんかん性疾患，脳血管発作，血友病，von Willebrand 病
- 経過：数分から数時間にかけて進行する突然発症の神経学的巣症状，頭痛，嘔吐
- 診察：
  - バイタル：収縮期血圧＞160 mmHg，体温＞37.5℃ は血腫の増大に関与する。
  - HEENT（頭部・目・耳・鼻・咽頭）：頭部顔面外傷の徴候を調べる。
  - 心血管：心房細動や他の不整脈を除外する。
  - 中枢神経系：神経学的検査を詳細に評価する（精神症状，脳神経，感覚，運動，小脳症状）。

検査

- ワルファリン使用患者における PT を確認する。
- PTT の測定で von Willebrand 病患者を除外する。
- 血小板数血小板増加や血小板減少を評価する。
- 生化学検査を行う。
- 尿毒症に対するスクリーニングを行う。
- 血液型と交差適合試験用のサンプルを得る。

診断評価

- 画像
  - 非造影で CT あるいは MRI を撮像する。
    - 出血の部位（深部/表面，小脳，脳室内）
    - 出血の容量の推定
    - 水頭症の有無，正中偏移の有無
  - CT のほうが脳室内への拡大の評価にはよい。
  - CT 脳血管造影を動脈瘤や動静脈奇形の評価に施行する。
  - MRI は器質的疾患や出血周囲の浮腫やヘルニアの描出に優れる。
- 頭蓋内圧測定（第 98 章参照）
  - 意識レベルの低下した患者には特に有効である。

治療

- 急性期管理
  - 急激な神経学的低下のある患者には，挿管の必要性を含め気道確保を評価する。
    - 手遅れになると誤嚥，低酸素，高二酸化炭素症（頭蓋内圧上昇を生じる）の原因となる。
    - 迅速導入の際には，頭蓋内圧が上昇しないような鎮静薬（プロポフォール）や神経筋遮断薬（ロクロニウムや適応があれば cisatracurium）を選択する。咳反射が起きないように外用リドカインの使用を考慮する。
    - PCO_2 が 28 mmHg 以下になると血管攣縮や脳虚血を生じるので，過度の過換気は避ける。
- 血圧
  - 収縮期血圧を 160 mmHg から 180 mmHg の間に，あるいは平均血圧を 130 mmHg 未満に維持する。
    - ニカルジピン（Cardene®）：持続静注 5～15 mg/hr または
    - ラベタロール 5～20 mg 単回投与後 2 mg/hr の持続静注または
    - エスモロール 250 μg/kg 初回投与，25～300 μg/kg/min で維持する。
    - ニトロプルシドは頭蓋内圧を上昇させるため避ける。
  - 低血圧
    - 等張液を単回投与する。
    - 脳灌流圧を 60～80 mmHg 以上に保つために，昇圧薬（ノルアドレナリンやフェニレフリン）を投与する。
- 頭蓋内圧管理（第 98 章参照）
  - 30°のギャッチアップを行う。

- ▶頭部を正中位に保つ。
- ▶鎮静を行う。
- ▶高張食塩液，マンニトールを使用した浸透圧利尿を行う。
- ▶脳灌流圧を最適化する。
- ▶脳室内出血による閉塞に対する脳室開窓やドレナージを行う。
- ●止血

●ビタミンK	ワルファリン使用患者については，10分以上かけて10 mg静注
●PT-INR/PTの延長	ビタミンKに加えて15〜20 mL/Kgの新鮮凍結血漿投与。最近の血栓性イベントや播種性血管内凝固がない患者においては，プロトロンビン複合体濃縮製剤（PCC）の投与を考慮
●ヘパリン，エノキサパリン	100単位あるいはエノキサパリン1 mgに対して，プロタミン1 mgを使用
●tPA	フィブリノーゲンを測定し，100以下であればクリオプレシピテート0.15U/kgを投与。血小板輸血を考慮
●直接的トロンビン阻害薬	アルガトロバン，lepirudinには拮抗薬は存在しない
●腎不全患者	クレアチニンの上昇がある場合：デスモプレシンを0.3 μg/kg静注
●抗血小板薬	アスピリンやクロピドグレルを使用している場合，デスモプレシンを0.3 μg/kg静注。血小板輸血を考慮
●血小板減少症	血小板が50,000以上になるように血小板輸血を行う
●血友病	第Ⅷ，Ⅸ因子の投与

- ●痙攣発作：
  - ▶急性けいれん発作：ロラゼパム0.05〜0.1 mg/kg（必要な場合は繰り返し）投与し，続いて抗痙攣薬（ホスフェニトイン20 mg/kg静注，バルプロ酸15〜45 mg/kg，フェノバルビタール15〜20 mg/kg）を投与する。
  - ▶予防的抗痙攣薬投与：テント上の大きな出血や意識レベルの低下した患者では有効である。
- ●一般的処置
  - ▶30°のギャッチアップ：頭蓋内圧を低下させ挿管患者では肺炎のリスクを下げる。
  - ▶輸液：等張液を使用。デキストロースを含む輸液や低張液は脳浮腫や頭蓋内圧を上昇させる。
  - ▶体温：解熱薬を用いて正常体温に下げる。頭蓋内圧の上昇があれば，軽微低体温（35℃）にする。
  - ▶栄養と血糖管理：48時間以内の経腸栄養の導入。高血糖・低血糖を避ける。
  - ▶深部静脈血栓症予防：間欠的空気圧迫法の施行。発症2日以降であれば，ヘパリンや低分子ヘパリンの使用も考慮可能である。
- ●手術：部位により適応が異なる。
  - ▶小脳出血-直径3 cm以上で神経学的悪化がある場合，ヘルニアを生じている場合，水頭症を生じている場合に血腫除去による減圧の適応あり。
  - ▶テント上出血-出血が30 mL以上で脳表から1 cm以内の葉出血で開頭手術を考慮する。
  - ▶脳室内出血-閉塞性水頭症を生じている場合に脳室開窓かドレナージを行う。

参考文献

www.TheAnesthesiaGuide.com を参照

（神保洋之）

第110章
硬膜下血腫と硬膜外血腫の管理

Lisa E. Vianna, Roopa Kohli-Seth

注意：硬膜下血腫もしくは硬膜外血腫の開頭法と穿頭法については，「開頭術」（第101章）を参照

図110-1　硬膜下血腫と硬膜外血腫の解剖

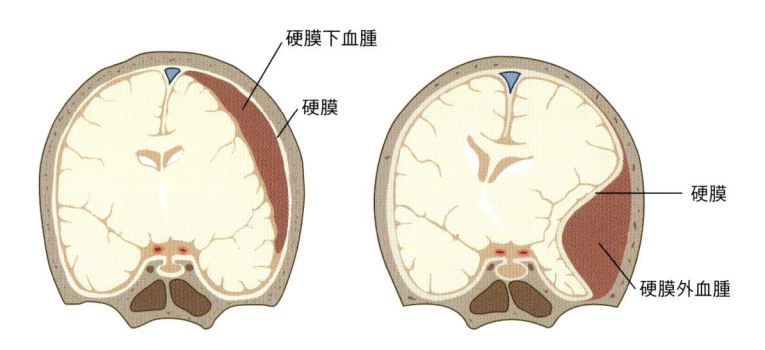

Waxman SG: Clinical Neuroanatomy. 26th Edition. Figure 12-25 および 12-26 より。www.accessmedicine.com からも閲覧可能。©The McGraw-Hill Companies, Inc. All rights reserved.

硬膜下血腫と硬膜外血腫の比較

	硬膜下	硬膜外
解剖学的位置	**硬膜の下** 脳と硬膜の間の架橋静脈が裂ける	**硬膜の外** 脊髄でも発生する場合あり（硬膜外血腫） 小動脈の破綻（大部分は中硬膜動脈） より高い動脈性出血圧は，より急速な出血につながる（側頭部と側頭頭頂部でよく起こる）
出血源	**静脈性**	動脈性
経過	**急性/亜急性**（分〜時間）もしくは**慢性**（日〜週）	急性
原因	● 頭部打撲/外傷 ● 悪性疾患 ● 特発性	頭部外傷
リスク因子	● 二相性の年齢分布（高齢者または若年者） ● 抗凝固薬の使用（クロピドグレル，アスピリン，ワルファリン，ダビガトラン） ● 慢性のアルコール摂取/乱用 ● 頻回かつ繰り返す転倒	

	硬膜下	硬膜外
症状	成人 ● 頭痛 ● ふらつき ● 脱力や知覚異常 ● 痙攣 ● 不明瞭な発音や混乱した会話 ● 悪心/嘔吐 ● 意識レベルの変化（中等度の譫妄から意識混濁） 幼児 ● 大泉門の隆起/頭囲の変化 ● 痙攣 ● 癲癇または活動性の低下 ● 嘔吐もしくは授乳しない	● 頭痛：多くの場合，強くて激しい ● 意識状態の変化：意識障害。意識清明期（lucid interval）の後，急速に悪化（"talk-and-deteriorate"） ● 第Ⅲ脳神経（動眼神経）：損傷/出血部位と同側の眼球固定と瞳孔散大。眼球は下外側に偏位（第Ⅵ脳神経に対する拮抗がなくなるため） ● 異常肢位 ● 病変と同側の片麻痺 ● 病変と対側の視野欠損 ● 呼吸停止（テント上ヘルニアや鉤ヘルニアにより延髄が圧迫される）
画像所見 （単純CTもしくはMRI）	● 典型例では頭蓋骨に接して三日月型に凹んでいる ▶ CT値が上昇している脳実質外の貯留 ▶ 増大すると，脳溝が消失したり正中偏位を起こす ▶ 縫合線を超えて拡大 ● 特に出血の初期には凸型になるが，血腫が縫合線を越えているかどうかで硬膜外血腫と区別	凸レンズ状である
治療法	手術適応： ● 血腫の厚さが10 mm以上か，5 mm以上の正中偏位あり ● 血腫の厚さが10 mm未満か正中偏位が5 mm未満でも，GCSが9点未満で受傷時からGCSが2点以上低下 ● 眼位が非対称/固定もしくは瞳孔散大している ● 頭蓋内圧が20 mmHg以上（正常値5〜15 mmHg） 手術：手術法は病変の大きさ，位置と病変部への解剖学的経路によって決定される ● 穿頭または小開頭。硬貨大のサイズ。低侵襲な手術 ● 大開頭：頭蓋骨の大部分をはずす ● シャント術（硬膜下腹腔内シャント）：特に慢性硬膜下の場合 ▶ 幼児や小児によく適応になる。成人ではまれ	外科的血腫除去 ● 穿頭法：小切開で術野が狭いためあまり推奨されない ● 開頭法：推奨される ● 手術法は病変の大きさと位置，病変部への解剖学的経路によって決定される
	内科的加療： 脳腫脹を減らし，頭蓋内圧を減少させるために ● 副腎皮質ホルモン：デキサメタゾンを9日間にわたり合計150 mg。16 mg/日 ● マンニトール：術前に0.25〜2 g/kgを60〜90分で静注 抗痙攣薬/予防的投与：前向き無作為化試験なし。1ヶ月間投与して，発作が起こらなければ徐々に減量 ● フェニトイン（Dilantin®）：4〜6 mg/kg/日を1日2〜3回分割投与 ● レベチラセタム（Keppra®）：500 mg静注を2回分割投与 ● カルバマゼピン（Tegretol®）：可能であれば経口で，800〜1,200 mg/日 1日2〜3回分割投与	必要であれば凝固機能を補正

硬膜下	硬膜外
止血薬： ● 新鮮凍結血漿 ● クリオプレシピテート ● 血小板輸血 ● ビタミン K：10 mg 静注/筋注/皮下注 ● プロタミン：ヘパリン 100 単位につき 1.0〜1.5 mg 静注 ● デスモプレシン（抗血小板薬に対して）：0.3 μg/kg 静注（おおよそ成人で 20 μg） ● 遺伝子組換え活性型血液凝固第Ⅶa因子製剤： 　▶ 出血の拡大を抑制することが目的 　▶ FDA 未承認。臨床調査が進行中 　▶ 現在までに生存転帰，機能的アウトカムの改善の証拠なし 　▶ 症状発症から 4 時間以内と CT 撮影後 1 時間以内で使用 　▶ 40，80，160 μg/kg 静注の量で使用される	

● 参考文献
www.TheAnesthesiaGuide.com を参照

（市川　恵）

第 111 章
虚血患者の管理

Victor Zach, Roopa Kohli-Seth

病歴

- 発症時間（患者が最後に正常だったのを確認した時間）を特定する。血栓溶解療法は発症から 3〜4.5 時間以内しか有効でないため，これはきわめて重要である。
- 痙攣を疑う反復運動があったか？（血栓溶解療法に禁忌であるため）

身体所見

- バイタルをチェックする；tPA（アルテプラーゼ）を静注するには BP＜185/105 でなければならない。
- FAST をチェックする。
  - ▶ F：face（下垂しているか？）
  - ▶ A：arm（浮動性や麻痺があるか？）
  - ▶ S：speech（失語や構音障害があるか？）
  - ▶ T：time（正常であった最後の時間）
- 嚥下障害を評価する。障害があれば経鼻胃管を挿入する。
- NIH Stroke Scale で評価する。

NIH Stroke Scale（0〜30）			
1a 意識レベル		0	覚醒
		1	簡単な刺激で覚醒
		2	反復刺激や強い刺激で覚醒
		3	無反応
1b 意識レベル：質問 日付と年齢		0	2問とも正答
		1	1問に正答
		2	2問とも誤答
1c 意識レベル：従名 離握手と開閉眼		0	両方可
		1	片方可
		2	両方不可
2 最良の注視		0	正常
		1	部分的注視麻痺
		2	完全注視麻痺
3 視野		0	視野欠損なし
		1	部分半盲
		2	完全半盲
		3	両側性半盲
4 顔面麻痺		0	正常
		1	軽度の麻痺
		2	部分的麻痺
		3	完全麻痺
5, 6, 7, 8 運動 （左右上肢と左右下肢）		0	正常
		1	下垂
		2	重力に拮抗してわずかに動く
		3	重力に拮抗して動かない
		4	まったく動きがない
9 失調		0	なし
		1	1肢
		2	2肢
10 感覚		0	障害なし
		1	軽度から中等度
		2	重度から完全
11 最良の言語		0	失語なし
		1	軽度から中等度
		2	重度
		3	無言，全失語
12 構音障害		0	正常
		1	軽度から中等度
		2	重度
13 消去現象と無視		0	異常なし
		1	視覚，触覚，聴覚，視空間，または自己身体に対する不注意，あるいは1つの感覚様式で2点同時刺激に対する消去現象
		2	重度の半側不注意あるいは2つ以上の感覚様式に対する半側不注意

重度の障害がないかぎり，NIHSS＜3は血栓溶解療法の適応外である（例：重度の失語症のみの場合）。
NIHSS＞24は出血の高リスクであり，血管内治療を考慮する。
NIHSSは予後因子でもある。16点以上は高い死亡率や予後不良が予測され，一方6点以下は予後良好である。

コンサルト

- 緊急で脳血管内科にコンサルトする。
- CT：すぐに頭部単純 CT で頭蓋内出血を除外する。

採血所見：全血球算，電解質，肝機能，血糖値，PT/INR，部分トロンボプラスチン時間，血中尿素窒素（BUN），動脈血ガス

処置：血管再開通法

手技	治療可能時間	用量	長所	短所
tPA 静注療法（アルテプラーゼ）	0〜4.5 時間	0.1 mg/kg を単回投与し，1 時間かけて 0.8 mg/kg を静注する。最大量は 90 mg	入手が容易 専門的なスタッフが必要ない	禁忌項目（下記参照）
tPA 動注療法（アルテプラーゼ）	0〜6 時間	2〜20 mg 頭蓋内動脈へ動注	治療可能時間が長い 用量が少ない	よくトレーニングされたチームが必要
血栓除去（MERCI, PENUMBRA, SOLITAIRE）	0〜8 時間		INR 3.0 まで可能 治療可能時間が最も長い	よくトレーニングされたチームが必要 手技に高いリスクが伴う 手技的なリスクが最も高い

tPA 静注療法の禁忌項目

- 発症時間＞4.5 時間
- 以下のいずれかにあてはまるときは，発症時間 3 時間以内に短縮される。
    ▶ 年齢＞80 である。
    ▶ 糖尿病と脳卒中の両方の既往がある。
    ▶ 頭部 CT で血管領域 1/3 以上の虚血がある。
    ▶ INR/PTT の値にかかわらず，経口抗凝固薬を使用している。
- 3 ヶ月以内に重傷頭部外傷，心筋梗塞もしくは脳梗塞の既往がある。
- 21 日以内の圧迫不可能な場所の出血の既往がある（14 日以内の大手術の既往がある）。
- 頭蓋内出血の既往がある。
- 治療試行後の血圧が 185/105 mmHg 以上に上昇する（アルテプラーゼの静注中は 180/100 mmHg 以上）。
- 活動性の出血があり骨折している。
- PTT の上昇もしくは INR＞1.7；48 時間以内にヘパリンを使用している場合；血小板＜100,000 である。
- 血漿血糖＜50 である。
- 痙攣がある。
- 症状の急速な改善がある。

処置：血圧コントロール		
	血圧	治療法
血栓溶解療法の適応がある治療前	SBP＞185 または DBP＞110 mmHg	● ラベタロール 10～20 mg IVP 10～20 分ごと，ニカルジピン 5 mg/hr，5～15 分ごとに 2.5 mg/hr ずつ調節，最大量 15 mg/hr。血圧が目標値に達したら，3 mg/hr ずつ減量もしくはエナラプリル 1.25 mg IVP
血栓溶解療法の適応がある治療後	DBP＞140 mmHg	● ニトロプルシドナトリウム（0.5 μg/kg/min）
	SBP＞230 mmHg または DBP 121～140 mmHg	● ラベタロール 10～20 mg IVP。ラベタロール 1～2 mg/min 持続投与を検討，または ● ニカルジピン 5 mg/hr，5～15 分ごとに 2.5 mg/hr ずつ調節。最大量 15 mg/hr。血圧が目標値に達したら 3 mg/hr ずつ減量
	SBP 180～230 mmHg または DBP 105～120 mmHg	● ラベタロール 10 mg IVP を繰り返して，10 分ごとに倍量にして最大 300 mg まで使用可能
血栓溶解療法の適応がない	DBP＞140 mmHg	● ニトロプルシドナトリウム 0.5 μg/kg/min。血圧は約 10～20％ 下がる
	SBP＞220 または DBP 121～140 mmHg または MAP＞130 mmHg	● ラベタロール 10～20 mg を 1～2 分かけて IVP。これを繰り返して，10 分ごとに倍量にして最大 150 mg まで使用可能 ● ニカルジピン 5 mg/hr，5～15 分ごとに 2.5 mg/hr ずつ調節。最大量 15 mg/hr。血圧が目標値に達したら 3 mg/hr ずつ減量
	SBP＜220 mmHg または DBP 105～120 mmHg または MAP＜130 mmHg	● 急性心筋梗塞，大動脈解離，重篤な心不全，高血圧性脳症がある場合だけ降圧療法を行う

SBP：収縮期血圧，DBP：拡張期圧，IVP：静脈注射，MAP：平均血圧。
2005 Advanced Cardiac Life Support（ACLS）guidelines および 2007 American Stroke Association Scientific Statement より。

再開通後

- 血圧は＜180/105 に維持する。静注中は 15 分ごとに測定し，静注 2 時間後から 6 時間は 30 分ごとに測定し，その後 16 時間は 1 時間ごとに測定する。
  - ▶ ラベタロール（Trandate®）10～20 mg を 1～2 分以上かけて静注する（10～20 分ごとに繰り返し，300 mg まで増量できる）。
  - ▶ ニカルジピン（Cardene®）を 5 mg/hr，持続投与し 5～15 分間隔で 0.25 mg/hr ずつ調整する。
- 24 時間以内は抗血小板薬，抗凝固薬，静脈穿刺，経鼻胃管挿入は避ける。

適応外の患者

- バイタルをチェックする。
- 抗血小板薬を開始する。
- 強化スタチン治療を開始する。
- 深部静脈血栓症予防のためにエノキサパリン 1 mg/kg/日を開始する。
- 低張液を避ける。
- 頭位 30° 挙上を維持する。
- 頭部 MRI と MRA を撮影する。
  - ▶ MRI が禁忌の場合は，24～48 時間内に頭部 CT と CT 血管撮影を行う。
- 頻回に神経学的所見をチェックする。
- 採血所見：甲状腺ホルモン，HbA1c，コレステロール，ビタミン B_{12}，ホモシステイン
- 心臓超音波検査

- 頸動脈超音波
- Holter 心電図
- 神経学的所見によって，検査を追加
- 年齢＜60でグラスゴー・コーマ・スケール（GCS）＜8か指示が入らないとき，外減圧術のために脳神経外科にコンサルトする（治療必要数が2の救命処置である）。

● 参考文献

www.TheAnesthesiaGuide.com を参照

（市川　恵）

第112章
グラスゴー・スケールとリエージュ・スケール

Elisabeth Falzone, Jean-Pierre Tourtier

グラスゴー・スケール

意識評価と時間経過
- スコア3～15
  - 8以下：昏睡
  - 8～12：危険な状態
- 評価対象外の患者
  - 小児患者
  - 聴力障害患者
  - 麻痺患者

成人用グラスゴー・スケール

グラスゴー・コーマ・スケール（Glasgow Coma Scale）

	1	2	3	4	5	6
開眼機能	痛み刺激でも開眼しない	痛み刺激で開眼	強く呼びかけると開眼	自発的に，またはふつうの呼びかけで開眼		
言語機能	発語みられず	意味のない発声	発語はみられるが会話は成立しない	会話は成立するが見当識が混乱	見当識が保たれている	
運動機能	運動みられず	痛み刺激に対して緩徐な伸展運動（除脳姿勢）	痛み刺激に対して緩徐な屈曲運動（除皮質姿勢）	指への痛み刺激に対して四肢を引っ込める	痛み刺激に対して手で払いのける	命令に従って四肢を動かす

小児用グラスゴー・スケール（5歳以下）

グラスゴー・コーマ・スケール	1	2	3	4	5	6
開眼機能	反応なし	痛みに対してのみ開く	言葉の刺激に反応して開く	自発的に開く		
言語機能 乳児	反応なし	痛みに対してうめく	痛みに対して泣く	怒って泣く	のどを鳴らしたり片言を話したりする	
小児	反応なし	意味不明の言葉または言葉にならない声	不適切な言葉	混乱している	見当識があり，適切	
運動機能	反応なし	痛みに対して伸展を示す	痛みに対して屈曲を示す	痛みから逃避する	疼痛刺激の位置がわかる	自発的に動く

注意：痛みとは，非外傷部への有害刺激である（例：爪基部への強い刺激，下顎骨の垂直枝への刺激）

リエージュ・スケール

自発的開眼を認める深昏睡のときは，脳幹機能を評価しているとはいえないために，グラスゴー・スケールでは不十分かもしれない。
運動反応より脳機能の評価に優れる。

グラスゴー・リエージュ・スケール（Glasgow–Liège Scale）

反射	スコア
前頭眼輪反射	5
水平眼球頭位反射	4
対光反射	3
垂直眼球頭位反射（眼球前庭反射）	2
眼球心臓反射	1
脳幹反射なし	0

スコア：3〜20（グラスゴースコアに0〜5点プラス）

- 前頭眼輪反射：頭鞍（眉の間の額の領域）を打診すると眼輪筋の収縮をきたす。
- 眼球頭位反射（人形の目）：頚部を水平に伸展させたり，垂直方向に頭部を動かして眼球の偏位を確認する。
- 頸椎病変で頭位の動きが抑制されていた場合は，外耳道に冷水を入れて眼球運動を誘発する（眼前庭反射）。鼓膜穿孔の場合は禁忌である。
- 眼球心臓反射：眼球を圧迫すると徐脈になる。
- 脳幹反射スコアがよければ，よい反応といえる。脳幹部の障害が進むにつれ，反射は消失していく。

●参考文献

www.TheAnesthesiaGuide.com を参照

（大塚邦紀）

第113章
頭部外傷の管理

Karim Tazarourte, Eric Cesareo, David Sapir

トリアージ
- グラスゴー・コーマ・スケール（GCS）9未満，または運動機能スコア5未満：重症頭部外傷
- GCS 9〜13：中等度頭部外傷（重症頭部外傷に準じた治療が必要である）
- GCS 14〜15：軽度頭部外傷
- 硬膜下血腫や硬膜外血腫の患者では，意識清明期の後48時間以内に意識障害をきたしGCSが悪化することがあるため，注意が必要である。

重症頭部外傷の初期管理

気道確保
- 頸椎検査で正常と判断するまで，ネックカラーははずさない（外傷の章を参照）
- 気管挿管を行う（正中位固定とし，その状況で挿管困難であれば，更に気管支ファイバー挿管も考慮する）。
  - ▶入院前の気管挿管が予後を改善するかは不明である。
- 回避せよ
  - ▶挿管中の平均気道圧の減少：スキサメトニウムとケタミンもしくはetomidateを利用して迅速気管導入を行う。平均気道圧を緻密に管理する。必要に応じてエフェドリンかノルアドレナリンを利用する。
  - ▶挿管中の平均気道圧の大幅な増加も回避する：リドカインによる局所麻酔，"soft-hands（愛護的な手技）"，場合によってはエスモロールを静注する。

呼吸管理
- SpO_2 95％以上，$ETCO_2$ = 35 mmHg

循環管理
- Aラインを挿入する。
- 等張液を使用して，平均血圧80 mmHg以上を保つ（等張液は血圧低下している頭部外傷患者の頭蓋内圧を上昇させないとされる）。
- ヘモグロビン8 g/dL以上を保つ。
- 他臓器外傷により重度の出血を認めた場合，緊急で止血手術を行ったほうがよい。

神経系
- ミダゾラム（初期痙攣予防効果もある）およびオピオイドで鎮静する。
- 頭部CT検査を至急行う。
- 瞳孔固定や散大＝脳ヘルニアの徴候であり緊急事態である。
  - ▶脳神経外科にコンサルトする。
  - ▶頻呼吸にして$PaCO_2$を25 mmHgにする。
  - ▶20％マンニトール2 mL/kgを10分かけて，または7.5％高張液125 mLを静注する。
  - ▶瞳孔固定や散大の改善がなければ，再度20％マンニトール4 mL/kgを投与する。
- ワルファリン内服中の患者に対しては下記のとおり。

- ▶ プロトロンビン複合体濃縮製剤 1 mL/kg または血液凝固第Ⅸ因子を 25 IU/kg 投与する。
- ▶ ビタミン K 10 mg を静注する。
- 可能なら中大脳動脈の経頭蓋超音波 Doppler を行う。
  - ▶ 正常値：拍動指数＜1.4，拡張期速度＞20 cm/sec
  - ▶ 異常値なら平均血圧やヘモグロビンを上昇させ，マンニトールや高張液投与を考慮する。

CT 検査のタイミング

- 初期診察時に GCS 15 未満であるか，GCS 15 であっても多発外傷やワルファリン内服中の場合に行う。
- 外傷後 6 時間後に GCS 15 から意識低下をきたした場合に行う。
- 神経症状の悪化を認めた場合は，再度 CT 検査を行う。
- 正常 CT でも 6 時間後には再度 CT 検査を行う（初回 CT 検査で正常所見の 20％ は 6 時間後に異常所見を示すことがある）。

以後の管理

- 二次性病変を予防する（虚血，代謝，興奮性神経伝達物質，再灌流）。
- 脳灌流圧（脳灌流圧＝平均血圧－頭蓋内圧）を 60 mmHg 以上に維持する。
  - ▶ 可能なら ICP モニターを行う。
- 二酸化炭素濃度を維持する。
- 正常浸透圧（290～300 mmol/L）を維持。低張液やブドウ糖液は避ける。
- 痙攣予防：ホスフェニトイン（フェニトインと同力価）13～18 mg/kg を投与する。
- 基礎疾患を治療する。
  - ▶ 脳外科的治療を行う（硬膜外/硬膜下血腫除去，脳室ドレーン，頭蓋内圧コントロール不良なら減圧術）。
  - ▶ 持続的な頭蓋内出血の場合は，血液凝固第Ⅶ因子の投与を考慮する（効果には議論が残る，かつきわめて高額）。

軽度頭部外傷の管理

- GCS 15（ワルファリン内服，意識消失を除く）：CT 検査の必要なし。外傷後の注意書を渡して帰宅とする。
- ワルファリン内服中で意識消失を伴った GCS 15：受傷 8 時間後に CT 検査施行。異常なければ帰宅とする。
- ワルファリン内服中で GCS 15：神経症状がなくても，初診時に CT 検査施行。異常がなくても 6 時間後に再度 CT 検査を行う。頭蓋内出血あれば，緊急入院とする。
- GCS 15 未満：初診時に CT 検査施行。正常でも 6 時間後に再度 CT 検査を施行する。

●参考文献

www.TheAnesthesiaGuide.com を参照

（大塚邦紀）

第114章
脊髄損傷の初期対応

Karim Tazarourte, Eric Cesareo, David Sapir

基礎

脊髄損傷が疑われる重症外傷と対峙した際には，たとえ初診時の神経学的所見が陰性であったとしても，脊髄損傷が否定されるまでは病変を悪化させないために，損傷したものとして固定し取り扱う必要がある．すなわち移送時などに起こる受傷部位の機械的損傷や虚血による二次的脊髄損傷に気をつけなくてはならない．C_4 より上位での脊髄損傷では横隔膜が麻痺する．また高位胸椎の損傷では，腹部と胸部の補助筋の麻痺や咳嗽の減弱が認められる．

初期診断

意識状態のよい患者：麻痺や感覚障害を詳細に観察する．
意識状態の悪い患者：診断が難しいため，脊椎損傷が CT で否定されるまでは損傷があるものとして扱う．頻脈を伴わない低血圧は脊椎損傷を強く疑う．
徹底的な全身検索を行う．
他の病変，外傷を見逃してはならない．

初期診療：アトラスを使用した検索

- 頸椎カラーやバックボードを使用した脊椎固定を行う．
- 例外として，神経学的所見がまったくなく，かつ疼痛もなく画像検索の必要がない場合はカラーを取り除いてもよい．

気道確保

- 挿管の必要性の評価：正中固定したうえでの迅速気道確保（RSI：rapid sequence intubation）．必要ならば気管支鏡やビデオ付喉頭鏡を使用する．
- 顔面外傷がある場合，逆行性挿管（retrograde intubation）も考慮する．
- 神経原性ショックの場合，高度徐脈のリスクがあるためスキサメトニウムの使用は避ける．

呼吸管理

- 換気は $SpO_2>95\%$ かつ $ETCO_2=35\ mmHg$ を目標とする．
- 胃の弛緩と膨満に対する処置：換気しやすくするために胃管などで除圧する．

循環管理

- A ラインと CV ラインを確保する．
- 等張晶質液にて平均血圧 $>80\ mmHg$ に管理する（低血圧の脳損傷患者の輸液管理において等張晶質液を用いたほうが頭蓋内圧を上昇させないため）．
- 必要であれば CV ラインよりノルアドレナリンを使用する．
- $Hb>8\ g/dL$ を目標とし，必要ならば輸血を考慮する．
- 他の部位の外傷により重度の出血がある場合，緊急外科的処置を考慮する．

神経系

- 肛門括約筋の緊張と収縮の観察を含む詳細な神経所見の記録を行う．
  - ▶ 病変の高位はどうか？（両側を比較し差異がないかどうか）
  - ▶ 完全麻痺か不完全麻痺か？（病変より下の高位で運動・感覚障害がない，かつ/または肛門括約筋の緊張が

保たれている＝病変は不全である）
- ▶ASIA スコア（図114-1 参照）
- 脊髄損傷の30%は多発性病変である。
- 外傷性脳損傷を評価する（第113章参照）：GCS，神経学的検査
- 全身CTスキャン（頭頂から骨盤まで）による関連病変を検索する。
- 可及的速やかに脊髄損傷の対応が可能な病院へ搬送する。
- メチルプレドニゾロンは以前から広く使われているが，エビデンスに欠ける。

メチルプレドニゾロンの投与量	
受傷3時間以内	30 mg/kg，その後5.4 mg/kg/hr を24時間まで継続
受傷3時間〜8時間	30 mg/kg，その後5.4 mg/kg/hr を48時間まで継続
受傷8時間以降	効果なし

外科的適応
- 脊椎の不安定性と脊髄の圧迫のリスクは変形・圧迫の強さと外傷性変化に依存する。

脊髄の不安定性と脊髄圧迫のリスク分類			
極めて高リスク	高リスク	中等度リスク	低リスク
転位	圧迫（粉砕による）	伸張（減速度）	屈曲（後方突進）
アライメント不整	椎体すべり	靱帯裂傷	椎間板ヘルニア
骨折-脱臼（通常は不安定）	靱帯裂傷（しばしば不安定）	重症の脊損で脊椎症がない	転位などなく安定している

- 完全脊髄損傷か不完全脊髄損傷か：**神経機能の残存の有無**による。
- 完全脊髄損傷：予後不良。可能ならば非観血的整復を試みる。48時間を超えると不可逆的となる。
- 不完全脊髄損傷：特に脊椎が不安定な場合は24時間以内に可及的速やかに手術を行う。
- 24時間以内の急性期の手術適応
  - ▶不完全脊髄損傷で脊椎が不安定である。
  - ▶脊椎が安定しているが症状が進行する不完全脊髄損傷である。
  - ▶脊椎が不安定で不穏などで安静が保てない。
  - ▶回転性の椎間関節脱臼による不安定性脊椎である（症状増悪の危険性が高い）。

その他
- ブドウ糖含有の輸液を避ける（高血糖が神経損傷に悪影響を及ぼす可能性がある）。
- 可能な限り深部静脈血栓症の予防につとめる。
- 第217章の頸椎診断の項も参照のこと。

急性期合併症
呼吸器合併症
- 第4頸椎より上に病変があるときは呼吸障害が認められる。胸椎レベルでは咳嗽の減弱化がみられる。
- 人工呼吸器からの離脱は困難になることを考慮しておく。
- 第6頸椎より上位では無呼吸や低換気の可能性がある（気管切開の適応）。
- 下位頸椎または上位胸椎の病変では換気不良や咳嗽の低下が認められるため，術後陽圧換気（PPV）を行う。
- 神経原性肺水腫を管理する。

二次的脊髄損傷による神経症状の悪化
- 発症1週間以内は平均血圧を80 mmHg 以上に維持する。必要に応じて輸液やノルアドレナリンなどを使用する。
- 局所的な脊髄浮腫やアポトーシスに対して脊髄の冷却を考慮する。ただしエビデンスはない。

術中出血
- トラネキサム酸の使用を考慮する（10分かけて1g静注）。

徒手筋力テスト (MMT)

0 = 完全麻痺である。

1 = 筋収縮が観察もしくは触知できる。

2 = 重力の影響を受けない状態で関節可動域 (ROM) のすべての範囲で運動ができる。

3 = 重力に抗してROMのすべての範囲で運動ができる。

4 = ある程度の負荷に抗してROMのすべての範囲で運動ができる。

5 = 正常：負荷に抗してROMのすべての範囲で運動ができる。

5* = 正常：負荷に抗してROMのすべての範囲で運動ができ、疼痛などの運動を阻害する要因がない。

NT = 評価不能である (絶対安静、強い痛み、切断、ROMの範囲の50%以下しか動かせない、など)。

ASIA外傷スケール (ASIS Impairment Scale：AIS)

☐ A＝完全：S4, S5領域における完全運動麻痺、感覚脱失

☐ B＝不全感覚障害：S4, S5領域において（触覚、痛覚、直腸肛門反射）は残存しているが完全運動麻痺があることと、受傷部位より3椎体下のレベル以下での両側運動麻痺の両方がある。

☐ C＝不全運動麻痺：受傷部位以下の運動機能が残存し**、指標となる筋肉の半分以上でMMTが0〜2である。

☐ D＝不全運動麻痺：受傷部位以下の運動機能が残存し**、指標となる筋肉の半分以上でMMTが3以上である。

☐ E＝正常：ISNCSCIを用いて評価ですべてのレベルでの運動、感覚の両方が正常である。神経障害が受傷前より存在していた場合には正常とする。SCIのない患者はAISの評価対象とはならない。

**：グレードCまたはDと評価される不全運動麻痺の患者は(1) 肛門括約筋を自発的に動かすことができる、(2) 仙骨レベルでの肛門括約筋の感覚が温存されていることと同側の受傷部位より3椎体下まで運動機能が温存されている、この2つを満たさなければならない。現状の評価方法では、指標となる筋肉でなくとも、筋力が温存されていれば不全運動麻痺の状態と診断されるのが実情である（グレードBとCの判断の境界）。

注意：受傷部位より下の運動機能を評価する際、AIS BとCの違いは運動機能の有無である。一方、CとDの違いは同じ筋肉で評価し、MMT3を境に評価する。

評価方法

以下の順で評価する。

1. 左右の感覚障害の有無を確認する。

2. 左右の運動麻痺の有無を確認する。運動の神経学的所見が認められない場合、感覚障害と同じ高位診断とする。

3. 高位診断を絞り込み、障害部位を特定する。続いて、最も低い脊髄レベルを検索する。両側が正常な脊髄レベルでの病変と、最も高い脊髄レベルで、上記1と2を繰り返して検索する。

4. 脊髄損傷が完全か不全か（仙髄部の感覚、運動が保たれているかどうか）を確認する。自発的な肛門括約筋の運動が認められず、かつS4〜S5レベルでの感覚脱失であり、かつ肛門括約筋の反射低下がみられる場合は完全損傷である。

5. AISを確認する。

脊髄損傷が完全型か
NO → YES：AIS＝Aであり、障害された範囲を記録する

脊髄損傷が不全麻痺を伴っているか
YES → NO：AIS＝B (YES：自発的な肛門括約筋の運動、または受傷部位より3椎体以下のレベルでの完全麻痺が認められ、感覚障害も不全型の場合)

対象の筋肉の少なくとも半分以上がMMT3以上
NO → AIS＝C
YES → AIS＝D

すべての高位診断で異常なし：AIS＝E

注意：AIS＝Eは、治療によって脊髄損傷が改善し、再評価した際にも使われる。初診時に異常が認められなければ、ASISによる評価は不要。

図 114-1

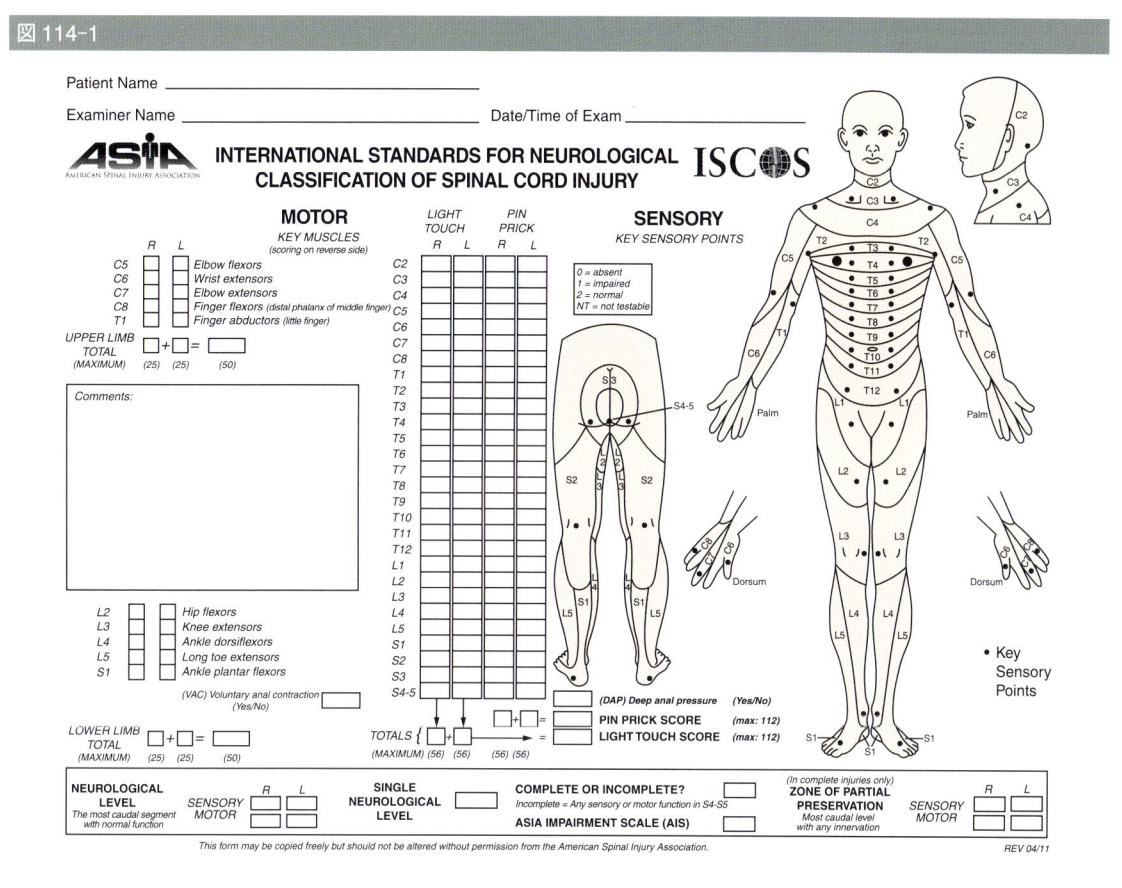

- 凝固系の最適化を行う。
- Hct＜24％なら赤血球濃厚液の輸血を行う（冠動脈病変，糖尿病を合併している場合は 30％以下で）。
- 赤血球濃厚液を輸血したなら新鮮凍結血漿も輸血する。赤血球濃厚液 3 単位に対して新鮮凍結血漿 1 単位で開始する。ただし赤血球濃厚液が 10 単位を越えた場合は 1：1 で輸血すること。

● 参考文献

www.TheAnesthesiaGuide.com を参照

（永井健太）

第115章
髄膜炎

Lisa E. Vianna, Roopa Kohli-Seth

髄膜炎（meningitis）とは，脳と脊髄を覆っている保護膜（硬膜）の炎症反応である。

原因
- 細菌：レンサ球菌，*Neisseria*，グラム陰性桿菌，ブドウ球菌，髄膜炎菌，インフルエンザ菌，リステリア菌
- ライム病ボレリア（*Borrelia burgdorferi*）
- 梅毒スピロヘータ（*Treponema pallidum*）
- ウイルス：秋口にかけて流行する。エンテロウイルス，アルボウイルス，ウエストナイルウイルス，ヘルペスウイルス，HIV，ムンプスウイルス，狂犬病ウイルス
- 抗酸菌（結核菌と非結核性抗酸菌）
- 真菌：*Coccidioides immitis* または *Coccidioides posadasii*，*Cryptococcus neoformans*，*Histoplasma capsulatum*，*Blastomyces dermatitides*
- 寄生虫：*Toxoplasma gondii*，*Taenia solium*（囊虫症）
- 好酸球性髄膜炎：*Angiostrongylus cantonensis*（広東住血線虫），アライグマ回虫症，顎口虫症
- 薬剤性：NSAIDs，抗菌薬〔例：スルファメトキサゾール/トリメトプリム（ST合剤），アモキシシリン，イソニアジド〕，ムロモナブ-CD3（オルソクローン OKT3），アザチオプリン，免疫グロブリン，メトトレキサート髄注，シタラビン髄注，ワクチン，アロプリノール
- 腫瘍：髄芽腫などの原発性脳腫瘍や転移性脳腫瘍による癌細胞のくも膜下腔への浸潤
- 異物：髄液シャント，脳室シャント
- 全身性疾患：サルコイドーシス，癌性髄膜炎，移植後リンパ増殖性疾患，全身性エリテマトーデス，Wegener肉芽腫症，中枢神経性血管炎，Behçet病，Vogt-小柳-原田病

徴候と症状
- 発熱
- 頭痛
- 羞明
- 悪心，嘔吐
- 精神的変化
- 紫斑（特に髄膜炎菌性髄膜炎）
- 痙攣

管理
初期症状において，迅速な診断，早急な抗菌薬治療と補助的療法の開始が重要である。神経内科，感染症科などさまざまな科にコンサルトし，集学的治療を行う必要がある。
- 頭部CTにて頭蓋内占拠病変と頭蓋内圧上昇を評価する。特に易感染性の患者，中枢神経系疾患の既往がある患者，うっ血乳頭が認められる患者，意識レベルが変動する患者，巣症状がある患者は積極的にCTを行う必要がある。
- CTにてくも膜下出血の否定，除外診断を行う。
- 緊急培養検査：血液と髄液検査を行う。ただしCTにて頭蓋内圧上昇の徴候が認められれば脳ヘルニアの可能

性があるため腰椎穿刺は禁忌である。

髄膜炎の原因別の髄液の性状

検査	細菌性	ウイルス性	真菌性	結核性
頭蓋内圧	上昇	正常	さまざま	さまざま
糖（髄液と血清での比）	正常～低下	正常	低下	低下
タンパク	軽度～中等度上昇	正常～上昇	上昇	上昇
細胞数と種類	好中球優位	リンパ球優位	リンパ球優位	リンパ球優位
白血球数	1,000/mm^3 以上	100/mm^3 以下	さまざま	さまざま

- 診断的な抗菌薬投与：画像検索と髄液採取がすぐできないならば，直ちに診断的な抗菌薬投与を行う。ただし培養がうまくいかなくなる可能性を考慮すること。
    - ▶ セフトリアキソン 2 mg 静注/12 hr またはセフォタキシム 2 mg 静注/6～8 hr
    - ▶ バンコマイシン：1 mg 静注/12 hr（セファロスポリン耐性のブドウ球菌を考慮）
    - ▶ アンピシリンは小児，50歳以上，易感染性の患者に対し *Listeria monocytogenes* を考慮して投与すること。
- デキサメタゾン（0.15 mg/kg 6時間おき，2～4日抗菌薬治療を開始する前に使用）：肺炎球菌性が示唆された場合は使用する。
- 痙攣がみられる場合は抗痙攣薬を使用する。
- 抗真菌薬：アムホテリシン B とフルコナゾール
    - ▶ アムホテリシン B（Ambisome®）：6 mg/kg/日静注 11～21日間
    - ▶ フルコナゾール：50～150 mg/kg/日内服 6時間おき
- 抗ウイルス薬：ヘルペス性髄膜脳炎に対して使用する。
    - ▶ アシクロビル：10 mg/kg 静注 8時間おき（標準体重を使用）
- 抗結核薬
    - ▶ イソニアジド：5 mg/kg/日内服/筋注
    - ▶ リファンピシン：10 mg/kg/日　内服または静注
    - ▶ ピラジナミド：20～25 mg/kg/日内服
    - ▶ 局所抵抗性の場合，4剤目の追加を考慮する。
    - ▶ Rifater®（イソニアジド，リファンピシン，ピラジナミドの合剤）：体重に応じて投与する。

● 参考文献

www.TheAnesthesiaGuide.com を参照

（永井健太）

第116章
脳膿瘍

Lisa E. Vianna, Roopa Kohli-Seth

病理

- 局所感染からの直接進展：耳からの感染，歯からの感染，副鼻腔炎または乳突蜂巣炎，硬膜外膿瘍
- 病原体の直接進入（頭部外傷・外科手技による）
- 遠隔または血行感染：敗血症，心内膜炎，先天性心疾患

原因病検体

- 細菌性：複種類の病原体もしばしばありうる。グラム陽性・グラム陰性のものとして，ブドウ球菌，レンサ球菌，*Bacteroides* 属，*Prevotella* 属，*Fusobacterium* 属，腸内細菌科，*Pseudomonas* 属，嫌気性菌。比較的まれなものとして，インフルエンザ菌，肺炎球菌，髄膜炎菌。免疫不全患者のノカルジア症などがある。
- マイコバクテリア（結核，*Mycobacterium avium-intracellulare*）
- 原虫（トキソプラズマ，赤痢アメーバ，*Trypanosoma cruzi*，住血吸虫属，肺吸虫属）
- 蠕虫（有鉤条虫）
- 真菌：おもに免疫不全状態の患者（*Aspergillus*, *Candida*, *Cryptococcus*, *Mucor*, *Coccidioides*, *Histoplasma capsulatum*, *Blastomyces dermatitidis*）
- 悪性腫瘍の二次性

徴候

- 精神状態の変化：錯乱から昏睡まで
- 発熱/冷感
- 項部硬直
- 頭蓋内圧亢進症状：頭痛，嘔吐，視機能障害
- 痙攣
- 運動麻痺や感覚障害
- 言語障害

診断検査・画像

- 血液培養
- 脳CT/MRI：拡散強調画像（DWI）〔膿瘍と壊死の鑑別に有用（感度・特異度は90％）〕
- 抗体検査（疫学的に考えられる場合はトキソプラズマや有鉤条虫も行う）
- 胸部X線（敗血症性塞栓像を探す）
- 心電図
- 針生検（CTガイド，定位的）（可能であれば原因確定のために行う）

治療

- 原因菌の同定は治療を成功させるために重要である：最初の治療は脳血液関門・脳脊髄液関門を通過する広域抗菌薬を使用するべきである。外科的治療は患者の状態を考慮し行う。
    ▶ 診断的な抗菌薬投与を行う。

- ■ 歯科的起源：アモキシシリン＋ornidazole（またはメトロニダゾール）
- ■ 耳，乳突蜂巣，起源不明：セフォタキシン＋ornidazole（またはメトロニダゾール）
- ■ 免疫不全患者：イミペネム＋スルファメトキサゾール／トリメトプリム（ST合剤）
- 外科治療
  - ▶ ツイストドリルによる穿頭
  - ▶ バーホールからのドレナージ
  - ▶ CTガイド下定位的操作：多くの脳浅部大型の膿瘍に行う：ドレナージと原因菌の同定
  - ▶ 開頭術（まれ）
- 複合的アプローチ
- 直径2.5 cm以上の大きさの場合，外科的吸引や膿瘍全体の摘出を行う。
- 6週間以上の経静脈的抗菌薬
- 毎週のCTまたはMRI
- 放射線学的には90％以上の縮小をもって治癒とする。
- 膿瘍の増大や治療の失敗の場合，さらなる外科的吸引や摘出を考慮する。
- 内科的な治療が望まれる状況は下記のとおり。
  - ▶ 多発性
  - ▶ 小型（2 cm以下）
  - ▶ トキソプラズマ（投薬によく反応する）
  - ▶ 結核性（内科的治療がしばしば可能）
  - ▶ 解剖学的に深部の膿瘍（外科的アプローチが侵襲的で困難）
- 培養データにもとづく標的治療：原発巣のコントロールが重要。少なくとも6週間は治療する。
- 抗痙攣薬（高リスク患者に対して）：直ちに開始して少なくとも1年は続ける。
- 転帰
  - ▶ 死亡率は50〜90％。発症時に神経学的症状が重篤な場合（または急速な病状の進行）はたとえ迅速な治療を行っても，高い罹患率である。
  - ▶ 肺炎球菌による脳膿瘍は，細菌性の中でも非常に高い死亡率（成人では20〜30％，小児では10％）と罹患率（15％）をもたらす。
  - ▶ ウイルス性髄膜炎（脳炎を伴わない）の死亡率は1％以下である。
  - ▶ 高齢者は共存症や免疫力低下のため，予後不良である。

● 参考文献

www.TheAnesthesiaGuide.com を参照

（深見真二郎）

第117章
尿崩症

Ananda C. Dharshan, Roopa Kohli-Seth

尿崩症（diabetes insipidus）は腎臓での尿濃縮力の低下によりもたらされる。

病態生理

- 抗利尿ホルモン（antidiuretic hormone）は自由水バランスを決定する最重要因子である。
- 抗利尿ホルモンは下垂体後葉でつくられ，腎集合管のV_2受容体に作用する。
- 抗利尿ホルモンは腎集合管の透過性を変えることにより自由水の排泄をコントロールする。

尿崩症はさまざまな機序によって起こる（図117-1）。

疫学

- 10万人に3人程度のまれな疾患である。
- 明らかな男女差はない。

臨床症状

徴候	臨床所見
成人：多飲，多尿，夜間多尿，氷水の熱望 小児：摂食障害，成長障害，夜尿，睡眠障害，疲労，就学の障害 乳児：過敏性，慢性の脱水，発育遅延，神経障害，高体温	口渇中枢に問題ない場合： 尿量増大による水腎症や膀胱の膨張 口渇中枢に問題がある場合や水摂取ができない場合： 高ナトリウム血，脱水，高浸透圧性脳症，意識障害，昏睡，痙攣，くも膜下出血，脳内出血

図117-1 尿崩症の機序

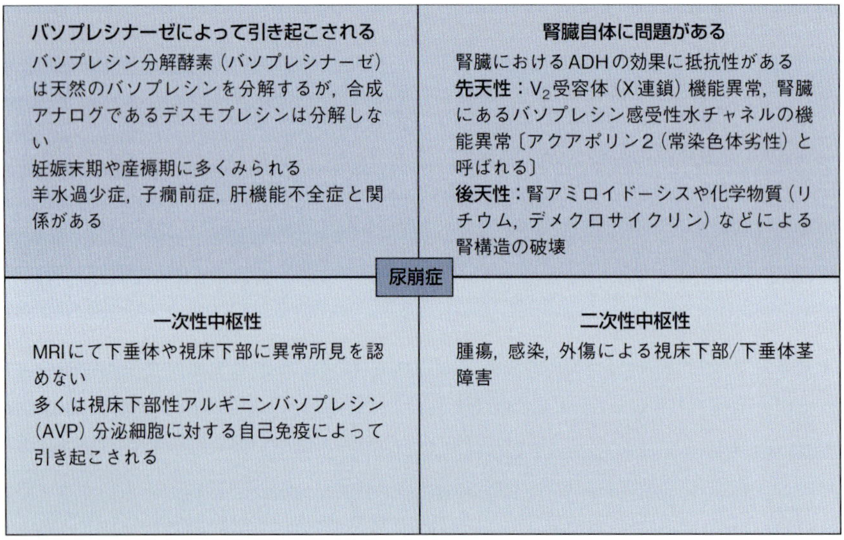

バソプレシナーゼによって引き起こされる
バソプレシン分解酵素（バソプレシナーゼ）は天然のバソプレシンを分解するが，合成アナログであるデスモプレシンは分解しない
妊娠末期や産褥期に多くみられる
羊水過少症，子癇前症，肝機能不全症と関係がある

腎臓自体に問題がある
腎臓におけるADHの効果に抵抗性がある
先天性：V_2受容体（X連鎖）機能異常，腎臓にあるバソプレシン感受性水チャネルの機能異常〔アクアポリン2（常染色体劣性）と呼ばれる〕
後天性：腎アミロイドーシスや化学物質（リチウム，デメクロサイクリン）などによる腎構造の破壊

尿崩症

一次性中枢性
MRIにて下垂体や視床下部に異常所見を認めない
多くは視床下部性アルギニンバソプレシン（AVP）分泌細胞に対する自己免疫によって引き起こされる

二次性中枢性
腫瘍，感染，外傷による視床下部/下垂体茎障害

図 117-2 尿崩症の診断

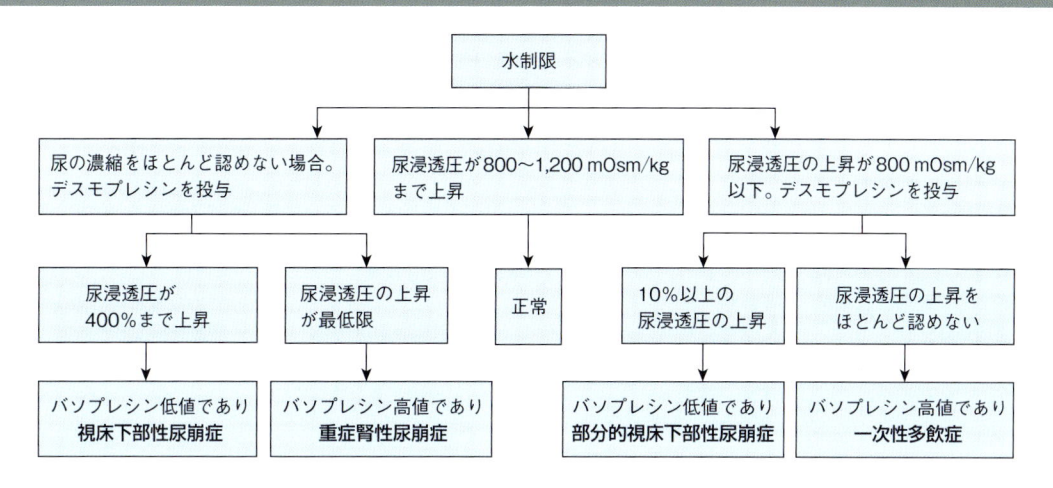

```
                              水制限
        ┌───────────────────────┼───────────────────────┐
  尿の濃縮をほとんど認めない場合。  尿浸透圧が800～1,200 mOsm/kg   尿浸透圧の上昇が 800 mOsm/kg
  デスモプレシンを投与              まで上昇                       以下。デスモプレシンを投与
   ┌────┴────┐                     │                      ┌────────┴────────┐
 尿浸透圧が    尿浸透圧の上昇       正常                  10%以上の         尿浸透圧の上昇を
 400%まで上昇  が最低限                                   尿浸透圧の上昇    ほとんど認めない
   │            │                                            │                │
 バソプレシン低値であり バソプレシン高値であり          バソプレシン低値であり バソプレシン高値であり
 視床下部性尿崩症       重症腎性尿崩症                  部分的視床下部性尿崩症 一次性多飲症
```

鑑別診断
- 糖尿病
- Cushing 症候群
- リチウム中毒
- 心因性多飲

診断 (図 117-2)
- 単独で診断可能な臨床検査はない。
- 24 時間の尿量が 2 L 以下の場合は尿崩症を除外できる。
- V_1 受容体刺激の減少により尿酸塩クリアランスが悪化した結果，高尿酸血症をきたすことがある。
- 下垂体と視床下部の MRI は，腫瘤性病変を除外するために必要である。
  - ▶ 多くの尿崩症の患者で T1 強調画像における下垂体後葉の高信号が消失する。
- 水制限試験は尿崩症診断のゴールドスタンダードである (図 117-2)。
  - ▶ Na^+ の基礎値をチェックする (経口摂取は行わない，尿量と尿浸透圧の計測，体重測定)
  - ▶ 水制限前後の尿浸透圧の変化が 10% 以下のときや体重減少が 2% 以下のときは Na^+，尿浸透圧，血清バソプレシン値をチェックする。必要な場合はデスモプレシン 2 mg の投与を行う。

治療
- 目標は夜尿の防止と多飲のコントロールである。
- 一般的治療：脱水を防止するために，尿量にあった経口飲水や低張輸液の経静脈投与を行う。

尿崩症の治療

バソプレシン	デスモプレシン	利尿薬	その他の薬物
● 抗利尿効果と昇圧効果をもつ ● 脳死後は低用量投与にて組織を保護する ● 抗バソプレシン抗体ができる可能性がある ● 注意：心筋虚血を引き起こす可能性がある。そのために，疑わしい患者には硝酸薬の併用が望ましい	● バソプレシンの合成アナログである ● 降圧効果ははるかに小さく，抗利尿効果については 2,000 倍以上の特異性がある ● 妊娠中の尿崩症に対しては唯一の薬物である ● 経静脈，経口，経鼻で1日に2回から3回の投与を行う ● 注意：低ナトリウム血症，感情変化，肢端紅痛症	● ヒドロクロロチアジドは軽度の循環血液量の低下をもたらす。→腎近位尿細管で Na^+，Cl^-と水を保持する→ ADH が作用する集合管での流量が低下する→尿量が低下する ● amiloride は集合管の Na^+ チャネルをブロックし，リチウム吸収を防止する ● これらの薬物は腎性尿崩症のみに使用する	● クロルプロマジンは腎における抗利尿ホルモン反応性を上昇させる ● カルバマゼピンは抗利尿ホルモン分泌促進作用がある ● 非ステロイド性抗炎症薬はプロスタグランジン産生を抑制することにより集合管での容量負荷を減少させ，尿量を抑える

予後

尿崩症自体は不便ではあるが，生命予後には影響しない。

● 参考文献

www.TheAnesthesiaGuide.com を参照

（深見真二郎）

第118章
脳死と臓器提供

Ronaldo Collo Go, Roopa Kohli-Seth

脳死の診断

- 酸塩基平衡，循環，電解質，循環障害を除いた急性期における中枢神経系の破滅的現象で，中毒あるいは低体温の所見はない。
- 臨床試験：脳幹機能は欠如。脊髄反射と末梢神経反射は生じる場合がある。
- 1歳児以上の患者は6時間後にふたたび臨床試験を行う。
- 2回の臨床試験の後に無呼吸テストを施行する。
  ▶ 患者から人工呼吸器をはずし，T ピースで 6 L/min の酸素を投与する。
  ▶ 8〜15 秒以内に自発呼吸出現＝無呼吸テスト陰性
  ▶ PCO_2 60 以上，あるいは基準値から 20 以上増加した状態で自発呼吸なし＝無呼吸テスト陽性
- 臨床試験と無呼吸テスト陽性は脳死を肯定するのに十分である。

検査	
確証的検査	臨床試験および無呼吸テストで不確定な場合
血管画像	内頸動脈あるいは Willis 動脈輪の血流欠如
脳波	30 分間の脳活動の欠如
核画像	アイソトープ取り込みの欠如
体性感覚誘発電位	正中神経反応の欠如
経頭蓋超音波 Doppler	拡張期血流を伴わない小さい収縮期ピーク

臓器提供の頻度とタイプ	
54% 脳死下ドナー	法的な死。原因：心血管異常，外傷，無酸素症
40% 生体ドナー	腎移植が望ましい
7% 心停止後ドナー	予期される心停止，あるいは予期されない心停止を生じうる，呼吸および肺機能の不可逆的な停止

臓器提供に対する禁忌
- 敗血症による多臓器不全
- メラノーマ以外の皮膚癌，脳腫瘍，前立腺癌転移
- 感染症：細菌，ウイルス，真菌，寄生虫，プリオン

潜在的ドナーが不成功となる場面
- 家族が拒否している。
- 循環虚脱をきたしている。
- 医学的に判定基準不適合である。

図 118-1 脳死患者における頭蓋内圧上昇の病態生理学

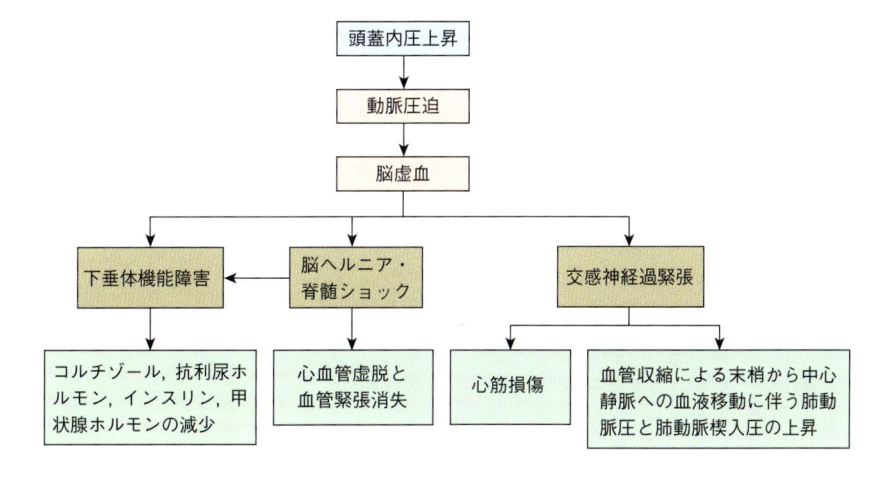

頭蓋内圧上昇 → 動脈圧迫 → 脳虚血
- 下垂体機能障害 → コルチゾール，抗利尿ホルモン，インスリン，甲状腺ホルモンの減少
- 脳ヘルニア・脊髄ショック → 心血管虚脱と血管緊張消失
- 交感神経過緊張 → 心筋損傷／血管収縮による末梢から中心静脈への血液移動に伴う肺動脈圧と肺動脈楔入圧の上昇

潜在的ドナーの検査，管理	
潜在的ドナーの同定	臓器移植ネットワーク，移植コーディネーターに連絡 脳死宣告に先立ち2回目の脳死判定が正当化される
初期検査	感染症（HIV1, HIV2, HTLV1, HTLV2），肝炎パネル，サイトメガロウイルス（IgGとIgM），EBウイルス（IgMとIgG），梅毒，トキソプラズマ（IgG）
6時間ごとに検査	全血球算，動脈血液ガス，アスパラギン酸アミノトランスフェラーゼ，肝機能検査，PT/PTT/INR，フィブリノーゲン，トロポニン，クレアチンキナーゼ，Chem-7（Na^+, K^+, Cl^-, HCO_3^-, BUN, クレアチニン，グルコース），マグネシウム，リン，乳酸脱水素酵素，アミラーゼ，リパーゼ
ライン	動脈カテーテル（心臓/肺摘出のため左橈骨動脈が望ましい） 中心静脈カテーテル（右内頸静脈/鎖骨下静脈が望ましい） 肺動脈カテーテル 太い末梢静脈ライン
その他	経鼻胃管，ブランケット保温，呼吸器回路の加温/加湿
モニター	心電図，尿量（Foleyカテーテル），深部体温，肺動脈カテーテルの場合は熱希釈法心拍出量
必要に応じて	超音波，駆出率45％未満の場合は変力作用的補助 心電図 気管支鏡 心臓カテーテル

ドナー管理

体液，電解質と酸塩基管理を介して臓器灌流と酸素化を維持する。
体温を35.5〜38℃で管理する。
「100ルール」
- 収縮期血圧＞100 mmHg
- 尿量＞100 mL/hr
- PaO_2＞100 mmHg
- ヘモグロビン＞100 g/L

よくある問題

低血圧
- 晶質液か膠質液かは臓器による（例：肺ドナーでは肺水腫を最小限にするために膠質液が望ましい）。
- 腎尿細管障害と高ナトリウム血症のために代用血漿剤は避ける。
- 血液過多であれば強心剤あるいは昇圧薬を使用する。
  - ▶ ドパミンを第1選択とする。5 μg/kg/min未満では腎血管，冠血管，腸間膜血管を拡張させ，臓器灌流を改善させる。さらに臓器生存を向上しうるヘムオキシゲナーゼ1のような保護酵素を誘導する。
    - ■ 上限10 μg/kg/min
  - ▶ ドブタミンは心拍出量を増加させ臓器灌流を改善させる。
    - ■ 限定要因：血圧低下が生じうる毛細血管拡張薬，重篤な頻脈
  - ▶ ドパミンが上限に達した場合，アドレナリンを考慮する。
  - ▶ ノルアドレナリンあるいはバソプレシンのような昇圧薬が使用されることがある。
    - ■ ノルアドレナリンは冠動脈および腎臓の灌流を改善させる。
    - ■ それでも不十分な場合，バソプレシンを使用する。バソプレシンは尿崩症に対し効果を有し，カテコールアミンの使用を減らす。
  - ▶ 難治性低血圧ではホルモン補充療法を行う。

脳死患者における難治性低血圧に対する薬物使用		
ホルモン補充療法		
バソプレシン		25 単位を 250mL の生理食塩液，あるいは 5% ブドウ糖液に溶解し，0.5 単位/hr で投与，あるいはデスモプレシンを 1〜4 μg 静注し，6 時間ごとに 1〜2 μg 静注。バソプレシンは，尿量 0.5〜3 mL/kg/hr および血清ナトリウム濃度 135〜145 mEq/L を目標に，0.5 単位/hr から最大 6 単位/hr まで単回投与あるいは静注できる。血清ナトリウム濃度は 6 時間ごとに測定する
メチルプレドニゾロン		1 日 1 回 15 mg/kg を単回投与
インスリン		250 mL の生理食塩液に 25 単位を溶解し，1 単位/hr で投与。目標血糖値は 100〜140 mg/dL
甲状腺ホルモン		最初に T_4 静注による高カリウム血症を予防するために，10 単位レギュラーインスリン＋1 アンプル 50% ブドウ糖液を投与。つぎに T_4 20 μg を単回投与し，T_4 200 μg を溶解した 500 mL の生理食塩液を 10 μg/hr で投与（最大 20 μg/hr）

不整脈
- 現在のガイドラインに従うが，徐脈がアトロピンに対して耐性を示す場合がある点に注意する。

尿崩症
- 多量な低浸透圧性利尿を生じる抗利尿ホルモンの完全あるいは不完全喪失である。
- 表のようにバソプレシンを投与する。

乏尿
- 目標尿量は 1 mL/kg/hr である。
- 輸液蘇生が効果的でない場合，フロセミドまたは低用量ドパミンなどの利尿薬を使用する。

凝固異常
- 虚血脳，あるいは他のプロセスから線溶系物質やプラスミノゲン活性化因子が二次的に放出されることがある。
- 妥当と考えられるときは，赤血球濃厚液，新鮮凍結血漿，凝固因子，血小板を投与する。
- 一般的に PT＞35％ をめざす。ただし分割肝移植では PT＞60％ でなければならない。

人工換気器管理
- 6 mL/kg（予測体重），プラトー圧＜30 cmH$_2$O。男性の標準体重＝50＋〔2.3×（身長/2.54−60）〕。女性の標準体重＝45.5＋〔2.3×（身長/2.54−60）〕。ただし身長の単位はセンチメートルとする。
- β受容体作動薬は分泌を減少させるため使用を続けるべきである。

臓器摘出
- 摘出時間は 2〜5 時間である。
- 筋弛緩薬とオピオイドを投与する（一般的に脊髄反射は障害されていない）。
- 大動脈クロスクランプまでは蘇生を継続する。
- 心臓/肺摘出の場合は左動脈ライン
- 心臓が摘出されれば呼吸/蘇生は中止する。

心停止後臓器提供
- 臓器斡旋移植ネットワーク/全米臓器配分ネットワークに従うルールがある。
- 除外基準は脳死下臓器提供と類似する。近親者の同意は必要となる。
- ICU あるいは手術室における管理された環境で，生命維持の処置は撤退される。
- 心静止から死亡宣告までの時間は通常約 5 分であるが，2 分と短い場合もある。臓器を摘出する外科医も移植に関与している他のいかなる人員も，終末ケアまたは死亡宣告に参加することはできない。
- 腎臓と肝臓，膵臓，まれに心臓が摘出される。
- 1 時間以上の虚血あるいは低酸素は，臓器の提供が不可能なことが予測される。

●参考文献
www.TheAnesthesiaGuide.com を参照

（弦切純也）

Part VIII
区域麻酔

第119章
区域麻酔の安全性

Erica A. Ash

区域麻酔と止血

- 血腫形成による神経学的合併症の発生はまれである。
- 硬膜外ブロックでは＜15万分の1の発生率である。
- 脊髄くも膜下ブロックでは＜22万分の1の発生率である。
- リスク因子は下記のとおり。
    - ▶ 加齢
    - ▶ 脊髄，脊椎の異常
    - ▶ 凝固異常
    - ▶ 穿刺困難あるいは穿刺に伴う組織損傷
    - ▶ 持続抗凝固療法中の留置カテーテル
    - ▶ 未分画ヘパリン，低分子ヘパリンによる4日以上の治療（ブロック施行前に血小板数を確認）
    - ▶ 低分子ヘパリンの高用量皮下注射（エノキサパリン 1 mg/kg，12時間ごと，エノキサパリン 1.5 mg/kg，24時間ごと，ダルテパリン 120 U/kg，12時間ごと，ダルテパリン 200 U/kg，24時間ごと，tinzaparin 175 U/kg，24時間ごと）
- 凝固機構に影響するその他の薬物の併用状況について，記録を再確認する。
- ヘパリン最大量による抗凝固療法が必要な予定手術前に，硬膜損傷を伴う穿刺：手術を24時間延期する。

末梢神経ブロックと止血

- 脊髄血腫の発生は，出血が1ヶ所に貯留することが原因となる。周囲の神経血管鞘の中に出血した場合，血管鞘は拡がることができるので，神経虚血のリスクは低くなる。
- 末梢神経ブロック後の出血は26例の報告があり，全例において6～12ヶ月で神経学的な回復を認めている。
- 末梢神経ブロックのリスクは明確になっていないが，報告事例では，神経損傷そのものよりも出血が最大のリスクである。
- 末梢神経ブロックの決定的なガイドラインはない。
- 深部神経叢ブロックや末梢神経ブロック（傍脊椎，大腰筋筋溝，坐骨，場合により鎖骨下）：ASRA（American

Society of Regional Anesthesia and Pain Medicine）は下記の区域麻酔のガイドラインに従うことを推奨しているが，おそらく制限が厳しすぎる．

凝固に影響する薬物使用下での区域麻酔に関する ASRA ガイドライン

薬物	用量	適応	最終投与からカテーテル留置までの時間	最終投与からカテーテル抜去までの時間	カテーテル抜去から投与再開までの時間
アスピリン NSAIDs			血小板減少などの問題がなければ，禁忌はない		
未分画ヘパリン	5,000 単位皮下注射，12 時間ごと	血栓予防	なし	なし	なし
未分画ヘパリン	5,000 単位皮下注射，8 時間ごと	血栓予防	推奨されない		
未分画ヘパリン	治療量の静脈内投与	深部静脈血栓/肺塞栓治療	4～6 時間 PTT を確認	2～4 時間 PTT を確認	1 時間
未分画ヘパリン	外科医による	術中のヘパリン化（血管手術）	ヘパリン使用前にカテーテルを留置，ヘパリン開始は 1 時間後から	2～4 時間 PTT を確認	1 時間
未分画ヘパリン	最大量	人工心肺	データ不十分		
低分子ヘパリン	低用量，1 日 1 回	血栓予防	10～12 時間	12 時間	2 時間
低分子ヘパリン	低用量，1 日 2 回	血栓予防	推奨されない	ヘパリン使用前にカテーテル抜去	2 時間 麻酔法にかかわらず術後 24 時間待つ
低分子ヘパリン	高用量	血栓塞栓症治療	24 時間 理想的には治療開始前にカテーテルを抜去	24 時間	2 時間
ワルファリン	治療量		4～5 日 INR を確認 ●治療量では INR 正常化 ●単回投与では INR<1.5		
クロピドグレル（Plavix®）			7 日	開始 24 時間以内 48 時間以上経っている場合は 7 日	24 時間
チクロピジン（Ticlid®）			14 日	14 日	24 時間
abciximab（ReoPro®）			24～48 時間		
eptifibatide（Integrilin®）			4～8 時間		
tirofiban（Aggrastat®）			4～8 時間		
フォンダパリヌクス（Arixtra®）間接的 Xa 因子阻害薬	●2.5 mg 皮下注射，1 日 1 回 ●5～10 mg 皮下注射，1 日 1 回	●深部静脈血栓予防 ●深部静脈血栓/肺塞栓治療	24 時間	36 時間	12 時間

薬物	用量	適応	最終投与からカテーテル留置までの時間	最終投与からカテーテル抜去までの時間	カテーテル抜去から投与再開までの時間
リバーロキサバン (Xarelto®) 直接的 Xa 因子阻害薬	● 10 mg 経口, 1日1回	● 人工股関節置換術/膝関節置換術後の深部静脈血栓予防	推奨されない	18 時間	6 時間
	● 15 mg 経口, 1日3回3週間, その後 20 mg, 1日1回	● 深部静脈血栓/肺塞栓治療（FDA 未承認）			
	● 20 mg 経口, 1日1回	● 心房細動（FDA 未承認）			
アピキサバン (Eliquis®) 直接的 Xa 因子阻害薬	● 2.5 mg 経口, 1日2回 ● 5 mg 経口, 1日2回	● 深部静脈血栓予防（FDA 未承認） ● 心房細動	データ不十分		
ダビガトラン (Pradaxa®) 直接的トロンビン阻害薬	● 220 mg 経口, 1日1回 ● 150 mg 経口, 1日2回	● 深部静脈血栓予防（FDA 未承認） ● 心房細動	推奨されない	推奨されない	4〜6 時間

http://journals.lww.com/rapm/Fulltext/2010/01000/Regional_Anesthesia_in_the_Patient_Receiving.13.aspx

局所麻酔薬中毒

全身毒性は，通常，偶発的な血管内注入の結果である。
周囲からの血管内への吸収によって起こることもある。
- 静脈内＞気管＞肋間＞仙骨＞傍頸椎＞硬膜外＞腕神経叢＞坐骨＞皮下

局所麻酔薬の血漿濃度と毒性は下記の要因で決まる。
- 注入量（局所麻酔薬の最大投与量は第 120 章参照）
- 注入速度
- 注入部位
- 血管収縮薬の添加の有無
- 動脈 vs 静脈
- CO_2 分圧（脳血流量に影響する）
- pH：アシドーシスは細胞内にイオンを閉じ込め，遊離型の薬物を増やし，その結果，痙攣閾値を下げる。

予防法
- 少量ずつに分けて緩徐に投与し，頻回に逆流を確認する。万が一中毒が疑われたら，その時点ですぐに投与を中止し，注意深く観察する。
- 超音波ガイド下ブロックは安全性を高めることを示すエビデンスが増えている。
  ▶ 偶発的な血管内注入のリスクを減らす。
  ▶ 必要な局所麻酔薬の量を減らす。

徴候（出現する順序はさまざま，図 119-1 参照）
- 早期
  ▶ 口周囲のしびれ感
  ▶ 舌の感覚異常
  ▶ 口内の金属のような味
  ▶ めまい
  ▶ 耳鳴り
  ▶ かすみ目

図119-1 リドカインの血漿濃度と全身毒性症状

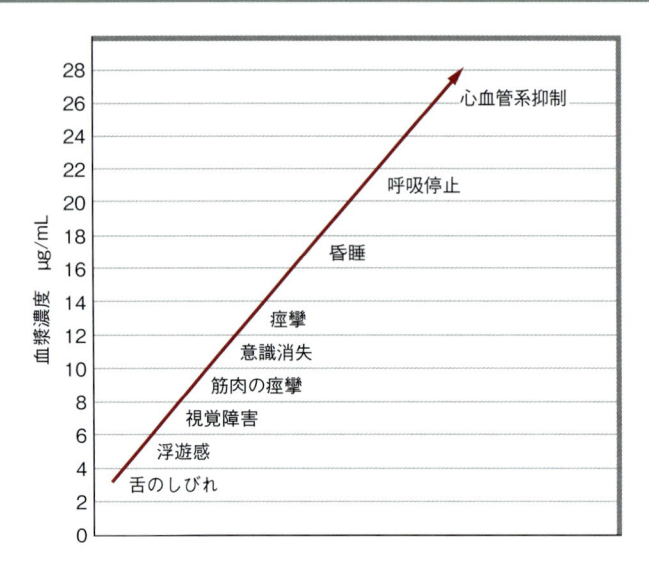

血漿濃度 μg/mL

- 28
- 26 ─ 心血管系抑制
- 24
- 22
- 20 ─ 呼吸停止
- 18
- 16 ─ 昏睡
- 14
- 12 ─ 痙攣
- 10 ─ 意識消失
- 8 ─ 筋肉の痙攣
- 6 ─ 視覚障害
- 4 ─ 浮遊感
- 2 ─ 舌のしびれ
- 0

Longnecker DE, Brown DL, Newman MF, Zapol WM. Anesthesiology. Figure 44-20 より。www.accessanesthesiology.com からも閲覧可能。© The McGraw-Hill Companies, Inc. All rights reserved.

- ▶興奮
- ▶妄想
- ▶中枢神経系の抑制
- ▶ろれつ不良
- ▶意識消失
- 晩期
  - ▶筋肉の痙攣
  - ▶強直間代性痙攣
  - ▶呼吸停止
  - ▶循環虚脱

心毒性
- ブピバカイン＞レボブピバカイン＞ロピバカイン＞リドカイン

機序
- ブピバカインはミトコンドリア酵素のカルニチン-アシルカルニチントランスロカーゼを抑制し，細胞内 state 3 呼吸（促進呼吸），すなわち心筋細胞の脂肪酸の燃焼を阻害する。
  - ▶脂肪乳剤治療の主目的は下記のとおり。
    - ■遊離ブピバカイン（脂溶性）を脂肪に結合させる（lipid sink）。
    - ■心臓が燃料として使用できる脂肪酸を供給する。
- ブピバカイン：タンパクとの結合性が強く，リドカインと比較して心筋のナトリウムチャネルから解離しにくい。

局所麻酔薬中毒が疑われる場合の，ASRAによる推奨治療

- 助けを呼ぶ
- 気道：100% O_2 で過換気にし（CO_2 分圧を下げ，遊離型薬物を減らし，脳血流量を減少させる），必要なら挿管
- 痙攣を抑制する：ベンゾジアゼピン（ミダゾラム2〜5 mg）で治療し，無効ならばプロポフォールを使用（循環動態が不安定な場合，プロポフォールは禁忌）
- 必要ならばBLS/ACLSを開始；他の機序による心停止よりも蘇生努力を長く続ける
- アドレナリンの1回投与量は＜1 μg/kg に減量
- バソプレシン，カルシウムチャネル拮抗薬，β受容体遮断薬，局所麻酔薬の使用を避ける
- 心毒性の徴候があれば，20％脂肪乳剤を点滴
  - 1.5 mL/kg（標準体重）を1分以上かけて単回投与（標準的な成人で100 mL）
  - 0.25 mL/kg/min で持続投与（約18 mL/min）
  - 循環抑制が改善しなければ，1〜2回，単回投与を反復
  - 低血圧が持続すれば，0.5 mL/kg/min に増量
  - 持続投与は状態が安定してから最低10分続ける
  - 最初の30分の最大推奨投与量は10 mL/kg
- 上記でうまくいかなければ，人工心肺
- 12時間以上モニタリング

術前の神経学的評価

認知，感覚，運動，協調運動などに関して機能障害を評価して記載する。
認知
- 安定時の精神状態：人，場所，時間への適応

感覚：左右を比較し，非対称の程度を確認する。
- 鋭覚と鈍覚：割った舌圧子，舌圧子の先
- 温度覚：アルコール綿でふく，グローブに入れた氷
- 固有受容感覚：閉眼している状態で患者の関節を動かし，動きの方向を質問する。

皮膚分節
- 脊髄神経の後根によって支配される皮膚の領域である。
- 皮膚分節の間で重なり合う。

運動：左右を比較し，非対称の程度を確認する。
- 筋緊張：他動的可動に対する抵抗である。
- 筋力：抵抗に対する動きである。
  - 0＝収縮なし
  - 1＝わずかな収縮
  - 2＝重力を除くと動く
  - 3＝重力に抗して動く
  - 4＝重力と抵抗に対して動く
  - 5＝正常

協調運動
- 指鼻試験
- 踵脛試験

術前に末梢神経障害のある患者では，永久的な神経障害のリスクが高くなる（神経ブロックによる二重損傷）。しかしながら，この直感的な概念は，エビデンスで裏づけされているわけではない。

無菌操作

感染制御についてのコンセンサスは現時点では存在しない。
感染防御策の程度
- マスクのみ〜完全バリア手技（マスク，キャップ，滅菌グローブ，ガウン，ドレープ）

▶完全バリア手技がカテーテル留置には推奨される。

最も重要なこと
- 局所麻酔の部位を注意して観察する。
- カテーテル部位を観察できるように透明なドレッシング材で覆う。

クロルヘキシジンはポビドンヨードと比較して，中心静脈カテーテル関連の血流感染のリスクを減少させる。局所麻酔においての効果は明らかではない。

持続注入チューブやバッグは，96時間ごとに交換する。

● 参考文献

www.TheAnesthesiaGuide.com を参照

(白澤　円)

第120章
局所麻酔薬と添加薬

Robert N. Keddis

- 弱塩基性，親水性の第三級アミンで，電位依存性ナトリウムチャネルを阻害し，脱分極を抑制する。
- 神経遮断に対する神経線維の感受性
    - ▶ 直径の細い線維，無髄線維で感受性が高い。
    - ▶ 脊髄，末梢神経では，自律神経＞感覚神経＞運動神経となる。
- 作用発現時間，持続時間
    - ▶ 非イオン化型/非荷電型：脂溶性，細胞膜通過
    - ▶ 脂溶性が増すと，作用発現時間が短縮，作用持続時間が延長し，効力が増す。
    - ▶ 濃度を高く，総用量を増やすと作用発現時間が短縮する。
    - ▶ 投与部位：血管が豊富な部位は，浸透性の取り込みが多くなるため，作用持続時間が短縮する。
    - ▶ メモ：作用持続時間延長の目的でアドレナリンが添加されるが，アルカリ性の状態では不安定である。
        - ■ アドレナリンを含むボトルは，酸性のpHにしてあるので，その場でアドレナリンを添加したときよりも作用発現が遅い。
- 浸透性の血管内吸収
    - ▶ 肋間神経ブロック＞仙骨硬膜外＞硬膜外＞腕神経叢＞坐骨，大腿神経＞皮下
- 2群に分かれる。
    - ▶ アミド型（覚え方としては，名前にIが2つ含まれる）
        - ■ 肝臓で代謝される。肝機能障害があると，作用持続時間が延長し，毒性が増す。
    - ▶ エステル型
        - ■ 主に偽コリンエステラーゼで代謝される。
        - ■ 偽コリンエステラーゼ欠損症患者では，作用持続時間が大幅に遷延するため，使用を避ける。

局所麻酔薬（第122章と第123章も参照）

		末梢神経	硬膜外	くも膜下	浸潤	頸静脈局所
アミド型						
ブピバカイン	濃度	0.25〜0.5%	0.25〜0.75%	0.5〜0.75%	適応なし	禁忌
	用量	10〜40 mL	5〜20 mL	1〜3 mL		
	作用持続	4〜12時間	60〜120分	1〜3時間		
	作用発現	緩徐	中間	迅速		
リドカイン	濃度	1〜1.5%	1.5〜2%	1.5〜5%	0.5〜1%	0.25〜0.5%
	用量	10〜40 mL	20 mL			
	作用持続	1〜3時間	1.5〜2時間	0.5〜1.5時間	2〜8時間	0.5〜1時間
	作用発現	迅速	迅速	迅速	迅速	迅速
メピバカイン	濃度	1〜1.5%	1.5〜2%	2〜4%	適応なし	適応なし
	用量					
	作用持続	2〜4時間	1〜2時間	1〜2時間		
	作用発現	迅速	迅速	迅速		
prirocaine	濃度	4%	適応なし	2%	4%	0.5%
	用量	10〜15 mL		80 mg		50 mL
	作用持続			2〜4時間	0.5〜1時間	45〜90分
	作用発現	迅速		迅速	迅速	迅速
ロピバカイン	濃度	0.5〜1%	0.5〜1%	0.5〜0.75%	0.2〜0.5%	適応なし
	用量	10〜20 mL				
	作用持続	5〜8時間	2〜3時間	1〜3時間	2〜5時間	
	作用発現	緩徐	中間		迅速	
エステル型						
ベンゾカイン	濃度	適応なし	適応なし	適応なし	局所：最大20%	
	用量					
	作用持続				0.5〜1時間	
	作用発現				迅速	
chloroprocaine	濃度	2%	2〜3%	2〜3%	1%	
	用量					
	作用持続	0.5〜1時間	0.5〜1時間	1〜2時間	0.5〜1時間	
	作用発現	迅速	迅速	迅速	迅速	
コカイン	濃度	適応なし	適応なし	適応なし	局所：4〜10%	
	用量					
	作用持続				0.5〜1時間	
	作用発現				迅速	
プロカイン	濃度	適応なし	適応なし	2%	適応なし	
	用量					
	作用持続			0.5〜1時間		
	作用発現			迅速		
テトラカイン	濃度	適応なし	適応なし	0.5%	局所：2%	
	用量			15 mg		
	作用持続			2〜4時間	0.5〜1時間	
	作用発現			迅速	迅速	

局所麻酔薬の最大推奨投与量

薬物	最大推奨投与量 mg（成人）	最大推奨投与量 mg/kg	アドレナリン添加時の最大推奨投与量 mg（成人）	アドレナリン添加時の最大推奨投与量 mg/kg
リドカイン	300	3〜4.5	500	6〜7
メピバカイン	400	4.5	550	7
ブピバカイン	175	2〜3	225	2
レボブピバカイン	150	2	データなし	2
ロピバカイン	225〜300	3	225〜300	
chloroprocaine	800	12	1,000	
プロカイン	500	12		
prirocaine		6〜8	500	8

データは異なる出典から得ており，mg での用量と mg/kg での用量は一致していない。注意：エビデンスによる裏づけは十分ではない。

具体的なポイント

- **局所麻酔薬の混合**
  - ▶利点は証明されていないが，臨床で一般に行われている。作用発現時間が有意に短縮することはなく，作用持続時間は有意に短縮する。
  - ▶推奨されない。
- **アレルギー反応**：局所麻酔薬に対する真のアレルギー反応はまれである。
  - ▶特に歯科治療時の局所麻酔薬アレルギーの報告の多くは，アドレナリン添加局所麻酔薬の血管内注入による可能性が高い。
  - ▶真のアレルギー反応：アナフィラキシー反応（Ⅰ型），遅延型過敏症反応（Ⅳ型）が多い。
  - ▶エステル型とアミド型で交差反応はしない。
  - ▶エステル型局所麻酔薬は，代謝産物のパラアミノ安息香酸に対するアレルギー反応が起きやすい。
- **chloroprocaine**：コリンエステラーゼ欠損症患者には使用しない。
  - ▶作用の発現と消失が迅速であるため，胎児への曝露を減らす目的で，経腟分娩後の修復，無痛分娩のため硬膜外麻酔を行っていた妊婦の帝王切開など産科で用いられる。
    - ■脊髄投与したオピオイドの鎮痛効果を低下させるようである。
  - ▶防腐剤を含まない製剤は，作用持続時間の短さ，また一過性の神経症状が報告されていないことから，適応外使用で外来脊髄くも膜下麻酔に使用される。
    - ■硬膜外投与で使用する高用量をくも膜下投与した際の馬尾症候群が報告されている。
    - ■正確な機序は不明である（用量，防腐剤か？）。
- **リドカイン**
  - ▶脊髄くも膜下麻酔後の一過性の**神経症状**が生じる。
    - ■5% 以上の濃度での使用，切石位，膝関節鏡検査，早期の歩行で頻度が高い。
    - ■痛みは一般的に，殿部や下肢で 24 時間以内に生じ，7 日以内に消失する。
    - ■運動不全，括約筋不全は起こらない。
    - ■他の局所麻酔薬との併用では，メピバカインとの併用で 6〜20%，ブピバカインではまれ，chloroprocaine では報告なし。
    - ■治療は NSAIDs，オピオイドによる。
  - ▶馬尾症候群
    - ■持続くも膜下投与に関係しているが，5% の薬液の単回投与でも報告されている。
      - ◆さまざまな程度の尿失禁，便失禁
      - ◆会陰部の感覚障害
      - ◆下肢の筋力低下
    - ■5% といった高濃度の薬液の使用による直接的な神経毒性が原因として考えられる。

- ■ 低濃度であっても，局所麻酔薬の貯留によって生じる可能性がある．
- ● ブピバカイン
  - ▶ 心毒性：他の局所麻酔薬に比べてナトリウムチャネルへの結合が強く，心毒性が痙攣よりも先に生じることがある．
    - ■ 拡張期の解離が非常に遅いため，ナトリウムチャネルは完全に回復せず，刺激伝導系が阻害される．
    - ■ 静脈内局所ブロックには禁忌である．
  - ▶ 妊娠，アシドーシス，低酸素は心毒性のリスクを高める．
  - ▶ 心臓蘇生は困難で，ブピバカインの脂溶性が関係している可能性がある．
  - ▶ 20％脂肪乳剤で，ブピバカイン関連心停止の患者を救命できる可能性がある（第119章参照）．
- ● ベンゾカイン
  - ▶ メトヘモグロビン血症：3秒以上粘膜に噴霧しない．

局所麻酔薬の添加薬

添加薬	特記事項
HCO₃	● イオン化していない麻酔薬の割合を増加させ，作用発現時間を数分短縮させるが，臨床的に有意ではないことが多い ● 注入時の灼熱感を減少させる ● リドカイン，メピバカインへの添加に限る（1：10），ブピバカインでは沈殿する
アドレナリン	● 最もよく使われる添加薬 ● 局所での血管収縮作用が血管内吸収を減らし，神経周囲の局所麻酔薬濃度を高く保つ ● αアドレナリン作動性刺激が区域麻酔における疼痛経路を変化させる ● 硬膜外投与では，作用持続時間を延長する ● くも膜下投与では，テトラカイン，ブピバカインの作用持続時間を延長する ● 末梢神経ブロックでは，血管内吸収を抑制することで，作用持続時間を延長させる．神経障害がある場合，血流の減少に注意する
オピオイド	● 硬膜外やくも膜下に添加薬として使用するとブロック作用が延長し（作用持続時間には有意な延長なし），くも膜下に投与するとより早く鎮痛が得られる ● 末梢神経ブロックでは使用されなくなった ● 腕神経叢ブロックにブプレノルフィン（μオピオイド受容体の部分作動薬）を加えた研究で，脂溶性によると思われる作用持続時間の延長がある
クロニジン	● α₂作動薬で，区域麻酔における疼痛経路を変化させ，末梢神経ブロックの鎮痛効果を延長する ● 従来は血管収縮作用による効果と考えられていた ● 局所麻酔作用がある ● 一般的に30〜150 μgの用量で使用する ● 稀な有害事象として，低血圧，鎮静，徐脈がある ● 中間作用の局所麻酔薬と使用すると最も有効である
デキサメタゾン	● 末梢神経ブロックに添加薬として使用する ● 運動，感覚遮断の両者を延長する ● 一般的には，20 mLの局所麻酔薬に4〜8 mgを添加する ● 防腐剤を含まない製剤に限る ● 効果の発現機序は明確ではなく（おそらく神経毒性の増強），明らかになるまで使用は推奨されない

ドラッグデリバリーシステムの応用

- ● カテーテル，ポンプ，添加薬を使用せずに局所麻酔薬の効果を延長させる目的で，リポソーム製剤が開発された．
- ● ブピバカインのリポソーム製剤（Exparel®）は，手術部位への単回投与が認可されている．
- ● 末梢神経ブロックへの使用はまだ研究段階である．

局所麻酔薬のその他の使用

- **大量浸潤麻酔**
  - 局所麻酔薬を脂肪吸引術で使用する。
  - アドレナリン添加（1：100万）の低濃度リドカイン（0.05〜0.1％）を止血に使用する場合，炭酸水素塩で中和すると注入時痛が減る。
  - 最大で総量 55 mg/kg まで使用できる。
  - アドレナリンにより吸収を減らして低濃度で投与すれば，ほとんど全身毒性なく高用量を使用することができる。
- **エムラクリーム（リドカイン，prirocaine をそれぞれ 2.5％ 含む 5％ 乳液）**
  - 表面麻酔
    - 小児患者に点滴を行う前に使用する。
    - 18℃ で溶融する。
  - 症例研究では，脂肪肉腫のような皮膚腫瘍の患者において鎮痛効果や灼熱感の軽減が報告されている。
    - 塗布により 24 時間以内に鎮痛が得られた。
- **リドカインパッチ**
  - 5％ パッチを傷のない皮膚に 12 時間貼付する。
  - 帯状疱疹後神経痛に対する鎮痛に用いられる。
  - 有害事象には局所反応が含まれるが，アレルギーはまれである。
- **腹部手術**
  - リドカイン 1 mg/min の 24 時間全身持続投与は，術後痛を減少させ，イレウスの期間，入院期間を短縮する。
  - 腹膜前創部カテーテルから 0.2％ ロピバカイン 10 mL/hr を 48 時間投与すると，モルヒネの iv-PCA と比較して横隔膜機能不全が減少する。
- **抗菌性**
  - 局所麻酔薬は *in vitro* で微生物増殖を阻害することが知られている。
    - 多くの微生物種に対して，ブピバカインが最も効果的であることが示されている。
    - 硬膜外注入の添加薬である，クロニジン，アドレナリン，フェンタニルの微生物増殖に対する有意な効果はない。
  - *in vivo* のデータはない。
- **癌の再発**
  - 局所麻酔と鎮痛が癌の転移再発のリスクを減らす可能性を示唆する研究があるが，意見が分かれている。機序は不明であるが，オピオイド関連の免疫修飾を減らすことによる可能性がある。

- **参考文献**

www.TheAnesthesiaGuide.com を参照

（白澤　円）

第121章
脊髄幹麻酔
(脊髄くも膜下麻酔・硬膜外麻酔)

Toni Torrillo

脊髄幹麻酔の禁忌		
絶対的禁忌	**相対的禁忌**	**賛否あり**
● 患者の拒否	● 非協力的な患者	● 意思疎通困難な患者
● 注入部位の感染	● 敗血症	● 脱髄病変（多発性硬化症）
● 頭蓋内圧亢進	● 神経学的欠損[1]，水頭症，重度の痙攣性疾患の存在	● 過去の脊椎手術や融合
● 血液凝固障害（PTT，INR，血小板数のカットオフ値が不明確）		● 硬膜外麻酔失敗後の脊髄くも膜下麻酔
● 抗血小板薬（クロピドグレル，チクロピジン）	● 複雑な手術（予想出血量が多い，呼吸困難の可能性）	
● 重度の大動脈弁狭窄症，僧帽弁狭窄症	● 弁狭窄—患者の機能状態を考慮してリスク/ベネフィットを評価	
● 重度の脊椎の奇形，病変（完全な二分脊椎，髄膜瘤）	● 重度の血液量減少	
	● 注入部位以外の脊椎の奇形，病変	

[1] 医学的というよりも法医学的な懸念

術前評価

- ASA-1の患者以外では，血小板数，PTT，INRを評価する。
- 区域麻酔に鎮静や全身麻酔を併用して患者を安心させる。
- リスク，ベネフィット，代替案を説明する。
- 副作用
  - ▶ 時々起こるが，重大ではないもの
    - 頭痛，低血圧，悪心，モルヒネなどの長時間作用オピオイド使用による瘙痒感，麻酔不十分，異なるレベルでの再施行，脊髄くも膜下麻酔，硬膜外麻酔施行困難による全身麻酔への変更，手術困難/延長による全身麻酔への移行
  - ▶ まれであるが，重大なもの
    - 出血，感染，神経障害，高脊麻，呼吸困難，循環抑制

手技

- 解剖
  - ▶ 脊髄　大後頭孔から→成人 L_1，小児 L_3
  - ▶ 硬膜嚢/くも膜下/硬膜下腔→成人 S_2，小児 S_3
- 体表のランドマーク（図121-1）
- 脊椎の解剖（図121-2）
  - ▶ 靱帯
    - 棘上靱帯
    - 棘間靱帯
    - 黄色靱帯：正中において，最も厚く（3〜5mm），髄膜から最も遠い（4〜6mm）。よって正中法では偶発的なくも膜穿刺は起こりにくい。

- 麻酔レベルの確認のためのランドマーク
  - T_4　乳頭
  - T_7　剣状突起
  - T_{10}　臍

図 121-1　脊髄幹麻酔のランドマーク

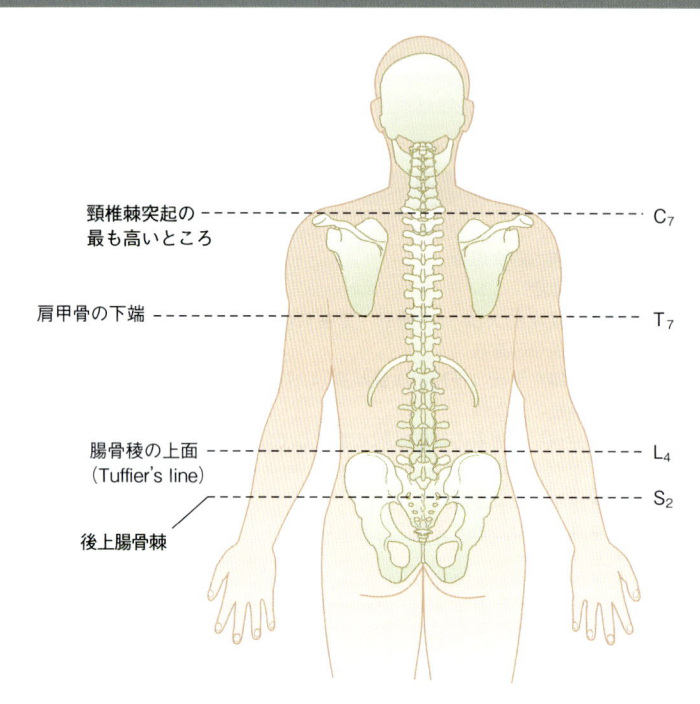

Morgan GE, Mikhail MS, Murray MJ. Clinical Anesthesiology. 4th ed. Figure 16-9 より。www.accessmedicine.com からも閲覧可能。
© The McGraw-Hill Companies, Inc. All rights reserved.

図 121-2　(A) 脊髄幹麻酔に必要な横断面の構造，(B, C) 典型的な腰椎の解剖

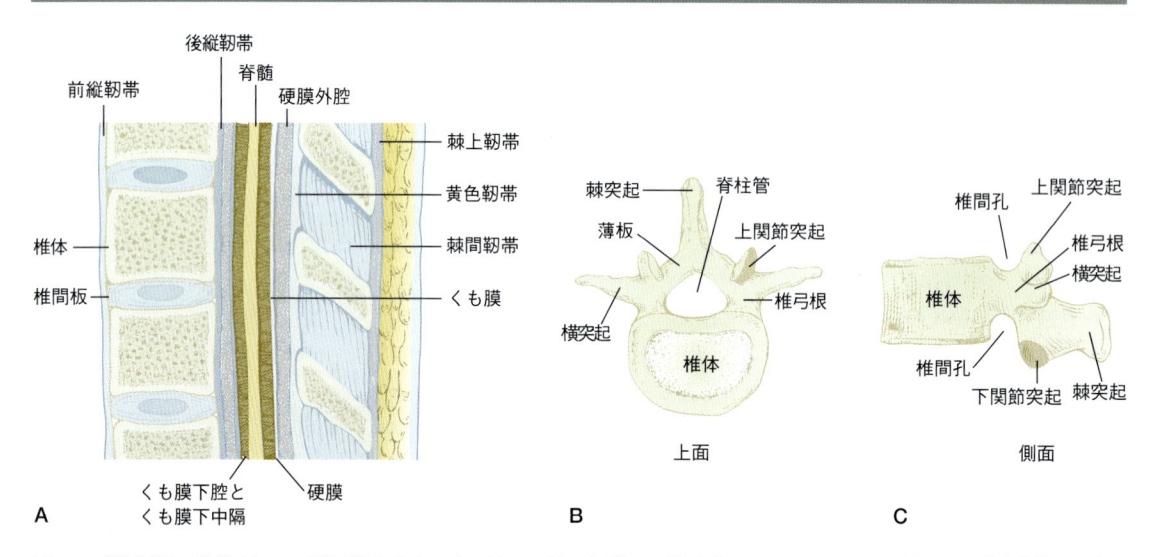

Morgan GE, Mikhail MS, Murray MJ. Clinical Anesthesiology. 4th ed. Figure 16-1 より。www.accessmedicine.com からも閲覧可能。
© The McGraw-Hill Companies, Inc. All rights reserved.

- ▶L₁ 鼠径靱帯
- ●知覚テスト（軽く針で触る），交感神経テスト（冷たいアルコール綿でふく）
  - ▶運動神経ブロックよりも，知覚神経ブロックが2椎体，交感神経ブロックがさらに2椎体広い。
  - ▶はじめは1分ごとに血圧を測定する（短時間作用型では10〜15分，長時間作用型では20〜30分で麻酔域が固定）。
- ●体位
  - ▶座位
    - ■正中をとらえやすい（肥満，側弯）。
    - ■顎をひき，肩はリラックスし，背中を曲げる（怒ったネコ，エビのイメージ）。
  - ▶側臥位
    - ■片側を下にし，顎をひき，膝を曲げる（胎児のイメージ）。
    - ■男性と女性は，肩幅/腰幅の比が異なり，脊椎は水平ではない。
    - ■髄液漏出は緩徐である。
  - ▶腹臥位
    - ■低比重の薬液を用いてジャックナイフ体位で行う肛門直腸手術，造影剤を用いて脊髄幹手技を行う場合にとる。

図 121-3　正中法 vs 傍正中法

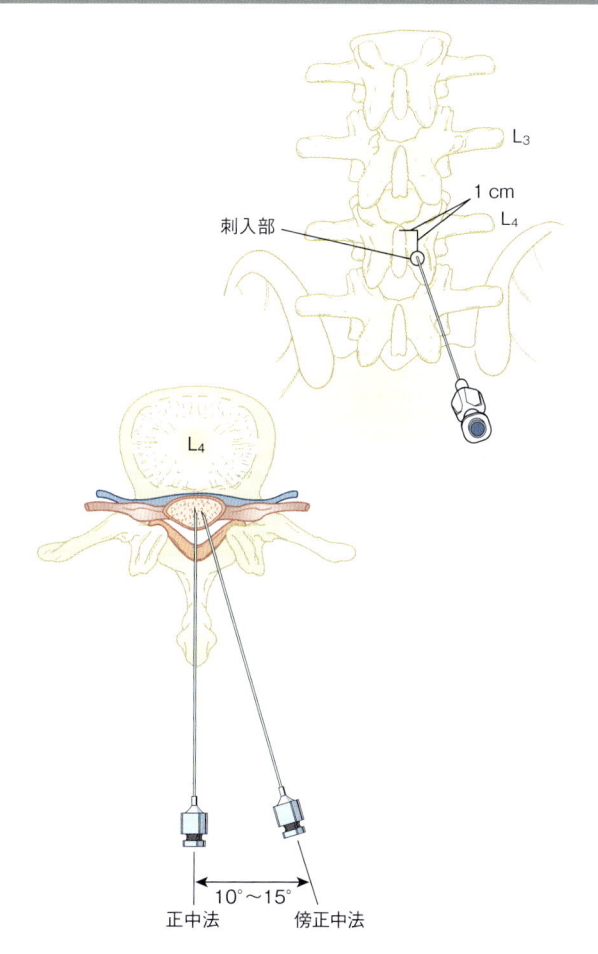

Longnecker DE, Brown DL, Newman MF, Zapol WM. Anesthesiology. Figure 46-10 より。www.accessanesthesiology.com からも閲覧可能。© The McGraw-Hill Companies, Inc. All rights reserved.

- ■ 髄液は自然に流出することはなく，吸引が必要である。
- アプローチ法（図121-3）
  - ▶ 正中法
    - ■ 穿刺する上下の棘突起を確認する。
    - ■ 棘突起間の凹みが穿刺部位である。
    - ■ 棘突起は下向きにのびているため，腰部では針の方向は少し頭側に向け，胸部ではかなり急峻に頭側に向ける（30°〜50°）。
  - ▶ 傍正中法（図121-4）
    - ■ 脊椎を屈曲した体位がとれない患者，棘間靱帯が骨化した患者で有用である。
    - ■ 目的とするレベルの上下の棘突起を確認する。
    - ■ 下方の棘突起の1cm外側から穿刺する。

図121-4 傍正中法

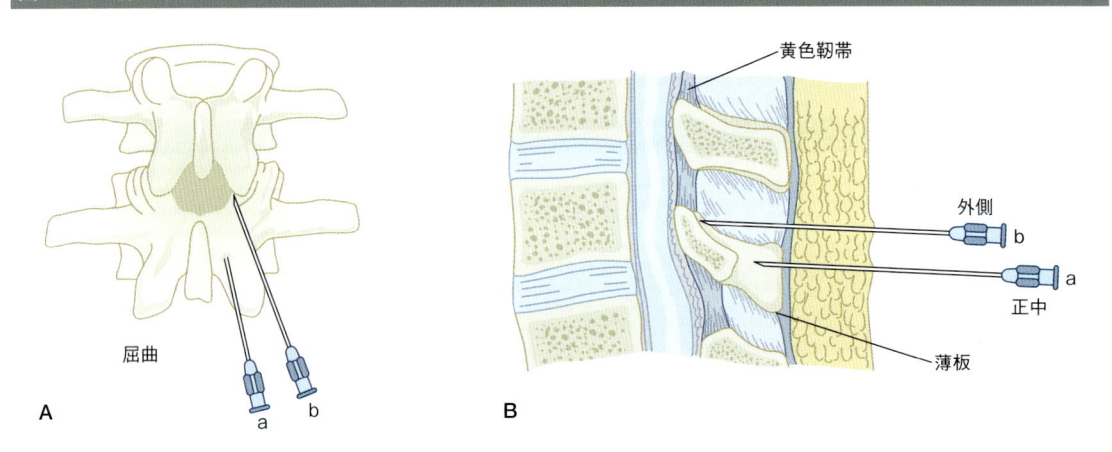

針が浅いところで骨にぶつかった場合（a），内側板にあたっていることが多い．深いところでぶつかった場合（b）正中から離れて外側にある．背面（A） 傍矢状面（B）

Morgan GE, Mikhail MS, Murray MJ. Clinical Anesthesiology. 4th ed. Figure 16-14 より。www.accessmedicine.com からも閲覧可能。
© The McGraw-Hill Companies, Inc. All rights reserved.

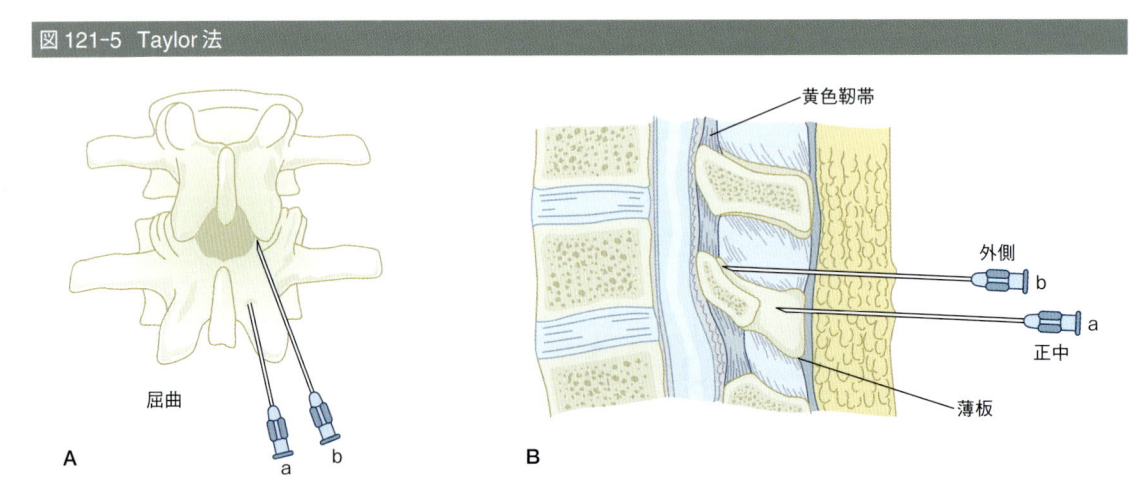

図121-5 Taylor法

Morgan GE, Mikhail MS, Murray MJ. Clinical Anesthesiology. 4th ed. Figure 16-9 より。www.accessmedicine.com からも閲覧可能。
© The McGraw-Hill Companies, Inc. All rights reserved.

- 針は皮膚に対して45°頭側，15°内側に刺入する。
- 針を黄色靱帯に進める。
- 棘上靱帯，棘間靱帯は通過しない。
- 偶発的な硬膜穿刺はこの方法でより起こりやすい。
- 硬膜をTuohy針で貫通しても，硬膜穿刺後頭痛は，正中法よりも起こりにくい。

▶ Taylor法（図 121-5）
- L_5〜S_1間の傍正中法の変法である。
- 靱帯が骨化した患者において，唯一硬膜外腔に到達できる経路であることがある。
- 上後腸骨棘の1 cm内側，1 cm下方から穿刺する（図 121-5）。
- 針は内側，頭側へ45°〜55°の角度で進める。
- 古典的な傍正中法では，最初の抵抗は黄色靱帯である。
- 針が骨に接触したら，通常それは仙骨であり，内側，頭側に進める。

脊髄幹麻酔の合併症

合併症	リスク因子	病態生理学	治療
低血圧	過量投与，高脊麻レベル，肥満，妊婦，高齢者，循環血液量減少	交感神経遮断（動静脈拡張）	輸液（先行負荷も考慮するが過負荷は避ける），昇圧薬（エフェドリン，ドパミン），フェニレフリンは心拍数減少による心拍出量減少をもたらす
徐脈，心停止	T_1〜T_4の高い麻酔レベル，若年，ASA-1，迷走神経優位，β受容体遮断薬，循環血液量減少	心拍促進線維の遮断，静脈還流の減少とBezold-Jarisch反射	アトロピン，エフェドリン，5〜10 μgアドレナリン（または必要に応じてACLS用量）
全脊髄麻酔	過量投与，局所麻酔薬に対する特異な感受性，局所麻酔薬の特異な拡散	低血圧，意識消失，無呼吸 交感神経遮断，延髄低灌流による	対症療法，挿管，輸液，昇圧薬 エフェドリン，フェニレフリンに反応しなければ，アトロピンとアドレナリンを使用して循環虚脱を予防
前脊髄動脈症候群	重篤な低血圧の持続	前脊髄への血流低下	対症療法
尿閉	男性，高齢，長期の遮断	S_2〜S_4の遮断で膀胱緊張が減少し，排尿反射が阻害される	時間，導尿 持続する場合は神経損傷を示す
硬膜穿刺後頭痛（第125章参照）	太い針，カッティング針，若年，女性，妊婦	硬膜の裂け目から髄液が漏出，頭蓋内圧亢進，血管の牽引	輸液，カフェイン，NSAIDs，ブラッドパッチ
背部痛	穿刺の繰り返し，骨との接触，腰痛の既往	組織損傷，局所の炎症反応	自然に軽快，アセトアミノフェン，NSAIDs，膿瘍や血腫を除外
神経根，脊髄損傷	高いレベルでの穿刺，複数回の穿刺，知覚障害が顕在化したときに針の抜去や注入中止の失敗	神経根，脊髄の直接的な損傷	自然に消失することもある 症状が消失しない，または進行する場合は早期に神経科にコンサルト
馬尾症候群	内径の小さい持続くも膜下カテーテル使用，5％リドカイン	神経根上への局所麻酔薬の貯留や偏在により，膀胱直腸障害，下肢不全麻痺が生じる	内径の小さいくも膜カテーテルの中止，高濃度リドカイン中止，早期発見と神経科へのコンサルト
一過性神経症状	脊髄くも膜下麻酔後のみで硬膜外麻酔ではみられない 外来手術，切石位，リドカイン（すべての局所麻酔薬で起こりうるが）	局所麻酔薬の濃度依存性の神経毒性が殿部に放散する背部痛の原因となる 感覚・運動障害はない	自然に軽快 痛みに対してNSAIDs

合併症	リスク因子	病態生理学	治療
くも膜炎，髄膜炎	器具の汚染，患者の感染部位，防腐剤を含まない局所麻酔薬	微生物や化学的刺激物のくも膜下腔への侵入	髄膜炎に対して抗菌薬，くも膜炎に対して疼痛管理と理学療法
脊髄血腫	凝固障害，血小板減少症，血小板機能異常，線溶/血栓溶解療法中，穿刺困難あるいは血性髄液逆流時のブロック	直接的な圧傷害，虚血　初発症状は局所麻酔薬投与で予想されるよりも長期または強い運動神経障害の場合がある	神経科へのコンサルト，MRIやCT，8～12時間以内の外科的除圧
脊髄膿瘍	汚染	直接的な圧傷害が，背部痛，放散痛，感覚・運動障害，麻痺の原因になる	背部痛，発熱があれば疑い，神経科にコンサルトし，MRIやCT，ブドウ球菌に対する抗菌薬，外科的除圧，経皮的ドレナージ
硬膜外カテーテル迷入	3人に1人の割合で起こりうる		血管内迷入であればカテーテルを抜去　くも膜下に迷入した場合，リスク/ベネフィットを考慮
硬膜外カテーテルの剪断，破損	針を抜いたカテーテルを引っ張る，カテーテルの強引な抜去		深部に残存した場合は注意深い観察を行う　浅部に残存したり，露出していたり，神経症状を認める場合は外科的に除去

抗凝固と区域麻酔

第119章参照

● 参考文献

www.TheAnesthesiaGuide.com を参照

（白澤　円）

第122章
硬膜外麻酔

Toni Torrillo

図 122-1 硬膜外針の選択

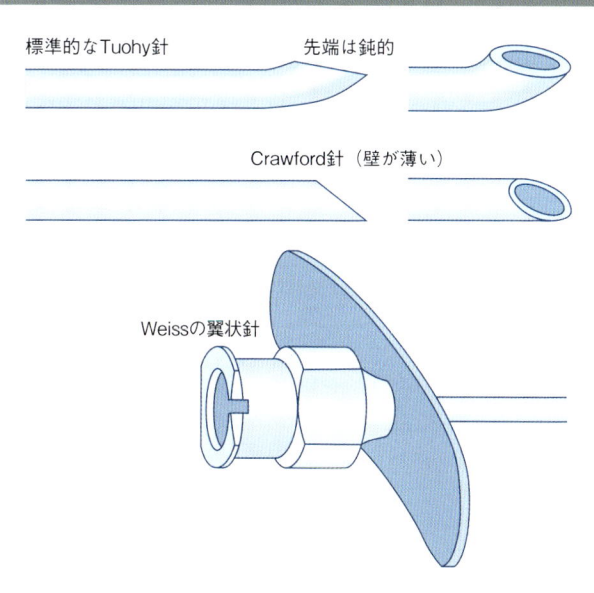

標準的なTuohy針　　先端は鈍的

Crawford針（壁が薄い）

Weissの翼状針

鈍的な，彎曲した先端は，硬膜を押しのけ，不用意な穿刺を回避する。直針は楽にカテーテルを挿入できるが，硬膜穿刺の発生率が高くなる可能性がある。
Morgan GE, Mikhail MS, Murray MJ. Clinical Anesthesiology. 4th ed. Figure 16-9 より。www.accessmedicine.com からも閲覧可能。
© The McGraw-Hill Companies, Inc. All rights reserved.

部位の選択

手術部位	硬膜外留置のレベル
胸部	T_4〜T_8
上腹部	T_6〜T_8
中腹部	T_7〜T_{10}
下腹部	T_8〜T_{11}
下肢	L_2〜L_4

局所麻酔薬

薬物[1]	濃度	作用発現	知覚遮断	運動遮断
chloroprocaine	2	迅速[2]	鎮痛	軽度から中等度
	3	迅速	高度	高度
リドカイン	≦1	中間	鎮痛	わずか
	1.5	中間	高度	軽度から中等度
	2	中間	高度	高度
メピバカイン	1	中間	鎮痛	わずか
	2～3	中間	高度	高度
ブピバカイン	≦0.25	緩徐[3]	鎮痛	わずか
	0.5	緩徐	高度	軽度から中等度
	0.75	緩徐	高度	中等度から高度
ロピバカイン	0.2	緩徐	鎮痛	わずか
	0.5	緩徐	高度	軽度から中等度
	0.75～1	緩徐	高度	中等度から高度

迅速から中間の作用発現の薬物は，最高麻酔レベルに15～20分で達し，緩徐に作用発現する薬物では30分かかる．
[1] 常に防腐剤を添加していない局所麻酔薬を使用
[2] 迅速はおよそ5～10分
[3] 緩徐はおよそ15～20分

硬膜外の添加薬

添加薬[1]	用量	作用発現（分）	最大効果時間（分）	効果持続時間（時間）	コメント/副作用
フェンタニル	50～100 μg	5～10	10～20	1～3	瘙痒，悪心，尿閉，鎮静，イレウス，呼吸抑制（モルヒネで遅発性，高齢者や睡眠時無呼吸患者では用量を減量）
モルヒネ	2～5 mg	15～30	60～90	4～24	
hydromorphone	0.75～1.5 mg	20～30	20～30	1～3	
アドレナリン	1：20万				神経の局所麻酔薬への曝露を延長
クロニジン	150～400 μg				低血圧，知覚遮断の延長
炭酸水素ナトリウム	1 mEq/10 mL 局所麻酔薬				リドカイン，メピバカイン，chloroprocaineの作用発現を促進 ブピバカインに添加すると沈殿

[1] オピオイドは作用の時間よりも質に影響し，有意な回復遅延なく，神経遮断を遷延させる．アドレナリンはブピバカイン，ロピバカインに加えるよりも，リドカイン，メピバカイン，chloroprocaineの効果を遷延させる．局所麻酔薬の最大血中濃度は，アドレナリンを添加したときよりも低い．

手技

- 空気や生理食塩液による抵抗消失法を用いる．
- 皮膚から棘間靱帯へ針を進めるときはスタイレットを入れる．
- 抵抗を感じる．
- スタイレットを抜いて2～3 mLの空気や生理食塩液の入ったガラスシリンジを接続する．
- 抵抗消失を感じるまで，少しずつ進める．
- 3～5 cm 硬膜外腔にカテーテルを進める．
    - ▶カテーテルを深く進めるとねじれたり，からみやすくなる．
    - ▶浅いカテーテルは抜けやすい．
- 硬膜外腔をみつけることが難しい場合，骨から離れ，異なるレベルやアプローチを試みる．
- カテーテルを進める過程や，局所麻酔薬注入時に持続痛や知覚障害が生じた場合，カテーテルを抜去し，異なるレベルから試みる．どちら側に症状がでたか患者に確認し，逆方向に針を向ける．

- 神経や脊髄への局所麻酔薬の注入を避ける。
- 1椎体遮断するために，1～2 mLの局所麻酔薬を使用する（第162章参照）。
- 低身長の患者では1椎体1 mL，高身長の患者では2 mL必要となる。
- 高齢者，妊婦では硬膜外腔が狭いため，必要量は少なくなる。
- 側位，Trendelenburg体位，逆Trendelenburg体位では，重力を利用してブロックの効果範囲を変化させることができる。

くも膜下腔や血管内留置の確認検査

- 吸引だけでは十分ではない。
- 世界共通の硬膜外試験用量はない。
- 20万倍アドレナリン添加1.5%リドカイン3 mLが非妊娠成人では妥当。カテーテルがくも膜下にあれば，くも膜下収縮期血圧15 mmHg以上の上昇，心拍数10 bpm以上の増加，T波の25%以上の拡大がみられたり，脊髄くも膜下ブロックになる。
- アドレナリンを添加していない0.25%ブピバカイン3 mLなどでは，血管内注入による中枢神経症状（耳鳴り，鉄のような味）がみられ，くも膜下注入では重度のブロックがみられる。
- 単孔式カテーテルと前胸部Dopplerを用いれば，3 mLの空気も使用できる。
- 100 μgのフェンタニルは血管内留置の確認にはなるが，くも膜下留置の試験にはならない。

図122-2 硬膜外針の角度

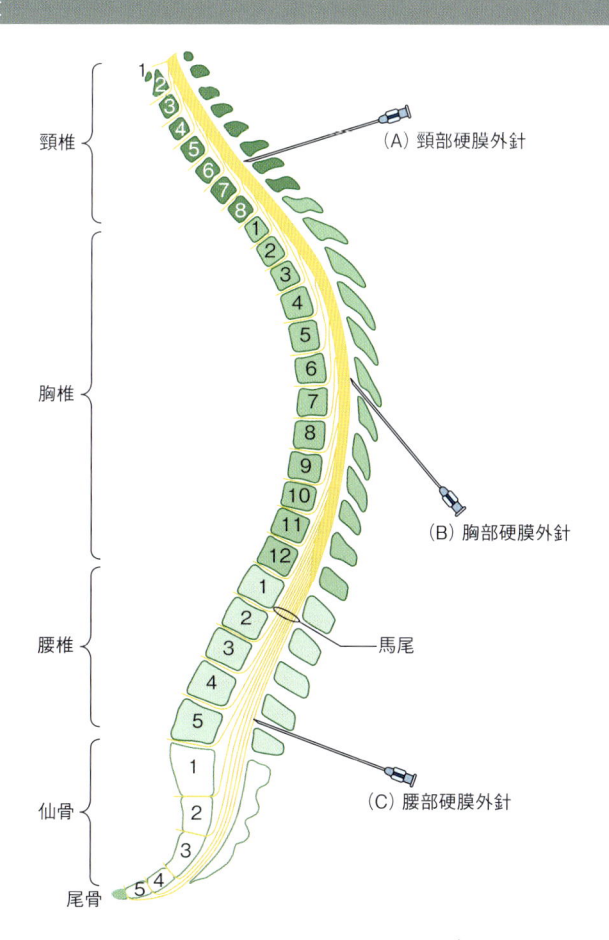

頸椎
(A) 頸部硬膜外針

胸椎
(B) 胸部硬膜外針

腰椎
馬尾

仙骨
(C) 腰部硬膜外針

尾骨

Morgan GE, Mikhail MS, Murray MJ. Clinical Anesthesiology. 4th ed. Figure 16-9より。www.accessmedicine.comからも閲覧可能。
© The McGraw-Hill Companies, Inc. All rights reserved.

硬膜外麻酔の生理的効果

臓器系	生理学	利点	欠点
心血管系	静脈貯留，T_1〜T_4 では心拍促進を阻害する	出血を減らす，深部静脈血栓の発生率を低下させる	低体温，低血圧，徐脈
呼吸器系	肋間筋，腹筋を弱める	横隔膜は正常に動く，深呼吸時の痛みを軽減し，無気肺，低酸素症，肺炎，呼吸不全を予防し，術後人工換気時間を短縮する	呼吸予備能が限られた患者では深呼吸，咳，分泌物排出が十分に行えない
消化器系	迷走神経優位になり，小腸，収縮した腸が活発に蠕動する	腹腔鏡手術に適した状態，術後硬膜外鎮痛は消化管機能の回復を早める	オピオイドはイレウスの一因となる
腎系	膀胱自律機能の低下	全体として腎機能は影響を受けない	尿閉，膀胱拡張，高血圧
内分泌代謝系	神経内分泌ストレス反応の抑制	不整脈と虚血を減らす	

コツとヒント

- 脊椎に影響を及ぼす疾患（神経線維腫症，骨転移）がある場合，硬膜外留置に先立って CT や MRI で病変を確認すべきである。
- 椎弓切除術後，脊椎固定術後の患者では，解剖に影響がでる。傍正中法のほうが容易で，脊髄くも膜下麻酔のほうが硬膜外麻酔より容易。可能ならば手術部位よりも上で穿刺レベルを選択。効果が不完全であったり，予期せぬ麻酔レベルに達することもある。術前に患者とよく検討する。
- 高位胸椎レベルまで麻酔が必要な患者では，胸壁の固有受容感覚がなくなることによる呼吸困難感について，術前の説明や施術中の再確認が必要である。
- ブロック効果レベルに影響する因子は，用量，年齢，身長，重力（脊髄くも膜下麻酔よりは影響が少ない）である。
- ブロックの密度を規定する最も重要な因子は，薬物，濃度，総量，注入レベルである。
- 最初に選択したレベル，アプローチに時間をかけすぎてはならない。5 分かけても成功しなければ，別のレベルやアプローチを試みる。
- 片側のブロックになった場合，カテーテルを 1〜2 cm 引き抜き，効果のない側を下にして再度薬液を注入する。
- 会陰部をブロックするときは，座位で硬膜外注入を試みる。
- 迷走神経と並走する内臓求心性線維はブロックされない可能性があり，そのような場合にはオピオイドや他の薬物（第 151 章参照）の静注の追加が必要である。
- ロピバカイン：ブピバカインに比べ，心毒性が少なく，運動神経ブロックが少ない。
- 硬膜外麻酔中に，血管内注入された局所麻酔薬による中毒を避ける最もよい方法は，試験注入，注入ごとの入念な吸引，徐々に注入する（1 回に 5 mL，数分おきに）ことである。
- 腰部の刺青のある患者での，硬膜外留置による合併症の報告はない。
- 敗血症患者における，腹腔鏡手術のための硬膜外麻酔は，硬膜外膿瘍の可能性，凝血障害，血行動態の不安定性があるため，議論の余地がある。
- 成人において，**硬膜外留置を覚醒下で行うか麻酔下で行うかは意見が分かれる**。術後の神経学的欠損に関係する感覚異常や注入時痛を患者自身が訴えられるため，覚醒下で行うことが推奨される。

●参考文献

www.TheAnesthesiaGuide.com を参照

（白澤　円）

第123章
脊髄くも膜下麻酔

Toni Torrillo

脊髄くも膜下麻酔針（図123-1）

図123-1 脊髄くも膜下麻酔に使用する針

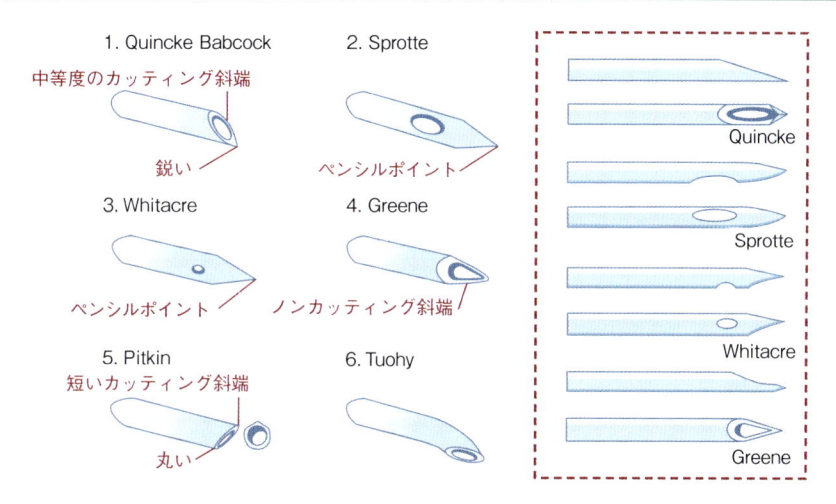

1. Quincke Babcock — 中等度のカッティング斜端／鋭い
2. Sprotte — ペンシルポイント
3. Whitacre — ペンシルポイント
4. Greene — ノンカッティング斜端
5. Pitkin — 短いカッティング斜端／丸い
6. Tuohy

Quincke／Sprotte／Whitacre／Greene

Hadzic A. The New York School of Regional Anesthesia Textbook of Regional Anesthesia and Acute Pain Management. Figure 13-10 より。www.accessanesthesiology.com からも閲覧可能。© The McGraw-Hill Companies, Inc. All rights reserved.

- くも膜下腔に上皮細胞が入るのを避けるため，すべての針にスタイレットがある。
- Quincke 針はカッティング針で，先端から注入される。
- Whitacre，Sprotte，Pencan 針はペンシルポイント針である（先端が丸く，側孔から注入）。
- Sprotte 針は開孔部が長く，勢いよく髄液が流れるが，開孔部の遠位部がくも膜下にあっても，近位部が硬膜を越えていないと，投与量の一部がくも膜下腔に到達しないため，失敗する可能性がある。
- ペンシルポイント針は，口径が小さいほどくも膜穿刺後頭痛の発生率が減る。

局所麻酔薬の選択

表を参照

一般的に使用される脊髄くも膜下麻酔薬

薬物	製剤	用量（mg）	手術	作用持続時間（時間） 単独	アドレナリン添加
chloroprocaine	1％, 2％, 3％	30～60	外来手術, T_8	1～2	推奨しない（インフルエンザ様症状）
リドカイン	2％	40～50	外来手術, T_8	1～2	効果はわずか, 推奨しない
メピバカイン[1]	1.5％	30（T_9）	外来手術	1～2	推奨しない
		45（T_6）[2]	膝関節鏡	1.5～3	
		60（T_5）	経尿道的前立腺切除術	2～3.5	
ブピバカイン（等比重）	0.5％	7.5	下肢外来手術	1～2	
		10	人工股関節置換術, 人工膝関節置換術,	2	
		15	大腿骨観血的整復固定術	3	4～5
ブピバカイン（高比重）	0.75％（8.25％ ブドウ糖液）	4～10	会陰, 下肢[3]	1.5～2	1.5～2.5
		12～14	下腹部		
		12～18	上腹部		
ロピバカイン	0.5％, 0.75％	15～17.5	T_{10}	2～3	ブロック効果を延長しない
		18～22.5	T_8	3～4	
	1％＋10％ ブドウ糖液（ブドウ糖液とロピバカインを等量）	18～22.5	T_4	1.5～2	
テトラカイン	1％＋10％ ブドウ糖液（0.5％ 高比重）	4～8	会陰, 下肢	1.5～2	3.5～4
		10～12	下腹部		
		10～16	上腹部		

[1] リドカインの代用として用いるが, 一過性神経障害はメピバカインでも起こる。
[2] 用量 15 mg ごとに外来滞在が 20～30 分延長する。フェンタニル 10 μg の添加はブロック効果を遷延させるが, 外来回復時間に影響を与えない。30 mg の用量を使用する場合には, 十分な作用持続時間を保証するために添加すべきである。
[3] 外来で行う片側の膝手術には極低用量（4～5 mg）で十分。患側を下にした側臥位をブロック後6分保つ。

脊髄くも膜下麻酔薬の一般的な添加薬

添加薬	用量（μg）	作用持続時間（時間）	注釈, 副作用
フェンタニル	10～25	1～2	瘙痒, 悪心, 尿閉, 鎮静, イレウス, 呼吸抑制（モルヒネでは遅発性に生じ, 高齢者や睡眠時無呼吸患者では減量）
sufentanil	1.25～5	1	
モルヒネ	125～250	4～24	
アドレナリン	100～200		神経の局所麻酔薬への曝露を延長, さらにαアドレナリン作動性作用
フェニレフリン	1,000～2,000		低血圧, テトラカインの作用を延長させるが, ブピバカインの作用は延長させない, アドレナリン添加よりもテトラカインの作用持続時間を大きく延長させる, 一過性神経症状の原因となる
クロニジン	15～150		低血圧, 鎮静, 知覚神経, 運動神経遮断の延長

手技

- 消毒，覆布，皮膚の局所浸潤麻酔をする。
  - 導入針を進める（22 ゲージの Quincke 針では不要）
  - 脊髄くも膜下麻酔針を 2 度の抵抗感を感じながら進める（導入針の先端から黄色靱帯に進入したときと硬膜に進入するとき）。
- スタイレットを抜き，髄液の流出を確認し，薬液を注入する。
- 髄液が流出しなければ
  - 流出が回復するように，針を少しずつ抜いたり，進めたりする。
  - 流出がなければ，スタイレットを戻し，針を抜いて再度硬膜に入ったポップ感を感じられるように試す。
- 髄液を得たり，くも膜下腔をとらえることが難しければ，骨をたどるようにして硬膜を探すか，他の部位や他のアプローチ方法を選択する。
- 硬膜に入った抵抗感が得られたときや，薬液注入時，患者に持続する痛みや，感覚異常が生じた場合，針を抜いて方向を変え，どちら側に症状がでたか患者に確認し，逆方向に針を向ける。
- 神経（感覚異常があるとき）や，脊髄（$L_{2/3}$ より上）に薬液を注入しない。

バリシティ（髄液の密度に対する薬液の密度の比）と広がり

- 局所麻酔薬の広がりを規定する最も重要な因子は，バリシティ，総量，患者の注入時，注入後の体位である。
- バリシティは，脳脊髄液と比較した注入薬液の比重に関係する。
- 薬液はブドウ糖液を加えることで高比重となり，蒸留水を加えることで低比重となる。ほとんどの局所麻酔薬は等比重で，chloroprocaine はわずかに高比重である。
- 脊髄くも膜下麻酔への使用において，FDA 承認された等比重の薬物はないが，ブピバカインは有害事象がなく，長期にわたり広く使用されている。
- 高比重の薬液は重力に従う。
  - 患者が座位を保持すれば，仙髄神経だけがブロックされる：サドルブロックは会陰部をブロックし，毛巣洞手術，頸管縫縮術，痔核切除術に用いられる。高比重薬液注入後，最低 5 分，理想的には 15 分，座位を維持すれば，仙髄神経ブロックの効果は最大となり，頭側への広がり，低血圧の発生は最小になる。
  - 注入後，短時間側臥位を維持すると，薬液は仙骨から胸部の彎曲に従って移動する。
    - より高いレベル（15 mg の高比重ブピバカインで T_4）まで到達すれば，腹部手術が可能である。
    - 等比重薬液を使用したときよりも，内臓血管拡張により低血圧の原因となる。
    - 等比重薬液を使用したときよりも，効果が弱く（駆血帯ペインがでる），作用持続時間が短い。
  - 患者を側臥位にすれば，下にした片側がブロックされる。
- 低比重の薬液は上に向かうので，患者を側臥位にすれば，上にした片側がブロックされる。高齢者や状態の悪い患者の循環動態の変化を最小にするのに有用である。
- 等比重の薬液では体位は重要ではないが，等比重薬液は体温でわずかに低比重となり，患者が座位を長くとりすぎると予想以上に高い麻酔レベルの原因になる（脊髄くも膜下麻酔・硬膜外麻酔の併用を行う場合など）。

コツとヒント

- 脊髄は成人でも L_3 レベルで終わる。腸骨稜のレベルは変わりやすい。やせた体型ではさらにレベルが変わりやすくなり，脊髄障害につながる可能性がある。**穿刺可能な 1 番低いレベルで行う。**
- **脊椎に影響を及ぼす疾患**（神経線維腫症，骨転移）がある場合，硬膜外留置に先立って CT や MRI で病変を確認すべきである。
- **椎弓切除術後，脊椎固定術後**の患者では，解剖に影響がでる。傍正中法のほうが容易で，脊髄くも膜下麻酔のほうが硬膜外麻酔より容易。可能なら手術部位よりも上で穿刺レベルを選択。効果が不完全であったり，予期せぬ麻酔レベルに達することもある。術前に患者とよく検討する。
- 高位胸椎レベルまで麻酔が必要な患者では，胸壁の固有受容感覚がなくなることによる呼吸困難感について，術前の説明や施術中の再確認が必要である。
- ロピバカインはブピバカインに比べ，心毒性が少なく，運動神経遮断が少ない。ブピバカインの約 1.5 倍量を

使用する。
- 最初に選択したレベル，アプローチに時間をかけすぎてはならない。5分かけても成功しなければ，別のレベルやアプローチを試みる。
- 脊髄くも膜下麻酔中の血管内注入による局所麻酔薬中毒は，使用量が少ない場合には起こらないはずである。
- くも膜下オピオイド投与による瘙痒は，高用量で発生率が高くなる。抗ヒスタミン薬（ジフェンヒドラミン25 mg 静注）が無効であれば，ナルブフィン 5～10 mg を静注する。

● 参考文献
www.TheAnesthesiaGuide.com を参照

（白澤　円）

第124章
脊髄くも膜下硬膜外併用麻酔
（脊硬麻）

Toni Torrillo

脊髄くも膜下麻酔，硬膜外麻酔の併用では，組み合わせた効果を認める。
- 脊髄くも膜下麻酔による迅速な効果発現，強力なブロック作用
- 手術が脊髄くも膜下麻酔の持続時間よりも長引く場合に，硬膜外カテーテル投与による効果の延長や術後鎮痛

必要な道具（needle-in-needle 法）

- 硬膜外キット
- 硬膜外針よりも長い脊髄くも膜下麻酔針（24～27 ゲージのペンシルポイント針：Whitacre, Sprotte, GertieMarx）

入院患者の脊髄くも膜下麻酔に用いる局所麻酔薬の選択

薬物	製剤	用量 (mg)	手術	作用持続時間（時間）単独	アドレナリン添加
ブピバカイン（等比重）	0.5%	10	人工股関節置換術，人工膝関節置換術，大腿骨観血的整復固定術	2	
		15		3	4～5
ブピバカイン（高比重）	0.75%（8.25% ブドウ糖液）	4～10	会陰，下肢	1.5～2	1.5～2.5
		12～14	下腹部		
		12～18	上腹部		
ロピバカイン	0.5%, 0.75%	15～17.5	T_{10}	2～3	ブロック効果を延長しない
		18～22.5	T_8	3～4	
	1%＋10% ブドウ糖液（ブドウ糖液とロピバカインを等量）	18～22.5	T_4	1.5～2	
テトラカイン	1%＋10% ブドウ糖液（0.5% 高比重）	4～8	会陰，下肢	1.5～2	3.5～4
		10～12	下腹部		
		10～16	上腹部		

硬膜外麻酔に用いる局所麻酔薬の選択

- 高濃度は手術麻酔で強力なブロック効果を維持するために使用する。
- 低濃度は術後鎮痛に使用する。

第122章と第162章の追加情報を参照のこと。

手技

- 消毒，覆布，皮膚の局所浸潤麻酔をする。
  - ▶ 硬膜外針を，抵抗消失法を用いて硬膜外腔まで進める。
  - ▶ 硬膜外針を通して，脊髄くも膜下麻酔針をくも膜下腔に進める。
- 髄液の流出を確認し，薬液を注入する。
- 硬膜に入った抵抗感が得られたときや，薬液注入時，患者に持続する痛みや，感覚異常が生じた場合，針を抜いて方向を変える。神経や脊髄に薬液を注入しない。
  - ▶ どちら側に症状がでたか患者に確認し，逆方向に針を向ける（特に脊椎変形がある場合）。
- 脊髄くも膜下麻酔針を抜く。
- 硬膜外カテーテルを進め，硬膜外腔内に3〜5 cm留置する。

コツとヒント（第122章と第123章参照）

- 硬膜外腔を確認するための抵抗消失法に生理食塩液を使うと，脊髄くも膜下麻酔針を使用したときに脳脊髄液か生理食塩液かわからない可能性があるため，抵抗消失法は空気で行うほうが望ましい。
- 硬膜外カテーテルが，脊髄くも膜下麻酔針で開いた硬膜の穴に進むリスクは，25ゲージよりも細い脊髄くも膜下麻酔針を用いることで最小限にできる。
- 硬膜外用の薬液は，脊髄くも膜下麻酔腔に注入される可能性があるため，少量ずつ注入する。硬膜の穴は薬液の脳脊髄液への流入を増加させ，効果を強める。
- 硬膜外針による硬膜穿刺の発生率は，硬膜外麻酔単独よりも脊硬麻で低い可能性がある。
- 硬膜外麻酔の失敗率は，硬膜外麻酔単独よりも脊硬麻で低い。

参考文献

www.TheAnesthesiaGuide.com を参照

（白澤　円）

第125章
硬膜穿刺後頭痛

Michael Anderson

発生率

- 22ゲージ Quincke針　36%
- 27ゲージ Whitacre針　0%
- 16ゲージ Tuohy針　70%
- 産科麻酔における硬膜外カテーテル留置で硬膜穿刺は0〜2.6%起こる。

リスク因子

- 女性
- 年齢 20～40 歳
- 頻回な頭痛の既往
- 複数回の硬膜穿刺
- カッティング針＞ペンシルポイント針

診断

- 頭痛は通常，脊髄くも膜下麻酔，硬膜外麻酔後，24～48 時間で始まる．硬膜穿刺後すぐに生じる頭痛の場合は気脳症が疑われるが，その場合には一般的に速やかに消失する．
- 頭痛は通常，前頭部，後頭部にみられ，しばしば頚や肩に放散する．
- 頭痛は体位に関係し，座位で悪化し，臥位で軽減する．
- 非典型的な症状として，**頭痛を伴わない耳鳴り，複視，聴覚障害，羞明**などがある．脳神経の牽引によるもので，早期にブラッドパッチを行う必要がある．
- 患者の 40％ が硬膜穿刺後頭痛ではない頭痛を経験する．硬膜穿刺後頭痛と他の理由による頭痛（緊張性頭痛，妊娠高血圧症候群，片頭痛，カフェイン離脱症状，髄膜炎）とを鑑別する必要がある．
- カテーテルを 24 時間留置した場合，硬膜穿刺後頭痛が減少するとの報告がある．しかし，硬膜外用量の薬物が誤ってくも膜下腔に投与された場合の高位脊髄麻酔や感染症のリスクと，硬膜穿刺後頭痛のリスクをよく考えなければならない．

治療

- ほとんどの頭痛は，自然消失．治療は患者と麻酔科医の間の共同作業となる．
- 支持療法としては，輸液，カフェイン（500 mg 静注，300 mg 経口），経口鎮痛薬（アセトアミノフェン，オキシコドン）が第一選択である．

ブラッドパッチ

- 神経症状がない限り，ブラッドパッチを施行する前に 48 時間は保存的治療をする．
- 抗凝固薬，抗血小板薬は，硬膜外ブロックと同じ期間中止する（第 119 章参照）．
- 硬膜外腔を確認する（できれば最初の穿刺部よりも下位を選ぶ）．
- 15～20 mL の自己血を無菌的に採取し，硬膜外腔に注入する．
- 注入はゆっくり行い，背部痛，背部の圧迫感が生じたときや，20 mL に達したときに終了する．
- 施術後 2 時間，臥位を維持する．
- 場合により，2 度目のブラッドパッチを行う．
- 合併症
  - ▶徐脈
  - ▶神経根刺激による腹部痛や坐骨神経痛（通常は害がなく，数日で消失）
  - ▶微熱（一般的にみられる）
- 2 回のブラッドパッチをしても症状が残っており，診断が硬膜穿刺後頭痛である場合，硬膜下静脈の慢性的な牽引による硬膜下血腫の存在を除外するために，専門家へのコンサルテーションと CT を検討する．
- 予防のためのブラッドパッチは意見が分かれる．この手技は硬膜穿刺後頭痛の発生率を減らす効果はなく，重症度と期間を減らしうる効果があるということを理解した上で，利点と欠点を検討するべきである．
- 硬膜裂傷の治療のために手術を行うのは最後の手段である．

●参考文献

www.TheAnesthesiaGuide.com を参照

（白澤　円）

第126章
末梢神経刺激法の基本

Caroline Buhay

- 末梢神経または神経叢の電気刺激は，以下の因子によって成否が左右される。

末梢神経刺激の電気的影響因子

影響因子	臨床的意義
インピーダンス	●組織により異なる ●ほとんどの刺激装置は，自動補正で定電流を発生させることができる
電極-神経間距離	●針が神経にごく近いと低電流（<0.5 mA）で反応する ●<0.2 mA 以下で反応する場合は，針先が神経内の可能性が高い ●電流または刺激時間（パルス幅）を増やせば，より離れた神経も反応する
電流（mA）	●0.23～0.5 mA の電流で該当する筋の収縮があれば，安全・確実なブロック効果が得られる
電極の位置	●陰極は絶縁針に，陽極は患者皮膚に心電図電極で装着する ●接続を逆にすると，反応に必要な電流は 4 倍になる

準備するもの

- 絶縁針―針先以外は絶縁仕様の針を用いる。電流放出を針先に限局させることで，針の先端の位置決めがより正確にできる。
- 神経刺激装置（下記参照）

神経刺激装置の主な特徴

特徴	機能	設定
定電流	電気刺激が伝わる行程に存在する各種のインピーダンス（組織，針，接続ケーブル，アースなど）を自動補正して電流量を設定値に保つ	最近の機種は，ほとんどで可能
電流計	●供給されている電流値を表示 ●0.01 mA 刻みでの表示が望ましい	●PNS：0.2～1.5 mA ●TES：5 mA
パルス幅/刺激時間	A-α運動線維は，短い刺激時間（0.05～0.1 msec）で反応するが，知覚神経は長い時間でないと反応しない 知覚神経の反応に必要な刺激時間： A-δ線維（0.17 msec），C線維（0.4 msec）	●PNS：0.1 msec ●糖尿病性神経症患者では，長めのパルス幅（0.3～1 ms）が必要な場合あり ●TES：0.2～0.3 msec（神経までの距離が長いため）
刺激頻度	●1秒間の刺激数を決定 ●1 Hz（1回/sec）の設定しかない旧式の機種では，筋収縮の反応を見逃さないようにゆっくり針を操作	●より速く針先を操作できるように，通常は 2 Hz に設定

PNS：末梢神経刺激，TES：経皮的電気刺激

手技（詳細は各ブロックの章を参照）

- 体表の目印，穿刺部位，穿刺方向，反応を期待する筋肉などを同定する。
  - ▶神経の走行は，解剖の個人差や体格の大きさにより，確認が困難な場合がある。経皮的電気刺激（TES，後述）を用いて神経や神経叢の表面電位取りを行うと役に立つ。
- 刺激針には陰極を，患者には陽極を確実に接続する。
- 電流の設定は，1.2〜1.4 mA くらいから始める。強い電流は患者の不快を招く。
- 針を穿刺し，目標の筋肉の動きを観察しながら進める。
- 筋収縮が得られたら，電流を低くしても反応が得られるよう針先の位置を微調整する。
- 0.5 mA 以上の電流でも筋肉の反応が消失するようなら，反応が出るまで再度電流を強くする。
- 最終的には，0.2〜0.4 mA の電流で反応が出る場所を目標とする[訳注]
  - 訳注）最近は，0.5 mA 未満の電流で反応が出る場所まで針を進めることを推奨しない意見が多い。
- 針先が動かないようにようにしっかり固定して，薬液を注入する。患者にも動かないよう指示する。
- 針先が神経内にあると疑われる場合（以下）は，針を少し抜いて浅くする。
  - ▶0.2 mA 以下の電流で反応がある場合
  - ▶針を進めたときに放散痛の訴えがある場合
  - ▶薬液注入時に高い抵抗がある場合
- 1〜2 mL の局所麻酔薬を注入して，反応が消失することを確認する。
- 残りの薬液を一定の速度で注入する。注入時は血管内注入を避けるため，頻回に吸引試験を行う。
- 神経内注入を避けるため，注入圧が途中で上昇しないよう確認する。

注意点

- 神経には運動成分と知覚成分がある。針先が運動神経に近接していなければ，筋収縮は起こらない。超音波画像上で針先が神経内にみえるのに筋肉の反応がない場合は，このような理由による。

経皮的電気刺激

穿刺前に刺入点や神経の走行に見当をつけるため，経皮的に電気刺激を行う手技である。解剖学的に神経がみえにくい体表の患者や，初心者向けの訓練手段として有用である。電極から神経が遠くなるほど，強い電流，長い刺激時間および高い刺激頻度が神経の脱分極と筋収縮に必要となる。この原則に基づいて刺激装置の設定を行う。

準備

- 筋弛緩モニター用の末梢神経刺激装置を用いる。設定は，電流を 5 mA（小〜平均体型患者）または 10 mA（肥満患者），刺激時間を 0.2 msec，頻度を 2 Hz，単収縮とする。
- 心電図の電極シールを，ゲルの部分を残しながら，直径 0.5 mm の円形になるように切る。

手技

- 陽極を患者皮膚に接続する。
- 陰極は作成した心電図電極に接続する。
- 刺激装置が設定どおりに動くことを確認する。
- 患者の体格に基づいて穿刺部位の見当をつけ，陰極シールを貼る。5 mA の電流から刺激をはじめ，筋収縮の有無を観察する。
- 収縮が得られたら，反応する最少電流まで電流を下げる。上述の末梢神経刺激法と同様に，電極を移動させ，最少の電流で最大の反応が得られる場所を探し，穿刺点とする。
- この操作を繰り返すと，神経の走行を描くことができる。針の進行方向を決めるのに役立つ。

備考

- 反応が得られる最少電流は患者により，また目標にする神経により異なる（例，大腿神経と斜角筋間の腕神経叢）。しかし，通常 2〜3 mA の範囲である。

- 肥満患者ではそうでない患者に比べ，神経までの距離が遠くなるので，反応を得やすくするためには最初の電流設定を高めにする必要がある．
- 2 Hzでの刺激は，知覚神経も刺激しうるが，臨床的には著しい不快感を招くことはない．

末梢神経と神経根，被支配筋，予想される反応

神経	神経根	被支配筋	反応
副神経	脳神経（XI）	●僧帽筋	●肩の挙上（肩すくめ）
横隔膜神経	C_3〜C_5	●横隔膜	●しゃっくり
肩甲上神経	C_5〜C_6	●棘上筋	●上腕の外転
		●棘下筋	●上腕の外旋
筋皮神経	C_5〜C_6	●上腕二頭筋	●肘関節の屈曲
		●上腕筋	
腋窩神経	C_5〜C_6	●大円筋	●上腕内転
		●三角筋	
胸背神経	C_6〜C_8	●広背筋	●上腕内転，内旋，伸展
橈骨神経	C_5〜C_6	●腕橈骨筋	●前腕（肘関節）の屈曲，回外
	C_5〜C_6	●橈側手根伸筋	●手首の伸展，外転
	C_6〜C_8	●尺側手根伸筋	●手首の伸展，内転
	C_6〜C_7	●長・短母指伸筋	●母指の伸展
	C_6〜C_8	●指伸筋	●手指（第2〜5指）の伸展
	C_7〜C_8	●上腕三頭筋	●前腕の伸展
正中神経	C_6〜C_7	●橈側手根屈筋	●手首の屈曲，外転
		●長掌筋	●手首の屈曲
		●母指対立筋，短母指外転筋	●母指の対立，外転
	C_8〜T_1	●深指屈筋（第2・3指），浅指屈筋	●第2〜5指の屈曲
		●長母指屈筋	●母指の屈曲
		●方形回内筋	●前腕の回内
尺骨神経	C_8〜T_1	●尺側手根屈筋	●手首の屈曲，内転
		●深指屈筋（第4・5指）	●第4・5指の屈曲
		●小指外転筋，短小指屈筋	●第5指の外転，屈曲
		●母指内転筋	●母指の内転
		●骨間筋	●MP関節の屈曲
		●虫様筋	●PIP関節の伸展
大腿神経	L_2〜L_4	●大腿四頭筋	●膝関節の伸展
	L_2〜L_3	●縫工筋	●大腿の伸展，外転，外旋
	L_2〜L_4	●恥骨筋	●大腿の内転，屈曲
閉鎖神経	L_2〜L_4	●長・短・大内転筋	●大腿の内転，外旋
		●薄筋	
坐骨神経（分枝は下記）	L_5〜S_2	●ハムストリング筋	●殿部伸展，膝の屈曲
		●大腿二頭筋	●殿部伸展，大腿の外旋
浅腓骨神経（坐骨神経の枝）	L_4〜S_2	●前脛骨筋	●足関節の背屈，内反
		●長・短・第三腓骨筋	●足関節の底屈，外反
深腓骨神経（坐骨神経の枝）	L_4〜S_2	●前脛骨筋	●足関節の背屈，内反
		●長指伸筋	●第2〜5指の伸展，足関節外反
		●長母指伸筋	●第1指の伸展，足関節外反

神経	神経根	被支配筋	反応
脛骨神経 （坐骨神経の枝）	L_4〜S_2	●腓腹筋 ●ヒラメ筋 ●足底筋	●足関節の底屈（膝の屈曲）
		●後脛骨筋	●足関節の背屈, 内反
		●長指屈筋	●第2〜5指の屈曲
		●長母指屈筋	●第1指の屈曲
		●足底筋	●足関節の背屈

C_3〜C_8：第3〜8頸神経，T_1：第1胸神経，L_2〜L_5：第2〜5腰神経，S_2：第2仙骨神経
MP：中指節関節，PIP：近位指節間関節

● 参考文献
www.TheAnesthesiaGuide.com を参照

（紫藤明美）

第127章
超音波ガイド下区域麻酔法

M. Fahad Khan

常に関係部位全体を観察し，組織の構造や解剖学的な個人差について確認する。

超音波ガイド下区域麻酔法の利点

- 神経や神経叢をみることができる。
- 回避すべき構造物（血管，胸膜）をみることができる。
- 針をみることができる。
- 局所麻酔薬の広がりをみることができる。
  - ▶十分な広がりが得られた時点で注入を終了し，薬液量の調整ができる。
  - ▶血管内注入を回避できる。針先が圧迫されて虚脱した静脈内にある場合，注入中に薬液の広がりがみられない。
- カテーテルの位置を確認できる。
  - ▶液体，攪拌した液体，空気を注入する。
  - ▶カラーDopplerでも確認できる。

清潔操作/探触子の保護

- 探触子には，滅菌されたゲルと保護カバーを用いる。
- 筒状のカバーが装着しやすい形態に折りたたまれていて，ゴムバンドで固定できるものが理想である。
- 使用後の探触子は，滅菌または消毒，洗浄，乾燥を行い，清潔な環境で保管する。

図127-1 リニア探触子，コンベックス探触子，ホッケースティック型探触子

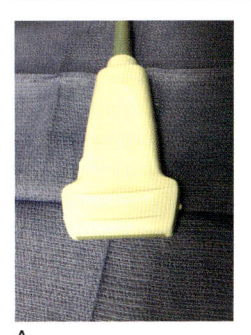

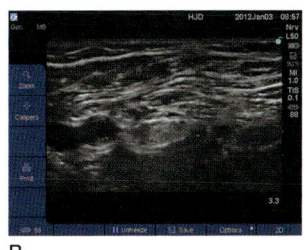

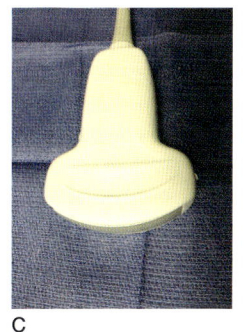

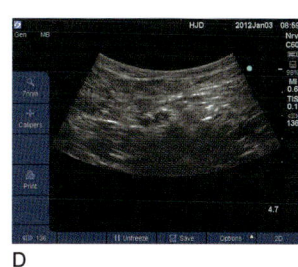

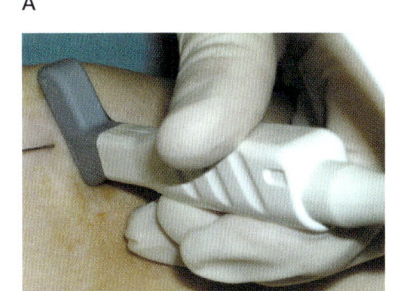

（AとB）リニア探触子と得られる超音波画像。（CとD）コンベックス探触子と得られる超音波画像。（E）ホッケースティック型探触子。

Hadzic A. The New York School of Regional Anesthesia Textbook of Regional Anesthesia and Acute Pain Management. New York: McGraw-Hill;2006. Figure 52-1 より。© The McGraw-Hill Companies, Inc. All rights reserved.

超音波装置と振動子/探触子

探触子の形状（図127-1）
- リニア探触子（直線型）では，探触子の幅の分だけ画像を観察できる。
- コンベックス探触子（曲線型）では半円状の画像が得られ，探触子の直下ではない組織も観察できる。
- ホッケースティック型探触子は，小児などで探触子の接地面積を小さくしたい場合に用いられる。

周波数
- 目標に合った周波数の探触子を選ぶ（通常3〜15 MHz）。
- 高周波の探触子（8〜12または15 MHz）
  - 深い組織には到達しにくい。
  - 目標の深さが3〜4 cmまでの場合に適している。
  - 分解能（画質）がよい。
- 低周波の探触子（3〜5 MHz）
  - より深い組織まで到達する。
  - 目標の深さが5 cm以上の場合に適している。
  - 分解能（画質）が悪くなる。
- 目標に合った探触子を選んだら，さらに周波数の微調整を行う。探触子の周波数はその幅の中で，高，中，低の3段階に分けて選択ができる。

探触子のオリエンテーション
探触子の両端どちらが，画像上の左右に対応するか確認する。
- ほとんどの探触子には，くぼみなど触ってわかる目印があり，対応する側の画像に印が表示されるようになっている。
- わからない場合は，探触子の端を軽く叩くように触れて確認する。

ゲイン
- 画像の明るさ（高輝度）や暗さ（低輝度）に影響する。

- 適切な画像が得られるよう調整する。

時間ゲイン補正
- 特定の深さの部分を対象に画像の明るさ調整を行う。スライド式のボタンまたは自動で調整ができる。
- 特に，深い組織からの超音波は減衰しているため，ゲインを高く設定する必要がある。

深度
- 目標の組織が画面上にみえるように調整する。

焦点
- 焦点を合わせると，目標構造物と同じ深度にある左右の組織との分解能がよくなり，みやすくなる。
- 焦点の矢印は，目標構造物の深度と同じなるように合わせる。
- 最近の機種は焦点が自動調節できるものが多い。

カラー Doppler
- 血流の確認ができる。区域麻酔では，血管の位置確認が目的である。
- 超音波ビームの方向が血流の方向と直角な場合，血流はまったく表示されない。探触子を少し傾けるとよい。
- 覚え方＝BART
  - ▶ 青（Blue）＝探触子から離れる（Away）
  - ▶ 赤（Red）＝探触子に向かう（Toward）

各組織の超音波画像上の特徴

組織	画像上の特徴
神経根	低エコー性（低輝度）
末梢神経	不均一（高エコー性の結合組織の中に低エコー性の神経束）
動脈	無エコー性の拍動物，圧迫で虚脱しない，カラー Doppler で確認可
静脈	無エコー性，圧迫で容易に虚脱する，カラー Doppler で確認可
脂肪	低エコー性（低輝度），多少不均一
筋肉	不均一（低エコー性の組織と高エコー性の線状組織）
腱	高エコー性，多少不均一，上下に牽引すると変形する
筋膜	高エコー性
骨	強い高エコー性（低エコー陰影を引く）
局所麻酔薬 5% ブドウ糖液	低エコー性，空気の混入で高エコー性になったり不均一にみえたりする

画像描出と針の誘導方法（図127-2）

短軸像
神経や血管は，走行に直角の横断面としてうつしだされる。

長軸像
神経や血管は，走行に沿った縦断面としてうつしだされる

平行法での針の進め方
- 針は探触子の長軸上かつ平行におく。
- 針の全長と針先がみえるようにする。
- 最適な画像が得られた後は，探触子を動かしてはならない。針先をはっきり見せたいときは，角度を変えずにわずかに滑らすのみとする。

交差法での針の進め方
- 針は探触子に垂直におく。
- 針の軸は画像上，高エコー性の白い点としてみえる。
- 針先の位置を確認するためには，探触子を常に刺入点に近づけたり離したりして動かす必要がある。
- 探触子のごく近い部位から，超音波ビームにほとんど平行に刺入する場合がある。この場合は，探触子を途中で動かしてはならない。

図127-2 神経のみえ方と針の進め方

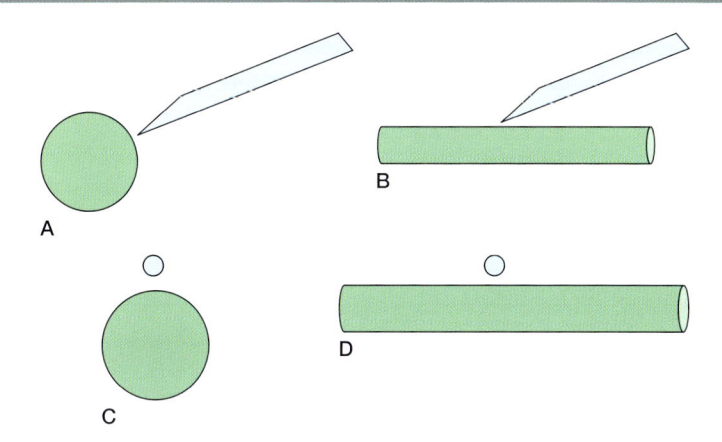

(A) 神経の短軸像，平行法で進む針．
(B) 神経の長軸像，平行法で進む針．
(C) 神経の短軸像，交差法で進む針（超音波画像上にみえる針の断面は点である）．
(D) 神経の長軸像，交差法で進む針（この組み合わせはまれ）．神経は緑色，針は青色で示す．

- 針先がみえないときは，確認法に液性剝離法がある（後述）．

平行法と交差法いずれの方法でも，神経損傷の合併症を防ぐため，神経を直接にではなくその外縁を目標にする．

針振動法
- 針を進行方向の前後に数 mm 素早く動かすことにより，周囲の組織の動きから針の位置を確認できる．

液性剝離法
- 少量の局所麻酔薬または 5% 糖液（神経刺激を併用したいとき）を注入して，針先の位置を確認する．

軸の傾き（探触子の傾き）
- 超音波ビームが組織に垂直にあたると，ビームの散乱が少なくはっきりみえる．
- 最良の画像が得られるように探触子の傾きを調整する．
- これは特に，坐骨神経を膝窩部で観察する際にあてはまる．神経は深部から浅部へと走行するので，神経に垂直になるように探触子を傾けないと観察が難しくなる．

デュアルガイダンス法（図127-3）

神経刺激法と超音波ガイド法を併用し，より確実な効果が期待できる方法である．
利点：解剖学的に，かつ，電気生理学的に正確に目標に到達できる．

困ったときの対応策

神経はみえるが，針がみえない
- 針の刺入が，探触子の下にまで入る十分な距離かどうか確認する．
- 針の位置確認のため，針を振動させてみる．
- 探触子を，傾きを変えないで，わずかに手前に引いたり押したりし，針が超音波ビーム内に入るようにする．
- それでもうまくいかない場合は，針を皮膚まで戻し，刺入方向が超音波ビームに平行であるか目で確認する．

針はみえるが，神経がみえなくなった
- 針を動かさずに，探触子を移動させて適切な画像が得られるようにする．
- 針を皮膚まで戻し，刺入方向が超音波ビームに平行であるか目視で確認する．
- 必要であれば，刺入点を変える．

針の一部しかみえない
- 針の刺入方向が超音波ビームに対し斜めになっている．

図 127-3 デュアルガイダンス法の進め方

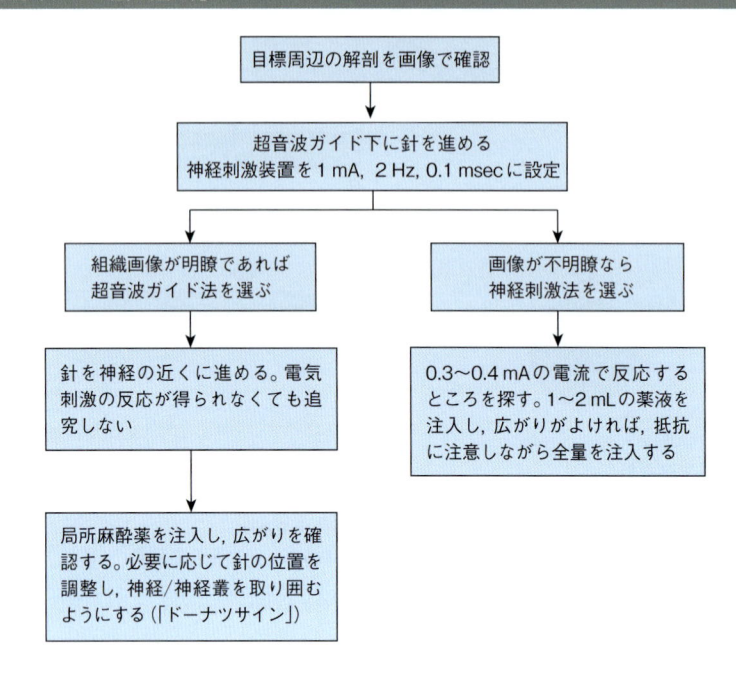

```
            ┌─────────────────────────┐
            │ 目標周辺の解剖を画像で確認 │
            └─────────────┬───────────┘
                          ↓
            ┌─────────────────────────────────┐
            │ 超音波ガイド下に針を進める       │
            │ 神経刺激装置を1 mA, 2 Hz,        │
            │ 0.1 msecに設定                   │
            └──────┬──────────────────┬───────┘
                   ↓                  ↓
     ┌──────────────────────┐  ┌──────────────────────┐
     │ 組織画像が明瞭であれば│  │ 画像が不明瞭なら     │
     │ 超音波ガイド法を選ぶ  │  │ 神経刺激法を選ぶ     │
     └──────────┬───────────┘  └──────────┬───────────┘
                ↓                         ↓
     ┌──────────────────────┐  ┌──────────────────────────┐
     │ 針を神経の近くに進める│  │ 0.3〜0.4 mAの電流で反応する│
     │ 電気刺激の反応が得ら  │  │ ところを探す。1〜2 mLの薬液│
     │ れなくても追究しない  │  │ を注入し, 広がりがよければ,│
     │                      │  │ 抵抗に注意しながら全量を   │
     │                      │  │ 注入する                   │
     └──────────┬───────────┘  └──────────────────────────┘
                ↓
     ┌──────────────────────────┐
     │ 局所麻酔薬を注入し, 広がり│
     │ を確認する。必要に応じて針│
     │ の位置を調整し, 神経/神経叢│
     │ を取り囲むようにする       │
     │ (「ドーナツサイン」)        │
     └──────────────────────────┘
```

- 針を皮膚まで戻し, 刺入方向が超音波ビームに平行であるか目視で確認する.
- 必要であれば, 刺入点を変える.

局所麻酔薬を注入しているが, その広がりがみえない
- 血管内注入の危険性があるため, 注入はすぐに中止する.
- 針を少し戻し, 探触子での圧迫を緩める. 虚脱していた静脈があればみえるようになる.

局所麻酔薬を注入しているが, 神経から離れた場所に広がる
- 注入を中止し, 針先の位置を再調整する.

局所麻酔薬を注入しようとするが, 高い圧をかける必要がある
- 注入を中止し, 針先の位置を再確認する. 神経内にある可能性が高い.
- 針先の位置を, 神経には近いが神経内にならないよう再調整する.

●参考文献

www.TheAnesthesiaGuide.com を参照

(紫藤明美)

第128章
神経周囲カテーテル挿入法

Caroline Buhay

神経周囲カテーテル挿入は持続末梢神経ブロックと同義の表現である．本章では，この2つの表現を区別せずに用いる．

適応

- 12～24時間以上の強い術後痛が予想される入院患者．
- 日帰り麻酔患者でも使用できるが，患者選択には細心の注意が必要である．
- オピオイドの使用量や副作用の軽減を期待したい場合．
- 脊柱管内鎮痛法の副作用（特に循環系）を軽減させたい場合，血栓予防策との干渉を和らげたい場合．
- 交感神経遮断や血管拡張を得ることで血流増加をはかりたい場合（血管損傷，指再接着術，四肢切断を回避したい症例など）．
- 人工関節術後（受動的関節可動域が拡大し，退院を促進できる可能性あり）

カテーテル挿入手技

- 完全無菌操作で行う（クロルヘキシジンで皮膚消毒，帽子，マスク，大きな覆布）．
- 神経刺激が可能な絶縁針と刺激可能なカテーテル（または刺激不可能なカテーテル）が入った市販セットを用いる．
- 市販セットがない場合は，硬膜外麻酔セットを用いて超音波ガイド法を併用する．
- 刺激可能なカテーテルを使用すれば，その後の持続注入によるブロックの成功率があがるか否かは不明である．超音波ガイド下でカテーテル挿入を行うと，より有効な術後鎮痛が得られるという報告がある．
- 実施者の好みと時間的な余裕の有無に大きく左右される手技である．超音波画像が不明瞭になりがちな深部組織（坐骨神経や腰神経叢など）を対象にする場合は，神経刺激法を併用するのがよい．

神経刺激法を用いたカテーテル留置法（神経刺激用カテーテルと非刺激用カテーテルの比較）

非刺激用カテーテル	刺激用カテーテル
1. 必要に応じてブロック部位を剃毛する	● 1～6に従って進む
2. 消毒して清潔な覆布をかぶせる	7. 針を固定し，5～10 mLの5%糖液を注入して神経周囲に広がりをつくる
3. 神経刺激装置の設定を2 Hz，0.01～0.03 msec，1.2 mAにする	8. 刺激装置に接続したカテーテルを針の中に通す
4. 適切な筋反応が得られるまでTuohy針を進める	9. 得られる運動反応は，針の刺入時に得られたのと同じでなくてはならない
5. 0.2～0.5 mAの電流で反応するように針先を調整する	10. 運動反応を維持しながらカテーテルを進め，針先から2～3 cm出るようにする
6. 吸引テストで針先が血管内/くも膜下にないことを確認する	11. カテーテル留置の際の最適電流値については，明確な基準がまだない
7. 針を固定し，局所麻酔薬の予定量を注入する	12. 針とカテーテルのスタイレットを抜く
8. カテーテルを進め，針先から2～3 cm出るようにする	13. 「カテーテル固定法」の項を参照
9. 針を抜く	
10. 「カテーテル固定法」の項を参照	

図128-1 超音波ガイド下神経周囲カテーテル挿入の手技

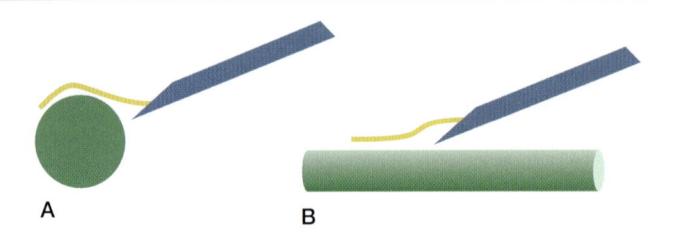

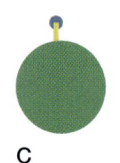

(A) 神経の短軸像，平行法でみえる針とカテーテル。
(B) 神経の長軸像，平行法でみえる針とカテーテル。
(C) 神経の短軸像，交差法でみえる針とカテーテル。神経は緑色，針は青色，カテーテルは黄色で示す。

超音波ガイド下法

- 実施者の好みに応じて，神経刺激法に超音波ガイド下法を組み合わせることができる。しかし，カテーテル挿入の成功率向上を保証するものではない。
- 探触子を滅菌カバーで覆う。探触子先端とカバーの間には，無菌の超音波用ゼリーが十分に入るようにしておく。
- 目標の神経が超音波画像上にみえたら，Tuohy針を実施者の好みで平行法または交差法で刺入する（図128-1）。平行法でカテーテルを挿入すると，交差法の場合と同質な鎮痛効果が得られ，挿入時間も短くてすむ。
- Tuohy針先端の位置が決まったら，吸引テスト後に局所麻酔薬の予定量を注入する。カテーテルからの注入予定があれば，かわりに3〜5 mLの局所麻酔薬または生理食塩液を注入する。
- 超音波画像観察をやめて針を固定し，針先から1〜3 cm出るようにカテーテルを進める。
- 針を抜く。
- カテーテルの先端は別の方法でも確認できる。
  - ▶ 超音波画像をみながら空気2〜3 mLをカテーテルから注入する。カテーテル先端部に高エコー性の像が視認できる。
  - ▶ 手術麻酔または術後鎮痛に必要な1回量の局所麻酔薬を，針からではなくカテーテルから注入すると，目標の神経周囲に低エコー性の像が視認できる。
- 「カテーテル固定法」の項を参照のこと。

カテーテル固定法

カテーテルの留置と同様に無菌操作で行うべきである。

図128-2 神経周囲カテーテルの皮下トンネルを介した固定法

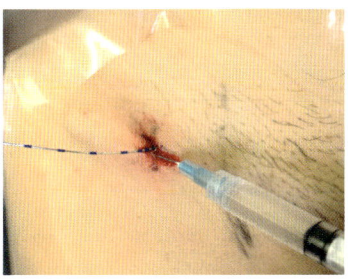

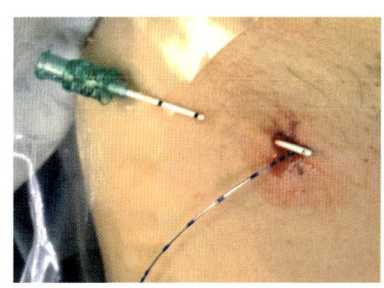

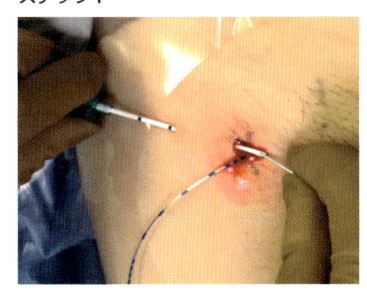

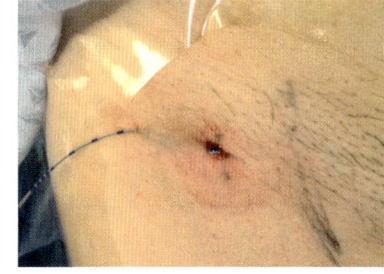

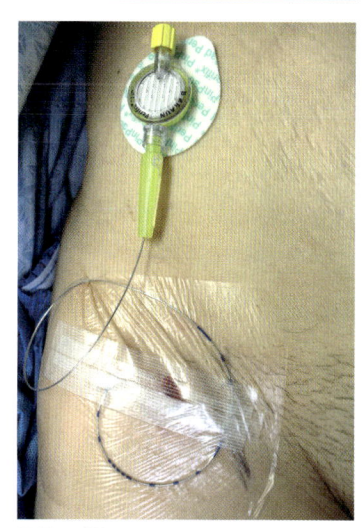

ステップ1　ステップ2　ステップ5

ステップ3　ステップ4

神経周囲カテーテルの皮下トンネルを介した固定法。（ステップ1）カテーテル挿入部より離れた部位に局所麻酔薬を浸潤させる。（ステップ2）カテーテルを通る径の針を皮下に通す。（ステップ3）針の中にカテーテルを通す。（ステップ4）カテーテルのねじれがないようにトンネルを通して引っ張る。（ステップ5）カテーテルを液体接着剤（ベンゾイン，マスチゾールなど），無菌のテープ（ステリストリップなど）と密着テープ（テガダームなど）で固定する。カテーテルと注入口の接続部を特別仕様のテープで固定する（スタットロックなど）。

表128-1 術式と対応する持続末梢神経ブロック

手術部位	術式の例	持続末梢神経ブロックの部位
肩，上腕骨近位	肩関節全/半形成術 腱板修復術 関節唇損傷修復術	斜角筋間（場合によっては鎖骨上）
肘，前腕，手	関節形成術 骨折	鎖骨上，鎖骨下
胸郭，乳房	開胸術 乳房切断術	傍脊椎
腹部，腸骨稜，鼠径部	下腹部手術（前立腺摘出術，虫垂切除術） 腸骨稜骨移植 鼠径ヘルニア修復術	腹横筋膜面（TAP） 正中切開の場合は両側にカテーテル挿入が必要
股関節，大腿	股関節形成術 股関節部の骨折 大腿骨幹部骨折	腰神経叢 大腿神経
膝	膝関節形成術 顆上骨折 脛骨高原骨折（コンパートメント症候群の危険性のため異論あり） 前/後十字靱帯再建術	大腿神経または腰神経叢±坐骨神経（殿下部）または脛骨神経（膝窩部）の単回注入
足関節，足	足関節全形成術 距骨/距骨下関節固定術	

表128-2 神経周囲カテーテル留置に伴う合併症

考えられる合併症	注釈
不適切なカテーテル先端位置	● カテーテル挿入前に針から薬液初回量が注入されていれば最初は効果があるが，その後の持続鎮痛は不成功になる ● 最初の薬液をカテーテルから投与すると，カテーテルの位置確認に役立つ ● 超音波ガイド法と神経刺激法との比較は上記の表を参照
カテーテルの逸脱	●「カテーテル固定法」の項を参照すれば，最小限に回避できる
血管穿刺/血腫形成	● 超音波ガイド下で行うと，危険性の低下が期待できる ● 末梢神経ブロックと抗凝固薬に関するASRAの実践的勧告では，「神経叢と末梢神経についても脊柱管ブロックと同様の基準が無難だが，厳しすぎるかもしれない」と述べている
血管内注入	● 単回投与と同等の危険性がある ● カテーテルは移動し，血管内に迷入することがある。試験薬（20万倍アドレナリン添加1.5％リドカイン3 mL）で確認する。注入開始前には必ず吸引テストする
神経損傷	● 単回のブロックと同様に，針による損傷や局所麻酔薬の毒性による神経障害が起こりうる ● 現在までのところ，神経周囲カテーテル留置と0.2％ロピバカインの注入が，単回のブロックに比べて神経損傷を増加させるという報告はない
感染	● 中心静脈カテーテル挿入時と同様の無菌操作で行う ● カテーテル留置期間の明確な基準はない。感染予防の見地からは3〜4日までが望ましい。軍隊では数週間留置の報告もある
脊柱管内注入	腰神経叢や斜角筋間へのカテーテル挿入時に，硬膜外または脊髄くも膜下挿入の可能性がある。かたいカテーテルをスタイレットとともに使うときは特に注意する これらの部位で薬液を注入するときは，強い圧で脊柱管内にまで液性剝離が進むことがあるので，一定の低圧で丁寧に行う
カテーテルの結節/停留	● カテーテルは針先から5 cm以上進めないようにする
カテーテルの剪断	● カテーテルを針の中から引き出さないようにする

● **参考文献**

www.TheAnesthesiaGuide.com を参照

（紫藤明美）

第129章
区域麻酔後の神経障害への対応

Arthur Atchabahian

神経障害のほとんどは手術操作によるが，区域麻酔に関連した神経障害は，回復が遅いように思われる。

予防/記録事項

● 神経障害の危険性を患者に術前から話す。特に，下記のようなリスク因子をもつ患者に必要である。
  ▶ 糖尿病
  ▶ 多発性硬化症
  ▶ 極端な体型

- ▶ メトトレキサート，シスプラチン投与中
- ▶ その他の神経学的異常
- 上記の患者では，
  - ▶ 局所麻酔/鎮痛を行うことのリスク/ベネフィットを評価する。
  - ▶ 局所麻酔薬は低濃度で使用し，アドレナリンの添加は避ける。
- 術前の神経学的所見は注意深く記載する。
- 記録事項
  - ▶ 筋収縮反応（部位，最小刺激電流の強さ，反応消失の有無）
  - ▶ 陰圧テスト（吸引して血液の逆流がなかったこと）
  - ▶ 超音波画像装置の使用（画像上「神経・血管内注入なし」）
  - ▶ 注入圧
  - ▶ 注入時の痛みまたは感覚異常の有無
  - ▶ ターニケット時間と圧迫の強さ
  - ▶ 体位

術後神経障害の臨床評価

- 神経学的所見を記載する（麻酔科医，外科医，可能ならば神経内科医も加わる）。
  - ▶ 神経を1本ずつ，または，皮膚分節別に記載する。
  - ▶ 知覚，運動，可能ならば交感神経についても記載する。
  - ▶ できれば障害部位の同定を行う。
- 神経内科医に相談する目的は，原因の究明ではなく神経学的所見の詳細な記述にある。

電気生理学的所見

- できるだけ早期（72時間以内，Waller変性の前）の電気生理学検査が望ましい。
- 3週間後に再検査を行う。
- 両側の上下肢について，無症状の神経障害を検知することができる。
- 末梢神経障害に対しては，**筋電図の検査**を行う。
- 脊髄や知覚神経根の障害に対しては，**体性感覚誘発電位の検査**を行う。
- 錐体路や運動神経根の障害に対しては，**筋誘発電位の検査**を行う。

図 129-1 術後神経障害対策

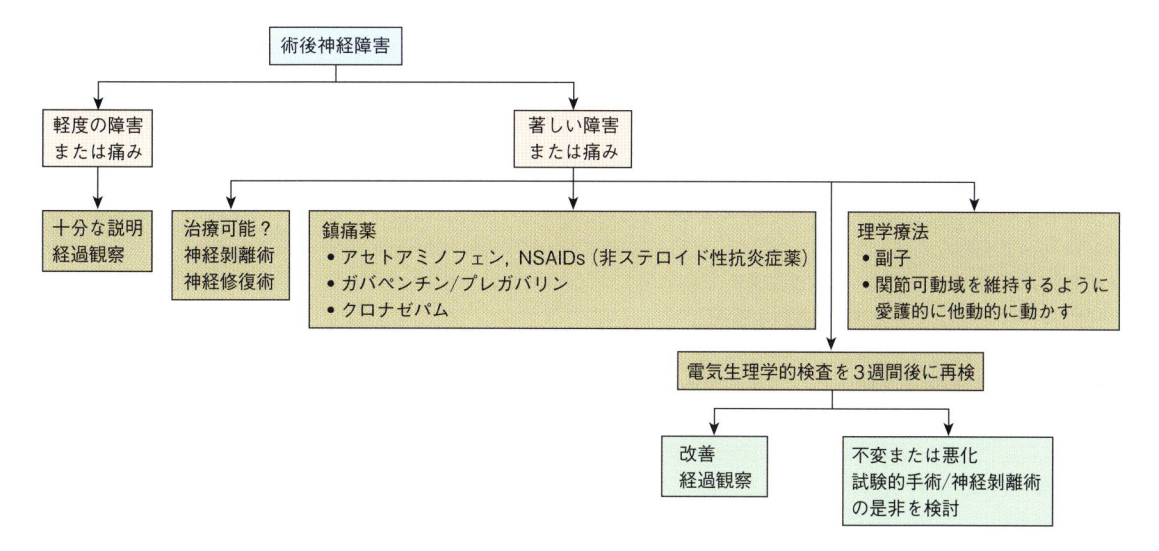

```
                         術後神経障害
                    ┌────────┴────────┐
            軽度の障害              著しい障害
            または痛み              または痛み
          ┌─────┴─────┐        ┌────┴────┐
      十分な説明  治療可能？    鎮痛薬        理学療法
      経過観察   神経剝離術   ・アセトアミノフェン，NSAIDs（非ステロイド性抗炎症薬）  ・副子
                神経修復術   ・ガバペンチン/プレガバリン    ・関節可動域を維持するように
                            ・クロナゼパム              愛護的に他動的に動かす
                                        │
                              電気生理学的検査を3週間後に再検
                                  ┌─────┴─────┐
                                改善        不変または悪化
                               経過観察    試験的手術/神経剝離術
                                          の是非を検討
```

- 障害の程度（不完全，完全）を知ることができる。
- 障害の部位（脊髄，神経根，神経叢，末梢枝など）を知ることができる。
- 臨床症状ではわからないその他の障害も評価できる。
- 記録には障害部位の図示も必要である。

その他の検査

- 臨床上必要であれば，X線，超音波，MRI，CTなどを行う。脊髄圧迫が疑われれば，緊急でMRIやCT検査を行う。

◉参考文献

www.TheAnesthesiaGuide.com を参照

（紫藤明美）

第130章
頸神経叢ブロック

Michael Anderson

浅頸神経叢：皮膚および体表の組織を支配する（図130-1，130-2を参照）。
深頸神経叢：頸部の筋肉，深部組織，横隔膜を支配する。

適応
甲状腺手術
気管開口術
頸動脈内膜切除術
リンパ節郭清術
頸部表面の手術

神経ブロック手技

浅頸神経叢（図130-3）
- 胸鎖乳突筋の後縁を同定する。
- 後縁の中央に5 mLの局所麻酔薬を注入する。胸鎖乳突筋より深くには注入しない。
- ブロックを完璧なものにするには胸鎖乳突筋の後縁に沿って表層に局所麻酔薬を浸潤させる。
- 超音波ガイド下法：C_6レベルで胸鎖乳突筋の奥にある頸前筋膜下面に注入する。患者によってはそこで頸神経叢の神経を同定できる（図133-4参照）。

深頸神経叢（図130-4）
- 乳様突起とC_6横突起を同定し，胸鎖乳突筋の後縁に沿うその2点を結ぶ直線を引く。
- この直線上でC_2，C_3，C_4の横突起を同定する。C_2横突起が乳様突起の下方で最初に触知できる横突起である。もし横突起が触知できない場合には次の目印を描く。
  ▶ C_2横突起は，乳様突起とC_6を結んだ線よりも1.5 cm後方で乳様突起よりも1.5 cm尾側にある。
  ▶ C_3横突起はC_2横突起よりも1.5 cm尾側で，乳様突起とC_6を結んだ線から1 cm離れている。

図 130-1 浅頸神経叢の解剖

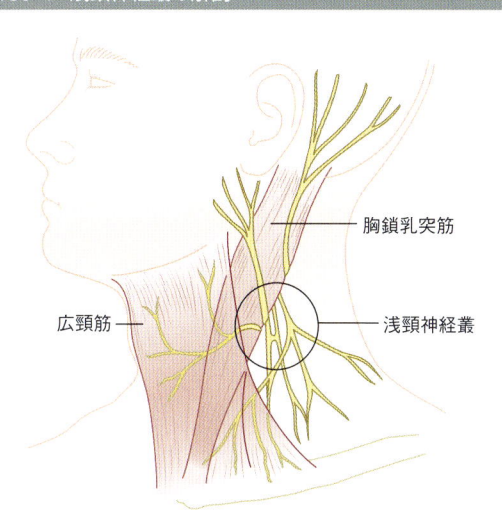

浅頸神経叢は C_1〜C_4 から起始し，頸椎と胸鎖乳突筋の間を通る．神経は胸鎖乳突筋の後縁から出て広頸筋をつき抜ける．浅頸神経叢は頸部，顎，後頭部，鎖骨上部前方の知覚をつかさどる．
Morgan GE, Mikhail MS, Murray MJ. Clinical Anesthesiology. 4th ed. Figure17-2 より。www.accessmedicine.com からも閲覧可能。
© The McGraw-Hill Companies, Inc. All rights reserved.

図 130-2 浅頸神経叢の皮膚支配領域

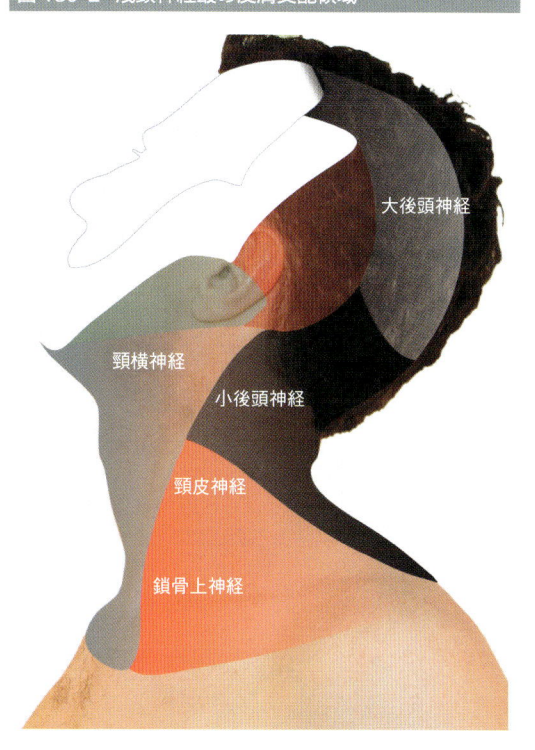

Hadzic A. The New York School of Regional Anesthesia Textbook of Regional Anesthesia and Acute Pain Management. Figure 3-12 より。www.accessanesthesiology.com からも閲覧可能。© The McGraw-Hill Companies, Inc. All rights reserved.

図 130-3 浅頸神経叢ブロック

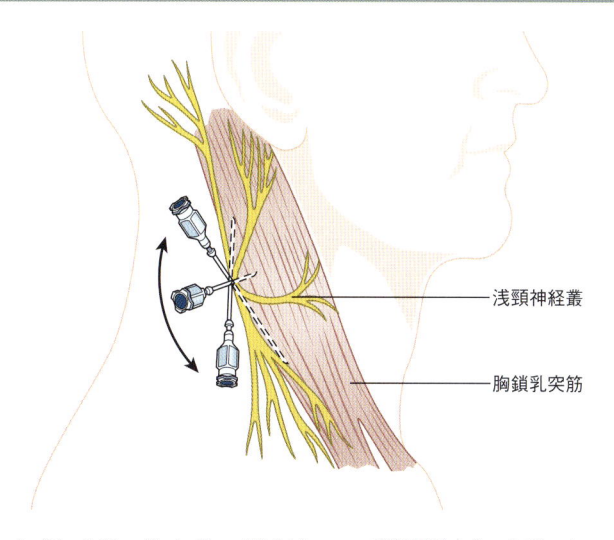

Miller RD, ed. Miller's Anesthesia. 6th ed. New York: Churchill Livingstone;2005:1706 より。© Elsevier.

図 130-4 深頸神経叢ブロック

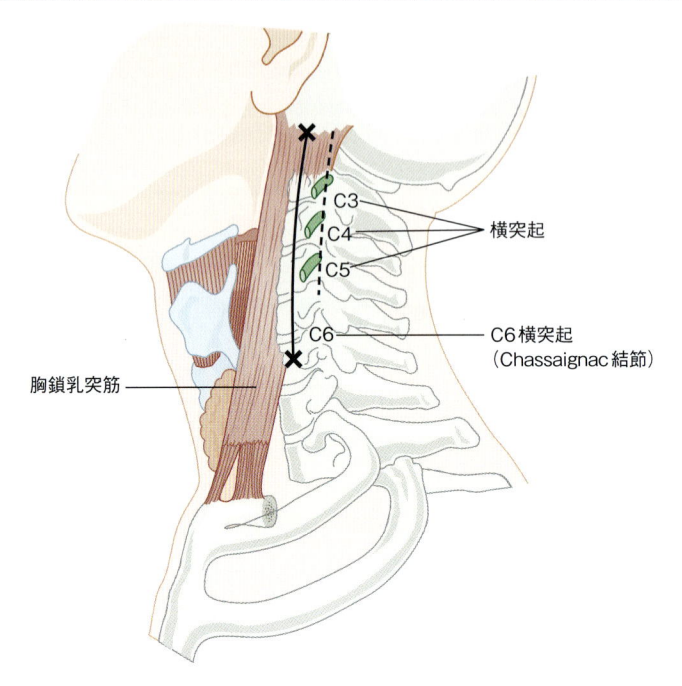

Miller RD, ed. Miller's Anesthesia. 6th ed. New York: Churchill Livingstone; 2005:1707 より。© Elsevier.

- ▶ C_4 横突起は C_3 横突起よりも 1.5 cm 尾側で，乳様突起と C_6 を結んだ線上にある。
- 針を刺入し C_3 横突起に接触させる。針を 1〜2 mm 引き抜き局所麻酔薬を 5 mL 注入する。同様の手技を C_2 と C_4 でも繰り返す。
- あるいは，C_3（もしくは C_4）の 1 ヶ所だけに局所麻酔薬を 15 mL ゆっくりと注入する。このとき，途中頻回に吸引して血液の逆流がないことを確認しながら分割投与する。
- 超音波ガイド下でも施行できる（図 130-5）。C_2，C_3，C_4 の横突起を同定し，局所麻酔薬の広がりを確認しながら注入する。

合併症

- 重度の肺疾患を合併する患者には深頸神経叢ブロックを施行しない。横隔神経ブロックにより呼吸不全の可能性があるためである。
- 両側横隔神経麻痺の可能性があるため，両側の深頸神経叢ブロックは決して施行しない。
- 深頸神経叢は椎骨動脈や硬膜に近接しているので，血管内注入や髄膜内注入を避けるために注入中頻回に吸引することを推奨する。
- 迷走神経もしくは舌下神経をブロックする可能性がある。特に，多量の局所麻酔薬を使用した場合であり，頻脈や嚥下困難，発声困難が起こりうる。誤嚥が起こらないように患者を厳重にモニターしなければならない。

コツとヒント

内頸動脈内膜切除術で頸神経叢ブロックを施行した場合でも，外科医は頸動脈小体に局所麻酔薬を注入しなければならない。頸神経叢ブロックの効果は頸動脈小体に及ばないからである。これらの患者では，頸部を過度にローテーションさせるとプラークが剥がれる危険性がある。

図 130-5 超音波ガイド下頸神経叢ブロック

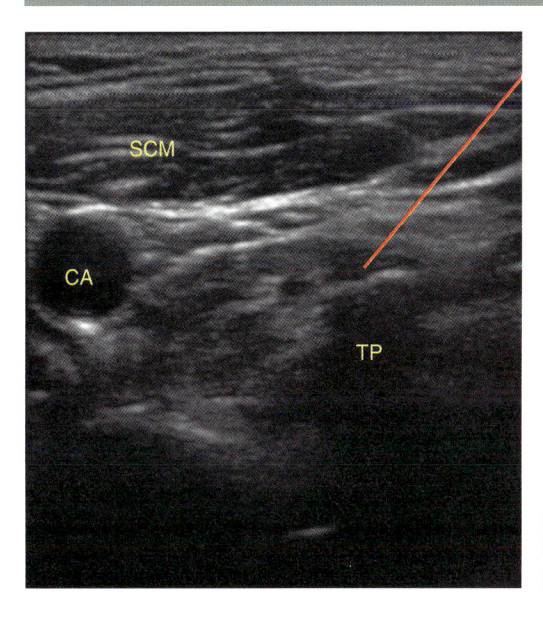

C₄ レベルの超音波画像。SCM：胸鎖乳突筋　CA：内頸動脈　TP：横突起。赤線は針の刺入経路を示す。横突起直前に注入された局所麻酔薬（3〜5 mL）の広がりがみえる。

参考文献
www.TheAnesthesiaGuide.com を参照

（森　英明）

第131章
腕神経叢

Denis Jochum

- 腕神経叢には，神経根から終末枝まで2つの異なる層がある。
  - 単純で個人差が少ない背側の層：伸筋と回外筋を支配する。
  - 複雑で個人差が多い腹側の層：屈筋と回内筋を支配する。
    - 正中神経，筋皮神経，尺骨神経の関係が複雑で変化に富んでいるのはこのためである。
- 腕神経叢には以下の4つの型がある。
  - C_4 からも起始する "prefixed" 型（2/3の症例）
  - 普通型（C_5〜T_1 の神経根から起始）
  - T_2 からも起始している "postfixed" 型
  - C_4〜T_2 の神経根から起始している型
    - これらの型の違いにより運動や知覚の分布が変化することが，臨床的に重要となる。
- 神経幹の起源
  - 上神経幹：C_5 と C_6（"prefixed" 型では C_4 も含む）の前枝から形成される。

図 131-1 腕神経叢

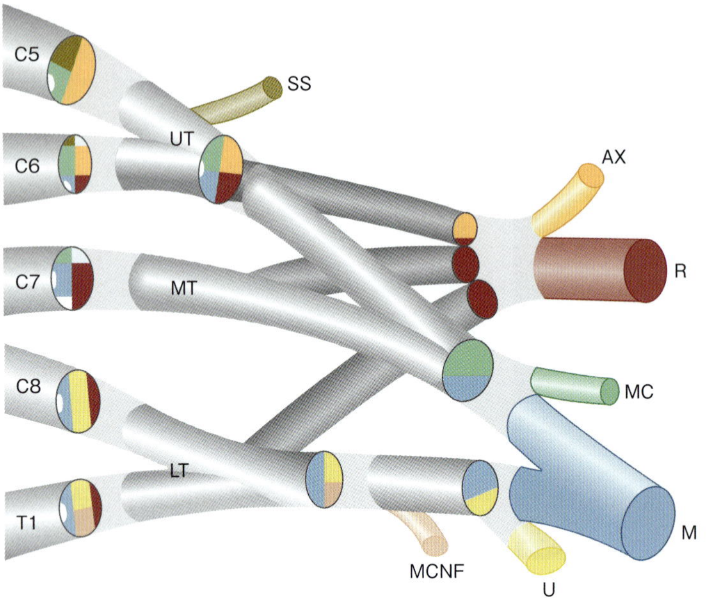
C5
C6
C7
C8
T1
SS
UT
MT
LT
AX
R
MC
M
U
MCNF

SS：肩甲上神経
AX：腋窩神経
R：橈骨神経
MC：筋皮神経
M：正中神経
U：尺骨神経
MCNF：内側前腕皮神経
UT：上神経幹
MT：中神経幹
LT：下神経幹

図 131-2 腕神経叢と筋肉の神経支配

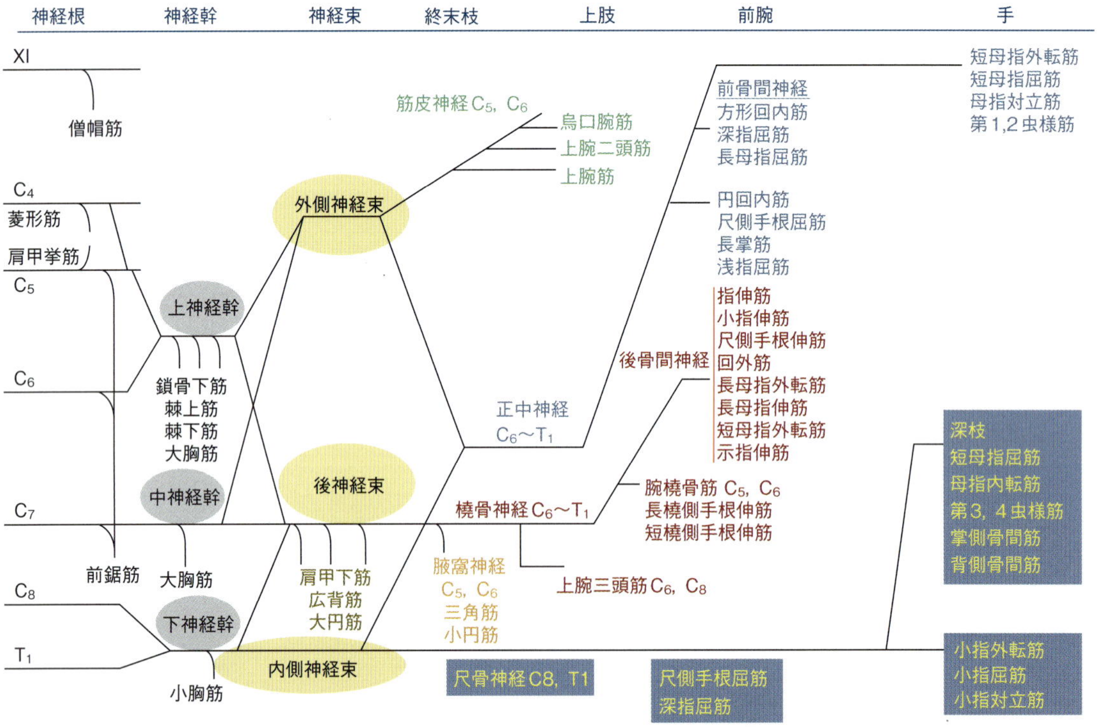
神経根
神経幹
神経束
終末枝
上肢
前腕
手
XI
僧帽筋
C4
菱形筋
肩甲挙筋
C5
C6
C7
C8
T1
上神経幹
中神経幹
下神経幹
鎖骨下筋
棘上筋
棘下筋
大胸筋
前鋸筋
大胸筋
小胸筋
外側神経束
後神経束
内側神経束
肩甲下筋
広背筋
大円筋
筋皮神経 C5，C6
烏口腕筋
上腕二頭筋
上腕筋
正中神経
C6～T1
橈骨神経 C6～T1
腋窩神経
C5，C6
三角筋
小円筋
上腕三頭筋 C6，C8
尺骨神経 C8，T1
前骨間神経
方形回内筋
深指屈筋
長母指屈筋
円回内筋
尺側手根屈筋
長掌筋
浅指屈筋
後骨間神経
指伸筋
小指伸筋
尺側手根伸筋
回外筋
長母指外転筋
長母指伸筋
短母指外転筋
示指伸筋
腕橈骨筋 C5，C6
長橈側手根伸筋
短橈側手根伸筋
尺側手根屈筋
深指屈筋
短母指外転筋
短母指屈筋
母指対立筋
第1,2虫様筋
深枝
短母指屈筋
母指内転筋
第3，4虫様筋
掌側骨間筋
背側骨間筋
小指外転筋
小指屈筋
小指対立筋

- ▶中神経幹：C_7の前枝から形成される。
- ▶下神経幹：C_8とT_1の前枝から形成される。
- 神経束の構成（最も標準的な形状を下記に示す）
  - ▶外側神経束：上・中神経幹の前枝が合わさって形成される（80％）。
  - ▶内側神経束：下神経幹の前枝単独で形成される（95％）。
  - ▶後神経束：3つの神経幹の後枝が合わさって形成される（70％）。
- 終末神経＝神経枝（小胸筋の下縁付近で神経枝となる）の構成
  - ▶後神経束：腕神経叢の後面にあり，おもに橈骨神経と腋窩神経になる。
  - ▶外側神経束と内側神経束：腕神経叢の前面にあり，おもに正中神経，筋皮神経と尺骨神経になる。

● 参考文献
www.TheAnesthesiaGuide.com を参照

（森　英明）

第132章
上肢の皮膚分節，筋分節，骨分節

Denis Jochum

皮膚分節

上肢では知覚神経は同じ神経根の運動神経より遠位まで分布する。
皮膚の神経支配は重複しているので，近隣する神経のブロックが必要となる。

骨と関節の神経支配

骨と関節は術後鎮痛の主な対象となる。原則として，関節はそこに作用する筋肉と同じ神経支配を受ける。

手関節の神経支配

- 主に後骨間神経（橈骨神経の深枝）が支配する。
- 正中神経の枝である前骨間神経は方形回内筋に分枝した後，骨間膜を貫通し後骨間神経と癒合する。

図 132-1 上肢の皮膚分節，筋分節，骨分節

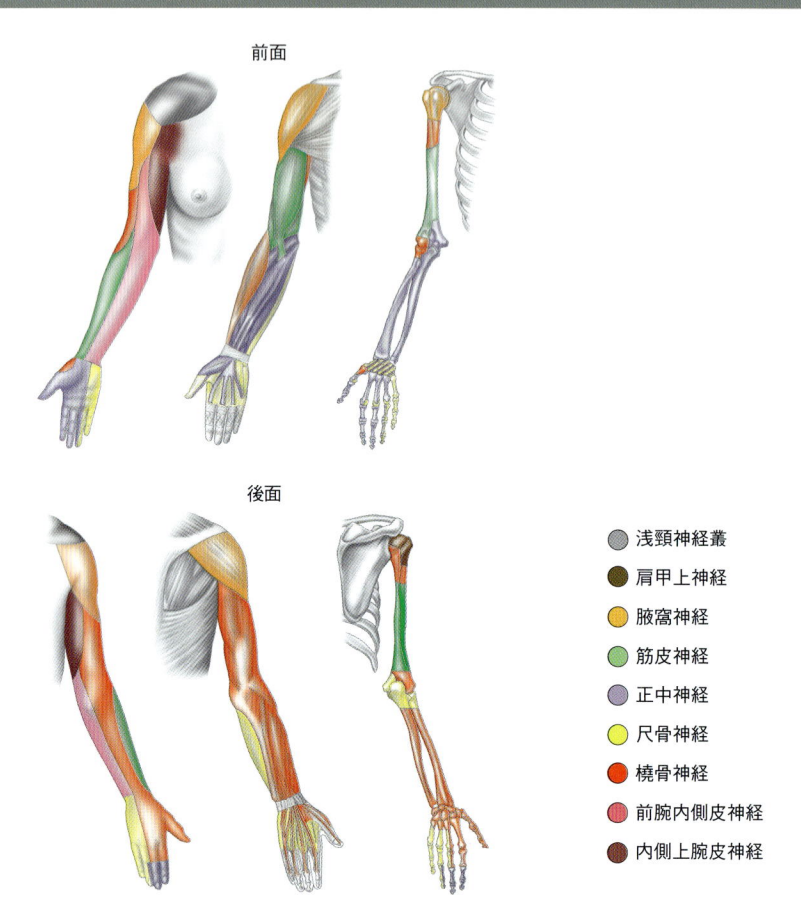

前面

後面

- ● 浅頸神経叢
- ● 肩甲上神経
- ● 腋窩神経
- ● 筋皮神経
- ● 正中神経
- ● 尺骨神経
- ● 橈骨神経
- ● 前腕内側皮神経
- ● 内側上腕皮神経

AstraZeneca France から許可を得て，Jochum D and Delaunay L より改変。

図 132-2 肩関節の神経支配

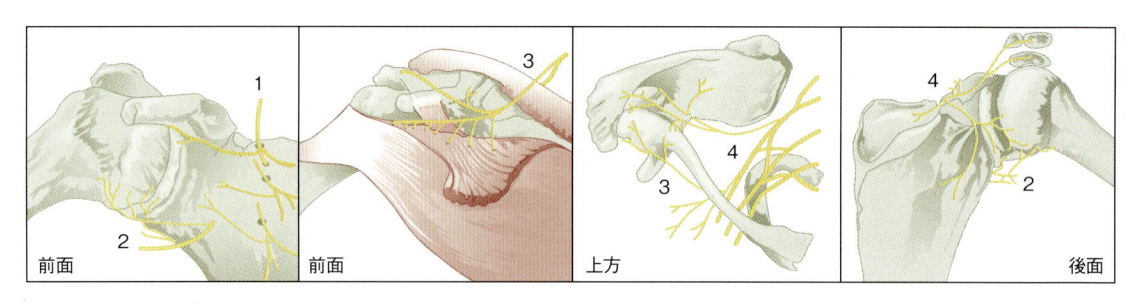

前面　　　前面　　　上方　　　後面

肩の手術に関与するのは主に C_5 と C_6 から出る神経線維である。
- 肩関節包の前方：肩甲下神経 (1)，腋窩神経 (2)，外側胸筋神経 (3)
- 肩関節包の後方：肩甲上神経 (4)，腋窩神経関節枝 (2)

図132-3 肘関節の神経支配

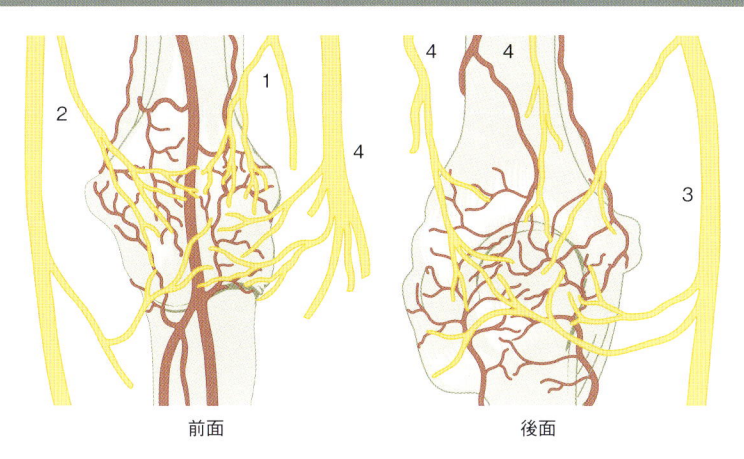

前面　　　　　　　　後面

腕神経叢の主要な枝すべてが肘関節の神経支配をつかさどる。
- 筋皮神経（1）：その本幹もしくは上腕筋へ行く神経が肘関節前方に枝をのばしている。
- 正中神経（2）：その上腕および前腕の枝，円回内筋への枝が肘関節の前面を支配する。
- 尺骨神経（3）：その2，3本の枝が肘関節の後面と内側面に分布する。
- 橈骨神経（4）：その上腕三頭筋の内側頭と肘筋への神経が肘関節の後面と側面も支配する。

● 参考文献

www.TheAnesthesiaGuide.com を参照

（森　英明）

第133章
斜角筋間ブロック

Arthur Atchabahian

斜角筋間ブロックの遮断範囲

ブロックされる神経	得られる遮断範囲（図133-1）
神経根／神経幹	C_5，C_6，C_7 支配領域 局所麻酔薬が広がれば C_4 と横隔神経 ときに C_8 と T_1 支配領域

適応
- 鎖骨遠位部，肩，および上腕骨近位3分の1の手術が適応となる。
- C_8 と T_1 のブロックは不確実であり，上腕骨中部より遠位の手術には適さない（また上腕内側面はブロックされない）。

478 | Part Ⅷ 区域麻酔

図 133-1 斜角筋間ブロックによる皮膚知覚遮断範囲

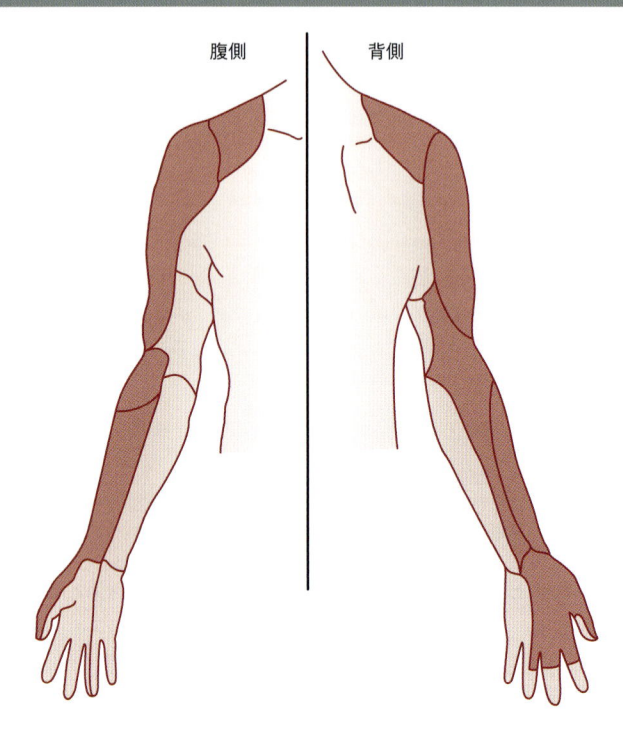

腹側　背側

図 133-2 解剖学的模式図

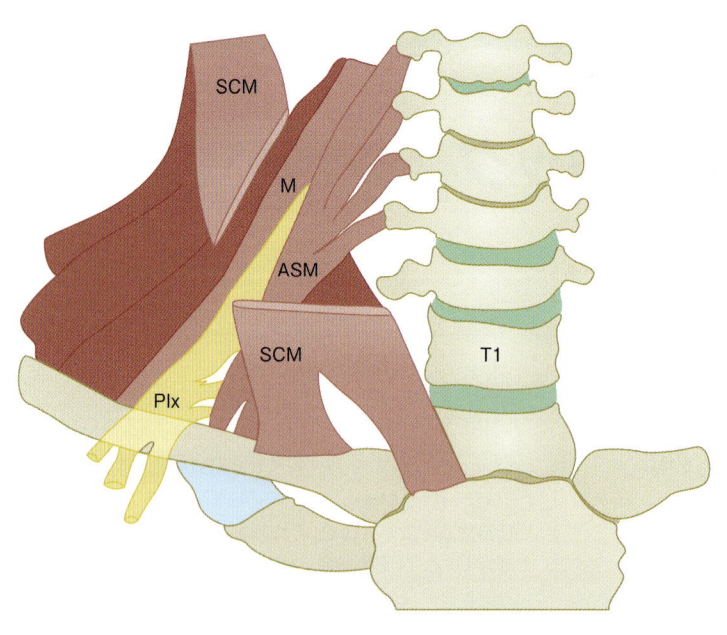

患者の右側図。胸鎖乳突筋を一部切除して前斜角筋と中斜角筋間で神経叢を露出してある。
SCM：胸鎖乳突筋，ASM：前斜角筋，M：中斜角筋，Plx：腕神経叢

図133-3 神経刺激法による腕神経叢ブロックにおけるランドマークと針の穿刺

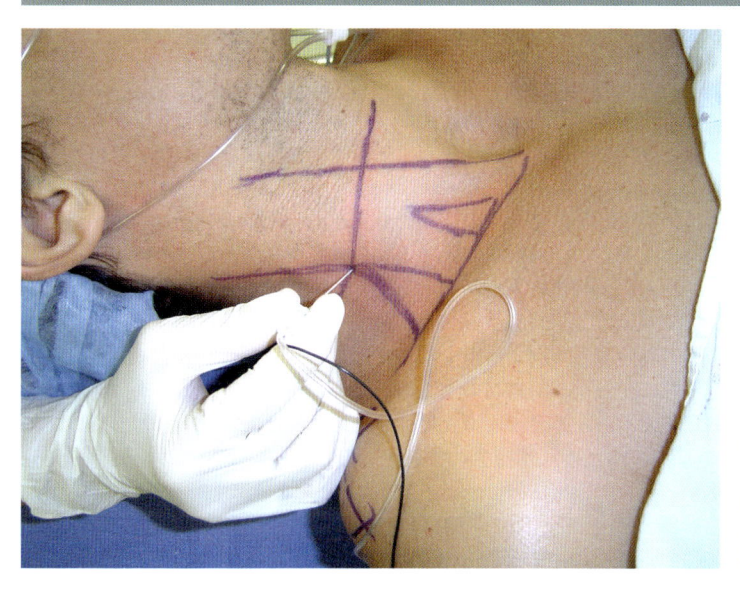

ランドマークは胸鎖乳突筋と鎖骨、および C_6 レベルを知るために必要な輪状軟骨もしくは Chassaignac 結節である。斜角筋間溝は胸鎖乳突筋後縁のすぐ後ろに触れる。針の刺入部は斜角筋間溝と C_6 の高さに引いた線が交差する部位である。

禁忌
- 対側の横隔神経麻痺や重症呼吸器疾患患者
- 対側の声帯麻痺/反回神経麻痺の患者

神経刺激を併用した手法
- ランドマーク（図133-3）
    - ▶ 胸鎖乳突筋の後縁を探り（触知することが難しい場合には患者に頭を持ち上げてもらう）、その後ろにある前斜角筋と中斜角筋の間の溝をみつける。
    - ▶ Chassaingac 結節（C_6 の横突起）もしくは輪状軟骨が C_6 レベルに相当する。
- 5 cm ブロック針を首の長軸に対して約45°の角度で刺入する（刺入角度が首に対して垂直すぎると、針が横突起の間を通過し硬膜外腔内もしくは髄腔内注入になる可能性がある。一方、尾側に傾けすぎると気胸の危険性が増す）。針の角度は手技の途中で変えるべきではないが、唯一、前方と後方（腹側背側方向）への角度（と深さ）だけは変えてもよい。
- 針を持っていない方の示指で斜角筋間溝を確認しながら、針を溝に向けて進める。
- 電気刺激装置は 1.2 mA、2 Hz (0.1 msec) に設定しておく。
- 通常、針を1〜2 cm 進めただけで腕神経叢に到達する。根元まで針を進めてはならない。

電気刺激で得られる反応

良好な反応	良好でない反応
三角筋の収縮（肩の外転/前方運動）	僧帽筋の収縮：針を皮膚まで引き抜き少し前方に傾けて再穿刺する
上腕二頭筋の収縮（前腕の屈曲）	横隔膜の収縮（しゃっくり）：針を皮膚まで引き抜き少し後方に傾けて再穿刺する
上腕三頭筋の収縮（前腕の伸展）	肘より遠位筋の収縮：針が深すぎるので、針を皮膚まで引き抜きランドマークを再確認する
大胸筋の収縮（上肢の内転）	

- 良好な収縮反応が得られたら、電流を下げ 0.4 mA 以下でも反応が得られるように針先の位置を調整する。もし針先の位置を調節しても電流を 0.5 mA 以下に下げるとすぐに反応が消失する場合は、針先が斜角筋間溝からはずれていることが多く、針の再穿刺が必要となる。

- カテーテルの留置には，針の穿刺部位を約2 cm 頭側にずらし，刺入角度をより尾側に傾ける必要がある。この操作で，カテーテルが神経叢とより平行に近い角度で挿入される。

超音波ガイド下法
- 輪状軟骨の高さで探触子を胸鎖乳突筋の上に当てる。血管（総頸動脈と内頸静脈）が容易に観察できる。
- その位置から探触子を外側に動かすと，前斜角筋と中斜角筋が視認できる。この2つの筋肉の間にあるのが腕神経叢の神経根である。探触子を尾側に（足方向に）傾けたり，少し頭尾側に平行移動させると，斜角筋間に C_5, C_6, C_7 の神経根が「さやえんどう豆」もしくは「信号機」のように並んでいる最適な像を得る（図133-4）。
- あるいは，鎖骨上で得られる像から頭側に神経組織を追跡していくこともできる。探触子を鎖骨のすぐ頭側に当て，尾側に傾けると鎖骨下動脈が同定でき，そのすぐ外側かつ表層の腕神経叢がみつかる。その後，探触子をゆっくり頭側方向に平行移動させると，C_8〜T_1 由来の神経叢（下神経幹）はすぐに画面から消えていくが，C_5〜C_7 由来の神経叢を前斜角筋と中斜角筋の間に位置する典型的な像が得られるまで追える。
- 針を平行法で刺入する。このとき，探触子の外側から穿刺するほうがよい。もし内側から刺入する場合には，内頸静脈を穿刺しないように注意するとともに，針が前斜角筋の前表面を"そぎ落とすように"通過しないようにして横隔神経損傷を防止することが重要である。超音波画像上に針を描出させたまま，神経と神経の間に局所麻酔薬を複数回に分けて注入していく。このとき，神経を針で貫通しないように注意する。通常，15〜20 mL の局所麻酔薬で十分な効果が得られる。
- カテーテルの留置には，最も表層にある神経（C_5 と C_6）間を目標にして，交差法で穿刺するのが簡単である。数 mL の局所麻酔薬を注入すると，針の先端が"鞘"の中にあることを確認できる。その後カテーテルを挿入し，針の先端から3〜4 cm 出るように進める。したがって通常カテーテルの先端は鎖骨上レベルに位置することになる。カテーテル先端位置は，局所麻酔薬，空気を混じた水溶液もしくは少量の空気を注入すると確認できる。

ブロックの評価
- 筋力低下：患者に上肢を天井に向けて挙上するように指示する。最初は挙上可能であるが（腕を下に降ろすときには自由が利かないようにみえるが），そのうちに上がらなくなる。
- 「Money サイン」（図133-5）：母指を示指と中指にこすり合わせると感覚異常を自覚する。
- ピンプリックテストを腋窩神経領域（肩の外側面）に行う。

図133-4 斜角筋間レベルの超音波画像

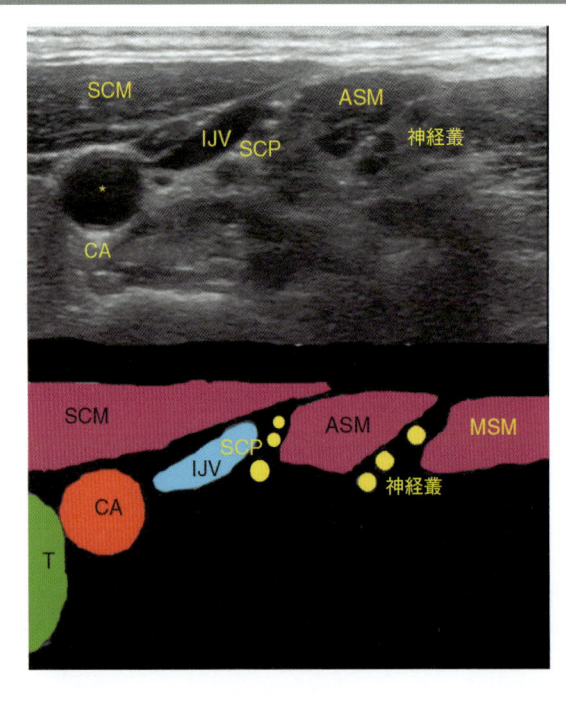

SCM：胸鎖乳突筋，ASM：前斜角筋，MSM：中斜角筋，T：甲状腺，CA：頸動脈，IJV：内頸静脈，SCP：浅神経叢

図 133-5 Money サイン

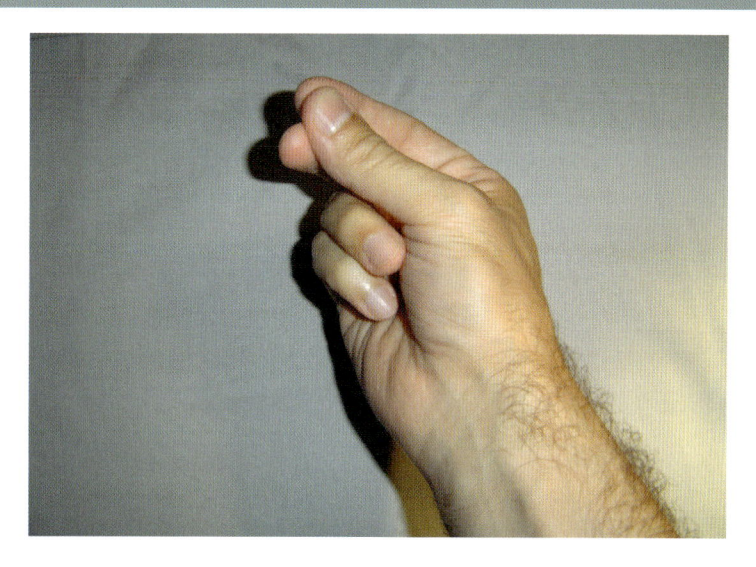

合併症/副作用
- 同側の横隔神経麻痺（超音波ガイド下での施行と少量の局所麻酔薬使用により頻度が低くなる可能性はあるが，それでも起こりうる）：呼吸障害のある患者では予想されるリスク/ベネフィットを考慮して適応を決める．
- 星状神経節（頸部交感神経鎖）のブロックによる Horner 症候群：縮瞳，眼瞼下垂，眼球陥没，半側顔面の発汗低下
- 嗄声を伴う反回神経ブロック：対側の声帯麻痺がある場合に問題となる．
- 気胸：ランドマーク法のときには予想されるが非常にまれ．
- 血管内注入（特に椎骨動脈内注入の場合は痙攣発作となる），硬膜外腔/髄腔内注入（意識消失，無呼吸，循環虚脱を伴う）：対症療法を行う．

コツとヒント
- 肩上部の皮膚は浅頸神経叢の支配を受ける．
- 肩関節鏡手術時に使用する後方ポート部位の皮膚知覚は通常，ブロックされない（T_2支配領域であるため）：手術を斜角筋間ブロック＋鎮静で行う場合には，トロッカー挿入前に局所浸潤麻酔を依頼する必要がある．
- 同様に，三角筋大胸筋の下方の皮膚知覚が遮断されないことがある．
- 尺側の手指は通常，ブロックされない：患者が指を動かしたとしてもブロック失敗ではない．

参考文献
www.TheAnesthesiaGuide.com を参照

（森　英明・佐倉伸一）

第134章
鎖骨上ブロック

Arthur Atchabahian

鎖骨上ブロックの遮断範囲

ブロックされる神経	得られる遮断範囲（図134-1）
腕神経叢神経幹枝	腕神経叢が支配するすべての領域 局所麻酔薬の投与量と解剖的破格によっては，理論的に肩甲上神経（棘上筋，棘下筋，肩甲上腕関節の背側70%を支配する）が遮断できない可能性がある 局所麻酔薬の投与量によっては横隔神経遮断の可能性がある

適応
上肢の手術すべてが適応となる（鎖骨と肩から手指にかけて）。
禁忌
- 対側の横隔神経麻痺がある患者
- 重症の呼吸器疾患（特に対側肺）がある患者
- 対側の声帯麻痺/反回神経麻痺がある患者

神経刺激を併用した手法

図134-1 鎖骨上ブロックによる皮膚知覚遮断範囲

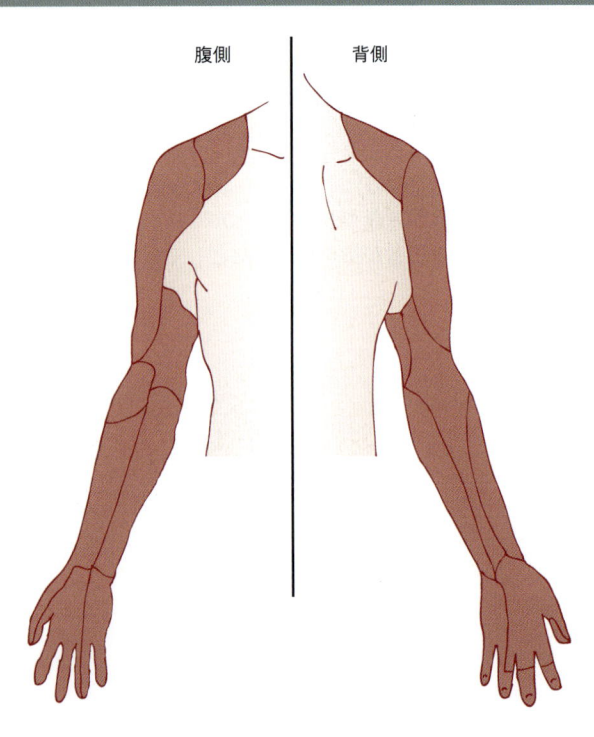

- 気胸の危険性が高く,推奨しない。

超音波ガイド下法（図134-2〜134-4）
- 患者の頭部を少し高くして肩を低くし,顔を反対側へ向ける。
- 探触子を鎖骨のすぐ頭側に当て,足方向に傾ける。鎖骨下動脈が同定できるので,そのすぐ外側かつ表層に位置する腕神経叢をみつける。腕神経叢は少数の大きな神経,もしくは多数の小さな神経からなる。通常,C_8とT_1から起始する神経（下神経幹）は動脈に近い深部を走行するが,ときには動脈と第1肋骨の間に位置する。C_5,C_6,C_7から起始する神経（上・中神経幹）はより表層かつ外側を走行する。
- 胸膜（より深部に位置する明るい線としてみえ,深呼吸で動くのが観察できる）と鎖骨下静脈（より正中側に位置する）を同定する。
- Dopplerを用い,神経間を走行する可能性のある頸横動脈や肩甲背動脈などの血管を同定し,血管損傷や血管内注入を避ける。

図134-2 鎖骨,第1肋骨と探触子の位置関係

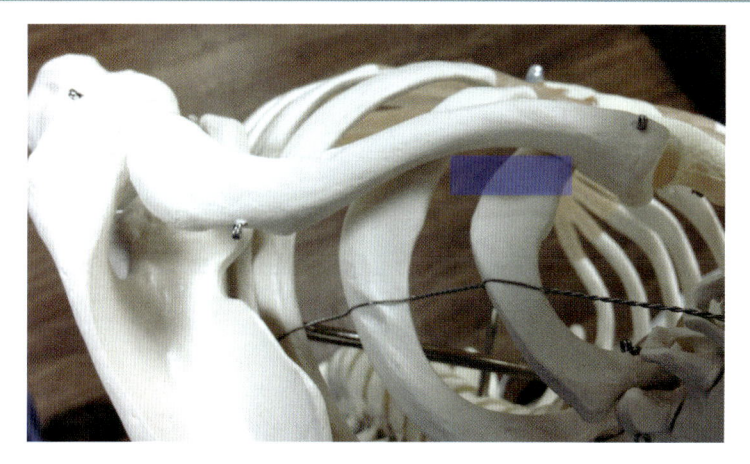

青色の長方形は探触子の位置を示す。鎖骨のすぐ頭側で第1肋骨の上に当てる。

図134-3 探触子と刺入針の位置

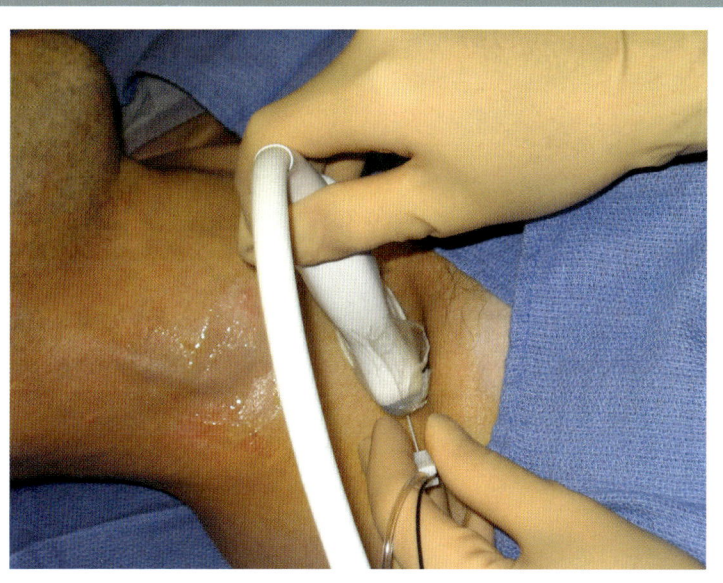

図 134-4 超音波画像

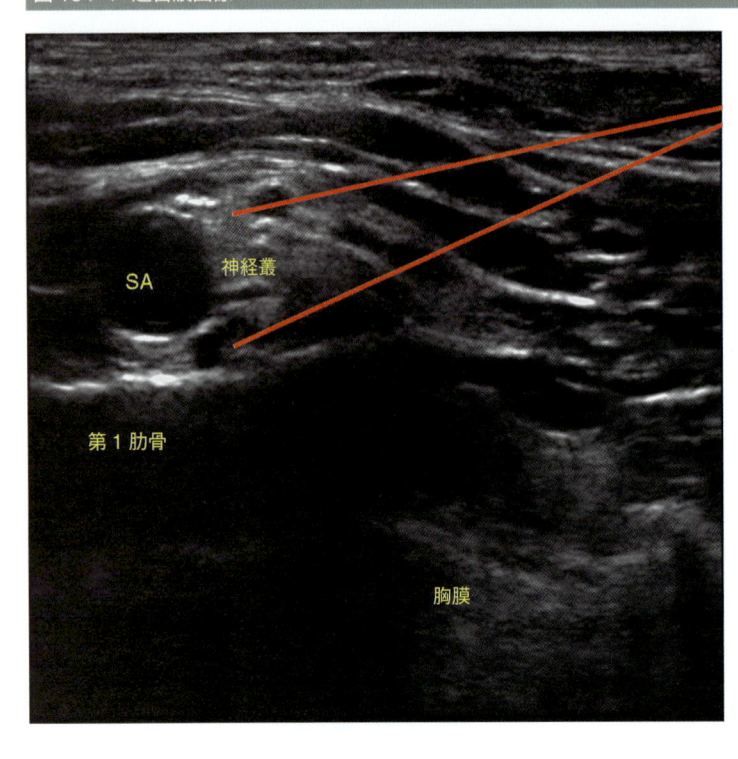

SA：鎖骨下動脈。2本の赤線は"corner pocket"への針の刺入経路と神経叢の表層部分に局所麻酔薬を注入するための針の刺入経路を示す。

- 探触子の外側部分の皮膚を消毒後，同部位から100 mmの針を平行法で刺入する。胸膜が近接しているため針の先端を常に描出しておくことが重要である。探触子の内側部分を皮膚におきながら外側を浮かせるようにすると，スペースができて針の操作性がよくなる（"heel-up"操作）。
- 針先を鎖骨下動脈と第1肋骨の間のスペース"corner pocket"に向ける。その時神経を穿刺しないように注意する。腕神経叢の"鞘"に入ったときに，よく"ポップ感"を感じることができる。針が肋骨に接触すると骨膜を刺激して強い痛みを引き起こすので注意する。吸引して血液の逆流がないことを確認してから局所麻酔薬を注入する。
- 症例によっては，みえているすべての神経が局所麻酔薬に浸されるように2，3回針を穿刺し直す必要がある。対象となる手術に必要な神経遮断を得るように努力する。例えば，
  - ▶肩や上肢の手術では C_5, C_6, C_7（上・中神経幹）
  - ▶前腕，手指，手関節の手術では C_8, T_1（下神経幹）
- 鎖骨下動脈と肋骨の間に神経が認められた場合には，局所麻酔薬を注入してスペースを広げてから針を進めると，これらの神経周囲に局所麻酔薬を満たしやすくなる。
- 通常，15〜20 mLの局所麻酔薬で十分な効果が得られる。

ブロックの評価

神経	知覚	運動
腋窩神経	肩の外側面をつまむ	三角筋：上肢の外転
筋皮神経	前腕の外側面をつまむ	上腕二頭筋
橈骨神経	背側第1指間（親指と示指の間）をつまむ	上腕三頭筋，指と手関節の伸筋
尺骨神経	第5指腹をつまむ	第1背側骨間筋（示指の外転）
正中神経	示指の指腹をつまむ	母指と第5指の対立

合併症/副作用
- 気胸の危険性がある。針先を常に描出する。
- 鎖骨下動脈穿刺の可能性があるが，鎖骨下動脈を視認していれば通常，起こらないし，血管内注入も起こらない。
- 少量の局所麻酔薬の注入でも横隔神経麻痺が発生することがある。呼吸機能が境界域の患者では呼吸不全が発生する可能性がある。

コツとヒント
- 気胸を避けるため常に針先を描出する。
- 鎖骨上ブロックでカテーテルを留置するのは難しい。斜角筋間レベルから交差法でカテーテルを挿入し鎖骨上レベルまで尾側に進めると，目的とする効果が得られる。
- 鎖骨上レベルでは，腕神経叢が鎖骨下動脈だけでなくその分枝とも近接している。背側肩甲動脈は通常，斜角筋間から出る。頸部ではその動脈が腕神経叢に近づき C_6 と C_7 の間もしくは C_7 と C_8 の間を通る。

参考文献
www.TheAnesthesiaGuide.com を参照

（森　英明・佐倉伸一）

第135章 鎖骨下ブロック

Arthur Atchabahian

鎖骨下ブロックの遮断範囲

ブロックされる神経	得られる遮断範囲（図135-1）
腕神経叢神経束	腋窩神経支配領域を含む上肢全体 通常はブロックされない範囲：肩甲上神経（棘上筋，棘下筋，肩甲上腕関節の背側70%を支配）

適応
肩より遠位の上肢手術。肩甲上神経は通常はブロックされないため，肩の手術には推奨しない。

禁忌
重度の凝固障害を有する患者（超音波ガイド下法以外では血管穿刺がよく起こり，圧迫止血が難しい深部のブロックであるため）
ブロックを施行する部位にペースメーカが植え込まれている患者

神経刺激を併用した手法
- 傍烏口突起アプローチ（図135-2）
  ▶ 患者を仰臥位にして上腕を体側につけて前腕を胸の上におく。
  ▶ 鎖骨の尾側で上腕骨頭より正中側にある烏口突起を同定する。
  ▶ 烏口突起突出部から2 cm尾側，2 cm正中側に印をつける。この印が刺入点となる。
  ▶ 皮膚消毒と局所浸潤麻酔をした後，100 mmのブロック針（患者が極端にやせていたり小柄な場合には

図 135-1 鎖骨下ブロックによる皮膚知覚遮断範囲

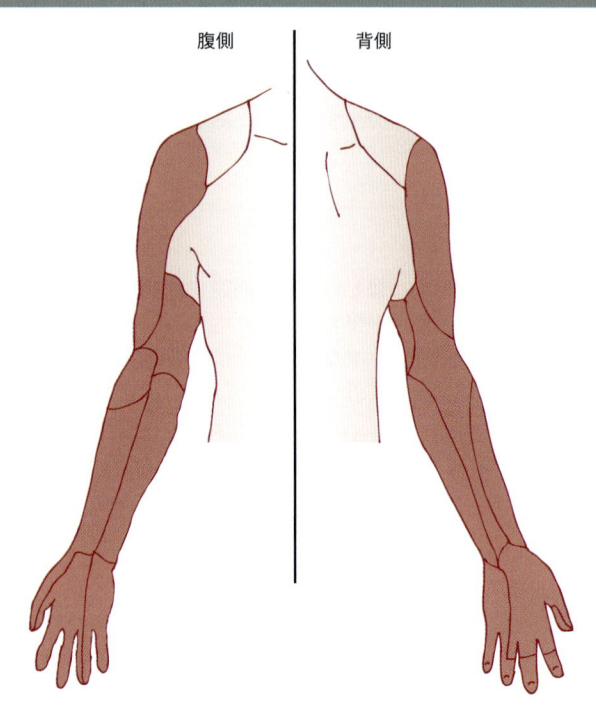

腹側　　背側

　50 mm の針）を床に向かって垂直に刺入する．神経刺激装置を 1.2 mA，2 Hz，0.1 msec に設定する．
- 気胸の危険性があるため針先を絶対に正中側に向けてはならない．
- もし何の反応もなければ，針を皮膚まで引き抜き，尾側もしくは頭側へ 5°ずつ針先の向きを変えて穿刺を繰り返す．ただし必ず針は傍矢状面内に維持する．
- 良好な反応（下記参照）が得られた場合，電流を下げながら 0.4 mA でも反応が得られるように針の位置を微調整する．
- 短時間作用性（chloroprocaine）や中間時間作用性（リドカイン，メピバカイン）の局所麻酔薬を用いる場合，吸引し血液の逆流がないことを確認した後，何回かに分けて 40 mL 注入する．
- 長時間作用性（ブピバカイン，ロピバカイン）の局所麻酔薬を用いる場合，吸引し血液の逆流がないことを確認した後，何回かに分けて 20 mL 注入する．そして針を 2〜3 cm 引き抜き，
  - 尺骨神経の刺激反応が得られた場合，針先を頭側へ向ける．
  - 尺骨神経以外の刺激反応が得られた場合，針先を尾側へ向ける．
- 上記以外の良好な反応（下記参照）が得られた場合，電流を下げながら 0.4 mA でも反応が得られるように針の位置を微調整する．その後，吸引し血液の逆流がないことを確認した後，何回かに分けて 20 mL 注入する．
- 長時間作用性の局所麻酔薬を用いた単回注入を行った場合，最初に刺激反応が得られた神経が支配していない領域に遮断効果が現れるまで時間がかかる場合がある（最大で 45 分間）．

● 鎖骨下アプローチ
- この方法では鎖骨中点のすぐ尾側から刺入する．欧州で広く行われている方法であり，経験の豊富な術者であればよい効果が得られるが，気胸の危険性がかなり高い．

図 135-2 神経刺激法による傍烏口突起アプローチのランドマーク

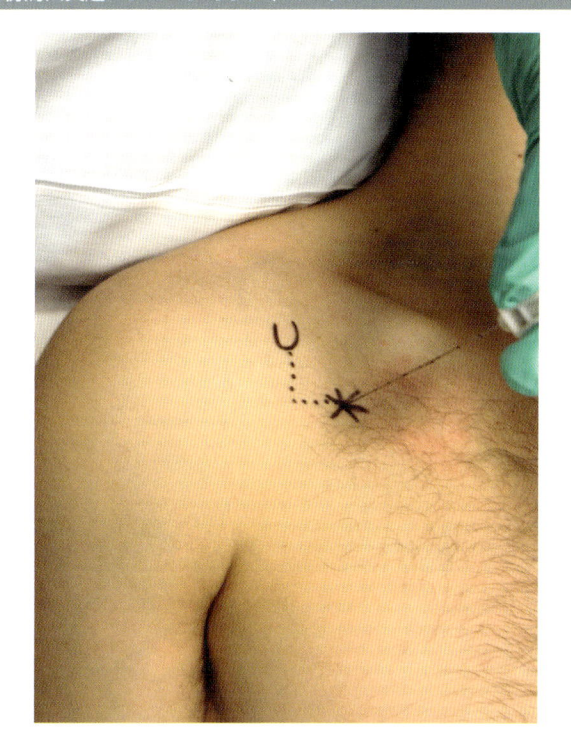

電気刺激で得られる反応	
良好な反応	良好でない反応
肘より末梢のすべての反応 上腕三頭筋の収縮	上腕二頭筋と三角筋の収縮：筋皮神経と腋窩神経が神経鞘から離れるには個人差があり，鞘の外で刺激されている可能性がある

超音波ガイド下法（図 135-3，135-4）

- 患者を仰臥位にする。上肢を体側につけてもよいが，外転させると鎖骨が挙上し針の刺入が容易になる。
- 高周波（8～13 MHz）探触子の長軸を頭尾側方向にして，鎖骨のすぐ尾側に当てる。
- 鎖骨下動脈を同定する。筋肉質の患者や肥満患者では，よい視野を得るために探触子を頭側に傾ける必要もある。
- 探触子を外側もしくは内側に平行移動させ，最もよい視野が得られる位置におく。探触子への圧力を変化させて，鎖骨下動脈近傍の静脈（通常は 2 本）を視認する。
- 3 つの神経束を同定する。内側神経束と外側神経束は通常みえやすいが，後神経束は動脈の後方増強（液腔を通過した超音波がその後方に高輝度なアーチファクトを生じる現象）によって視認が困難なことがある。
- 皮膚消毒をした後，探触子と鎖骨の間に局所浸潤麻酔を行う。患者の体格に応じて 50 mm もしくは 100 mm のブロック針を平行法で刺入し，最初は鎖骨下動脈の 6 時方向に針を進める。局所麻酔薬を注入すると，後神経束が浮かび上がりよりみえやすくなる。この注入だけで，局所麻酔薬が鎖骨下動脈を囲うように U 字状に広がることが多い。3 つの神経束の周囲に局所麻酔薬が広がっているかどうかを確認し，必要なら針の位置を変えて追加の注入を行う。ただし 2 回以上追加注入を必要とすることはまれである。
- 通常，20 mL の局所麻酔薬の投与で十分な効果が得られるが，十分な広がりを得るには，これより少ない，あるいは多い量を必要とすることもある。
- カテーテルを留置するには，Tuohy 針を同様に鎖骨下動脈の 6 時方向に進め，局所麻酔薬を注入した後にカテーテルを針先から 2～3 cm 進める。

図 135-3 超音波ガイド下での探触子と針の位置

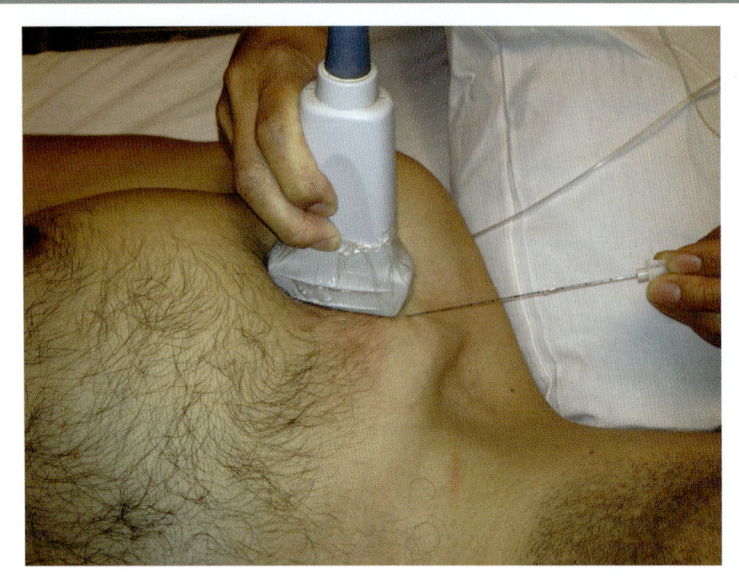

超音波探触子を鎖骨のすぐ尾側で傍矢状断に当て，針を鎖骨と探触子の間から刺入する．小柄な患者では小さな"ホッケースティック型"探触子が有用である．探触子を頭側向きに傾ける（すなわち超音波ビームをより頭側に向ける）と，鎖骨下動脈や腕神経叢がみえやすくなることがある．

図 135-4 鎖骨下ブロック施行中の超音波画像

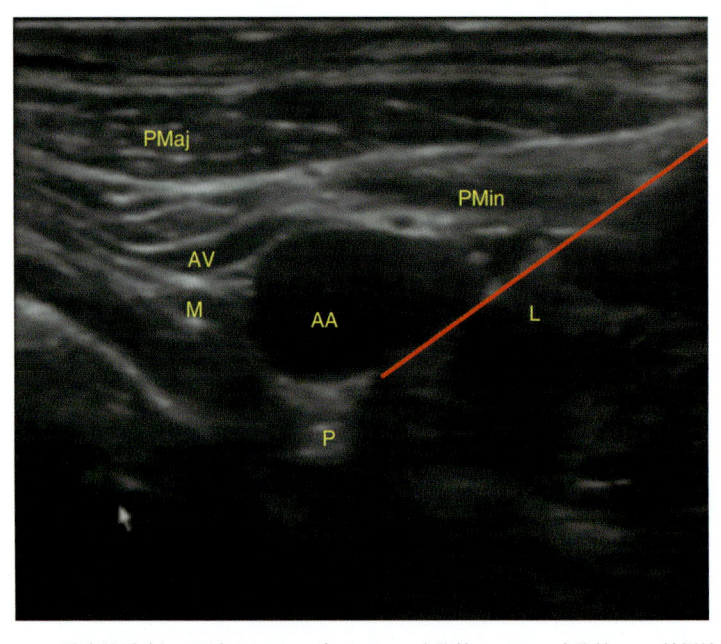

AA：鎖骨下/腋窩動脈，AV：腋窩静脈（少し圧迫されている），PMaj：大胸筋，PMin：小胸筋，L：外側神経束，P：後神経束，M：内側神経束．赤線は動脈の6時方向への針の通過経路を示している．外側神経束を損傷しないように注意する．注：ある程度の量の局所麻酔薬が注入されるまでは，後神経束と動脈の後方増強を区別することが難しいかもしれない．
（画像は Olivier Choquet 博士の厚意による）

ブロックの評価

神経	知覚	運動
腋窩神経	肩の外側面をつまむ	三角筋：上肢の外転
筋皮神経	前腕の外側面をつまむ	上腕二頭筋
橈骨神経	背側第1指間（母指と示指の間）をつまむ	上腕三頭筋，指と手関節の伸筋
尺骨神経	第5指の指腹をつまむ	第1背側骨間筋（示指の外転）
正中神経	示指の指腹をつまむ	母指と第5指の対立

合併症/副作用
- 気胸の危険性がある。頻度は少ないが起こりうる。
- 血管穿刺の危険性がある（神経刺激を併用する手技では非常によく発生するが，重度の凝固障害がない限り問題とならないことが多い）。

コツとヒント
- 神経刺激を併用する手技：正中向きに針を進めてはならない。針は常に傍矢状断上で操作する。
- 長時間作用性局所麻酔薬の単回注入では，ある領域に効果が出るまで最大45分程度かかることがある。

参考文献
www.TheAnesthesiaGuide.com を参照

（森　英明・佐倉伸一）

第136章
腋窩ブロック

Arthur Atchabahian

腋窩ブロックの遮断範囲

ブロックされる神経	得られる遮断範囲（図136-1）
腕神経叢終末枝：正中神経，尺骨神経，橈骨神経と神経鞘外にある筋皮神経	正中神経，尺骨神経と橈骨神経の支配領域，および筋皮神経の支配領域（別にブロックした場合）

専門医試験問題：腋窩ブロックでブロックされない神経は何か？　解答：腋窩神経！
筋皮神経は別にブロックする必要がある。

解剖
腋窩部でみられる腋窩動脈周囲の神経の典型的な配置を示す（図136-2）。
神経走行には個人差がある（図136-3）。

適応
上肢の手術，特に肘より遠位の手術。肘の手術や上腕でのターニケットペインに対しては十分な鎮痛が得られるとは限らない。

図 136-1 腋窩ブロックによる遮断範囲

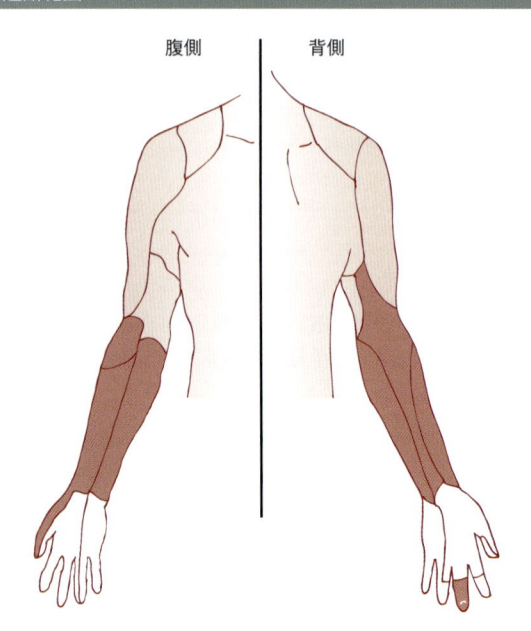

腹側　背側

注：肋間上腕神経ブロックを追加すると，肘と上腕の内側面の知覚遮断が得られる。

図 136-2 腋窩部における動脈周囲の神経の典型的な配置

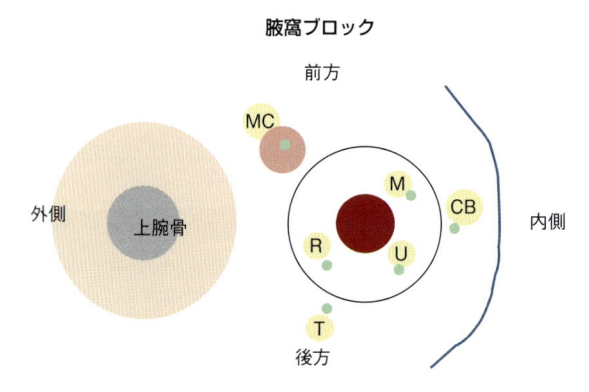

腋窩ブロック

前方

外側　上腕骨　内側

後方

MC：筋皮神経（烏口腕筋内），M：正中神経，U：尺骨神経，R：橈骨神経，T：上腕三頭筋の筋枝，CB：肋間上腕神経

図 136-3 神経走行にみられる個人差

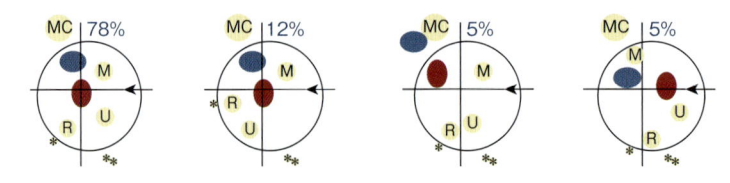

MC 78%　MC 12%　MC 5%　MC 5%

MC：筋皮神経，M：正中神経，U：尺骨神経，R：橈骨神経，*上腕三頭筋への筋枝（橈骨神経から分枝），**肋間上腕神経，矢印：上腕内側からの刺入経路

Partridge BL, Katz J, Benirschke K. Functional anatomy of the brachial plexus sheath：implications for anesthesia. Anesthesiology. 1987；66：743-747 より。

禁忌
通常の区域麻酔法での禁忌以外，特にない．

神経刺激を併用した手法
- ランドマーク：腋窩部（可能な限り近位部）における腋窩動脈の拍動
  - ▶拍動が触知しにくい場合には，Doppler が有用である．
- 動脈拍動の直上の皮膚から針を穿刺する．
- 最初に動脈の前方を目標にして，烏口腕筋を触知しながら烏口腕筋に向かって針を進める．1.2 mA で上腕二頭筋の収縮（筋皮神経の刺激反応）が得られたら，電流を 0.4 mA まで減少させても反応があることを確認しながら針先の位置を微調整する．そこで，5～7 mL の局所麻酔薬を注入する．
- いったん針を皮膚まで引き抜いた後再刺入して，動脈周囲の神経鞘内にある 3 本の神経のうちの 2 本を各神経刺激に対する反応をもとに同定する（反応については下記参照）．
  - ▶通常，正中神経は動脈の腹側にある（患者が仰臥位なら天井方向）
  - ▶尺骨神経と橈骨神経は動脈の背側にある（患者が仰臥位なら床方向）．橈骨神経のほうがより深部に位置する．
  - ▶解剖学的には個人差が大きいので，針を刺入して反応が得られなければ，いったん皮膚まで引き抜き，少し角度を変えて刺入しなおす．このとき，動脈周囲の組織を針で扇状に探ることになるので，動脈を傷つけないように注意する．
- 筋皮神経ブロックの場合と同様に 1.2 mA から神経刺激を開始し，0.35 mA まで電流を減少させても反応があることを確認後，局所麻酔薬をそれぞれの神経周囲に 10～15 mL ずつ投与する．そのとき，5 mL の注入ごとに吸引テストを行うことが重要である．
- ターニケットペインを予防するために，内側上腕皮神経（肋間上腕皮神経）を遮断する浸潤麻酔を行う．同じ皮膚刺入点から背側の皮下に向かって（床に向かう方向）針を刺入し，1～2% リドカイン 5～10 mL で膨疹状に注入する．

電気刺激で得られる反応

良好な反応	良好でない反応
正中神経：手関節の橈屈，橈側手指の屈曲 尺骨神経：手関節の尺屈，尺側手指の屈曲 橈骨神経：肘，手関節，手指の伸展 筋皮神経：肘の屈曲	上腕三頭筋（肘の伸展）：上腕三頭筋への筋枝が神経鞘外で刺激されている可能性がある

超音波ガイド下法
- 高周波（10～12 MHz）探触子を腋窩動脈の拍動部位に当てる．
- 動脈（必要であればカラー Doppler を用いて確認）と静脈（通常は 2 本：探触子の圧力を弱めて静脈を視認すること．血管内注入を避けるために重要），神経（正中神経，尺骨神経，橈骨神経は動脈周囲にあり，筋皮神経は上腕二頭筋と上腕筋の筋膜間に位置する）の位置を確認する（図 136-4）．
- 注：動脈裏側の後方増強陰影（アーチファクト）を橈骨神経と間違えないように注意する．
- 探触子の前方（頭側）から針を平行法で刺入する．
- 最初に筋皮神経をねらい，神経周囲に 5～7 mL の局所麻酔薬を注入する．
- その後，他の 3 つの神経を個々にねらい，それぞれの神経周囲に局所麻酔薬が広がるように 5～10 mL ずつ注入する．
- 局所麻酔薬の注入中にその広がりが確認できない場合，針先が静脈内にある可能性がある．探触子による圧迫を弱め，ゆっくり針を引き戻してから再度注入して広がりを確認する．
- ターニケットペインの予防に，内側上腕皮神経（肋間上腕皮神経）を遮断する浸潤麻酔が必要である．同じ皮膚刺入点から背側の皮下に向かって（床に向かう方向）針を刺入し，1～2% リドカイン 5～10 mL を膨疹状に注入する．

ブロックの評価

神経	知覚	運動
筋皮神経	前腕の外側面をつまむ	上腕二頭筋
橈骨神経	背側第1指間（母指と示指の間）をつまむ	上腕三頭筋，指と手関節の伸筋
尺骨神経	第5指の指腹をつまむ	第1背側骨間筋（示指の外転）
正中神経	示指の指腹をつまむ	母指と第5指の対立

合併症/副作用

- 動脈穿刺の可能性がある。動脈貫通法は以前多用されていた手法であるが，避けるべきであろう。しかし発生しても局所麻酔薬を動脈内に注入しなければ，小さな血腫をつくる以外合併症はほとんど起こらない。
- 血管内注入が起こりうる（通常は静脈内だが動脈内にも起こりうる）。

コツとヒント

- 前腕近位部の手術には，腋窩ブロックではなく鎖骨上ブロックもしくは鎖骨下ブロックを選択するべきである。
- ターニケットペインを予防するためには，内側上腕皮神経を遮断する浸潤麻酔を合わせて行う。
- 局所麻酔薬注入中に超音波画像上でその広がりが確認できないときは，針先が静脈内にある可能性がある。探触子による圧迫をゆるめ，ゆっくり針を引き戻してから再度注入して広がりを確認する。
- 腋窩ブロックでの主な目標は，腕神経叢の2つの神経すなわち橈骨神経と正中神経である。
- 橈骨神経は腋窩動脈と広背筋腱の間に位置する（超音波画像上で必ず広背筋腱を同定するようにする）。
- 神経刺激中に，腕橈骨筋の収縮で肘の屈曲運動が起こる可能性がある。これは橈骨神経の刺激でみられる反応であり，これと筋皮神経の刺激反応を混同してはならない。
- 5%の患者では，腋窩部で筋皮神経と正中神経（特に正中神経の外側枝）が離れていない。この場合，たとえ

図 136-4 超音波ガイド下法

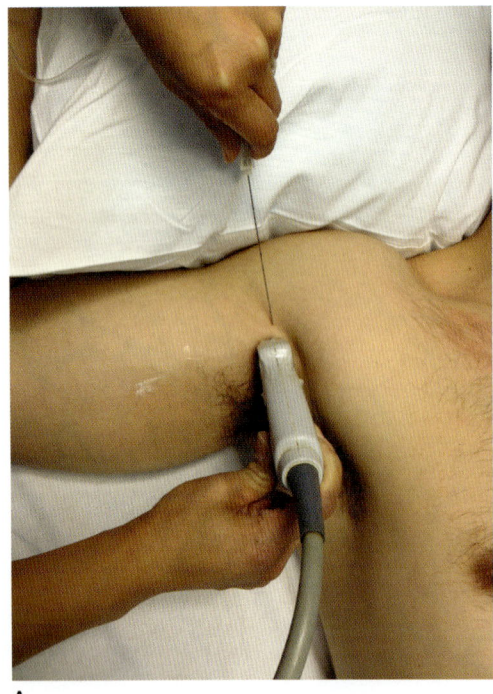

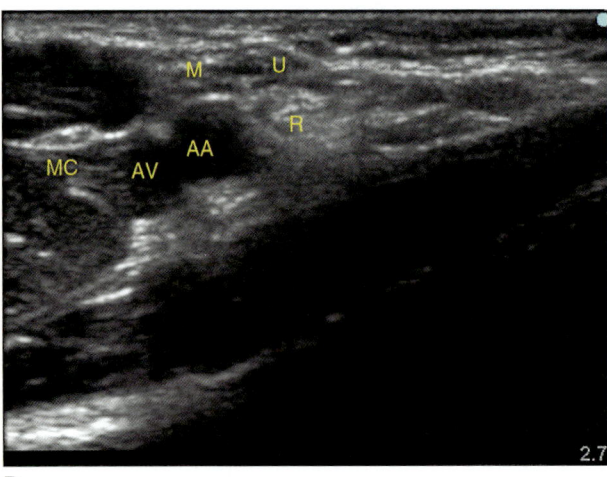

(A) 探触子の位置と針の刺入。(B) 超音波画像。AA：腋窩動脈，AV：腋窩静脈，MC：筋皮神経，M：正中神経，U：尺骨神経，R：橈骨神経。本患者では，3つの神経が動脈の周囲に散在しているのではなく，それぞれ隣り合って並んでいる（図136-3の左から3番目の配置）。動脈の裏側は後方増強によるアーチファクトであることに注意。

筋皮神経を同定できなくても，局所麻酔薬を正中神経周囲に注入したあとに調べると，筋皮神経も遮断効果が得られる。
- 正中神経と尺骨神経は，しばしば前腕近位部の深指屈筋と浅指屈筋との間で吻合している（Martin-Gruber吻合）。橈側手根屈筋と長掌筋の筋収縮は，腋窩もしくは上腕レベルで正中神経を刺激した際に認められる特徴的な反応である。一方，尺側手根屈筋の収縮は，腋窩もしくは上腕レベルで尺骨神経を刺激した際に認められる反応である。

● 参考文献
www.TheAnesthesiaGuide.com を参照

（森　英明・佐倉伸一）

第137章
肘関節，手関節での神経終末枝ブロック

Arthur Atchabahian

終末枝ブロックの遮断範囲

ブロックされる神経	得られる遮断範囲（図137-1）
ブロック対象となる神経による：	第132章参照
すなわち正中神経	
橈骨神経	
尺骨神経	

適応
通常，中枢側のブロックで効果が不十分なときに補足的に行う。

禁忌
重度の神経症状（いわゆる"ダブルクラッシュ"神経障害の危険性があるため）

神経刺激を併用した方法
- 正中神経
  - ▶肘部：肘窩部では上腕動脈のすぐ内側を正中神経が走行する。適切な反応（橈側手根屈筋，指屈筋，方形回内筋，母指対立筋，短母指外転筋の収縮）が得られたら5～7 mLの局所麻酔薬を注入する（図137-1）。
  - ▶手関節部：橈側手根屈筋腱と長掌筋腱の間を走行する。適切な反応（母指対立筋，短母指外転筋の収縮）が得られれば，5 mLの局所麻酔薬の注入により正中神経を手関節レベルでブロックできる。
- 橈骨神経
  - ▶肘部：橈骨神経は，肘窩部では上腕二頭筋腱の外側を，肘関節の近位では上腕外側面で上腕二頭筋と上腕三頭筋の間を走行する。適切な反応（腕橈骨筋，橈側手根伸筋，尺側手根伸筋，母指伸筋，総指伸筋の収縮）が得られたら5～7 mLの局所麻酔薬を注入する。注：肘部でのアプローチでは後前腕皮神経をブロックできないので，前腕背側の知覚消失を得ることはできない（図137-1）。
  - ▶手関節：このレベルの橈骨神経は知覚枝だけを有する。手関節外側面（手背の中心から掌側の中心までの範囲）皮下に7～10 mLの局所麻酔薬を浸潤させると知覚遮断が得られる。尺側静脈を損傷しないように注意する（図173-3）。

図 137-1 肘部での正中・橈骨神経ブロック

上腕二頭筋
正中神経
上腕動脈
橈骨神経

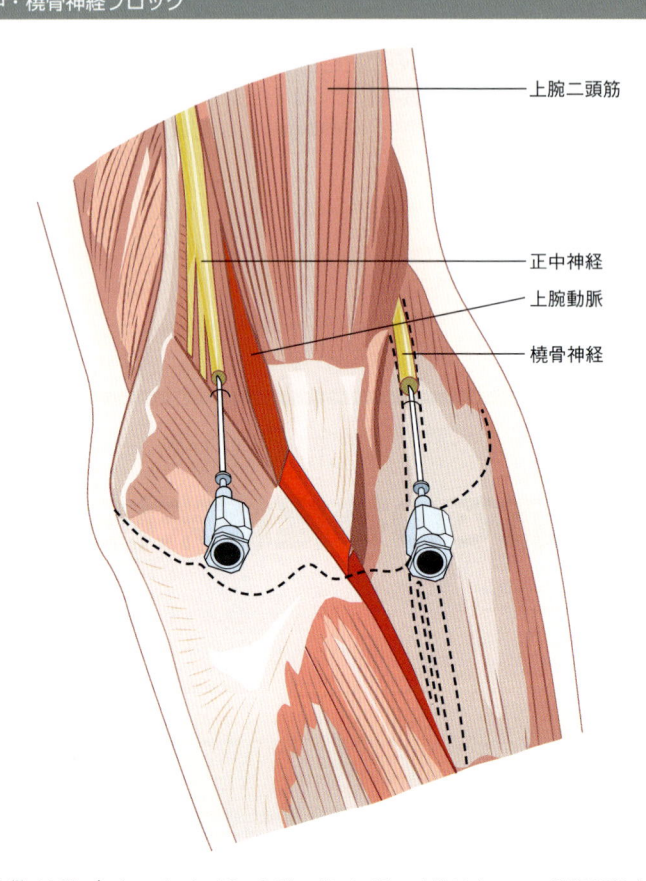

Miller RD の許可を得て Miller's Anesthesia. 6th ed. New York: Churchill Livingstone;2005:1693 より転載。© Elsevier.

- 尺骨神経
  - ▶肘部：尺骨神経は上腕骨内側上顆背側にある尺骨神経溝を通る。神経を圧迫する危険性があるので，この神経溝レベルでブロックしてはならない。少し近位部の上腕二頭筋と上腕三頭筋の間，上腕内側面上で神経を同定し，適切な反応（尺側手根屈筋，小指球筋群，母指内転筋，骨間筋，虫様筋の収縮）が得られたら 5～7 mL の局所麻酔薬を注入する。
  - ▶手関節部：尺骨神経は尺骨動脈の内側，尺側手根屈筋腱の深部を走る。患者に手関節を屈曲するよう指示して尺側手根屈筋腱を確かめたら，針を内側から刺入し腱の奥に進め，尺骨神経の反応（小指球筋群，母指内転筋，骨間筋，虫様筋の収縮）が得られたら 3～5 mL の局所麻酔薬を注入する（図 137-2）。

超音波ガイド下法：（備考：ひとたび神経を同定できれば，超音波を用いて神経を末梢側まで追うことができ，好きなレベルでブロックすることができる）

- 正中神経
  - ▶肘部：肘窩部では上腕動脈のすぐ内側を走行する。5～7 mL の局所麻酔薬を注入する（図 137-4）。
  - ▶手関節部：橈側手根屈筋腱と長掌筋の間を走行する。5 mL の局所麻酔薬を注入する。
- 橈骨神経
  - ▶肘部：橈骨神経は，肘窩部では上腕二頭筋腱の外側を，肘関節の近位では上腕外側面で上腕二頭筋と上腕三頭筋の間を走行する（図 137-5）。備考：肘部でのアプローチでは後前腕皮神経をブロックできないので，前腕背側の知覚消失を得ることはできない。
  - ▶手関節：神経刺激を併用した方法の項を参照。橈骨神経の枝は手関節レベルでは小さすぎて超音波で同定することが難しい。

図 137-2 手関節部での正中・尺骨神経ブロック

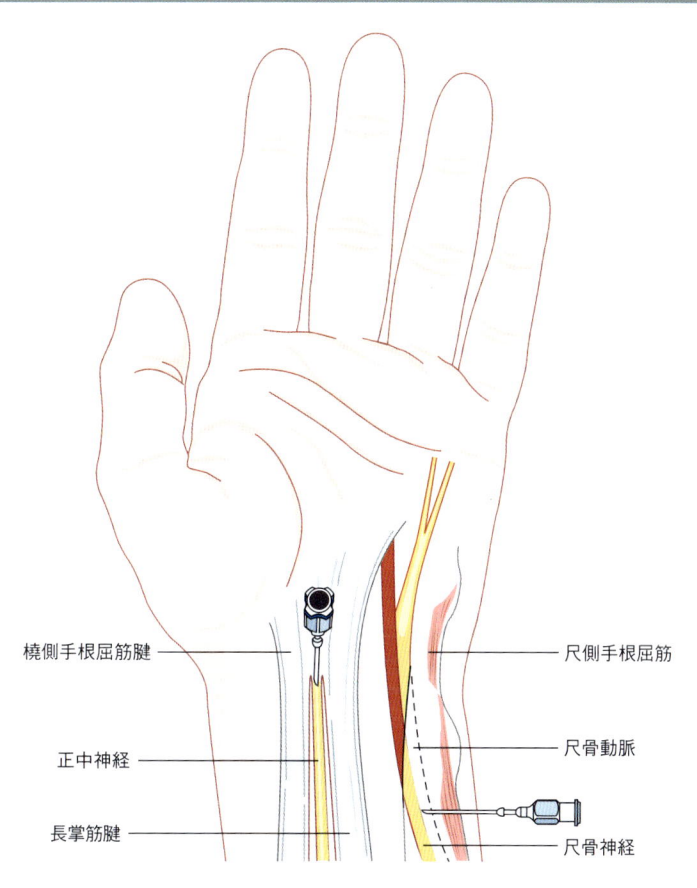

橈側手根屈筋腱
正中神経
長掌筋腱
尺側手根屈筋
尺骨動脈
尺骨神経

Miller RD の許可を得て Miller's Anesthesia. 6th ed. New York: Churchill Livingstone;2005:1694 より転載。© Elsevier.

図 137-3 手関節での橈骨神経ブロック

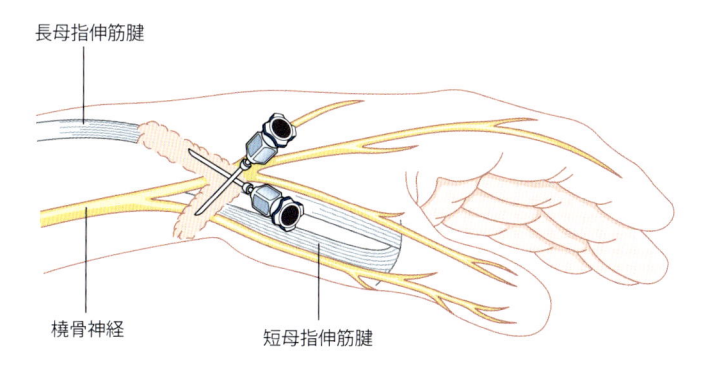

長母指伸筋腱
橈骨神経
短母指伸筋腱

Miller RD の許可を得て Miller's Anesthesia. 6th ed. New York: Churchill Livingstone;2005:1694 より転載。© Elsevier.

図137-4 肘部での超音波ガイド下正中神経ブロック

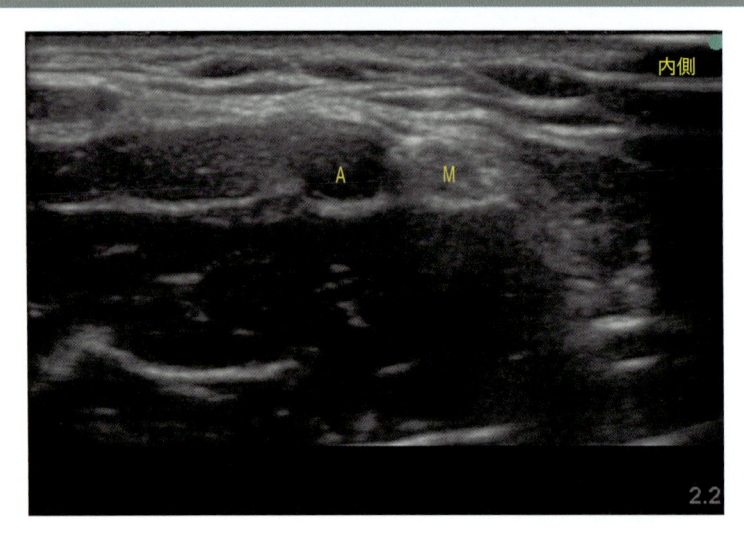

A：上腕動脈，M：正中神経。動脈のすぐ内側に位置する。

図137-5 肘部での超音波ガイド下橈骨神経ブロック

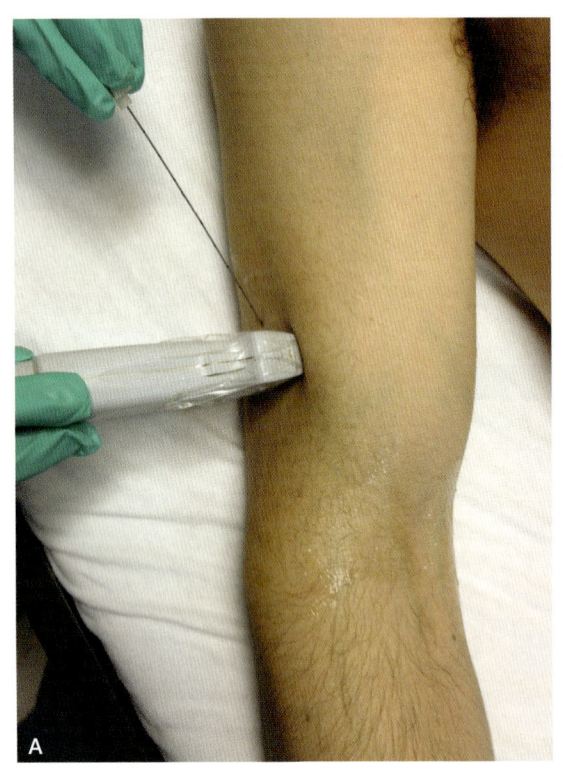

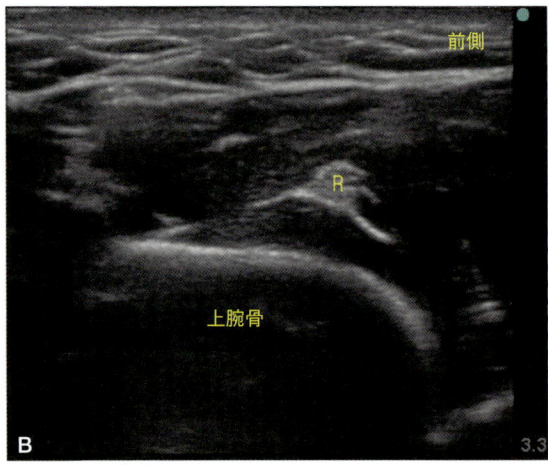

(A) 肘の近位部で上腕外側面の上腕二頭筋と上腕三頭筋間の溝に探触子を当て，交差法で針を刺入する。
(B) 超音波画像。R：橈骨神経

- 尺骨神経
  ▶肘部：尺骨神経は上腕骨内側上顆背側にある尺骨神経溝を通る。神経を圧迫する危険性があるので，この神経溝レベルでブロックしてはならない。少し近位部の上腕二頭筋と上腕三頭筋の間，上腕内側面上で神経を同定する（図137-6）。5〜7 mL の局所麻酔薬を注入する。

図137-6 肘部での超音波ガイド下尺骨神経ブロック

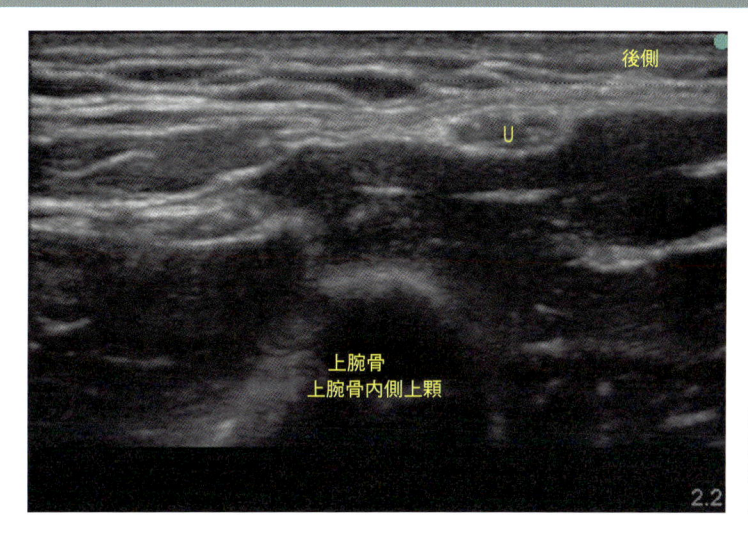

U：尺骨神経。肘関節のすぐ近位部，上腕内側の上腕骨内側上顆の上の画像。

▶ 手関節部：尺骨神経は尺骨動脈の内側，尺側手根屈筋腱の深部を走る。患者に手関節を屈曲するよう指示して尺側手根屈筋腱を確かめたら，針を内側から刺入し腱の奥に進める。尺骨神経は尺骨動脈の内側，尺側手根屈筋腱の深部を走る。3～5 mL の局所麻酔薬を注入する。

ブロックの評価

ブロックされた神経	運動	知覚
肘部での正中神経	母指と示指で「丸印」をつくる	示指の指腹をつまむ
手関節での正中神経	母指の内転（伸展と区別することが難しい）	示指の指腹をつまむ
肘部での橈骨神経	手指の伸展	背側第1指間
手関節での橈骨神経	該当なし	背側第1指間
肘部での尺骨神経	母指の内転，尺側手根屈筋	小指の指腹をつまむ
手関節での尺骨神経	母指の内転	小指の指腹をつまむ

合併症/副作用
特になし

コツとヒント

- 肘部での橈骨神経ブロックでは，ブロック部位より近位で後前腕皮神経がすでに分枝しているので前腕背側の知覚消失は得られない。
- 結節間溝の肘関節外側部では，さまざまなレベルで橈骨神経は2本の神経終末枝となる。1本は前方へ向かう浅枝で，もう1本は後方へ向かう深枝であり別名，後骨間神経と呼ばれる。
- 手関節部で静脈穿刺をする場合，橈骨神経から出た皮神経と橈側皮静脈（インターン静脈）がかなり近接しているため神経障害の危険性がある。
- 手関節部では，正中神経は橈側手根屈筋の外側と長掌筋の内側の間に位置するが，多くの場合，これを正中神経のとなりを走行している示指の浅指屈筋腱と間違えやすい。

参考文献
www.TheAnesthesiaGuide.com を参照

（森　英明・佐倉伸一）

ID# 第138章
指ブロック

Arthur Atchabahian

指ブロックの遮断範囲

ブロックされる神経	得られる遮断範囲
基節骨基部の指神経	指

解剖
総掌側指神経は正中神経と尺骨神経の枝である。
主な指神経は指血管と伴走し，指の腹側外側面で屈筋腱鞘のすぐ外側を走行する。背側の小さな指神経（橈骨・尺骨神経の枝）は指の背側外側面を走行し，指背側面を近位指節間（PIP）関節まで支配する。

適応
指の小手術が適応となる。

禁忌
アドレナリン添加の局所麻酔薬を使用しない。
長さ38 mmの25ゲージ針を指の背側側面の基部から刺入し，基節骨の基部掌側に向かって進める。針を基節骨と接しながら進めると，手掌面に針先端によるふくらみができる。吸引して血液の逆流がないことを確認後，その位置で局所麻酔薬を2～3 mL注入し，さらに針を皮膚まで引き抜きながら2 mLを注入する。同様の手技を同じ指の反対の側面で行う。

ブロックの評価
運動神経は遮断されない。
知覚神経遮断は指をつまむかピンプリックで確認する。

図138-1 針刺入の角度と深さ

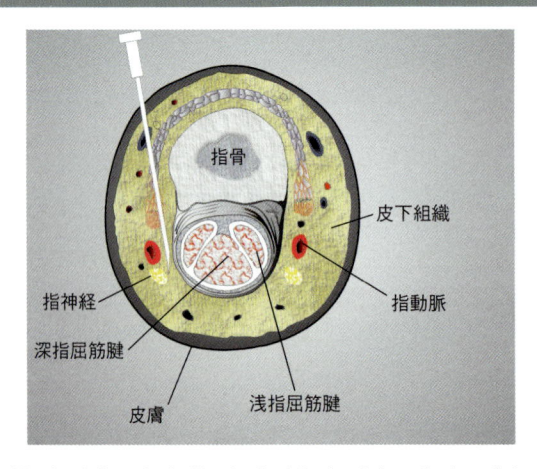

Hadzic A. The New York School of Regional Anesthesia Textbook of Regional Anesthesia and Acute Pain Management. Figure 30-3 より。www.accessanesthesiology.com からも閲覧可能。© The McGraw-Hill Companies, Inc. All rights reserved.

図138-2 指神経（図は正中神経由来の固有掌側指神経）ブロックのために基節骨基部に針を刺入

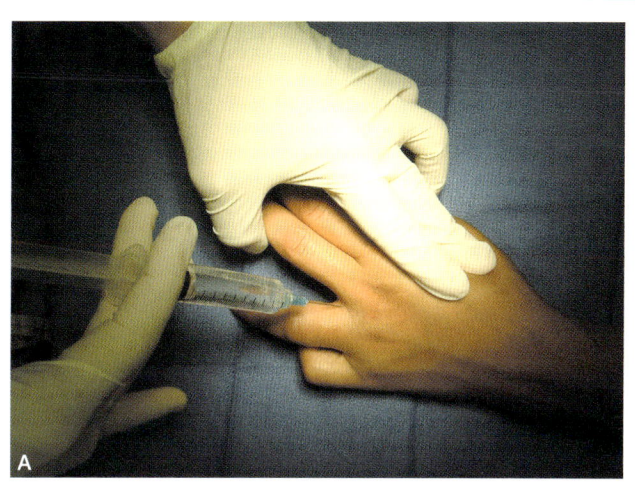

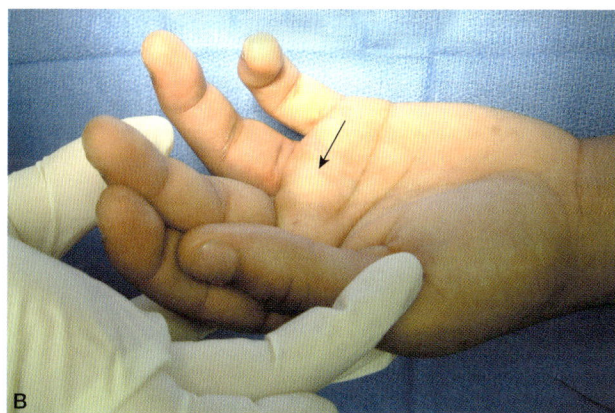

(A) 背側面。
Hadzic A. The New York School of Regional Anesthesia Textbook of Regional Anesthesia and Acute Pain Management. Figure 30-4 より。www.accessanesthesiology.com からも閲覧可能。© The McGraw-Hill Companies, Inc. All rights reserved.

(B) 掌側面。掌側面に針の先端によるふくらみが確認できるまで針を進める。
Hadzic A. The New York School of Regional Anesthesia Textbook of Regional Anesthesia and Acute Pain Management. Figure 30-5 より。www.accessanesthesiology.com からも閲覧可能。© The McGraw-Hill Companies, Inc. All rights reserved.

合併症/副作用

指を駆血してはならない。虚血を生じる危険性があるためアドレナリン添加の局所麻酔薬を使用してはならない。

コツとヒント

前述したブロックとは別に，経鞘ブロック（屈筋腱鞘内に局所麻酔薬を2〜3 mL注入する方法）もある。成功率は高いと報告されているが，屈筋腱鞘の感染の危険性がある。

●参考文献

www.TheAnesthesiaGuide.com を参照

（森　英明・佐倉伸一）

第139章
腰仙骨神経叢

Denis Jochum

- 腰神経叢は通常，L_1〜L_3の前枝とL_4の前枝の一部からなる。
- 仙骨神経叢は，腰仙骨神経幹（L_4, L_5）とS_1の前枝，S_2前枝の一部およびこれにS_3の前枝がわずかに加わってできている。

図 139-1 腰仙骨神経叢

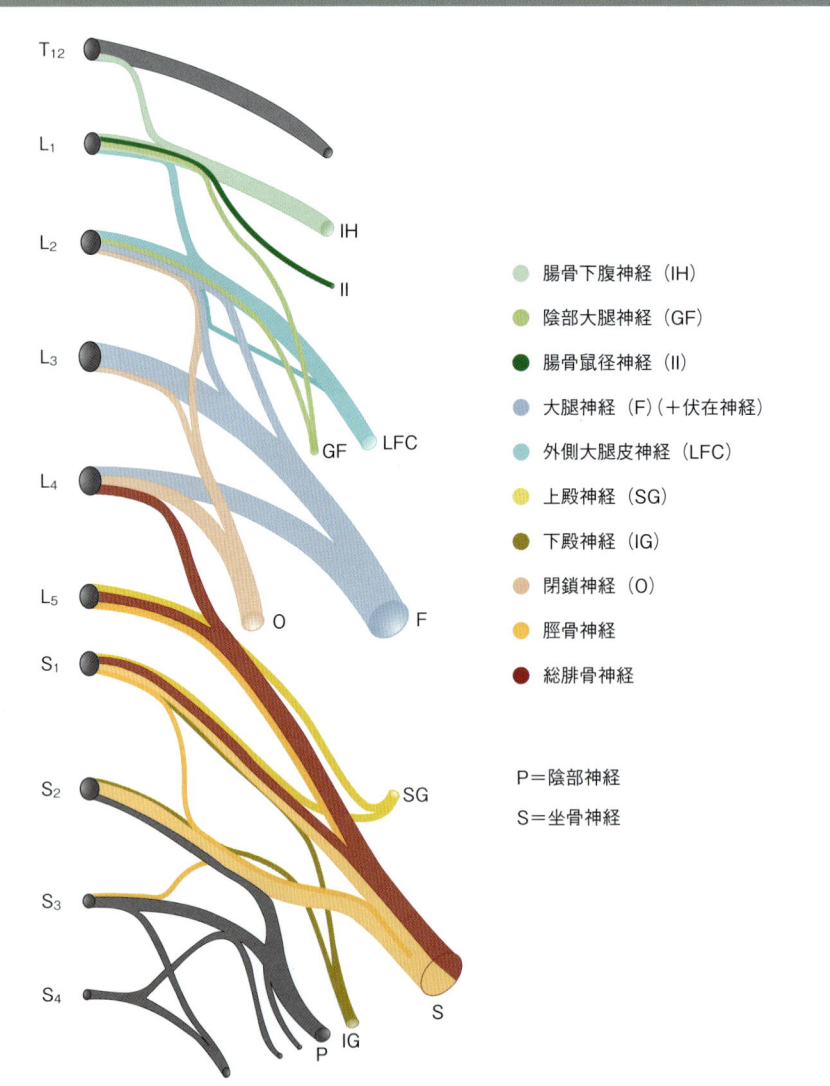

- 腸骨下腹神経（IH）
- 陰部大腿神経（GF）
- 腸骨鼠径神経（II）
- 大腿神経（F）（＋伏在神経）
- 外側大腿皮神経（LFC）
- 上殿神経（SG）
- 下殿神経（IG）
- 閉鎖神経（O）
- 脛骨神経
- 総腓骨神経

P＝陰部神経
S＝坐骨神経

図 139-2 腰仙骨神経叢と筋支配

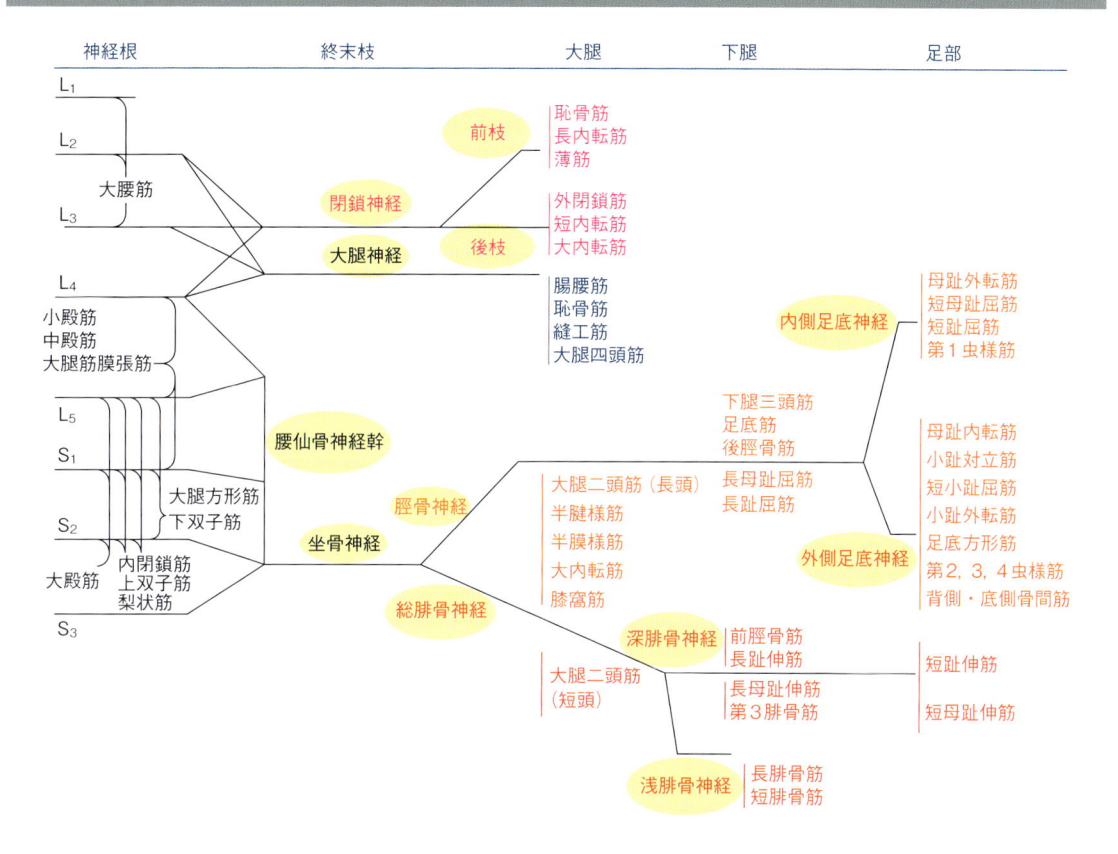

神経根	終末枝	大腿	下腿	足部

- L₁
- L₂
- 大腰筋
- L₃
- L₄
  - 小殿筋
  - 中殿筋
  - 大腿筋膜張筋
- L₅
- S₁
  - 大腿方形筋
  - 下双子筋
- S₂
  - 内閉鎖筋
  - 上双子筋
  - 梨状筋
- 大殿筋
- S₃

閉鎖神経
- 前枝：恥骨筋／長内転筋／薄筋
- 後枝：外閉鎖筋／短内転筋／大内転筋

大腿神経：腸腰筋／恥骨筋／縫工筋／大腿四頭筋

腰仙骨神経幹 → 坐骨神経
- **脛骨神経**：大腿二頭筋（長頭）／半腱様筋／半膜様筋／大内転筋／膝窩筋 → 下腿三頭筋／足底筋／後脛骨筋／長母趾屈筋／長趾屈筋
  - **内側足底神経**：母趾外転筋／短母趾屈筋／短趾屈筋／第1虫様筋
  - **外側足底神経**：母趾内転筋／小趾対立筋／短小趾屈筋／小趾外転筋／足底方形筋／第2, 3, 4虫様筋／背側・底側骨間筋
- **総腓骨神経**
  - 大腿二頭筋（短頭）
  - **深腓骨神経**：前脛骨筋／長趾伸筋／長母趾伸筋／第3腓骨筋 → 短趾伸筋／短母趾伸筋
  - **浅腓骨神経**：長腓骨筋／短腓骨筋

- 典型的には，L₄ の前枝は 2 つの神経叢に枝を出す．すなわち，大腿神経への枝と閉鎖神経への枝，そして坐骨神経の一部になる腰仙骨神経幹への枝である．
- 頭尾側の脊髄神経の関与の仕方によって，腰仙骨神経叢を以下のように分類できる．
  ▶ T₁₂ の全部もしくは一部が神経叢に加わる最も一般的な型（prefixed 型）
  ▶ 前述のように L₁〜S₃ の枝からなる型（normal 型）
  ▶ より尾側の脊髄神経から多く供給を受ける型（postfixed 型）
  ▶ より幅広く頭尾側の脊髄神経からなる型
    ■ 腰仙骨神経叢を構成する脊髄神経の違いによって，運動神経や知覚神経が支配する領域に違いがあるので，実際の区域麻酔の際に影響が出る．
- 腰仙骨神経叢も腹側と背側の 2 つの層に分かれるが，その様子は腕神経叢ほど明確でない．
- 腰神経叢の代表的な 2 つの終末枝は，背側層にある大腿神経と腹側層にある閉鎖神経である．
- 仙骨神経叢では，脛骨神経は腹側層に総腓骨神経は背側層に位置する．
- 腰仙骨神経叢の主要な神経の位置関係をみると，下肢の麻酔には複数の神経ブロックが必要であることがわかる．

●参考文献

www.TheAnesthesiaGuide.com を参照

（宮本達人）

第140章
下肢の皮膚分節，筋分節，骨分節

Denis Jochum

左皮膚分節

下肢では，知覚神経は同じ神経根の運動神経より遠位まで分布する。
皮膚の神経支配は重複しているので，近隣する神経のブロックが必要となる。

骨と関節の神経支配

骨と関節は術後鎮痛の主な対象となる。原則として，関節はそこに作用する筋肉と同じ神経支配を受ける。

図 140-1 下肢の皮膚分節，筋分節，骨分節

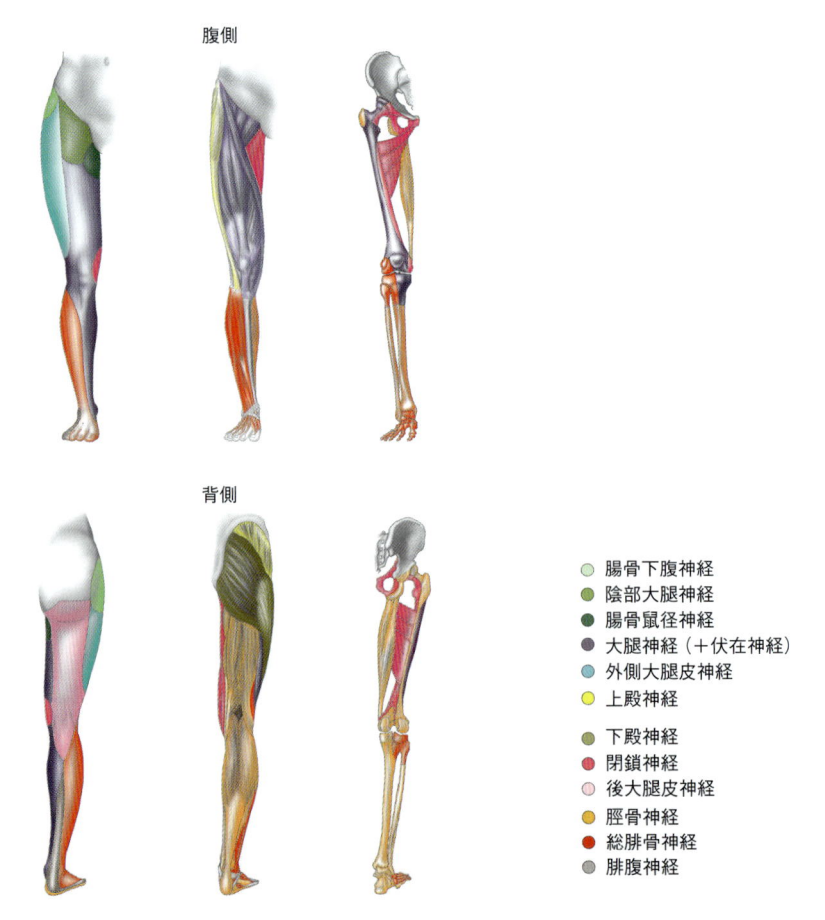

腹側

背側

- 腸骨下腹神経
- 陰部大腿神経
- 腸骨鼠径神経
- 大腿神経（＋伏在神経）
- 外側大腿皮神経
- 上殿神経

- 下殿神経
- 閉鎖神経
- 後大腿皮神経
- 脛骨神経
- 総腓骨神経
- 腓腹神経

AstraZeneca France から許可を得て，Jochum D and Delaunay L より改変。

第140章　下肢の皮膚分節,筋分節,骨分節 | 503

図 140-2　股関節の神経支配

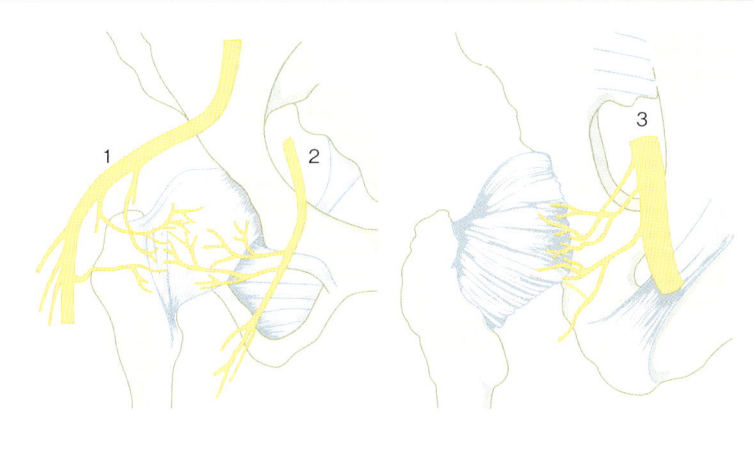

- 関節包前面：(1) 腸腰筋に沿った大腿神経の枝 (L_1〜L_4)
- 前内側：(2) 閉鎖神経の枝 (L_1〜L_4)
- 後面：(3) 坐骨神経の枝
- 後内側：大腿方形筋の神経からの枝 (L_5〜S_2)
- 後外側：上殿神経の枝 (L_4〜S_1)

図 140-3　膝関節の神経支配

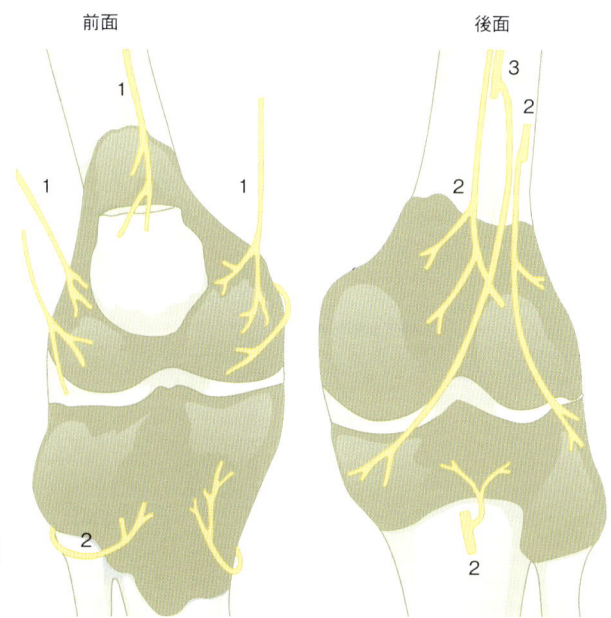

前面　　　後面

- 前面と前内側面：大腿神経深枝 (1)
- 後面と下外側面：坐骨神経 (2)
- 後面：閉鎖神経後枝の関節枝 (3)

足関節の神経支配

前面：深腓骨神経
後面と内側面：脛骨神経

● 参考文献
www.TheAnesthesiaGuide.com を参照

（宮本達人）

第141章
大腰筋筋溝ブロック
（腰神経叢ブロック後方アプローチ）

Arthur Atchabahian

腰神経叢ブロックの遮断範囲

ブロックされる神経	得られる遮断範囲
脊椎から出た直後の大腰筋内の腰神経叢	**大腿神経**：大腿四頭筋，大腿前面，下腿内側面（伏在神経），寛骨臼と大腿骨の前面，脛骨近位部 **外側大腿皮神経**：殿部と大腿の外側面 **閉鎖神経**：内転筋，大腿骨内側部 **腸骨鼠径神経，腸骨下腹神経，陰部大腿神経**：通常ブロックされる

図 141-1 腰神経叢ブロックによる皮膚知覚遮断領域

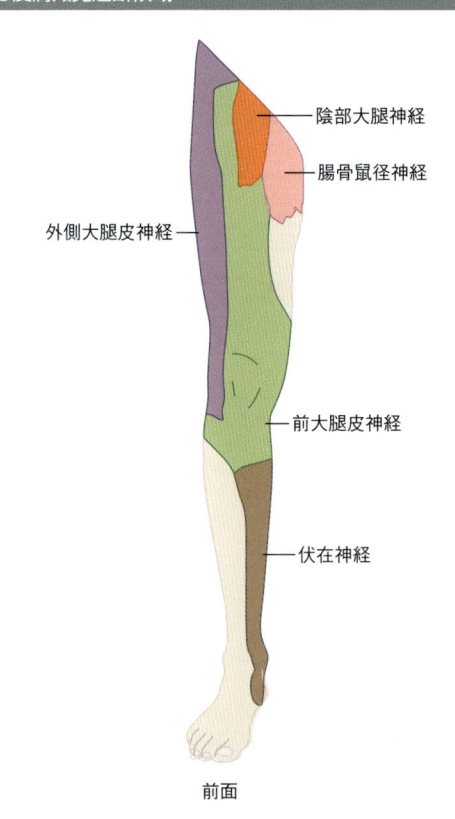

前面

Hadzic A. The New York School of Regional Anesthesia Textbook of Regional Anesthesia and Acute Pain Management. Figure 33-3 より。

> 図 141-2 腰神経叢の解剖

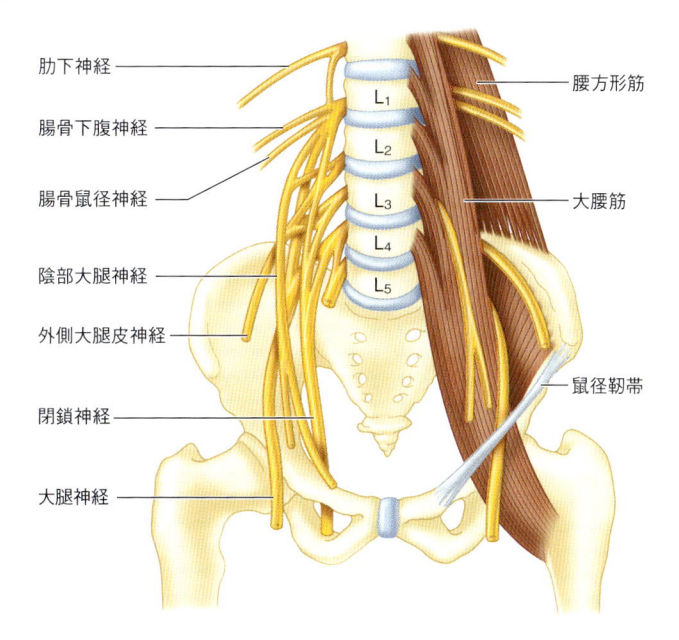

肋下神経
腸骨下腹神経
腸骨鼠径神経
陰部大腿神経
外側大腿皮神経
閉鎖神経
大腿神経

腰方形筋
大腰筋
鼠径靱帯

Morgan GE Jr, Mikhail MS, Murray MJ. Clinical Anesthesiology. 4th ed より。

解剖
- 腰神経叢は L_1〜L_4 からなる（しばしば T_{12} も含む）。L_4 から出た枝の一部は L_5 と合流し，仙骨神経叢の一部である腰仙骨神経の枝を形成する。
- 腰神経叢から以下の神経が出る。
  - ▶大腿神経
  - ▶外側大腿皮神経
  - ▶閉鎖神経
  - ▶腸骨鼠径神経，腸骨下腹神経，陰部大腿神経
- 腰神経叢は，腰部から骨盤にかけての大腰筋と腸腰筋の筋鞘内を通過する（図 141-2）。

適応
- 股関節あるいは膝関節手術の術後鎮痛（仙骨神経叢ブロックの併用の有無にかかわらず）。膝関節手術に関しては大腿神経ブロックより利点があるとはおそらくいえない。
  - ▶股関節の関節鏡手術
  - ▶大腿骨近位部の観血的整復固定術
  - ▶股関節の関節形成術/全人工股関節置換術
- 仙骨神経叢ブロックを併用して，下肢手術の麻酔
- 大腿神経ブロックと異なり閉鎖神経をブロックすることができる。より近位のブロックなので，理論的により広い範囲で股関節をブロックすることが可能である。
- 坐骨神経ブロックを併用する場合，局所麻酔薬の総投与量に注意する。
- 上級者向きの神経ブロックである。重篤な合併症を引き起こす可能性があり，経験のある専門医のみが行うべきである。

禁忌
- 重篤な凝固障害。深部ブロックであり，大腰筋筋鞘の出血は発見されにくい。圧迫止血も困難である。
  - ▶抗凝固の問題に対しては，大腰筋筋溝ブロックの単回法，持続法ともに脊髄幹麻酔と同様に対処する。
- 重度の脊椎変形があって，腰神経叢の位置が変わっている可能性のある場合は禁忌である。

図 141-3 神経刺激法による腰神経叢ブロックのランドマーク

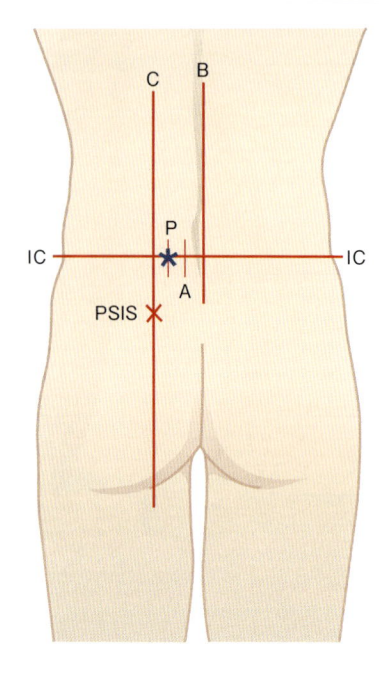

IC：腸骨稜，PSIS：後上腸骨棘，P：大腰筋溝ブロックの針刺入点

神経刺激を併用した手法（図 141-3）
- 患者をブロック側を上にした側臥位にし，上側の下肢を軽く屈曲させる．術者は患者の背側に立つ．
- Tuffier's line（腸骨稜を結んだ線）に線を引く：直線 A
- 棘突起を結ぶ線を引く（脊柱を触知すること．皮膚がたるんで皮膚の中心線と脊柱が一致しないことがある）：直線 B
- 後上腸骨棘を探し，後上腸骨棘を通る脊柱に平行な線を引く：直線 C
- 直線 A が直線 B，直線 C と交差する部分間を三等分する．
- 穿刺部位は三等分点の外側 1/3，内側 2/3 の点となる．
- 100 mm もしくは 120 mm ブロック針を使用する．25 ゲージ針で局所浸潤麻酔後，ブロック針を患者の背中と垂直に穿刺する．硬膜外穿刺やくも膜下穿刺の可能性があるので，脊柱に向かうように針を内向きに進めるのは避ける．
- 神経刺激装置を 1.4 mA，2 Hz，0.1 msec にセットする．大腿四頭筋の収縮反応が得られたら（平均的な体格の成人で通常約 7〜8 cm の深さ），電流を 0.4 mA まで減少させても反応が得られるようにブロック針の位置を調整する．その後，吸引して血液の逆流のないことを確認し，20〜30 mL の局所麻酔薬をゆっくり分割しながら注入する．
- 脊髄くも膜下内投与や血管内投与が発見できるように，最初にテストドーズとして 20 万倍アドレナリン添加 1.5％ リドカイン 3 mL を投与してから多量の局所麻酔薬を注入することを推奨する者もいる．
- ゆっくりと低圧で投与することで，硬膜外腔内まで薬液が広がる危険性が減る．
- 針が横突起に接触した場合は，その深度をブロック針に印し 2〜3 cm ほど引き抜き，針が横突起の頭側か尾側を通りすぎるように，矢状断面上で角度を 5°ずつ変えながら穿刺を繰り返す（決して針を内向きにしないこと！）．ブロック針が横突起と接触した深さを超えて 2〜3 cm 以上進まないように注意する．
- カテーテルを留置する場合は，100 mm もしくは 150 mm の神経刺激用 Tuohy 針を使用する．カテーテルが硬膜外腔内に挿入されるのを防ぐために，ベベルの向きを尾側にする．患者が動いてもカテーテルが抜けないように，針先端から 5〜10 cm ほどカテーテルを進める．アドレナリン添加のテストドーズを使用する．

図141-4 大腰筋筋溝ブロック施行中に遭遇する事象の管理

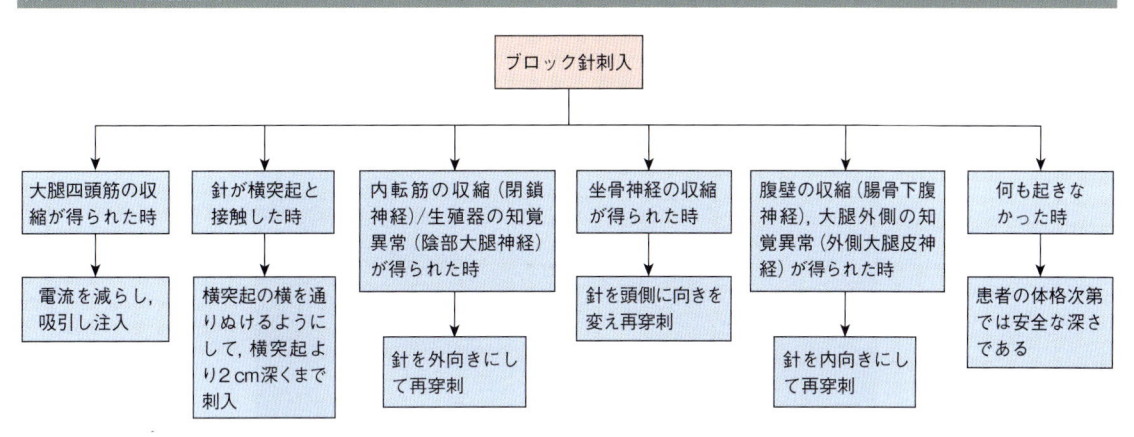

```
                        ブロック針刺入
    ┌──────┬──────┬──────┬──────┬──────┬──────┐
 大腿四頭筋    針が横突起と   内転筋の収縮（閉鎖  坐骨神経の収縮  腹壁の収縮（腸骨下腹  何も起きな
 の収縮が     接触した時    神経）/生殖器の知覚  が得られた時   神経），大腿外側の知   かった時
 得られた時             異常（陰部大腿神経）             覚異常（外側大腿皮神
                     が得られた時                   経）が得られた時
    │         │         │         │         │         │
 電流を減らし，  横突起の横を通  針を外向きにし   針を頭側に向き   針を内向きにし   患者の体格次第
 吸引し注入    りぬけるように  て再穿刺     変え再穿刺    て再穿刺     では安全な深さ
          して，横突起より                              である
          2 cm 深くまで
          刺入
```

電気刺激で得られる反応（図141-4）

良好な反応	良好でない反応
大腿四頭筋の収縮	内転筋の収縮（閉鎖神経） ハムストリング，下腿の筋肉の収縮（坐骨神経） 生殖器の異常知覚（陰部大腿神経） 腹壁の収縮（腸骨下腹神経）

超音波ガイド下法（図141-5）
- 超音波画像上で筋肉の描出は容易だが，神経を明瞭に描出できることはまれである。
- 低周波（3〜5 MHz）コンベックス型探触子を使用する。
- 横断面を観察するときには探触子を L_4 の棘突起の外側にあてる。椎体と横突起が描出できる。
- 探触子を頭側か尾側に少し平行移動させ，横突起がみえなくなると奥の筋肉がみえる。
  - ▶棘突起の外側の皮下に脊柱起立筋がある。
  - ▶横突起の外側に腰方形筋がある。
  - ▶横突起の腹側で椎体の外側に大腰筋がある。
- 腰神経叢は，腰方形筋と大腰筋の間もしくは大腰筋筋鞘内に位置する。
- 傍矢状断面を観察するときには探触子を脊柱と平行にそしてわずか外側にあてる。これは神経刺激法によるブロック針穿刺部位にあたる。
- 横突起は音響陰影を伴った明るい彎曲した構造物としてみえる。浅部には脊柱起立筋，深部には大腰筋がみえる。筋肉がみえても神経叢がみえることはまれである。
- 神経叢の深度が測定できれば，その後は神経刺激法だけでブロックすることが可能である。
- 一方，超音波ガイド下で施行する際には，平行法，交差法にかかわらずブロック針を神経叢があると思われる部位まで進めることが可能である。その後神経刺激装置のスイッチを入れ，腰神経叢がブロック針先端近くにあることを確認してから局所麻酔薬を投与する。

ブロックの評価

大腿神経	大腿四頭筋：患者に膝を伸展させたまま下肢を挙上させる 大腿前面をつまむ 伏在神経：下腿内側をつまむ
外側大腿皮神経	殿部や大腿の外側をつまむ
閉鎖神経	内転筋：患者に下肢を内転させる

注：大腿神経と坐骨神経も内転運動に関与するので，たとえ閉鎖神経が完全にブロックされていても下肢を内転

図 141-5　超音波ガイド下腰神経叢ブロック

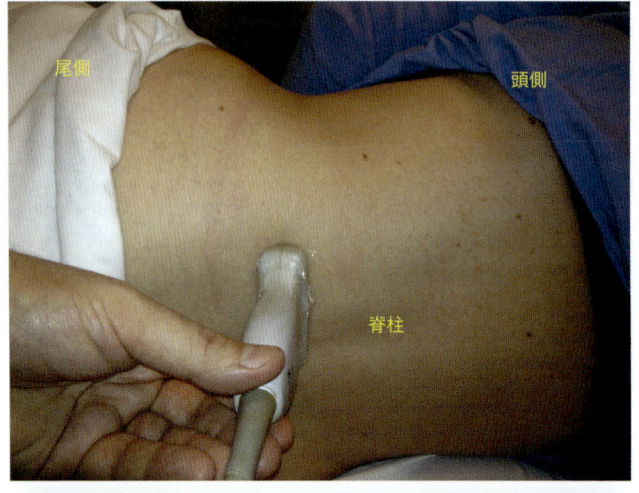

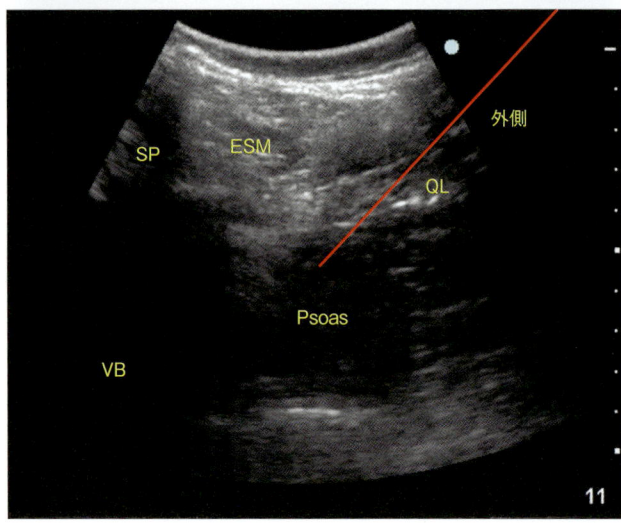

(A) 横断面を観察するときの探触子の当て方。
(B) 横断面の超音波画像。SP：棘突起，ESM：脊柱起立筋，QL：腰方形筋，VB：椎体，Psoas：大腰筋

させることは可能。反対側と比較すること。

合併症/副作用
- 大腰筋内の血腫；凝固系が正常な患者での発症事例がある。
- 理論上，腹膜穿刺や臓器損傷の危険がある。
- 腎臓損傷（被膜下血腫），尿管損傷：超音波画像上で腎下極の位置を確認する。
- 硬膜外腔内投与の危険：統計によっては 15% もの症例で両側の神経ブロック，低血圧，鎮痛持続時間短縮が発生する。薬液は低圧でゆっくり注入すること。
- 脊髄くも膜下腔内投与の危険：意識消失，無呼吸，循環虚脱，致死の危険を伴う全脊髄くも膜下麻酔が発生する可能性がある。脊髄くも膜下腔内投与や血管内投与を防ぐために，テストドーズとして 20 万倍アドレナリン添加 1.5% リドカイン 3 mL を投与することを推奨する者もいる。
- 血管内投与による局所麻酔薬中毒
- **備考**：同側の生殖器の知覚鈍麻が起こる可能性がある。発生した場合には，患者に神経ブロックの効果消失とともに感覚が元に戻ることを説明して安心させる。

第141章 大腰筋筋溝ブロック（腰神経叢ブロック後方アプローチ） 509

図 141-5 超音波ガイド下腰神経叢ブロック（続き）

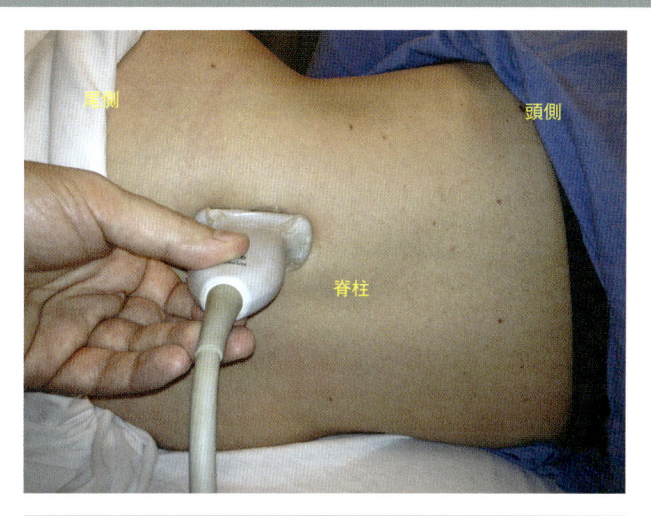

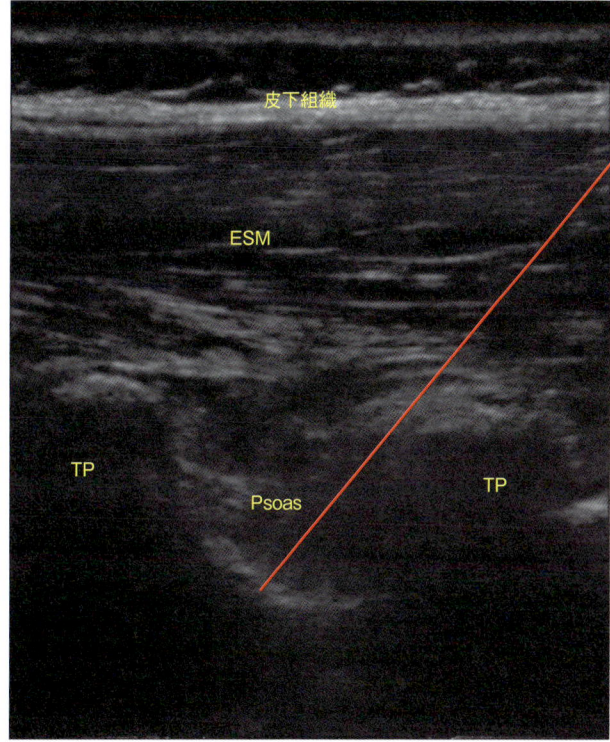

（C）傍矢状断面を観察するときの探触子の当て方。
（D）傍矢状断面の超音波画像。
赤線はブロック針の経路を示す。
ESM：脊柱起立筋，TP：横突起，Psoas：大腰筋

参考文献

www.TheAnesthesiaGuide.com を参照

（佐倉伸一）

第142章
大腿神経ブロック，腸骨筋膜下ブロック

Arthur Atchabahian

大腿神経ブロックの遮断範囲

ブロックされる神経	得られる遮断範囲（第140章参照）
● 大腿神経 ● 伏在神経 ● 外側大腿皮神経もしばしばブロックされる ● 注：閉鎖神経はまれにしかブロックされない 　（3-in-1 ブロックには信頼性がない）	● 大腿四頭筋，縫工筋，股関節および大腿と膝の前面，脛骨近位部 ● 下腿内側面の皮膚 ● 殿部と大腿外側面の皮膚

解剖
- 大腿神経，外側大腿皮神経，閉鎖神経は腰神経叢の枝である。
- 鼠径部では，大腿神経は腸骨筋膜（大腰筋と腸骨筋の筋膜）で大腿動静脈と隔てられている。大腿動静脈は腸骨筋膜より浅層にあり，神経は腸骨筋膜より深部にある（図142-1）。大腿筋膜は皮下に位置し，血管や神経より表層にある。
- 腸骨筋膜下ブロックでは，大腿神経外側の腸骨筋膜下に局所麻酔薬を投与し，薬液が大腿神経と外側大腿皮神経両方に広がるようにする。

適応
ブロック領域の手術および術後鎮痛が適応となる。

図142-1 腰神経叢の解剖

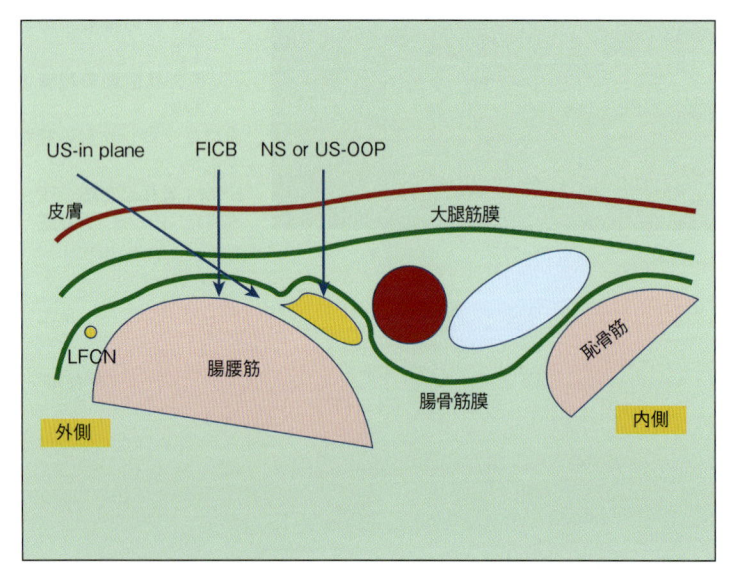

LFCN：外側大腿皮神経（この神経は近位では腸骨筋膜直下を走っているが，その後腸骨筋膜と大腿筋膜を通り，皮下神経となる）。
US-in plan：平行法による超音波ガイド下大腿神経ブロック時の針のアプローチ。
NS or US-OOP：神経刺激法もしくは交差法による超音波ガイド下大腿神経ブロック時の針のアプローチ。
FICB：腸骨筋膜下ブロック時の針のアプローチ。

図142-2 ランドマーク法による腸骨筋膜下ブロック

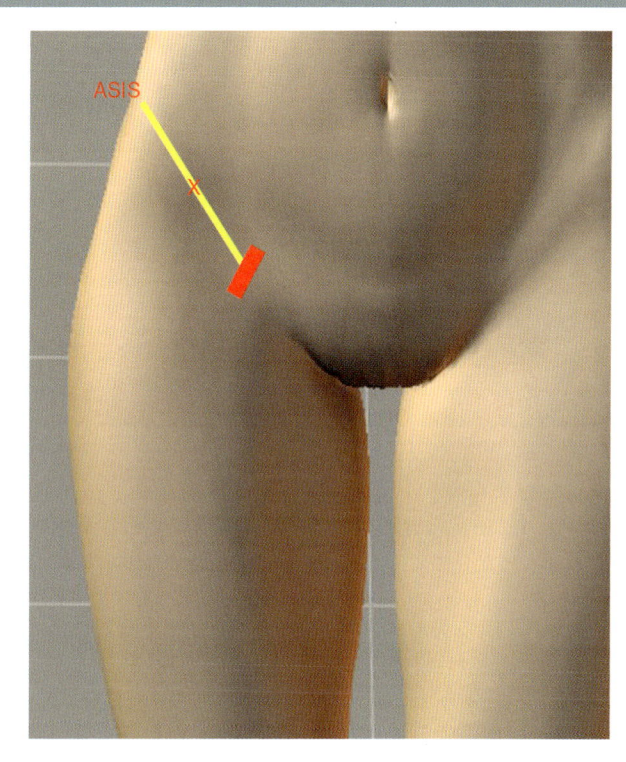

ASIS：上前腸骨棘
黄線は上前腸骨棘と鼠径溝上の大腿動脈拍動を触知する部位を結んだ線。
×は上前腸骨棘と大腿動脈拍動部位の中間点で，ブロック針の刺入点となる。

- 大腿四頭筋腱修復術
- 膝関節鏡手術
- 全人工膝関節置換術（坐骨神経ブロックまたは脊髄くも膜下麻酔や全身麻酔を併用する）
- 全人工股関節置換術（腰神経叢ブロックより鎮痛効果は劣るが，合併症の危険が少ない）
- 大腿骨骨幹部骨折/観血的整復固定術
- 大腿前面からの採皮術

禁忌
大腿動脈バイパス術既往患者ではグラフト損傷の危険があるため神経刺激装置を使用しない方がよい。

ランドマーク法（図142-2）
- 患者を仰臥位にし，必要に応じて腹部のたるんだ皮膚をテープで引きあげておく。
- 上前腸骨棘および鼠径溝上の大腿動脈の拍動を触知する部位に目印をつける（これらは古典的なランドマークではないが，より簡単にみつけられ，同等に有用）。
- 上記2点を結ぶ直線を引き，中点に目印をつける。
- 皮膚と垂直にブロック針（神経ブロック用の鈍針もしくは脊髄くも膜下麻酔針）を穿刺し，2回（大腿筋膜，続いて腸骨筋膜を通過する際の）ポップ感を感じる。吸引し血液の逆流がないことを確認し局所麻酔薬を20～30 mL投与する。この時5 mLずつ分割投与し，途中で吸引操作を繰り返す。
- 本ブロックは超音波ガイド下でも施行可能である。しかし，本ブロックの利点は容易かつ特別な機器を必要としないことである。ただし，肥満患者ではポップ感が得られにくいだけでなく超音波ガイド下も困難となるという問題がある）。

神経刺激を併用した手法（図142-3）
- 患者を仰臥位にし，必要に応じて腹部のたるんだ皮膚をテープで引きあげておく。
- 鼠径溝上の大腿動脈の拍動を触知する部位をみつける。
- 拍動触知部位の1.5 cm外側からブロック針を穿刺する。

図 142-3 神経刺激法による大腿神経ブロック

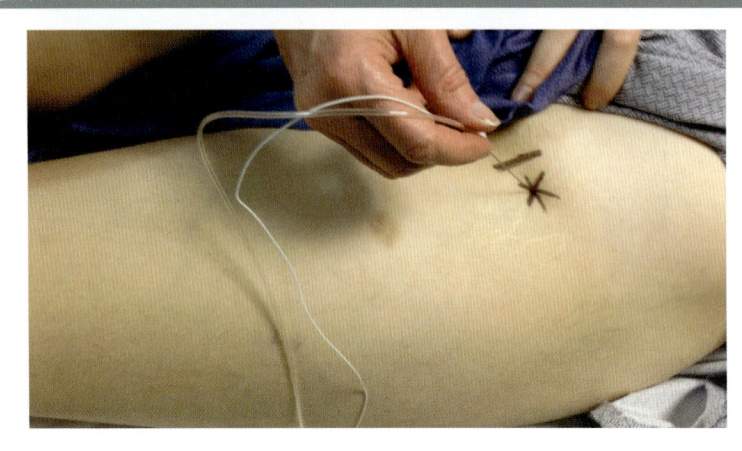

鼠径溝上の大腿動脈拍動を触知する部位の約1cm外側からブロック針を45°頭側に傾けて穿刺する。

- 電気刺激装置を1.2 mA, 2 Hz, 0.1 msecに設定する。大腿直筋（すなわち**大腿四頭筋の中央部分**）の収縮が膝蓋骨の挙上とともに得られることが目標である。これは大腿神経の外側かつ深部にある大腿四頭筋を支配する神経を刺激した際に起こる。
- 目標とする反応が得られたら，ブロック針の位置を調整しながら電流を漸減し0.4 mA未満でも筋肉収縮が得られるようにする。
- 途中吸引して血液の逆流がないことを確認しながら，局所麻酔薬を5 mLずつ合計20〜30 mL分割投与する。
- 持続ブロックの場合も同様の手技を用い，カテーテルをブロック針先端より3〜4 cm進める。

電気刺激で得られる反応	
良好な反応	良好でない反応
大腿直筋の収縮（膝蓋腱）	他の反応，特に内側広筋や外側広筋（大腿四頭筋の内側や外側）および縫工筋の収縮

超音波ガイド下法（図142-4）

- 患者を仰臥位にし，必要に応じて腹部のたるんだ皮膚をテープで引きあげておく。
- 鼠径溝上で大腿動脈の拍動を触知する。
- 短軸像が得られるように探触子を当てる。大腿動静脈を同定する（探触子で圧迫すると静脈は虚脱するが動脈は虚脱しない）。
- 動脈が2本認められたら，大腿深動脈がすでに分岐した後なので，探触子を動脈が1本だけ描出できる位置まで近位側に平行移動する。
- 大腿神経は動脈の外側に位置する。神経がより鮮明に描出できるように，探触子の角度を調整する。典型的な大腿神経は低輝度の斑点を有する高輝度像を呈する。大腿神経の奥に腸腰筋がある。
- 探触子の外側の皮膚を消毒する。探触子から約15 mm離れた部位から100 mmの神経ブロック針を平行法で穿刺する。針先端を大腿神経と腸腰筋の間（すなわち大腿神経の直下）を目標にしながら進める。
- 途中吸引して血液の逆流がないことを確認しながら，局所麻酔薬を5 mLずつ合計20〜30 mL分割投与する。このとき，局所麻酔薬が大腿動脈より表層側に広がらないことを確認する。表層に広がる現象はブロック針の先端が腸骨筋膜より表層側にある場合に起こり，ブロックが不成功となる。
- 持続神経ブロックのためには，カテーテルをブロック針先端より1〜2 cm進める。超音波画像を観察しながら局所麻酔薬や空気を注入して，カテーテルが大腿神経に近接していることを確かめる。カテーテルをあまり深く挿入すると，先端が内向きに方向を変え神経から離れてしまうので注意が必要である。

図 142-4 超音波ガイド下大腿神経ブロック

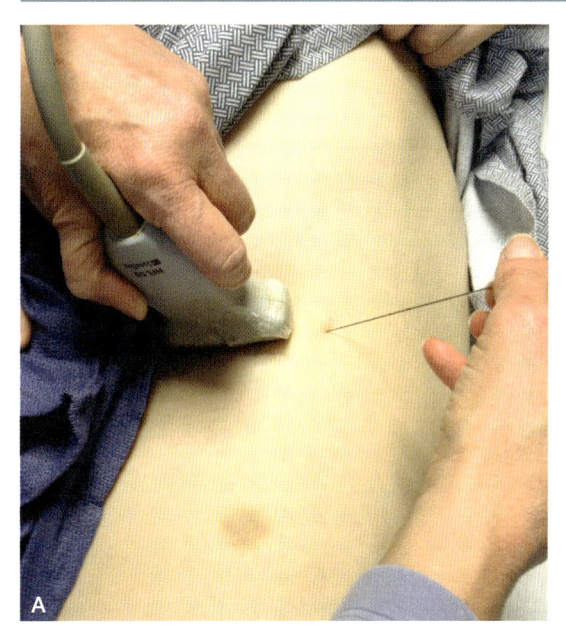

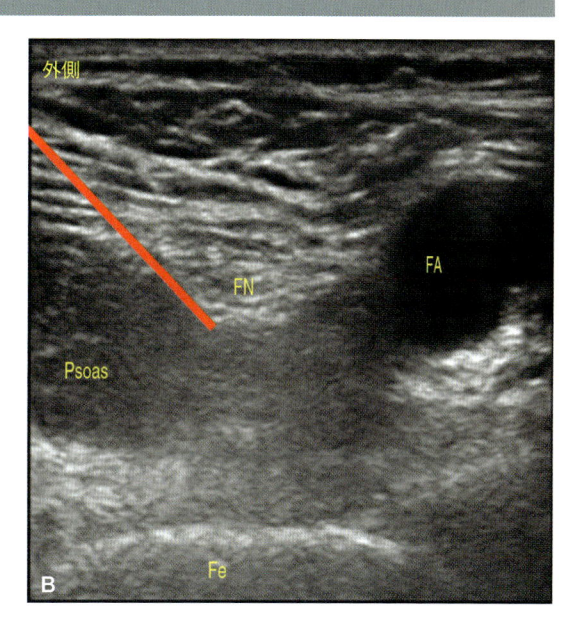

(A) 鼠径溝レベルで探触子を患者の体幹と垂直に当てる．ブロック針を外側から平行法で刺入する．針先を頭側に向けて行う交差法も可能である．
(B) 超音波画像．
FA：大腿動脈，Fe：大腿骨，FN：大腿神経，Psoas：腸腰筋
超音波ガイド下に平行法アプローチでブロック針（赤線）を進め，腸骨筋膜を貫いて腸腰筋と大腿神経の間に針先を到達させる．

ブロックの評価

知覚	運動
大腿神経：大腿内側面の中央部 1/3 伏在神経：下腿中央部 1/3 の内側前面 外側大腿皮神経：大腿近位 1/3 の外側面	大腿四頭筋：患者に膝を伸展させたまま下肢を挙上させる 股関節の屈曲は可能であるが，膝の伸展ができない

合併症/副作用

- 血管内注入や血管損傷が起こることがある．後腹膜血腫の発生はまれである．
- 腸骨筋膜より表層側に局所麻酔薬を投与した場合には，不成功となる．
- 持続神経ブロック中に，細菌の繁殖や感染が起こることがある．

コツとヒント

- 典型的な大腿神経は2層からなり，大腿直筋を支配する神経は深層に位置する．したがって，神経刺激法による大腿神経ブロック施行中に内側広筋の収縮がみられた場合には，ブロック針をさらに進めて大腿直筋の収縮反応が得られるようにする．それがうまくいかなければ，ブロック針をいったん引き抜き，より外側に向けて穿刺しなおす．
- 大腿神経ブロック後に最初に麻酔が得られる領域は大腿内側面の皮膚である．大腿神経の深層部分が麻酔されると，大腿四頭筋の運動神経ブロックと伏在神経の知覚神経ブロックが起こる．大腿神経や外側大腿皮神経，陰部大腿神経の大腿枝には多様性があり，大腿前外側部の皮膚領域の麻酔が得られない患者もいる．
- 超音波画像でみられるように大腿神経はほとんどの場合大腿動脈外側に隣接しているが，症例によってはかなり外側あるいは腸骨筋より深部または大腿骨に近接していることもある．

● 参考文献
www.TheAnesthesiaGuide.com を参照

(宮本達人・佐倉伸一)

第143章
外側大腿皮神経ブロック

Arthur Atchabahian

外側大腿皮神経ブロックの遮断範囲

ブロックされる神経	得られる遮断範囲
外側大腿皮神経	大腿外側面の皮膚（第140章参照）

解剖
外側大腿皮神経は L_2〜L_3 からなる。大腰筋の外側縁から出た後，上前腸骨棘に向かって外側下方に走行する。その後，鼠径靱帯の下および縫工筋の上を通過し大腿部に入って2つの枝（前枝と後枝）に分岐する。外側大腿皮神経は大腿筋膜と腸骨筋膜の間を通る細い皮下神経で，大腿外側面の知覚をつかさどる。しかし，通常は大腿神経によって支配されることの多い大腿前面の皮膚知覚にも関与することがある。

適応
● 外側大腿皮神経は，大腿神経ブロックや大腰筋筋溝ブロックを行うとブロックされることが多い。しかし，ブロックされなかった場合にはレスキューとして施行する。
● 大腿外側面の移植皮膚採取

禁忌
特になし

ランドマーク法
● 患者を仰臥位にして，上前腸骨棘を触知する。
● 上前腸骨棘から内側および尾側1cmのところに印をつける。
● 皮膚消毒および局所浸潤麻酔後，50mmの鈍針をポップ感（大腿筋膜を通過する際に感じられる）が得られるまで進める。その後，針先を内外側に扇状に動かしながら大腿筋膜の上下に10〜15mLの局所麻酔薬を注入する。

超音波ガイド下法
● 神経が細いので描出が困難である。
● 高周波の超音波探触子を上前腸骨棘の内側かつ尾側で鼠径靱帯と平行に当てる。
● その部位には，大腿筋膜と腸骨筋膜の間に外側大腿皮神経が走っているはずだが，腸骨筋膜より深部を走ることもある。

ブロックの評価
● 大腿外側部の皮膚をつまむかピンプリックする。
● 運動神経ブロックは得られない。

合併症/副作用
特になし。

●参考文献
www.TheAnesthesiaGuide.com を参照

(宮本達人・佐倉伸一)

第144章
閉鎖神経ブロック

Alrthur Atchabahian

閉鎖神経ブロックの遮断範囲

ブロックされる神経	得られる遮断範囲
閉鎖神経	● 股関節の一部 ● 内転筋の大部分 ● 大腿骨内側面の一部（個人差あり） ● 大腿内側面皮膚の一部（個人差あり）

解剖（図 144-1, 144-2）
- 腰神経叢の枝（L_2～L_4）
- 通常，骨盤の出口で大腰筋の内側縁を通り，閉鎖孔内で前枝と後枝に分岐するが，分岐様式は個人差が大きい。
- 前枝は股関節に関節枝を出す。また，短内転筋，長内転筋，薄筋，ときに恥骨筋（通常は大腿神経支配）に運動神経を出す。皮膚知覚も支配するとされるが，大腿内側部とする文献がほとんどであるものの遠位の膝知覚にまで関与すると指摘する文献もあり，ブロックの評価に知覚検査を用いるのは正しくない。
- 後枝は大内転筋，外閉鎖筋，ときに短内転筋（前枝からの枝を受けない場合）の運動を支配するとともに膝関節に関節枝を出す。

適応
- 下肢の手術，特に膝の手術。大腿神経ブロックや坐骨神経ブロックの補助として行う。
- 経尿道的膀胱切除術時の閉鎖神経刺激反射の防止。この反射は膀胱を介して閉鎖神経が刺激されることにより起こり，突然大腿が内転するため膀胱穿孔を生じる可能性がある。両側のブロックが必要となることがある。

禁忌
特になし。

神経刺激を併用した手法
- Labat 原法は，ブロック針を骨に当てて何度も針の方向を変える必要があるので患者にとって不快である。また，ブロック針を深く刺入しすぎて針が骨盤内に入る可能性もある。
- Choquet によって考案された方法（図 144-3）は，より遠位からのアプローチであり，血管損傷や骨盤内刺入の危険が少ないのでよく用いられるが，遠位でのブロックであるため，股関節への枝がブロックされない可能性がある。
- 長内転筋腱が恥骨結節につく部位は，下腿を過度に外転させると確認できる。
- 鼠径溝上で大腿動脈拍動部位と長内転筋腱を結ぶ線を引き，この線の中点から 100 mm のブロック針を頭側に 30° 傾けて穿刺する。
- 神経刺激装置を 1.2 mA，2 Hz，0.1 msec に設定する。
- 通常の体格の患者では，針を 3～5 cm 進めると大腿内側面や背面で長内転筋や薄筋の収縮を観察できる。電

図 144-1 閉鎖神経の解剖

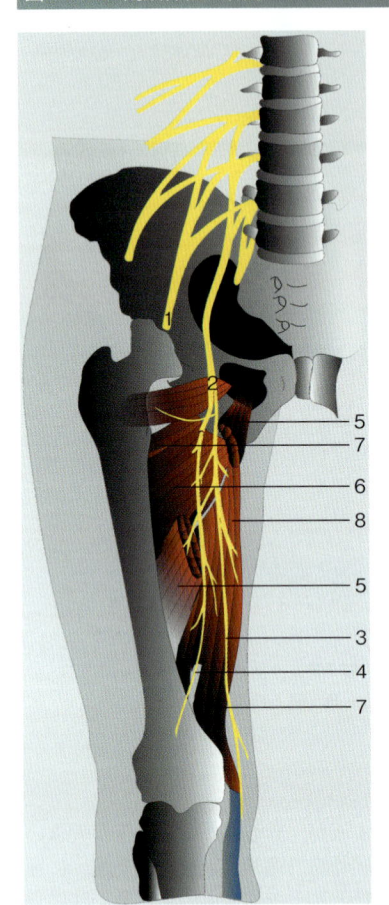

(1) 大腿神経
(2) 閉鎖神経
(3) 前枝
(4) 後枝
(5) 長内転筋
(6) 短内転筋
(7) 大内転筋
(8) 薄筋

Hadzic A. The New York School of Regional Anesthesia Textbook of Regional Anesthesia and Acute Pain Management. Figure 34-1 より。www.accessanesthesiology.com からも閲覧可能。© The McGraw-Hill Companies, Inc. All rights reserved.

図 144-2 閉鎖神経と内転筋の関係を表した矢状断像

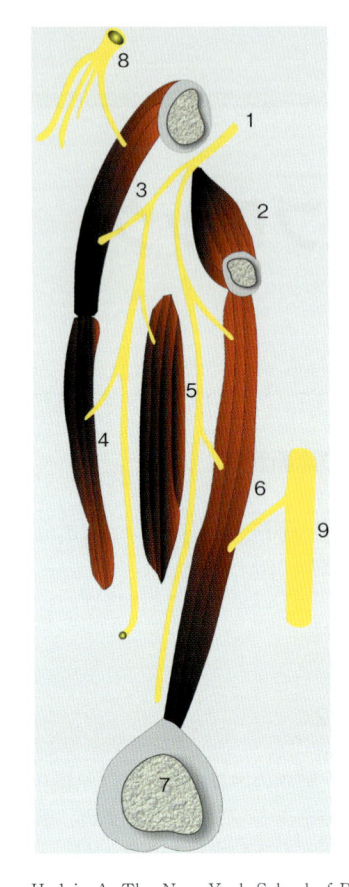

(1) 閉鎖管を通過する閉鎖神経
(2) 外閉鎖筋
(3) 恥骨筋
(4) 長内転筋
(5) 短内転筋
(6) 大内転筋
(7) 大腿骨内顆
(8) 大腿神経
(9) 坐骨神経

Hadzic A. The New York School of Regional Anesthesia Textbook of Regional Anesthesia and Acute Pain Management. Figure 34-4 より。www.accessanesthesiology.com からも閲覧可能。© The McGraw-Hill Companies, Inc. All rights reserved.

流を 0.4 mA 未満に減らしても筋収縮があることを確認し，吸引して血液の逆流が認められなければ局所麻酔薬を 5～7 mL 投与する。
- その後，ブロック針を少し外側に向け穿刺しなおし 0.5～1.5 cm 深く進めると，大腿の背内側面で大内転筋の収縮がみられる。同様に電流を 0.4 mA 未満に減らしても筋収縮があることを確認し，吸引して血液の逆流が認められなければ局所麻酔薬を 5～7 mL 投与する。
- もし筋収縮が得られない場合は，反応が得られるまでブロック針を内外側に 5°ずつ傾けながら穿刺を繰り返す。
- 時に閉鎖神経がより遠位で分岐していて，1 回の電気刺激で前枝と後枝が支配する筋の収縮が認められることがある。この場合，1 回の局所麻酔薬の注入で両枝ともブロックされる。

電気刺激で得られる反応

良好な反応	良好でない反応
● 前枝：長内転筋，薄筋の収縮 ● 後枝：大内転筋の収縮	なし

図 144-3 神経刺激法による閉鎖神経ブロックのランドマーク

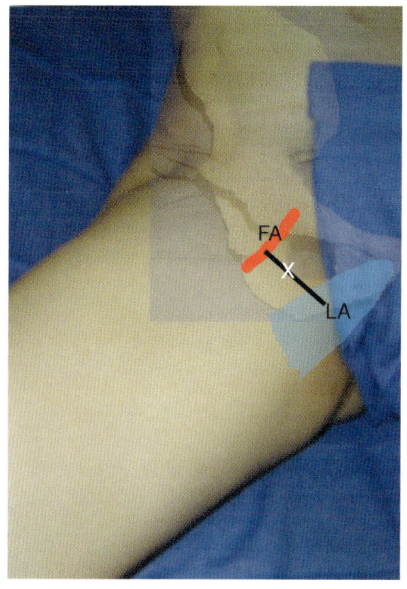

FA：大腿動脈
LA：長内転筋腱
×：ブロック針穿刺部位

図 144-4 超音波画像

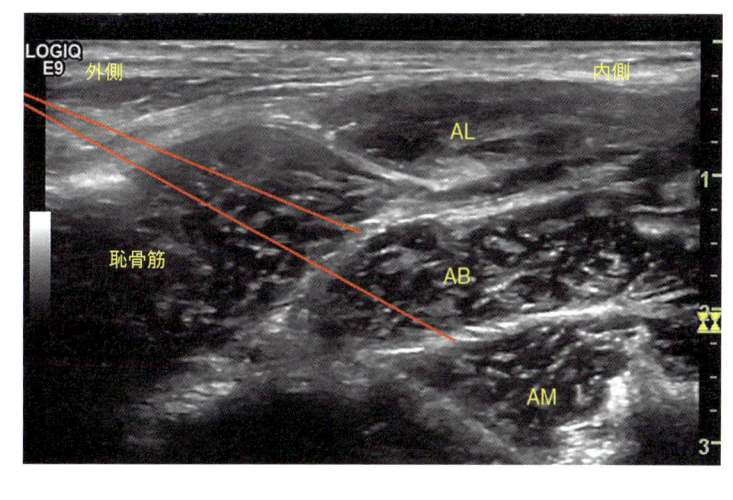

AL：長内転筋，AB：短内転筋，AM：大内転筋
赤線は，前枝（恥骨筋と長内転筋の間，あるいは遠位では長内転筋と短内転筋の間）と後枝（短内転筋と大内転筋の間）をブロックする際の針の経路を示す。閉鎖神経はたいへん細いのではっきりと視認できないことが多い。
（画像は Olivier Choquet 博士の厚意による）

超音波ガイド下法（図 144-4）

- 患者を仰臥位にし，下腿をわずかに外転させる。
- 低周波（3〜5 MHz）の探触子を長内転筋腱のわずか外側に大腿の軸と垂直に当てる。
- 近位と遠位方向に探触子を動かし筋肉を同定する。

以下，浅層から深層の筋肉を記す。
- ▶長内転筋と外側に恥骨筋
- ▶短内転筋
- ▶大内転筋（より近位側では外閉鎖筋がある）

- 典型的な閉鎖神経の前枝と後枝は平らな高輝度に（すなわち，白く）みえる。
- 前枝は，長内転筋か恥骨筋の表層，あるいはこれらの筋肉と短内転筋の間に認められることが多い。
- 後枝は，短内転筋と外閉鎖筋の間，あるいは探触子が少し遠位に当てられている場合には短内転筋と大内転筋

の間に認められる。
- 神経を頭尾側に追いながら観察しその連続性を確認することが重要である。カラー Doppler を用いて閉鎖動脈本幹やその枝の走行を確かめておくと，血管穿刺を避けられる。
- 閉鎖神経ブロックは交差法で行われることも多く，患者の体格に応じて 50 mm あるいは 100 mm ブロック針を使用する。
- 閉鎖神経ブロックは平行法でも行うことができる。その場合，ホッケースティック型のような小さなリニア探触子の使用がすすめられる。後枝をブロックするには 100 mm ブロック針が必要となることが多い。
- 吸引して血液の逆流が認められなければ，5〜7 mL の局所麻酔薬を前後枝両方の近傍に投与する。ただし，前枝の近傍に 7〜10 mL の局所麻酔薬を注入するだけでも局所麻酔薬が両枝まで広がりブロックされるという意見もある。

ブロックの評価

閉鎖神経	内転筋力；閉鎖神経が支配するのは内転筋全体の 2/3 程度なので，大腿神経ブロックや坐骨神経ブロックを併用しなければ，内転筋の力は減弱するが消失しない

合併症/副作用

注入時の不快感を除き，特にないが，本ブロックの施行頻度はそれほど多くない。

コツとヒント

- 閉鎖神経が 2 本の枝に分岐する部位は，閉鎖管内が 3/4，残りが閉鎖管の前後である。
- 閉鎖神経ブロックの評価に皮膚知覚を用いるのは信頼性に欠ける。これは大腿神経の枝と閉鎖神経前枝が吻合しているためである。
- 閉鎖神経ブロックを評価するのに最もよい方法は，大腿内側部の内転筋の収縮を調べることである。しかし大腿神経や坐骨神経も内転運動に寄与するので，閉鎖神経ブロックが完全であっても内転運動が減弱するだけである。内転力は大腿神経ブロック後に 25% 程度，坐骨神経ブロック後に 11% 程度減弱するとされる。

●参考文献

www.TheAnesthesiaGuide.com を参照

（宮本達人・佐倉伸一）

第145章
伏在神経ブロック

Arthur Atchabahian

伏在神経ブロックの遮断範囲

ブロックされる神経	得られる遮断範囲（図145-1）
伏在神経（走行に沿ってさまざまなレベルで施行可能）	ブロック施行レベルより遠位の下腿の前内側面および足首や足部の内側面にも多少，広がる

図145-1　伏在神経ブロックによる皮膚知覚遮断領域

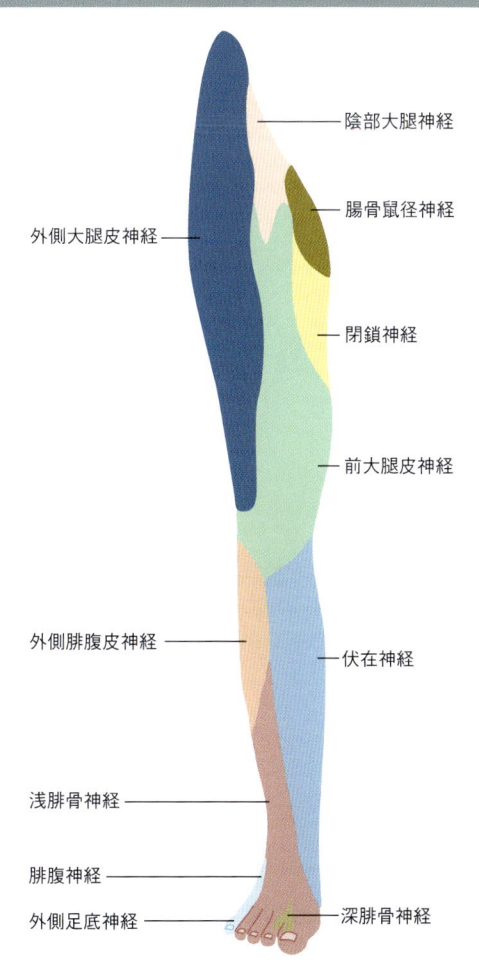

- 外側大腿皮神経
- 陰部大腿神経
- 腸骨鼠径神経
- 閉鎖神経
- 前大腿皮神経
- 外側腓腹皮神経
- 伏在神経
- 浅腓骨神経
- 腓腹神経
- 外側足底神経
- 深腓骨神経

Hadzic A. The New York School of Regional Anesthesia Textbook of Regional Anesthesia and Acute Pain Management. Figure 40-1 より。www.accessanesthesiology.com からも閲覧可能。© The McGraw-Hill Companies, Inc. All rights reserved.

図 145-2 伏在神経の解剖

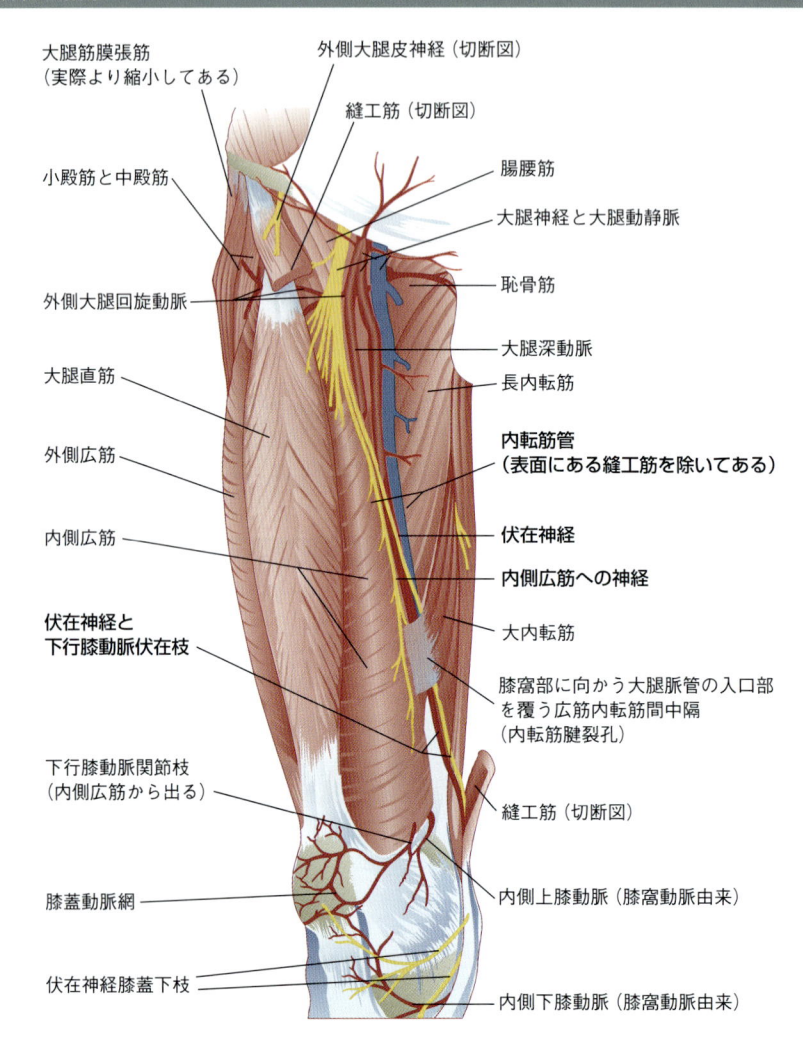

解剖（図 145-2）

伏在神経は，大腿神経の純粋な知覚枝である。伏在神経は鼠径部から出て，縫工筋奥の大腿管を通り，大腿動静脈や内側広筋を支配する神経に併走し，途中いくつかの枝を出す。膝関節にも関節枝を出す。下腿では，大伏在静脈のそばを走りながら，下腿の前内側の皮膚に枝を出す。

伏在神経ブロックは，伏在神経の走行に沿ってさまざまなレベルで施行することができる（図 145-3）。

- 鼠径部（傍大腿動脈アプローチ）
- 大腿管内（縫工筋下あるいは縫工筋貫通アプローチ）
- 大腿骨内側顆部
- 前脛骨粗面から腓腹筋の筋膨大部の前上縁にかけて行う膝より遠位の皮下浸潤麻酔（図 145-4）
- 下腿（傍伏在静脈アプローチ）
- 足関節の内果前面

本ブロックは，脛骨粗面から腓腹筋にかけての皮下組織に行う浸潤麻酔である。成功率は低い。腓腹筋内側頭の前面近くを走る伏在静脈を損傷しないように注意する。

適応

下腿や足首内側面の麻酔や鎮痛。坐骨神経膝窩部アプローチと併用して，下腿や足首，足部の手術が適応となる。

図 145-3 伏在神経ブロックのさまざまなアプローチ

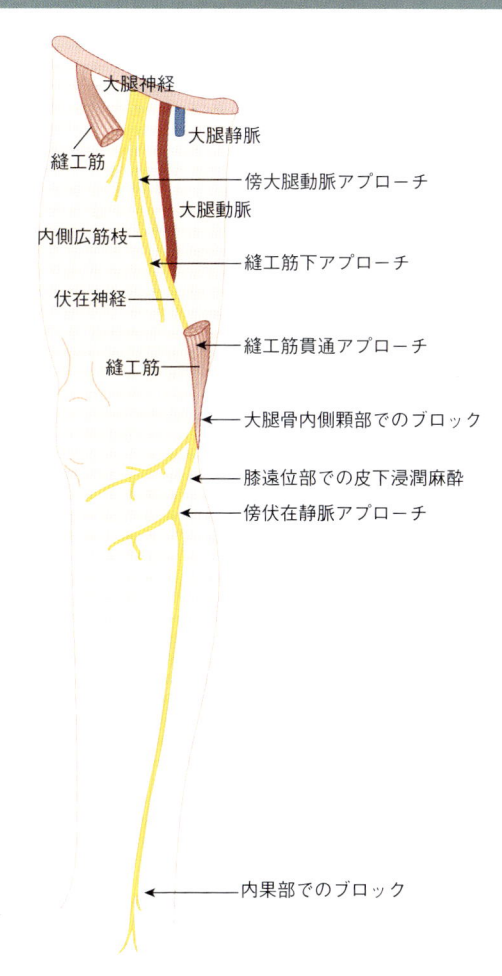

（図中ラベル）
- 大腿神経
- 大腿静脈
- 縫工筋
- 傍大腿動脈アプローチ
- 大腿動脈
- 内側広筋枝
- 縫工筋下アプローチ
- 伏在神経
- 縫工筋貫通アプローチ
- 縫工筋
- 大腿骨内側顆部でのブロック
- 膝遠位部での皮下浸潤麻酔
- 傍伏在静脈アプローチ
- 内果部でのブロック

Benzon HT, Sharma S, Calimaran A. Comparison of the different approaches to saphenous nerve block. Anesthesiology. 2005;102(3): 633-638 より許可を得て転載。

禁忌
特になし。

神経刺激を併用した手法（鼠径部）
- 患者を仰臥位にし，鼠径溝上で大腿動脈の拍動を触知する。
- 50 mm 神経刺激用ブロック針を大腿動脈拍動部位より約 1 cm 外側から 45°頭側に傾けて穿刺する（第 142 章のイラスト参照）。神経刺激装置は 1.2 mA，2 Hz，0.1 msec にセットする。
- 内側広筋だけが収縮する部位を探す。電流を 0.4 mA まで減弱しても反応が出るようブロック針の位置を調整する。
- 5～10 mL の局所麻酔薬を注入する。
- 備考：本方法では内側広筋の支配神経がブロックされるので，大腿四頭筋の筋力が少し低下する。
- 大腿神経ブロックとの相違点
  ▶ 膝蓋骨が挙上する反応ではなく，内側広筋の収縮反応を得るようにする。
  ▶ 局所麻酔薬は 20～30 mL でなく 5～10 mL 投与する。

図 145-4　膝遠位部の皮下浸潤麻酔

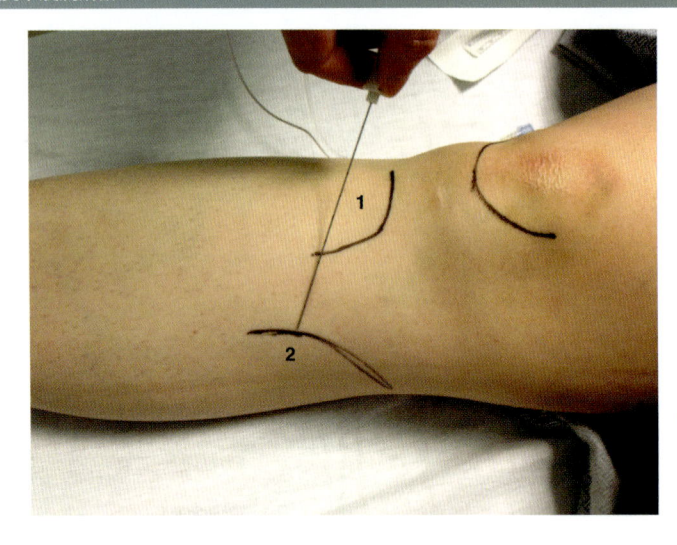

(1) 脛骨粗面
(2) 腓腹筋内側頭
本ブロックは，脛骨粗面から腓腹筋にかけての皮下組織に行う浸潤麻酔である。成功率は低い。腓腹筋内側頭の前面近くを走る伏在静脈を損傷しないように注意しなければならない。

図 145-5　大腿管レベルでの超音波ガイド下伏在神経ブロックにおける探触子とブロック針の位置（右大腿）

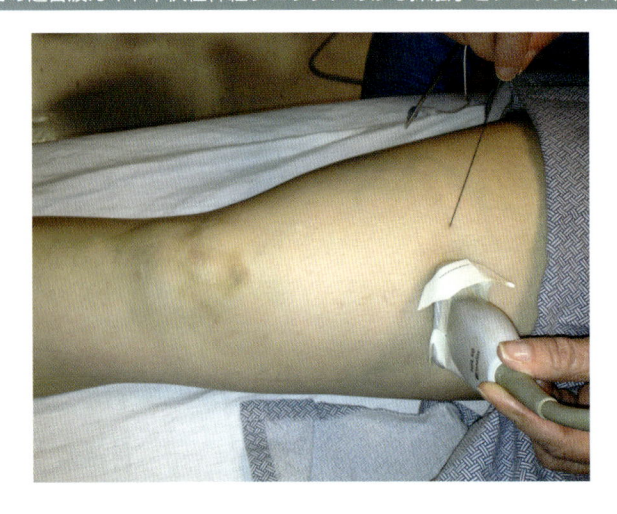

電気刺激で得られる反応	
良好な反応	良好でない反応
内側広筋だけの収縮	その他，特に大腿直筋（膝蓋腱）の収縮

超音波ガイド下法
- 大腿管アプローチ
  ▶ 高周波（8〜13 MHz）の探触子を大腿の軸と垂直に当てる。つぎに探触子を鼠径部から大腿遠位方向に動かしながら大腿動静脈を追う（図 145-5）。
  ▶ 縫工筋は大腿管を被っている。台形状の縫工筋は近位部では大腿動静脈のわずか外側に位置するが，遠位で大腿管が内側によるに従い縫工筋も内側に移動する。
  ▶ 内側広筋への神経と伏在神経は大腿動静脈と並走する。通常内側広筋枝は大腿四頭筋近くかつ外側を走る。一方，近位部で内側広筋枝に隣接していた伏在神経は，末梢になるにつれて大腿管の内側に移動してくる。
  ▶ 神経が超音波画像上で容易に描出できることもあるが，多くの場合それらの神経の同定は難しい。

図145-6 大腿管での超音波ガイド下伏在神経ブロックの超音波画像

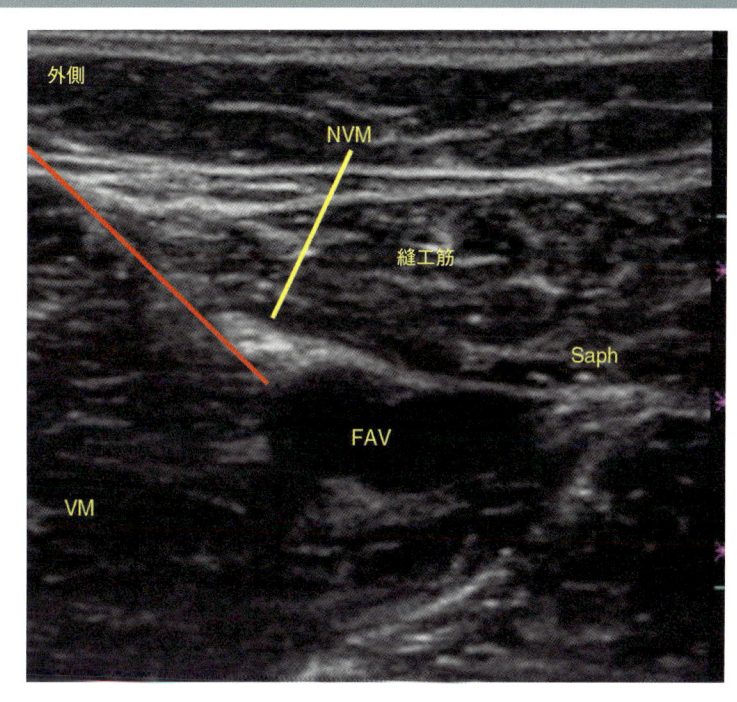

VM：内側広筋（大腿四頭筋），NVM：内側広筋への神経（大腿神経の枝），FAV：大腿動静脈，Saph：伏在神経
赤線はブロック針刺入経路（外側から）である。ブロック針が大腿動脈に近づいたら，血液の逆流のないことを確認した後，数 mL の局所麻酔薬を注入する。伏在神経のある大腿管の内側部に局所麻酔薬が広がるようにする。

- ▶大腿遠位 1/3 付近で，大腿動静脈は内転裂孔を通って背側に移動し膝窩動静脈となる。
- ▶探触子を大腿動静脈が鮮明にみえる位置まで近位側に移動する。
- ▶探触子の前外側から 100 mm ブロック針を平行法で刺入し，縫工筋と大腿四頭筋の間を通って大腿管外側部にある大腿動脈の傍まで進める（図145-6）。
- ▶吸引し血液の逆流のないことを確認した後，少量の局所麻酔薬を注入する。伏在神経のある大腿管内側部に局所麻酔薬が広がることを目標とする。必要に応じて，局所麻酔薬によって広がったスペースにブロック針を進めてみる。このとき，動脈を穿刺しないように注意する。
- ▶通常，局所麻酔薬は 5〜7 mL で十分である。

● 下腿でのアプローチ
- ▶膝下の下腿近位部にターニケットを装着する。
- ▶高周波の探触子を用いて伏在静脈をみつける。
- ▶伏在神経は通常伏在静脈に近接しているが，伏在静脈より外側にあるか内側にあるかは定まっていない。神経に類似した構造物がみえたら，探触子を上下に動かしてそれが伏在神経であることを確認する。平行法や交差法でアプローチし，局所麻酔薬を 5〜7 mL 神経周囲に浸潤させる。

ブロックの評価
下腿の前内側面

合併症/副作用
特になし。

コツとヒント

- ●伏在神経の皮膚支配領域は，通常第 1 中足骨の基部まで広がる。母趾の内側縁まで広がっている人は少ない。

●参考文献
www.TheAnesthesiaGuide.com を参照

（宮本達人・佐倉伸一）

第146章
近位坐骨神経ブロック

Arthur Atchabahian

近位坐骨神経ブロックの遮断範囲

ブロックされる神経	得られる遮断範囲（図146-1, 140-1）
後大腿皮神経（成功率は一定でない）	大腿後面の皮膚
坐骨神経	ハムストリング，大腿骨後面，および下腿内側面の皮膚（伏在神経，大腿神経の枝）を除く下腿の運動と知覚

図 146-1 坐骨神経の枝による知覚支配

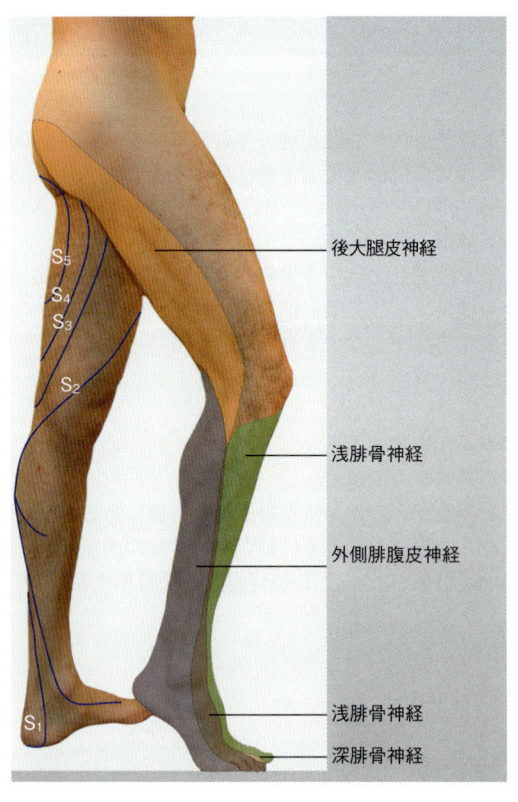

Hadzic A. The New York School of Regional Anesthesia Textbook of Regional Anesthesia and Acute Pain Management. Figure 37-6 より。

図 146-2 近位坐骨神経の解剖

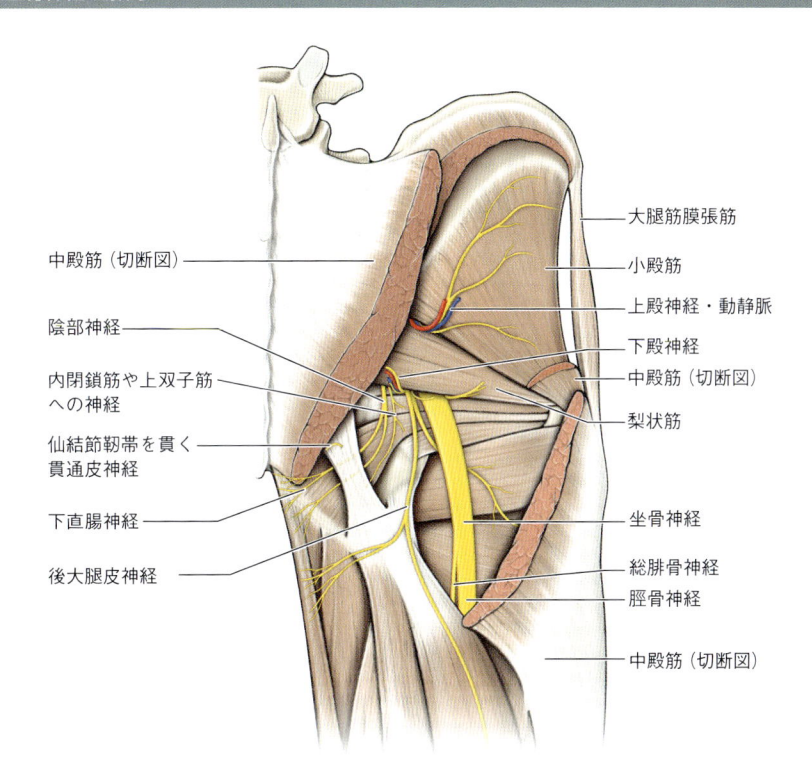

（図中ラベル）
- 中殿筋（切断図）
- 陰部神経
- 内閉鎖筋や上双子筋への神経
- 仙結節靱帯を貫く貫通皮神経
- 下直腸神経
- 後大腿皮神経
- 大腿筋膜張筋
- 小殿筋
- 上殿神経・動静脈
- 下殿神経
- 中殿筋（切断図）
- 梨状筋
- 坐骨神経
- 総腓骨神経
- 脛骨神経
- 中殿筋（切断図）

Morton D, Albertine K, Foreman KB. Gross Anatomy : The Big Picture. New York: McGraw-Hill;2011. Figure 35-2B より。© The McGraw-Hill Companies, Inc. All rights reserved.

解剖（図 146-2）

- 仙骨神経叢は，L_5 とともに腰仙骨神経幹を形成する L_4 の前枝の一部と S_1〜S_3 からなる。
- これらの神経根は大坐骨孔に向かって三角状に収束し，梨状筋の腹側で坐骨神経を形成する。
- 坐骨神経の 2 つの枝が，すでに骨盤内で分かれていたり，大腿近位部で分かれたりすることはよくある。骨盤内で分岐している場合，坐骨神経の 2 つの枝と梨状筋の位置関係は異なる（ほとんどの場合，総腓骨神経は梨状筋を貫通する）。
- 後大腿皮神経は近位で坐骨神経から離れるので，坐骨神経ブロックをより遠位で行うほど，後大腿皮神経のブロックは不確実になる。
    ▶ 傍仙骨アプローチ＞古典的アプローチ＞殿下部アプローチ＝前方アプローチ

適応

下肢手術の麻酔と鎮痛。通常は腰神経叢ブロック（大腿神経ブロックや大腰筋筋溝ブロック）を併用する。

禁忌

アプローチ法にもよるが，坐骨神経ブロックは概して深いブロックである。神経が深部に位置している場合（特に深い前方アプローチや傍仙骨アプローチなどでは），凝固障害や抗凝固薬の使用で相対的禁忌となる。

神経刺激を併用した手法

- 古典的アプローチ（Labat 法）（図 146-3）
    ▶ 患者を腹臥位もしくは側臥位とする。
    ▶ 後上腸骨棘と大転子を結ぶ曲線 A を描く。
    ▶ 仙骨裂孔と大転子を結ぶ曲線 B を描く。
    ▶ 曲線 A の中点から垂直に直線 C を下す。

図 146-3 古典的，傍仙骨，殿下部アプローチのランドマーク

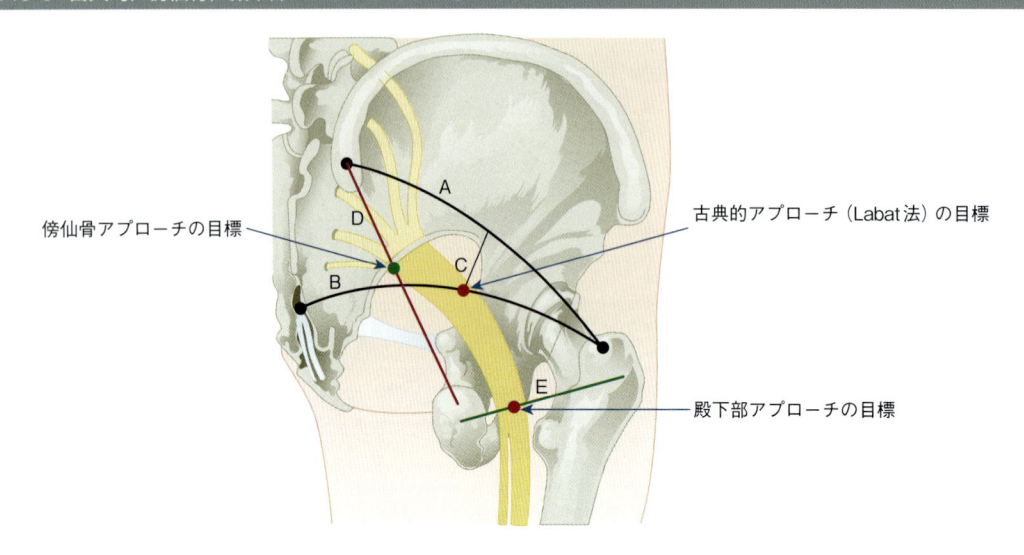

- ▶曲線 B と直線 C の交点がブロック針の穿刺部位となる。
- ▶皮膚消毒と局所浸潤麻酔をした後，100 mm ブロック針を殿部の皮膚と垂直に穿刺する。神経刺激装置を 1.4 mA，2 Hz，0.1 msec に設定する。
- ▶ハムストリングの収縮や脛骨神経か腓骨神経の反応が得られたら，電流を漸減しながらブロック針の位置を調整する。0.4 mA の刺激でも収縮が継続してみられたら，吸引し血液の逆流がないことを確認した後局所麻酔薬を通常 20〜30 mL 分割投与する。
- ▶もし 1 回で収縮反応が認められなければ，ブロック針を最初は外側に向け穿刺しなおす。それでも反応がない場合に限り，扇状に動かしながら内向きに方向を変える。
- ▶複数の血管が坐骨神経の内側を走っているので，ブロック針を内側に向けて穿刺するのは避ける。

● 傍仙骨アプローチ（Mansour 法）（図 146-3）
- ▶傍仙骨アプローチは，実際には梨状筋下で行う仙骨神経叢ブロックのことである。
- ▶患者を腹臥位もしくは側臥位とする。
- ▶後上腸骨棘と坐骨結節（人が座る部位に一致する）を結ぶ直線 D を描く。
- ▶直線 D 上で後上腸骨棘から 6 cm の点がブロック針の穿刺部位となる。
- ▶皮膚消毒と局所浸潤麻酔をした後，100 mm ブロック針を殿部の皮膚と垂直に穿刺する。神経刺激装置を 1.4 mA，2 Hz，0.1 msec に設定する。
- ▶ハムストリングの収縮や脛骨神経か腓骨神経の反応が得られたら，電流を漸減しながらブロック針の位置を調整する。0.4 mA の刺激でも収縮が継続してみられたら，吸引し血液の逆流がないことを確認した後，局所麻酔薬を通常 20〜30 mL 分割投与する。
- ▶できれば最初はブロック針を少し内側に向け，針先が骨に当たるようにしたほうがよい。その後，針先の向きを外側に変えながら骨を通り抜けるようにする。もしブロック針を過度に外側に向けて穿刺すれば，針先が大坐骨孔を越えて骨盤内にまで到達する可能性があるからである。

● 殿下部アプローチ（Raj 法）（図 146-3，図 146-4）
- ▶本ブロックは腹臥位もしくは側臥位でも施行可能であるが，通常は患者を仰臥位の状態で下腿を挙上し，股関節と膝関節を 90°に屈曲させて行う。
- ▶大転子と坐骨結節を結ぶ直線 E を描く。
- ▶直線 E の中点がブロック針の穿刺部位となる。
- ▶皮膚消毒と局所浸潤麻酔をした後，患者の体格に応じて 50 mm もしくは 100 mm ブロック針を殿部の皮膚と垂直に穿刺する。神経刺激装置は 1.4 mA，2 Hz，0.1 msec に設定する。

図 146-4 殿下部アプローチ（Raj 法）のランドマークとブロック針の位置

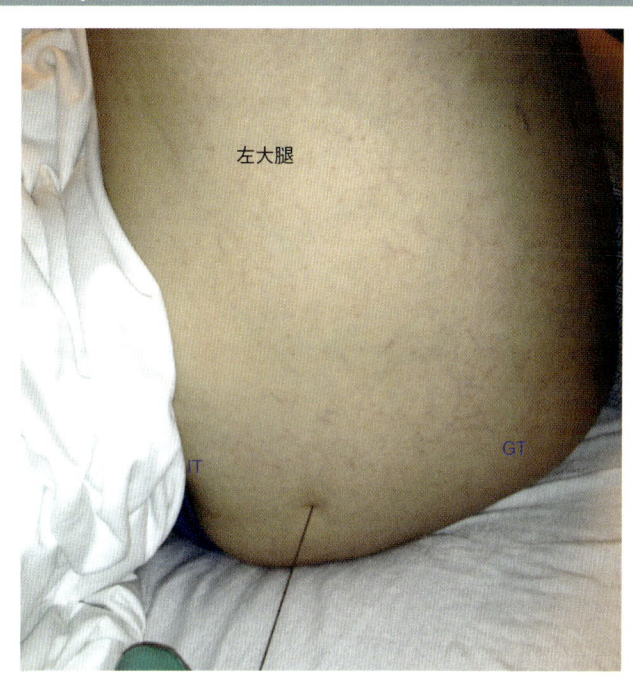

患者を仰臥位にし，下腿を挙上して股関節と膝関節を屈曲させる。ブロック針の穿刺部位は坐骨結節（IT）と大転子（GT）のほぼ中間点である。

- ▶脛骨神経か腓骨神経の反応が得られたら，電流を漸減しながらブロック針の位置を調整する。0.4 mA の刺激でも収縮が継続してみられたら，吸引し血液の逆流がないことを確認した後局所麻酔薬を通常 20～30 mL 分割投与する。
- ▶1 回で収縮反応が認められなければ，ブロック針を最初外側に向け穿刺しなおす。それでも反応がない場合に限り，扇状に動かしながら内向きに方向を変える。
- ▶血管が坐骨神経の内側を走っているので，ブロック針を内側に向けて穿刺するのは避けなければならない。
- ▶閉鎖神経も同時にブロックされる可能性があるが非常にまれである。

- 前方アプローチ（Beck 法）（図 146-5）
  - ▶患者を仰臥位とする。
  - ▶上前腸骨棘と坐骨結節を結ぶ直線 F を描く。
  - ▶直線 F と平行に大転子を通る直線 G を引く。
  - ▶直線 F を 3 分割し，その内側 1/3 の点から垂直に直線 H を引く。
  - ▶直線 G と直線 H の交点がブロック針の穿刺部位となる。
  - ▶他のアプローチ（Souron 法，Delaunay 法）では，鼠径溝上で大腿動脈の拍動部位にマーキングし，そこから膝蓋骨の方向に 6 cm および外側に 2 cm の部位に針を刺入する。
  - ▶皮膚消毒と局所浸潤麻酔をした後，患者の体格に応じて 100 mm もしくは 150 mm ブロック針を殿部の皮膚と垂直に穿刺する。神経刺激装置は 1.4 mA，2 Hz，0.1 msec に設定する。
  - ▶通常，針を進めていくと小転子に当たる。そこでブロック針を 1～2 cm 引き抜いて向きを変え，針が小転子の内側を通過するようにする。小転子をすり抜けると通常 2～3 cm 深部で坐骨神経に接触する。
  - ▶脛骨神経か腓骨神経の反応が得られたら，電流を漸減しながらブロック針の位置を調整する。0.4 mA の刺激でも収縮が継続してみられたら，吸引し血液の逆流がないことを確認した後局所麻酔薬を通常 20～30 mL 分割投与する。
  - ▶1 回で収縮反応が認められなければ，助手に下肢を内旋させ再度穿刺する。
  - ▶それでも収縮反応が認められなければ，下肢を外旋して再度穿刺する。
  - ▶以上でも反応がない場合には，坐骨神経が大腿骨の背側に位置している可能性がある。針先を少し尾側向き

図 146-5 坐骨神経ブロック前方アプローチ

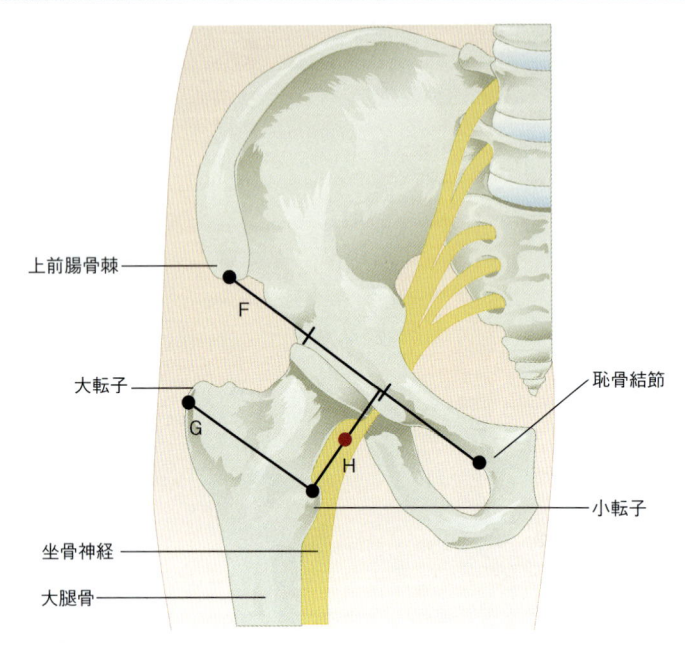

Miller RD, ed. Miller's Anesthesia. 6th ed. New York: Churchill Livingstone;2005:1701 より許可を得て転載。

にして針を進めるか，少し内側に穿刺部位を変える。

電気刺激で得られる反応	
良好な反応	良好でない反応
脛骨神経：足関節の底屈，内転 傍仙骨や古典的アプローチでみられるハムストリング（大腿二頭筋，半膜様筋，半腱様筋）の収縮	腓骨神経：足関節の背屈，外転 殿下部，前方，外側アプローチでみられるハムストリングの収縮（筋枝を直接刺激している可能性があるため）

超音波ガイド下法
- 殿下部アプローチ（図 146-6）
  - 患者を腹臥位もしくは側臥位とする。
  - 痩せた患者では高周波（8〜13 MHz）探触子，肥満患者では低周波（3〜5 MHz）探触子を大転子と坐骨結節の間で殿部の皺と平行に当てる。
  - 坐骨神経は，大殿筋とその奥の筋肉（通常は大腿方形筋，しかしブロックを行う高さによって異なる）の間で平坦な卵形の構造物としてみえる。
  - 単回法の場合には 100 mm ブロック針を用いて平行法で，カテーテルを挿入する場合には患者の体格に応じて 50 mm または 100 mm ブロック針を用いて交差法（通常針先は頭側に向ける）でアプローチする。
- 前方アプローチ（Van der Beek 法）（図 146-7）
  - 坐骨神経が深部にあり多くの患者では簡単に描出できないので，上級者向きのブロックである。
  - 患者を仰臥位にし下肢を少し外転させる。
  - 低周波（3〜5 MHz）のコンベックス型探触子を鼠径溝から 5〜10 cm 遠位で大腿の軸と垂直に当てる。
  - 大腿動静脈（大腿神経ブロック施行時とスケールが異なるのでずっと小さくみえる）と大腿骨は容易に描出できる。
  - 坐骨神経をみつけるには 2 つの方法がある。

図 146-6 超音波ガイド下殿下部アプローチの際に観察される坐骨神経の典型像

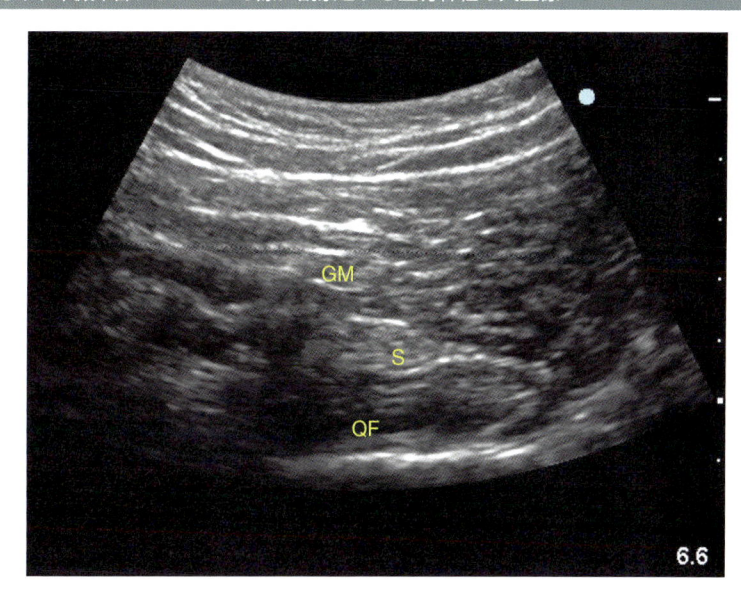

GM：大殿筋，S：坐骨神経，QF：大腿方形筋
坐骨神経はこのレベルではレンズ型にみえているが，より遠位ではしばしば三角形にみえる。

- 大腿骨を頂点に大腿動静脈と坐骨神経を底辺の2つの角とする二等辺三角形を描く。
- 大内転筋の奥にある小さな三角形あるいは円形の筋肉塊をみつける。この塊は半腱様筋と半膜様筋，大腿二頭筋の長頭からなっている。坐骨神経はこの筋肉塊のすぐ外側に位置する。
  ▶ 坐骨神経のおおよその場所がわかったら，皮膚消毒と局所浸潤麻酔をした後，100 mm あるいは 150 mm 神経刺激用ブロック針を刺入する。
  ▶ ブロック針を大腿内側の探触子からかなり離れた位置（神経の深さと同じくらい離れた部位）から刺入すると，超音波のビームに対して針が垂直に当たるので最もよく描出される。
- あるいは，ブロック針を超音波探触子の内側から穿刺してもよい。
- 神経刺激装置は 1.5 mA，2 Hz，0.1 msec に設定する。膝より遠位の筋肉の収縮反応が得られたら，電流を 1 mA まで減量する。その設定でも収縮が継続してみられたら，吸引し血液の逆流がないことを確認した後，局所麻酔薬を通常，20〜30 mL 分割投与する。
- 局所麻酔薬を投与すると神経が周囲の結合組織と離れるので，より鮮明にみえるようになることが多い。

ブロックの評価

坐骨神経近位部	ハムストリング：膝を屈曲する強さ
後大腿皮神経	大腿後面の皮膚
脛骨神経	運動：足関節の屈曲（アクセルペダルを踏むような動作） 知覚：下腿後面（内側腓腹皮神経），足底（内側，外側足底神経）
腓骨神経	運動：足関節の背屈 知覚：下腿外側面（外側腓腹皮神経），足背（浅腓骨神経），第1趾間（深腓骨神経）

合併症/副作用

- 傍仙骨アプローチ
  ▶ 理論的にはブロック針が骨盤内に到達することがある。
  ▶ 通常陰部神経もブロックされるので，性器の半側に知覚鈍麻が生じる。
- 深部ブロックなので（特に傍仙骨アプローチと前方アプローチ，肥満患者ではすべての坐骨神経ブロックが深部ブロックとなるが）出血や血腫が生じても気づかれないことがある。

図 146-7 超音波ガイド下前方アプローチにおける探触子を当てる位置と典型的な坐骨神経像

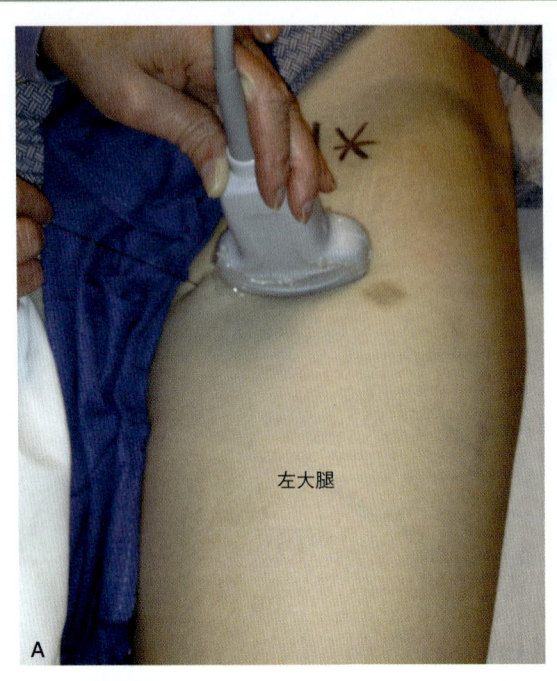

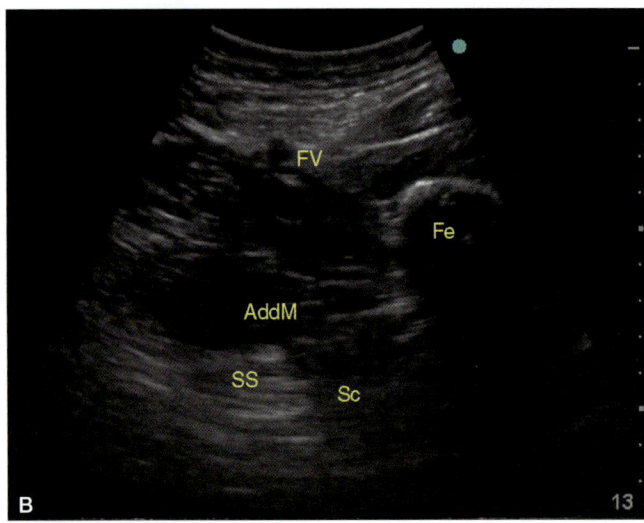

(A) 鼠径溝上の大腿動脈拍動部から約6cm遠位に探触子を当てる。ブロック針を探触子の内側から穿刺する。

(B) 超音波画像（低周波探触子使用，深度13cm）。
FV：大腿動静脈，Fe：大腿骨，AddM：大内転筋，SS：半腱様筋，半膜様筋，大腿二頭筋の腱，Sc：坐骨神経があると思われる部位（ここでは描出されていない）

コツとヒント

- 坐骨神経は太いので，手術に耐えられる効果が得られるまでには45分間程度かかることがある。
- ブロック施行部位によっては後大腿皮神経がブロックされないことがあるが，大腿ターニケットを使用する場合であっても通常大きな問題とはならない。ターニケットペインの多くは皮膚の圧迫というよりは筋肉の虚血で起こる。
- 後大腿皮神経の皮膚支配は通常膝窩部の上部までだが，膝関節のすぐ近位やさらに踵にまで到達している患者もいる。
- 傍仙骨アプローチを施行する場合には，患者に性器の知覚鈍麻が起こる可能性を説明する。

- 仙骨神経叢は梨状筋の腹側に位置していて，前側は梨状筋の筋膜で被われているので，仙骨神経叢は骨盤内容から隔てられている．このために，傍仙骨ブロックでは，局所麻酔薬が閉鎖神経まで広がることは解剖学的にみてありえない．
- 坐骨神経ブロックと腰神経叢ブロックを併用するときには，局所麻酔薬の総投与量に注意が必要である．

● 参考文献

www.TheAnesthesiaGuide.com を参照

（宮本達人・佐倉伸一）

第147章
膝窩部神経ブロック

Arthur Atchabahian

膝窩部神経ブロックの遮断範囲

ブロックされる神経	得られる遮断範囲（図147-1，第140章参照）
膝窩部での坐骨神経ブロックあるいは，別々にブロックされる脛骨神経や腓骨神経	脛骨神経： ● 運動：腓腹筋やヒラメ筋（足関節の屈曲や内転） ● 知覚：下腿後面 腓骨神経： ● 運動：下腿前内側の筋肉（足関節の背屈や外転） ● 知覚：下腿外側面 坐骨神経：脛骨神経や腓骨神経を合わせたもの

図147-1 膝窩部神経ブロックによる皮膚知覚遮断領域

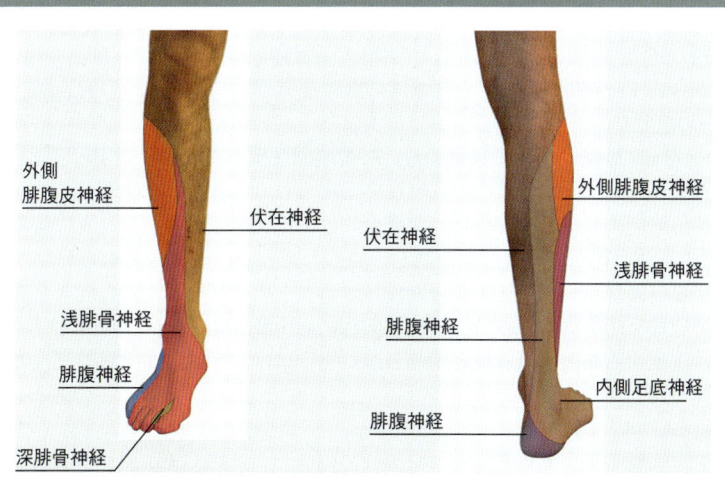

Hadzic A. The New York School of Regional Anesthesia Textbook of Regional Anesthesia and Acute Pain Management. Figure 38-2 より許可を得て転載．

図 147-2 膝窩部の解剖

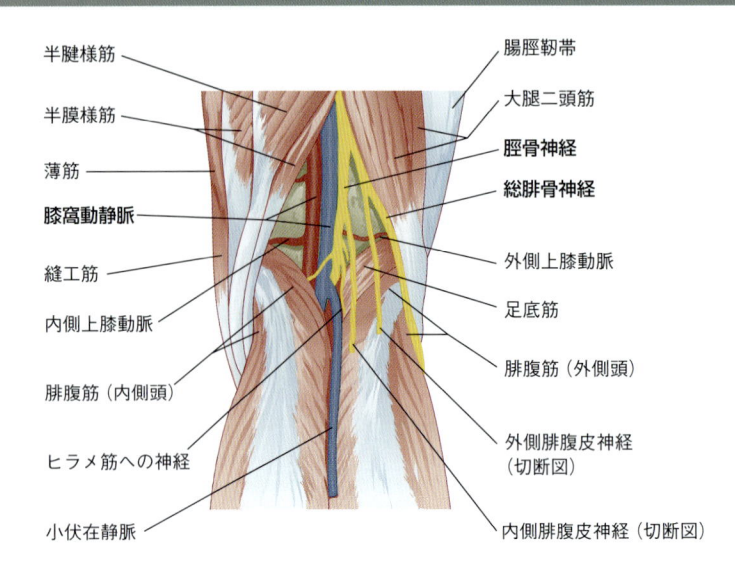

解剖（図 147-2）
坐骨神経が脛骨神経と腓骨神経に分岐するレベルは人によって多様である．膝窩部の皺より 7～10 cm 近位の場合が多いが，すでに殿部から分かれていたり，膝関節より遠位まで分かれない患者もいる．
坐骨神経は，外側が大腿二頭筋，内側が半腱様筋/半膜様筋で囲まれた膝窩部を走る．

適応
- 下腿，足首，足部の手術が適応となる（下腿前内側面の皮膚あるいは足首や足部の内側面の皮膚に術野が及ぶ場合は，伏在神経ブロックを併用）．
- 膝関節手術の術後鎮痛目的に脛骨神経単独をブロックすることもある（持続大腿神経ブロックを併用したり，特に大腿ターニケットを使用する場合には手術麻酔として全身麻酔や脊髄くも膜下麻酔を併用）．

禁忌
特になし．

神経刺激を併用した手法
- 後方アプローチ
  - 患者を腹臥位あるいは健側を下にした側臥位とする．
  - 膝窩部の皺と両側の筋肉（外側の大腿二頭筋と内側の半腱様筋と半膜様筋）に印をつける．
  - 膝窩部皺の中央から約 1 cm 外側の地点から頭側に垂線を引く．ブロック針の刺入部はその垂線上で膝窩部皺から 7 cm 頭側の点となる．
  - 50 mm ブロック針を 45° 頭側に傾けて穿刺する．神経刺激装置を 1.2 mA，2 Hz，0.1 msec に設定しておき，脛骨神経または腓骨神経が支配する筋肉の収縮反応が得られることを確認する．
  - 脛骨神経が支配する筋肉の収縮反応が得られた場合には，電流を減じながら針先の位置を調整する．電流を 0.4 mA に減らしても筋収縮があることを確認し，吸引して血液の逆流が認められなければ，局所麻酔薬を投与予定総量の半量（通常 10～15 mL）を分割投与する．その後ブロック針の向きを外側に変え，腓骨神経が支配する筋肉の収縮反応を得て，脛骨神経側と同様に局所麻酔薬を 10～15 mL 投与する．
  - 最初に腓骨神経が支配する筋肉の収縮反応が得られた場合には，半量の局所麻酔薬投与後に，ブロック針を内側に向けて穿刺しなおす．
- 外側アプローチ（図 147-4，147-5）
  - 患者を仰臥位とし，大腿の下に丸めたシーツを入れて膝をわずかに（15°）屈曲させる．
  - 大腿外側面にある外側広筋（大腿四頭筋）と大腿二頭筋間の窪みを触れる．
  - 膝蓋骨の近位端から外側に向かって線を引く．

図147-3　神経刺激法による後方アプローチのランドマーク

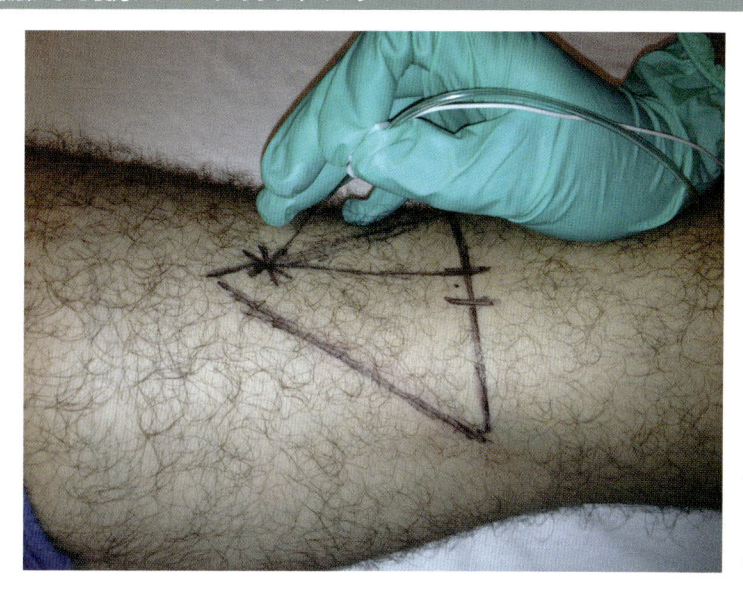

ブロック針の穿刺部位は，膝窩部の皺から7 cm 頭側，皺の中央から約1 cm 外側の点である。

図147-4　神経刺激法による後方アプローチの解剖

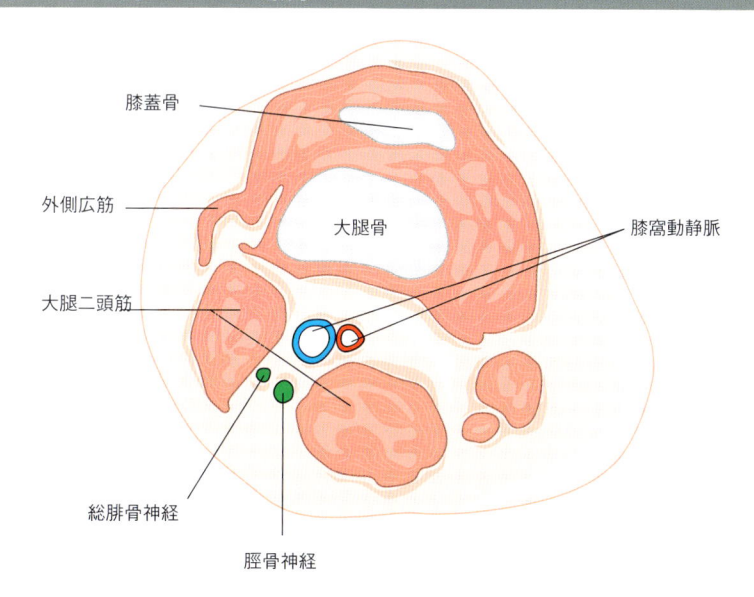

膝蓋骨
外側広筋
大腿骨
大腿二頭筋
膝窩動静脈
総腓骨神経
脛骨神経

Miller RD, ed. Miller's Anesthesia. 6th ed. New York：Churchill Livingstone；2005：1702 より許可を得て転載。

- 局所浸潤麻酔をした後，100 mm ブロック針を床に向かって30°の角度で大腿の軸と垂直に刺入する。神経刺激装置を1.2 mA，2 Hz，0.1 msec に設定する。
- 脛骨神経が支配する筋肉の収縮反応が得られた場合には，電流を減じながら針先の位置を調整する。電流を0.4 mA 未満に減らしても筋収縮があることを確認し，吸引して血液の逆流が認められなければ，局所麻酔薬を投与予定総量の半量（通常10～15 mL）を分割投与する。その後ブロック針の先を膝外側に向きを変えて（さらに床の方向に向け）穿刺しなおし，腓骨神経が支配する筋肉の収縮反応を得る。その後脛骨神経側と同様の手順に従い，局所麻酔薬を10～15 mL 投与する。

図 147-5 神経刺激法による外側アプローチのランドマーク

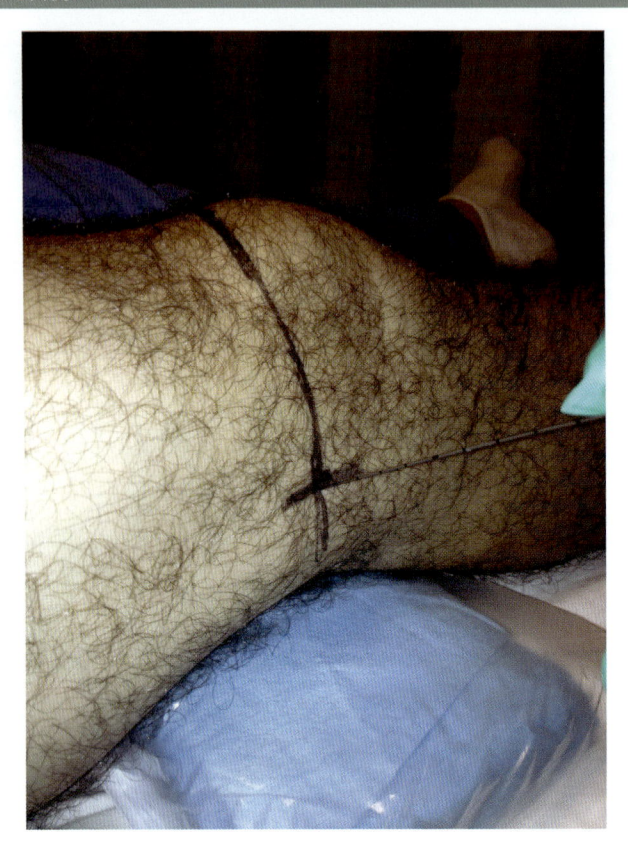

▶ 最初に腓骨神経が支配する筋肉の収縮反応が得られた場合には，半量の局所麻酔薬投与後に，ブロック針を膝の内側に向けて穿刺しなおす。

電気刺激で得られる反応	
良好な反応	良好でない反応
脛骨神経：足関節の底屈，内転 腓骨神経：足関節の背屈，外転	なし

超音波ガイド下法

●外側アプローチ

▶ 患者を腹臥位あるいは側臥位とする。仰臥位でも施行できるが，その場合は下肢を挙上し，膝窩部をベッドから少なくとも 15 cm 離す。

▶ ブロック施行中，術者は手首を患者の大腿上で固定することができるので，側臥位で施行する場合，超音波診断装置を患者の背側におき，術者は患者の正面側で膝蓋骨に向かって立ったほうがよい（図 147-6）。

▶ 高周波（8〜13 MHz）の探触子を膝窩部の皺に当て，膝窩動静脈を探す。通常脛骨神経は膝窩動脈の表層かつ外側に位置し，白い結合組織の中に黒い神経束がまだらにみえる像が特徴的である。探触子を尾側に傾けると神経がより鮮明にみえる。

▶ 脛骨神経を頭側に追い，腓骨神経が合流するところを確認する（図 147-6，147-7）。通常，腓骨神経は1つの大きな黒い神経束としてみえる。

▶ 脛骨神経と腓骨神経の合流部より頭側では，坐骨神経はより深い位置にある。

図147-6 超音波ガイド下外側アプローチの探触子の位置とブロック針の穿刺部位

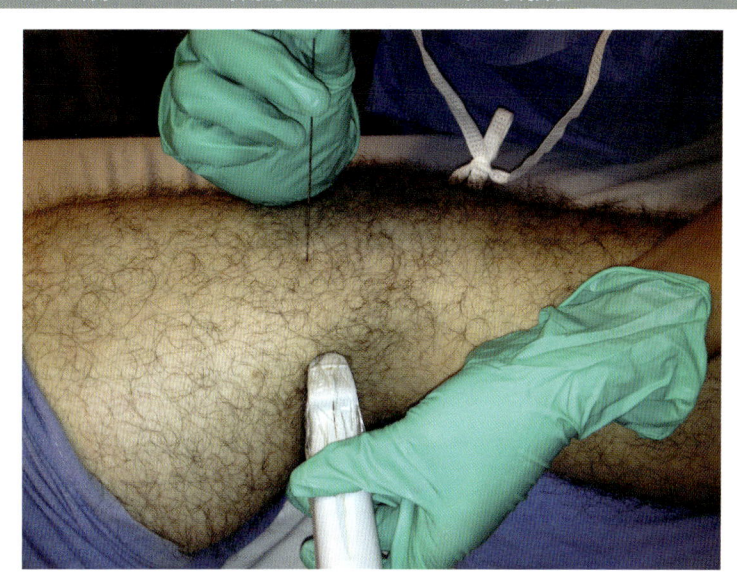

患者をブロック側を上にした側臥位にして，麻酔科医は膝蓋骨側に立つ．

- ▶スクリーン上のスケールを使って神経の深さを推測する．大腿外側面を皮膚消毒して局所浸潤麻酔をした後，神経とほぼ同じ深さのところから 100 mm ブロック針を平行法で穿刺する．
- ▶ブロック針を超音波画像上でとらえながら進める．その時神経に向かって針を進めるのではなく，神経の直下をめざすようにする．吸引し血液の逆流がないことを確認した後局所麻酔薬を投与する．局所麻酔薬の広がりを確認し，必要に応じて針先の位置を変えながら神経の周囲に局所麻酔薬の"ドーナツ"ができるようにする．
- ▶血管穿刺を避けるために，常に血管の位置を確認しながら施行する．
- ▶通常，15～20 mL の局所麻酔薬で十分な効果が得られる（図147-8）．

● 内側アプローチ（図147-9）
- ▶患者を仰臥位にする．ブロック側の下肢を蛙足のように，膝を屈曲させて足底を反対側のふくらはぎにつける．
- ▶外側アプローチと同様に，探触子を膝窩部の皺のレベルに当てて脛骨神経を描出し，腓骨神経と合流するまで平行移動させる．
- ▶大腿の内側からブロック針を平行法で穿刺する．神経までの到達距離が長くなるので，このアプローチは外側アプローチより少し難しい．高度肥満患者ではこのアプローチは避ける．
- ▶外側アプローチと同様に，局所麻酔薬を投与し神経の周囲に局所麻酔薬が広がることを確認する．

ブロックの評価

脛骨神経	運動：足関節の屈曲（アクセルペダルを踏むような動作） 知覚：下腿後面（内側腓腹皮神経），足底（内側，外側足底神経）
腓骨神経	運動：足関節の背屈 知覚：下腿外側面（外側腓腹皮神経），足背（浅腓骨神経），第1趾間（深腓骨神経）

合併症/副作用
特になし．

コツとヒント
- 脛骨神経のブロックは，足部の骨手術だけでなく末節骨を扱うあらゆる手術操作に有用である．

図 147-7 膝窩部下層にある脛骨神経と腓骨神経

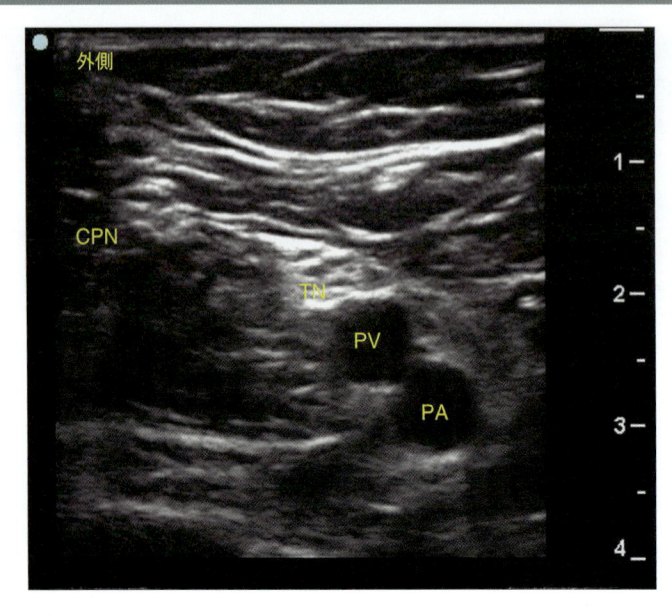

TN：脛骨神経，CPN：総腓骨神経，PV：膝窩静脈，PA：膝窩動脈
（画像は Eryk Eisenberg 博士の厚意による）

図 147-8 より遠位部で坐骨神経を構成する脛骨神経と腓骨神経

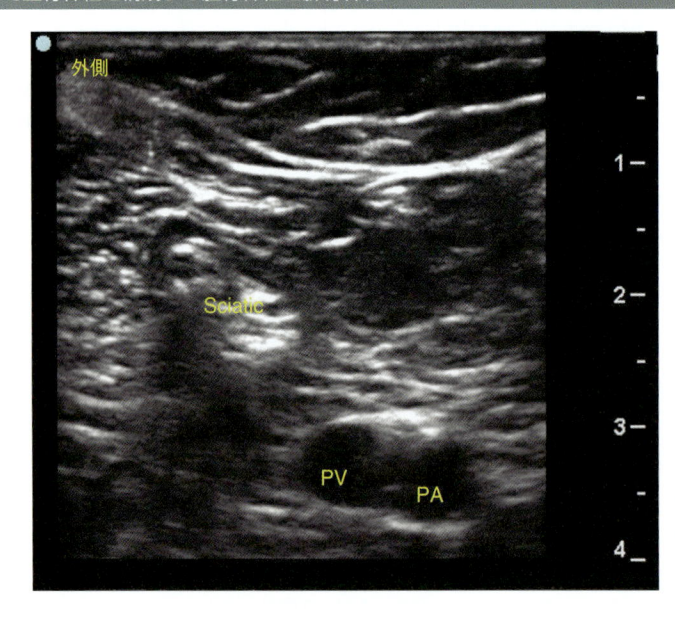

Sciatic：坐骨神経，PV：膝窩静脈，PA：膝窩動脈
（画像は Eryk Eisenberg 博士の厚意による）

● 参考文献
www.TheAnesthesiaGuide.com を参照

（宮本達人・佐倉伸一）

図 147-9 超音波ガイド下内側アプローチの探触子の位置とブロック針の穿刺部位

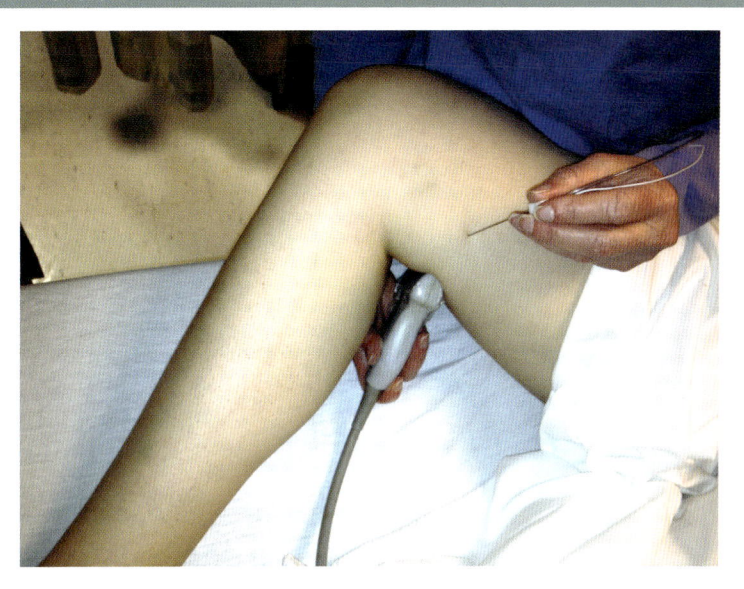

第148章
踝のブロック

Arthur Atchabahian

踝のブロックの遮断範囲

ブロックされる神経	得られる遮断範囲
踝レベルでの坐骨神経終末枝＋伏在神経（大腿神経の枝）	踝より遠位の足部（図140-1，148-1）

適応
- 各種の足部手術が適応となる（ただしターニケット使用の有無を確認する。理想的にはターニケットを使用しないことが望ましい。1時間を大きく超えなければ下腿駆血帯の使用も可）。
- 足首の手術には有効でない（足首の手術には最低，膝窩部坐骨神経ブロック＋伏在神経ブロックが必要。さらに大腿ターニケットを使用する場合には，坐骨神経ブロック＋大腿神経ブロックを行うか，末梢神経ブロック術後鎮痛目的だけに使用して脊髄くも膜下麻酔を行う）。

禁忌
- 穿刺部位の感染や皮疹
- 局所壊死の可能性がある重症の末梢血管障害
- 5種類のブロックのうち3つは皮下浸潤麻酔であり，2つは血管に接した部位へのブロックなので，局所麻酔薬中毒の危険性がある。そのため，ブピバカインではなくロピバカインを使用する。また局所麻酔薬総投与量が増えるような両側のブロックは行わない。

図 148-1 足首のブロックによる皮膚知覚遮断領域

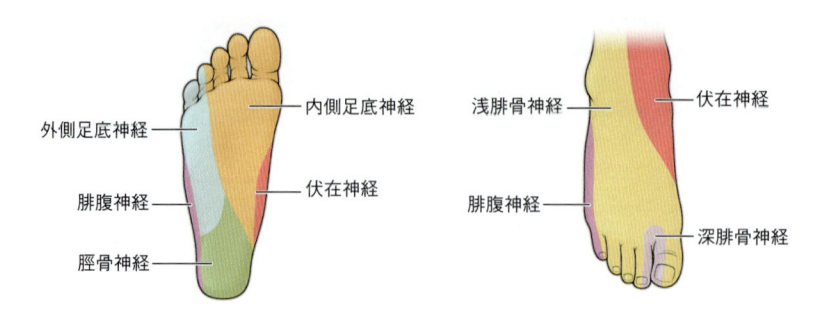

右足部皮膚の神経領域。足底（A）と足背（B）表面を示す。外側・内側足底神経は脛骨神経終末枝である。
Morton D, ed. Gross Anatomy : The Big Picture. Figure 38-3 より。© The McGraw-Hill Companies, Inc. All rights reserved.

図 148-2 右足首レベルでのブロック対象となる神経の位置

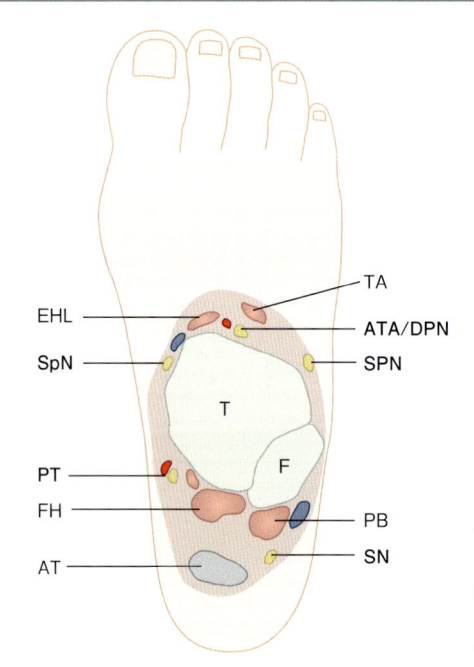

T：脛骨，F：腓骨，EHL：長母趾伸筋腱，ATA/DPN：前脛骨動脈/深腓骨神経，SPN：浅腓骨神経，PB：短腓骨筋腱，SN：腓腹神経，AT：アキレス腱，FH：母趾屈筋腱，PT：後脛骨神経と動脈，SpN：伏在神経（静脈），TA：前脛骨筋腱

ランドマーク法
- ブロックは足関節より近位，踝関節のすぐ上で行う（図148-2）。
  - ▶深腓骨神経ブロック（図148-3）
    - 足背動脈触知部および/あるいは長母趾伸筋腱に近接する。針を骨に当たるまで進め，3〜4 mm引き抜き，吸引で血液逆流のないことを確認して，局所麻酔薬5〜7 mLを注入する。
  - ▶浅腓骨神経ブロック（図148-3）
    - 深腓骨神経ブロックの刺入部位から外果に向かって浸潤麻酔を行う（5〜7 mL）。
  - ▶伏在神経ブロック（図148-3）
    - 深腓骨神経ブロックの刺入部位から内果に向かって浸潤麻酔を行う（5〜7 mL）。
  - ▶後脛骨神経ブロック（図148-4）

図 148-3 深腓骨，浅腓骨および伏在神経ブロック

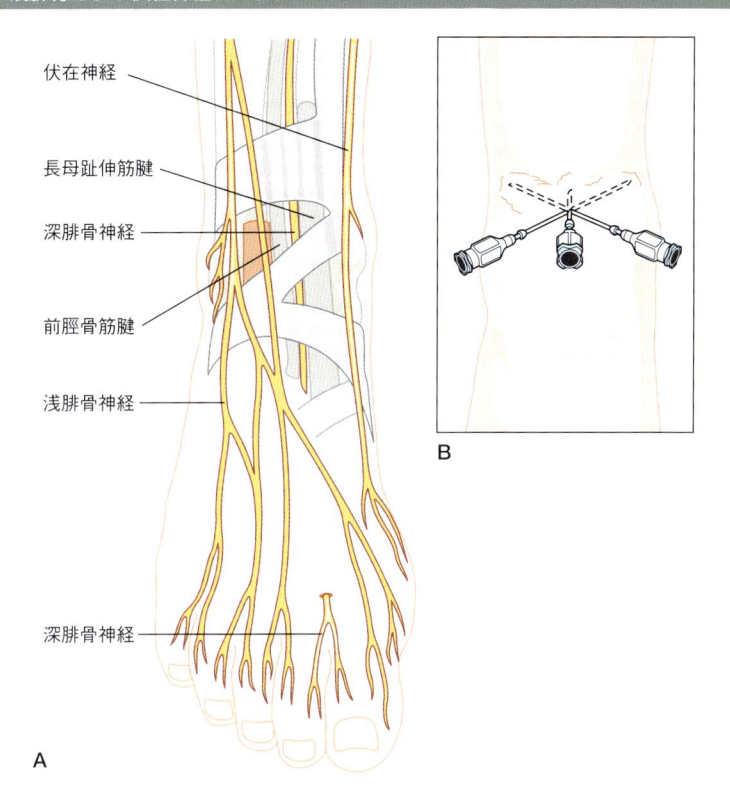

Miller RD, ed. Miller's Anesthesia. 6th ed. New York: Churchill Livingstone;2005:1704 より。© Elsevier.

- 内果背側にある後脛骨動脈を触知する。もしわからなければ内果背側の腱の"滑車"部分を目標とする。針を後ろから前向きに刺入し，骨に当たった時点で2～3 mm引き抜き，局所麻酔薬を7～10 mL浸潤させる。
- ▶腓腹神経ブロック（図148-3）
  - アキレス腱から外果にかけて浸潤麻酔を行う（5～7 mL）。

超音波ガイド下法
超音波ガイドで施行できるのは深腓骨神経ブロックと後脛骨神経ブロックである。
- ▶深腓骨神経ブロック
  - 足背動脈近傍にある神経を同定する（図148-5）。
- ▶後脛骨神経ブロック
  - 後脛骨動脈近傍にある神経を同定する（図148-6）。

ブロックの評価

深腓骨神経ブロック	第1趾間部をつまむ
浅腓骨神経ブロック	母趾頭をつまむ
伏在神経ブロック	足の内背側部の皮膚をつまむ
後脛骨神経ブロック	第5趾頭をつまむ
腓腹神経ブロック	足の外側部の皮膚をつまむ

禁忌/副作用
局所麻酔薬中毒

図 148-4 後脛骨神経ブロックと腓腹神経ブロック

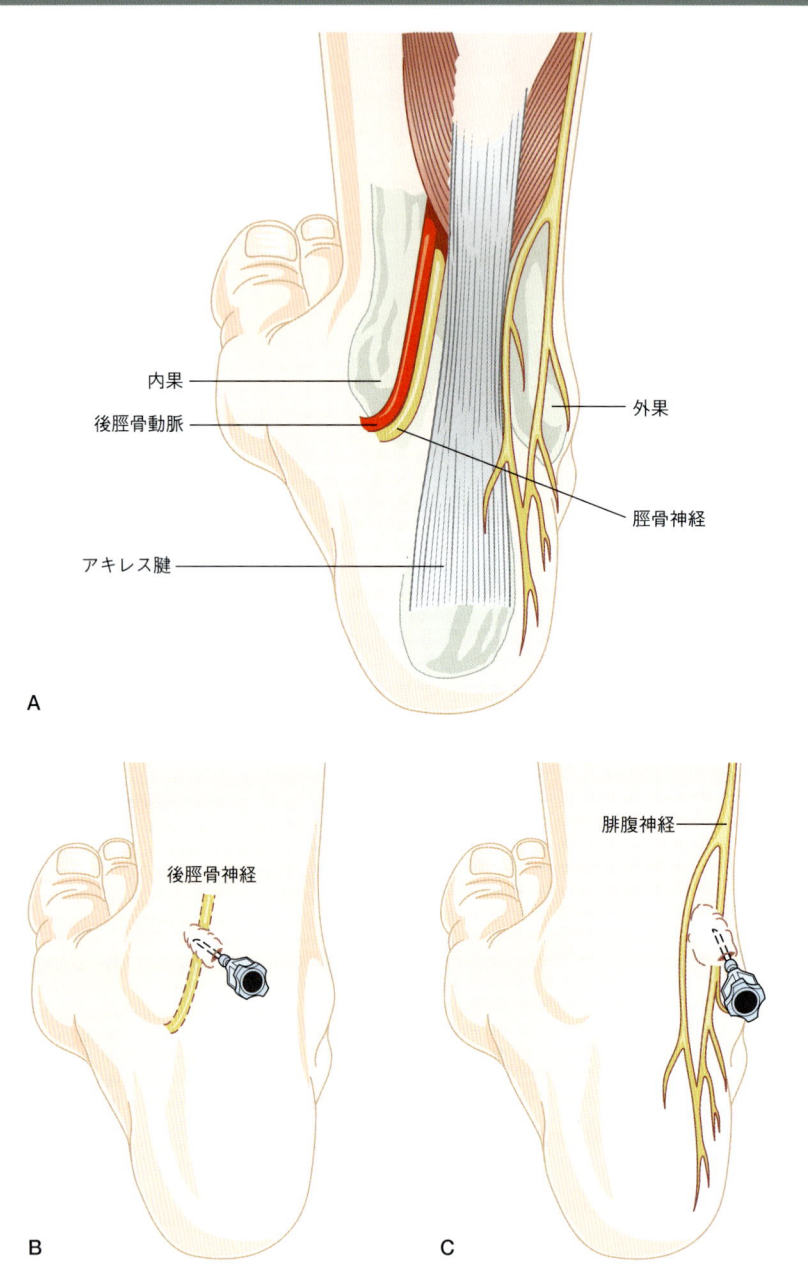

内果
後脛骨動脈
アキレス腱
外果
脛骨神経

A

後脛骨神経

B

腓腹神経

C

Miller RD, ed. Miller's Anesthesia. 6th ed. New York: Churchill Livingstone;2005:1703 より。© Elsevier.

図148-5 超音波ガイド下深腓骨神経ブロック

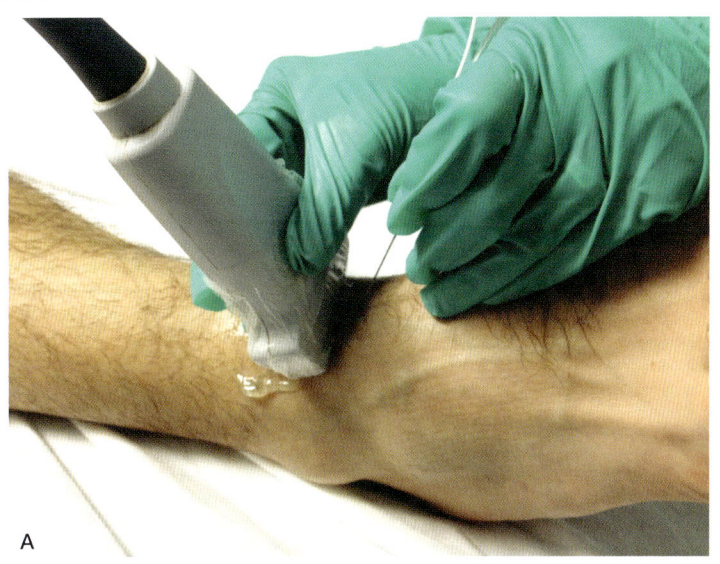

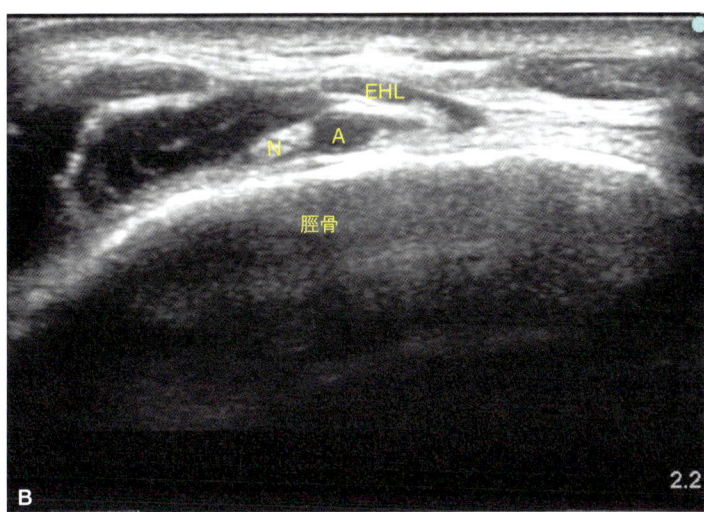

(A) 探触子の当て方と交差法による針穿刺の様子。
(B) 超音波画像
N：深腓骨神経，A：深腓骨動脈，EHL：長母趾伸筋腱

図 148-6 超音波ガイド下後脛骨神経ブロック

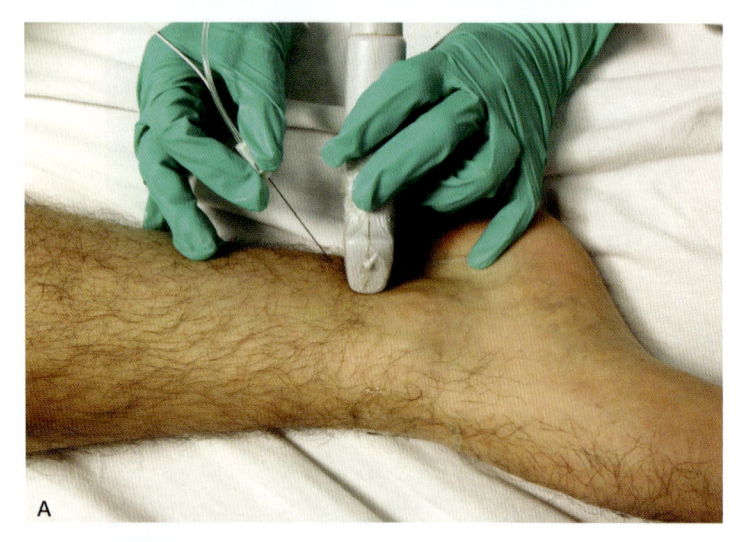

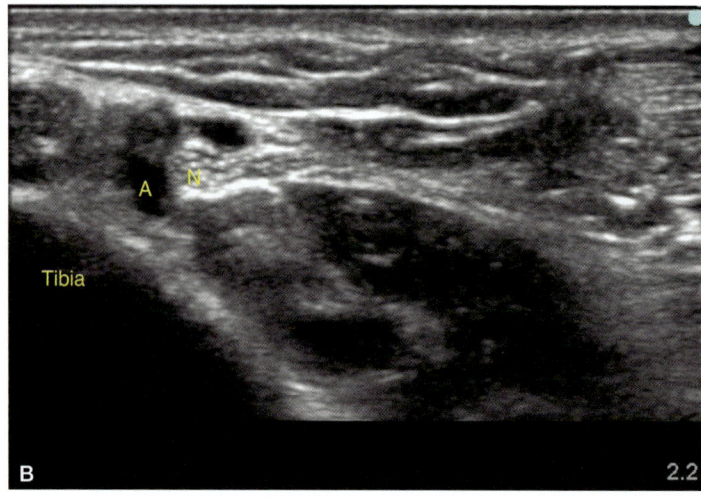

(A) 探触子の当て方と交差法による針穿刺。
(B) 超音波画像
N：後脛骨神経，A：後脛骨動脈

コツとヒント

- 深部のブロック（特に後脛骨神経ブロック）が最も難しい。
- 腓腹神経の皮膚知覚支配領域は第5趾外側縁に限られていると考えられてきた。しかし実際には，足背内側第3趾外側縁まで広がっていることが多い。

参考文献

www.TheAnesthesiaGuide.com を参照

（佐倉伸一）

第149章
胸部傍脊椎ブロック

Jan Boublik

適応

外科手技	ブロックすべき範囲
開胸術	T_4〜T_9
胸腔鏡	T_4〜T_9
肋骨骨折	骨折部位とその頭尾側1椎体ずつ
心臓手術	T_2〜T_6 両側
乳房切除術,乳腺外科手術	T_2〜T_6
腋窩郭清を伴う乳房切除術	T_1〜T_6 および浅頸神経叢ブロック
乳房生検	病変部位の1椎体頭尾側
鼠径ヘルニア修復術	T_{10}〜L_2
臍ヘルニア修復術	T_9〜T_{11} 両側
瘢痕ヘルニア修復術	修復部位による
回腸人工肛門閉鎖術	T_8〜T_{12}
腎摘出術	T_8〜T_{12}
胆嚢摘出術	T_6〜T_{10}
虫垂切除術	T_{10}〜T_{12}
肩関節手術に対して補助的に(三角筋下切開)	T_1〜T_2
股関節手術に対して補助的に	T_{11}〜T_{12} および腰神経叢ブロック±傍仙骨ブロック
骨髄穿刺	T_{11}〜L_2 両側
腸骨稜骨採取	T_{11}〜L_1

禁忌

絶対的	患者の拒否 穿刺部位の皮膚感染・膿あるいは傍脊椎の腫瘍 局所麻酔薬アレルギー 循環動態が極度に不安定な場合
相対的	血液凝固障害 極度の胸郭変形 開胸術の既往

胸部傍脊椎ブロックの利点

- 強力な知覚，運動，交感神経遮断が得られること（硬膜外ブロックとは異なり，**注入レベルで誘発電位の完全消失が得られる**）
- 片側または両側の分節遮断が得られること
- さまざまな外科手術手技に対する適応があること
- 手術に対するストレス反応を抑制できること
- 術後鎮痛が硬膜外鎮痛法と同様か勝っていること
- 術後のオピオイド必要量が少ないこと
- 麻薬による副作用がまれであること（嘔気，嘔吐，鎮静）
- 循環動態が安定していること
- 呼吸機能が保たれること
- 下肢運動機能が保たれること
- 膀胱機能が保たれること
- 周術期での効果が優れていること

合併症／副作用

合併症	報告頻度（%）
失敗（外科的麻酔が得られないこと）	6.1（多部位穿刺）から10.7（1ヶ所穿刺）
血管穿刺	3.8～6.8
低血圧	4.0～5.0（軽度の場合がほとんど）
血腫形成	2.4
穿刺部位の疼痛	1.3
胸膜穿刺	0.8～0.9
気胸	0.3～0.5
硬膜外ブロック	1.0～1.1
肺出血 脊髄くも膜下ブロック 硬膜穿刺後頭痛 腕神経叢ブロック Horner症候群 局所麻酔薬中毒 神経損傷 感染	症例報告

胸部傍脊椎ブロックに使う局所麻酔薬

- 0.25～0.5% ブピバカインあるいは0.2～0.5% ロピバカイン（持続時間は腕神経叢ブロックと同様）
- アドレナリンの添加（血管内注入の発見，局所麻酔薬の最大血中濃度の減少（25%），鎮痛効果増強の目的で）

1椎体穿刺法	成人：10～20 mL（例，40万倍アドレナリン添加 0.5% ロピバカイン） 小児：0.5 mL/kg で 20 mL まで
多椎体穿刺法	1椎体あたり 3～5 mL
持続注入	0.1～0.2 mL/kg/hr（通常成人 8～10 mL/hr） 0.2% ロピバカイン，0.06% ブピバカイン，0.25% リドカインなど

解剖（図149-2, 149-6, 149-7）

- 楔状の腔
  - ▶ 腹外側縁：壁側胸膜；内側の境界：椎体/椎間板
  - ▶ 背側縁：横突起，肋横突靱帯
- 2つの筋膜
  - ▶ 胸内筋膜：弾性線維状で背側の上肋横突靱帯と腹側の壁側胸膜の間。傍脊椎腔は胸内筋膜によって2つのコンパートメント（腹側の胸膜外傍脊椎コンパートメントと背側の胸内筋膜下傍脊椎コンパートメント）に分けられる。
  - ▶ 漿膜下筋膜：メッシュ状の疎な結合織
- 2つの傍脊椎腔のコンパートメント

第149章 胸部傍脊椎ブロック | 545

図149-1 傍脊椎ブロックのランドマーク

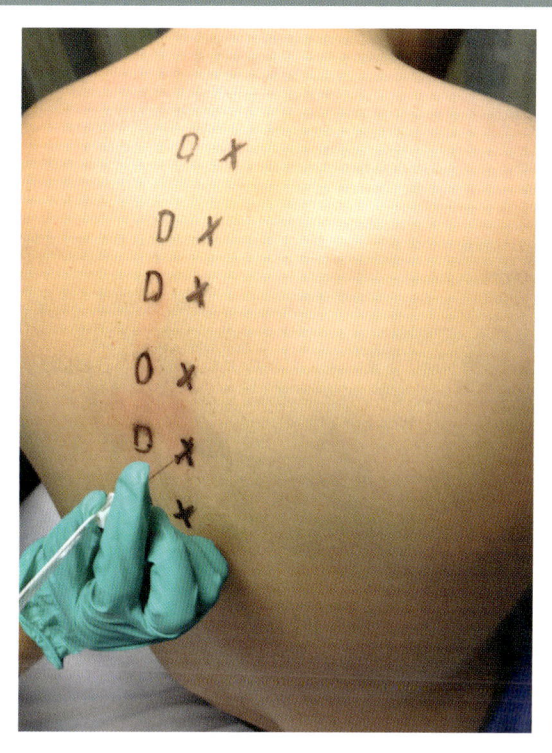

□は棘突起を示す。棘突起から2.5 cm外側を示すXは、ちょうど1椎体尾側の横突起上に位置する。

図149-2 超音波探触子の方向を示す図

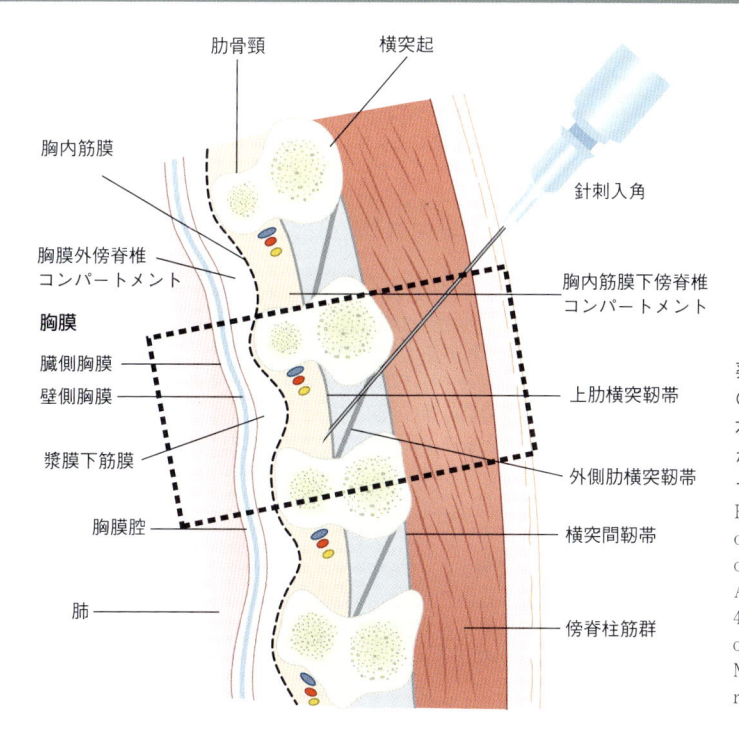

肋骨頸
横突起
胸内筋膜
針刺入角
胸膜外傍脊椎コンパートメント
胸内筋膜下傍脊椎コンパートメント
胸膜
臓側胸膜
壁側胸膜
上肋横突靱帯
漿膜下筋膜
外側肋横突靱帯
胸膜腔
横突間靱帯
肺
傍脊柱筋群

薬液は上肋横突靱帯と胸内筋膜の間に位置する傍脊椎腔（図の左側を参照）内に注入する必要がある。破線の四角は超音波ビームの角度と方向を示す。

Hadzic A. The New York School of Regional Anesthesia Textbook of Regional Anesthesia and Acute Pain Management. Figure 43-3. より。www.accessanesthesiology.com からも閲覧可能。© The McGraw-Hill Companies, Inc. All rights reserved.

VIII 区域麻酔

- ▶腹側の胸膜外傍脊椎コンパートメント
- ▶背側の胸内筋膜下傍脊椎コンパートメント
- 内側の硬膜外腔，外側の肋間腔および頭側のスペース（連続性のあるスペースかどうかは議論の分かれるところであるが）と交通する。
- 胸部領域では棘突起は鋭角なので，棘突起とその1つ下の椎体の横突起が同じレベルに位置する。

ブロックの機序と麻酔薬の広がり
- 同側の体性および交感神経ブロック（直接作用）
- しばしば両側あるいは穿刺部位より頭尾側への広がりが得られる（70%の患者に硬膜外腔へ広がり，針の向きが内側である場合や投与量が多い場合にはより頻度が高い）
- 1ヶ所に成人で10〜15 mL，小児で0.5 mL/kgの局所麻酔薬を注入。**年齢や身長，体重，性別にかかわらず，平均4〜5皮膚分節の知覚神経ブロックが得られる。交感神経ブロックは8分節**
- 液体は頭側よりも尾側によく広がる。1ヶ所に多量に注入するよりは，少量を多部位に注入するほうがよい。1ヶ所穿刺法の理論的な利点は，胸膜穿刺や気胸のような副作用の発生率が減ること。一方，少量を多部位に注入するほうが，より広くそして希望するレベルに，より強い麻酔効果が得られる可能性がある

ブロック手技
総論
- 患者を座位にして施行するほうが，体表面から解剖がとらえられやすく，患者も楽である
- 22ゲージ鈍針（単回用）あるいは18ゲージTuohy針硬膜外セット（持続用）を使用する
- 棘突起外側2.5 cmの皮膚上に穿刺部位の印をつける
- 日常的なモニタリングを行い，酸素，ミダゾラム2〜3 mg，フェンタニル50〜100 μgを投与する

ランドマーク法による胸部傍脊椎ブロック（図149-1）
- **抵抗消失法**
  1. 1%リドカインで皮膚と皮下組織に浸潤麻酔を行う
  2. 皮膚と直角に針を刺入する
  3. 刺入レベルに応じて横突起までの深さが異なる（3〜4 cm，最深はT_1と腰部）。胸膜穿刺を避けるため，通常の体格の患者で4 cm以上深く針を進めない
  4. 骨との接触がない場合は，針が2つの横突起間にある可能性がある。針を皮膚まで戻し，最初に頭側そして尾側に10°位の角度で同じ深さまで進める
  5. それでも骨に当たらない場合は，同様の操作を0.5 cmより深くまで繰り返す
  6. 骨との接触が得られたら，針を少しずつ**尾側**に移動させながら抵抗消失を得るまでゆっくりと深く進める。抵抗の消失は，空気を入れたガラスシリンジを使用すると最もはっきり認識できるが，硬膜外腔のときほど明瞭ではない
- **距離を予測して施行する方法**
  - ▶抵抗消失法1〜5と同じ
  - ▶骨との接触までの距離に加え1 cm（決して1.5 cmを超えない）深くまで針を進める

コツとヒント
- 通常，横突起から1.5〜2 cm深い位置にある**上肋横突靱帯**を針が超えるときに抵抗消失が得られる。ときにわずかなポップ感が得られる場合がある。硬膜外腔の場合と異なり，針が傍脊椎腔に入ったときに感じられる抵抗消失は主観的で，はっきりしたものではない。明確な圧力の違いというよりは抵抗の変化として感じられることが多い
- 横突起より深い位置で骨との接触があった場合，これが肋骨である可能性が高いので，そのまま針を進めると，胸膜穿刺そして気胸を生じさせることになる。接触後に針先を再度尾側に傾け刺入する
- 肋骨と針先が接触した場合，より尾側に向けて再穿刺した針はより浅い位置で横突起と接触することになる

超音波画像の利用による胸部傍脊椎ブロック
- **基本**
  - ▶最初にプレスキャンを行う
  - ▶スキャンや穿刺する面は，術者の好みや経験によって異なる。前述のランドマーク法と比較して，横断面アプローチでは硬膜外，くも膜下腔内注入の危険性が高く，針の刺入距離が長いので理論的に患者の苦痛が大きい
  - ▶患者の体格に応じて使用する探触子が異なる。通常，矢状面アプローチでは低周波数（2〜5 MHz）探触子を，横断面アプローチでは中等度の周波数（5〜8 MHz）の探触子を使用する

- **傍正中斜角矢状面法**（図149-3～149-5）
  - オリエンテーションマーカーを頭側にした探触子を正中から2～3 cm外側に当てる
  - 上肋横突靱帯（容易にはみえない），傍脊椎腔や壁側胸膜がみえやすいように，**探触子をやや外側向きに傾ける**（図149-4，149-5参照）
  - 穿刺部位皮膚を消毒し浸潤麻酔を行う
  - 探触子中央を2つの隣接する横突起の真中におく。ブロック針を探触子頭側から尾側に向けて平行法で刺入する。穿刺角度が急なので針の視認はしばしば困難となる（図149-4，149-5）
  - 横突起の尾端と接触するまで針を進める。その後針を尾側向きに少し傾けてさらに1～1.5 cm深い位置まで進める
  - 吸引して血液の逆流がないことを確認後，生理食塩液3～5 mLを注入する。注入部位に乱流が生じたり，壁側胸膜が前方に移動したり，胸膜のエコー輝度が増強したりすることで針先が傍脊椎腔にあることを確認できる
  - 吸引を繰り返しながら，予定投与量の局所麻酔薬を分割投与する

コツとヒント
- 骨に被われているので局所麻酔薬の広がりを観察することは難しい
- 胸部傍脊椎ブロック横断面アプローチ
  - 胸部傍脊椎部位の横断面のスキャン（図149-6，149-8）
- 探触子を棘突起の外側で横向きに当てる
- 横突起の表面の傍脊柱筋が明瞭に描出できる。高輝度にみえる横突起の音響陰影によって傍脊椎腔はまったくみることができない（図149-6）。横突起の外側に呼吸に伴って動く高輝度の胸膜の"lung sliding sign"を視認できる
- 探触子を頭尾側にわずかに移動させて，2つの横突起間にある傍脊椎部分の横断面をスキャンする
- 上肋横突靱帯（傍脊椎腔の背側縁）が視認でき（容易にはできないが），それが外側で内肋間膜（背側肋間腔の背側縁）につながる様子がみられる
  - 横断面スキャンと交差法（テクニックA）（図149-7）
- 横突起および胸膜までの深さを測る
- 前述のランドマーク法と同様に針を穿刺する。針は高輝度の点としてのみ視認可能だが，このアプローチ法では針を横突起まで誘導することが重要である
- 針が横突起に接触したら，針を少し引き戻し横突起の尾側に向け再刺入して1.5 cm先まで進めると，傍脊椎腔に針先が到達する
- 吸引して血液の逆流がないことを確認後，局所麻酔薬を注入する
- 傍脊椎腔の頂点が広がる様子や胸膜が腹側に移動する様子を観察する。局所麻酔薬は背側肋間腔を外側方向に広がる可能性もある。矢状面をスキャンすると，注入された局所麻酔薬によって隣接する傍脊椎腔が拡大する様子も観察できる
  - 横断面スキャンと平行法（テクニックB）（図149-6，149-7，149-8）

上級者向きの高度な技術

くも膜下腔や硬膜外腔内注入の危険性がある！
- 前述と同様に探触子を当て，肋骨と胸膜を同定する（患者に深呼吸を依頼して胸膜や肺の動きを観察）
- 探触子を回転し，肋骨の長軸と重なるようにおく。探触子を傾けて，肋骨深部や下部の肋間筋を同定する
- 探触子の外側，中心線から8 cm外側から18ゲージTuohy針を平行法で穿刺し，肋骨に接触するまで進める
- 探触子が45°頭側に傾いた状態では，針先端の向きはだいたい頭側45°，内側60°となるはずである。その際，ベベルが内側を向くようにする。そうすると，針の背の丸い部分が胸膜に向くことになり胸膜穿刺の危険性が減る。また，傍脊椎腔内にカテーテルを進めやすくなる
- 内・最内肋間筋間を目標にして少しずつ針を進める。進めながら生理食塩液を注入し，最終的に筋膜間が拡大する様子，胸膜が腹側に移動する様子を観察する
- 患者に深呼吸を依頼し，胸膜穿刺事故を避ける
- 吸引して血液逆流のないことを確かめてから局所麻酔薬を分割投与する
  - ◆ 単回注入法では椎体ごとに5 mL
  - ◆ カテーテル挿入用に傍脊椎腔を広げるには10 mL

コツとヒント
- ブロック針の視認性は平行法で最もよい
- しかし平行法では針を椎間孔に向かって刺入するので，硬膜外腔やくも膜下腔内注入を生じる危険性があり，高度の技術を要する
- 針が軟部組織内をかなり長く通過するので，患者の不快感が大きい

持続傍脊椎ブロック

- 針穿刺は，従来法あるいは超音波画像を利用した方法と同様に行う
- 横突起と傍脊椎腔までの深さを推定するのに，最初に単回注入用の22ゲージTuohy針（10 cm）の使用を考慮する
- 20ゲージ硬膜外カテーテルが通る太さのTuohy針（18ゲージなど）を使用する
- 針にシリンジをつけ，もし胸膜を穿刺しても空気を引き込まないようにしておく
- カテーテルを傍脊椎腔内に5～7 cm挿入して，留置中の移動を予防する。単端孔のカテーテルを使用して局所麻酔薬が傍脊椎腔外に漏れ出るのを防ぐ

図149-3　傍正中矢状面アプローチにおける探触子の位置とブロック針の穿刺部位

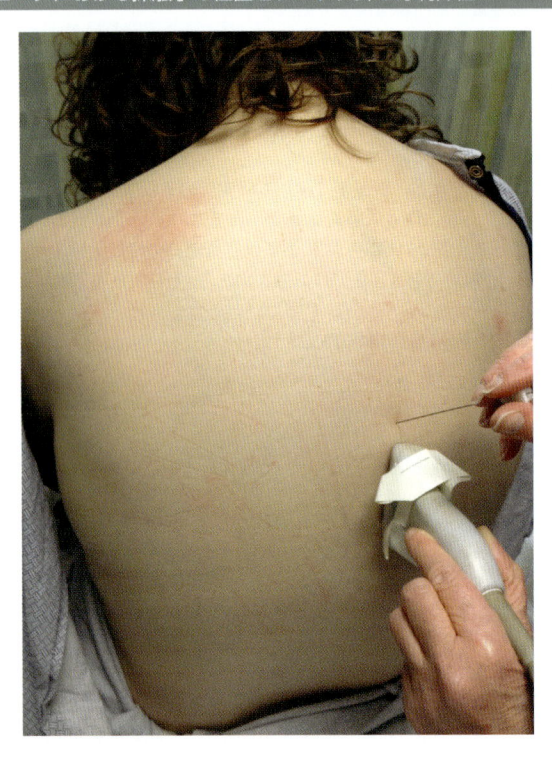

図149-4　胸部傍脊椎ブロック中の傍正中斜角矢状面の超音波画像

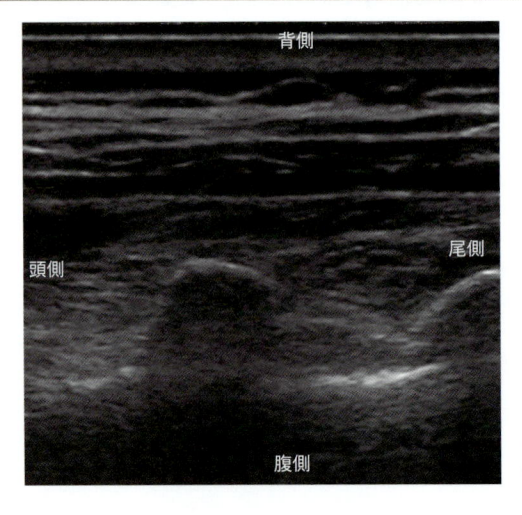

スキャン中に探触子を若干外向きに傾けるとよい。
（画像はJean-Louis Horn博士の厚意による）

図149-5 胸部傍脊椎腔の傍正中斜角矢状面の超音波画像

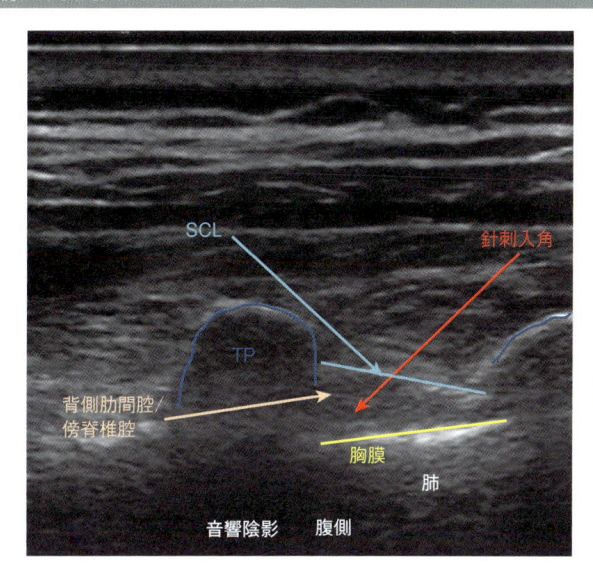

胸膜や上肋横突靱帯と傍脊椎腔が明瞭に描出されている様子に注意。
TP：横突起，SCL：上肋横突靱帯
（画像はJean-Louis Horn博士の厚意による）

図149-6 超音波探触子（黒い矩形）のオリエンテーションと胸部傍脊椎腔の横断面をスキャン中の超音波ビームの方向

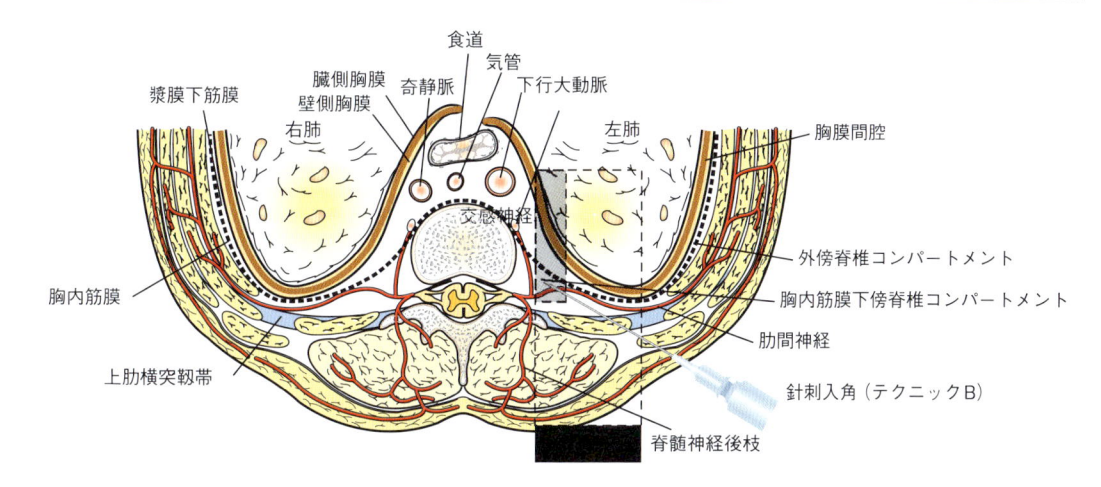

探触子を当てるレベルによっては，横突起の奥に音響陰影（灰色の矩形）が生じ，傍脊椎腔の視認性が低下する。その場合には，探触子を若干頭尾側に平行移動して，横突起間のスペース上におくようにする。注入は上肋横突靱帯と胸内筋膜間の胸内筋膜下傍脊椎コンパートメント内に行う（図の左側を参照）。

Karmaker MK. Thoracic paravertebral block. Anesthesiology 2001;95:771 より許可を得て改変。

図 149-7　胸部傍脊椎部位の解剖（傍脊椎の靱帯群と胸部傍脊椎腔の位置関係を示す）

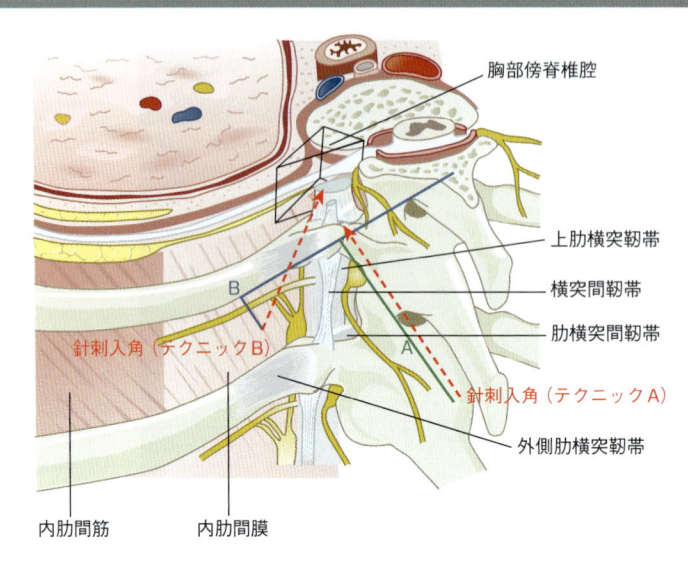

胸部傍脊椎腔
上肋横突靱帯
横突間靱帯
肋横突間靱帯
針刺入角（テクニックA）
外側肋横突靱帯
針刺入角（テクニックB）
内肋間筋
内肋間膜

A線は傍正中矢状面アプローチ平行法での針の刺入方向，B線は横断面斜角アプローチ平行法での針の刺入方向を表す。
Karmaker MK. Ultrasound-guided thoracic paravertebral block. Tech Reg Anesth Pain Manag. 2009;13:142 より許可を得て改変。© Elsevier.

図 149-8　超音波ビームを外側から内側に当てたときの胸部傍脊椎部位の横断面超音波画像

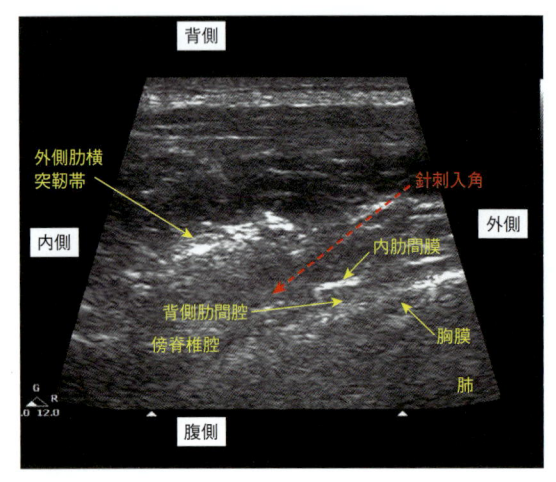

背側
外側肋横突靱帯
内側
内肋間膜
針刺入角
外側
背側肋間腔
傍脊椎腔
胸膜
肺
腹側

壁側胸膜と外側肋横突靱帯そして内肋間膜に囲まれた低輝度のスペースが傍脊椎腔の頂点あるいは背側肋間腔の内側縁となる。
（画像は Jean-Louis Horn の博士厚意による）

図 149-9　超音波ビームを棘突起に当てたときの胸部傍脊椎部位の横断面超音波画像

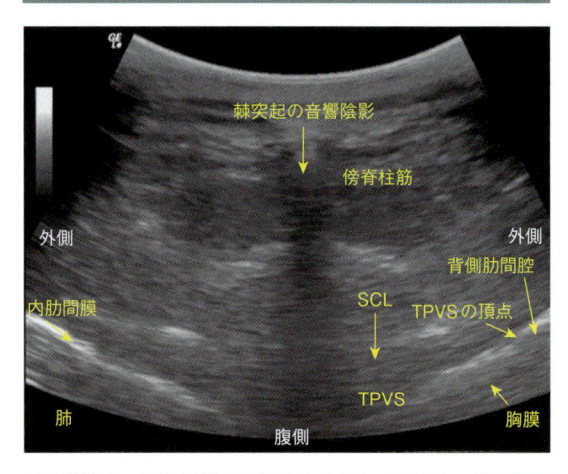

棘突起の音響陰影
傍脊柱筋
外側
内肋間膜
SCL
肺
TPVS
腹側
外側
背側肋間腔
TPVSの頂点
胸膜

傍脊椎腔の一部と胸膜の反射をみることができる。傍脊椎腔の背側縁にあたる上肋横突靱帯も視認可能である。傍脊椎腔と背側肋間腔間の交通も明瞭にみえる。SCL：上肋横突靱帯，TPVS：傍脊椎腔

コツとヒント

- 凝固機能障害に対しては硬膜外ブロックと同様に対処する（深部ブロックであること，圧迫不可能なスペースであること，硬膜外腔と交通があることが理由）。
- 持続注入を行う際に注意すべきことは，硬膜外腔と比較してカテーテルの挿入が難しいことである。
- ブロック針を深く進めると，胸膜を穿刺してしまうことがある。針刺入中に咳が発生したら初期の警告サインとして注意する（すでに肺が穿刺されていたり胸膜腔内に空気が入っていたときにだけ空気が吸引できる）。
- 局所麻酔薬の吸収による中毒症状の発生はまれである。

● 参考文献

www.TheAnesthesiaGuide.com を参照

（佐倉伸一）

第150章
肋間神経ブロック

Michael Anderson

適応

- 胸部手術
- 肋骨骨折
- 開腹胆嚢摘出術
- 胃切除術
- 乳房切除術

解剖（図150-1）

- 神経は肋骨下端にある神経血管束内を走行する。その中で神経は最尾側に位置する。

図150-1 肋間の解剖

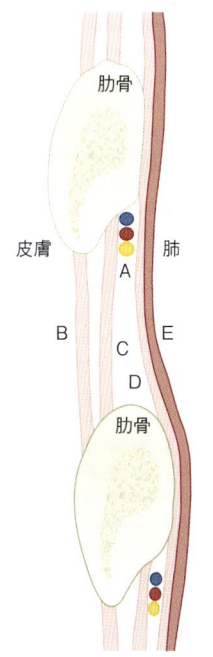

A：肋間神経と動・静脈
B：外肋間筋
C：内肋間筋
D：最内肋間筋
E：胸膜

- 神経は内肋間筋と最内肋間筋の間を走行する。
- 外側皮枝は中腋窩線で分岐するので，これより中枢側でのブロックが必要である。
- ブロック部位は肋骨角のすぐ外側がよい。この部は，肋骨が厚く肋骨溝も深いため安全に施行しやすい。

ブロックの遮断範囲

- ブロックした肋間レベルの知覚と運動を遮断する。片側に限局する。
- 皮膚，筋肉および壁側腹膜を遮断する。上腹部の術後鎮痛に使用する場合は内臓痛対策を追加する必要がある。
- 胸部および上腹部の手術に適応である。
- アドレナリン添加のブピバカインまたはリドカインを使用すれば，平均12時間有効である。

合併症

- 気胸（1％以下）
- 局所麻酔薬中毒（本ブロックは局所麻酔薬の吸収が早いのが特徴である。全身吸収を遅らせる目的で，アドレナリン添加を考慮する）
- 血腫
- 脊髄くも膜下麻酔または硬膜外麻酔

ブロック時の指標

- 患者を座位とする（側臥位や腹臥位も可）。
- 目標とする肋間を触知・同定する。
- 肋骨角を捜す。通常，正中から7cm外側にある。中腋窩線より中枢側ならどこでもブロック可能である。
- 肋間の皮膚を肋骨上に引き上げる。
- 22ゲージの50 mm針を頭側に向けて，20°の角度で刺入する。1 cmまでの距離で肋骨に当たるはずである（図150-2）。
- 20°の角度を保ちながら，針を肋骨下端に移動させる。
- 神経は通常，肋骨下端から深さ3 mm以内にある。鈍針を用いると，ポップ感が感じられる。
- 必要な肋間に，それぞれ5 mLずつ局所麻酔薬を注入する。最大許容投与量を超さないように注意する。

超音波ガイド下ブロック法（図150-3）

- 超音波を用いて肋間の同定ができる。特に，肥満患者や解剖学的に問題のある患者で有用である。
- 患者の体位は，前述の盲目的手法と同じである。高周波のリニア探触子を患者背部で体軸方向に当て，肋骨，

図150-2 肋間神経ブロックの手技（盲目的手技）

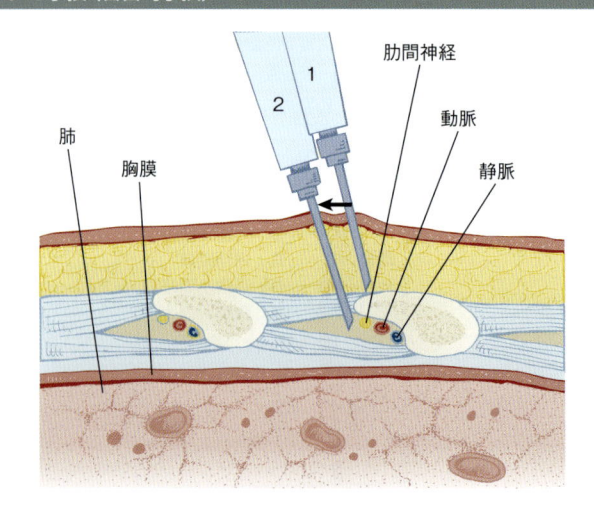

Morgan GE, Mikhail MS, Murray MJ. Clinical Anesthesiology. 4th ed. Figure 17-33 より。www.accessmedicine.com からも閲覧可能。© The McGraw-Hil Companies, Inc. All rights reserved.

図 150-3 超音波ガイド下肋間神経ブロック

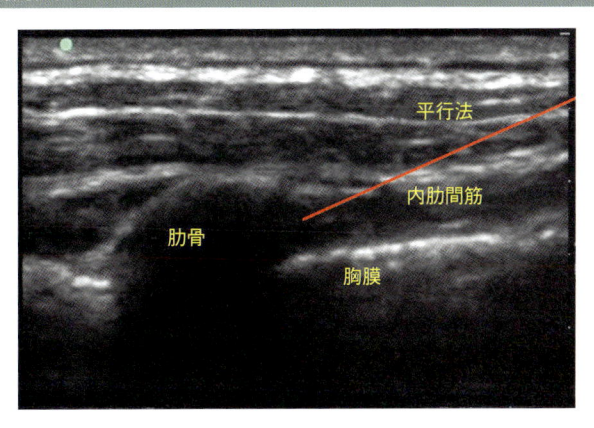

平行法
内肋間筋
肋骨
胸膜

肋間，および胸膜を観察する。
- 画像上の組織の深さを参考にしながら，針を平行法または交差法で注意深く穿刺する。局所麻酔薬を少量ずつ注入して，針先の確認をする。
- 目標の位置に到達したら，局所麻酔薬を注入する。胸膜が臓側に押される様子が観察できる。

● 参考文献

www.TheAnesthesiaGuide.com を参照

(紫藤明美)

第151章
腹壁と内臓の神経支配

Marc Beaussier

総論

- 腹部術後には「2種類の創傷」が生じるという考え方が，最近，強調されている。
  ▶ 体壁の創傷は，腹壁に由来する。
  ▶ 自律神経系の創傷は，腹膜や内臓に由来する。
- 腹部手術後の痛みは，主に**体壁の求心路**に起因するので，体壁ブロックが奏功する。
- 腹膜と内臓の知覚支配は，交感神経経由の求心路で上位胸髄レベルの脊髄後角に伝えられるが，内臓痛のかなりの部分は**迷走神経**を経由して上位中枢に伝達されると考えられ，この部分は**硬膜外ブロックによっても遮断**できない。

解剖 (図 151-1～151-4)

- 腹壁を支配する神経は，第 6～12 肋間神経（T_6～T_{12}）と腸骨鼠径・腸骨下腹神経（第 1 腰部脊髄神経，L_1 由来）である。これらの神経は腹壁走行中の筋層間で容易にブロックできる。

図 151-1 腹壁の神経支配

(1) 腹直筋鞘を貫通して現れる筋皮枝。
(2) 中腋窩線上で現れる肋間神経の貫通皮枝。

図 151-2 腹壁の神経支配（浅層）

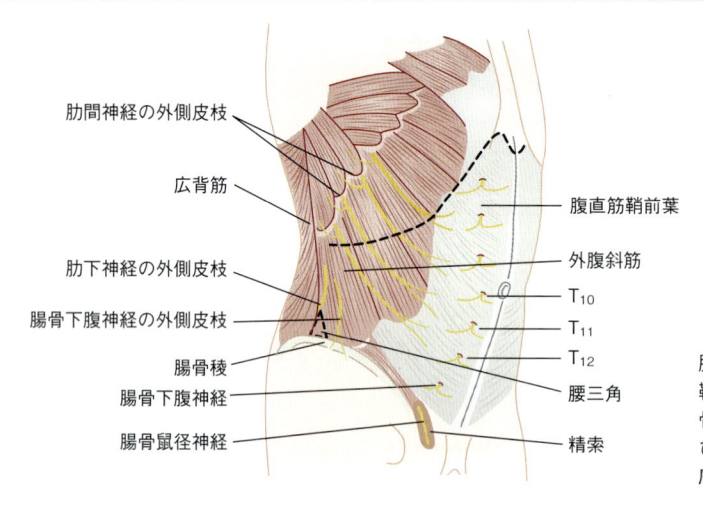

腹壁浅層：外腹斜筋と腹直筋鞘前葉が覆う。肋間神経と腸骨下腹神経の外側皮枝，および腹直筋鞘を貫通した枝が皮膚知覚を支配する。

- 肋間神経は，脊柱管から傍脊椎腔に現れた後，**腹横筋と内腹斜筋**の間のいわゆる腹横筋膜面（transversus abdominis plane：TAP）上を走行する（図151-4）。
- 中腋窩線あたりに到達すると，肋間神経からの分枝が腹壁を貫き外側腹壁を支配する（図151-1，151-2）
- T_6〜T_9の肋間神経は，腹部の正中線と前腋窩線の間で肋骨弓下から腹壁に出現する。
- 肋間神経は，腹直筋外縁に到達すると**腹直筋鞘**に入り，腹壁を貫く筋皮枝を分岐する。筋皮枝は，腹壁前方中

図 151-3 腹壁の神経支配（中間層）

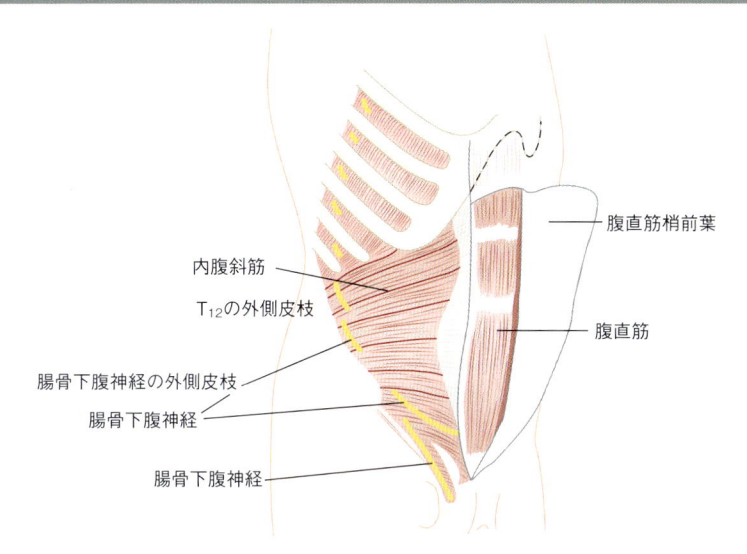

外腹斜筋を取り除いた腹壁。腸骨鼠径・腸骨下腹神経は，上前腸骨棘近くで内腹斜筋を貫いて現れる。

ラベル: 内腹斜筋, T₁₂の外側皮枝, 腸骨下腹神経の外側皮枝, 腸骨下腹神経, 腸骨下腹神経, 腹直筋鞘前葉, 腹直筋

図 151-4 腹壁の神経支配（深層）

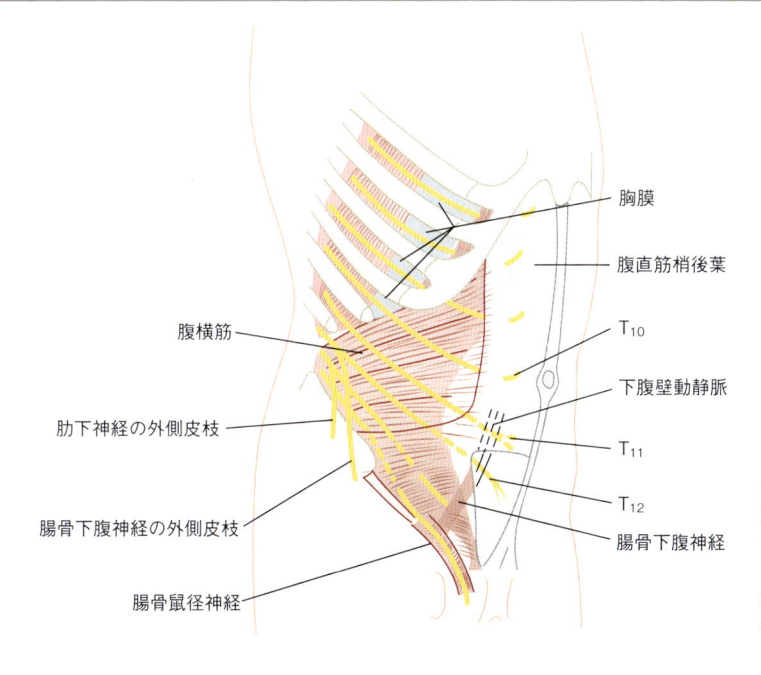

外・内腹斜筋と腹直筋を取り除いた腹壁。肋間神経，腸骨下腹神経および腸骨鼠径神経は腹横筋膜面上（腹横筋の表面で内腹斜筋より深部）を走行する。

ラベル: 胸膜, 腹直筋鞘後葉, 腹横筋, T₁₀, 下腹壁動静脈, 肋下神経の外側皮枝, T₁₁, T₁₂, 腸骨下腹神経の外側皮枝, 腸骨下腹神経, 腸骨鼠径神経

央の知覚を支配する（図 151-1，151-2）。
- 腸骨鼠径・腸骨下腹神経は，上前腸骨棘あたりで走行を変え，TAP 上から**内腹斜筋・外腹斜筋間**に入る（図 151-3）。鼠径部の知覚と恥骨結合直上周辺（Pfannenstiel 切開の部位）の知覚を支配する。

●参考文献

www.TheAnesthesiaGuide.com を参照

（紫藤明美）

第152章
腹横筋膜面（TAP）ブロック；腸骨鼠径・腸骨下腹神経ブロック

Michael Anderson

TAPブロックの遮断範囲

ブロックされる神経	得られる遮断範囲
肋下神経（T_9〜L_1） 腸骨鼠径・腸骨下腹神経（T_{12}〜L_1）	T_{10}〜L_1はほぼ確実にブロックされる T_9の遮断率は50％ T_4〜T_8は場合により遮断される **臍部より頭側の鎮痛は得られない** 皮膚，筋，壁側腹膜がブロックされる 内臓はブロックされない

適応
- 片側ブロック：鼠径ヘルニア修復術，虫垂切除術，腎移植術，腸骨採取術（前腸骨稜）などの術後鎮痛が適応になる。
- 両側ブロック：正中開腹，前立腺全摘術，子宮摘出術，種々の腹腔鏡下手術，帝王切開術の腹部鎮痛。帝王切開以外は，術前に行うことが多い。

解剖
第151章参照

ランドマーク法（体表目印を用いた盲目的手法）
- 患者は仰臥位とし，側腹部で操作できるように上腕を外転させる。
- 腰三角を同定する。広背筋，腸骨稜および外腹斜筋で囲まれた三角形の部分である。肥満患者では同定が難しい。
- 針を皮膚に垂直に刺入する。
- 「2度のポップ感」を感じるまで針を進める（鈍針を用いるとポップ感がより明確になる）。
  ▶ 最初のポップ感は，外腹斜筋と内腹斜筋の間の筋膜を貫くときに得られる。
  ▶ 2度目のポップ感は，内腹斜筋と腹横筋の間の筋膜を貫くときに得られる。
- 20 mLの局所麻酔薬を注入する。

超音波ガイド下法（図152-1）
- 体表の目印：中腋窩線上で肋骨弓下端と腸骨稜の間
- 高周波（8〜13 MHz）の探触子を用いて腹壁の筋層を同定する。
- 筋肉は暗く（低エコー性），筋膜は明るく（高エコー性）みえる。
- 長さ100 mmの鈍針を用い，腹壁の前面から背面に向けて（腹部内側から）平行法で刺入する。交差法も可能だが，より経験を要する。
- 生理食塩液を数mL注入して，針先の位置確認を行う。
- 内腹斜筋と腹横筋の間に局所麻酔薬を注入する。0.25％のロピバカインまたはブピバカイン15〜20 mLがよく用いられる。
- 肋骨弓下斜角法は，より上腹部の知覚遮断を得るため考えられた。探触子を肋骨弓下端に沿って平行におき，外側から内側に向けて平行法で刺入する。

ブロックの評価

図152-1 探触子と針の位置

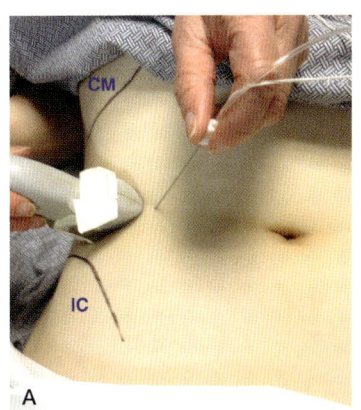

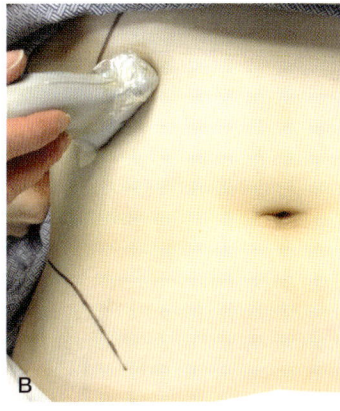

(A) TAPブロック原法：腹壁内側または外側から平行法で穿刺する。交差法でもよい。IC：腸骨稜，CM：肋骨弓。(B) 肋骨弓下斜角法：探触子は肋骨弓に平行にむく。針は外側から平行法で穿刺することが多い（図示していない）。

図152-2 TAPブロック目標部位の超音波画像

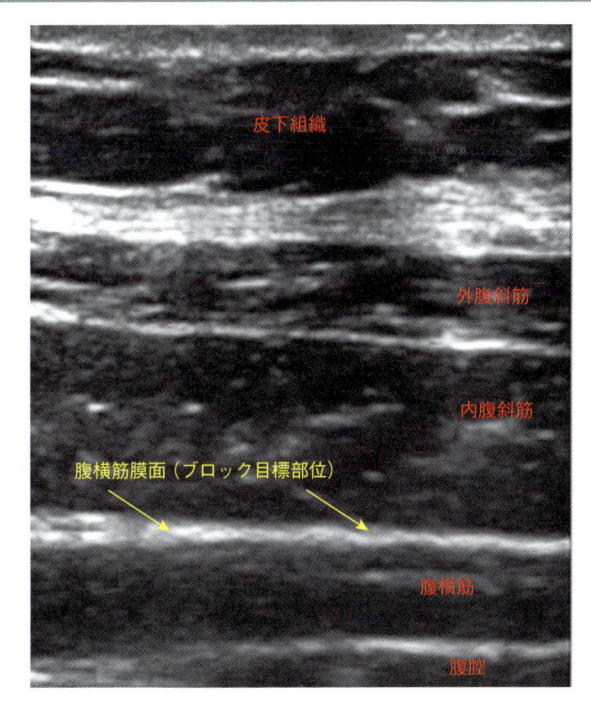

腹横筋膜面（内斜角筋と腹横筋の間）が，局所麻酔薬注入の目標部位である。

- ピンプリック法でブロック範囲を判定できる。
- ブロックは術後鎮痛のために全身麻酔導入後に行われることが多い。
- ブロックの効果は，薬液の濃度ではなく量に左右される。0.25％のブピバカイン20 mLであれば，通常18〜24時間の鎮痛が得られる。

副作用/合併症
合併症が軽度のブロックである。
- 一般的なもの
  - 針の穿刺に伴う外傷
  - 血管内注入

図 152-3 腸骨鼠径・腸骨下腹神経ブロックに必要な解剖

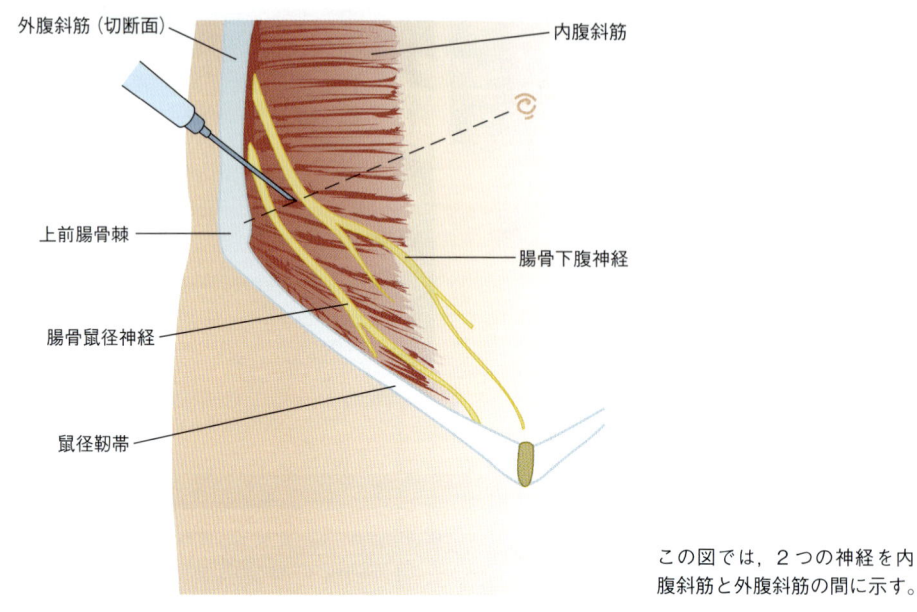

外腹斜筋（切断面）
内腹斜筋
上前腸骨棘
腸骨下腹神経
腸骨鼠径神経
鼠径靭帯

この図では，2つの神経を内腹斜筋と外腹斜筋の間に示す。

Morgan GE, Mikhail MS, Murray MJ. Clinical Anesthesiology. 4th ed. Figure 17-35 より。www.accessmedicine.com からも閲覧可能。
© The McGraw-Hill Companies, Inc. All rights reserved.

- ▶局所麻酔薬中毒
- ▶ブロックの失敗/効果不十分
- 本ブロックに特徴的な副作用
  - ▶筋弛緩による側腹部の膨瘤（Flank bulge sign）
- 本ブロックに特徴的な合併症
  - ▶腹膜穿刺（頻度は不明）
  - ▶肝血腫（盲目的手法による報告が1例）

コツとヒント

- 目標とする面の同定に困ったときは，腹直筋の外縁に連続する筋膜を観察する。
- 本ブロックは腹壁の良好な鎮痛をもたらすが，内臓痛が除去できない点で硬膜外鎮痛に劣る。
- 腹横筋膜面上に血管がみえる場合は避ける。

腸骨鼠径・腸骨下腹神経ブロック

適応
- 鼠径ヘルニア根治術
- 精巣固定術
- 腹壁横切開（Pfannenstiel 切開）
- 下腹部手術

解剖（図 152-3；第 151 章も参照）
- 腸骨鼠径・腸骨下腹神経は第1腰部脊髄神経（L_1）の枝である。
- ブロック施行部位において，これらの神経は腹横筋と内腹斜筋の間または内腹斜筋と外腹斜筋の間を走行する。
- 体表の目印：上前腸骨棘（anterior superior iliac spine，ASIS）と臍を結んだ線

ブロックの遮断範囲
- 下腹部の腹壁を遮断する。

図152-4 超音波ガイド下腸骨鼠径・腸骨下腹神経ブロック

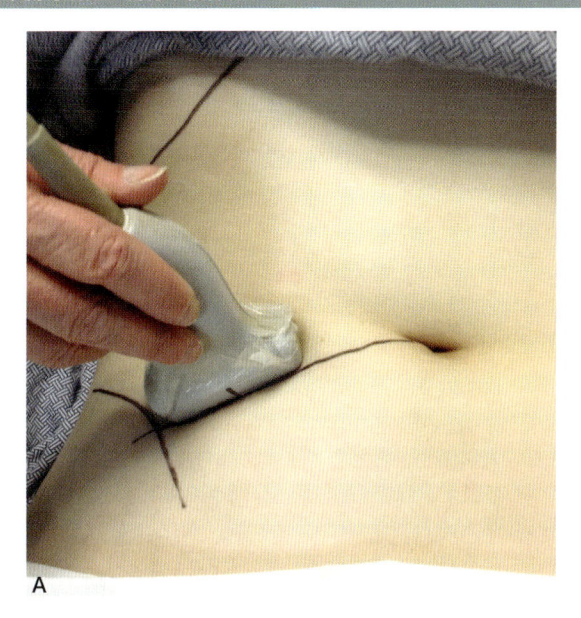

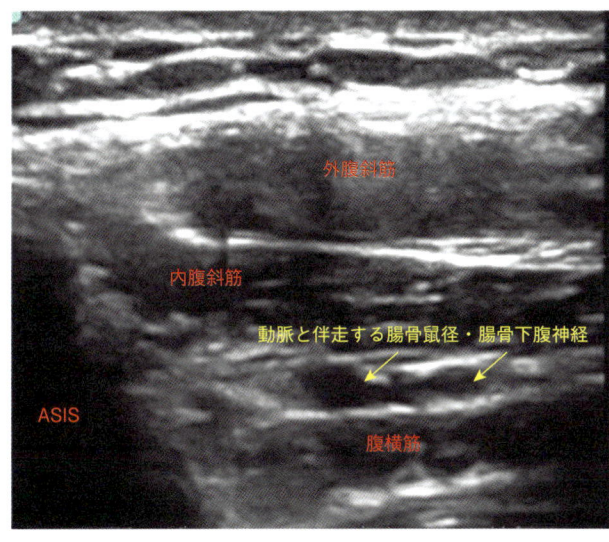

(A) 超音波探触子の位置：臍と上前腸骨棘（ASIS）を結んだ線上で，ASIS の上に一部乗せるようにおく。
(B) 超音波画像：この画像では，神経は内斜角筋と腹横筋の間にみえるが，内腹斜筋と外腹斜筋の間にみえる場合もある。神経は本症例より細い場合が多い。神経を分枝も含めて完全遮断するためには，常に2つの筋層間（腹横筋-内腹斜筋間，内腹斜筋-外腹斜筋間）に薬液を注入する。

- 皮膚，筋，壁側腹膜をブロックする。
- 臓側腹膜はブロックしない。ヘルニア手術では，ヘルニア囊内にも注射すると完全な鎮痛が得られる。

ランドマーク法（体表目印を用いた盲目的手法）
- ASIS と臍を結んだ線を目印とする。
- ASIS の2 cm 内側で2 cm 頭側の点から刺入し，ASIS との間に約15 mL の局所麻酔薬を注入する。
- 目印の線からさらに扇状に注入すると，より広い範囲の鎮痛が得られる。
- 本法では，しばしば大量の局所麻酔薬（40〜60 mL）が必要である。局所麻酔薬中毒発生の可能性を減らすためには，超音波ガイド下法がすすめられる。

超音波ガイド下法（図152-4）
- ASIS と臍を結んだ線を目印とする。
- 高周波の探触子を，目印の線上で ASIS 近くにおく。

- 筋層を同定する。小さな神経が，しばしば内腹斜筋と腹横筋との間に観察できる。
- 平行法または交差法を用いて，ASIS の近くから 2 度のポップ感を得るまで鈍針を刺入する。
- 内腹斜筋と腹横筋の間に，10～20 mL の局所麻酔薬を注入する。神経には 2 本の小動脈が伴走する。神経自体が同定できないときは，これらの血管の近くに注入する。
- これらの神経および分枝が，さらに浅い面（内腹斜筋と外腹斜筋の間）を走行していることがある。この面にも追加して，上下 2 つの面上に薬液を注入すると完全な遮断ができる。

合併症
- 大腿神経ブロック―薬液の広がりにより 5% に発生する。
- 腸管穿刺（まれ）
- 骨盤内血腫（まれ）

コツとヒント
- 局所解剖の同定が不確かな場合や，局所麻酔薬による筋層剥離を術者が好まない場合は，側腹部での腹横筋膜面（TAP）ブロックを行うとよい。より広い範囲の鎮痛が得られる。
- できるだけ中枢側でブロックする。末梢側すぎると腸骨下腹神経の皮枝を遮断できないことがある。
- 腸骨鼠径・腸骨下腹神経はいくつもの枝が，腹横筋‐内腹斜筋間と内腹斜筋‐外腹斜筋間のどちらか，または双方を走行する。どちらの筋層間にも薬液注入を行うとよい。
- 腹横筋の後ろ側（腹側）に薬液が広がると，腰神経叢ブロックが起こりうる。大腿神経の遮断を見逃すと転倒の危険があるので注意する。
- 小児の鼠径ヘルニア手術には，仙骨麻酔も同様に有効である。

参考文献
www.TheAnesthesiaGuide.com を参照

（紫藤明美）

第153章
腹部手術に対する区域鎮痛法

Marc Beaussier

腹部手術後の疼痛管理は，腹壁と内臓の神経支配を理解したうえで行う（第 151 章参照）。

利用可能な区域鎮痛法

肋間神経ブロックおよび腸骨鼠径・腸骨下腹神経ブロックは，神経の走行に沿って中枢側から末梢側までどの部位でもブロックが可能である。

硬膜外鎮痛
- 開腹後の鎮痛に，最も標準的に用いられている方法である。
- 下部胸椎レベルでのカテーテル留置を術後，最低 48 時間行う。
- 局所麻酔薬とオピオイドの混合液を投与する。
- 自己調節性の投与法がよい。
- 腹腔鏡下の術後鎮痛においては，危険性を上回る有益性の有無が疑問である。

モルヒネのくも膜下腔投与

- 保存薬を含まない少量のモルヒネ（100～500 μg）を腰椎レベルから投与する。
- 作用持続時間には限りがある。
- 術後の社会復帰に有益か否かは明らかにされていない。
- 遅発性の呼吸抑制の危険性があるため，長時間の観察が必要である。
- よりよい局所鎮痛法が使用できるようになり，注目度は低下してきている。

腹横筋膜面ブロック（TAPブロック）
- TAPブロックは，側腹部で内腹斜筋-腹横筋間の肋間神経を遮断する手法である。
- 成功率はさまざまであるが，超音波ガイド下で行うと成功率の改善が期待できる。
- T_{10} レベルより頭側に術創がある場合は，肋骨弓下TAPブロックを行う。
- 正中切開には，両側のブロックを行う。
- 作用時間は長くて24時間である（長時間作用性の局所麻酔薬を単回投与した場合）。
- 術後の社会復帰に有益かどうかは明らかにされていない。

腸骨鼠径・腸骨下腹神経ブロック
- 2本の神経に目標を絞ったTAPブロックの一種である。腹部のより正中側で穿刺する。
- 穿刺予定部位では，神経は内腹斜筋と外腹斜筋の間にある。
- 鼠径ヘルニア手術の麻酔と術後鎮痛がよい適応となる。また，帝王切開（両側ブロック）をはじめとする婦人科手術後の鎮痛にも有効である。
- 鼠径ヘルニア修復術のときは，鎮痛効果を上げるため，本ブロックに加えて陰部大腿神経ブロックが必要である。さらに，反対側から神経交差してくる肋間神経を遮断する目的で，切開部より正中側での局所麻酔薬浸潤も必要である。

腹直筋鞘ブロック
- 遮断予定の肋間神経が腹直筋内に入るレベルで，腹直筋に直接局所麻酔薬を注入する方法である。
- 腹部正中の術創のみに適応となる（臍ヘルニア修復術など）。
- 手技が容易である。超音波ガイド下法では，成功率と安全性の向上が期待できる（刺入部近くでは上腹壁動脈に注意）。
- 通常，長時間作用性の局所麻酔薬を，両側に10 mLずつ投与する。
- 1皮膚分節以上の範囲をブロックしたい場合は，レベルを変えて穿刺を数回繰り返す。

創部浸潤
- 創部に直接局所麻酔薬を注入する方法である。
- 多様式鎮痛管理法の中の一手法として用いる。
- 局所麻酔薬の単回投与による鎮痛持続時間には限りがあり，臨床的には不十分な時間である。
- 術者が手術終了前に多孔式カテーテルを創部に挿入し，局所麻酔薬の持続注入を行うと鎮痛時間を延長することができる（continuous wound infiltration：CWI）。
- CWIによる有効な鎮痛効果（腹部術後）を得るための要点
  - ▶創部の長さに合った孔数をもつカテーテルを用いる。
  - ▶局所麻酔薬の投与速度は大きくする（5 mL/hr以上）。
  - ▶カテーテルの挿入位置は深くする。
    - ■皮下留置ではほとんど効果がない。
    - ■筋腱膜の深部（腹膜前面）に挿入するのが最も有効である。
- 腹膜前面で0.2％ロピバカインを10 mL/hrで48時間注入すると，モルヒネの消費を減量でき，よりよい鎮痛効果（安静時・体動時ともに）が得られる。術後経過にも好影響をもたらす（早期離床と短い入院期間）。さらに，よりよい腹壁鎮痛が得られることで，CWIは腹部術後の横隔膜機能低下を軽減できる可能性がある。
- CWIの手技は簡単である。副作用が少ない。ほとんどすべての症例で使用できる。
- CWIの適応は，開腹のほぼ全例である。消化器手術，肝臓手術，婦人科手術，帝王切開などが適応となる。
- 腹腔鏡下の手術でも，トロッカー挿入部への局所麻酔薬浸潤の有効性が報告されている。

腹腔内散布
- 局所麻酔薬を腹腔内に直接散布すると，腹腔鏡下胆嚢摘出術後の除痛に役立つ。
- 迷走神経に入力される腹膜からの信号を遮断するのが目的である。体性痛を除去する他の方法と組み合わせる

とよい。
- 通常長時間作用性の局所麻酔薬を 20 mL 用いる。胆嚢床と肝横隔膜間隙に半量ずつ投与する。
- 局所麻酔薬が急速に全身吸収されると，中毒症状が現れることがあるので注意する。

各ブロックの特徴

	硬膜外鎮痛	くも膜下モルヒネ	TAP ブロック・IIB	RSB	CWI
安静時痛の軽減	可	可	可	可	可
体動時痛の軽減	可	不可	可	不明	可
オピオイド節約効果	あり	あり	あり	あり	あり
長時間鎮痛（24 時間以上）	可	不可	不明	可	可
内臓痛の遮断	可	可	不可	不可	可[1]
ブロックの不成功	あり	なし	あり[2]	不明	なし
適応制限	あり	あり	なし	なし	なし
腸管機能回復への好影響	あり	なし	不明	不明	あり
術後社会復帰への好影響	あり	なし	不明	不明	あり
全身に及ぼす副作用	あり	あり[3]	なし	なし	なし
術後特別監視の必要性	あり	あり	なし	なし	なし

TAP：腹横筋筋膜面，IIB：腸骨鼠径・腸骨下腹神経ブロック，RSB：腹直筋鞘ブロック，CWI：創部持続浸潤
[1] 腹膜上にカテーテルがあれば，腹膜由来の痛みはブロックできる。
[2] 超音波ガイド下法では成功率の改善が期待される。
[3] 呼吸抑制が高率に起こる（他の非経口モルヒネと比べてオッズ比は 7.8）。

● **参考文献**

www.TheAnesthesiaGuide.com を参照

（紫藤明美）

第154章
下肢関節形成術に対する浸潤鎮痛法

Nicholas B. Scott

注：比較的新しい手法であるが，普及しはじめている。我々は非常に経験豊富な臨床家に自身の手技を紹介してもらった。成功度は実施者の技量に依存する手法であることに留意すること。

浸潤鎮痛法の基礎

- 早期離床は，深部静脈血栓症と肺塞栓症の発生率を減少させ，在院期間も短縮する。
- 痛みは，早期離床を妨げる原因の 1 つにしかすぎない。その他の要因には，患者自身の性格，積極性，恐怖心，職員の応対姿勢，低血圧，運動障害，硬直，めまい，術後悪心・嘔吐（postoperative nausea and vomiting, PONV）および術式の影響などがある。
- 下肢の関節形成術後において，徹底的な鎮痛はもはや必要ではない。術前準備を念入りに行い，術中の脊髄くも膜下麻酔と関節内カテーテル挿入を組み合わせると，良好な鎮痛を得ながらの早期離床が可能である。
- オピオイドを使用しない多様式鎮痛法を用い，オピオイドの全身投与やくも膜下投与を控えると尿閉や

PONV 発生を減少できる。
- 人工股関節手術（total hip arthroplasty：THA）では，単回の創部浸潤のみでよいが，人工膝関節置換術（total knee arthroplasty：TKA）では，創部へのカテーテル挿入を行い 24～48 時間の鎮痛が必要である。
- スコットランドでは 2007 年 1 月から THA と TKA の患者を対象に，創部浸潤麻酔を用いた強化回復計画を立て前向き研究を行っている。症例数が 7,000 例に達し，創部浸潤の成功率は 94％ である。96％ の症例が 24 時間以内に離床可能で，痛みスコアは中央値で 3 以下であった。5％ に術後輸液が必要で，7％ に導尿が必要であった。PONV スコアの中央値は 0 で，平均入院期間は 6.5 日から 3.7 日に短縮した。特に，関節の感染は 0.9％ と低く，輸血率も低かった（THA で 2％，TKA で 0.6％，英国全土では 20％）。

術前準備

- 外来での術前評価
  - 2 週間以内に手術日を決定する。
  - 多くの専門分野が周術期に携わる。
  - 痛み，安静度およびリハビリテーションなどについて患者教育を行う。
  - 個々の条件に応じて，達成可能な退院日を目標に定める。
  - 個人の希望や期待，不安などを聴取する。
  - ヘモグロビン濃度が 12 g/dL 以上であることを確認する。必要ならば貧血治療を行う（鉄剤，葉酸，エリスロポエチン製剤）。または，手術を延期する。
  - 術前合併症（特に心血管系合併症や高血圧症など）の安定化をはかる。
- 入院時
  - 術前 2 時間前までは清澄水や低カロリー飲料の摂取は自由とする。
- 前投薬
  - 離床を遅らすような強い鎮静薬の使用は避ける。
  - 鎮痛薬は多様式に投与する。
    - デキサメタゾン 0.1～0.2 mg/kg 内服
      - 制吐作用と鎮痛作用を有する。
      - 短期間投与では，創部感染や創傷治癒に問題はない。
    - ガバペンチン 600 mg 内服
    - オキシコンチン 10 mg 内服
    - アセトアミノフェン 1 g 内服
    - イブプロフェン 400 mg 内服

術中管理

- 執刀前に，トラネキサム酸 2.5～5 mg を静脈内投与する。
- 低用量の脊髄くも膜下麻酔
  - レボブピバカインまたはブピバカインを 6～7.5 mg 程度使用する。
  - 本法の利点
    - 鎮静は必要であるが，全身麻酔は必要としない。
    - 術後早期のオピオイド使用が回避できる。
    - 出血が少量ですむ。
    - 血栓塞栓症発生が少ない。
    - PONV が少ない。
    - 創部感染が少ない。
  - 片側性脊髄くも膜下麻酔（unilateral spinal anesthesia：USA）：患者を患側を上にした側臥位とし，等比重のブピバカイン，ロピバカインまたはレボブピバカインに 1 mL の蒸留水（生理食塩水ではない）を加えた低比重液を注入する。広範囲な拡散を避けるため，2 分以上かけてゆっくり注入する。
    - USA では，運動麻痺が少なく，尿道カテーテル留置の必要性も少ない。TKA の場合は，薬液注入後最低 15 分待ってから仰臥位にする。多くの場合，足関節以下は麻酔がかからない。通常 2～2.5 時間有効で

ある。
- ■ 備考：手術時間が長い術者は，投与量増量を希望する。
▶麻酔時の工夫
- ■ 2% prilocaine または3%の保存剤無添加の chloroprocaine（適応外）を代わりに用いると，回復を早くできる。
- ■ 少量のα受容体作動薬（15～20 μg のクロニジンなど）併用で，作用時間が延長する。
▶くも膜下へのオピオイド投与は，種類や量にかかわらず尿閉をきたすので避ける。
● 輸液量は最小限とする。1,000～1,500 mL のヘタスターチに出血量を加えた量で循環血液量を維持する。晶質液は，1～2 時間しか血管内にとどまらないので投与を避ける。点滴期間を短くし早期離床をめざす。
● ヘッドフォンで音楽を聴いてもらう。
● ketorolac 30 mg またはジクロフェナク 70 mg を静脈内投与する。
● 鎮静または麻酔にはプロポフォールを用いる。標的濃度調節持続静注（target controlled infusion：TCI）専用ポンプを使うのが理想的である。
● 少量のケタミン（0.1～0.3 mg/kg）を補助的に用いると，幻覚の副作用をきたすことなくオピオイドの使用量を減らすことができる。
● 創部浸潤
▶初回使用量は，0.2% ロピバカインまたは 0.125% ブピバカインが 300～400 mg である。
▶人工関節挿入直前に投与する。
▶備考：侵襲が及んだ部位すべてに局所麻酔薬がいきわたるように，丁寧に行う。
▶いい加減な手技や創部の揺動を避ける。
▶アドレナリンを添加しても，効果延長はない。むしろ皮膚壊死を招くので避ける。
▶ketorolac は局所添加を避け，必要なら全身投与する。
● 股関節の創部浸潤
▶0.2% ロピバカイン 170 mL または相当量を準備する。
▶50 mL は，臼蓋カップ挿入直前に臼蓋周辺に投与する。
▶50 mL は，大腿部の人工骨頭挿入後に筋肉内に投与する。
▶注：術後痛はしばしば切開部上に生じる。殿筋，回旋筋，外側大腿の筋肉に注目して注射する。
▶できれば，硬膜外麻酔用のカテーテル（16 ゲージまたは 18 ゲージ）を関節内に留置する。皮膚切開部より数 cm 離れた部位から穿刺し，先端は骨頭付近におく。
▶20 mL の薬液を，直接またはカテーテル経由で関節内に注入する。
▶50 mL の薬液を，皮下に扇状に注射する（注：アドレナリンは皮膚には使用禁止）。
● 膝関節の創部浸潤（図 154-2～154-4）
▶0.2% ロピバカイン 170 mL または相当量を準備する。
▶50 mL は，関節包の後方を通して大腿骨に投与する。
▶80 mL は，関節包の前方と大腿四頭筋と近傍筋および大腿骨前面に投与する。
▶人工関節装着後，関節内後方にカテーテルを留置する。
▶50 mL は，皮下に投与する。
▶20 mL は，閉創後に関節内へカテーテルから投与する。
● 上記の薬液量は，文献上の最大投与量をときに上回るが，局所麻酔薬を関節内に単回および再注入した際の血中濃度は，中毒レベル以下であることが報告されている。股関節および膝関節の関節包や靱帯は血管に乏しく，また術中にターニケットを使用することで，局所麻酔薬を局部に留め，全身吸収を遅らせている。

術後管理

● 備考：局所浸潤による鎮痛の第 1 目標は，患者をできるだけ早くに歩かせることである。ベッド上安静を強いる治療計画では役に立たない。
● 患者には術直後から食事を許可する。
● 創部ドレーンは，感染と輸血の必要性を増やすため，不要である。
● 専用装具（Cryocuff）を用いて膝周囲を 24 時間冷却すると，術後痛，腫脹および鎮痛薬の必要量減少に役立つ。

第154章 下肢関節形成術に対する浸潤鎮痛法 | 565

図154-1 その1〜骨切削後に関節包後方への局所浸潤鎮痛

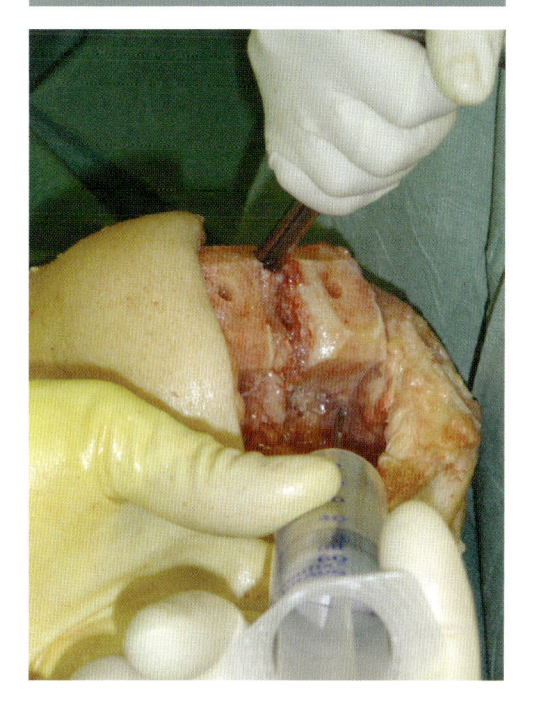

図154-2 その2〜軟部組織への局所浸潤鎮痛

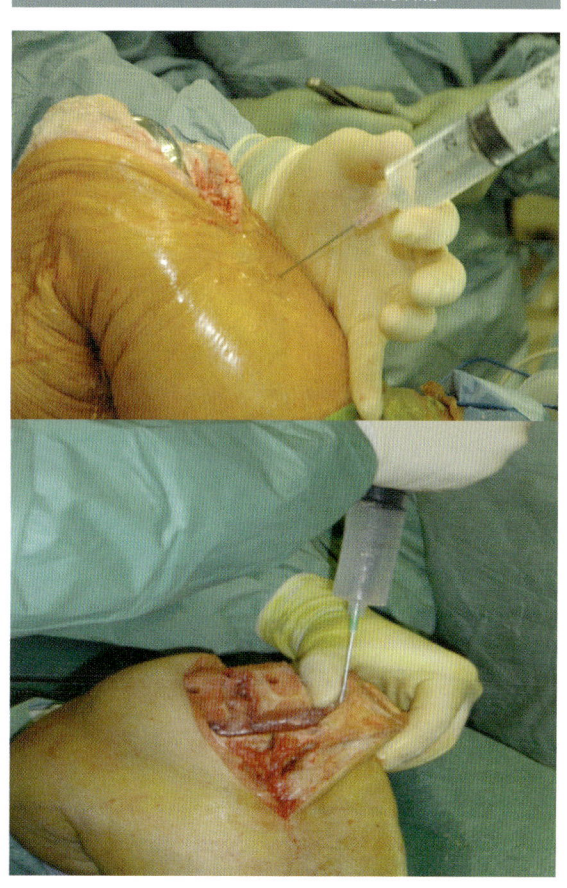

図154-3 その3〜人工関節装着後のカテーテル留置

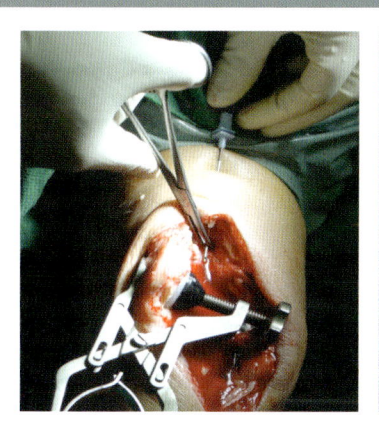

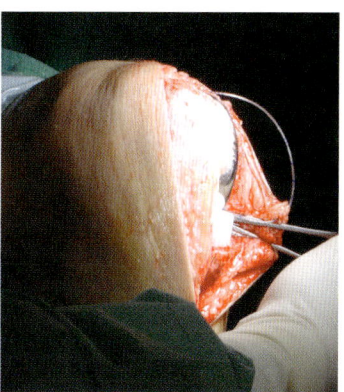

図 154-4　その 4〜閉創時の皮膚浸潤鎮痛

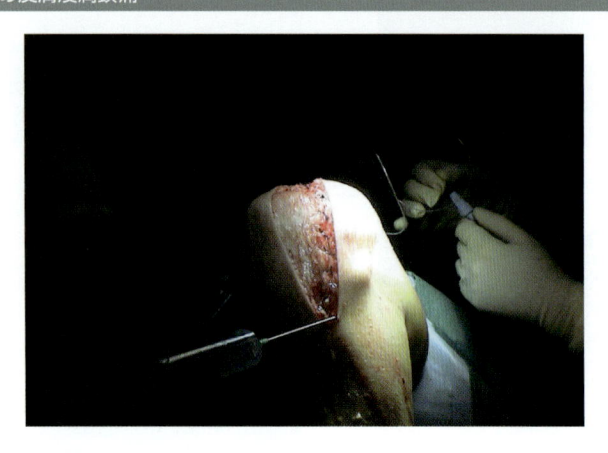

- ターニケットは**閉創後**に解除する。
- 血栓塞栓症予防は外科医/施設ごとによる。
- できるだけ動くようにつとめる。30〜50％の患者は手術当日から歩行可能である。
- ベッド上安静を避ける。敗血症と血栓症の回避につながる。
- 術後の輸液は慣例化しない。注：患者の多くは，高齢で体力がなく，関節炎などを有するため術後の歩行は不安定である。輸液の継続は患者を依存させ，離床を妨げる。
- 多様式鎮痛法を以下のように行う。
    ▶ ガバペンチン：手術当日は 600 mg の追加投与が必要である。慢性痛患者もしくはオピオイド耐性患者の場合は，5 日間継続し，再評価する。
    ▶ オキシコンチン 10 mg を 12 時間ごとに 3 回投与する。
    ▶ アセトアミノフェン 1 g を 1 日 4 回，5 日間投与する。
    ▶ 可能であれば，イブプロフェン 400 mg を 1 日 3 回投与する。
    ▶ 関節内浸潤麻酔（0.2% ロピバカイン）
      ■ 専用ポンプで 10 mL/hr で投与，または 40 mL を 1 日 3 回単回投与する。
- 疼痛時の追加投与・ブロック
    ▶ オキシコドン 10 mg も 3 時間ごとに投与する。
    ▶ 局所麻酔薬の単回追加投与を 1 時間に最大 2 回行う。
- 注：上記の対策が無効の場合，5〜10％の症例で，大腿神経ブロックまたは腰部硬膜外ブロックが必要となる。

◉参考文献

www.TheAnesthesiaGuide.com を参照

（紫藤明美）

第155章
顔面の表層ブロック

Lucie Beylacq

はじめに

- 周知不十分のため，あまり使用されていない。
- 超音波ガイド下で行えば，より簡便かつ有効なブロックが可能であろう。

顔面に分布する三叉神経の分枝（図155-1）

- 三叉神経（第V脳神経）は，顔面，耳の一部，眼窩，鼻腔，および口腔の知覚を支配する。
- 3本の枝があり，眼神経（V1），上顎神経（V2），および下顎神経（V3）と呼ばれる。
- 咀嚼運動もつかさどる。
- 各枝の終枝は，小動脈を伴いながら各神経孔から顔面に出る。
  ▶ 前頭神経と滑車上神経（V1の枝）は，眼窩上孔から現れる。
  ▶ 眼窩下神経（V2の枝）は，眼窩下孔から現れる。
  ▶ オトガイ神経（V3の枝）は，オトガイ孔から現れる。
- 3つの神経孔は，理論上瞳孔線上に並ぶ。多くの場合，顔面正中から2.5 cmの距離にある。
- ブロック時の体位は仰臥位とし，頭の下には枕をおく。

図155-1 顔面の表層ブロック：皮膚神経支配，ブロックの目印，超音波探触子の位置

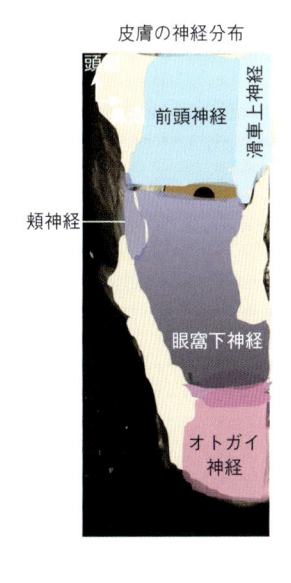

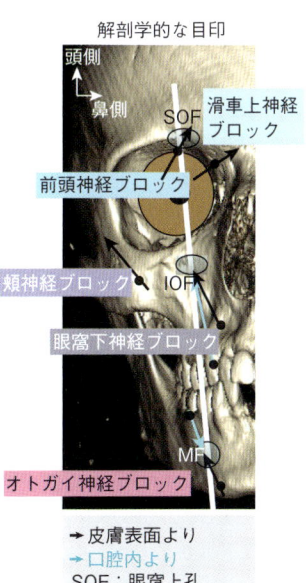

皮膚の神経分布：前頭神経，滑車上神経，頬神経，眼窩下神経，オトガイ神経

解剖学的な目印：滑車上神経ブロック，前頭神経ブロック，頬神経ブロック，眼窩下神経ブロック，オトガイ神経ブロック
→ 皮膚表面より
→ 口腔内より
SOF：眼窩上孔
IOF：眼窩下孔
MF：オトガイ孔

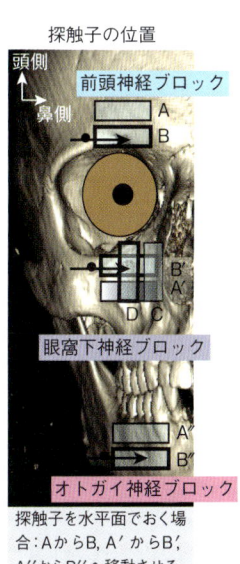

探触子の位置：前頭神経ブロック，眼窩下神経ブロック，オトガイ神経ブロック
探触子を水平面でおく場合：AからB，A'からB'，A''からB''へ移動させる。
探触子を矢状面でおく場合：CからDへ移動させる。
● 針の刺入点
→ 針の方向

図 155-2 眼窩上孔と前頭神経ブロックの手技

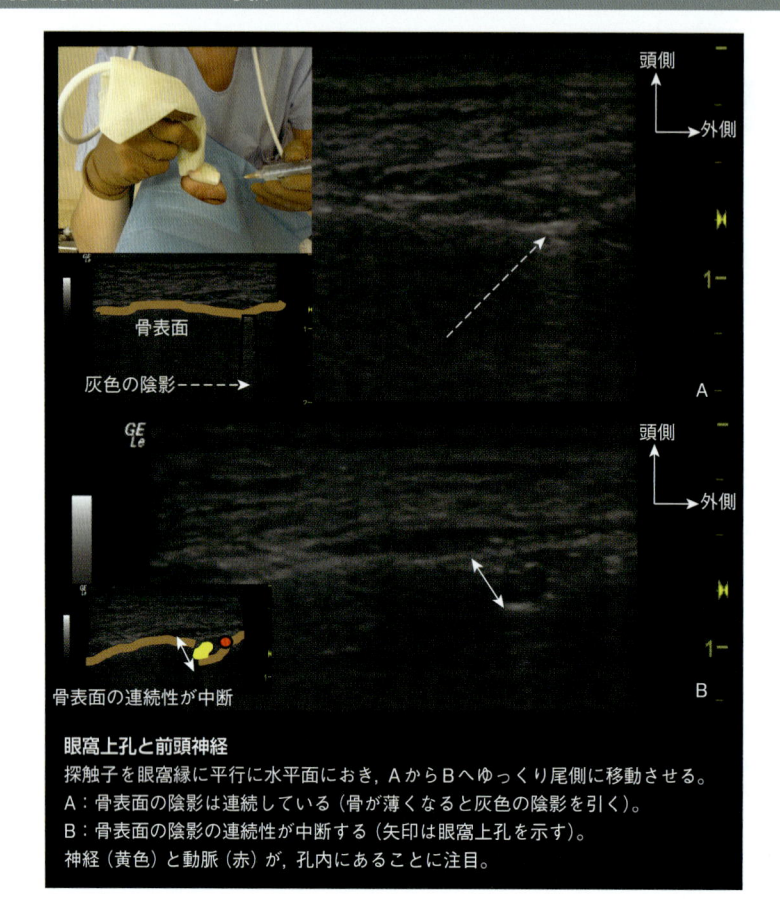

眼窩上孔と前頭神経
探触子を眼窩縁に平行に水平面におき，AからBへゆっくり尾側に移動させる。
A：骨表面の陰影は連続している（骨が薄くなると灰色の陰影を引く）。
B：骨表面の陰影の連続性が中断する（矢印は眼窩上孔を示す）。
神経（黄色）と動脈（赤）が，孔内にあることに注目。

前頭神経ブロック（図155-2）と滑車上神経ブロック

- 前頭神経および滑車上神経は，前額部（上眼瞼から頭蓋の冠状縫合まで）の皮膚知覚を支配する。
- 適応となるのは，上眼瞼形成術や頭皮に及ぶ手術（開頭術や前額部の皮膚腫瘍切除術など）である。
- ブロック時のランドマークは，眼窩上孔である。瞳孔と並んだ眼窩の上縁に容易にみつけることができる。
- 眼窩上孔の上に指をおいたまま，25ゲージ針を指の下に刺入する。吸引テスト後に，局所麻酔薬3 mLを眼窩上孔に向かって注入する。針を眼窩上孔内に挿入することはしない。
- ついで，針先の方向を鼻骨と眼窩の縫合部に向け，1 mLの局所麻酔薬を注入して滑車上神経ブロックを行う。
- 合併症はまれであるが，血腫，血管・神経内注入，および一時的な眼瞼麻痺が報告されている。

眼窩下神経ブロック

- 眼窩下神経は，眼窩下神経孔から動静脈を伴って現れる。
- 下眼瞼，鼻部の皮膚，頬部，および上口唇の知覚を支配する。
- 適応となるのは，下眼瞼形成術，類皮嚢胞切除術，頬や上唇の創，特に小児での口唇裂修復術や経蝶形骨洞下垂体手術である。
- ブロック時の目印は，眼窩下孔である。眼窩下縁から8 mm，正中から約3.4 cmの部位に触れる（実際には，瞳孔の線からはずれる）。
- 皮膚表面からの穿刺法：眼窩下孔の上に指をおき，25ゲージ針を孔の下から孔に向かって刺入する。神経内注入や眼窩内注入にならないように注意する。

- 口腔内からの穿刺法：特に小児で行われる．第1臼歯あたりで頬粘膜を経由し，眼窩下孔に向かって刺入する．吸引テスト後に3 mLの局所麻酔薬を注入する．
- 合併症はまれであるが，血腫，血管・神経内注入，眼瞼浮腫，複視，および眼球損傷などが報告されている．

オトガイ神経ブロック

- オトガイ神経は，オトガイ孔から現れ，顎と下口唇の皮膚知覚を支配する．
- 眼窩下神経と同様に，2つのアプローチ法がある．
- オトガイ孔は，瞳孔と第1小臼歯の線上で容易に触れることができる．皮膚表面からまたは口唇を翻転させ第1小臼歯部の口腔粘膜から，オトガイ孔に向かって穿刺する．吸引テスト後に2 mLの局所麻酔薬を注入する．合併症としてまれに，血腫や血管・神経内注入がある．

超音波画像上での顔面孔の同定

- 神経が出てくる孔を触知するのが困難なことがある．瞳孔の線上に存在しない，開口部の形態が不完全（10%には欠如）などが理由である．
- 超音波画像上では，孔の位置や伴走する動脈を同定できる．
- 高周波（>12 MHz）の探触子を，神経孔の予想部位におく．
- 骨は，高輝度で白く線状に写る表面と無エコー性の暗い下部陰影で写し出される．
- 孔に近くなると骨が薄くなるため，表面の輝度はやや低下し下部陰影は灰色になる．
- 高輝度骨陰影の連続性が中断したところが，孔の位置である．
- 探触子は，3種類のブロックとも，水平面におく．
- 眼窩下神経ブロックでは，探触子を矢状面におき，眼窩下縁を内側から外側に走査してもよい．
- カラーDopplerは，神経に伴走する動脈をみつけるのに役立つ．しかし，オトガイ動脈の同定はかなり難しい．
- 時に，ブロック前に神経の同定ができることがある．
- 針の穿刺は，外側から内側に平行法で行う．
- 針を画像上で確認することで，血管穿刺や孔外注入を予防できる．
- 神経周囲での薬液の広がりを画像上で確認できるので，効果のない表層の浸潤や神経内注入，血管内注入を避けることができる．

参考文献

www.TheAnesthesiaGuidecom を参照

（紫藤明美）

Part IX
術後の急性痛

第156章
集学的術後鎮痛

Lisa Doan

定義

集学的術後鎮痛とは，多様な鎮痛法を組み合わせることにより，少ない投与量で副作用少なく，効果的な鎮痛を得ることである．
- 可能な場合は区域麻酔手技を用いる．
  - ▶持続または単回投与による末梢神経ブロック（第163章参照）
  - ▶硬膜外注入法（第162章参照）
- 非オピオイド鎮痛薬（第157章参照）
- オピオイド鎮痛薬（第159章参照）
  - ▶静脈内自己調節鎮痛法（intravenous patient-controlled analgesia：IV PCA）（第158章参照）
- 鎮痛補助薬（第160章，第161章も参照）

集学的鎮痛に用いられる鎮痛補助薬

薬物	投与量	主な副作用	備考
ガバペンチン	300 mg 就寝前で開始，2,400 mg/日，分3まで漸増可能	めまい，傾眠，手足のむくみ	腎機能障害のある患者の場合は投与量を調節すること．投与を中止する場合は漸減すること
プレガバリン	50 mg 就寝前で開始，300 mg/日，分3まで漸増可能	錯乱，めまい，傾眠，むくみ，体重増加	ガバペンチンと同様の作用機序．腎機能障害のある患者の場合は投与量を調節すること．投与を中止する場合は漸減すること
ケタミン	0.1～0.5 mg/kg/hr，静注	幻覚，明晰夢，眠気	オピオイド耐性の患者に特に有用

これらの薬物は急性痛の治療薬としてはFDAに承認されていないので，一般的に適応外使用となる．

参考文献

www.TheAnesthesiaGuide.com を参照

（大塚美弥子）

第157章
非ステロイド性抗炎症薬（NSAIDs）

Naum Shaparin

作用機序
シクロオキシゲナーゼの阻害によってプロスタグランジンとトロンボキサンの合成を阻害する。

適応
軽度から中等度の痛み，炎症，発熱

副作用と禁忌

系統	副作用
心血管系	高血圧；心不全の発症または悪化，血栓イベント，長期使用により血栓/心血管イベントのリスク上昇（すでに発症している患者では注意して使用；COX-2阻害薬の使用には特に注意）
呼吸器系	鼻ポリープ，鼻炎，呼吸困難，気管支痙攣，血管性浮腫；喘息の悪化
肝臓	肝炎
消化管	胃炎（無症状のこともあり），胃出血，食道疾患，膵炎
血液系	血小板抑制/機能不全により術中出血量が増える可能性（コキシブ系薬は血小板機能に影響しない），抗凝固作用の増強をきたすことがある
皮膚	蕁麻疹，多形紅斑，発赤
尿生殖器系	腎障害（すでに腎疾患のある患者では注意して使用），ナトリウム/体液貯留，腎乳頭壊死，間質性腎炎
中枢神経系	頭痛，無菌性髄膜炎，聴覚障害
骨格系	骨成長/修復/形成障害をきたすことがある
薬理学的相互作用	NSAIDsはアルブミンに結合してアルブミン結合型の薬物を遊離させ，その効果を増強させることがある（例：ワルファリン）

区域麻酔について
ASRA（American Society of Regional Anesthesia）コンセンサスガイドライン：NSAIDsのみの投与下では区域麻酔の効果やカテーテル抜去のタイミングに影響はない。

術中手術手技について
多くの施設では，麻酔科チームはNSAIDsを静注する前に，十分な止血が得られていることを口頭で確認し，術者に投与の同意を得ることが通例となっている。

NSAIDsの分類
COX-1およびCOX-2非選択的阻害薬と，COX-2選択的阻害薬

サブクラス	薬物
サリチル酸系	sasapyrine, diflunisal, choline magnesium trisalicylate
プロピオン酸系	イブプロフェン, ケトプロフェン, ナプロキセン, fenoprofen
フェニル酸系	インドメタシン, スリンダク, tolmetin
フェナム酸系	メフェナム酸, meclofenamate
混合性	ピロキシカム, ketorolac, ジクロフェナク
コキシブ系（COX-2 選択的阻害薬）	セレコキシブ（rofecoxib/valdecoxib は販売中止）

薬物（成人に対する経口薬）	開始量	最大投与量
アスピリン（Bayer®）	325 mg 6 時間ごと	975 mg 6 時間ごと
セレコキシブ（Celebrex®）	100 mg 12 時間ごと	200 mg 12 時間ごと
diclofenac potassium（Cataflam®）	50 mg 12 時間ごと	50 mg 8 時間ごと
ジクロフェナクナトリウム（Voltaren®）	50 mg 12 時間ごと	50 mg 8 時間ごと
エトドラク（Lodine®）	200 mg 8 時間ごと	400 mg 8 時間ごと
fenoprofen（Nalfon®）	200 mg 6 時間ごと	800 mg 6 時間ごと
フルルビプロフェン（Ansaid®）	50 mg 8 時間ごと	100 mg 8 時間ごと
イブプロフェン（Advil®, Motrin®）	200 mg 6 時間ごと	800 mg 6 時間ごと
インドメタシン（Indocin®）	25 mg 12 時間ごと	50 mg 8 時間ごと
ケトプロフェン（Orudis®, Oruvail®）	25 mg 8 時間ごと	75 mg 6 時間ごと
メロキシカム（Mobic®）	7.5 mg/日	15 mg/日
ナブメトン（Relafen®）	1,000 mg/日	2,000 mg/日
ナプロキセン（Naprosyn®, Naprelan®）	250 mg 8 時間ごと	500 mg 8 時間ごと
naproxen sodium（Aleve®, Anaprox®）	275 mg 8 時間ごと	550 mg 8 時間ごと
オキサプロジン（Daypro®）	600 mg/日	1,200 mg/日
ピロキシカム（Feldene®）	10 mg/日	20 mg/日
sasapyrine（Amigesic, Anaflex®）	1,000 mg 8 時間ごと	1,000 mg 8 時間ごと
スリンダク（Clinoril®）	150 mg 12 時間ごと	200 mg 12 時間ごと

薬物（成人に対する静注薬）	開始量	最大投与量
ketorolac（Toradol®）	15 mg 6 時間ごと	30 mg 6 時間ごと（最大 5 日間）
イブプロフェン（Clinoril®）	400 mg 6 時間ごと	800 mg 6 時間ごと

- イブプロフェンは ketorolac よりも血小板に対する作用が弱いとされる。
- ketorolac には最大投与期間があるが，イブプロフェンにはない。
- イブプロフェンは等量を経口投与に切り替えられる（ketorolac は通常，経口では用いられない）。

アセトアミノフェン（成人に対する用法）

機序：不明（NSAIDs ではない）
適応：軽度から中等度の痛みと発熱（抗炎症作用は少ない）
禁忌：肝機能障害

薬物	開始量	最大投与量
アセトアミノフェン（Toradol®：経口）	325 mg 6 時間ごと	1,000 mg 6 時間ごと
アセトアミノフェン（Caldolor®：静注）	1,000 mg 6 時間ごと（小児は 15 mg/kg）	1,000 mg 6 時間ごと

● 参考文献

www.TheAnesthesiaGuide.com を参照

（大塚美弥子）

第158章
静脈内自己調節鎮痛法（IV PCA）

Vickie Verea, Christopher Gharibo, Lisa Doan

適応

経口鎮痛薬やオピオイドの間欠的静脈内投与では十分に抑えられない，中等度ないし激しい痛みが適応となる。麻酔後回復室（PACU）で快適にすごせるよう，オピオイドを滴定したのちに開始するのが典型的である。

禁忌

- 自己調節鎮痛法（PCA）機器の使い方が理解できない患者
- 身体的な理由から PCA 機器を操作できない患者

PCA 機器のプログラミング

PCA 機器は1回投与量を設定できる。基礎注入はあってもなくてもよい。設定内容には以下の要素が必要である。
- オピオイドの種類とその濃度（しばしば施設によって統一されている）
- 1 回投与量
- 分単位でのロックアウト時間（最短投与間隔）

追加で設定できるパラメータは以下のとおりである。
- 初回投与量（PCA 開始時に投与される）
- 基礎（持続）注入速度
- 医師による追加投与量（耐えがたい痛みに対し，臨時処方として例外的に投与できる量。投与の際にはペインサービスへ連絡しなければならないが，臨機応変の管理が可能となる）

一般成人に推奨される PCA

薬物	1 回投与量	ロックアウト時間（分）	基礎注入速度（オピオイド初回患者）
モルヒネ	0.5〜3 mg	5〜20	0〜1 mg/hr
フェンタニル (Sublimaze®)	10〜25 μg	5〜20	0〜10 μg/hr
hydromorphone (Dilaudid®)	0.05〜0.3 mg	5〜20	0〜0.2 mg/hr

PCA 開始時（または投与量を著しく増量中の場合）は，速やかに鎮痛が得られるよう**負荷投与**が推奨される。負荷投与を省略すると治療不十分となる可能性があり，鎮痛を得るために患者は必要以上に1回投与に依存したり，また PCA は効かないといいだしたりしかねない。

基礎注入については意見が分かれる。
- 痛みの予後が改善することは示されていない。
- さまざまな副作用や呼吸抑制の合併率が高くなる。
- 高用量のオピオイドを日常的に投与されている患者，またはオピオイドに身体依存のある患者では，基礎注入が必要かもしれない。

1 回投与量を増やすほうが，基礎注入よりも望ましい。

患者教育

PCA 開始に先立ち，患者と家族を教育することが重要である。PCA がよく効いた状況下でも，どの程度の痛み

の残存が予測されるか説明する。
また，患者以外の誰かが1回投与のボタンを押した場合（特に小児患者において）の危険性についてよく説明しておく。

利点

- 患者本人がPCAをコントロールでき，速やかに鎮痛が得られるという点で，患者の満足度が高くなる。
- 必要時に鎮痛薬を投与する方法と比べて，より質の高い術後鎮痛が得られる。
- 肺機能など術後の機能回復が早く，早期離床が可能である。
- 必要時に鎮痛薬を投与する方法と比べて，投与量を漸増させることができ調節が容易である。
- 費用効率がよいわけではない。
- 在院日数は短縮しない。

副作用

悪心，嘔吐，瘙痒，イレウス，鎮静，錯乱。モルヒネでは瘙痒が強い。治療に反応しない場合は他のオピオイド（hydromorphoneやフェンタニル）に変更する。
オピオイドの必要量とオピオイドによる副作用を減らすために，集学的な鎮痛方法を用いることを検討する。

リスク

- 呼吸抑制―以下の要素があるときはより高頻度となる。
  - ▶ 高齢
  - ▶ 閉塞性睡眠時無呼吸症候群の既往：この疾患群では特に基礎注入の使用は推奨されない。
  - ▶ 基礎注入の設定
  - ▶ PCAポンプの設定エラー（薬物濃度の誤入力が多い）
  - ▶ 腎機能障害のある患者では，モルヒネの活性代謝物（モルヒネ-6-グルクロニド）の排泄が遅れる。このような患者では，hydromorphoneやフェンタニルといった活性代謝物のない薬物のほうがよい。

図158-1 IV PCAのマネジメント

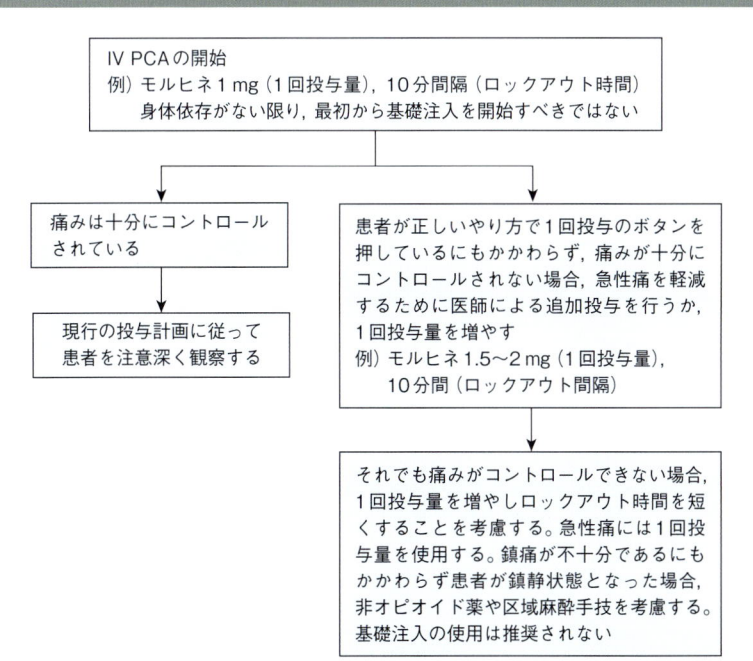

```
IV PCAの開始
例）モルヒネ1 mg（1回投与量），10分間隔（ロックアウト時間）
    身体依存がない限り，最初から基礎注入を開始すべきではない
```

↓

- 痛みは十分にコントロールされている
  → 現行の投与計画に従って患者を注意深く観察する

- 患者が正しいやり方で1回投与のボタンを押しているにもかかわらず，痛みが十分にコントロールされない場合，急性痛を軽減するために医師による追加投与を行うか，1回投与量を増やす
  例）モルヒネ1.5～2 mg（1回投与量），10分間（ロックアウト間隔）

↓

それでも痛みがコントロールできない場合，1回投与量を増やしロックアウト時間を短くすることを考慮する。急性痛には1回投与量を使用する。鎮痛が不十分であるにもかかわらず患者が鎮静状態となった場合，非オピオイド薬や区域麻酔手技を考慮する。基礎注入の使用は推奨されない

- 操作者のミスや，薬物の誤り，機器の不具合は，薬物の効果や患者の安全に影響を及ぼす．操作者のミスとは，1回投与量や薬物濃度，基礎注入量の入力ミス，また適応ではないのに基礎注入を設定するといったことである．

経口オピオイドへの切り替え

PCAによって痛みが良好にコントロールされ，患者が経口薬を服用できるようになったら，静注オピオイドは経口オピオイドに切り替えられる．
- 直近24時間に投与されたオピオイドの総量を確認する．
- 等力価の経口オピオイドの必要量を算出する（第159章，オピオイドの等力価表を参照）．
  - ▶算出されたオピオイド量（と患者の痛みのレベル）に基づいて，1日に必要なオピオイド量の1/2～2/3を長時間作用型オピオイドで投与する．
  - ▶残りの1/2～1/3は突発痛に対処するため短時間作用型オピオイドで投与することができる．
  - ▶経口オピオイドは24時間の中で適正な回数に分割して投与する．

注意
- 投与経路を（例えば静注モルヒネから経口モルヒネに）変更した場合，静注のほうが生物学的利用率が高いため，投与量の調節を考慮する必要がある．少ない投与量から開始して徐々に増量していくほうが，その逆よりも堅実である．
- オピオイドを他の種類に変更した場合，代謝の個人差や，交差耐性が少ないために，50％以上も投与量を減らさなければならないことがある．
- フェンタニルパッチは効果の発現が遅く，また適切な投与量を決めるのに時間がかかるため，一般的に術後痛管理のためには推奨されない．

メサドンへの換算は複雑なためコンサルトが必要である．

参考文献

www.TheAnesthesiaGuide.com を参照

（大塚美弥子）

第159章
オピオイド

Naum Shaparin

μオピオイド受容体に特異的に作用することにより，鎮痛効果を発揮する。
適応：中等度ないし激しい痛みが適応となる。

副作用と禁忌

オピオイド受容体特異的作動薬（ペチジン，メサドン，トラマドールについては別表も参照のこと）

系統	効果
心血管系	● 通常，痛みの軽減とともに交感神経の緊張が低下し，その結果，心拍数と血圧が下がる ● 用量依存的に迷走神経が緊張し，それによって徐脈になることがある ● モルヒネの作用でヒスタミンが遊離し，低血圧とそれに伴う頻脈を起こしうる ● 収縮能には影響しない ● 他の薬物による心抑制を増強しうる
呼吸器系	● CO_2 応答が低下することにより呼吸数が減る ● 1回換気量が増える ● 分時換気量が減る ● 咳反射が抑制される ● 大量単回投与により，筋肉が麻痺せずに筋硬直を起こし，換気困難になることがある（ベンゾジアゼピンの前投与によって予防できる）
眼科系	● Edinger-Westphal核への刺激による縮瞳
消化器系	● 化学受容体の直接刺激による悪心/嘔吐（通常，治療開始時や投与量変更時に起きる） ● 胃内容うっ滞（悪心/嘔吐の原因にもなりうる） ● 便秘；多くの患者は便秘に耐えられるようにならない（そのため下剤や便軟化剤を必要とする） ● Oddi括約筋の攣縮
内分泌系	● 高用量ではストレス反応が阻害されることがある ● 高用量を長期投与した場合（性機能障害を治療するために補充療法が必要となるほどに），テストステロン値が低くなる
産科/新生児科	● 新生児の中枢神経系抑制と呼吸抑制（胎盤通過による）
尿生殖器系	● 尿管の緊張による尿閉（アトロピンで治療できる）
中枢神経系	● 鎮痛 ● 鎮静 ● 高揚感，抑うつ，興奮 ● 健忘（高用量の場合） ● 脳血流量と代謝率の減少 ● 頭蓋内圧亢進（オピオイド誘発性の低換気が放置された場合） ● 突然に投与を中断すると退薬症状が起こりうる ● 薬物依存
皮膚	● ヒスタミン遊離（モルヒネおよびペチジンによる） ● 注射部位に瘙痒感・発赤・蕁麻疹を起こしうる

ペチジン（オピオイド受容体特異的作動薬についての表に加えて）

系統	効果
心血管系	● 心筋抑制 ● 抗コリン作用により心拍数および心収縮力を増加させうる ● ヒスタミン遊離作用により血圧低下をきたすことがあり，それに伴い頻拍となりうる
消化器系	● Oddi 括約筋の攣縮の程度は他のオピオイドよりも軽い
中枢神経系	● 代謝産物であるノルペチジンが蓄積することにより痙攣をきたしうる
皮膚	● ヒスタミン遊離 ● 注射部位に瘙痒感・発赤・蕁麻疹を起こしうる

メサドン（オピオイド受容体特異的作動薬についての表に加えて）

系統	効果
心血管系	● 通常，1 日量 100 mg を超える場合に QT 延長 ● 1 日量 100 mg を超える場合は心電図をとること
呼吸器系	● 体内からの排出は緩慢な 2 相性であり，投与後時間がたってから予期せぬ呼吸抑制をきたしうる ● 急激に投与量を増やした場合は特に蓄積しやすい
中枢神経系	● 体内からの排出は緩慢な 2 相性であり，投与後時間がたってから予期せぬ中枢神経抑制をきたしうる（急激に投与量を増やした場合は特に蓄積しやすい） ● NMDA 受容体に対する拮抗作用が期待できることから，神経障害痛の治療に有用 ● 他のオピオイドよりも耐性が形成されにくいと考えられている ● 作用時間が長いため，オピオイド維持療法や麻薬解毒の際に有用

トラマドール（オピオイド受容体特異的作動薬についての表に加えて）

系統	効果
呼吸器系	● 他のオピオイドに比べ呼吸抑制の危険が少ない
中枢神経系	● めまいを起こすことがある

タペンタドール（オピオイド受容体特異的作動薬についての表に加えて）

系統	効果
腎臓/肝臓	● 重度の腎不全には推奨されない ● 中等度から重度の肝不全の患者では投与量を減らす
呼吸器系	● 慢性閉塞性肺疾患/呼吸困難では慎重投与 ● 通常の治療投与量であっても，呼吸抑制が起こる危険がある
中枢神経系	● 中枢神経系の抑制薬と併用した場合，相加的に毒性が高まる ● モノアミン酸化酵素（MAO）阻害薬，トラマドール/セロトニン選択的再取り込み阻害薬（SSRI）と同時に投与してはならない ● セロトニン症候群のリスクは少ない ● めまい/傾眠はよくみられる副作用である

薬物相互作用

オピオイドは他の鎮静薬や睡眠薬の効果を増強する。
ペチジンと MAO 阻害薬/COMT（カテコール-O-メチル基転移酵素）阻害薬の併用は，高熱や譫妄の原因となりうる。
メサドンにはさまざまな薬物相互作用があるので，複雑な医学的問題を抱えている患者，特に抗ウイルス薬や抗菌薬（フルオロキノロン系薬など）を投与されている患者では慎重に投与する。

腎障害/透析患者

代謝産物が蓄積しうる。そのため第1選択のオピオイドとしてはフェンタニルかメサドンを使用する。

オピオイドの直腸投与

状況により，まれに使用される。モルヒネ，hydromorphone，oxymorphone の坐剤が販売されている。

オピオイドと胃管

即時に放出され吸収されるため，徐放性オピオイドを胃管から（砕いて）投与するのは推奨されない。

オピオイド誘発性便秘

長期にわたりオピオイドを使用している患者に対しては，便軟化剤や刺激の少ない蠕動促進剤の使用を推奨する。難治性の便秘には，methylnaltrexone 8 mg 1日おき投与（体重 38～62 kg）を考慮する。8 mg/24 時間を超えてはならない。静注（12 mg/0.6 mL）も利用できる。禁忌：腸閉塞

オピオイドの等力価表				
薬剤	経口 mg（等力価）	静注 mg（等力価）	半減期（時間）	作用持続時間（時間）
モルヒネ	30	10	2～3	3～4
MS コンチン	30	—	2～3	8～12
オキシコドン	20	—	2～3	3～4
オキシコンチン	20	—	2～3	8～12
hydrocodone	30	—	3～4	4
hydromorphone	7.5	1.5	2～3	2～4
メサドン	2 24 時間経口モルヒネ/メサドン比 <30 mg 2：1 31～99 mg 4：1 100～299 mg 8：1 300～499 mg 12：1 500～999 mg 15：1 1,000～1,200 mg 20：1 >1,200 mg；コンサルトを考慮	1.5 経口 2 mg のメサドン ＝静注 1 mg のメサドン	12～100	4～12
フェンタニル	—	筋注/静注 1 回投与 100 μg 頬粘膜投与 80 μg 以下 24 hr 経口モルヒネ量/パッチ 30～59 mg=12.5 μg/hr 60～134 mg=25 μg/hr 135～224 mg=50 μg/hr 225～314 mg=75 μg/hr 315～404 mg=100 μg/hr	3～4	パッチ1枚あたり 48～72
oxymorphone	10	1	3～14	4～24
タペンタドール	100	—	4	4～6
トラマドール	200	—	5.5～7	6～8
ブプレノルフィン	0.4（舌下のみ）	0.3	20～70	

オピオイド製剤の用量，注意事項，作用発現時間，作用持続時間					
薬物	通常の開始量（オピオイド未導入，体重 50 kg 以上の患者）		作用発現時間	作用持続時間	
	皮下/静注	経口		
モルヒネ	2.5〜5 mg 皮下/静注 3〜4 時間ごと（1.25〜2.5 mg[1]） PCA 負荷単回投与量 1.5 mg（通常 2 mg） 間欠的投与量 0.5〜3 mg（通常 1 mg） ロックアウト時間 6〜8 分 持続投与量 0.5〜2 mg/hr 通常濃度 1mg/mL	5〜15 mg 3〜4 時間ごと（速放剤/経口）(2.5〜7.5 mg[1]) 利用可能な剤形： MS 速放剤 15, 30 mg 錠剤 4 時間ごと MS 速放剤経口液剤 10, 20 mg/mL MS コンチン徐放剤 15, 30, 60, 100, 200 mg 錠剤 12 時間ごと カディアン徐放剤 10, 20, 30, 40, 50, 60, 80, 100, 200 mg カプセル 1 日 1 回または 12 時間ごと Avinza 徐放剤 30, 45, 60, 75, 90, 120 mg カプセル 1 日 1 回 Oramorph 徐放剤 15, 30, 60, 100 mg 12 時間ごと 経直腸投与も可能	経口 60 分 静注 5〜10 分 筋注 10〜20 分	経口 8〜12 時間 静注 3〜4 時間 筋注 3〜4 時間
オキシコドン	利用できない	5〜10 mg 3〜4 時間ごと（2.5 mg[1]） 利用可能な剤形： オキシコンチン徐放剤 10, 15, 20, 30, 40, 60, 80 mg 8〜12 時間ごと Oxy 速放剤 5 mg 4〜6 時間ごと 合剤： Percocet（オキシコドン＋アセトアミノフェン）5/325, 7.5/325, 7.5/500, 10/325, 10/650 Percodan（オキシコドン＋アスピリン）4.8355/325	10〜15 分	3〜4 時間ごと
hydromorphone	0.2〜0.6 mg 皮下/静注 2〜3 時間ごと（0.2 mg[1]） PCA 負荷単回投与量 0.1〜0.5 mg 間欠的投与量 0.05〜0.5 mg ロックアウト時間 6〜8 分（最大 15 分） 持続投与量 0.1〜0.5 mg/hr 通常濃度 0.2 mg/mL	1〜2 mg 3〜4 時間ごと（0.5〜1 mg[1]） 利用可能な剤形： 経口速放剤 2, 4, 8 mg 錠剤 4〜6 時間ごと 経口液剤（Dilaudid）5 mg/mL 静注 10 mg/mL Exalgo 徐放剤 8, 12, 16 mg 1 日 1 回 経直腸投与も可能（3 mg 6〜8 時間ごと）	経口 15〜30 分 静注 5 分 筋注 10〜20 分	経口 12 時間 静注 3〜4 時間 筋注 3〜4 時間

薬物	通常の開始量（オピオイド未導入，体重50 kg以上の患者） 皮下/静注	経口	作用発現時間	作用持続時間
hydrocodone	利用できない	5 mg 3～4時間ごと（2.5 mg[1]） hydrocodone単剤はなく，アセトアミノフェンかイブプロフェンとの合剤が利用できる 一般的なhydrocodone/アセトアミノフェン合剤：Vicodin 5/500, Vicodin ES 7.5/750, Vicodin 10/660, Lorcet 10/650, Lortab 7.5/500, Lortab 10/500, Norco 10/325 hydrocodone/イブプロフェン合剤：Vicoprofen 7.5/200	30～60分	4～6時間
コデイン	15～30 mg 皮下/筋注 4時間ごと（7.5～15 mg[1]） 静注は利用できない	経口 15, 30, 60 mg 3～4時間ごと 静注 15 mg/mL	30～45分	4～6時間
ペチジン	75 mg 皮下/筋注 2～3時間ごと（25～50 mg[1]） 一般的に推奨されない	推奨されない 経口 50, 100 mg 3～4時間ごと シロップ 50 mg/5 mL	経口 30～60分 静注 5～10分 筋注 10～20分	経口 2～4時間 静注 3～4時間 筋注 2～4時間
フェンタニル	25～50 µg 筋注/静注 1～3時間ごと（12.5～25 µg[1]） PCA 静注：間欠的投与量（単回）：10～50 µg（通常 10 µg） ロックアウト時間 6～8分 持続投与量（基礎）10～60 µg/hr 通常濃度 10～50 µg/mL	経皮的パッチ 12.5 µg/hr 72時間ごと 口腔粘膜は血管に富むため，口腔粘膜吸収型製剤は作用発現が比較的速く，唾液とともに粘膜表面から吸収される。Actiq, OTFCは 200, 400, 600, 800, 1,200, 1,600 µg がある。噛み砕いたり飲み込んだりしてはいけない。ペロペロキャンディ型は口腔粘膜に押しあてて回すようにする。ActiqとFentoraでは投与量を変更しなくてはならない。経口用製剤には速放性がある（15～20分） 利用可能な剤形： パッチ（Duragesic）12, 25, 50, 75, 100 µg/hr Fentora経頬粘膜錠 100, 200, 400, 600, 800 µg	パッチ 12～24時間 静注 1～2分 経口腔粘膜 5～15分	パッチ 48～72時間 静注 3～4時間 経口腔粘膜 1～2時間
メサドン	1.25～2.5 mg 8時間ごと（1.25 mg[1]）	2.5～5 mg 8時間ごと（1.25～2.5 mg[1]）	経口 30～60分 静注 10分 筋注 10～20分	経口 4～8時間 静注 4～8時間 筋注 4～8時間
タペンタドール	利用できない	50～100 mg 1日2回（1日最大 600 mg） 50, 75, 100 mg 錠剤	1.25～1.5時間	4～6時間

薬物	通常の開始量（オピオイド未導入，体重50 kg以上の患者）		作用発現時間	作用持続時間
	皮下/静注	経口		
oxymorphone	10 mg	50～100 mg 12時間ごと Opana徐放剤は1日量の半量を投与 利用可能な剤形： Opana SA 5, 10 mg Opana徐放剤 5, 7.5, 10, 15, 20, 30, 40 mg 食物は血漿中濃度を上昇させるので，空腹時に投与 経直腸投与も可能	静注 5～10分 筋注 10～20分 経直腸 15～30分 経口 30～45分	3～6時間
トラマドール	利用できない	1日 50～100 mg（最大 300 mg） Ultram徐放剤かRyzolt 100, 200, 300 mg アセトアミノフェンとの合剤： Ultracet（徐放剤）37.5/375 4～6時間ごとに2錠	60分	5～9時間
ペンタゾシン	30～60 mg 筋注/静注 3～4時間ごと 腎機能障害 クレアチニンクリアランス 10～15 mL/min；75%に減量 10 mL/min未満；50%に減量	肝疾患では注意 中枢神経系副作用の頻度が高い。 麻薬依存患者では禁断症状を惹起することがある Talwin 30 mg/mL Talwin/アセトアミノフェン 25/650 mg Talwin/ナロキソン 50/0.5 mg 3～4時間ごと	経口 15～30分 静注 5分 筋注 15～20分	3～4時間
nalbuphine	手術麻酔 0.3～3 mg/kgを10～15分かけて，維持量 0.25～0.5 mg/kg 痛みの管理 10 mg/70 kg 3～6時間ごと 1日最大 160 mg オピオイドによる瘙痒には 2.5～5 mg 静注	麻薬依存患者では，禁断症状を惹起することがある 10, 20 mg/mL 3～6時間ごと	静注 5分 筋注 15分以内	4～6時間
butorphanol (Stadol®)	手術 60～90分前に 2 mg 筋注 2 mg，3～4時間ごとに繰り返し投与可能 静注 1 mg，3～4時間ごとに繰り返し投与可能 鼻腔（頭痛に）片側の鼻腔に1回スプレー，1時間後に再投与可能	全身性の中枢神経抑制あり 静注 1, 2 mg/mL 鼻腔スプレー 10 mg/mL 3～4時間ごと	静注 5分 筋注 10～20分	3～4時間
ブプレノルフィン (Buprenex®)	0.3 mg 筋注/静注，30～60分後に1度再投与可能 経皮的パッチ；患者が 30 mgより少ない量の経口モルヒネを投与されている場合，5 μg/hr のパッチを1週間用いる。30～80 mg の経口モルヒネを投与されている場合，10 μg/hr のパッチを1週間用いる	肝疾患がある場合，推奨されない 麻薬依存患者では，禁断症状を惹起することがある 静注 0.3 mg/mL パッチ 5, 10, 20 μg/hr 舌下 2, 8 mg	静注 5分 筋注 10～20分	静注 3～4時間 筋注 3～6時間

薬物	通常の開始量（オピオイド未導入，体重50 kg以上の患者）		作用発現時間	作用持続時間
	皮下/静注	経口		
レミフェンタニル	0.5～1 µg/kg/min 8分以内に挿管される場合，初期投与量として1 µg/kg/min を30～60秒で投与する．必要に応じ2～5分ごとに1 µg/kg を追加で単回投与する．他の麻酔薬との併用時の投与量は，医薬品便覧を参照	フェンタニルより力価がやや高く，作用持続時間は短い．急速注入により骨格筋と胸壁の硬直を引き起こし，換気ができなくなることがある．腎機能または肝機能障害の影響は少ない 乾燥粉末1, 2, 5 mg を用時溶解して使用	静注1～3分	半減期10～20分 持続注入は初期投与から5分後が推奨される
sufentanil (Sufenta®)	1～2 µg/kg 静注し笑気で麻酔を維持する．硬膜外には0.125 % ブピバカイン10 mL とともに10～15 µg を投与する	フェンタニル類縁薬の中で最も力価が高い 50 µg/mL (1, 2, 5 mL)	静注1～3分 硬膜外10分	静注1時間 硬膜外1.7時間
alfentanil (Alfenta®, Rapifen®)	導入期<30分，その後8～20 µg/kg 導入期30～60分，その後20～50 µg/kg 持続注入>45分，その後50～75 µg/kg	フェンタニル類縁薬の中で最も力価が低い（フェンタニルの40分の1）．末期腎不全でオピオイドによる鎮痛が必要な場合に推奨される．徐脈性不整脈・呼吸機能障害・頭部外傷の既往がある場合は注意 500 µg/mL (2, 5, 10, 20 mL)	迅速	30～60分

[1] 高齢者/腎機能障害/肝機能障害では投与量を半減

リバース

ナロキソンは緊急のときのみ使用する．ナロキソン0.4 mg を9 mL の生理食塩液で希釈する．1 mL (40 µg) を静注後，少なくとも3～5分待ってから，望まれる効果（患者が傾眠かつ呼吸をしている）が得られるまで1回か2回繰り返し投与を行う．過剰量の投与は激痛，興奮，心筋虚血，肺水腫の原因となるので避ける．半減期は20～30分なので，30～60分後に投与を繰り返すか，持続投与（0.4 mg/hr；通常，2 mg を500 mL に希釈）に切り替える．

● 参考文献

www.TheAnesthesiaGuide.com を参照

（大塚美弥子）

第160章
痛みの管理に用いられる抗うつ薬と抗痙攣薬

Lucia Daiana Voiculescu, Chaturani Ranasinghe

痛みの管理に用いられる抗うつ薬				
薬物/主な作用機序	適応となる痛み	一般的な投与量[1]	一般的な副作用	特記事項
アミトリプチリン ●第三級アミン三環系抗うつ薬 ●セロトニンおよびノルアドレナリン再取り込み阻害薬	●慢性痛 ●神経障害痛[2] ●頭痛：治療および予防 ●帯状疱疹後神経痛：治療および予防	眠前 25 mg 最大 100 mg/日	口渇，起立性低血圧，尿閉，便秘，鎮静，体重増加	**特記事項**： 24歳未満の患者では自殺のリスクが高まる 高齢者，冠動脈疾患のある患者，心筋梗塞後，痙攣性疾患，閉塞隅角緑内障の患者では注意 心機能への影響：シサプリドと併用した場合 QT 延長が起こることがある 他の P450 CYP2D6 阻害薬と併用すると薬物濃度が高くなり[3]，過量投与時には致死的 選択的セロトニン再取り込み阻害薬やモノアミンオキシダーゼ阻害薬との併用でセロトニン症候群 **FDA 胎児危険度分類カテゴリーC**
ノルトリプチリン ●第二級アミン三環系抗うつ薬 ●セロトニンおよびノルアドレナリン再取り込み阻害薬	●慢性痛[2] ●神経障害痛[2] ●筋筋膜痛[2] ●口腔内灼熱症候群[2]	眠前 25 mg 最大 150 mg/日	口渇，起立性低血圧，尿閉，便秘，鎮静，体重増加[4]など	**特記事項**： 24歳未満の患者では自殺のリスクが高まる 高齢者，冠動脈疾患のある患者では注意。QT 延長などの心伝導障害が起こることがある 他の P450 CYP2D6 阻害薬と薬物相互作用があり[3]，過量投与時には致死的 セロトニン症候群 **FDA 胎児危険度分類カテゴリーC**

薬物/主な作用機序	適応となる痛み	一般的な投与量[1]	一般的な副作用	特記事項
デュロキセチン ● セロトニンおよびノルアドレナリン再取り込み阻害薬 ● 弱いドパミン再取り込み阻害薬	● 糖尿病性ニューロパチー[5] ● 線維筋痛症[5] ● 慢性筋骨格痛[5]	30 mg/日で開始 最大 60 mg/日（痛みの管理時）	悪心，口内乾燥，便秘，不眠，傾眠，疲労感など	**特記事項**： 24歳未満の患者では自殺のリスクが高まる 小児への使用はFDAに承認されていない 離脱症候群 セロトニン症候群 **FDA 胎児危険度分類カテゴリー C**
venlafaxine ● セロトニンおよびノルアドレナリン再取り込み阻害薬 ● 弱いドパミン再取り込み阻害薬	● 神経障害痛[5] ● 緊張型頭痛：予防[5]	37.5 mg 1日1回または2回 最大 225 mg/日	傾眠，めまい，緊張，頭痛，悪心，発汗など	**特記事項**： 24歳未満の患者では自殺のリスクが高まる 離脱症候群 痙攣の既往，高齢者，心血管系疾患のリスクなどの患者では注意[6] セロトニン症候群 **FDA 胎児危険度分類カテゴリー C**

注）選択的セロトニン再取り込み阻害薬や，その他のセロトニンおよびノルアドレナリン再取り込み阻害薬では，神経障害痛に対する効果が認められていない。したがってこの表には含めなかった。

[1] 抗うつ薬で痛みを管理する際には，少量から開始して徐々に増量することで，副作用の発生をかなり抑えることができる。
[2] 適応外使用。
[3] メサドン，プロテアーゼ阻害薬，シメチジン，コカイン，fluoxetine，パロキセチン，セルトラリン，bupropion といった薬物は三環系抗うつ薬の血中濃度を高めることがある。
[4] 第二級アミン三環系抗うつ薬は，第三級アミン三環系抗うつ薬に比べて副作用（例えば抗コリン作用によるものなど）が少ない。
[5] FDA 承認済。
[6] まれであるが，心伝導障害と高血圧が報告されている。

痛みの管理に用いられる抗痙攣薬

薬物/主な作用機序	適応となる痛み	一般的な投与量[1]	一般的な副作用	特記事項
カルバマゼピン ● ナトリウムチャネル遮断薬	● 三叉神経痛[2] ● 舌因神経痛[2] ● 神経原性痛[4] ● 痛み[4] ● むずむず脚症候群[4]	100 mg 1日2回で開始 400 mg 1日2回まで徐々に増量	眠気，不安焦燥，悪心嘔吐，疲労感，自殺念慮	**特記事項**： Stevens-Johnson症候群や中毒性表皮壊死剥離症といった重篤な皮疹[3]。まれに再生不良性貧血，無顆粒球症，その他の造血機能障害の報告がある（処方前と処方後3〜6ヶ月ごとに血液検査を行うこと） **FDA 胎児危険度分類カテゴリー D**

薬物/主な作用機序	適応となる痛み	一般的な投与量[1]	一般的な副作用	特記事項
oxcarbazepine ●ナトリウムチャネル遮断薬	●神経障害痛[4] ●三叉神経痛[4]	眠前 150 mg 最大 1,200 mg 1 日 2 回まで	めまい，傾眠，頭痛，歩行異常，悪心，低ナトリウム血症	**特記事項**： Stevens-Johnson 症候群や中毒性表皮壊死剥離症といった重篤な皮疹[3]。まれに再生不良性貧血，無顆粒球症，その他の造血機能障害の報告がある（処方前と処方後 3〜6 ヶ月ごとに血液検査を行うこと） 腎機能障害の患者では減量 肝酵素 P450 CYP3A4 を誘導する[5] モノアミン酸化酵素阻害薬との併用は禁忌。選択的セロトニン再取り込み阻害薬や三環系抗うつ薬などとの併用でセロトニン症候群のリスク **FDA 胎児危険度分類カテゴリー C**
ラモトリギン ●ナトリウムチャネル遮断薬 ●弱い 5-HT$_3$ 受容体阻害作用	●神経障害痛[4] ●三叉神経痛[4] ●偏頭痛[4]	25 mg/日で開始 400 mg/日まで徐々に増量	めまい，複視，悪心，自殺のリスク，皮疹	**特記事項**： 重篤な皮疹（Stevens-Johnson 症候群，まれだが中毒性表皮壊死剥離症，皮疹に関連する死亡）[3]。そのリスク因子として年齢のみが同定されている（16 歳以下の患者は適応とならない） 突然の服用中止は避ける 腎機能障害の患者では投与量を調節する **FDA 胎児危険度分類カテゴリー C**
トピラマート ●ナトリウム，カルシウムチャネル遮断薬 ●NMDA 受容体拮抗薬 ●弱い炭酸デヒドラターゼ阻害薬	●偏頭痛の予防[2] ●神経障害痛[4]	25 mg/日で開始 200 mg 1 日 2 回まで徐々に増量	傾眠，めまい，錯乱，体重減少	代謝性アシドーシス，続発性閉塞隅角緑内障による急性近視，腎結石症，白血球減少症，骨粗鬆症が報告されている 肝酵素 P450 CYP3A4 を誘導する[5] 自殺企図/念慮のリスクが高くなる 腎機能障害の患者では投与量を調節する 投薬を突然中止しないこと **FDA 胎児危険度分類カテゴリー C**

薬物/主な作用機序	適応となる痛み	一般的な投与量[1]	一般的な副作用	特記事項
プレガバリン ●カルシウムチャネル $\alpha_2\delta$ リガンド	●糖尿病性ニューロパチー[2] ●帯状疱疹後神経痛[2] ●線維筋痛症[2] ●術後痛[4] ●中枢痛[4]	50 mg 1日3回または75 mg 1日2回で開始 600 mg/日まで徐々に増量	めまい，鎮静，体重増加	まれ：血管性浮腫，横紋筋融解症，重篤な皮疹，自殺傾向が報告されている 肝酵素で代謝されない。腎機能障害では投与量を調節する 突然の服用中止は避ける **FDA 胎児危険度分類カテゴリー C**
ガバペンチン 不明	●帯状疱疹後神経痛[2] ●神経障害痛[4] ●糖尿病性末梢神経障害[4] ●術後痛：先行鎮痛法[4] ●線維筋痛症[4] ●偏頭痛の予防[4]	眠前 100～300 mgで開始 3,600 mg/日まで徐々に増量	めまい，鎮静，体重増加，末梢性浮腫，運動失調	肝酵素で代謝されない。腎機能障害では投与量を調節する 自殺企図/念慮のリスクが高くなる 腫瘍形成能（ラット） 突然の服用中止は避ける **FDA 胎児危険度分類カテゴリー C**

注）抗痙攣薬には鎮静性副作用があるため，ほかの中枢神経抑制薬またはアルコールとの併用には注意する。
[1] 抗痙攣薬で神経障害痛を管理する際には，少量から開始して徐々に増量することで，副作用の発生をかなり抑えることができる。
[2] FDA 承認済。
[3] 皮疹の発生率は 10%，重篤な皮疹の発生は 1,000 例に 3 例である。ほぼすべての症例が，治療開始から 2～8 週であった。皮疹が生じた場合は治療を中止する。
[4] 適応外使用。
[5] 経口避妊薬，クロピドグレル，プロテアーゼ阻害薬，トラマドールなどの薬物の効果を減弱させる可能性がある。

（大塚美弥子）

第161章
痛みの管理に一般的に用いられる鎮痛補助薬

Lucia Daiana Voiculescu, Amit Poonia

痛みの管理に用いられる種々の鎮痛補助薬

薬物/主な作用機序	適応となる痛み	一般的な投与量[1]	一般的な副作用	特記事項
トラマドール ● 2つの作用機序： 　セロトニン/ノルアドレナリン再取り込み阻害薬 　弱いオピオイドμ受容体作動薬	● 急性および慢性痛：中等度〜重度[1] ● 術後痛[2] ● 神経障害痛[2]	経口 50〜100 mg 6〜8時間ごと	悪心，嘔吐，便秘，めまい，頭痛 重篤な反応：痙攣，セロトニン症候群	痙攣の既往またはリスクがある場合，注意 投薬を突然中止しないこと 自殺のリスク FDA 胎児危険度分類カテゴリーC
クロニジン ● 中枢性α₂アドレナリン作動薬	● 末梢性ニューロパチー[2] ● 帯状疱疹後神経痛[2] ● 癌性痛[2] ● 複合性局所疼痛症候群（CRPS）[2] ● 術後痛[2] ● 脊髄幹ブロックおよび末梢神経ブロックの補助[2] ● オピオイド離脱症状[2]	経口 0.1 mg 12時間ごと 週単位で 2.4 mg/日まで慎重に増量 経皮的 0.1 mg/日 0.6 mg/日まで 硬膜外注入 30 μg/hr	低血圧，徐脈，房室ブロック，口渇，眠気，鎮静，疲労感，抑うつ，発熱	突然の服用中止により禁断症状および反跳性高血圧のリスクがある FDA 胎児危険度分類カテゴリーC
ケタミン ● NMDA 受容体拮抗薬	● 術中および術後痛[2] ● 灼熱痛[2] ● 癌性痛[2] ● 神経障害痛[2] ● オピオイドによる痛覚過敏[2]	持続静注 経皮的 持続皮下注	鎮痛量において： 唾液分泌過多，食欲不振，悪心，血圧上昇，幻覚，離脱症候群（長期使用時）	特記事項： 心地よい夢遊状態から異常行動，譫妄といったさまざまな段階の精神徴候の出現。100 mg/mL のケタミン塩酸塩は，必ず適切に希釈した後に使用すること FDA 胎児危険度分類カテゴリーC
リドカイン ● ナトリウムチャネル遮断薬 ● 神経細胞膜を通るイオンの流れを減少させる	● 帯状疱疹後神経痛[1] ● 局所麻酔，術後痛[1] ● 神経障害痛[2] ● 灼熱痛[2]	局所：経皮的 24時間につき最大パッチ3枚 静注：さまざまなプロトコルがある		FDA 胎児危険度分類カテゴリーC

[1] FDA 承認済。
[2] 神経障害痛への使用は適応外。

痛みの管理に一般的に用いられる筋弛緩薬

薬物/主な作用機序	適応となる痛み	一般的な投与量[1]	一般的な副作用	特記事項
バクロフェン ● GABA_B 作動薬	● 痙性[2] ● 筋筋膜痛[3] ● 三叉神経痛[3] ● 胃食道逆流症（GERD）[3]	経口：5 mg 1日3回で開始，最大 80 mg/日 くも膜下：重度の痙性に	眠気，脱力，疲労感，低血圧，便秘，悪心	**特記事項** （くも膜下投与の場合）： 突然の投与中断をしないこと 高熱，異常な精神状態，過剰な痙性のリバウンド，筋固縮の可能性がある **FDA 胎児危険度分類カテゴリー C**
ベンゾジアゼピン系薬： ジアゼパム クロナゼパム ● GABA_B 作動薬	ジアゼパム： ● 筋痙攣 ● 急性の術後筋筋膜痛[3] クロナゼパム： ● 神経痛 ● 周期的脚運動 ● 痙性[3]	ジアゼパム： 経口 2～10 mg 6～8時間ごと 筋注/静注[4] 5～10 mg 頓用 3～4時間ごと クロナゼパム： 経口 0.5～4 mg 8時間ごと	眠気，めまい，協調運動障害，健忘，錯乱，傾眠，被刺激性	**重要** 依存，乱用および嗜癖 長期服用時に起こりやすい **FDA 胎児危険度分類カテゴリー D**
チザニジン ● 中枢性 α_2 アドレナリン作動薬	● 痙性[2] ● 筋痙攣と筋肉痛[3] ● 急性痛[3] ● 慢性頭痛[3]	2～8 mg 1日3回	眠気，口渇，傾眠，無力，低血圧，徐脈	アルコールや他の中枢神経抑制薬とともに服用すると毒作用がある 経口避妊薬とともに服用すると代謝が阻害される **FDA 胎児危険度分類カテゴリー C**
cyclobenzaprine ● 中枢作動性筋弛緩薬	● 筋痙攣と筋肉痛[2] ● 線維筋痛症[3] ● 顎関節症[3]	経口 5～10 mg 1日3回	眠気，口渇，神経過敏，被刺激性，悪心，胸やけ	**FDA 胎児危険度分類カテゴリー B**
orphenadine ● 詳細不明	● 筋骨格痛[2]	経口 100 mg 12時間ごと 筋注/静注[4] 60 mg 12時間ごと	口渇，頻脈，かすみ目，排尿困難，脱力	**FDA 胎児危険度分類カテゴリー C**

[1] 少量から開始して徐々に増量することで，副作用の発生をかなり抑えることができる。
[2] FDA 承認済。
[3] 適応外使用。
[4] 術直後では注射剤が便利であろう。

（大塚美弥子）

第162章
硬膜外鎮痛

Frantzces Alabre, Christopher Gharibo

硬膜外自己調節鎮痛法（EPCA）の利点

- IV PCA，鎮痛薬の皮下投与や経口投与と比べ，優れた鎮痛効果が得られる。
- 安静時痛にも体動時痛にも効くため，機械的深部静脈血栓予防時に有用である。
- 体動を容易にし，リハビリテーションを促進させる。
- 呼吸機能を改善する。
- 術後の消化管機能の回復を促進する。
- 血管拡張と血小板凝集抑制により，四肢の灌流が増加する。
- 不動による合併症のリスクを減らす。
- 高齢者の認知機能障害を減少させるというエビデンスはない。

禁忌

- ▶ 凝固障害：血小板機能異常；血小板数＜8万；PT・PTT・INR 延長。抗血小板療法。詳細は第119章を参照のこと。
- ▶ 敗血症，局所的または全身性の感染症
- ▶ コンパートメント症候群が懸念される場合（例：脛骨プラトー骨折），局所鎮痛を行わないよう術者から求められることがある。しかしながら，局所鎮痛によって診断が遅れたというエビデンスは報告されていない。

硬膜外カテーテルの位置確認

- 接続部分のすべて，チューブ，ポンプ機能を確認する。
- カテーテルが正しく刺入されていることと，皮膚からの刺入長を確認する（透明なドレッシング材を使用していると容易）。カテーテルが硬膜外腔から抜けていないか判断する。
- 硬膜外カテーテルから血液や脳脊髄液（CSF）が引けるかどうか，吸引してみる。
  - ▶ 血液が引けた場合は，カテーテルを0.5～1 cm引き抜いて再度吸引してみる。
  - ▶ CSFが引けた場合は，カテーテルを抜去して再留置を検討する。
- カテーテルを引き抜いてから再吸引して何も引けなければ，ふたたび硬膜外腔にボーラス投与することを検討する。

テストドーズは20万倍アドレナリン添加1.5% リドカイン 3 mL

- 心拍数が増加（≧10 bpm）もしくは血圧が上昇（収縮期≧15 mmHg）した場合，またはT波の振幅が25%以上増加した場合，カテーテルはおそらく血管内にある。
- 5分以内に腹部・四肢の広範囲に知覚神経または運動神経のブロック所見がみられた場合，カテーテルはくも膜下腔にある。
- 腹部レベルに感覚低下がみられた場合（腰部に挿入した場合で），カテーテルは硬膜外腔にある。しかしこのような少量投与では必ずしもみられるとは限らない。
- 注意：くも膜下腔にしても硬膜外腔にしても，テストドーズを投与した後にはしばしば血圧低下がみられる。

硬膜外持続鎮痛

親水性のオピオイドであるほど頭側へ広がりやすく、呼吸抑制のリスクも高くなる。

オピオイド			
	フェンタニル	親油性	2～5 µg/mL
	hydromorphone	中間型	10～30 µg/mL
	モルヒネ	親水性	—

局所麻酔薬		
	ブピバカイン	0.0625～0.125～0.25%
	ロピバカイン	0.125～0.2～0.25%

オピオイドと局所麻酔薬の最も一般的な組み合わせ

フェンタニル/ブピバカイン

フェンタニル 2 µg/ブピバカイン 0.125%　　　　フェンタニル 5 µg/ブピバカイン 0.125%
フェンタニル 2 µg/ブピバカイン 0.0625%　　　フェンタニル 5 µg/ブピバカイン 0.0625%

フェンタニル/ロピバカイン

フェンタニル 2 µg/ロピバカイン 0.125%　　　　フェンタニル 5 µg/ロピバカイン 0.125%
フェンタニル 2 µg/ロピバカイン 0.25%　　　　　フェンタニル 5 µg/ロピバカイン 0.25%

初期投与量

- 薬液の広がりは投与量に依存する；通常は、腰部の皮膚分節を 1 分節ブロックするのに必要な量では、胸部の皮膚分節を 0.7 分節しかブロックできないが、頸部では 2 分節ブロックできる：1 L = 0.7 T = 2 C
- 必要量のおよその目安（腰部に留置した場合）
  ▶ 身長 150 cm では 1 分節につき（S_5 から数えて）1 mL。身長が 150 cm から 5 cm 増えるごとに 1 分節につき 0.1 mL を加える。
  ▶ 例えば、身長 170 cm の患者において T_8（S_5 から数えて 15 分節）まで効かせようとする場合、(15×1) + (15×0.1×4) = 21 mL を投与（5 mL ずつ分割投与）する。
  ▶ 高齢者や妊婦の場合は 30% 差し引いて投与する。
- 脊髄くも膜下硬膜外併用麻酔の場合は、脊髄くも膜下麻酔が切れてきた時点で少なめの量（通常は 4～8 mL）を投与し、それから持続注入を開始する。

通常の初期持続注入速度

基礎注入 3～6 mL/時；単回投与 3～4 mL を 15～30 分ごと

初期投与量のタイトレーション

- 痛みが持続し、バイタルサインが落ち着いている場合：4～5 mL の薬液を負荷投与量として投与できる。
- 初期投与量を決めるには、身体を動かすことが必要かどうかを考慮する。
  ▶ 例えば、ほとんど身体を動かさない患者であれば 4 mL/hr、15 分ごと 3 mL 単回投与を行う。
  ▶ CPM 機器を使用している人工膝関節置換患者などの場合、基礎注入量か単回投与量、もしくはその両方を増やす必要がある。
- 少量から開始し、必要であれば 30～60 分ごとに再評価して投与量を加減する。
- 30～60 分後に痛みが軽減せず、バイタルサインが落ち着いている場合、再評価する；アルコール綿を用いて腹部の知覚神経遮断レベルを判断する；迷入していないかどうかカテーテルの位置を確認する。はっきりと判

断できない場合，アドレナリン添加リドカインのテストドーズを用いてもよい（上記参照）。

副作用と合併症
- 低血圧
- 下肢の強いしびれや脱力（ある程度の知覚神経ブロック，運動神経ブロックは容認できる）
- 身体の片側に著しく偏ったブロック
- 鎮静
- 瘙痒（オピオイドによる）
- 尿閉
- 呼吸抑制（オピオイドを硬膜外から投与した場合，静注投与した場合よりもずっと少ない）
- 局所麻酔薬中毒（口の中に金属味を感じる，錯乱，めまい，低血圧，痙攣）
- 硬膜外手技やカテーテル関連の合併症（いわゆるウェットタップ，硬膜穿刺後頭痛）
- カテーテルの迷入
- 感染（1：100,000）
- 硬膜外血腫（1：100,000）/膿瘍
    - ▶ 主要な徴候：進行性の背部痛，進行性の神経学的障害，馬尾症候群，便失禁や尿失禁
    - ▶ 脊髄の圧迫が疑われる場合，脳神経外科または神経内科に速やかにコンサルトし，緊急で CT または MRI をとる。椎弓切除術を行い神経機能を回復させるには，施行時期が最も重要である。

合併症への対処

- オピオイド関連の合併症
    - ▶ 基礎注入量か必要投与量，もしくはその両方を減らすことを検討する。オピオイド濃度をもっと減らすか，純粋な局所麻酔薬に切り替えることを検討する。
    - ▶ 低用量（40〜200 μg/hr）のナロキソン静注により，鎮痛効果を減らさずに硬膜外オピオイドによる不快な副作用を最小限にすることができる。全身の瘙痒，悪心/嘔吐に対する治療としても適応がある。呼吸抑制や過鎮静に対する治療には，より高用量を要する。
        - ■ 硬膜外鎮痛に際しナロキソンを用いる場合は，**必ず静脈内投与または筋肉内投与**とし，硬膜外に投与してはならない。
        - ■ ナロキソンを用いて副作用を管理する場合は，きちんと決められた量が持続的に投与されるよう，必ずポンプを用いて投与する。ナロキソンの注入によって硬膜外オピオイドの副作用を治療するには，およそ 24 時間かかる。
        - ■ 10 μg/mL のナロキソン生理食塩液溶液を用意する。初期投与量は 80〜120 μg（8〜12 mL）である。瘙痒に対するナロキソンの投与速度は 1〜3 μg/kg/hr である。したがって，70 kg の人では 7 mL/hr で開始し，ロックアウト時間 6 分でボーラス 3 mL を投与する。
- 呼吸抑制の治療には，ナロキソンを PCA 投与してはならない。
    - ▶ 人工呼吸管理下に酸素を投与する。
    - ▶ オピオイド投与を中止する。
    - ▶ ナロキソンを単回投与する。ナロキソン 0.4 mg を 10 mL に希釈し，オピオイドの効果を拮抗できるまで 1〜2 mL ずつ投与する。
    - ▶ 過量投与は鎮痛効果まで拮抗してしまい，また心肺機能不全を招くおそれがある。
    - ▶ 必要なら 5〜10 μg/kg/hr でナロキソンを開始し，過量投与したオピオイドの効果を拮抗できるまで持続投与する。患者はモニター下におかれなければならない。
- しびれと脱力：起立や歩行を妨げないような，軽度のしびれや脱力は容認できる。硬膜外鎮痛が効いている期間中は，転倒防止策につとめる。
- 低血圧
    - ▶ 臨床的に有意なものであれば，直ちに薬液の注入を中止する。
    - ▶ 静注か経口またはその両方により，水分補給を考慮する。補液が制限されている場合は（肺外科手術），血管収縮薬の投与を検討する。
    - ▶ より低濃度の局所麻酔薬または純粋なオピオイド溶液への変更を検討する。

- 片側性のしびれ：可能であれば，しびれのない方を下にして患者の体位をとり直し，硬膜外カテーテルを1 cm引き抜いて，テープを張り直す。そしてボーラス投与を検討する。
- 瘙痒：ジフェンヒドラミン筋注25～50 mg静注4時間ごと，必要時か，もしくはヒドロキシジン25 mg筋注4時間ごと，必要時，またはナルブフィン5～10 mg静注6時間ごと，必要時を投与する。どれもいくらか鎮静作用をもつ。
- 悪心／嘔吐：第69章を参照のこと。

DVT予防と硬膜外鎮痛

第119章を参照のこと。

硬膜外カテーテル抜去後の経口鎮痛薬の検討

- 短時間作用型鎮痛薬：オキシコドン，hydromorphone；hydrocodone単体またはアセトアミノフェンとの合剤
- 長時間作用型鎮痛薬：MSコンチン15 mg経口を12時間ごと，またはオキシコンチン10 mg経口を12時間ごと
- 神経障害痛薬：プレガバリン50 mgを1日2回，またはガバペンチン300 mgを1日3回
- 骨格筋弛緩薬：チザニジン2～6 mgを1日2回
- NSAIDs：セレコキシブ100～200 mgを12時間ごと，メロキシカム7.5 mgを1日2回

参考文献

www.TheAnesthesiaGuide.com を参照

（大塚美弥子）

第163章
持続末梢神経ブロックの管理

Lisa Doan

持続末梢神経ブロックの一般的設定

手術部位	カテーテルの位置	0.125～0.2％ロピバカインを用いたときの一般的設定：基礎投与速度（mL/hr）/ボーラス投与量（mL）/ロックアウト時間（分）
肩，上腕骨近位	斜角筋間	4/3/15
上腕骨遠位，肘，前腕，手首，手	鎖骨上，鎖骨下，腋窩	4/3/15
胸郭，乳房，腹部	傍脊柱管	6/4/15
股関節	腰部神経叢	4～6/4/15
大腿，膝	腰部神経叢または大腿±坐骨神経	4/3/15
足首，足	膝窩部坐骨神経	4/3/15

カテーテルから注入するのには，0.125％ブピバカインか0.2％ロピバカイン（より運動神経ブロックが少ない）が用いられる。しかしながら，それよりも高濃度または低濃度で使う医師もいる。

注入速度は最適な鎮痛が得られるよう，またリハビリテーションの障害となる運動神経ブロックが最小限となるように調節する。

よくある問題への対処

- 不十分な鎮痛
  - ▶ブロックが効かない部分の痛みに対しては，経静脈または経口での鎮痛薬投与が必要となる。通常，腕神経叢ブロックは手術部位をすべてカバーするはずであるが，下肢ブロックではそうならないことがある（例えば人工股関節置換術に対する腰神経叢ブロックや，人工膝関節置換術に対する大腿神経ブロックは，坐骨神経の支配領域をカバーしない）。
  - ▶カテーテルが抜けていないか，接続がはずれていないか確かめる。
  - ▶局所麻酔薬を 5〜15 mL ボーラス投与（分割投与）し，15〜20 分後にふたたび評価する。
  - ▶カテーテルを留置し直すか，別の鎮痛方法を用いることを考慮する。
- カテーテルが抜けている
  - ▶カテーテルを確実に固定するには以下の方法がある。
    - ■ベンゾインなどの接着剤をカテーテルの刺入部に塗る。その上を接着テープや透明な密封型ドレッシング材で覆う。
    - ■固定器具を使用する。
    - ■皮下トンネルの造設やカテーテルを皮膚に縫いつけることを考慮する。
- 刺入部からの漏れ
  - ▶局所麻酔薬がカテーテルに沿って流れ，刺入部からわずかに漏れてくることがある。ドレッシング材を補強する。
  - ▶カテーテルが抜けかけているときも，漏れが起こることがある。
- カテーテルの内部または周囲の血液
  - ▶カテーテルが血管内に迷入していないか確認する。局所麻酔薬中毒の徴候や症状がないかどうか患者を観察する。
- 過度のしびれ/運動神経ブロック
  - ▶注入速度を落とし，1 時間以内に患者を再評価する。
  - ▶注入量を減らして痛みのコントロールが不十分になるならば，別の鎮痛方法にするか，それともふたたび注入量を増やすか患者と相談する。
  - ▶しびれや運動神経ブロックが続く場合は，神経損傷や血腫を疑う（「合併症」の項を参照）。

持続末梢神経ブロックと抗凝固

- 明確なガイドラインはない。
- 現在の ASRA ガイドラインでは，深神経叢ブロックや末梢神経ブロックは区域麻酔と同じガイドラインに従うことを推奨している（グレード 1C 推奨）：第 119 章を参照。
- 後ろ向き研究によれば，このガイドラインは厳しすぎるといわれるが，さらなる研究が必要である。

合併症

- 出血
  - ▶痛み，神経障害，ヘマトクリットの低下
  - ▶CT などの画像所見
  - ▶支持療法，外科にコンサルト
- 神経損傷（第 129 章参照）
  - ▶通常，ブロックが切れた後に気づかれる症状である（しびれ，脱力，痛み，知覚障害）。
  - ▶出血や血管損傷を除外する。出血であれば外科にコンサルトし支持療法を行う。
  - ▶神経障害が深刻でなければ経過観察とする。障害が軽快しなければ神経内科にコンサルトする。
  - ▶神経障害が深刻な場合，神経内科にコンサルトする（筋電図/神経伝導速度検査）。理学療法や作業療法のような支持療法を行う。

感染
▶リスク因子
  ■ICU に滞在している。
  ■カテーテルを 48 時間以上留置している（しかしきちんと管理すればカテーテルは数週間留置できる。例えば大事故により何度も手術を必要とする患者など）。
  ■大腿や腋窩にカテーテルが入っている。
▶対処
  ■カテーテルを抜去する。
  ■抗菌薬を投与する。
  ■感染症専門医にコンサルトする。
  ■深部組織の感染では画像所見をとり，外科にコンサルトする。
転倒（下肢のカテーテル）
▶患者と理学療法士の教育が最も重要である。運動神経ブロックよりも固有感覚の消失のほうが問題となる。
▶神経周囲にカテーテルを入れた患者では転倒が起こりやすいのかどうか，文献データには意見の相違がある。

外来でのカテーテル管理

患者の選択
▶カテーテルを留置する日は介護者が必要な場合がある。抜去までの間は，ずっと介護者を必要とする可能性もある。
▶局所麻酔薬中毒を起こさないためには，腎機能や肝機能に障害のある患者は避ける。
注入ポンプにはさまざまな種類があり，容量や設定できる基礎注入量，単回投与量もさまざまである。
患者の教育
▶感染徴候と局所麻酔薬中毒の徴候について患者に教えておく。
▶注入ポンプの使用法とカテーテル刺入部のケアについて説明しておく。
▶経口鎮痛薬が必要な場合がある。
▶上下肢の保護と転倒防止について説明しておく。
▶説明は医療提供者への連絡方法を含めて，口頭と書面で行う。
カテーテル抜去の選択肢
▶患者か介護者に書面で説明する。
▶患者か介護者に電話で説明する。
▶医療提供者が抜去する。

● 参考文献
www.TheAnesthesiaGuide.com を参照

（大塚美弥子）

第164章
成人の痛みと鎮静の評価スケール

Lisa Doan

痛みの評価スケール

数値的評価スケール（NRS）：0（痛みなし）〜10（最も強い痛み）の11段階の評価スケールである。

図164-1　ビジュアルアナログスケール（VAS）

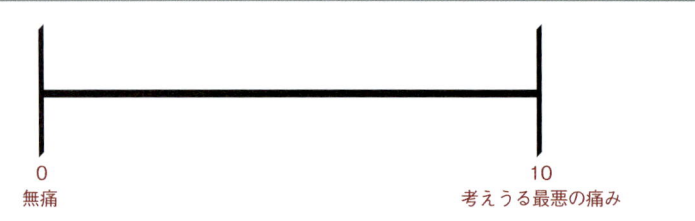

```
|————————————————————————|
0                       10
無痛               考えうる最悪の痛み
```

水平な線の左が無痛，右が強い痛みである。患者はこの線に沿って指し示し，自身の痛みのレベルを表現する。のちにmm単位で測定される。10cmの線が推奨される。

図164-2　Wong-Bakerの表情評価スケール（FRS）

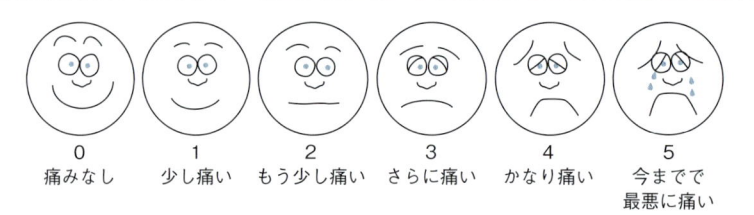

0	1	2	3	4	5
痛みなし	少し痛い	もう少し痛い	さらに痛い	かなり痛い	今までで最悪に痛い

このスケールは笑い顔（痛みなし）から泣き顔（ひどい痛み）まで6種類の顔の絵を用いる。3歳以上の子どもに使用できることが確認されている。
Hockenberry M, Wilson D, Winkelstein ML. Wong's Essentials of Pediatric Nursing, 8th ed. より。Copyright © 2009, Mosby, St. Louis.

鎮静の評価スケール

オピオイド投与中の患者の鎮静レベルを評価するのに，よく用いられる評価スケールを以下に示す．PCA使用中の鎮静レベルを評価することは，特に重要である．

Paseroによるオピオイド使用下の鎮静スケール

スコア	鎮静レベル
S	眠っているが，容易に覚醒する
1	覚醒しており，清明である
2	少し眠そうだが，容易に覚醒する
3	高い頻度で眠そうだが，覚醒可能
4	傾眠，覚醒が難しい

Ramsay鎮静スケール

スコア	鎮静レベル
1	心配そうで興奮している，または落ち着きがない，あるいはその両方
2	協力的で，見当識があり，落ち着いている
3	指示に従うのみ
4	眉間を軽く叩くか，または大声で呼びかけると即座に反応する
5	眉間を軽く叩くか，または大声で呼びかけるとゆっくりと反応する
6	眉間を軽く叩くか，または大声で呼びかけても反応しない

Richmond興奮・鎮静スケール

スコア	興奮または鎮静のレベル	説明
＋4	好戦的	好戦的あるいは暴力的
＋3	非常に興奮している	チューブやカテーテル類を抜こうとしたり，スタッフに対して攻撃的
＋2	興奮している	目的不明の体動や人工呼吸器との非同期
＋1	落ち着きがない	不安そうだが，攻撃的ではなく，激しい体動はない
0	意識清明で落ち着いている	
－1	傾眠状態	完全に清明ではないが，声かけに対して10秒以上目を合わせられる
－2	軽い鎮静状態	声かけに対して10秒以上は目を合わせられない
－3	中等度の鎮静状態	声かけに対して開眼はするが，目を合わせられない
－4	深い鎮静状態	声かけに対して反応しないが，体を刺激すると体動がある
－5	昏睡	声かけにも，体への刺激にも反応しない

● 参考文献

www.TheAnesthesiaGuide.com を参照

（大塚美弥子）

第165章
小児の術後鎮痛

F. Wickham Kraemer Ⅲ

術後鎮痛の計画を決定する諸因子

- 痛みの強さ
  - ▶小手術や外来手術では，区域麻酔を補うために経口オピオイドかNSAIDsが必要となる。
  - ▶大手術では，適応があれば区域麻酔が必要となる。また，必要に応じてオピオイドに加えてNSAIDs，ベンゾジアゼピン系薬やその他の鎮痛薬を定期的または持続的に投与する。
- 手術の種類
  - ▶腹部外科：区域麻酔，オピオイド，NSAIDs，集学的鎮痛
  - ▶胸部外科：区域麻酔を強くすすめる，オピオイド，NSAIDs，集学的鎮痛
  - ▶腹腔鏡：オピオイド，NSAIDs，局所浸潤
  - ▶脳神経外科：オピオイド，局所浸潤（神経学的診察に際し運動機能の喪失がより少ない）。鎮静は避ける。NSAIDsは一般的に避ける。
  - ▶耳鼻咽喉科：オピオイド。気道に問題のある症例では鎮静を避ける。扁桃摘出アデノイド切除術ではNSAIDsを避ける。
  - ▶整形外科：区域麻酔，ベンゾジアゼピン系薬，抗痙攣薬，オピオイド，NSAIDs
  - ▶形成外科：オピオイド，小手術であればNSAIDs（しかし再建術ではNSAIDsを避ける），局所浸潤
  - ▶眼科：オピオイド，局所の表面麻酔，NSAIDs
  - ▶泌尿器科：区域麻酔(仙骨麻酔)，オピオイド，NSAIDs，抗痙攣薬（膀胱）
  - ▶心臓外科：オピオイド，NSAIDs，区域麻酔（術後の抗凝固計画にもとづいて行う）
- 子どもの年齢と体の大きさ
  - ▶体の大きさがさまざまな子どもに対応するため，体重換算の投与方式をとる。肥満のある若者は標準体重換算とする。
  - ▶新生児
    - ■一般的に治療域が狭いため，より厳密なモニタリングを必要とする。
    - ■コミュニケーションがとれないため，持続的または定期的な鎮痛薬投与を必要とする。
  - ▶乳児もコミュニケーションがほとんどとれないため，新生児と同様である。発達上適切な評価スケールを用いて痛みの評価を頻回に行うことにより，痛みの管理が不十分になることを防ぐ。
  - ▶4歳までには，痛みの強さの程度を表現できるようになる。
  - ▶6，7歳：患者自己調節鎮痛法（PCA）や患者自己調節硬膜外鎮痛法（PCEA）を用い，鎮痛薬を自己投与することができる。テレビゲームができる能力があれば，痛みに対してボタンを押すことができる。
- 区域麻酔/区域鎮痛の使用
  - ▶患児の親は，熟練した者が区域麻酔を行うことを望む。
  - ▶禁忌：局所感染，敗血症，術前から神経学的疾患が存在する場合，アレルギーあるいは過敏症，ASRAガイドラインに照らして血液凝固能に問題がある場合
- 併存疾患
  - ▶二分脊椎，脊椎手術の既往（脊髄髄膜瘤，脊椎固定術），血液凝固障害は区域麻酔の相対的禁忌である。
  - ▶肝障害では，オピオイドとベンゾジアゼピン系薬の投与量を調節する必要がある。
  - ▶腎障害では，オピオイドとNSAIDsの投与量を調節する必要がある。

- ▶閉塞性睡眠時無呼吸などの呼吸障害では，オピオイドとベンゾジアゼピン系薬の投与量を調節する必要がある。喘息患者ではNSAIDsについて特に注意を要する。
- ▶中枢性または末梢性の神経障害は，区域麻酔の相対的禁忌である。

ヒント

- 痛みの集学的な管理とは，1種類の薬物のみを用いた場合の副作用や毒性のリスクを回避するために，複数の薬物をそれぞれ中等量用いることである。
- 小児（とその親）の痛みの管理にあたっては，痛みを柔軟に受け入れることである。情緒的な痛みを強く感じる患者もいれば知覚的な痛みを強く感じる患者もいて，痛みの受け取り方は人それぞれだからである。

薬理学：オピオイド，局所麻酔薬，NSAIDs，その他

- オピオイドにはさまざまな投与経路がある（経口，経鼻，PCAを用いた静脈内投与，持続投与と間欠的投与，硬膜外，くも膜下）。
- 筋肉注射と皮下注射は，幼い患者にとっては痛みそのものよりも恐怖を感じるので避けるべきである。
- 局所麻酔薬は末梢への注射，末梢に留置したカテーテルや硬膜外カテーテルからの投与，仙骨麻酔，くも膜下への投与ができる。創部には局所ゲルやパッチの使用は禁忌である。
- その他の薬物：NSAIDs，ベンゾジアゼピン系薬，NMDA受容体拮抗薬，α_2受容体遮断薬

IV PCAの通常の設定

薬物	単回投与量 (μg/kg)	ロックアウト時間 (分)	基礎注入量 (μg/kg/hr)	1時間あたりの上限量 (μg/kg)
モルヒネ	20	8〜10	0〜20	100
hydromorphone	4	8〜10	0〜4	20
フェンタニル	0.5	6〜8	0〜0.5	2.5
nalbuphine	20	8〜10	0〜20	100

オピオイドの通常投与量

オピオイド	投与経路	投与量と投与間隔
モルヒネ	経口	0.3 mg/kg 3〜4時間ごと
	静注	25〜100 μg/kg 3〜4時間ごと
	持続静注	10〜30 μg/kg/hr
hydromorphone	経口	40〜80 μg/kg 4時間ごと
	静注	10〜20 μg/kg 3〜4時間ごと
	持続静注	3〜4 μg/kg/hr
フェンタニル	静注	0.5〜1 μg/kg 2時間ごと
	持続静注	0.25〜1 μg/kg/hr
nalbuphine	静注	25〜100 μg/kg 4時間ごと
メサドン	経口	0.05〜0.1 mg/kg 6〜12時間ごと
	静注	0.025〜0.1 mg/kg 6〜12時間ごと
オキシコドン	経口	0.05〜0.15 mg/kg 4時間ごと
hydrocodone	経口	0.05〜0.1 mg/kg 4時間ごと

局所麻酔薬の投与量

薬物（mg/kg）	くも膜下	硬膜外	持続注入（/hr）	末梢	浸潤
chloroprocaine	NR	10〜30	30	8〜10	8〜10
リドカイン	1〜2.5	5〜7	2〜3	5〜7	5〜7
ブピバカイン （新生児）	0.3〜0.5	2〜3	0.4 0.25	2〜3	2〜3
ロピバカイン （新生児）	NR	2.5〜4	0.4〜0.5 0.25	2.5〜4	2.5〜4

NR：推奨されない。新生児は肝機能が未熟なためタンパク結合能が低いので，より少量を投与する。

末梢神経ブロック

ブロック部位	ブロックの名称	手術部位
上肢	斜角筋間 鎖骨上 鎖骨下 腋窩 手関節	肩/上腕骨近位 肩から手まで 肘/前腕/手 前腕/手 手
下肢	腰神経叢 大腿；3-in-1；腸骨筋膜 坐骨 踵	股関節/大腿前面/膝 大腿前面/膝 足関節/足 足
腹部，会陰，頭部	腸骨鼠径/腸骨下腹 傍腹直筋鞘 陰茎 眼窩上/滑車上 眼窩下 大耳介 後頭	鼠径ヘルニア/精巣固定 臍ヘルニア 環状切除/尿道下裂 頭皮への皮切/頭痛 口唇裂/洞手術 耳形成術/鼓室形成術 後頭部への皮切/頭痛

NSAIDsとアセトアミノフェン

薬物	投与量	間隔（時間）	1日上限量
アスピリン	10〜15 mg/kg（経口）	4〜6	90 mg/kg/日
アセトアミノフェン	10〜15 mg/kg（経口） 15〜20 mg/kg（経直腸） 10〜15 mg/kg（静注）	4〜6 6〜8* 6〜8	40〜75 mg/kg/日（4 gまで）
イブプロフェン	6〜10 mg/kg（経口）	4〜6	40 mg/kg/日（2.4 gまで）
ナプロキセン	5〜10 mg/kg（経口）	12	20 mg/kg/日
ketorolac	0.5 mg/kg，最大30 mg（静注） 新生児には用いない	6	2 mg/kg/日（120 mgまで）

新生児の用量は"*"で示す。

補助療法

- ジアゼパム：痛みを伴う筋痙攣と不安に対して用いる。0.05 mg/kg 静注または0.1 mg/kg 経口6〜8時間ごと。痙性を伴う患者またはベンゾジアゼピン耐性の患者では，より高用量もしくはより頻回な投与が必要となりうる。
- ケタミン：オピオイド耐性の患者において，また神経障害痛や緩和ケアでの難治性の痛みに対して，麻酔薬としての必要量より少ない量で強力な鎮痛効果を発揮する。0.1〜0.2 mg/kg/hr で開始し，集中治療室レベルの

厳密なモニタリング下で1 mg/kg/hrまで漸増することができる。経口投与は慢性痛の専門家によって行われるべきである。
- クロニジン：オピオイドと組み合わせて用いられる。鎮静をもたらす。12時間ごとに2～4 μg/kgを経口投与するか，体重25 kg以上の小児であれば0.1 mgを経皮投与する。局所麻酔薬に1 μg/kgを加えて末梢神経ブロックを行うと，知覚神経および運動神経ブロックの効果を数時間引きのばすことができる。

非薬物療法
- 乳児：おくるみ，おしゃぶり，飴，揺さぶる，抱っこする，音楽
- 小児：お気に入りのおもちゃや毛布，音楽，テレビゲーム，親がそばにいること，優しく元気づける，助言

● 参考文献
www.TheAnesthesiaGuide.com を参照

（大塚美弥子）

第166章
慢性痛患者の急性痛管理

Vickie Verea, Christopher Gharibo

オピオイドや鎮痛補助薬を長期にわたって用いているため，術後のオピオイド必要量が多くなる。

オピオイド耐性
多くの患者がオピオイド耐性でありオピオイド依存となっている。そのため急性痛の管理が難しくなる。
- **耐性**：同じ程度の鎮痛を得るために必要なオピオイド量が増えること。
- **身体的依存**：急にオピオイドを中止した際に現れる離脱症状のこと。
- **嗜癖・依存症**：有害な作用が現れているにもかかわらず，娯楽目的で薬物を用い，行動異常が起こること。
- **偽性嗜癖・依存症**：間違った痛み治療，不十分な痛み治療のために鎮痛薬の要求が増えたことを，医療従事者によって嗜癖・依存的行動とみなされるという医原性の事象のこと。

術前
- 長期的にオピオイドを用いている患者を**早期に同定**する。なるべくなら手術当日より前がよい（例えば，入院前検査の間）。
- **鎮痛歴**について，最近使われた薬物とその量，鎮痛薬に対して過去に起こした好ましい反応と好ましくない反応といったことを詳細に調べて評価する。
- 術前の投薬による「**医学的最適化**」や，術前の神経ブロックやくも膜下注入による慢性痛の軽減で，患者は恩恵を受けるだろうか？〔例えば，整形外科手術を予定されている複合性局所疼痛症候群（CRPS）患者に，術前の交感神経ブロックは有効か；腰仙部神経根症の患者で，関節手術前のステロイド硬膜外投与は有効か〕
- ペインサービスと協力して術後の**集学的な鎮痛計画**を確立する。痛い場合にどうするか，期待できることとできないことを患者に伝える。理想的には，NSAIDs，抗痙攣薬，抗不安薬，鎮痙薬，抗うつ薬の中から適宜選んで使用するとともに，持続的な区域麻酔や硬膜外手技も用いるとよい。
- 痛みの**心理学的側面**を過小評価してはならない。心理学的/精神医学的なサポートが役に立つ場合がある。
- 禁忌でない限り，手術当日を含めた術前期間中も，すべての鎮痛薬を継続する。常用の鎮痛薬がなくなると，

痛みのリバウンドや離脱症状に苦しむことになりかねない。
- 術後のオピオイド必要量を減らし鎮痛効果を高めるため，手術日の朝に **NSAIDs** と抗痙攣薬による先行鎮痛が行われることがある。例えば，
  - ▶術前にガバペンチン 300 mg 経口，その後は 300 mg 経口 8 時間ごと，48 時間まで。
  - ▶術前にセレコキシブ 400 mg 経口，その後は 200 mg 経口 12 時間ごと，48 時間まで。
  - ▶術前にアセトアミノフェン 1,000 mg 経口/筋注，その後は 1,000 mg 経口 6～8 時間ごと，48 時間まで。
- 抗痙攣薬は術後のオピオイド必要量を 60% まで減らしうる。機序には以下のものがある。
  - ▶異常に活性化した電位感受性ナトリウムチャネルを遮断して，神経細胞膜を安定化させる（カルバマゼピン，フェニトイン，ラモトリギン，トピラマート）。
  - ▶電位依存性カルシウムチャネルを遮断する（ガバペンチン，プレガバリン）。
  - ▶シナプス前細胞からの興奮性神経伝達物質の放出を阻害する（ガバペンチン，ラモトリギン）。
  - ▶GABA 受容体の活性化を促進する（トピラマート）。

術中

- 多角的な鎮痛計画のうち，**区域麻酔**を実行する（持続的神経ブロックまたは硬膜外ブロック，オピオイドの脊髄くも膜下硬膜外投与）。
- 術中にオピオイド，局所麻酔薬や鎮痛補助薬の**十分量**が確実に投与されるようにする。患者のオピオイド依存に見合うよう，投与量を加減する。
- 手術室を離れる前に，患者の鎮痛を十分にしておく。
- 麻酔後回復室に到着する 30～60 分前に，アセトアミノフェン 1 g の静脈内投与を考慮する（術前に投与されていなければ）。禁忌でなければ ketorolac（15～60 mg 静注）を考慮してもよい。
- 0.25～0.5% ブピバカインを創部に浸潤させるよう，術者に頼む。

術後

- 術後の集学的な鎮痛計画について，患者，**看護師**，外科チームと意志の疎通をはかる。
- 患者の状態，あるいは集学的な鎮痛計画のオピオイド節約効果により，オピオイドの等鎮痛用量は 50% 以上も減ることがある。
- オピオイドの経静脈的 PCA を開始するとき，オピオイドの必要量はそのときの患者の状態による。少なくとも外来で受けていた経口投与量や術前の IV PCA 量と同じ量でよいと決めつけてはならない。術直後早期に患者が経口剤を服用できない状態で退院する場合，**持続投与量（基礎注入量）**を（ボーラス投与量およびロックアウト時間とともに）設定することが多い。
- 痛みスコアを 1～4 時間ごとに評価し，計画を適宜修正する。バイタルサインと呼吸回数，意識状態，歩けるかどうか，痛みの程度についての患者の自己申告により，治療方針を決定すべきである。
- 真の痛みであるのか，それとも痛みへの対処能力が未熟であるのかを**区別すべきである**。抗うつ薬や，さらには精神科やソーシャルワーカーへのコンサルトが必要になることもある。
- ベンゾジアゼピン系薬は呼吸抑制に関して相乗的に働くため，避ける。
  - ▶精神安定薬の適応があるときは，抗てんかん薬を考慮する。
  - ▶筋痙攣には，バクロフェンやチザニジンのような筋弛緩薬を考慮する。
- 在宅での適切な投薬計画を確立するためには，退院前からペインマネジメントサービスと連携して計画にあたる。
- 非オピオイド鎮痛薬を継続する。

●参考文献

www.TheAnesthesiaGuide.com を参照

（大塚美弥子）

Part X
小児

第167章
小児麻酔における薬物投与量

Philipp J. Houck, Leila Mei Pang

薬物とその投与量については一般的なガイドラインとして示しているに過ぎず，実際には肝腎機能，人工心肺，体外式膜型人工肺（ECMO）など臨床状況にもとづいて調整する．

蘇生薬

- アトロピン：0.01〜0.03 mg/kg 筋注，静注，気管内，心注，骨髄内で投与する．
- 炭酸水素ナトリウム：1〜2 mEq/kg（0.3×kg×BE）静注，心注，骨髄内で投与する．
- 塩化カルシウム：10〜30 mg/kg を緩徐に静注，心注（最大1 g/1回投与）で投与する．
- グルコン酸カルシウム：60〜100 mg/kg 静注，心注（最大2 g/1回投与）で投与する．
- ブドウ糖：0.5〜1 g/kg 静注＝50％ブドウ糖液の場合1〜2 mL/kg；25％ブドウ糖液の場合2〜4 mL/kg；10％で投与する．ブドウ糖液の場合5〜10 mL/kg；5％ブドウ糖液の場合10〜20 mL/kg で投与する．
- ジルチアゼム：2分以上かけて 0.25 mg/kg 投与；15分後，2分以上かけて 0.35 mg/kg 投与が可能である．
- エフェドリン：0.2〜0.3 mg/kg で投与する．
- アドレナリン：10 µg/kg 静注，心注，骨髄内；気管内＝100 µg/kg で投与する．
- リドカイン：1 mg/kg 静注，心注，気管内，骨髄内で投与する．
- 脂肪乳剤（イントラリピッド）20％：1分以上かけて 1.5 mL/kg 投与，必要に応じて3回まで．または 0.25 mL/kg/min，血圧低下時 0.5 mL/kg/min に増量する．
- ダントロレン：初回 2.5 mg/kg 静注；悪性高熱の症状が改善されるまで最大 30 mg/kg まで反復投与可；維持量：必要に応じて6時間ごとに 1.2 mg/kg 静注で投与する．

除細動/電気的除細動

- 心室細動：2 J/kg，効果なければ 4 J/kg（除細動＝非同期）；体にあう範囲で最大のパッドを使用する．
- 同期式電気的除細動：0.5〜1 J/kg，効果なければ 2 J/kg で行う．
- アデノシン：0.1 mg/kg を1回静注（最大6 mg）；反復投与する場合は 0.2 mg/kg（最大 12 mg）を投与する．

心血管系薬

- アミオダロン：心室細動—30秒以上かけて 5 mg/kg 静注（最大 300 mg）；上室性頻脈性不整脈：10分以上か

- けて 5 mg/kg（5 回まで）；吸着を避けるためポリ塩化ビニル製の輸液回路は使用しない。
- ジゴキシン：初回 4〜25 μg/kg 静注で投与する。
  - ▶維持量 5〜10 μg/kg 1 日 2 回
  - ▶静注量＝経口投与量の 2/3
- ジルチアゼム：2 分以上かけて 0.25 mg/kg 投与；反復投与する場合，15 分後，2 分以上かけて 0.35 mg/kg 投与する。
- ドパミン，ドブタミン：2〜20 μg/kg/min で投与する。
- エフェドリン：0.2〜0.3 mg/kg で投与する。
- アドレナリン，イソプロテレノール，ノルアドレナリン：0.05〜1 μg/kg/min で投与する。
- エスモロール：1 分以上かけて 0.5 mg/kg 投与；維持量：50〜300 μg/kg/min で投与する。
- リドカイン：1〜2 mg/kg 静注；20〜50 μg/kg/min（成人量 1〜4 mg/min）で投与する。
- torsades de pointes に対する硫酸マグネシウム：10〜20 分以上かけて 25〜50 mg/kg（最大 2 g）投与する。
- ミルリノン：初回 20〜50 μg/kg を緩徐に静注；維持量：0.3〜0.7 μg/kg/min で投与する。
- ニトログリセリン：0.5〜5 μg/kg/min で投与する。
- ニトロプルシド：0.5〜10 μg/kg/min で投与する。
- PGE_1（アルプロスタジル）：0.05〜0.1 μg/kg/min で投与する。
- フェニレフリン：0.1〜0.5 μg/kg/min；1 μg/kg で投与する。
- プロカインアミド：5 分以上かけて 3〜6 mg/kg（1 回につき最大 100 mg）投与，5〜10 分ごとに 3 回；維持量：20〜80 μg/kg/min（成人量 1〜4 mg/min）で投与する。
- プロプラノロール：0.05〜0.15 mg/kg を緩徐に静注（最大 5 mg）する。
- バソプレシン：50 mL に 10 U 溶解すると 1 mL＝0.2 U となる。
  - ▶低血圧：0.0005〜0.002 U/kg/min
  - ▶消化管出血：0.002〜0.005 U/kg/min
- ベラパミル：2 分以上かけて 0.05〜0.2 mg/kg 静注（最大 5 mg）で投与する。

筋弛緩薬

- cisatracurium：0.1〜0.2 mg/kg 静注；作用持続時間 15〜45 分で投与する。
- パンクロニウム：0.1 mg/kg 静注；作用持続時間 1〜2 時間で投与する。
- ロクロニウム：0.4〜1.0 mg/kg 静注；0.6 mg/kg/hr で投与する。
- スキサメトニウム：1〜2 mg/kg 静注；4 mg/kg 筋注；最初にアトロピン投与を考慮する。
- ベクロニウム：0.1 mg/kg 静注；作用持続時間 30 分で投与する。

鎮静薬/静脈麻酔薬

- 抱水クロラール：30〜80 mg/kg 経口，直腸内で投与する。
- クロニジン：0.004 mg/kg 経口（最大 0.1 mg）で投与する。
- デクスメデトミジン：5 分以上かけて 1 μg/kg 静注，その後 0.2〜1 μg/kg/hr で投与する。
- ジフェンヒドラミン：0.2〜2 mg/kg 静注 4〜6 時間ごと；または 1.25 mg/kg 静注 6 時間ごと（最大 400 mg/日）で投与する。
- etomidate：0.3 mg/kg 静注する。
- ハロペリドール：6 歳以上の患者に対し 1〜3 mg/kg 筋注する。
- ケタミン：1〜2 mg/kg 静注；3〜6 mg/kg 経口；6〜10 mg/kg 直腸内；3 mg/kg 経鼻で投与する。
- methohexital：1〜2 mg/kg 静注；30〜40 mg/kg 直腸内で投与する。
- ミダゾラム：0.05〜0.3 mg/kg 静注，筋注で投与する。
  - ▶持続：0.4 μg/kg/min
  - ▶経口：0.5〜0.75 mg/kg
  - ▶直腸内：0.5〜1 mg/kg
  - ▶経鼻：0.2 mg/kg
- ペントバルビタール：2 mg/kg 筋注，静注，経口で投与する。

- プロポフォール：2〜3 mg/kg 静注；維持量：50〜300 μg/kg/min で投与する。
- チオペンタール：3〜7 mg/kg 静注；直腸内：20〜40 mg/kg で投与する。

鎮痛薬

非ステロイド性抗炎症薬

- アセトアミノフェン：10〜15 mg/kg 経口 4 時間ごとに投与する。
  - 直腸内（初回投与のみ）30〜40 mg/kg，次回経口投与は 6 時間後
  - 新生児に対し最大 30 mg/kg/日
  - 乳児に対し最大 60 mg/kg/日
  - 小児に対し最大 90 mg/kg/日
  - 成人に対し最大 4 g/日
- イブプロフェン：10 mg/kg 経口 6 時間ごとに投与する。
- ketorolac：腎機能正常で出血性素因がない場合，0.5 mg/kg 静注（最大 30 mg）6 時間ごと；最大 120 mg/日；最大 5 日間で投与する。

オピオイド

- コデイン：0.5〜1.0 mg/kg 経口 4 時間ごと
- タイレノール #1：アセトアミノフェン 300 mg + コデイン 7.5 mg
- タイレノール #2：アセトアミノフェン 300 mg + コデイン 15 mg
- タイレノール #3：アセトアミノフェン 300 mg + コデイン 30 mg
- タイレノール #4：アセトアミノフェン 300 mg + コデイン 60 mg
- フェンタニル：必要に応じて 1 時間ごとに 0.5〜1 μg/kg 静注
- hydrocodone/オキシコドン：0.05〜0.15 mg/kg 経口 4 時間ごと（通常 0.1 mg/kg から開始）に投与する。
- hydromorphone：0.03 mg/kg 経口 4 時間ごと，必要に応じて 2〜4 時間ごとに 0.015 mg/kg 静注で投与する。
- ペチジン：シバリングまたは硬直（血液製剤，アムホテリシン B などの投与に伴うもの）に対し 0.1 mg/kg を 1 回だけ静注する。
- メサドン：スライディングスケール
  - 軽度の痛み：必要に応じて 4 時間ごとに 25 μg/kg 静注
  - 中等度の痛み：必要に応じて 4 時間ごとに 50 μg/kg 静注
  - 重度の痛み：必要に応じて 4 時間ごとに 50 μg/kg 静注，または長時間作用オピオイドのため 8〜12 時間ごとに 0.1 mg/kg（48〜72 時間後の蓄積効果に注意）
- モルヒネ：必要に応じて 2〜4 時間ごとに 0.05〜0.15 mg/kg 静注；必要に応じて 4 時間ごとに 0.3〜0.5 mg/kg 経口で投与する。
- レミフェンタニル：0.1〜0.5 μg/kg/min，1〜4 μg/kg 単回投与する。
- sufentanil：導入量 10〜25 μg/kg で投与する。

拮抗薬

- ネオスチグミン 0.05 mg/kg を glycopyrrolate 0.01 mg/kg とともに投与する。
- エドロホニウム
  - 筋無力症に対して：0.2 mg/kg 静注
  - 非脱分極性筋弛緩薬の拮抗：1 mg/kg をアトロピン 0.014 mg/kg とともに静注
- フルマゼニル
  - 鎮静の拮抗：0.01 mg/kg 静注 1 分ごと
  - 過量投与に対し：0.01 mg/kg 1 分ごと，または 0.005〜0.01 mg/kg/hr（1 回につき最大 0.2 mg；総投与量 1 mg まで）
- ナロキソン：0.01〜0.1 mg/kg 静注，気管内投与；作用持続時間 20 分である。
- physostigmine：アトロピン 0.01〜0.02 mg/kg とともに 0.01 mg/kg（成人量 2 mg）を緩徐に静注する。

輸液/電解質/利尿薬

- 維持輸液：4 mL/kg/hr（10 kg 以下），40＋（体重－10）×2 mL/kg/hr（10～20 kg），40＋20＋（体重－20）×1 mL/kg/hr（20 kg 以上）で投与する。
- Ca^{2+}：200～300 mEq/kg/日で投与する。
- フロセミド：0.5～1 mg/kg 経口，静注；0.06～0.24 mg/kg/hr で投与する。
- ブドウ糖：8 mg/kg/min で投与する。
- 高カリウム血症：ブドウ糖 1 g/kg とブドウ糖 1 g あたり 0.2 U のレギュラーインスリンを 15 分以上かけて静注する。
- Ca^{2+}＝5～10 分以上かけて 4～5 mg/kg 静注する。
- ケイキサレート：1～2 g/kg 経口，直腸内（20％ ソルビトールとともに）で投与する。
- インスリン：0.02～0.1 U/kg/hr で投与する。
- 硫酸マグネシウム：10 分以上かけて 25～50 mg/kg（最大 2 g）投与；維持量 16 mg/kg/hr で血漿レベルを 0.8～1.2 mmol/L に維持する（最大 2 g）。
- マンニトール：0.25～1 g/kg 静注する。
- K^+：2～3 mEq/kg/日で投与する。
- ショック：生理食塩液，乳酸リンゲル液，または 5％ アルブミンを 10～20 mL/kg 投与する。
- 炭酸水素ナトリウム（$NaHCO_3$）：1～2 mEq/kg で投与する。
- 尿崩症に対するバソプレシン：0.0005 U/kg/hr；0.04 U/mL に希釈し，30 分ごとの尿量をみながら必要に応じて倍速としていき，0.01 U/kg/hr まで増量する。

抗菌薬

- アンピシリン：25～50 mg/kg 4～6 時間ごと（最大 2 g）で投与する。
- セファゾリン：30 mg/kg 静注 4 時間ごと（最大 2 g）で投与する。
- cefoxitin：30 mg/kg 静注 4 時間ごと（最大 2 g）で投与する。
- クリンダマイシン：30 分以上かけて 10 mg/kg 6 時間ごと（最大 900 mg）で投与する。
- ゲンタマイシン：30 分以上かけて 2 mg/kg（最大 80 mg）投与，再投与はしない。
- メトロニダゾール：30 分以上かけて 7.5 mg/kg 静注 6 時間ごと（最大 500 mg）で投与する。
- トブラマイシン：30 分以上かけて 2.5 mg/kg（最大 200 mg）を 8 時間ごとに投与する。
- ユナシン（スルバクタム・アンピシリン）：30 分以上かけて 75 mg/kg 静注 4 時間ごと。
- バンコマイシン：60 分以上かけて 15 mg/kg 6～8 時間ごと。
- ゾシン（タゾバクタム・ピペラシリン）
  - ▶9 ヶ月未満：240 mg/kg/日；6～8 時間ごとに分割投与
  - ▶9 ヶ月以上：300 mg/kg/日；6～8 時間ごとに分割投与

降圧薬

- エスモロール：1 分以上かけて 0.5 mg/kg 単回投与；維持量 50～300 μg/kg/min で投与する。
- ヒドララジン：0.1～0.2 mg/kg 筋注，静注 4～6 時間ごとで投与する。
- ラベタロール：0.25 mg/kg 静注 1～2 時間ごとで投与する。
- ニフェジピン：0.01～0.01 mg/kg 静注または 1～2 mg/kg/日経口，舌下（成人量 10～30 mg 経口）で投与する。
- フェントラミン：0.1 mg/kg 静注する。
- プロプラノロール：0.01～0.15 mg/kg を緩徐に静注する。

制吐薬/H_2 遮断薬

- グラニセトロン：10 μg/kg 静注/経口 12 時間ごとで投与する。
- メトクロプラミド：0.1 mg/kg 静注/経口 6 時間ごと（錐体外路症状に注意）。
- エソメプラゾール：1 mg/kg 1 日 1 回静注する（最大 40 mg）。
- オンダンセトロン：0.15 mg/kg 静注/舌下/経口 8 時間ごとに緩徐に投与する（1 回につき最大 8 mg；1 日

32 mg まで)。
- プロクロルペラジン：2 歳以上 0.1 mg/kg 静注/経口 8 時間ごと（錐体外路症状に注意）。
- ラニチジン：1〜2 mg/kg 1 日 2 回経口，静注する（最大 150 mg 1 日 2 回）。

ステロイド薬

- デキサメタゾン：0.3〜1 mg/kg 静注（耳鼻咽喉科手術では 0.5 mg/kg，最大 10 mg）で投与する。
- ヒドロコルチゾン：0.2〜1 mg/kg 6 時間ごと（抗炎症作用）；喘息の場合：4〜8 mg/kg 投与し，その後 4〜6 時間ごとに 2〜4 mg/kg 投与する。
- メチルプレドニゾロン：0.04〜0.2 mg/kg 6 時間ごと（抗炎症作用）；喘息の場合：2 mg/kg 投与し，その後 4〜6 時間ごとに 0.5〜1 mg/kg 投与する。
  - ▶脊髄ショック：1 時間以上かけて 30 mg/kg 静注，その後 5.4 mg/kg/hr で 23 時間投与する。
  - ▶肝移植：20 mg/kg

止痒薬

- ジフェンヒドラミン：0.5 mg/kg 経口/静注 6 時間ごとで投与する。
- ヒドロキシジン：0.5 mg/kg 経口/静注 6 時間ごとで投与する。
- nalbuphine：20 分以上かけて 0.1 mg/kg 静注 6 時間ごとで投与する（最大 5 mg）。

気管支拡張薬

- サルブタモールネブライザー（0.5% 溶液）：0.01 mL/kg/生理食塩液 2.5 mL（最大 0.5 mL＝2.5 mg）
- アミノフィリン：30 分以上かけて 7 mg/kg を緩徐に静注；維持量：0.5〜1.5 mg/kg/hr で投与する。
- アドレナリン（1：1,000）10 μg/kg 皮下注（最大 400 μg）で投与する。
- ラセミ体アドレナリン：0.25〜0.5 mL に生理食塩液 5 mL を加えて吸入する。
- イソプロテレノール：0.05 μg/kg/min；効果をみながら 0.1 μg/kg/min ずつ増量する。
- metaproterenol ネブライザー（5% 溶液）：0.01 mL/kg/生理食塩液 2.5 mL（最大 0.3 mL＝15 mg）で投与する。
- テルブタリン：10 μg/kg 皮下注（最大 250 μg）で投与する。

PCA

- hydromorphone（0.2 mg/mL）で投与する。
  - ▶必要に応じて：10 分ごとに 0.003 mg/kg
  - ▶持続投与（任意）：0.003 mg/kg/hr
  - ▶臨床的単回投与量：20 分ごとに 0.006 mg/kg を 3 回まで投与（これを 4 時間ごとに行う）
- モルヒネ（1 mg/mL）；10 kg 未満の場合 0.5 mg/mL で投与する。
  - ▶必要に応じて：10 分ごとに 0.015 mg/kg
  - ▶持続投与（任意）：0.015 mg/kg/hr
  - ▶臨床的単回投与量：20 分ごとに 0.03 mg/kg を 3 回まで 投与（これを 4 時間ごとに行う）

硬膜外麻酔

- 0.1% ブピバカイン（1 mg/mL ±フェンタニル 1〜2 μg/mL ±クロニジン 0.1 μg/mL）：0.1〜0.4 mL/kg/hr で投与する。

過量投与不可
- 新生児では，ブピバカイン 0.2 mg/kg/hr，48 時間以上投与しない。
- 年長時では，ブピバカイン 0.4 mg/kg/hr までとする。
- 仙骨麻酔（1 回投与法）：0.25% ブピバカイン（±アドレナリン混注）0.75〜1 mL/kg ±クロニジン 1 μg/kg で投与する。

血液製剤/凝固

- アミノカプロン酸

- ▶循環器科：200 mg/kg，その後 16.7 mg/kg/hr，最大 18 g/m^2/日で投与する。
- ▶整形外科：100〜150 mg/kg，その後 10〜15 mg/kg/hr，最大 18 g/m^2/日で投与する。
- ヘパリン：50〜100 U/kg ボーラス静注，その後 10〜20 U/kg/hr；人工心肺：300 U/kg 静注する。
- 第Ⅶa 因子：40 μg/kg 静注，再投与は 90 分後に 90 μg/kg 静注，さらに再投与する場合は 2 時間後に 90 μg/kg 静注する。
- 赤血球濃厚液：Hb 1 g/dL 上昇させるには 10 mL/kg 必要である。
- 血小板濃厚液：50〜100×10^9/L 上昇させるには 5〜10 mL/kg 必要；10 kg 以上の患者の場合 1 U/10 kg 必要である。

（堀木としみ）

第168章
新生児蘇生

Wanda A. Chin

蘇生（図168-1）

- 速やかに状態の安定化を開始する（乾燥，保温，体位，気道評価，呼吸刺激）。
  - ▶分娩時，新生児に対する口腔咽頭，鼻咽頭の羊水吸引（正常の羊水，胎便で混濁した羊水とも）は今では推奨されていない。
  - ▶蘇生の必要がない新生児の場合，臍帯の結紮は少なくとも 1 分以上遅らせるべきである。蘇生が必要な新生児の結紮推奨時間は明らかでない。
  - ▶心拍数と呼吸を評価し，次の蘇生ステップに移行するかを決定する。
- 換気：自発呼吸はあるが呼吸障害がみられるような早産児であれば，CPAP や気管挿管，人工呼吸による補助が必要となる場合がある。
  - ▶40〜60 bpm の呼吸数になる補助換気が使用されてきたが，これに関しては有効なレビューはない。適切な換気補助により心拍数は迅速に改善する。
  - ▶皮膚色の評価は信頼性が乏しいため，酸素化の評価にはパルスオキシメータを使用する。
  - ▶酸素補給は通常，酸素と空気を混合することにより調節し，パルスオキシメータを参考にして酸素運搬量を評価する。
  - ▶胎便で混濁した羊水とともに娩出された新生児に対して，たとえ児が衰弱していても，気管内吸引を行うことを支持もしくは否定するようなエビデンスはない。
- 胸骨圧迫（図168-2）：心拍数 60 以下の場合
  - ▶圧迫：換気＝3：1 の割合で行う。
  - ▶2 本の親指を前胸部にあてた胸郭包み込み両母指圧迫法を行う。
  - ▶胸骨下 1/3 の位置を 2 本の親指で押す。
  - ▶胸郭の厚さ 1/3 の深さまで押す。
- 薬物療法：ナロキソンは，分娩室での新生児の呼吸抑制に対して，蘇生の初期治療としての使用は推奨しない。
- 容量負荷：出血をきたした新生児で蘇生に反応しない場合には，早急に漿質液や赤血球濃厚液を用いた補液を行う。
- 出血が明らかでない新生児に対しては輸液を行わないことが多いが，通常の蘇生治療に難渋する場合には，試験的な輸液の負荷により出血が顕在化することがある。

図168-1 新生児蘇生

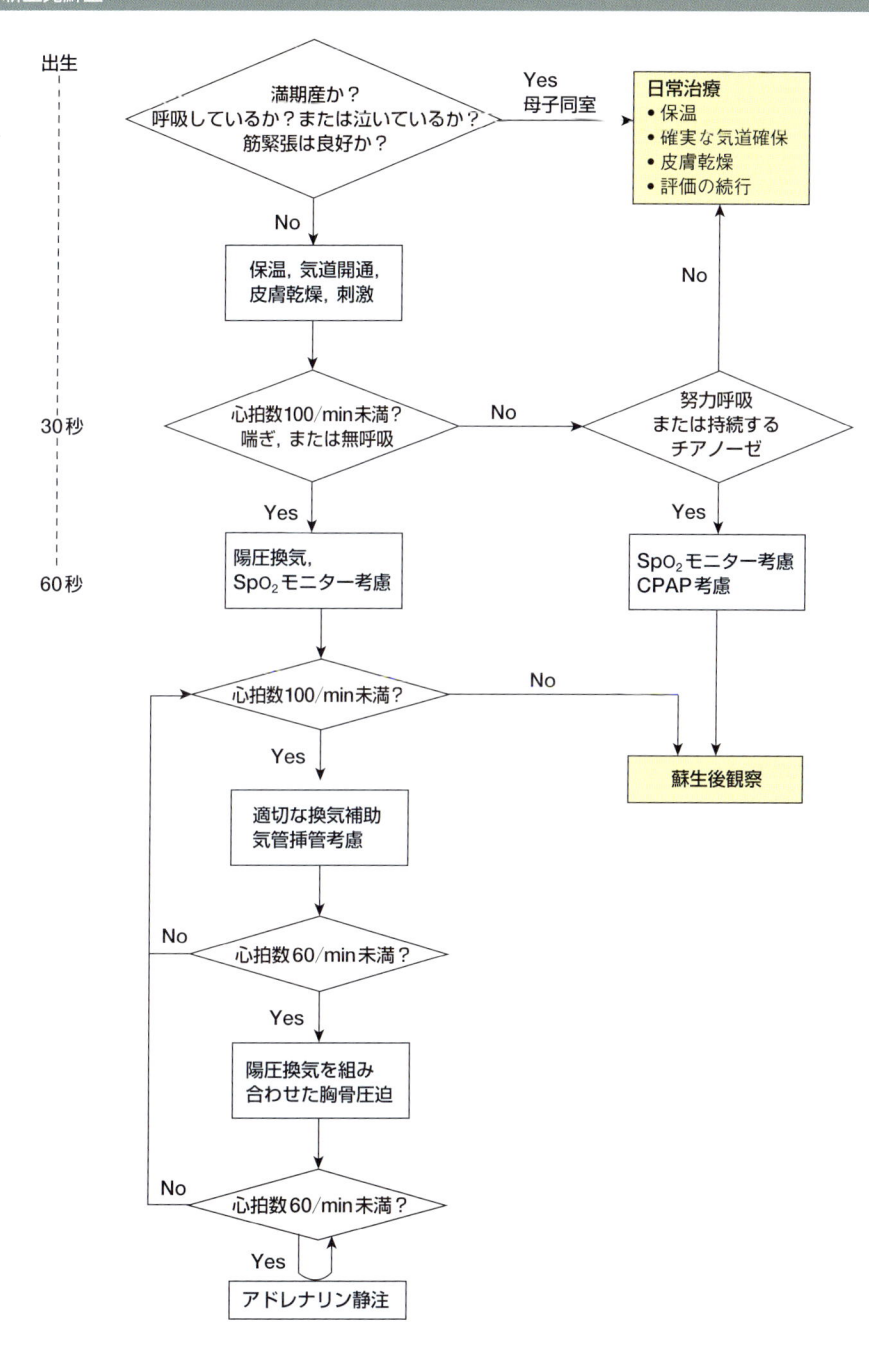

```
出生 ──┬── 満期産か？
       │   呼吸しているか？または泣いているか？ ──Yes──→ 日常治療
       │   筋緊張は良好か？          母子同室          ・保温
       │         │                                    ・確実な気道確保
       │         No                                   ・皮膚乾燥
       │         ↓                                    ・評価の続行
       │   保温，気道開通，                                  ↑
       │   皮膚乾燥，刺激                                    No
       │         ↓                                          │
30秒 ──┤   心拍数100/min未満？ ──No──→ 努力呼吸
       │   喘ぎ，または無呼吸          または持続する
       │         │                    チアノーゼ
       │         Yes                        │
       │         ↓                          Yes
60秒 ──┤   陽圧換気，                        ↓
       │   SpO₂モニター考慮          SpO₂モニター考慮
       │         │                    CPAP考慮
       │         ↓                          │
       │   心拍数100/min未満？ ──No──────────┼──→ 蘇生後観察
       │         │                          │
       │         Yes
       │         ↓
       │   適切な換気補助
       │   気管挿管考慮
       │         ↓
       │   心拍数60/min未満？ ──No──┐
       │         │                  │
       │         Yes                │
       │         ↓                  │
       │   陽圧換気を組み           │
       │   合わせた胸骨圧迫         │
       │         ↓                  │
       │   心拍数60/min未満？ ──No──┘
       │         │
       │         Yes
       │         ↓
       │   アドレナリン静注
```

備考：アドレナリンは 0.01〜0.03 mg/kg 静注

Perlman JM, Wyllie J, Kattwinkel J, et al. Part 11: neonatal resuscitation: 2010 international consensus on cardiopulmonary resuscitation and emergency cardiovascular care science with treatment recommendations. Circulation. 2010;122 (suppl 2):S516-S538 より。

- 治療的低体温は，満期産または満期産近くに生まれた中等度または高度の低酸素性，虚血性脳症をもった乳児に対して考慮するべきであり，地域のプロトコルに準じた周産期システムを通じて経過観察すべきである。
- 心拍が10分間検出されなかったら，蘇生を中止することが妥当。10分以上蘇生を継続するかどうか，多数の決定要因を考慮に入れる。

出生時目標動脈管前 SpO_2

出生後経過時（分）	目標動脈管前 SpO_2
1	60〜65
2	65〜70
3	70〜75
4	75〜80
5	80〜85
10	85〜95

Apgar スコア

項目	0	1	2
皮膚色	蒼白	体幹ピンク 末梢青白い	ピンク
筋緊張	なし，ぐにゃぐにゃ	軽度緊張	活動的，筋緊張良好
心拍数	0	<100	>100
呼吸	無呼吸	ゆっくり，不規則	強い，規則的
被刺激反射（経鼻カテーテル刺激）	なし	いくらか顔をしかめる	顔をしかめる，啼泣

通常，1分後と5分後に観察。もし5分後のスコアが7点未満なら，さらに5分ごと20分間観察。いずれの時点のスコアも3点未満なら，中等度から重度仮死，積極的な蘇生を開始。
注意：Apgarスコアは蘇生のガイドラインとして使用されていない。Apgarスコアの評価のために蘇生を遅らせてはいけない。

図 168-2 新生児での胸部圧迫法の原法

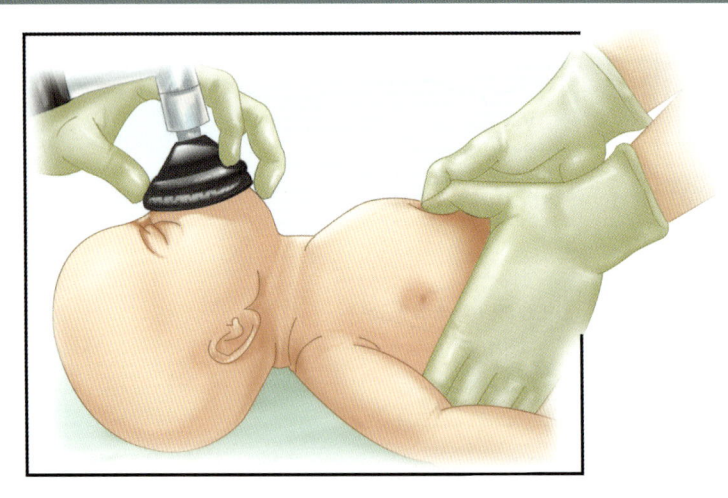

Strange G, Ahrens W, Lelyveld S, Schafermeyer R, eds. Pediatric Emergency Medicine: A Comprehensive Study Guide. 3rd ed. New York: McGraw-Hill; 2009. Figure 27-4より。© The McGraw-Hill Companies, Inc. All rights reserved.

参考文献

www.TheAnesthesiaGuide.com を参照

（堀木としみ）

第169章
小児の気道確保困難

Wanda A. Chin

最初の気道評価			
既往歴	気道障害，気道確保困難の既往があるか？		喘鳴，呼吸困難，発達障害，過去の麻酔歴 閉塞性睡眠時無呼吸に対する評価
身体所見	最近活動性の気道障害はあるか？ 外見上形成異常はあるか？		気道障害の程度と小顎症，高口蓋，後鼻孔閉鎖，開口障害のような特徴に注意
特殊検査	麻酔計画に必要な検査は何か？		CT検査，喉頭鏡検査，睡眠検査
患者の成熟度	気道管理中協力を得ることができるか？		感情的，精神的，知的状態
外科的手技	行われる手術にはどのような手技が必要か？		区域麻酔か全身麻酔か マスク換気かラリンジアルマスクによる気道確保か気管挿管か 外科的気道確保か

小児の気道の乳児との違い

- 喉頭の位置が高い。
- 気道の最も狭い部分は輪状軟骨部である。
- 喉頭蓋は硬く，大きく，後方に位置する。
- 舌が不釣合に大きい。
- 短頸である。
- 相対的に頭部が大きい。

小児気道確保困難アルゴリズム（図169-1）

- 起こりうる気道管理上の問題点の評価
  - ▶換気困難
  - ▶挿管困難
  - ▶患者協力困難
  - ▶外科的気道確保困難
- 補助的酸素の準備
- 基本的管理方法の選択
  - ▶外科的気道確保か，非侵襲的気道確保か？
  - ▶意識下挿管か，導入後挿管か？：ほとんどの小児は意識下挿管の協力が得られるまで成長していないので，麻酔導入後に挿管を試みる。
  - ▶自発呼吸下換気か，自発呼吸を消した換気か？：新生児，乳児は機能的残気量に限界があり，挿管施行中は自発呼吸で管理するほうが安全なことがしばしばある。

図 169-1 小児気道確保困難フローチャート

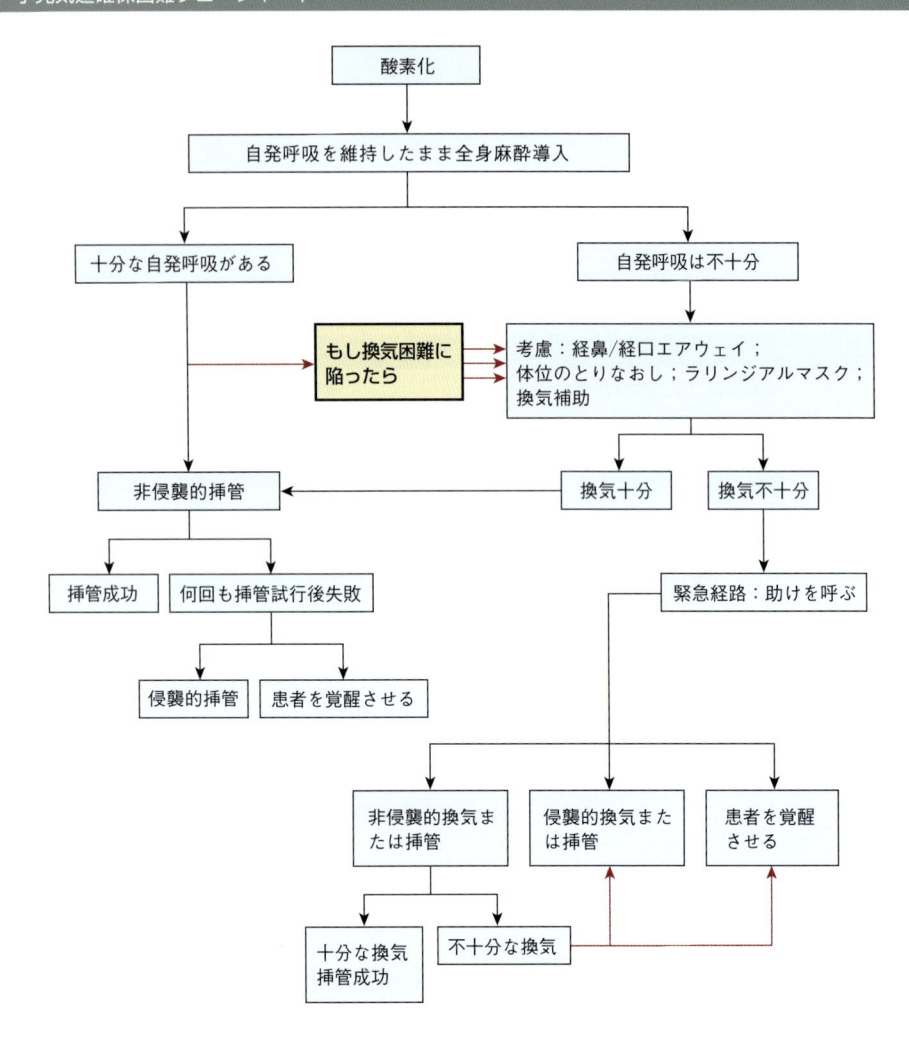

```
                        酸素化
                          │
              自発呼吸を維持したまま全身麻酔導入
                   ┌──────┴──────┐
          十分な自発呼吸がある      自発呼吸は不十分
                   │                    │
                   │   ┌─もし換気困難に─→ 考慮：経鼻/経口エアウェイ；
                   │   │  陥ったら         体位のとりなおし；ラリンジアルマスク；
                   │   │                   換気補助
                   │   │                ┌──┴──┐
                   │   │             換気十分  換気不十分
                   │   │                │         │
               非侵襲的挿管 ←───────────┘    緊急経路：助けを呼ぶ
              ┌────┴────┐                         │
          挿管成功  何回も挿管試行後失敗            │
                   ┌────┴────┐          ┌─────────┼─────────┐
               侵襲的挿管  患者を覚醒させる   非侵襲的換気  侵襲的換気  患者を覚醒
                                           または挿管   または挿管   させる
                                          ┌────┴────┐
                                      十分な換気  不十分な換気
                                      挿管成功
```

小児気道確保困難用カートの推奨物品	
物品	サイズ
経口エアウェイと経鼻エアウェイ	複数サイズ
気管チューブ	小児用と成人用
ラリンジアルマスク	サイズ 1, 1.5, 2, 2.5, 3, 4, 5
コンビチューブ（成人小サイズ）	
ファーストラックラリンジアルマスク	サイズ 3, 4, 5
喉頭鏡ハンドル	ショートとロング
喉頭鏡ブレード	Mac 0, 1, 2, 3, 4 Miller 0, 1, 2, 3, 4 オキシスコープ（酸素投与用ポートのあるもの）
ハンドルのバッテリー	
Magill 鉗子	小児用と成人用
静脈カテーテル	
シリンジ	
挿管用ガイド	スタイレット チューブエクスチェンジャー エラスティックブジー
気管切開キット	
経皮的輪状甲状間膜穿刺キット	
Swivel アダプター	
No.3 ストレートコネクター	
サクションカテーテル	6, 8, 10, 14 Fr
Yankauer サクションチップ	小児用と成人用
潤滑油	
2% と 4% リドカイン	
噴霧器	
フェイスマスク	サイズ 1, 2, 3, 4, 5
アンビューバッグ	小児用と成人用
気道確保用補助器具	軟性気管支ファイバー 硬性気管支鏡 逆行性気管挿管用ガイドワイヤー トラキライト

● 参考文献

www.TheAnesthesiaGuide.com を参照

(堀木としみ)

第170章
小児バイタルサイン

Wanda A. Chin

小児バイタルサイン

年齢	体重(kg)	心拍数(bpm)	呼吸数(bpm)	収縮期血圧(mmHg)	拡張期血圧(mmHg)	分時換気量(L/min；mL/min/kg)	肺活量(mL；mL/kg)	ヘマトクリット(%)
早産児	1	130～150	40～60	42～52	21 ± 8			35～65
早産児	1～2	125～150	40～60	50～60	28 ± 8			35～65
新生児	2～4	120～150	40～60	60～70	37 ± 8	1.05；200～260	120；40	45～65
1ヶ月	4～7	100～140	24～35	80～96	46 ± 16			
6ヶ月	7～10	100～140	24～35	89～105	60 ± 10	1.35；140～190		33～36
1歳	10～12	95～130	20～30	96～110	66 ± 25	1.78；150～180	450；45	35
2～3歳	12～14	85～125	18～25	99～115	64 ± 25	2.46；175～200	870；60	38
4～5歳	16～18	80～115	18～25	99～115	65 ± 20	5.5	1,160；60	
6～9歳	20～26	70～110	14～25	100～120	65 ± 15	6.2	1,500；60	40
10～12歳	32～42	65～95	12～20	112～125	68 ± 15	6.2	3,100；60	
>14歳	>50	65～90	12～18	115～130	75 ± 15	6.4；90	4,000；60	40～50

年齢別体液区分

年齢	早産児	新生児	1歳	10歳	成人
体内総水分量(%)	85	75	70	55	50
細胞内液量(%)	35	40	40	30	30
細胞外液量(%)	50	35	30	25	20

ヒント

- 正常小児のバイタルサインの特徴は，成人よりも心拍数が多く血圧が低いことである。
- 1回拍出量は一定のため，乳児では心拍出量は心拍数に依存する。
- 小児は成人に比べて体重あたりの酸素消費量が多い。
- 小児は低酸素のようなストレスによる影響で，徐脈，心拍出量低下が生じる。
- 体重あたりの1回換気量（7 mL/kg）と死腔（2 mL/kg）は成人と同様である。
- 麻酔中は機能的残気量が減少するため，無気肺をきたしやすい。
- 4～5ヶ月までは，尿濃縮能に限界がある。
- 新生児は血液のタンパク含量が低いため，多くの薬物で遊離型の割合が高い。低血糖，低カルシウム血症のリスクも高い。
- 血栓症のリスクのピーク：出生時（アンチトロンビンⅢ，プロテインC，プロテインSの欠損）と思春期
- 新生児と母乳で育てられた乳児では，ビタミンK欠損によりプロトロンビン時間が生理学的に8～10秒延長している。

● 参考文献

www.TheAnesthesiaGuide.com を参照

（堀木としみ）

第171章
小児サイズ表

Philipp J. Houck

年齢，体重に準じたサイズ表

年齢 （または体重）	カフなし 気管 チューブ	カフ付 気管 チューブ	喉頭鏡 ブレード	二腔 気管チューブ	中心静脈 ライン	動脈 ライン	ラリン ジアル マスク	Foley カテーテル	胸腔 チューブ	セイラム サンプ チューブ
1 kg	2.5		Miller 00		5 Fr	24 G	1	5 Fr	8 Fr	
2 kg	3		Miller 00		5 Fr	24 G	1	5 Fr	10 Fr	10 Fr
3 kg	3		Miller 0		5 Fr	24 G	1	5 Fr	12 Fr	10 Fr
満期産児	3.5		Miller 1		5 Fr	24 G	1	5 Fr	12 Fr	10 Fr
5 kg	3.5		Miller 1		5 Fr	24 G	1.5	5 Fr	12 Fr	10 Fr
1歳	4		Miller 1		5 Fr	24 G	1.5	5 Fr	16 Fr	10 Fr
2歳	4.5		Miller/Mac 2		5 Fr	24 G	2	8 Fr	16 Fr	14 Fr
3歳	4.5		Miller/Mac 2		5 Fr	22 G	2	8 Fr	20 Fr	14 Fr
4歳	5		Miller/Mac 2		5 Fr	22 G	2	8 Fr	20 Fr	14 Fr
5歳		5	Miller/Mac 2		5 Fr	22 G	2	8 Fr	20 Fr	14 Fr
6歳		5	Miller/Mac 2		7 Fr	22 G	2.5	8 Fr	20 Fr	14 Fr
7歳		5	Miller/Mac 2		7 Fr	22 G	2.5	8 Fr	20 Fr	14 Fr
8歳		5.5	Miller/Mac 2	26 Fr	7 Fr	22 G	2.5	8 Fr	20 Fr	14 Fr
9歳		5.5	Miller/Mac 2	26 Fr	7 Fr	22 G	2.5	10 Fr	20 Fr	14 Fr
10歳		6	Miller/Mac 3	28 Fr	7 Fr	20 G	2.5	10 Fr	20 Fr	14 Fr
11歳		6	Miller/Mac 3	28 Fr	7 Fr	20 G	3	10 Fr	24 Fr	14 Fr
12歳		6	Miller/Mac 3	28 Fr	7 Fr	20 G	3	10 Fr	24 Fr	14 Fr
13歳		6	Miller/Mac 3	32 Fr	9 Fr	20 G	3	12 Fr	24 Fr	16 Fr
14歳		7	Miller/Mac 3	32 Fr	9 Fr	20 G	3	12 Fr	32 Fr	16 Fr
15歳		7	Miller/Mac 3	35 Fr	9 Fr	20 G	4	12 Fr	32 Fr	16 Fr
16歳		7	Miller/Mac 3	35 Fr	9 Fr	20 G	4	12 Fr	32 Fr	16 Fr
17歳		7	Miller/Mac 3	35 Fr	9 Fr	20 G	4	12 Fr	36 Fr	16 Fr
18歳		7	Miller/Mac 3	35 Fr	9 Fr	20 G	4	12 Fr	36 Fr	16 Fr

Fr：フレンチ，G：ゲージ

気管チューブ固定長 (cm) ＝気管チューブサイズ (内径 mm)×3
気管チューブサイズ (内径 mm) ＝ (年齢)/4＋4

● 参考文献
www.TheAnesthesiaGuide.com を参照

(堀木としみ)

第172章
腹壁破裂/臍帯ヘルニア

Wanda A. Chin

基本情報

臍帯ヘルニアと腹壁破裂の違い

	臍帯ヘルニア	腹壁破裂
病因	卵黄嚢に開口した腸管(後の臍腸管)の開存遺残	右臍周囲部の虚血を伴う臍腸間膜動脈の閉塞
部位	臍帯内	臍周囲
エコーによる出生前診断	可能	可能
発生率	6,000生児出生あたり1人，児＞女児	15,000生児出生あたり1人，男児＞女児
腹膜欠損	なし	あり
部位	臍中心部	臍の側方
合併奇形	発生率が高い	発生率は低い
	心奇形	消化管―腸管閉塞
	消化管―Meckel憩室	
	腸回転異常	
	尿生殖器系―膀胱外反	
	代謝系―Beckwith-Wiedemann症候群	
	(巨大児，巨舌，臓器肥大症，低血糖を呈する先天異常)	
	染色体異常(21トリソミー)，先天性横隔膜ヘルニア	
生存率	70～95%	＞90%

術前

- 術前腹腔内感染防止の広域スペクトラム抗菌薬
- 新生児の術前管理に準じる：感染防止，十分な輸液，保温
- 不感蒸泄と体温低下防止対策後ただちに，露出した臓器や腸間膜を生理食塩液で湿らせたガーゼとプラスチックラップで清潔下に覆う。
- 臍帯ヘルニアまたは腹壁破裂の手術は緊急性を要するが，十分な術前検査や蘇生を行う時間はある。
- 合併症の検索のために，超音波による心臓，尿生殖器系の検索が必要である。

- 輸液，電解質補正
  - ▶腹壁欠損による著明な水分喪失のため，20 mL/kgの乳酸リンゲル液または生理食塩液を単回投与。続いて10％ブドウ糖添加1/4食塩液を維持輸液速度の2～3倍で投与する。
- 経口胃管で胃内を吸引して胃内圧を減らす。

モニタリング

- ASA推奨の基本的モニター，体温，尿量
- 個々の症例の必要に応じたモニター
- 動脈ラインはpHモニタリングと輸液療法の指標
  - ▶心奇形を合併する場合も有用
- 静脈還流閉塞による下肢うっ血があるときは，下肢の経皮的酸素飽和度モニターは低下する。
- 胃内圧，中心静脈圧，心係数の測定は，一期的閉鎖が適切かどうかの判断の指標となる。

導入

- 気管挿管＋急速導入　意識下挿管が必要になる場合もある。胃内膨張を避けるために笑気は使用しない。
- 十分な筋弛緩薬が必要である。

維持

- 麻酔管理は体液補正（術中50～100 mL/kg等張液負荷）と低血圧予防
- 臓器の腹腔内還納時に生じる腹腔内圧上昇による重要な合併症
  - ▶換気低下
    - ■気道内圧上昇と1回換気量の低下
  - ▶臓器環流低下
  - ▶腸管浮腫
  - ▶無尿
  - ▶低血圧
- 吸気圧が25～30 cmH$_2$Oまたは胃内圧が20 cmH$_2$Oを超える場合，一期的閉鎖は推奨されない。

術後

- 術後管理は術式または合併症の有無により異なる。
- 特に段階的手術で臓器が左腹腹膜外に脱出している場合は，体液喪失が続くため術後も引き続き体液補正を行う。
- 特にイレウス症状が遷延する場合，経静脈栄養が必要となる。
- ほとんどの症例は，術後気道内圧測定のため24～48時間挿管管理を行う。

●参考文献

www.TheAnesthesiaGuide.com を参照

（堀木としみ）

第173章
気管食道瘻

Wanda A. Chin

基本情報（図173-1）

- およそ 3,000 出生児あたり 1 人
- 30～40％ が早産児
- 気管食道瘻をもつ新生児の 30～50％ に心臓，胃腸，尿生殖器系，筋骨格，頭蓋顔面の奇形がある。
  - ▶ VATER 連合症候群（脊椎異常，血管異常，鎖肛，気管食道瘻，橈骨欠損，腎奇形）
  - ▶ VACTERL 連合症候群（脊椎異常，鎖肛，心奇形，気管食道瘻，腎奇形，橈骨・肋骨奇形）
- 最もよくみられる型は，上部食道が盲端で気管と食道遠位間の瘻孔を伴うもの（ⅢB 型）で，全症例の 90％ を占める。

術前

- 超音波による出生前診断：羊水過多との関連（羊水の飲み込みが悪い）
- 出生時，経口胃管が胃内に挿入できない。
- 新生児の徴候（哺乳時の咳嗽と窒息症状）
  - ▶ 哺乳により悪化する反復性の肺炎
- 放射線検査による診断（食道への造影剤投与）
  - ▶ 気管瘻がある場合には，胃内に空気の貯留
- 幼児期になるまで診断されないこともある。
- 死亡率は肺疾患，心疾患の合併症に関係する。
- 開胸側を決定するために大動脈の位置を確かめる。
- 新生児を半座位にすることと，分泌物の貯留を防ぐため口腔内にカテーテルを挿入することにより，誤嚥性肺

図173-1 気管食道瘻の5型

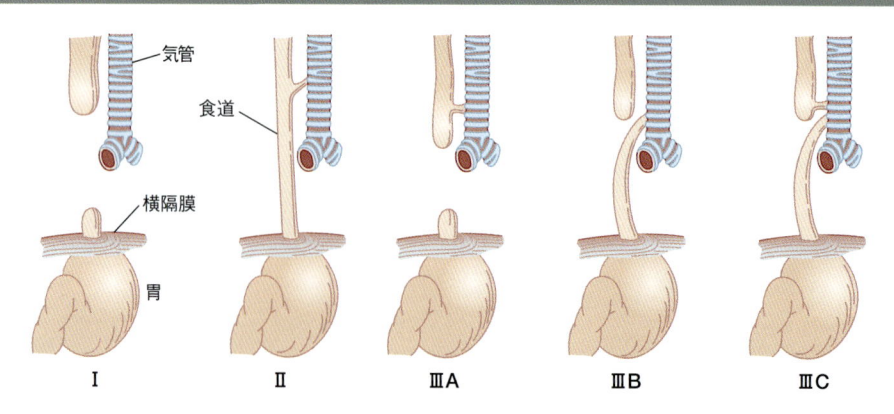

ⅢB 型が全症例の 90％ を占める。

Morgan GE, Mikhail MS, Murray MJ. Clinical Anesthesiology. 4th ed. Figure 44-3 より。www.accessmedicine.com からも閲覧可能。
© The McGraw-Hill Companies, Inc. All rights reserved.

炎のリスクを最小限にする。
- 食事が停滞するため，誤嚥の高リスクとなる。完全静脈栄養，部分的非経口栄養などにより経静脈的血糖管理を開始する。
- 肺炎治療に抗菌薬が必要である。
- 緊急胃瘻造設のときは，48〜72時間後に予定されている手術に合わせて胃膨満を解除し，換気状態を改善させる。
- Waterson分類は過去に広く用いられた。しかし最近では，患児の臨床状態をもとに分類される。

新生児気管食道瘻のWaterson分類

A	出生時体重2.5 kg以上で健康	95%生存
B	出生時体重1.8〜2.5 kgで健康，または出生時体重2.5 kg以上で中等度肺炎または他の先天奇形を伴う	68%生存
C	出生時体重1.8 kg未満，または出生時体重1.8 kg以上だが重症肺炎または重症先天奇形を伴う	6%生存

新生児気管食道瘻のSpitz分類

I	出生時体重1.5 kg以上で先天性心疾患合併がない	99%生存
II	出生時体重1.5 kg未満または先天性心疾患合併がある	82%生存
III	出生時体重1.5 kg未満で先天性心疾患合併がある	50%生存

- 集中治療室管理の向上で，呼吸状態により致命的となる頻度は少なくなった。
- 通常，分類上，循環呼吸状態が安定している乳児には開胸手術を行う。1,000 g未満の早産児，重症呼吸障害，先天性心疾患のような高リスク症例は待機的手術とすることがある。その場合，初期の処置として，局所麻酔下で食道末梢側にある瘻孔をFogartyカテーテルのバルーンで閉塞し，緊急胃瘻造設を行う。
- アトロピンは，食道閉鎖や気管食道瘻合併乳児に一般的に行われる最適な前処置である。これは挿管時の迷走神経反射による徐脈発生を減少させ，麻酔導入時の心拍出量を維持する。

モニタリング

- 体温を含めた通常のモニタリングを行う。
- 非観血的血圧測定―心疾患合併や右開胸手術の場合，動脈ラインを準備する。
- 胸壁聴診器は左前胸部腋窩下におく（心音と呼吸音の両方を聴取）。

導入

- 気管挿管±急速導入または自発呼吸温存したまま吸入麻酔導入を行う。
  ▶ 気道確保困難が予想された場合，自発呼吸を維持し意識下挿管または吸入麻酔を用いた導入（2 MAC）を行う。
  ▶ 自発呼吸温存の利点として，陽圧換気により瘻孔を通じて胃にガスが入り胃内圧が上昇することを防止できる。
- 気管食道瘻は通常気管分岐部直上，気管後壁に位置するので，気管チューブを主気管支まで挿管し，聴診上，両側左右差がなくなる位置まで気管チューブを引き抜いてくると瘻孔換気を防ぐことができる。
- 挿管時に気管チューブを回転させると，先端の切り口が後方に向くため，瘻孔挿管を防ぐことができる。
- 瘻孔を通じてガスが胃内に蓄積すると，胃瘻造設時の換気困難に陥る場合がある。気管支ファイバーをみながらFogartyカテーテルのバルーンを瘻孔に通してふくらませれば，瘻孔は塞がり換気が容易になる。

維持

- 瘻孔を閉鎖すればPEEPがかけられる。
- バランス麻酔がしばしば用いられる。
- 気管圧迫，濃縮分泌物や凝血塊の気管内閉塞により気道閉塞が起こりうる。
- 術操作（瘻孔結紮，食道吻合）の右肺圧迫で，無気肺，酸素飽和度低下，低換気を生じる。

- 急激な酸素飽和度低下時の鑑別診断
  - ▶ 胃膨満
  - ▶ 気管チューブ閉塞（凝血塊）
  - ▶ 右気管支への片肺挿管
  - ▶ 外科手技による気管チューブ圧迫
  - ▶ 気管チューブの瘻孔迷入
  - ▶ 胎児循環に戻ってしまった場合
  - ▶ 気管支痙攣

外科手技

- 右大動脈弓でない限り，手術は右開胸とする。
- 末梢の食道瘻は通常，奇静脈の真下に位置する。胸膜切開は胸郭入口部から奇静脈まで行う。胸膜と肺は内側に圧排する。
- 気管壁をはがさないように注意しながら瘻孔を切離する。
- 中枢側と末梢側の食道は端-端吻合する。

術後

- 覚醒しており術後呼吸状態に問題がないようならば，抜管は可能である。
  - ▶ 多くの場合，早期産，誤嚥などの理由により術前から肺障害がある。
  - ▶ 抜管前に確実な気管吸引を行う。
- 局所麻酔，特に仙骨部から胸椎レベルまで挿入した硬膜外カテーテルは，術後鎮痛だけでなく早期抜管をも促す。
- 呼吸障害（麻酔後無呼吸など）のリスクを伴う場合，術後十分な換気状態を確認するまでは，挿管管理を継続する。
- 気管食道瘻合併の新生児は気管軟化症を伴うことが多い。吸気時の強い陰圧は術後の努力呼吸で悪化する。
- 再挿管になれば，気管チューブにより閉じた瘻孔が破損してしまうので，早産児の抜管は危険である。
- 15％の症例で吻合部リークが生じる。
- 胃食道逆流症と食道運動障害はよく起こる。

参考文献

www.TheAnesthesiaGuide.com を参照

（堀木としみ）

第174章
肥厚性幽門狭窄

Wanda A. Chin

基本情報

- 1,000生児出生あたり2〜4人
- 男：女＝4：1

- 発症は生後 2 週から 2 ヶ月
- 徴候
    - ▶哺乳後の持続する噴水様嘔吐
    - ▶脱水と電解質異常
        - ■低カリウム血症，低クロール血症，代謝性アルカローシス
        - ■脱水が高度の場合，混合性代謝性アシドーシスの可能性がある。
        - ■術後アルカローシス状態が継続している児は，アルカローシスを補正するため代償性に低換気となり，低酸素症をきたすことがある。
    - ▶下腹部触診により"オリーブの実"が触れる。
    - ▶他の奇形は合併しないことが多い。

術前

- 救急受診を要するが，手術に緊急性はない。
- 術前には体液と電解質が補正されているかを確認。血清炭酸水素塩，クロール，カリウムを正常範囲に補正する。補正の評価には臨床所見（最低 1 mL/kg/hr の十分な尿量，皮膚のツルゴール，心拍数など）を観察することが有用である。
- 重度の脱水状態では，はじめに等張晶質液で不足分を補充（10〜20 mL/kg）。さらに，血糖の急速補正による痙攣防止のために，5% ブドウ糖添加 0.45% 生理食塩液を維持量の 1.5〜2.0 倍程度の速度で投与する。
- 尿量を維持できたら，カリウム（10〜20 mEq/L）含有の輸液を行う。
- 脱水の状況に応じて，48〜72 時間補正を行う。
- 必要に応じてビタミン K を投与する。

モニタリング

- 通常のモニター：非観血的血圧測定，心電図，経皮的酸素モニター，体温

麻酔選択　全身麻酔か区域麻酔か

- 通常全身麻酔管理を行うが，区域麻酔（脊髄くも膜下麻酔，硬膜外麻酔または仙骨麻酔）でも可能である。
- 術後呼吸抑制と無呼吸のリスクを最小限にすることが有用である。
- 幽門筋切開術に必要な麻酔域は，切開創に応じて T_4〜T_{10} である（外科的アプローチの項を参照）。
- 硬膜外麻酔
    - ▶左側臥位で T_{10}〜T_{11} から 1 回穿刺法で行う。
    - ▶20 ゲージ，50 mm 穿刺針を使用，生理食塩液を用いた抵抗消失法で硬膜外腔を確認（空気塞栓防止）。必要に応じてカテーテル挿入も可能である。
    - ▶0.75% ロピバカインを投与する（0.75 mL/kg）。
- 仙骨麻酔
    - ▶0.25% ブピバカインを用いた仙骨麻酔を行う。
    - ▶仙骨麻酔の場合，胸部まで十分な麻酔域を得られているか確認しにくい。
    - ▶幽門筋切開術に対して 1.6 mL/kg の麻酔薬で成功率 96% という報告がある。
- 脊髄くも膜下麻酔
    - ▶25 ゲージ（0.6×30 mm）または 23 ゲージ（0.5×51 mm）新生児用腰椎穿刺針で行う。
    - ▶等比重ブピバカイン（5 mg/mL），0.7〜0.8 mg/kg，アドレナリン添加なしのもの。1 mL のシリンジを使用する。
    - ▶脊髄くも膜下麻酔の効果は，膝，下腿，大腿の動きといった運動神経の有無と切開部位付近の痛覚の有無により判定する。
    - ▶十分な脊髄くも膜下麻酔の効果が得られても泣いたり落ち着かない場合は，執刀前に静脈鎮静（ミダゾラム 0.1 mg/kg）を併用する。
    - ▶誤嚥のリスクを伴うため，鎮静は慎重に行う必要がある。
    - ▶手術時間は通常 90 分未満であるが，この年齢では成人に比べて脊髄くも膜下麻酔の効果持続時間は短い。

導入

- 誤嚥のリスクが高い。
- 急速導入か意識下挿管かの選択をする。
- 導入前，経口もしくは経鼻胃管で胃内を空にする。胃内容の吸引を確実にするために，患者の体位を右側仰臥位，左側臥位とする。

維持

- 手術時間は短く，約20分くらいである。
- 麻酔薬に対する感受性が高い（新生児・乳児・幼児の生理学＋酸塩基異常）。
- 術中は等張晶質液（10 mL/kg/hr）で体液の補充と維持を行う。
- ブドウ糖液は，血清グルコースレベルを維持できるだけのグリコーゲンの貯蓄がない新生児や，一部または完全静脈栄養管理を行っている児に対し投与する。
- 可能な限り，短時間作用の鎮静薬を使用し，ゆっくり増量する。
- 局所麻酔薬は，執刀時の痛み刺激を最小にするために用いられる。
- 手術終了時，非脱分極性筋弛緩薬を拮抗する。
- 術後鎮静薬の使用を最小限にとどめるため，十分なアセトアミノフェン（15～40 mg/kg 経直腸または 15 mg/kg 静注）を使用する。
- 外科的アプローチ
  - ▶ 体位は仰臥位
  - ▶ 開腹または腹腔鏡手術
  - ▶ 開腹手術
    - 右上腹部または臍上部に横切開
    - 皮膚切開部から幽門部を確認，遊離
    - 幽門前壁で血管のない部分を1～2 cm 長軸切開
    - 粘膜を傷つけないように注意しながら漿膜，筋層を粘膜が露出するまで切開
    - 術者の好みに応じて空気かメチレンブルーを胃管に注入し，粘膜切開部の確認
    - 閉創
  - ▶ 開腹手術のほうが奏功率が高く，合併症も少ないが，腹腔鏡手術には術後回復が早いという利点がある。

術後

- 術後呼吸補助の必要がなければ抜管する。
- 胃や十二指腸粘膜の損傷があり48時間禁飲食で管理する必要がある場合を除き，通常，胃管は抜去する。
- 術後合併症がなければ，覚醒良好で経口可能な状況なら術後すぐに，または数時間の禁飲食後に経口摂取を開始（外科医による指示）。最初は希釈乳より開始し，徐々に通常の哺乳とする。
- 十分経口摂取可能になるまでは，術後電解質補正を継続する。
- 肥厚性幽門狭窄症の乳児は，術後無呼吸や徐脈の頻度が増える。術後24時間は呼吸，循環モニターを装着する。
- 術後痛の管理は，通常量のフェンタニル（0.5 µg/kg）またはモルヒネ（0.05 mg/kg）で行う。
- PICU入室の指示がなければ，患児は麻酔後回復室で監視する。
- 術後3～4時間は血糖モニターを行う。

●参考文献

www.TheAnesthesiaGuide.com を参照

（堀木としみ）

第175章
壊死性腸炎

Philipp J. Houck

基本情報

- 早産児の疾患：腸管粘膜障害をきたす腸管虚血
- 死亡率30％
- 症候
  - ▶腹部膨満
  - ▶胆汁性嘔吐
  - ▶血便
  - ▶摂食不良，嘔吐
  - ▶体温調節不良
  - ▶高血糖
  - ▶中毒症状
  - ▶重症例：血圧低下，播種性血管内凝固，代謝性アシドーシス
  - ▶腸穿孔を生じると腹部X線上free airを認める。緊急手術の指標
- 内科的治療により85％の症例が手術を回避できる。
  - ▶胃管吸引をして禁食とする。
  - ▶完全静脈栄養，輸液管理を行う。
  - ▶抗菌薬を投与する。
  - ▶赤血球濃厚液と血小板輸血を行う。
- 手術適応
  - ▶穿孔
  - ▶閉塞
  - ▶腹膜炎
  - ▶アシドーシスの悪化

術前

- 内科的治療抵抗性の症例は特に重症である。
- 循環血液量減少，代謝性アシドーシス，凝固障害，低カルシウム血症，血小板減少の補正を可能な限り行う。

モニタリング

- （動脈ラインを含めた）ASA推奨の通常モニター
- 急速輸液を行うための確実な静脈ライン

麻酔

- ほとんどの乳児は気管挿管されている。挿管されていなければ，意識下挿管または修正急速導入を行う。意識下挿管は脳出血のリスクを伴うが，呼吸状態を優先させると最も安全な方法である。
- 導入：スキサメトニウムまたはロクロニウム。血行動態が安定していればフェンタニルにセボフルランを併用，またはフェンタニルのみ使用する。

- 麻酔維持にはフェンタニル，筋弛緩薬，最小限の吸入麻酔薬を用いる．
- 腹部膨満があるため笑気の使用は避ける．
- 経皮的酸素飽和度を 90% 前後に保つよう，酸素と空気で調節する（PaO$_2$ 50〜70 mmHg）．
- 赤血球濃厚液，凍結血漿，血小板確保を確認する．
- 敗血症を伴う場合，心拍出量維持のためにドパミン持続投与が必要となる．
- サードスペースに逃げるため，予測以上の輸液が必要になる．晶質液 100 mL/kg/hr 必要になることもある．
- 積極的な低体温予防を行う．
    - ▶室温を上げる．
    - ▶放射熱灯を用いる．
    - ▶加温ブランケットを用いる．
    - ▶加温加湿ガスを用いる．
    - ▶四肢，頭部をプラスチックラップで覆う．

術後

- NICU で人工呼吸管理．すべてのモニターを装着して保温インキュベーターで移送する．
- 術中投与したオピオイドが術後鎮静にも有効であるため，手術当日の鎮静は不要である．
- イレウス症状が持続する．中心静脈ラインを留置し，完全静脈栄養管理とする．

ヒント

- 腸間膜の血流が改善されていれば，臍動脈カテーテルは抜去する．
- ひとたび開腹すると，大量輸液が必要となる．

●参考文献

www.TheAnesthesiaGuide.com を参照

（堀木としみ）

第176章
小児鼠径ヘルニア

Philipp J. Houck

基本情報

- 鼠径ヘルニア：開いた鞘状突起を通して腸管が突出した状態
- 陥頓ヘルニア：内容物が腹腔内に戻らない状態
- 絞扼ヘルニア：腸管血流不十分な状態

術中

- 病態と手術内容に応じて，区域麻酔あるいは気管挿管，ラリンジアルマスク，マスク，いずれかの気道確保による全身麻酔を選択する．
- 鼠径ヘルニアに対する区域麻酔にはさまざまな方法がある．
    - ▶全身麻酔に仙骨麻酔を併用することが多い．

- ▶成長した小児に対して，術前経皮的に腸骨鼠径・腸骨下腹神経ブロックまたは術中術者によるブロックが行われる．
- 乳児脊髄くも膜下麻酔
  - ▶術後無呼吸のリスクは幼児の年齢が上がれば低下する．
  - ▶熟練した介助者による患児体位維持．気道閉塞を起こさないように頭部を自然な位置に保持する．
  - ▶1% キシロカインで皮膚浸潤麻酔を行う．
  - ▶22 ゲージ 1.5 インチの脊髄くも膜下麻酔針を用いて $L_{4/5}$ または L_5/S_1 より穿刺する．
  - ▶5% ブドウ糖添加 1% テトラカイン 0.8 mL/kg を 1 mL のシリンジに注入，さらに注入前にアドレナリンでシリンジ内部を洗う．
  - ▶全脊麻防止のために薬液はゆっくり注入し，薬液が頭側に移動しないように患児体位を水平にする．
  - ▶全脊麻を示唆するような気道閉塞，無呼吸を生じたら，直ちに気管挿管する．

術後

- 健康であっても早産の鼠径ヘルニア患児では，20〜30% の割合で術後無呼吸を生じる．
- 術後無呼吸のリスクは児の受胎後週数に伴い減少する．
- 脊髄くも膜下麻酔は無呼吸や徐脈を減少させるわけではないが，その可能性のある患児に用いる．
- 経過観察目的の入院は，無呼吸評価のためのモニターを一晩装着する．
  - ▶早産（出生 36 週未満）＜受胎後 60 週
  - ▶満期産（37 週以上）＜受胎後 45 週

ヒント

- 麻酔深度が浅い場合，ヘルニア嚢を引っ張るといった手術操作により喉頭痙攣を生じることがある．
- 小児における最もよくみられる手術である．
- 早産時に高率に生じる．
- 両側に発症することがあるので，反対側の観察も必要とされる．
- 早産時の場合，通常 NICU 退室前に手術を行う．
- 腹腔鏡下鼠径ヘルニア根治術の場合，気管挿管が必要．反対側にヘルニア嚢がみつかった場合，その時点で手術となるため，麻酔方法の変更が必要とならず 1 回分の麻酔管理で終わる．

●参考文献

www.TheAnesthesiaGuide.com を参照

（堀木としみ）

第177章
筋緊張低下児

Philipp J. Houck

病態生理学

特定の神経筋疾患の診断が確定していない筋緊張低下児では，筋生検が必要になる場合が多い。診断が確定していないことから，当然その病態生理もはっきりしないことが多い。診断の確定していない筋緊張低下児は，特別な麻酔管理が必要なミトコンドリアミオパチーや筋ジストロフィーの可能性もある。

術前

広範囲の精密検査が必須であり，神経内科医による所見が有用。乳酸値，心臓検査，家族歴は必須。心筋炎，誤嚥性肺炎の症状を確認する。

麻酔

筋ジストロフィー
- スキサメトニウムは禁忌（高カリウム血症，悪性高熱のリスクのため）
- 悪性高熱を考慮し，吸入麻酔薬の使用は避ける（悪性高熱との関連が確実なのはEvansミオパチー，King症候群，セントラルコア病だけだが，疑いがあれば誘因となる可能性のある薬物はすべて避けたほうがよい）。

ミトコンドリアミオパチー
  ▶ プロポフォールは避ける（長鎖脂肪酸が脂肪酸酸化とミトコンドリア呼吸鎖を阻害する。臨床症状はプロポフォール注入症候群と同様）。

もし上記疾患が疑わしい場合は，引き金となる薬物，プロポフォールを避けた方法を考慮する。
- ミダゾラム0.5〜0.7 mg/kg経口＋笑気＋レミフェンタニル0.1〜0.3 μg/kg/minを投与する。
- マスク換気を行う。
- 補助としてミダゾラム静注またはケタミンを1回投与する。
- 生理食塩液を使用する。乳酸アシドーシスを伴うことがあるので，乳酸リンゲル液の使用は避ける。低血糖を避ける。
- 外側大腿皮神経ブロックを考慮する。

術後

ほとんどの場合，外来治療が可能。術後痛の管理は，通常アセトアミノフェンで十分。在宅で非侵襲的補助呼吸を行っている場合，ICUやPACUにおいて術後直ちに再開する。

コツとヒント

追加で皮膚生検が必要な場合，検体の損傷を避けるため局所麻酔薬の浸潤は避ける。

● 参考文献

www.TheAnesthesiaGuide.com を参照

（堀木としみ）

第178章
小児区域麻酔

Clara Lobo

第119章～155章も参照のこと。

一般事項

キーポイント

深鎮静下または全身麻酔下で行うことは禁忌ではない

早産児や筋疾患，または筋疾患が疑われて悪性高熱のリスクがある症例では，意識下に局所麻酔を行うことが一般的

特に新生児，乳児では，局所麻酔薬の過剰投与，反復投与，持続投与に注意

長時間作用の局所麻酔薬が望ましい。末梢神経ブロックには0.2～0.25％（ブピバカイン/レボブピバカイン/ロピバカイン），中枢神経ブロックには0.1％で適切な鎮痛が得られる

1回注入：小手術に適応。術後痛の持続時間が短い

持続注入：長時間手術，強い術後痛が予測される場合，痛みを伴う理学療法，複合性局所疼痛症候群

神経局在検出法：末梢神経刺激（全身麻酔の場合，非脱分極性筋弛緩薬は使用しない），超音波ガイド，あるいはその併用

小児では成人よりも音響陰影が良好

超音波ガイドは解剖を確認しやすく成功率も高く，より少ない量の局所麻酔薬で済む

高周波トランスデューサーは新生児，乳児で有用（特にホッケースティックプローブ）

アドレナリンの試験注入は，局所麻酔薬の静脈内誤投与の発見に役立つ

両親と本人（説明が理解できる年齢の場合）から文書で区域麻酔の同意をとることが望ましい。麻酔が効いている部分の感触が違うこと，合併症の重症度と発生率，ブロックが無効だった場合の代替方法などを説明

小児のほうが成人よりも合併症の重症度と発生率は低い

小児区域麻酔に関係のある解剖と生理

解剖学的構造	小児 出生時	小児 1～8歳	成人	コメント
脊髄円錐	L_3	L_1	L_1	新生児ほど脊髄損傷のリスクが高い
Jacoby線	$L_5～S_1$	L_5	L_4；$L_4～L_5$	脊髄の損傷を考慮し，この線より頭側で穿刺しない
硬膜嚢	S_3	S_2	S_2	仙骨ブロックでは，新生児で硬膜穿刺のリスクが高い
仙骨裂孔	成人に比べて頭側に位置する			
仙骨	扁平で細長く骨化していない		完全に骨化している	新生児，乳児では超音波画像上音響陰影が良好。8歳以上になると仙骨麻酔は難しい
腰部前弯	なし		あり	仙骨部から腰椎，胸椎レベルまでカテーテルを挿入しやすい
髄液	4 mL/kg		2 mL/kg	小児における髄内鎮痛薬の効果持続時間は短い（60～90分）
交感神経への影響	少ない，またはなし		血圧低下	ブロック効果が高位でも循環動態への影響が少ない
結合組織	成人に比べて脳脊髄神経や末梢神経周囲の結合組織（神経鞘）が疎			小児では局所麻酔薬の広がりがよいカテーテルを進めやすい
神経	成人よりも径が小さい，髄鞘が薄い，髄鞘長が短い			新生児，乳児，幼児では濃度の低い局所麻酔薬でも十分な効果が得られる

小児における局所麻酔薬の薬理

よく使用される局所麻酔薬はアミノアミド型（リドカイン，ブピバカイン，ロピバカイン，レボブピバカイン）
ロピバカインとレボブピバカインは，ブピバカインに比べて心血管系に対して安全
アミノエステル型（chloroprocaine）は血清中のエステラーゼにより代謝され，クリアランスは新生児でも非常に速い
アミノアミド型は血清タンパク〔おもにα_1酸性糖タンパク（AAG）〕と結合し，肝酵素により代謝される
AAGの血清濃度は出生時は低く，1歳で成人レベルに達する
AAGの血清濃度は術後に上昇する（炎症反応物質）
ロピバカインとブピバカインの代謝機能の発達は類似している（出生時は低く，1歳までに急速に発達）
ロピバカインの代謝機能が成熟するのには3〜5歳まで要するが，小児でも安全に使用できる
小児では分布容積が大きい
ロピバカインの分布容積：成人＜1歳未満の小児
局所麻酔薬のクリアランスは年齢とともに増加
ブピバカインとロピバカインの単回投与時の全身クリアランスは類似している（出生時は低く，1歳までに増加）
局所麻酔薬を持続投与する場合，全身クリアランスは経時的に低下し，血清中で測定される濃度は単回投与を行う場合よりも上昇しうる
単回投与：レボブピバカインのほうがロピバカインより効果的
持続投与：ロピバカインのほうがレボブピバカインより効果的
リドカインの持続投与は推奨されない。必要に応じて繰り返し投与
硬膜外投与後，ブピバカインの最高血中濃度到達時間は成人（約20分）と乳児・小児（約30分）でほぼ同じ。ロピバカインの場合，乳児（115分），小児（60分）では成人（約26分）に比べて長い
低年齢ほど中毒反応のリスクが高い（おもな要素：局所麻酔薬の内因性クリアランスが低く，血清タンパク結合能が低い；アシドーシスはタンパク結合能を低下させる）

局所麻酔薬の補助薬

	投与量または濃度/ブロックの種類	他の効果	コメント
アドレナリン	1/400,000（2.5 mg/L）/硬膜外 1/200,000（5 mg/L）/末梢神経ブロック **注入テスト**：1％リドカインに0.5 μg/kg アドレナリン混注	局所麻酔薬の作用時間の延長 中枢神経ブロックによる鎮痛効果延長（α作用） 体循環への吸収の減少 局所麻酔薬の血管内誤投与の指標	仙骨麻酔時ブピバカインと併用 1歳未満では，仙骨麻酔，脊椎，硬膜外麻酔いずれの場合でも，2.5 μg/mL（1/400,000）を超えないようにする（不可逆性の神経合併症のリスクが高い）
クロニジン	2 μg/kg（単回投与）；3 μg/kg/24 hr（持続投与）/硬膜外または末梢神経ブロック	鎮静増強	局所麻酔薬と併用 持続硬膜外投与に最適 呼吸抑制の報告がある
ケタミン	0.25〜0.5 mg/kg/硬膜外	この範囲内の量ならば副作用はない	防腐剤なしのものを使用 局所麻酔薬と併用 仙骨麻酔の単回投与に最適
ミダゾラム	0.25〜0.5 mg/kg/仙骨，硬膜外	この量ならば鎮静効果はない	安全性に対する懸念（神経毒性）
モルヒネ	4〜5 μg/kg/くも膜下 8時間ごと30 μg/kg 硬膜外	悪心/嘔吐（32％） 瘙痒感（37％） 尿閉（6％）	低用量のモルヒネでも重症呼吸抑制のリスクを伴う くも膜下および硬膜外モルヒネは早産児，満期産新生児には推奨されない

最も一般的な補助薬：ケタミン（32％）とクロニジン（26.9％）。外来患者に対する補助薬としての使用については十分なエビデンスがない。デキサメタゾンは神経毒性があるため推奨されない。

モニタリングと局所麻酔薬中毒の予防

全身麻酔下での試験注入の陽性判定基準		全身性局所麻酔薬中毒に対する予防策
10回/min以上の心拍数の上昇[1] 15 mmHg以上の収縮期血圧 II誘導での25%以上のT波上昇[2] 上記基準が確認されたら直ちに投与中止	静注	心電図,血圧,呼吸数を厳密にモニター 局所麻酔薬は緩徐に投与し,何度もゆっくり吸引テストを行いながら投与 末梢神経刺激:局所麻酔薬1 mL注入後,筋収縮が消失することを確認 超音波:注入とともに局所麻酔薬の広がりを確認;広がりが確認できなければ静注の可能性あり:再評価
	全身性吸収	局所麻酔薬の上限量を念頭においておく 局所麻酔薬にアドレナリン添加

[1] 吸入麻酔では,心拍数だけで評価すると静脈内誤投与の25%を見逃す可能性がある。
[2] ST変化は97%の症例で検出しうる。ただし,プロポフォール/レミフェンタニル使用の麻酔下では,T波の変化による検出では感度が低下するため,血圧変化に注意して判定する。

局所麻酔薬上限量の目安

局所麻酔薬	単回投与の上限量 (mg/kg)	持続投与 (mg/kg/hr)	
		新生児,乳児	幼児,学童
ロピバカイン	3	0.2	0.4
ブピバカイン	2.5〜4	0.2	0.4
レボブピバカイン	2〜4	0.2	0.4
リドカイン	7 (アドレナリン添加の場合10) 3〜5 (局所静脈内投与の場合)	推奨されない	
chloroprocaine	20	推奨されない	

ブロック器材とモニタリング

針とカテーテル
深さの目盛がはっきりわかる最も短い針を使用する。
硬膜外腔確認時の抵抗消失法は,小児の場合は生理食塩液を使用する。
仙骨ブロック施行時,1回注入法ならば静脈用カニューレが有用。鈍針は静脈/硬膜穿刺,骨髄注入,神経損傷の発生を少なくする。

持続投与の機器
携帯用ディスポーザブル注入ポンプは扱いやすく,小児患者に適している。適切な流速が得られるものを選ぶ。

ブロック手技

注意:以下の写真では実際のブロックの手技というより,教育的観点を重視して示している。そのため,術野がよくわかるように手袋,トランスデューサーカバー,皮膚用製品,清潔な掛け布などの感染予防措置は省略している。
いくつかのブロック手技を習得することで,小児のほとんどの症例に対応できるようになる〔頭頸部ブロック,腹壁ブロック,陰茎ブロック,脊髄幹ブロック(脊髄くも膜下,仙骨,硬膜外)と腋窩神経,大腿神経,坐骨神経ブロック〕

頭頸部ブロック

大部分が感覚神経ブロックで手技は容易。通常,アドレナリン添加0.25%ブピバカインを低用量使用する。

頭頸部ブロック（第155章参照）

神経	適応	手技	局所麻酔薬(mL)	合併症
三叉神経（第1枝）				
眼窩上	前頭皮領域	仰臥位；眉毛の高さで瞳孔から上方に結ぶ線上の眼窩上切痕を確認；30ゲージ針で心注。針を抜いた後は血腫防止のためしっかり圧迫	1	血腫，眼周囲の静脈内注入，眼損傷（まれ）
滑車上		眼窩上神経と同様のアプローチ；0.5cm内側に針の方向を変える	0.5	
三叉神経（第2枝）				
眼窩下（4本の感覚枝が眼窩下，鼻の内外側に広がる）	口唇裂修復術 内視鏡的静脈洞手術 鼻中隔修復手術（両側ブロック） 経蝶形骨洞下垂体切除術	仰臥位 **口腔外アプローチ**：眼窩下縁を触れ眼窩下孔を確認（瞳孔から垂直に下方に引いた線と鼻翼から水平に引いた線の交点）。皮膚に対して垂直に針を穿刺し（頭側にしない），眼窩下孔に挿入；吸引試験陰性なら薬液注入。針を抜いた後はしっかり圧迫 **口腔内アプローチ**：眼窩下孔を触れる；45°に曲がった針を犬歯または第1小臼歯のレベルで上頬歯肉溝に穿刺。眼窩下孔に到達するまで頭側に針を進める。指を外側において局所麻酔薬の広がりを感じ，針が眼窩内に行くことを防ぐ	0.5〜2	眼周囲の静脈内注入，血腫，眼損傷（まれ） 上唇をかんだり上唇の感覚がしびれて食事がとりにくくなることを患児や親に説明しておく
大口蓋神経	口蓋裂修復術	仰臥位，開口位 **口腔内アプローチ**：大口蓋窩は第1大臼歯の内側，前方に位置する。27ゲージ針で逆流がないことを確認しながら粘膜下，口蓋全体に注入する	1	眼周囲の静脈内注入，神経内注入
三叉神経（第3枝）				
オトガイ神経	下口唇の手術 下前歯，顎の皮膚手術	仰臥位 **口腔内アプローチ**：下口唇を裏返し，犬歯と第1臼歯の間のレベルの下頬歯肉溝の粘膜下に局所麻酔薬を注入	1	眼周囲の静脈内注入，血腫，神経内注入
浅頸神経叢（4分枝：小後頭神経，大耳介神経，頸横神経，鎖骨上神経）	鼓室乳頭の手術 人工内耳 耳形成術 片側ブロック—頸部側面の手術 両側ブロック—頸部正中手術 鎖骨骨折修復術	仰臥位，頭部を反対側に向ける 輪状軟骨の水平線と胸鎖乳突筋の鎖骨頭後縁の垂直線の交点で注意深く吸引テストを行い局所麻酔薬を注入（外頸静脈の中枢側）	2〜3	眼周囲の静脈内注入，血腫，合併症を伴う深い頸神経叢（横隔神経ブロック）
大後頭神経	後頭蓋窩開頭術 シャント抜去 慢性後頭神経痛	側臥位または腹臥位 後後頭隆起の外側下に走る後頭動脈の脈を確認。27ゲージ針を拍動の触れる部位よりも外側上方に上項線に沿って進める。扇状に針の方向を変えながら局所麻酔薬を注入	3	まれ
Arnold神経（迷走神経耳介枝）	鼓膜切開術	仰臥位，頭部を反対側に向ける 耳珠を軽く引き，27ゲージ針を耳珠の後面に進める	0.2	血腫

前腹壁ブロック（第151章，第153章参照）

腹直筋鞘ブロック

適応	臍ヘルニア 白線ヘルニア（ヘルニアの高さに応じる）
禁忌	絶対的禁忌：臍帯ヘルニア，腹壁破裂
ブロックされる神経	第9～11肋間神経（臍周囲）
ランドマーク	臍，腹直筋外側面または半月線
盲目的手技	穿刺点（円）は臍正中を通る水平線（点線）と腹直筋外側線（実線）の交点。臍に向かって皮膚に対し60°の角度で針を進める（図178-1）
超音波ガイド	臍の高さで半月線の上にトランスデューサーをおく（弓状線上）（図178-2） 腹直筋の前鞘，後鞘を確認（図178-3）。後鞘まで針を進める。局所麻酔薬が腹直筋後筋壁と腹直筋後鞘の間に貯留していることを確認
合併症	腸穿孔 腹腔内注入 血腫
局所麻酔薬	0.2～0.5% ロピバカイン 0.25～0.5% レボブピバカイン
注入量	1回投与量：0.1～0.2 mL/kg
コメント	超音波ガイドは安全で効果的 局所麻酔薬の貯留により針の位置が正確であることを確認できる

図178-1 腹直筋鞘ブロックの盲目的手技のランドマーク

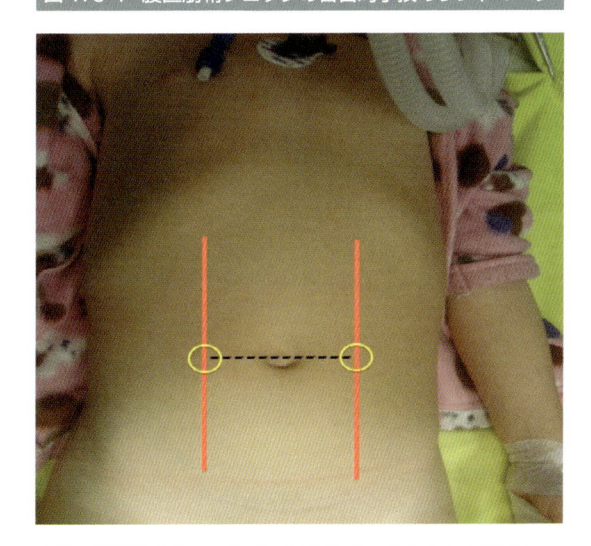

赤線：腹直筋の外縁。黒線：臍の位置。黄色の丸：穿刺点。

図178-2 超音波ガイド下腹直筋鞘ブロック

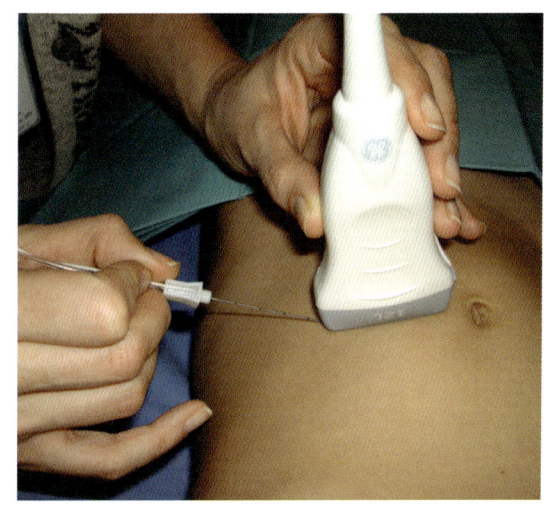

半月線の上にトランスデューサーをおく。針を側面から面内に挿入。

図 178-3 腹直筋鞘と臍の超音波画像

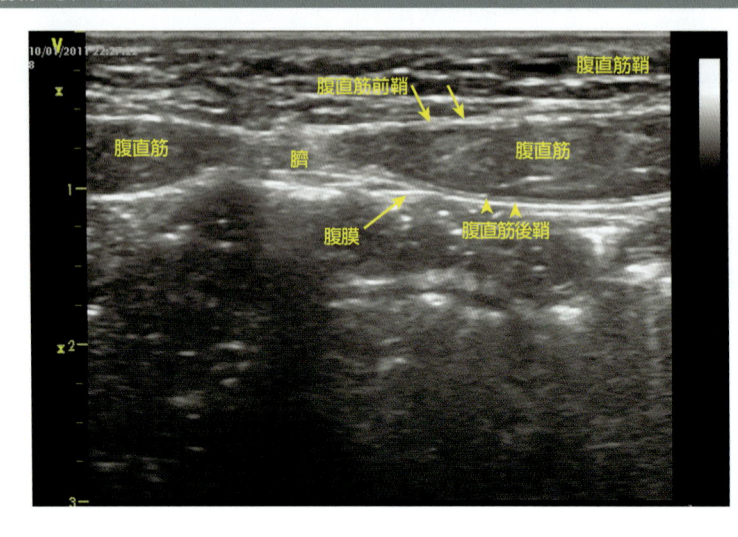

(画像内ラベル：腹直筋鞘，腹直筋前鞘，腹直筋，臍，腹直筋，腹膜，腹直筋後鞘)

局所麻酔薬が筋肉と鞘の後層に注入されている。

腹横筋膜面ブロック（第152章参照）	
適応	腹腔鏡手術 虫垂切除術 腹壁手術 人工肛門造設術と閉鎖術
ブロックされる神経	T_{10}〜L_1胸腰神経が内腹斜筋と腹横筋の間を走る（腹横筋レベル）
ランドマーク	腸骨稜，前腋窩線
体位	仰臥位
盲目的手技	小児では推奨されない（腰三角の感覚を小児では得られないため）
超音波ガイド	トランスデューサー—臍の側方におき，腸骨稜の上方を通るように前腋窩線の位置まで滑らせる（図178-4） 3つの前腹壁筋を確認（図178-5） 面内に針を刺入し，内腹斜筋と腹横筋の間の腹横筋膜まで進める 局所麻酔薬を注入すると腹横筋面が広がり，腹横筋が後方に移動する 注意：外腹斜筋と内腹斜筋の間，内腹斜筋と腹横筋の間の2ヶ所に注入する方法をすすめる著者もいる。解剖学的にいろいろな神経の走行があり，より表層を神経が走行している場合もある
合併症	腸管穿孔 肝臓穿刺 腹腔内注入
局所麻酔薬	0.2〜0.5% ロピバカイン 0.25〜0.5% レボブピバカイン
注入量	1回投与量：0.1〜0.2 mL/kg
コメント	超音波ガイドは安全で効果的 局所麻酔薬の貯留により針の位置が正確であることを確認できる

図 178-4 腹横筋膜ブロックの超音波プローブの位置

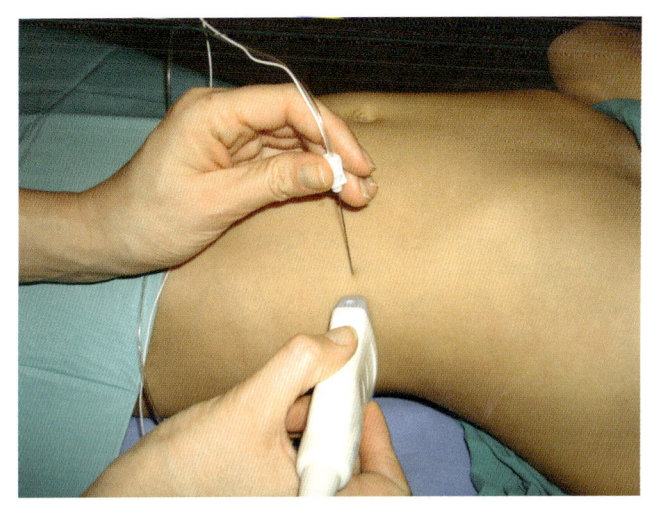

内側からの針の刺入。

図 178-5 超音波による筋平面画像

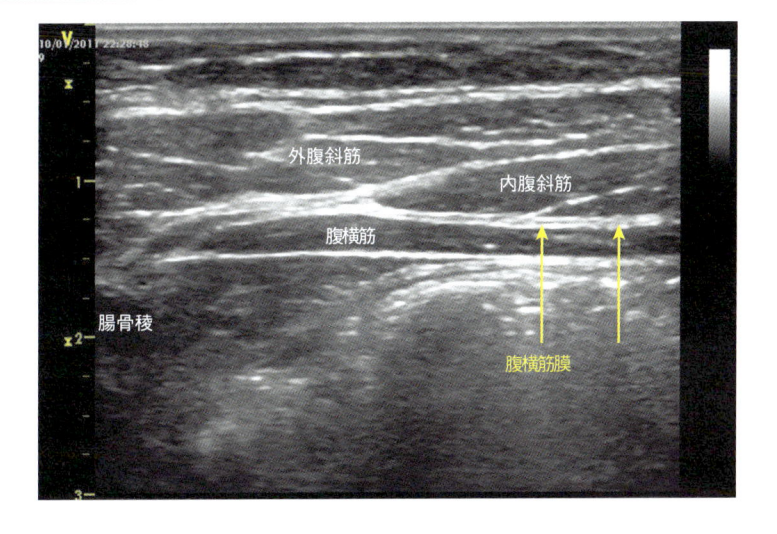

腸骨鼠径/腸骨下腹神経ブロック（第152章参照）	
適応	鼠径ヘルニア 停留精巣（陰嚢切開ならば局所浸潤麻酔） 精巣静脈瘤結紮 陰嚢水腫
ブロックされる神経	いずれの神経もL_1腰神経末梢枝 腸骨下腹神経は腹横筋膜内にある腸骨鼠径神経の頭側を走る
ランドマーク	臍，上前腸骨棘
盲目的手技	上前腸骨棘から内側，下方にそれぞれ5〜10 mmの点から穿刺，または上前腸骨棘と臍を結んだ線上で上前腸骨棘から内方2.5 cmの点から穿刺（図178-6）。針は皮膚に対し垂直に刺し，最初のクリックを感じたら注入開始
超音波ガイド	トランスデューサーは上前腸骨棘の内側におく（図178-7）。腹部の3層の筋肉を確認（図178-8）。内腹斜筋と腹横筋の間の面に向かって針を進める 注意：外腹斜筋と内腹斜筋の間，内腹斜筋と腹横筋の間の2ヶ所に注入する方法をすすめる著者もいる。解剖学的にいろいろな神経の走行があり，より表層を神経が走行している場合もある
合併症	腸管穿孔 腹腔内注入 骨盤血腫 薬液の拡散による大腿神経ブロック（発生率11%）
局所麻酔薬	0.1〜0.2%ロピバカイン 0.25〜0.5%レボブピバカイン
注入量	1回投与量：0.1〜0.2 mL/kg
コメント	超音波ガイドは安全で効果的 陰部大腿神経陰部枝も鼠径管を支配するが，このアプローチではブロックできない 盲目的手技では失敗率30% 局所麻酔薬の貯留により針の位置が正確であることを確認できる

図 178-6　腸骨鼠径/腸骨下腹神経ブロックの盲目的手技の穿刺点

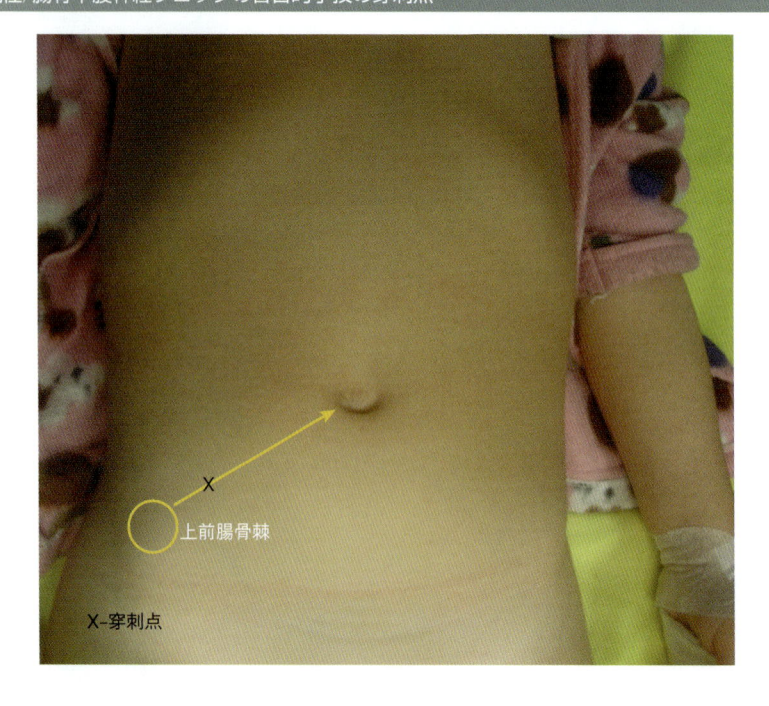

図 178-7 超音波ガイド下腸骨鼠径/腸骨下腹神経ブロック

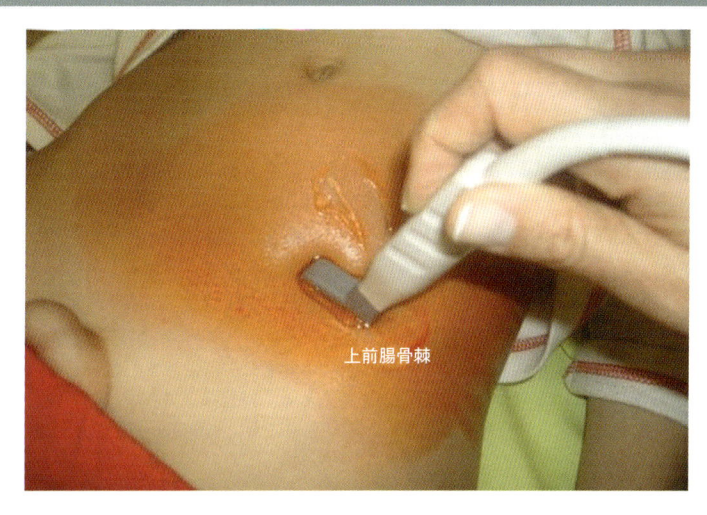

臍と上前腸骨棘を結んだ線上の超音波プローブ。

図 178-8 内腹斜筋と腹横筋の間の面にある腸骨鼠径神経と腸骨下腹神経

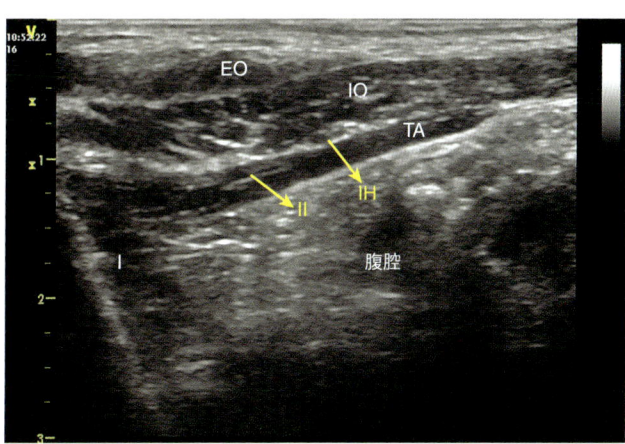

EO：外腹斜筋
IO：内腹斜筋
TA：腹横筋
I：腸骨筋
II：腸骨鼠径神経
IH：腸骨下腹神経

陰茎ブロック

適応	陰核切除
禁忌	絶対的禁忌：アドレナリン添加局所麻酔薬
ブロックされる神経	陰茎の 10 時～2 時の範囲の背側陰茎神経 腹側陰茎神経は陰茎陰嚢接合部正中皮下を走行
ランドマーク	リングブロック：陰茎根元
体位	仰臥位
盲目的手技	リングブロック：陰茎の根元周囲の皮下に針を穿刺 恥骨下ブロック：恥骨結合下縁正中から両側に，尾側に 10°，外側に 20° の角度をつけて背側に針を穿刺。2 回ポップ（皮膚表面と Scarpa 筋膜）を感じる。陰茎陰嚢接合部の正中付近の皮下に局所ブロックを併用することで成功率が増す
合併症	リングブロック：表面の血腫 恥骨下ブロック：潜在血管損傷による深部血腫と虚血
局所麻酔薬	0.25～0.5% レボブピバカイン
注入量	リングブロック：1～2 mL 恥骨下ブロック：1 回投与量　片側 0.1 mL/kg ずつ（最大 5 mL）

上肢ブロック

腋窩神経ブロック（第136章参照）

腋窩神経ブロック	
適応	前腕，手関節，手の手術
ブロックされる神経	腋窩動脈周囲の腕神経叢の末端神経：橈骨神経は動脈の深部正中を走る；尺骨神経は正中表面を走る；正中神経は動脈外側表面を走る。筋皮神経は烏口腕筋と二頭筋の間，腕神経血管の鞘の外を走る
体位	仰臥位，頭部を軽く反対側に倒す。腕を90°外転させて肘を屈曲させる
末梢神経刺激	動脈を触知しながら針を頭側に穿刺。針を動脈の下に向かって進め，橈骨神経を刺激して確認した後，局所麻酔薬を注入；方向を変え，尺骨神経を刺激して確認後，局所麻酔薬を注入。針を引き動脈の上を通りぬけ，正中神経を刺激して確認し局所麻酔薬を注入，さらに筋皮神経の反応を確認
超音波ガイド	トランスデューサーを上腕腋窩の可能な限り中枢側に矢状におき，血管をつぶさないように軽く押さえる―カラーDoppler使用。針を画面内まで進める。神経構造は表層，動脈周囲に確認できる。二頭筋と烏口腕筋の間に筋皮神経を確認。神経を取り囲むように局所麻酔薬を注入
合併症	静脈内注入 神経内注入 血腫
局所麻酔薬	0.2〜0.5%ロピバカイン 0.25〜0.5%レボブピバカイン 静脈内注入確認のため20万倍アドレナリン添加
注入量	1回投与量：0.2〜0.3 mL/kg
コメント	この部位での持続注入はあまり一般的でない

下肢ブロック

大腿神経ブロック（第142章参照）

大腿神経ブロック	
適応	大腿骨骨間軸，股関節，膝関節手術 大腿前面，下腿と足関節の内側面の手術
末梢神経刺激	鼠径部で大腿動脈を触知し，そこから外側1 cmの点から穿刺。30°頭側に向けて針を進める。神経支配マッピングは神経走行の確認に有用。腸骨筋膜を貫くときポップ感を感じる。0.5 mA/0.1 msecで刺激し，大腿四頭筋の収縮を確認しながら神経を探す。神経確認後0.4 mAまで刺激を下げ，局所麻酔薬を注入。縫工筋を刺激で確認した場合，針を引き30°外側に方向を変えて進める
超音波ガイド	高周波トランスデューサーを鼠径靭帯に平行，下方におく。トランスデューサー外側縁から針を画面内に刺入し，腸骨稜内側に向かって進める。神経周囲に局所麻酔薬が浸潤することを確認
持続注入法	末梢神経刺激と超音波ガイドの併用で可能。穿刺部位は同様だが，超音波ガイド下で行うのであれば交差法がより適している。カテーテルを挿入しやすいよう針を10〜20°頭側に向け，2〜3 cm挿入
合併症	静脈内注入 動脈穿刺，血腫 神経内注入
局所麻酔薬	0.2〜0.5%ロピバカイン 0.25〜0.5%レボブピバカイン 40万倍アドレナリン添加1%リドカイン
注入量	1回投与量：0.2〜0.4 mL/kg（最大15 mL） 持続投与量：0.2〜0.4 mg/kg/hr

坐骨神経ブロック（第146章，第147章参照）

坐骨神経ブロック	
適応	大腿後面，下腿側面，足関節，足全体の手術
禁忌	絶対的禁忌：特になし 相対的禁忌：下肢コンパートメント症候群のリスクがある場合
ブロックされる神経	坐骨神経とその枝（脛骨神経，総腓骨神経）
ランドマーク	殿部アプローチ：坐骨結節と大転子 膝窩部後方アプローチ：内側面―半腱様筋腱と半膜様筋腱；側面―大腿二頭筋腱；膝窩の屈曲によりできる線と膝窩動脈の触れ 膝窩部側方アプローチ：外側広筋と大腿二頭筋との間の溝；膝窩の屈曲によりできる線
体位	殿部アプローチ：腹臥位，側臥位，または股関節，膝関節を曲げた仰臥位 膝窩部後方アプローチ：腹臥位または側臥位 膝窩部側方アプローチ：仰臥位
末梢神経刺激	殿部アプローチ：坐骨結節と大転子を結んだ線の中点から皮膚に対して垂直に針を穿刺。0.4～0.5 mA/0.1 msecの刺激を与え，足底の背屈，足の屈曲を確認して局所麻酔薬を注入 膝窩部後方アプローチ：膝窩の屈曲によりできる線の中点から頭側へ引いた，内側の筋縁（半腱様筋）と外側の筋縁（大腿二頭筋）の中線上を穿刺点とする。膝窩の屈曲によりできる線の中点から穿刺点までの距離：1歳未満＝1 cm；1歳＝3.2 cm；2～4歳＝4～5.3 cm；5～8歳＝5.8～7.3 cm；9～14歳＝7.7～9.7 cm。皮膚に対して頭側に45°の角度で刺入し，0.5～0.4 mA/0.1 msecの刺激を与え，反応をみながら局所麻酔薬を注入 膝窩部側方アプローチ：外側広筋と大腿二頭筋との間の溝を確認。皮膚に対して30°後方に針を進める（穿刺点は上記参照）
超音波ガイド	殿部アプローチ：仰臥位の場合，高周波トランスデューサーの外側端から針を進める。腹臥位の場合，皮膚表面近くに坐骨神経を確認でき，局所麻酔薬を注入 膝窩部後方アプローチ：高周波トランスデューサーを膝窩の屈曲によりできる線と平行に頭側におく。膝窩動脈の外側表面に2つに分かれた神経を確認できる。針を進めて神経を囲むように局所麻酔薬を注入 膝窩部側方アプローチ：下肢の下に枕を入れ，大腿の下にトランスデューサーが入るくらいの高さに維持する。神経の深さと位置を確認後，針を挿入
持続注入法	どのアプローチでもカテーテル挿入は可能。神経に平行にカテーテルを挿入し，カテーテルがスムーズに進むよう，皮膚に対して針は30°～45°にしておく。カテーテルは2～3 cm進める
合併症	静脈内注入 神経麻痺
局所麻酔薬	0.2～0.5%ロピバカイン 0.25～0.5%レボブピバカイン アドレナリン添加のものは避ける
注入量	1回投与量：0.3～0.5 mL/kg（最大20 mL） 持続投与量：0.2～0.4 mg/kg/hr
コメント	膝より下の下肢手術では伏在神経ブロックを併用

脊髄幹ブロック

脊髄（くも膜下）ブロック		
適応	疾患	修正 52 週未満の早産児に対する鼠径ヘルニア修復術（最も一般的な適応） 全身麻酔のリスクが高い患児：神経筋疾患，重症喘息，喉頭軟化症，巨大舌，小顎症，先天性心疾患，Down 症候群，副腎性器症候群，成長障害，関節拘縮，Gordon 症候群
	外科手術	腹部手術 会陰部手術 下肢手術 脊髄髄膜瘤修復術 心臓手術（術後人工呼吸管理を行う場合モルヒネを使用）
禁忌		絶対的禁忌：頭蓋内圧亢進，VP シャント，不安定な循環動態，コントロール不良の痙攣，予定手術時間が 60 分以上（硬膜外麻酔を併用しない場合） 相対的禁忌：神経筋疾患（セントラルコア病または先天性），脊柱変形
ランドマーク		Jacoby 線　一般的には L_4〜L_5 椎間または L_5〜S_1 椎間；背部正中（棘突起）
体位		側臥位または座位 頸部屈曲による気道閉塞を避ける
手技		脊髄円錐よりも下の L_4〜L_5 または L_5〜S_1 椎間での正中アプローチが望ましい（小児では脊髄円錐の高さが低い） 術前に EMLA クリームを塗布するか，局所に浸潤麻酔をしておく 短針を使用して（22 ゲージまたは 25 ゲージ，細すぎる針は有用でない）注意深く進める（黄色靱帯が柔軟なため，硬膜を貫くときのポップ感が感じられないかもしれない） 髄液流出を確認したら，局所麻酔薬を注入。注入終了時の確認のための髄液逆流テストは行わない 高比重の局所麻酔薬を使用する場合，全脊麻になる可能性があるので下肢を挙上させない（電気メスの対極板を貼る作業や，Trendelenburg 体位をとる際などに起こる可能性がある）
ブロックの評価		新生児は薬物の効果発現が非常に速いが，その評価が難しい。コールドテスト，ピンプリックテストが有用 2 歳以上の小児では，Bromage スケールを使用：下肢，足先とも自由に動く―ブロック効果なし（0％）；膝が曲がり足先は自由に動く―部分的にブロックされている（33％）；膝は曲がらないが足先は動く―ほぼ完全にブロックされている（66％）；下肢，膝とも動かない―完全にブロックされている（100％）
合併症		血圧低下と徐脈（まれ） 早産児の術後無呼吸（4.9％） 硬膜穿刺後頭痛（1〜8％） 一過性神経根徴候 ブロック失敗（1.6〜20％）
局所麻酔薬		0.5％ ロピバカイン 0.5〜1.08 mg/kg（平均効果持続時間 60 分） 0.5％ レボブピバカイン 0.5〜1 mg/kg（平均効果持続時間 80 分） 0.5％ 高比重ブピバカイン 0.5〜1 mg/kg（平均効果持続時間 77 分） テトラカイン 0.5〜1 mg/kg（平均効果持続時間 86 分）
添加薬		アドレナリンで注射器内筒を濡らす クロニジン 1〜2 μg/kg モルヒネ 10 μg/kg（心臓手術に対して）
コメント		早産児では，局所麻酔薬を減量しても術後無呼吸を防ぐことはできないので，術後は全身麻酔後と同様のモニタリングを行う。早産児は鎮静後無呼吸のリスクも高い 全身麻酔か脊髄くも膜下ブロックかの選択には，麻酔医の熟練度（気道確保困難など），外科手術の性質（部位，手術時間，体位），患児の年齢（学童期かそれ以前かで，それぞれの状況におけるリスクが存在する）などを考慮する 硬膜穿刺後頭痛は新生児ではまれだが，落ち着きのなさや行動の変化などがみられれば，その可能性を疑う。状態の変化には注意すべきである。年齢が高くなると硬膜穿刺後頭痛は増える。眩暈，悪心，難聴の症状がみられればそれを考慮する。保存的治療として，安静，輸液，鎮痛薬，カフェインがある。これらが無効な場合は硬膜外血液パッチ（0.3 mL/kg を無菌的に採血）を考慮するが，副作用として背部のこわばり，感覚異常，硬膜下血腫がある

	仙骨麻酔
適応	下腹部手術，骨盤・下肢手術
禁忌	相対的禁忌：仙骨の解剖学的異常（皮膚色素沈着，くぼみ，毛などの存在は脊椎管癒合異常または繋留脊髄と関係することがあるため，ブロック前に必ず正常神経解剖であることを確認)
ランドマーク	後上腸骨棘；仙骨角；S_4椎体；仙骨裂孔，仙骨膜；尾骨
体位	腰と下肢を90°に屈曲させた側臥位
盲目的手技	スタイレット針または静脈用カテーテル（筆者の好みは後者），乳児25ゲージ，年長児20ゲージ。仙骨裂孔を確認するには，殿筋をつまみ上げて殿部末端の仙骨部の穴を探す（図178-9）。皮膚に対して45°の角度で仙骨裂孔の中心に向かって穿刺し，抵抗が消失するまで仙骨膜の中に針を進める；硬膜外腔に達したら2〜3mm以上は進めてはならない。仙骨膜貫通後，内筒を抜きプラスチックカテーテルを硬膜外腔に進める（図178-10）。数秒間カニューレを大気開放し，血液や髄液が流出しないことを確認後，吸引テストをしてから局所麻酔薬を注入する
穿刺針の位置確認	吸引テスト：陰圧吸引により逆流が確認されなかったとしても，静脈内注入，くも膜下注入が除外されたことにはならない；心電図変化（T波の25%以上増強）がアドレナリン静注の指標となる 造影剤注入による蛍光透視法：カテーテルの先端位置を確認する方法としては非常に有用だが，電離放射線や造影剤に曝露される，コストが高いという不利な点もある 硬膜外刺激試験：硬膜外刺激をすることでカテーテルの位置，走行を確認する。内腔に金属を通したカテーテルの中に生理食塩液を満たし，低電流で脊髄神経を刺激する（特別な補助器具が必要）。1〜10mAの電流刺激に対する運動反応で，カテーテルの先端が硬膜外にあることを確認できる；より低電流（1mA未満）での刺激で反応が起こるようであれば，くも膜下，硬膜下，神経根に近い位置にカテーテルの先端があることが示唆される。筋弛緩薬や局所麻酔薬の使用下では無効。このテストの安全性は不明 小児用硬膜外刺激カテーテル：電極を配置したカテーテル内の液体を通じて低電流を通電することで，下肢から肋間筋までの筋刺激反応を起こすことができる。筋弛緩薬や局所麻酔薬の使用下では無効 硬膜外心電図テスト：目的レベルに設置した体表面の電極から硬膜外リード先端に電気信号を送ることにより硬膜外カテーテルの位置を確認。筋弛緩薬や局所麻酔薬の効果が続いても有用だが，くも膜下，硬膜下，静脈内カテーテル迷入の警告とはならない 超音波ガイド：リアルタイムでのカテーテルの位置，挿入状況，局所麻酔薬の広がり，解剖の可視化に有用。年長児では確認の限界がある woosh（シュッという音）テスト：仙骨硬膜外腔から挿入したカテーテルに空気を注入し，胸腰部上でシュッという音を聴取することによりカテーテル挿入が成功しているかどうか確認できる。空気によるブロック，静脈内空気塞栓，神経損傷の可能性もあり，推奨できない swoosh（シューッという音）テスト：空気のかわりに局所麻酔薬か生理食塩液を注入し，下部腰椎上でシューッという音を聴取 肛門括約筋緊張：肛門括約筋の緩みは仙骨ブロック成功の肯定的な予測因子
超音波ガイド	トランスデューサーを横断面（図178-11，178-12）から縦断面（年長児は傍矢状面）（図178-13，178-14）に回転させて画像を確認。それぞれの画像を確認しながら（横断面は局所麻酔薬の広がり，縦断面は針の状況），仙骨裂孔から硬膜外腔に針を挿入
持続注入法	1回注入法と非常によく似た手技。静脈カニューレにカテーテルを通して挿入。カテーテル挿入長は児の背中にカテーテルをあてて決める（仙骨から目的レベルまで）。注意深くカテーテルを進め，上記のような客観的な方法でカテーテルの位置を確認する。85%の早産児，95%の満期産児でカテーテルは胸椎レベルまで挿入される
合併症	挿入失敗（年長児になるほど高率）　　静脈内注入 尿閉　　　　　　　　　　　　　　　硬膜下ブロック 運動神経ブロック　　　　　　　　　カテーテルの感染巣形成のリスクは高いが，挿入期間72時間未満 硬膜穿刺とくも膜下注入　　　　　　では感染はまれ
局所麻酔薬	0.2%ロピバカイン 0.125〜0.25%レボブピバカイン
注入量	1回投与量—Armitage式（最大20mL）： 　仙骨神経根—0.5mL/kg 　低位胸部または腰部神経根—1.0mL/kg 　中間位胸部（Th6）神経根—1.25mL/kg 持続注入：0.2〜0.4mg/kg/hr
コメント	蒙古斑は仙骨ブロックの禁忌とはならない

640 | Part X 小児

図 178-9 仙骨裂孔の触知

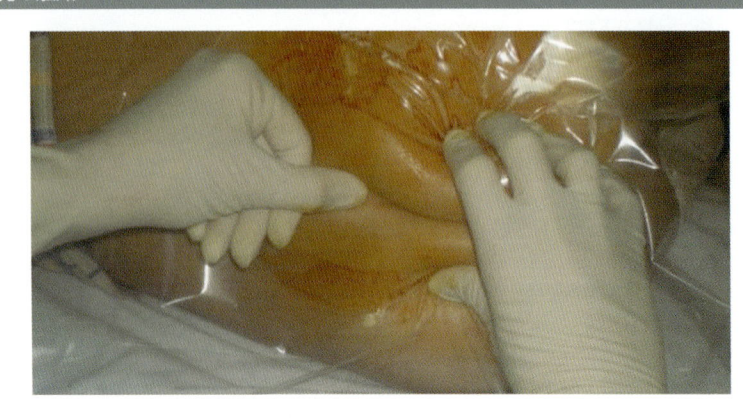

殿筋をつまみ上げると，皺の端に仙骨裂孔を触知できる。

図 178-10 仙骨ブロックのカテーテル留置

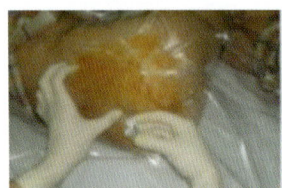

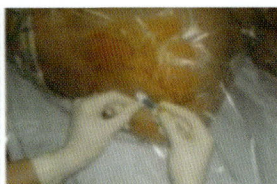

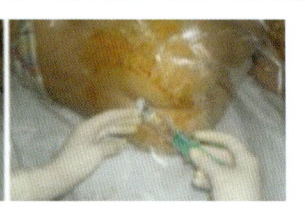

図 178-11 超音波ガイド下仙骨ブロックでの超音波プローブの位置（横断面）

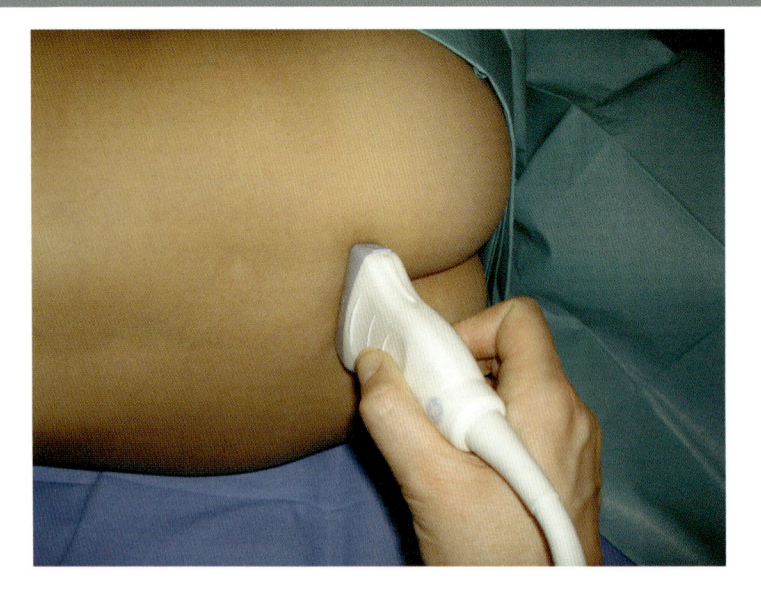

第178章 小児区域麻酔 | 641

図 178-12 仙骨裂孔の横断面

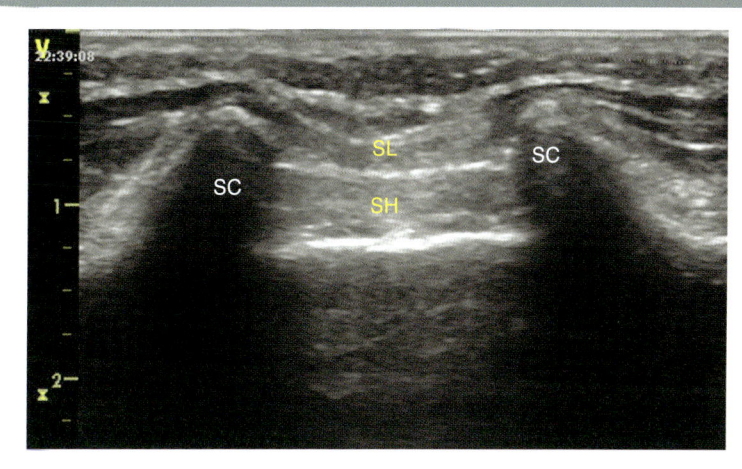

SC：仙骨角
SL：仙尾靱帯
SH：仙骨裂孔

図 178-13 超音波ガイド下仙骨ブロックでの超音波プローブの位置（縦断面）

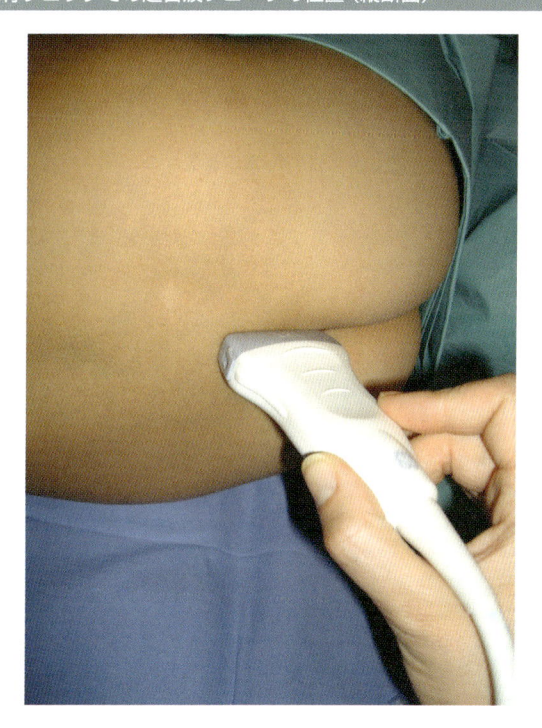

図 178-14　仙骨裂孔の縦断面

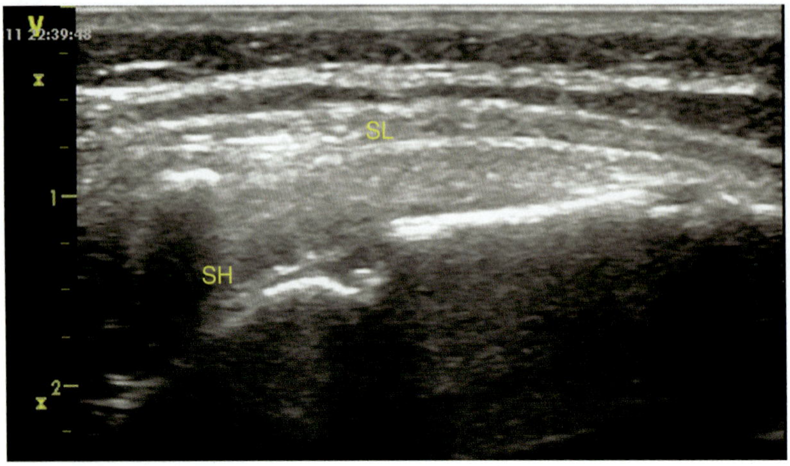

SL：仙尾靱帯
SH：仙骨裂孔

硬膜外ブロック	
適応	全身麻酔管理の胸腹部の大手術または下肢手術
禁忌	相対的禁忌：VP シャント（感染防止のための抗菌薬と特別な無菌処置を考慮）と下肢におけるコンパートメント症候群のリスク
ランドマーク	棘突起；L_4〜$_5$/L_5〜S_1 Jacoby 線；T_6〜T_7 肩甲骨下角
体位	腰と膝を 90° に曲げた側臥位
盲目的手技	成人と同様だが，小児では全身麻酔下であること，硬膜外腔までの距離が浅い点で異なる 深さの指標：1 歳以上＝1 mm/kg または深さ（cm）＝1＋0.15×年齢または 0.8＋0.05×体重（kg）；新生児の硬膜外腔までの平均的深さ＝1cm 抵抗消失法は生理食塩液で行う方がよい（空気で行うと静脈塞栓のリスクが増加） 腰部アプローチは L_4〜L_5 または L_5〜S_1 がよい。針の挿入角度は頭側に 74° 向けることが最適である 年齢が低ければ，胸椎硬膜外穿刺の際でも成人で行うほど急な角度をつける必要がない
穿刺針の位置確認	仙骨ブロックの項を参照
超音波ガイド	超音波の使用により，仙椎，腰椎，胸椎レベルにおいて，穿刺前は皮膚から硬膜外腔までの深さと角度を確認でき，穿刺中は局所麻酔薬の広がりを確認できる 針の進行方向を正中の縦軸から傍正中の縦軸に変更するとき，超音波で針の方向とカテーテルの位置を確認できる。その際も抵抗消失法を省略してはいけない 硬膜外腔の音響陰影が最もよくみられる条件：3 ヶ月未満；傍正中縦軸面，胸椎よりも腰椎レベル。硬膜が黄色靱帯よりも確認しやすい 選択した椎間の正中から針を挿入。抵抗消失の瞬間が，硬膜外腔の拡大に続いて硬膜が腹側に移動することにより観察できる 主な限界点：針（正中）とトランスデューサー（傍正中縦軸面）の接線関係を調節しながら針の軸と先端を可視化することは難しい。リアルタイムでのカテーテル挿入の確認は，介助が必要になることが多い
合併症	第 124 章参照 8 歳未満では血圧低下と徐脈はまれ
局所麻酔薬	0.1%（持続注入）または 0.2% ロピバカイン（1 回注入） 0.125% レボブピバカイン
注入量	1 回投与量：0.7〜1 mL/kg（最大 30 mL） 持続注入―0.2 mg/kg/hr（新生児）〜0.4 mg/kg/hr（年長児） PCEA―0.15 mL/kg/hr 持続注入，1 回投与―0.07 mL/kg，ロックアウト 20 分
コメント	術後持続的経皮的酸素飽和度モニタリングが推奨されている 持続注入時間は平均 72 時間

上記以外の局所麻酔薬の合併症

局所麻酔薬に関係する合併症

全体の発生率はおよそ0.12%（中枢神経ブロックの場合は6倍に上昇）
カテーテル挿入時の発生率は0.14%，1回注入法での発生率は0.13%

覚醒下か入眠下か	小児のケアとして，全身麻酔下あるいは深鎮静下で局所麻酔を行うことがスタンダードと考えられる
感覚神経，運動神経ブロックに伴う損傷	コンパートメント症候群が隠されるリスク（異論あり） 四肢のモニタリングを慎重に行う（5P）。Pain（ブロックを行った際から出現しはじめた痛み），paresthesia（異常感覚），pallor（蒼白），pulselessness（脈拍触知不良），paralysis（麻痺）。
全身毒性 痙攣 心毒性 呼吸停止	静脈内注入　仙骨ブロックの5.6% 　　　　　　硬膜外造影で硬膜外カテーテルの静脈内迷入を確認できる 体内吸収　6ヶ月未満の乳児ではリスクが非常に高い 　　　　　局所麻酔薬の推奨された投与量を超えないこと 　　　　　ブピバカインの場合，持続投与濃度は0.01%とする
神経損傷 永続的な神経損傷のない一過性感覚異常	硬膜外麻酔　10,000人に6人 末梢神経ブロック　1,000人に2人
感染 留置カテーテルではリスクが高くなる 最も一般的な原因はブドウ球菌	中枢神経ブロック　ほとんどは皮膚表層のみ（カテーテル抜去，局所の皮膚ケア，抗菌薬投与によって対処） 　　　　　　　　深部感染（硬膜外膿瘍，髄膜炎）は非常にまれで，カテーテル抜去後，何日もたってから気づくことが多い 末梢神経ブロック　蜂巣炎（非常にまれ） 　　　　　　　　カテーテルの感染巣形成は通常起こっていることであり，臨床的重要性はない

●参考文献
www.TheAnesthesiaGuide.com を参照

（堀木としみ）

第179章
小児心臓麻酔の基礎

Eric P. Wilkens

基本的事項

- 先天性心疾患をもつ児は心臓手術だけでなく，非心臓手術も繰り返し受ける可能性がある：病態と術式の理解が重要である。
- 先天性心疾患は出生1,000人に対し4〜5人発症する。
- 最も多い疾患：心室中隔欠損症
  ▶ 出生後1年以内に自然閉鎖することが多い。
  ▶ 欠損孔が大きい（5 mm以上）心室中隔欠損のほうが，欠損孔が小さい場合より自然閉鎖する率が高い。

- 先天性心疾患に対する 4 つの重要な生理学的ポイント
  - 原発となるシャントの方向と部位を確認する。
    - 左-右シャント（非チアノーゼ疾患）：心房中隔欠損症，心室中隔欠損症，動脈管開存症
    - 右-左シャント（チアノーゼ疾患）：Fallot 四徴症，三尖弁閉鎖症，Ebstein 奇形など
    - 両方向性シャント：総動脈管症，大血管転位症，総肺動脈還流異常症，左心低形成症候群
    - 閉塞性病変：大動脈弁狭窄症，僧帽弁狭窄症，肺動脈狭窄症，大動脈縮窄症
  - 動脈血酸素飽和度を確認する。
  - 体循環流量に対する肺循環流量の比率（Qp/Qs）を確認する。
  - 原発部位の弁の状態（狭窄または閉鎖不全）を確認する。
- どこに血流があるのか，患者にとって至適 Qp/Qs を維持しうる比率がどの程度なのかを検討する。
- 肺血管抵抗を調節することは，先天性心疾患の児の循環動態を最適化するのに最も重要である。
  - 二酸化炭素：過換気とその結果生じる呼吸性アルカローシスで，肺血管抵抗が減少。低換気と呼吸性アシドーシスで，肺血管抵抗が増加する。
  - 硝酸薬：吸入一酸化窒素（5〜40 ppm）などの薬物，または細胞内の一酸化窒素経路に作用する薬物（シルデナフィルなど）は肺血管抵抗を下げる。
  - ミルリノン（血管拡張効果のある変力作用薬）は肺血管抵抗を下げ，右心系収縮力を上げる。
  - 吸入または静注プロスタグランジン（吸入：5〜50 μg/hr；静注：初回投与速度 2 μg/hr）は選択的に肺血管抵抗を下げる。
- 簡略化した正常血流の図を後に示す（図 179-3）。
- 心房中隔欠損症や一部の心室中隔欠損症のように単純な手術では，手術室で抜管可能。動脈管開存修復術，左心低形成症候群に対する手術，大血管スイッチ手術のような手術は，血管と心臓両方の手術を伴うため，術後の鎮静，人工換気管理が必要になることが多い。

小児にみられるシャント疾患の型別による違い	
左-右シャント	このシャントの型は，酸素化された血液が毛細血管床を介さずに，動脈循環から静脈循環に流れ込むため，正常な酸素飽和度が表示される。この場合，正常な静脈血酸素飽和度より高値を示し，体血管血流（Qs）より肺血管血流（Qp）のほうが多くなる。このシャントは，心房から毛細血管前の血管の間のどこにでも生じる 吸入麻酔導入が速くなる
右-左シャント	このシャントの型は，酸素化されていない血液が毛細血管床を介さずに，静脈循環から動脈循環に流れ込むため，酸素飽和度が低い異常値が表示される。この場合，正常な静脈酸素飽和度より低値を示し，肺血管血流（Qp）が体血管血流（Qs）より少なくなる。このシャントは，心房から毛細血管前の血管の間のどこにでも生じる 吸入麻酔導入が遅くなる
両方向性シャント	このシャントの型はおもに心内に存在し，その結果，酸素化された血液（動脈血）と酸素化されていない血液（静脈血）が混合される。酸素飽和度はシャント量，肺血流量と体血流量のバランス，によりさまざまである。通常，混合血であるため，正常よりも酸素飽和度の値は低くなる

心臓発達の基礎（図 179-1 参照）
- 心臓の位置と方向が正常であることを内臓正位（situs solitus）という。
- 原始心管の回旋ののち，中隔形成と心臓弁の形成が起こる。
- 大動脈と肺動脈は，中隔が発達するとともにらせん状に総動脈管を分離して，それぞれ 2 本の大血管に独立する。

胎児循環の基礎（図 179-2〜179-4 参照）
- 子宮内では，胎児循環は肺血管床周囲の血流の大部分を導く 2 つの大きなシャントに依存している。
  - 心房中隔にある卵円孔
  - 大動脈と肺動脈をつなぐ動脈管
- 子宮内での肺循環に流れるのは，右室拍出量の約 10% の血液である。
- 出生後の第 1 呼吸で，右房圧と下大静脈圧は低下する。肺血管抵抗は，肺動脈の酸素化に続いて肺が酸素に曝

第179章 小児心臓麻酔の基礎　645

図 179-1　哺乳類の心臓発達

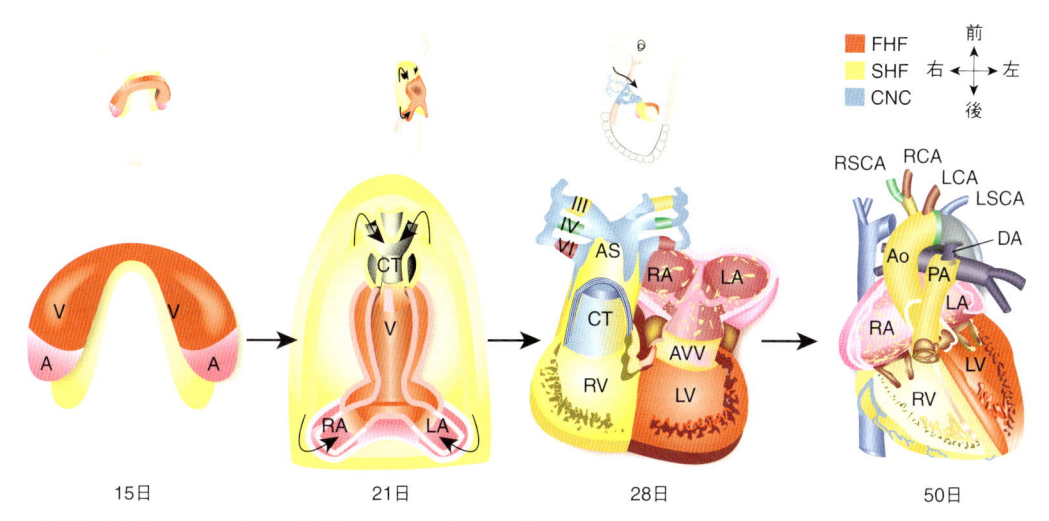

ヒトの心臓発達段階における胎芽の斜位像と心臓前駆体の正面像を示す。（いちばん左の図）第1心臓原基（FHF）細胞が、胎芽前方において三日月形を形成し、さらにその内側前方において第2心臓原基（SHF）細胞が形成される。（2番目の図）SHF細胞がまっすぐな心管の後方に広がり、右心室、円錐動脈幹、心房の一部に発達するために心管の前方と後方の先端に移動する（矢印）。（3番目の図）心管が右方向へらせん状に回旋した後、心臓神経堤（CNC）細胞もまた神経ひだから流出路へ移動し、流出路を分離して左右対称の大動脈弓（Ⅲ、Ⅳ、Ⅵ）を形成する（矢印）。（4番目の図）心室、心房、房室弁の分離により、結果として4つの部屋のある心臓となる。V：心室、LV：左室、LA：左心房、RA：右心房、AS：大動脈嚢、Ao：大動脈、PA：肺動脈、RSCA：右鎖骨下動脈、LSCA：左鎖骨下動脈、RCA：右総頸動脈、LCA：左総頸動脈、DA：動脈管

図 179-2　胎児循環と成人循環の違い

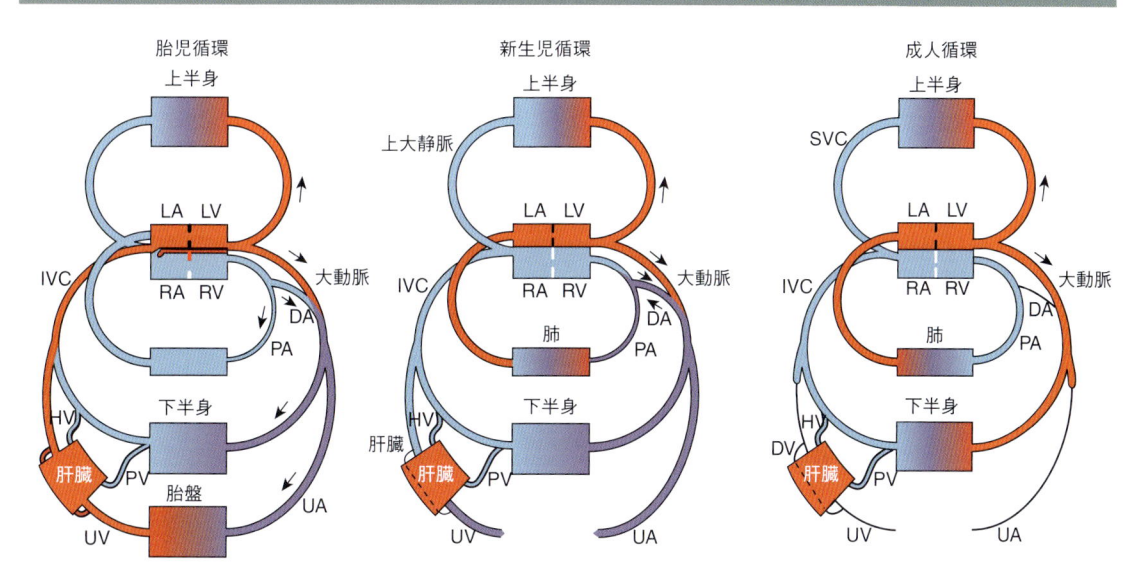

LA：左房、LV：左室、LA：左心房、RA：右房、RV：右室、DA：動脈管、DV：静脈管、UA：臍動脈、UV：臍静脈、PV：門脈、HV：肝静脈、IVC：下大静脈、SVC：上大静脈
矢印は血流の方向を示す。
Scott JR et al, eds. Danforth's Obstetrics and Gynecology. 7th ed. Philadelphia: Lippincott-Raven: 1997: 149 より。

図 179-3 簡略化した正常血流の図

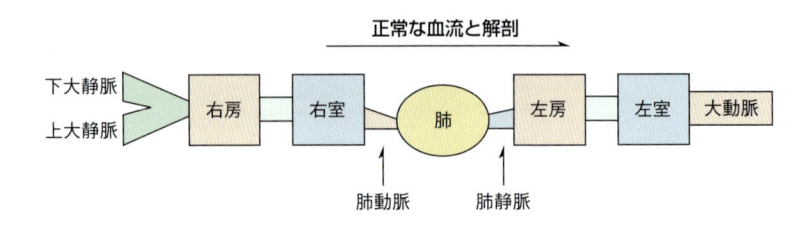

図 179-4 卵円孔と動脈管のシャント

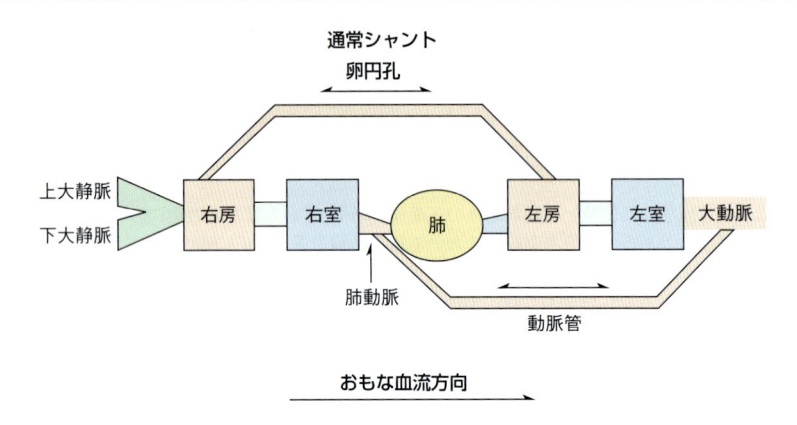

露されることで急激に低下する。
- ▶肺血流の増加は，右房圧に比べて相対的に左房圧を上昇させ，卵円孔の閉鎖を助長する。
- ▶新生児血の酸素分圧上昇により，動脈管が収縮する（動脈管が閉鎖する）
- ▶第3のシャントである心外静脈管は，新生児期の数日で縮小し，血流が制限される。

術前

心臓手術を受ける児だけでなく，一般的な小児の術前管理を含めた留意事項
- 禁飲食：禁飲食の時間が適切でも，特に新生児は脱水，低血糖を起こす可能性がある。静脈ラインを確保し，早急に適切な量のブドウ糖含晶質液を術前に投与する。
- マスク麻酔導入対静脈麻酔導入：小児心臓手術の導入ではマスク麻酔導入が一般的であるが，不十分なときは静脈麻酔による導入が必要。年長児には静脈ライン確保部位に麻酔クリームを塗布するとよい。鎮静薬の筋注，経口投与，経鼻投与も有用である。
- 逆流：新生児，小児，特に正中に複数の欠損がある場合，逆流はめずらしくない。制酸薬やメトクロプラミドが適切に投与されているか確認。胃管が挿入されているとかえって逆流が起こりやすくなる。胃管が入っている場合は確実に開放する。
- 両親，後見人への説明：適切なカウンセリングと保証は，特に新生児の場合は必須である。出生して初めて先天性心疾患と診断された場合，親には"驚愕"というストレスが加わっている。
- 外科的治療計画：術前に外科医から簡単な説明しかない場合，周術期の循環補助の必要性や術後人工呼吸の必要性につき確認しておく。
- シャントが存在する場合は特に，細心の注意を払って静脈ラインの空気を除去する。

モニタリング

先天性心疾患の児のモニタリングは，他の外科手術でのモニタリングと大きく変わらない。

- 持続的経皮的酸素飽和度（SpO$_2$）：大部分の手術では上肢と下肢の2ヶ所で測定する。
- 非観血的血圧測定（観血的動脈圧測定とは異なる肢）
- 心電図（新生児，乳児は3誘導，それ以外は5誘導）
- 呼気終末二酸化炭素濃度（ETCO$_2$）
- 観血的動脈圧測定：通常，導入後に留置。新生児の場合，臍動脈カテーテルが挿入されていることもあるが，外科医は末梢動脈に再留置を望む。橈骨動脈や大腿動脈にカットダウンして留置することが必要になることもある。
- 経食道心エコー：経食道心エコーは，小児循環器専門医の補助を得て行われることが多く，2 kgの児から挿入可能。他の手段として，小さい体表用プローブに清潔なカバーをつけて，外科医が術野の心臓から直接，循環器専門医の指示で観察する方法もある。

任意のモニター
- 中心静脈ライン：施設，外科医やICUの方針，症例により適応はさまざま。内頸静脈，鎖骨下静脈，大腿静脈からの臍静脈ライン，動脈ライン，もしくはカテーテルを入れないなど選択の幅があるため，必要性に関する方針を外科チームと術前に打ち合わせる。

導入

- ほとんどの場合，吸入麻酔薬を用いたマスク麻酔導入が安全に行われる。
- 通常は100％酸素で導入を行うが，低酸素性肺血管収縮状態を維持するために吸入酸素濃度を21％または可能な限り低濃度とすることが望ましい。
- 笑気は避ける。
  - ▶心筋抑制
  - ▶吸入酸素濃度低下
- 右-左シャント（チアノーゼ性疾患）ではマスク麻酔導入に時間がかかる。
- 左-右シャント（非チアノーゼ性疾患）では導入が速い。
- 両方向性シャントでは導入時間は予測できない。
- 先天性心疾患児の導入では，導入前に静脈ラインを確保する施設もある。
- 静脈麻酔導入は安全である。
  - ▶ベンゾジアゼピンとオピオイドを用いる。
  - ▶少量のetomidate（0.1〜0.2 mg/kg）またはプロポフォール（1〜2 mg/kg）を併用することもある。
- 新生児の導入前には少量のアトロピンを投与する。
- 心内膜炎予防に抗菌薬を投与する。

維持

- オピオイド，非脱分極性筋弛緩薬を併用した吸入麻酔薬によるバランス麻酔を行う。
- 心房中隔欠損症のような単純な手術後では抜管を予定する。
- 陽圧換気が生理学的に不利でも，手術侵襲が大きい場合は術後気管挿管，陽圧換気を行う。
- 術後の病態が受動的肺血流量に依存する患者（Glenn，Fontan手術後）にはPEEPをかけない。
- 抗線維素溶解薬の使用と変力作用薬の適切な開始時期は，外科医，臨床工学士と相談する。
- 慢性チアノーゼ疾患では，経過時間が長いほど側副血行路が発達している。側副血行路の存在は術中術後出血を増やす原因となるため注意が必要である。
- 麻酔導入，維持における血行動態の安定をはかる。
  - ▶肺循環血流/体循環血流比（Qp/Qs）
  - ▶シャントや冠動脈のねじれ

術後

- 術後に考慮する点は，主に適切な循環動態と呼吸状態のモニタリングである。
- 超低体温と循環停止→止血困難に対する診断と治療を行う。
- 適切な血管内容量を維持する。

- 血管作動薬（ミルリノン，ドパミンなど）が投与されていても抜管するが，その場合は体温が正常でなければならない。
- 大静脈（上大静脈と下大静脈）が肺動脈樹に直接吻合されている患者では，適切な心拍出量と酸素化の維持が受動的血流すなわち静脈から肺動脈を介して心房まで減少する圧較差に依存している。
  - ▶このような患児は肺血管抵抗上昇に急激に反応するため，以下の注意を要する。
    - ■高二酸化炭素を避ける（鎮静は慎重に）。
    - ■高い吸入酸素濃度を避けながら酸素化を維持する（肺血管床の反応を防ぐ）。
    - ■血管内容量喪失を避ける。
- 側副血行の存在により，根治終了後の児であっても SpO_2 の異常が認められる場合がある。術後 SpO_2 異常のおもな原因は，シャントや混合血の存在である。

コツとヒント

- 先天性心疾患を診たときの3つのヒント
  - ▶血流が十分にない構造は正常には育たず，機能も発達しない。
  - ▶血流が過量となる構造は拡張する。
  - ▶過度の圧や抵抗に対して駆出する心室は肥厚する。
- 症例の治療目標について外科医と再検討する。
- 患児の心臓の解剖の簡略図を描いておく。術前の病態と術後の完成図をそれぞれ麻酔器に張っておき，術中に参考にできるようにしておく。
- 肺血管抵抗に留意する。正常な SpO_2 自体が非常に悪いこともある（重度の左-右シャント）。
- 重度の左-右シャントの患児のなかには，酸素飽和度が正常であったり，正常と予測される場合があり，酸素を投与することで体血流に比して肺血流が多くなりすぎることになる点を覚えておこう。患児は生理学的に慢性の低酸素状態であるので，この状況では100% 酸素飽和度で心拍出量が低下することを考慮すれば，正常より低い飽和度（例えば86%）のほうが心拍出量の維持は容易である。
- 人工心肺離脱時の目標酸素飽和度を覚えておこう。

一般的な先天性心疾患		
部位（異常）	説明	シャントの種類
心房中隔欠損	自然発生的な中隔の部分的欠損，卵円孔開存，手術やカテーテルなどによる医原性のもの。生存のために心房中隔欠損が必要な症例もある	大部分は左-右シャントだが，右-左シャント，両方向性シャントもある 心房中隔欠損症の場合，正常洞律動では左房の前に右房が脱分極するという理由から，真の左-右シャントでないという意見もある
心室中隔欠損	欠損部位としては最も多い（先天性心疾患と診断されるうちの17%）。1個の大きい欠損孔か，多数の小さい欠損孔で，心室中隔のどこにでも生じる	肺高血圧による右室肥大や右室拡張がある場合を除けば，大部分が左-右シャント
動脈管開存	胎児では大動脈と肺動脈をつなぐ正常な構造で，出生後早期に自然閉鎖するが，ときに開存したままのことがある	通常，左-右シャントで，結果的に肺血流量の増加に伴い肺高血圧となる
大動脈弁狭窄	大動脈弁形成不全の結果，流出路開口部が正常よりも小さく，このため左室肥大と拡張障害が生じる	シャントとは無関係
大動脈弁閉鎖不全	大動脈弁形成不全の結果，拡張期での弁尖の接合が不十分で穴が開いた状態になる。このため拡張期に大動脈から左室に血液が逆流し，結果的に左室が拡張する	シャントとは無関係
共通房室弁口	心内膜床の発生学上の形成異常で，通常，心室中隔欠損を伴う三尖弁と僧帽弁の異常である	肺血管抵抗と体血管抵抗に依存した両方向性シャント
大動脈縮窄	通常，動脈管より末梢に生じる大動脈の狭窄。結果として狭窄部位より末梢への体血流が減少する。活動性（走るなど）が増えてくる年齢で診断されることが多い	シャントとは無関係

部位(異常)	説明	シャントの種類
Ebstein 奇形	三尖弁の右室側への位置異常。ほとんどの場合,心房中隔欠損と関係する	両方向性シャント
左心低形成	左心の発達異常で,未発達な大動脈弁を伴うことが多い。肺循環同様,右室が左室の代わりに体循環にも働くため,右室の肥大と拡張が生じる	大部分は右-左シャント
Fallot 四徴症	2番目に多い先天性心疾患(12%)。肺動脈狭窄,大動脈騎乗,心室中隔欠損,右室肥大が併存する	右-左シャント
大血管転位	右室から大動脈,左室から肺動脈が発達。子宮内では問題ないが,卵円孔や動脈管が閉鎖すると,新生児は急速に低酸素症に陥る	両方向性シャント。手術による修復が可能となるまでシャントの残存と動脈管開存が必要になる。シャントがなければ,右心系と左心系の間に連絡がないことになる
肺静脈還流異常	肺静脈の一部または全部が左房でなく右房に還流。大血管転位に似ている	初期には左-右シャントだが,新生児では酸素化された体循環血から多くの酸素が抽出されるため低酸素症となる
Blalock-Taussig (BT) シャント	Fallot 四徴症の児に対して行われる古典的手術。肺血流改善のために,鎖骨下動脈を肺動脈へ吻合(現在は人工血管を使用)	左-右シャントと両方向性シャント。肺血流が体血流を超えて増加すると,肺血管抵抗が上昇。心室中隔欠損を介した右-左シャントの存在により低酸素が続く
三尖弁閉鎖	三尖弁の形成不全で,通常,心房中隔欠損の残存と肺血流低下が結果的にみられる	大部分は右-左シャント
総動脈管症	まれな異常で(先天性心疾患の1%未満),両心室から共通の流出路が出る	通常,心室中隔欠損を伴うため,大部分は左-右シャントとなる
僧帽弁閉鎖不全	僧帽弁を介して血流が逆流し,結果として左房拡張と肺動脈圧上昇	シャントとは無関係
僧帽弁狭窄	僧帽弁を介した順行性血流の制限で,結果として左房充満圧が上昇	シャントとは無関係

● 参考文献

www.TheAnesthesiaGuide.com を参照

(堀木としみ)

Part XI
産科

第180章
妊娠期の生理学

Imre Rédai

概要

妊娠中の生理学的変化の概要		
平均母体体重	平均17%増加	実質臓器の肥大
酸素需要と二酸化炭素産生	妊娠37～41週で30～40%増加	筋肉量の増加 胎児胎盤系
全体液と電解質	妊娠37～41週までに水7Lとナトリウム900 mEqが増える	

心血管系			
心拍出量	5週までに	顕著な増加	心拍数の増加のため
	12週までに	非妊娠時の値より35～40%増加	1回心拍出量も増加
	妊娠中期末	非妊娠時の値より50%増加	満期では心拍出量も1回心拍出量も非妊娠時の値より25%増加
心室容量	左室拡張末期容量は増加するが収縮末期容量は変化せず		
心収縮能	妊娠を通じて変化なし		
血管内圧	中心静脈圧, 肺動脈拡張期圧, 肺動脈楔入圧	非妊娠時の値と比べ, すべて変化なし	
体血管抵抗	非妊娠時の値と比べ, 満期で20%減少		
収縮期血圧	影響は軽微	妊娠中期に8%低下し, 満期にもとの値に戻る	
拡張期血圧	妊娠中期までに20%減少		
	満期にほぼもとの値に戻る	妊娠子宮による大動脈・大静脈の圧迫のため	
心電図変化	洞性頻脈 PR短縮 QRS軸偏位 (はじめは右に, やがて左に)		
	ST低下, 第Ⅲ誘導でT波の変化		心筋虚血や肺塞栓と混同しないこと
	第Ⅲ, aVF誘導で新たなQ波		

心エコー	12 週までに	左室肥大が現れる	
	満期までに	左室（LV mass）が 50% 増大	
	弁輪径増大 （大動脈弁を除く）	94% の妊婦で三尖弁逆流を認める 27% の妊婦で僧帽弁逆流を認める 大動脈閉鎖不全は**異常**	

大動脈と下大静脈の圧迫の生理学

妊娠子宮による大動脈と下大静脈の圧迫の程度は以下によって決まる。
- 妊娠期間
- 妊婦体位

妊娠期間と妊婦体位の大動脈と下大静脈の圧迫への影響			
13〜16 週	下大静脈圧迫の最初の徴候が検出できるようになる		
満期	側臥位	下大静脈の部分閉塞	
		有意な大動脈の閉塞はない	
	仰臥位	完全か，それに近い下大静脈の閉塞	右室流入圧低下 心拍出量が 20% 以上減少
		腹部大動脈の顕著な圧迫	子宮血流量が 20% 減少 下肢血流量が 50% 減少 体血管抵抗増加
	左側に 15°傾斜	大動脈と下大静脈の圧迫は軽減するが消失はしない	
仰臥位低血圧症候群	徐脈 重篤な低血圧	満期では仰臥位の妊婦の約 8% に生じる	静脈還流量減少と自律神経系の不十分な反応による

呼吸器系			
鼻咽頭と口腔喉頭	血管が怒張	早くは 7 週からみられる	
骨性胸郭	前後径と横径が増加		妊娠子宮が骨盤腔を超え増大するため
横隔膜	非妊娠時に比べ，満期で安静時に 4 cm 上昇		
1 回換気量	妊娠初期に 20% 増加	予備吸気量の減少のため	プロゲステロンが呼吸中枢の二酸化炭素感受性を上げるため
	満期までに 45% 増加	予備呼気量の減少のため	
機能的残気量（FRC）	妊娠 5 ヶ月までには減少しはじめる		
	満期で非妊娠時の 80%		満期では仰臥位での値は立位での値の 70%
分時換気量	満期で 45% 増加	1 回換気量の増加のため	呼吸数は変化なしか軽度増加
死腔換気率 （V_D/V_T）	変化なしか軽度減少 P_{A-aCO_2} 勾配はごくわずか	気道コンダクタンス（気道抵抗の逆数）がプロゲステロンにより増加	心拍出量の増加により死腔換気が減少
動脈血ガス	動脈血二酸化炭素分圧（$PaCO_2$）	12 週までに 30〜32 mmHg まで低下 血清炭酸水素塩は代償性の減少を示す（20 mEq/L まで）	混合静脈血二酸化炭素分圧（$P\bar{v}CO_2$）は 34〜38 mmHg
	pH	約 0.02〜0.06 増加	
	動脈血酸素分圧（PaO_2）	PaO_2 は妊娠初期（第 1 三半期）末までに立位で 107 mmHg まで上昇 その後，三半期ごとに 2 mm ずつ減少	仰臥位では，PaO_2 値は少なからず低下

血液，血漿，赤血球

血液量	妊娠初期（第1三半期）に10%増加 妊娠中期（第2三半期）に30%増加 満期までに45%増加	多胎妊娠ではさらに増加
血漿量	妊娠初期（第1三半期）に15%増加 妊娠中期（第2三半期）に50〜55%増加	以降は増加せず
赤血球量	当初減少し，その後16週までには前値に戻る 満期で30%増加	赤血球量の増加は貯蔵鉄の量とエリスロポエチン活性によって決まる
満期	血液量は94 mL/kg 血漿量は69 mL/kg 赤血球量は27 mL/kg	
ヘモグロビンとヘマトクリット	上記の変化と平行して減少 満期で，ヘモグロビンは11〜12 g/dL 満期で，ヘマトクリットは33〜36%	
白血球	9,000〜11,000/mm^{3}に増加	多形核白血球は増加，リンパ球と好酸球は減少

凝固と線維素溶解現象（線溶）

妊娠は血管内凝固が亢進し代償された状態である　　　血小板回転（寿命短縮，新規増加）が増加
　　　　　　　　　　　　　　　　　　　　　　　　凝固と線溶(訳注)が亢進

血小板数	8%の妊婦で150,000/mm^{3}未満 0.9%の妊婦で100,000/mm^{3}未満	活性化亢進と消費を代償するため血小板産生が増加
血液凝固因子	第I, VI, VIII, IX, X, XII, vWF因子増加 第II, V因子は変化なし 第XI, XIII因子減少	PT, aPTT短縮
線溶系(訳注)	血漿レベルが上昇(訳注)	線溶亢進(訳注)を反映してフィブリン分解物が増加

訳注）妊娠により線溶促進因子と線溶抑制因子がともに増加するが，全体として線溶系は抑制されている，というのが一般的な見解である。

消化器系

食道	食道下部括約筋の緊張低下 本来は腹腔内にある部位は胸腔内に押しやられる	プロゲステロンによる影響 通常は胃内圧の上昇に伴って生じる括約筋の緊張上昇を抑制する
胃	上方，左側に偏位 正常の縦位置から45°回転 妊娠第3三半期には胃内圧上昇 胃内容排出は，妊娠を通して変化なし（ただし，分娩時を除く） 「胸やけ」の頻度は22%，39%，72%と増加（妊娠三半期ごと）	
胃酸	80%の妊婦が胃酸pH<2.5 50%の妊婦が胃液量25 mL以上 40〜50%の妊婦がpH<2.5かつ胃液残量25 mL超	これらの数値は全妊娠時期を通じた代表値である
小腸	食物の小腸通過時間は遅延	プロゲステロンによる影響

泌尿器		
腎臓	大きさの増大	産褥6ヶ月までに正常に戻る
	糸球体濾過率は50%増加	
	腎血漿流量は75〜85%増加	
	クレアチニンクリアランスは増加	
	BUNは第1三半期末までに8〜9 mg/dLに低下	
	血清クレアチニンは著明に低下し，満期に0.5〜0.6 mg/dLとなる	
	近位尿細管の糖再吸収が障害され，尿への糖排泄が増加	

糖代謝調節機構

耐糖能低下（組織のインスリン感受性減少）はよくみられる。
- 主な要因は胎盤性ラクトゲンである。
- 満期では空腹時血糖は有意に低い。
- 飢餓に伴うケトーシスも増強する。

筋骨格系

妊娠子宮の増大に伴い腰椎の前弯が増強される。
- 外側大腿皮神経が伸展され知覚異常性大腿神経痛を生じることがある。
- 首は前方に屈曲し，腕神経叢ニューロパチーを生じることがある。
- 妊娠中の腰痛あるいは骨盤不快感の頻度は約50%である。

手根管症候群の頻度は妊娠中増加する。

麻酔管理に関連するその他の生理学的変化			
妊娠中の最小肺胞内濃度（MAC）は減少	妊娠末期と分娩中は，内因性の鎮痛性神経ペプチド産生が増加するため，疼痛閾値が上昇	このような効果は，揮発性麻酔薬の，大脳皮質というより脊髄に対する作用によるものだとする研究もあり	
下肢静脈容量	妊婦では交感神経が緊張しているために減少している	妊婦に対する薬理学的な交感神経遮断は，非妊娠女性に対するよりも大きな血圧下降をもたらす	
硬膜外腔	下大静脈の圧迫により血液は硬膜外静脈叢に押しやられる	脊髄内の脳脊髄液量が減少	このこと（および内因性オピオイド産生増加）により，脊髄幹局所麻酔薬とオピオイドへの感受性上昇が説明される
	硬膜外腔に注入された液体の吸収は遅延		
血漿コリンエステラーゼ	活性が25%減少	スキサメトニウムの作用に影響するほどではない	

（石本人士）

第181章
分娩・産褥期の生理学

Imre Rédai

呼吸器系			
分娩時の分時換気量	第1三半期 75〜150％増加	酸素消費量は45％増加する可能性あり	硬膜外麻酔により，第1三半期の変化は抑制される
	分娩第2期 150〜300％増加	酸素消費量は75％増加する可能性あり $PaCO_2$ は10〜15 mmHgまで減少する可能性あり 血清乳酸値増加	硬膜外麻酔によっても第2三半期の分時換気量，酸素消費量，血清乳酸値の変化は抑制されない
産褥期	分娩後，機能的残気量は増加するが1〜2週間は正常以下にとどまる	酸素消費量，分時換気量，1回換気量の増加は，少なくとも産褥6〜8週までは維持される	

心血管系			
分娩中の心拍出量 （子宮収縮の間欠期）	第1三半期はじめに10％増加 第1三半期終わりに25％増加 第2三半期に40％増加	1回心拍出量増加（心拍数変化なし）	硬膜外麻酔により心拍出量は減少するが，分娩による増加分が相殺されるほどではない
収縮期血圧と拡張期血圧	第1三半期終わりから上昇	分娩中は交感神経活動が亢進	分娩時の硬膜外麻酔により，このような変化は減弱
大動脈と下大静脈の圧迫（仰臥位）	子宮血流が20％減少 下肢血流が50％減少	仰臥位で，約8％の妊婦が徐脈と著明な低血圧になる（仰臥位低血圧症候群）	
分娩中の子宮血流と子宮収縮	平均で600〜900 mL/minに増加 （妊娠前：50〜190 mL/min）	子宮収縮により，心拍出量と1回心拍出量が15〜25％増加する（子宮収縮ごとに300〜500 mLの血液が移動）	
	子宮による大動脈の圧迫は子宮収縮に伴って増加	子宮への血流は減少し，後負荷が増加	
分娩直後の血行動態	中心静脈圧は上昇し，心拍出量は分娩前の値の75％増となる	この時期の循環血液量の相対的増加と静脈還流の増加は，分娩により下大静脈の子宮による圧迫が解除されたことと，静脈容量が減少したことによる。分娩により血液は失われるが，以上の変化は喪失血液量を上回るものである（これを自己輸血という）	
それ以後の産褥期の血行動態	増加していた心拍出量は，分娩後1時間で分娩前の値の30％増にまで減少し，48時間で分娩前の値に戻る その後は産褥2週で妊娠前の値の10％増にまで減少し，産褥12〜24週で妊娠前の値に戻る 心拍数は2週間で正常化 1回心拍出量の正常化には長期間を要し，産褥24週の時点でも妊娠前の値より10％増の値を示す 左室肥大は徐々に改善するが，産褥24週の時点でもまだ検出しうる程度に残る		

血液量			
血液量	94 mL/kg （妊娠前：76 mL/kg）	経腟分娩時の場合，平均出血量は約 600 mL	揮発性麻酔薬による全身麻酔のほうが，局所麻酔よりも出血量がやや多い
血漿量	69 mL/kg （妊娠前：49 mL/kg）	帝王切開時の場合，平均出血量は 1,000 mL	
産褥期の変化	血液量は産褥 1 週末までに，妊娠前の値の 125％ に減少し，産褥 6～9 週には 110％ にまで減少する ヘモグロビンとヘマトクリットははじめの 3 日間は減少し，その後（血漿量の減少のため）急激に増加し，産褥 6 週で妊娠前の値に戻る		

凝固系			
分娩時	血小板数，フィブリノゲン，第Ⅷ因子，プラスミノゲンの値は低下する 抗線溶活性が増加する 分娩当日は凝固試験結果は短縮傾向のままである		
産褥 3～5 日	フィブリノゲン濃度と血小板数が増加する		血栓関連の合併症の頻度が増加する
凝固系の検査値は産褥 2 週で妊娠前の正常値に戻る			
分娩中と産褥第 1 日	白血球数は 13,000～15,000/mm³ まで増加する		
白血球数は徐々に減少するが，産褥 6 週の時点でも妊娠前の値より高い			

消化器系			
分娩中	胃内容排出機能は抑制され，胃容積は増大する	分娩中に投与されたオピオイドは胃内容排出を遅延させ，下部食道括約帯の緊張を低下させるフェンタニルのくも膜下投与あるいは硬膜外投与により，胃内容排出が抑制される可能性がある	局所麻酔薬のみを用いた硬膜外麻酔は分娩中の胃内容排出を遅延させない 低用量のフェンタニル（≦2.5 mg/mL）硬膜外持続投与であれば，先に硬膜外や髄腔内にボーラス投与されていない限り，胃内容排出遅延の副作用はない
産褥期	胃内容排出速度は産褥 18 時間で正常に戻る		産褥 18 時間では，空腹時の胃容積と pH は，非妊娠女性の値と変わらない

（石本人士）

第182章
薬物と妊娠

Imre Rédai

妊娠中の薬物に関するFDA分類 訳注	
カテゴリーA	ヒトの妊娠初期（第1三半期）での適切な対照試験で胎児への危険性は証明されていない（またその後の妊娠期間でも危険であるという証拠がない）もの
カテゴリーB	動物生殖試験では胎仔への危険性は証明されず，ヒト妊婦での適切な対照試験は実施されていないもの。あるいは，動物生殖試験で胎仔に有害な作用が示されているが，ヒト妊婦での対照試験ではいずれの妊娠時期でも危険性が証明されていないもの
カテゴリーC	動物生殖試験では胎仔に有害作用があることが証明されており，ヒトでの適切な対照試験が実施されていないもの。しかし，ここに分類される薬物は，潜在的な利益が胎児への潜在的危険性を上回る場合に，妊婦への使用が許容される
カテゴリーD	ヒトでの使用経験あるいは研究により得られた有害作用にもとづいて，ヒト胎児への危険性についての確かな証拠があるもの。しかしこのカテゴリーの薬物は，潜在的な利益が胎児への潜在的危険性を上回る場合に妊婦への使用が許容される
カテゴリーX	動物またはヒトでの試験で胎児（胎仔）異常が証明されているもの，あるいはヒトでの使用経験上，胎児への危険性について確かな証拠があるもの，またはその両方の場合。このカテゴリーの薬物は妊婦における使用に伴う危険性が潜在的な利益を上回ることが明らかである

訳注）このFDA分類は廃止の方向となっている。理由として，同じカテゴリーにさまざまな薬物が含まれていること，AからXまでの順序がリスクの上昇とは必ずしも一致していないにもかかわらず分類名のみが1人歩きしていることなどの問題点がある。現在FDA分類に代わるものが策定中である。

麻酔に用いられる薬物	投与量	胎児への影響
導入麻酔薬	超短時間作用型バルビツレートとプロポフォールの必要量は変わらないか軽度減少する（10～15%）プロポフォールTIVAは10%未満程度減量する	迅速に胎児組織と平衡状態に達する 胎児からの排泄には，母体への逆方向の拡散が大きく影響する 静脈麻酔薬による導入は胎児心拍数基線細変動を減少させる
麻薬	内因性のエンドルフィン産生が外的なオピオイド投与の必要性を減少させる 分娩前後のオキシトシン放出が麻薬の必要性減少にかかわっていることが報告されている レミフェンタニルは新生児での半減期が最も短く，神経ブロック禁忌時の分娩における鎮痛によく用いられる薬物となった（通常投与開始量は0.03 μg/kg/min，必要に応じ0.1 μg/kg/minまで増量）	麻薬は胎児心拍数基線細変動を減少させる 短時間作用・迅速効果発現型のオピオイドは胎児徐脈を起こすことが報告されている 非妊娠の患者に比べ，麻薬の髄腔内投与必要量は30～50%減少する 静注する麻薬の減量に関する明らかなデータはない
鎮静薬	ベンゾジアゼピン系薬物は，伝統的に妊婦には投与が控えられている 分娩時の麻酔にデクスメデトミジンを用いた報告がある（薬物の安全性を評価するにはデータが不十分）	

	投与量	胎児への影響
筋弛緩薬	筋弛緩薬への感受性は変わらない 妊婦では偽コリンエステラーゼ活性は30%減少するが，スキサメトニウムの作用発現開始と持続時間には影響はない	神経筋弛緩薬の胎盤の通過量は少ない 硫酸マグネシウム療法は非脱分極型神経筋弛緩薬への感受性を増加させる可能性がある（スキサメトニウムには影響がない）
筋弛緩拮抗薬	投与必要量は変わらない	ネオスチグミンと glycopyrrolate は胎盤を通過しない アトロピンは胎盤を通過する
揮発性（吸入）麻酔薬	最小肺胞内濃度は30%減少する	揮発性麻酔薬は胎児心拍数基線細変動を減少させる
局所麻酔薬	神経は局所麻酔薬に対して感受性が高い（ブロック効果発現は迅速になる）	プロゲステロンの影響によるものの可能性がある

その他の麻酔に用いられる薬物の適切な投与量は，妊婦における麻酔方法に関するそれぞれの章で述べる（以下を参照）。
- 子宮収縮薬：第194章を参照のこと。
- 降圧薬：第185章を参照のこと。
- 抗菌薬：第183章を参照のこと。
- 抗凝固薬：第184章と第193章を参照のこと。
- 子宮収縮抑制薬：第192章を参照のこと。

麻酔薬と授乳

- 比較的少量の麻酔薬も母乳に移行する。
- 最も無難なアドバイスは「搾って捨てろ」である。つまり全身麻酔薬投与後，最初に搾った母乳は捨てること。
- 分娩後の鎮痛に ketorolac（NSAIDs の1つ）は安全に使用できる。
- ペチジン塩酸塩（ペチジン）とコデインは授乳婦には**推奨されない**。これらの薬物あるいはその代謝物が母乳中に蓄積し，新生児の呼吸抑制をきたす可能性があるためである。

（石本人士）

第183章
産科診療における抗菌薬による予防と治療

Imre Rédai

局所感染の病原体によって抗菌薬療法が決まる。最良の予防的，経験的治療を行うためには，感染症専門医に情報提供やアドバイスを求めてコンサルトする。感染患者から適切な培養検体を採取，送付し，薬物感受性を決定して治療の一助とする。

一般的な原則

状況	予防	コメント
合併症のない経腟分娩	抗菌薬投与の必要なし	
帝王切開	皮膚切開前にセファゾリン2g投与 ●予防的抗菌薬投与を分娩後まで遅延させることは現在は**推奨されていない** 破水した患者ではセフォキシチン2g投与を考慮	ペニシリンアレルギーの場合 ●クリンダマイシン600mg投与
細菌性心内膜炎のリスクがある患者に対する抗菌薬による予防	経腟分娩や帝王切開におけるルーチン投与の適応はない	以下のような患者では抗菌薬による予防を考慮 ●絨毛膜羊膜炎 ●尿路感染の合併 ●細菌性心内膜炎の高リスク患者（人工心臓弁や導管，治療されていないチアノーゼ疾患）
B群溶血レンサ球菌陽性患者	初回投与ペニシリン500万単位，その後分娩まで4時間ごと250万単位投与	ペニシリンアレルギーの場合，培養検査や薬物感受性検査の結果に従う。例として ●エリスロマイシン 500mg，8時間ごと投与 ●クリンダマイシン600mg，6時間ごと投与
絨毛膜羊膜炎	経験的治療の選択肢 ●アンピシリン2g，6時間ごと＋ゲンタマイシン1.5mg/kg，8時間ごと投与 ●セフォキシチン2g，6時間ごと投与 ●アンピシリン/スルバクタム3g，6時間ごと投与 抗菌薬投与は，分娩後少なくとも24時間は続けること	嫌気性菌も対象にする必要があれば ●メトロニダゾール500mg，8時間ごと投与 あるいは ●クリンダマイシン600mg，6時間ごと投与 ペニシリンアレルギーの場合 ●バンコマイシン1g，12時間ごと＋ゲンタマイシン1.5mg/kg，8時間ごと，±嫌気性菌に対する治療
急性腎盂腎炎	アンピシリン2g，6時間ごと＋ゲンタマイシン1.5mg/kg，8時間ごと投与 セフトリアキソン1g，24時間ごと投与	妊婦に対するフルオロキノロン系の投与は避ける

訳注）投与される抗菌薬の種類や用法については，わが国の臨床の現状とはかなり異なっていることに注意すること。治療の選択にあたっては，おのおのの分野の診療ガイドラインなど，わが国の関連資料を参照して検討することが望ましい。

● 参考文献

www.TheAnesthesiaGuide.com を参照

（石本人士）

第184章
妊娠中の抗凝固療法

Imre Rédai

妊娠中に行う**治療的**な長期間抗凝固療法は以下の場合に必要となる。
- 以前の妊娠における静脈血栓塞栓症の既往がある。
- 繰り返す血栓塞栓症の既往がある。
- 血栓形成素因（thrombophilia）がある。
- 心臓に人工弁が装着している。
- ある種の内科的状況がある（Eisenmenger症候群，重度の心不全，慢性的な心房細動）。

妊娠中に使用する抗凝固薬

薬剤	特徴	コメント
未分画ヘパリン（UFH）	胎盤を通過しない 長期の使用で骨塩量の低下を起こす ヘパリン起因性血小板減少症のリスクがある 母乳への有意な量の移行はない（安全に授乳が可能）	分娩のために抗凝固療法を中和する必要はほとんどない 中和が必要な場合（通常は帝王切開分娩のため）は硫酸プロタミンの投与量を漸増する
低分子ヘパリン（LMWH）	胎盤を通過しない 長期の使用で骨塩量の低下を起こす可能性がある 母乳への有意な量の移行はない（安全に授乳ができる）	妊娠36週にUFHに変更しなければならない 緊急時には完全に拮抗することはできない（硫酸プロタミンの投与量に関しては血液専門医と相談する） 人工弁を有する患者でのワルファリンからLMWHへの変更については議論が分かれている
ワルファリン	胎盤関門を自由に通過する 胎児への影響は，INRより投与量と関連していると考えられる 胎児に出血を起こす可能性がある 新生児に出血を起こす可能性がある（UFHに変更されてない場合，分娩は帝王切開とする） 母乳への有意な量の移行はない（安全に授乳が可能）	使用は人工弁を有する患者に限定される 催奇形性作用を最小限にするために，妊娠6週から13週までは使用すべきでない 投与量は1日5mg以下で維持する 36週でUFHに変更する 急速遂娩を要する場合，母体と新生児にはワルファリンの効果を中和するために新鮮凍結血漿を投与する（このような臨床状況で，ビタミンKの効果発現は遅すぎるため）

抗凝固療法は，臨床的に持続出血の徴候がなければ，経腟分娩の場合は6時間後，帝王切開の場合は12時間後に再開する

	抗凝固療法を受けている産婦の麻酔に関する考慮事項	
無痛分娩	脊髄幹麻酔は，抗凝固療法を施行中の患者には試みるべきではない 脊髄周囲に血腫がないかどうか，分娩から産褥期を通して神経学的所見を経過観察する	脊髄幹麻酔は，予防的にUFHを投与している患者では安全に行える 中間量，治療量のUFHを投与していた場合は，6時間前にUFHを中止し，aPTTが正常値であることを確認してから脊髄幹麻酔を施行する 少なくとも4日間UFHを投与した患者では血小板数を確認する 予防的にLMWHを投与していた患者では，少なくとも12時間前には投与を中止する 中間量，治療量のLMWHを投与していた場合は，少なくとも24時間前には投与を中止する ワルファリン投与中の場合は少なくとも5日前に投与を中止し，PT/INRが正常値であることを確認する。さらに，ワルファリンの代替薬が消失するための時間を確保する必要がある（ワルファリンからUFHやLMFHに変更して間もない患者では出血のリスクが高まる）
経腟分娩	母体の出血リスクが高まる可能性がある	分娩中，分娩後に，出血がないか徹底的に評価する 適切な静脈ラインを確保する 硫酸プロタミン投与によるヘパリン効果の拮抗を考慮する 赤血球濃厚液4単位を交差適合試験を行い準備しておく 分娩を通して気道確保を評価する
帝王切開	脊髄幹麻酔は，抗凝固療法を施行中の患者には試みるべきではない 母体の出血リスクが高まる 脊髄周囲に血腫がないかどうか，分娩後に神経学的所見を経過観察する	脊髄幹麻酔の推奨に関しては上記の無痛分娩の場合と同様である 適切な静脈ラインを確保する ヘモグロビン値と凝固系のモニタリングのため，動脈ラインの確保も考慮する 硫酸プロタミン投与によるヘパリン効果の拮抗を考慮する 赤血球濃厚液4単位を交差適合試験を行い準備しておく

UFH：未分画ヘパリン，LMWH：低分子ヘパリン

● 参考文献

www.TheAnesthesiaGuide.com を参照

（三塚加奈子）

第185章
妊娠高血圧症候群，妊娠中の慢性高血圧，妊娠高血圧腎症，子癇

Imre Rédai

定義

- 慢性高血圧
  - ▶妊娠20週以前からみられる，収縮期血圧＞140 mmHg以上もしくは拡張期血圧＞90 mmHgの高血圧である。
  - ▶産褥第12週以降も持続する高血圧である。
- 妊娠高血圧症候群
  - ▶妊娠中期以降から新たに発症したタンパク尿を伴わない高血圧で，産褥12週以内に正常に回復するもの。
- 妊娠高血圧腎症（preeclampsia）
  - ▶妊娠20週以降に新たに発症した高血圧で尿タンパク＞300 mg/日を伴うもの。
  - ▶妊娠高血圧腎症に伴い，新たに発症した痙攣発作は子癇（eclampsia）と定義される。
- 慢性高血圧に妊娠高血圧腎症が加重したもの（加重型妊娠高血圧腎症）。

妊娠中にみられる高血圧疾患の血行力学的特徴[1]				
	健康	早期 妊娠高血圧腎症	後期 妊娠高血圧腎症	妊娠性もしくは 慢性高血圧
心拍出量	6.2	8.9	5.0	9.0
体血管抵抗	1,210	1,082	1,687	922
肺動脈楔入圧	7.5	9	13	7
1回拍出量	80	104	58	110
左室1回仕事係数（LVSWI）	48	61	33	64
膠質浸透圧	18	17	14	18

[1] 正常域は示さず，比較のための代表値のみ記載した

慢性高血圧		
妊婦の3%以下に多い ●アフリカ系米国人（44%まで） ●高齢妊娠（35歳以上で＞12%） しばしば肥満，糖尿病に合併	母体合併症 ●加重型妊娠高血圧腎症 　▶10〜25%は加重型妊娠高血圧腎症に進展 　▶重症妊娠高血圧腎症のリスクが2.7倍に増加 ●胎盤早期剝離 胎児合併症 ●胎児発育不全/低生産率 ●胎児死亡	一般的な内服薬[1] ●α-メチルドーパ ●ラベタロール 　▶メトプロロール SR が代替薬 ●ニフェジピン SR 使用頻度が低い内服薬[1] ●ヒドロクロロチアジド ●ヒドララジン（内服） 妊娠中は禁忌[1] ●ACE 阻害薬，ARB，直接的レニン阻害薬 ●プロプラノロール（アテノロール）

ACE：アンギオテンシン変換酵素，ARB：アンギオテンシン受容体拮抗薬
[1] 妊娠高血圧の治療に対する薬物療法の選択肢は，慢性高血圧と同じである

妊娠高血圧腎症

初産婦の約2〜7%に発症

大部分の症例(75%):妊娠中期,後期,分娩時に発症し,不良な周産期予後のリスクはほとんど増加しない

以下の既往があると発症頻度と重症度が増加
- 多胎妊娠
- 慢性高血圧
- 過去の妊娠時の妊娠高血圧腎症
- 妊娠前からの糖尿病
- 血栓形成傾向

多臓器にわたる障害(病態生理はあまりわかっていない)
- 胎盤形成に対する血管形成の反応障害
- 胎盤由来の体液性因子であるsFlt-1, sEng が母体の内皮細胞機能不全を引き起こす

ヒト妊娠に特有な特徴として以下がある
- 微小循環機能不全
- 体血管抵抗の増加
- 炎症カスケードの活性化
- 凝固の亢進
- 血小板活性化と凝集の亢進
- 内皮細胞バリアの破綻

妊娠高血圧腎症は,妊婦が罹患するさまざまな疾患が共通して示す症状が発現した病態である可能性が高い

母体合併症
- 胎盤早期剥離(1〜4%)
- 播種性血管内凝固/HELLP症候群(10〜20%)
- 肺水腫/誤嚥(2〜5%)
- 急性腎不全(1〜5%)
- 子癇(1%)
- 肝不全あるいは出血(1%)
- 脳卒中(まれ)
- 死亡(まれ)
- 心血管系の後遺症

胎児合併症
- 胎児発育不全/低出生体重
- 羊水過少
- 胎盤による酸素交換障害,胎児低酸素症,神経障害
- 早産

妊娠高血圧腎症の母体と周産期予後は以下によって決まる
- 発症時の妊娠週数
- 36週以降の発症は33週以前の発症より予後がよい
- 重症度
- 管理の質
- 発症前からある内科合併症の有無

診断と管理は妊娠中の適切なケアによりなされる

主たる管理目的は母体の安全であることに変わりはない

妊娠34週以前の待機的管理については議論が分かれる

降圧薬
- 軽症〜中等症の症例に対する有益性を示すエビデンスはほとんどない
- 重度高血圧(収縮期血圧>160 mmHg,拡張期血圧>100 mmHg)は,末梢臓器の損傷を避けるために治療すべきである
- ヒドララジンはラベタロールやニフェジピンに比べ母体の副作用が多く,周産期予後の結果は不良である

抗痙攣薬
- 硫酸マグネシウムはジアゼパムやフェニトイン,あるいは神経遮断混合薬に比べ,有意に痙攣発作を減らし,良好な母体予後に関連する

ステロイド
- 妊娠34週以前のベタメタゾン投与は胎児肺成熟促進や新生児予後改善に有用である
- 現在,ステロイドのHELLP症候群への効果に関する研究が進行中である

輸液による循環血液量増加
- 妊娠高血圧腎症にみられる循環血液量減少とそれに伴う臓器血流の減少に対し,積極的な膠質液・電解質液輸液を行って循環負荷をかけ,循環血液量増加をはかる考え方がある
- ただし脳性ナトリウム利尿ペプチド(BNP)の値は重症妊娠高血圧腎症では著明に上昇しており,左室機能不全を強く示唆している

妊娠中にみられる高血圧疾患の麻酔科学的考察

	慢性高血圧 または妊娠性高血圧	軽症から中等症の妊娠高血圧腎症	重症妊娠高血圧腎症
血行力学	交感神経緊張増加とナトリウムおよび体液の増加により二次的に心拍出量が増加	血管内皮細胞における一酸化窒素産生減少のため，体血管抵抗の軽度増加はあるが心拍出量は維持	血管内皮機能障害と，終末臓器の低灌流による交感神経の二次的な活性化のため，心拍出量減少と体血管抵抗の著明な増加
循環血液量	正常，あるいは軽度減少	減少	著明に減少
腎機能	罹患期間や重症度による	軽度低下	著明に低下
肝機能	正常	通常は正常	しばしば低下（HELLP症候群による）
血液凝固系	変化なし	血管内皮障害のため血小板数減少の可能性あり：脊髄幹麻酔・鎮痛の開始6時間以内に血小板数測定施行が推奨される	血管内皮障害のため血小板数減少の可能性あり：脊髄幹麻酔・鎮痛の開始6時間以内に血小板数測定施行が推奨される
中枢神経系	重症高血圧により高血圧脳症や脳出血をきたす可能性あり	軽症妊娠高血圧腎症の頭痛は子癇発作に先立ってみられることがある 不適切な血管収縮と，脳内血流と灌流圧が増加した状態における毛細血管内皮からの漏出の2つが発症機序であると考えられる	左に記述した2つの機序が中枢神経障害の原因となりうる
脊髄幹麻酔の影響[1]	交感神経切除により血圧は有意に低下 反応は起こる頻度により決まる（頻度：脊髄くも膜下麻酔＞硬膜外麻酔）	脊髄くも膜下麻酔であっても，血圧の低下はしばしば軽度か軽微	循環血液量減少と背景にある交感神経緊張増加のため，麻酔時に血圧が著しく低下する可能性あり
全身麻酔[1]	麻酔導入により血圧が著しく低下し子宮血流が減少する可能性あり 喉頭鏡検査により血圧上昇反応の増強がみられる場合あり	通常，麻酔導入には問題はない 喉頭鏡検査により血圧上昇反応の増強がみられる場合あり マグネシウム療法は神経筋モニタリングを妨げる場合あり	麻酔導入により血圧が著しく低下し子宮血流が減少する可能性あり 喉頭鏡検査により血圧上昇反応の増強がみられる場合あり マグネシウム療法は神経筋モニタリングを妨げる場合あり

[1] 慢性高血圧に加重した妊娠高血圧腎症（preeclampsia superimposed on hypertension）では，個々の症例における2つの病態（慢性高血圧と妊娠高血圧腎症）が全体の臨床像に与える影響の度合いにより，上記のさまざまな組み合わせを呈する可能性がある

妊娠中の重症高血圧患者に対する静注療法の選択肢

ラベタロール	目標血圧に至るまで，必要に応じ10〜20 mgの単回投与を10分ごとに繰り返す（反復投与量は投与ごとに20 mgずつ80 mgまで増量） 2 mg/minで持続投与開始し適宜反応をみて増量調節 投与量が1日300 mgを超える場合は慎重に用いる	胎児に徐脈と低血糖が生じる可能性がある
ニカルジピン	目標血圧に至るまで，125 μgの単回投与を5分ごとに繰り返す 5 mg/hrで持続投与開始し，必要に応じて2.5 mg/hrずつ増量 15 mg/hrを超える持続投与は推奨されない	子宮収縮抑制効果が発現することがある 肺水腫は，妊娠中のカルシウムチャネル拮抗薬の使用との関連性が指摘されている
ヒドララジン	20分ごとに5 mg投与で20 mgまで増量可。反復投与によるタキフィラキシーのため，投与量を増やす必要が生じる可能性がある 0.5 mg/hrで持続投与開始し，必要に応じて20分ごとに増量 10 mg/hrを超える持続投与は推奨されない	母体の頻脈がよくみられる
ニトロプルシドナトリウム	0.3 μg/kg/minで持続投与し，10分ごとに0.5 μg/kg/minずつ十分な効果が得られるまで増量 10 μg/kg/minを超える投与量は推奨されない。細心の注意をはらって用いる	2 μg/kg/min以上の持続投与を4時間を超えて行うと母児のシアン化合物中毒のリスクが高まる 動脈ラインでの血圧測定が必須 本薬物の妊婦への使用は，他に選択肢がない場合の**最後の手段**である

重症妊娠高血圧腎症と妊娠高血圧腎症に関連した合併症の管理

子癇発作（痙攣）	援助を要請する 誤嚥のリスクを減らすため患者を側臥位にする 患者を外傷から守る 静脈ラインを守る ベンゾジアゼピン静注かプロポフォール静注により痙攣を抑える ● ジアゼパム 5〜10 mg ● ミダゾラム 2〜5 mg ● プロポフォール 50〜100 mg いったん痙攣がおさまったら ● 補助的に酸素投与 ● 胎児の心拍数をチェック ● バイタルサインチェック 意識の自然回復を待つ 院内の監視強化区域（high dependency unit）に患者を移動 マグネシウム治療を行っていなければ，硫酸マグネシウム製剤を投与開始	強直性間代性子癇発作により低酸素血症と混合性アシドーシスをきたす 胎児への影響は，痙攣の持続時間と，背景にある妊娠高血圧腎症に関連した子宮胎盤機能不全とによって決まる 子癇発作の後の胎児徐脈はよくみられる。母体の酸素化が回復すれば，胎児徐脈からの回復はきわめて迅速なはずである ● 胎児の状態悪化が持続していれば，帝王切開分娩の適応となる
HELLP 症候群	心窩部痛や右上腹部痛を訴える患者は HELLP 症候群を鑑別する必要がある ● 悪心，不快感をしばしば伴う 血液検査所見：AST，LDH 増加を伴う血小板減少。HELLP 症候群では血小板減少に引き続いて PT 延長がみられる 8 時間ごとに血液検査を行う 輸血（赤血球，血小板）も必要となる可能性がある 血小板数が 100,000/μL 以下になった際にデキサメタゾンを治療に用いることに関しては議論が分かれている 経腟分娩が望ましい ただし症状あるいは検査所見の急激な悪化を認めた場合には，帝王切開分娩とする 分娩麻酔方法は血小板数や PT/INR 値によって決まる ● 8 時間以内の血小板数が 100,000/μL を超え PT/INR が正常の場合，脊髄幹麻酔も考慮する ● 分娩後の硬膜外カテーテルの抜去は血小板数と PT/INR が正常化してから行う ● HELLP 症候群患者の帝王切開は全身麻酔，気管挿管下で行う	高血圧，タンパク尿，そのいずれも示さない患者も存在する（非典型的 HELLP 症候群） 低血糖と低コレステロール血症を伴う PT 延長例は，HELLP よりも急性妊娠性脂肪肝が疑わしい。急性妊娠性脂肪肝の初期では，PT がすでに著明に延長していても，血小板数は正常のことが多い 血栓性血小板減少性紫斑病では血小板減少症と LDH 増加を認めるが，肝逸脱酵素は正常である 可能性のある合併症 ● よくあるもの 　▶ 播種性血管内凝固 　▶ 胎盤早期剥離 ● まれなもの 　▶ 肝被膜血腫 　▶ 肝破裂 　▶ 腎不全 　▶ 肺水腫
腎不全	妊娠高血圧腎症では尿量減少がしばしばみられる 血清クレアチニン値の変化では腎機能の推定は難しい 妊娠高血圧腎症患者の乏尿の鑑別にナトリウム排泄分画（FENa）を用いても，問題が複雑すぎるため役立つことはほとんどない ● FENa が腎前性の原因を示唆する場合は，試験的な水分負荷を行う	妊娠高血圧腎症には血液量の欠乏と糸球体障害が合併する 輸液単回投与に対する反応は循環血液量の多寡を反映しない可能性がある 輸液管理には以下のライン確保が必要となる可能性がある ● 心不全徴候がなければ中心静脈ライン ● 心不全徴候がなければ肺動脈カテーテル 妊娠高血圧腎症患者に見境なく輸液負荷をかけると肺水腫や低酸素血症をもたらす可能性がある 循環血液量減少が持続すると子宮の血流低下と胎児機能不全をもたらす可能性がある

肺水腫	比較的まれ ● 硫酸マグネシウム治療中の患者ではやや認められることが多い 静脈内投与する輸液量を制限 補助的に酸素投与 必要があればPEEPで陽圧換気 非侵襲的陽圧換気法（CPAP，BiPAP）も臨床的に有用とされる	輸液負荷，尿量減少，肺毛細管透過性の亢進（低アルブミン血症）と硫酸マグネシウム療法の組み合わせはリスク要因である 利尿薬はほとんど有用でない 原因が心臓由来であることを除外するため，脳性ナトリウム利尿ペプチド（BNP）値を測定するか，左室の経胸壁心エコー図検査を行う

● **参考文献**
www.TheAnesthesiaGuide.com を参照

(菅野秀俊)

第186章
妊娠患者の非産科手術

Elena Reitman Ivashkov, Imre Rédai

妊娠患者の術前評価

第180章も参照のこと。
- 気道および気道確保
  - ▶Mallampati分類は挿管困難を過小評価する可能性がある。
  - ▶頸部の可動性を注意深く評価する（猪首が存在する）。
  - ▶できれば座位で脊椎を観察する（巨大な胸，頸部の位置）。
  - ▶全身麻酔を選択する場合は直ちに**挿管補助器具**（挿管困難カートなど）が使用できるようにする。
  - ▶挿管困難の傾向が強い（リスクは4倍）。
  - ▶Mallampati分類が3～4の理由として，**巨大な舌扁桃**（舌の突出）が重要である：これは咽頭・喉頭間隙が狭くなることによる。
  - ▶喉頭鏡使用により**浮腫や出血**のリスクは増大する。
  - ▶挿管困難が予想される場合，**気管支鏡による挿管は経口が経鼻**よりもよい。
- NPOガイドライン
  - ▶禁飲食時間は非妊産婦と同様でよい。
- 妊産婦が胃内容充満（full stomach）となるのはいつか？
  - ▶胸やけは下部食道括約筋の緊張低下を示し（<20 cmH₂O），挿管や換気中の**逆流の危険**がある。
  - ▶妊娠早期の胸やけはホルモンバランスによるものである。
  - ▶20週以降は子宮の増大により腹圧は上昇し，胃と食道接合部の位置は変化する。
  - ▶**胃排泄能は出産直前まで減少しない**。
- 胎児へのフォロー（麻酔による胎児への影響は下記を参照）
  - ▶すべての妊婦には指定された特定の産科医がついている。待機手術では術前にコンタクトをする。緊急症例ではオンコールの産科医へ連絡をすること。
- 血液検査

- ▶ルーチンの検査は非妊産婦と同様に行う：全血球算は貧血を評価できる。その他の検査は臨床判断で行う。
- ▶絶飲食時間が長いと，妊婦はケトーシス，低血糖を起こすことが多いが，良好な耐性を示すので，ルーチンの検査は**不要**である。
- ▶Type and Screen はすべてのケースで必要である。多量の妊娠出血が想定されない場合でも行う。
- ●術後管理
  - ▶24 週未満の妊婦は一般の麻酔後回復室に収容後，一般病棟へ搬送する（胎児に異常なければ）。
  - ▶24 週以降であればリカバリーの後，出産可能な部署へ搬送する（モニタリング，スタッフおよび新生児科が直ちに対応できる）。
  - ▶ICU への収容基準は通常と同様に行う。産科的配慮は必要である。

手術による胎児の長期予後，術中の胎児モニタリング

- ●母体に対する手術における麻酔薬の胎児への催奇性
  - ▶麻酔薬の胎児への悪影響は明確には示されていない。
  - ▶死産や胎児奇形については変わらない。
  - ▶低出生体重児では増加する。
  - ▶第 1 三半期における手術であれば神経管の欠損が増加する。
  - ▶いくつかの薬物（笑気，ベンゾジアゼピン）は胎児に対し悪影響があると報告されたが，これらは後に否定，あるいは，通常量よりも多量の投与に関与するとされた。
  - ▶**最良の麻酔法は存在しない**。
  - ▶**第 1 三半期は待機手術を避ける**。
  - ▶腹部や骨盤腔の手術後，特に急性の虫垂炎や腹膜炎は早産のリスクを高める。
  - ▶早産のリスク
    - ■機械的操作
    - ■局所の感染
- ●非産科手術での胎児ホメオスタシスの維持
  - ▶短時間の母体低酸素や子宮の低灌流は良好な耐容性を示す。
  - ▶低酸素，低灌流が長引くあるいは重篤化すると子宮胎盤の血管収縮と灌流低下が生じる。
  - ▶胎児の低酸素はアシドーシスを生じ，最終的に胎児死亡をきたす。
  - ▶母体の高二酸化炭素症は，直接的に胎児の呼吸性アシドーシスをきたす。
  - ▶重度の胎児呼吸性アシドーシスは胎児の心筋抑制や代謝性アシドーシスをきたす。
  - ▶高二酸化炭素症は子宮動脈の収縮や子宮血流低下をきたす。
  - ▶低二酸化炭素症は子宮血流低下を生じ，最終的に胎児アシドーシスをきたしうる。
  - ▶**母体の血圧の維持**が最も重要である。
    - ■子宮胎盤血流は受動的に母体血圧に依存する（らせん動脈は母体の基礎血圧で最も拡張する）。
    - ■母体血圧の低下は子宮胎盤の血流を低下させ，胎児仮死をまねく。
  - ▶母体の特殊な疾患（重篤な腎疾患，心疾患）以外では，外科的出血に対し十分な輸液を行う。
  - ▶**エフェドリンとフェニレフリンはどちらも母体の術中の昇圧薬として安全である**。
  - ▶母体の酸素化の維持が重要である。
    - ■局所麻酔下でも**酸素投与**を行う（非鎮静下でも）
    - ■全身麻酔時は**自発呼吸よりも調節呼吸管理**で行う。
    - ■PEEP を使用する場合は，前負荷と後負荷が変化するため十分な輸液が必要である。
- ●周術期の胎児モニタリング
  - ▶18～22 週からは心拍数モニタリングが可能である。
  - ▶25 週以降では心拍数モニタリングは容易となる。
  - ▶正常分娩時の心拍数持続モニタリングの有用性はまだ確立していない。
  - ▶胎児モニタリングの使用は，母体と胎児に対し，チーム医療として正当な理由があり，安全性が確保できる場合に行う。
  - ▶妊娠週数と胎児の成熟度は周術期のモニタリングのガイドとなる。

- ■ 24週未満の胎児は術中術後のモニタリングを行うのが一般的である。
- ■ 24週以降の胎児では術中にもモニタリングを行うのが一般的である。
▶ 産科チームが確実に対応できるよう術前に準備しておく。
▶ すべての麻酔薬はある程度が胎盤を通過する。
▶ 全身麻酔中の胎児心拍数変動の消失は必ずしも胎児仮死を意味しないが、麻酔の影響に対する胎児の自律神経反応を予測できる。
▶ 術中の胎児心拍数の減少は、胎児の低酸素やアシドーシスが最も疑わしい。その他として下記も関与しうる。
- ■ 低体温
- ■ 母体の呼吸性アシドーシス
- ■ 心拍数低下をきたす薬物（オピオイド, β受容体遮断薬）

妊娠患者に対する局所麻酔

- ●脊髄幹麻酔
  ▶ 下肢の手術
  ▶ 骨盤や下腹部手術（開腹虫垂炎手術，卵巣茎捻転）
  ▶ 術後鎮痛を目的に長時間作用のオピオイド（髄腔内への保存料不使用のモルヒネ）の使用を考慮する。
  ▶ 脊髄くも膜下麻酔または脊髄くも膜下硬膜外併用麻酔は麻酔薬の総投与量を減らす。
  ▶ 第3三半期までは薬物の減量は必須ではない（30％の減量）。
  ▶ 術前の輸液負荷は母体の低血圧を予防しない可能性がある。
  ▶ 第2三半期以降は左側臥位で行う。
  ▶ 低血圧の治療を積極的に行う。
    - ■ フェニレフリンとエフェドリンはいずれも有用である。
    - ■ 脊髄くも膜下麻酔後はフェニレフリンの投与（30〜60 μg/min）を開始し，正常な血圧を維持する。
  ▶ 酸素投与
  ▶ 胎児モニタリング
  ▶ 胎児への影響を最小限にするため，鎮静は避ける。
  ▶ 術後鎮痛は硬膜外麻酔で行う。
- ●末梢神経ブロック
  ▶ 適切なブロックが可能ならば有用である。
  ▶ 局所麻酔薬の最大使用量は非妊婦と同様である。
  ▶ 超音波ガイドで正確なブロックを行い，麻酔量を最小にすること。
  ▶ 酸素投与は必要である。
  ▶ 胎児モニタリングを行う。
- ●静脈内局所麻酔
  ▶ 推奨されない。
  ▶ 大量の局所麻酔薬を使用する。
  ▶ 一度の駆血解除で急速に循環に吸収される。
  ▶ 胎児の血中濃度は高くなる。

妊娠患者に対する全身麻酔

- ●導入と気道管理
  ▶ 第2三半期以降は左側臥位を維持する。
  ▶ 血行動態の変動を考慮しなければならない患者（大動脈弁狭窄症，くも膜下出血など）以外は輪状軟骨圧迫を加え急速挿管を行うことが推奨される。
  ▶ 誤嚥を予防するため13週以降では気管挿管を施行する。
  ▶ ただし，いくつかの小規模な臨床研究では，通常の待機手術ではラリンジアルマスクでも誤嚥のリスクは増加しないと報告されている。
  ▶ 不必要な経鼻胃管を避ける。

- ▶導入前に保存料なしのモルヒネを髄腔内投与する。
- ▶導入薬の必要量は非妊娠患者と同量である。
- ▶米国で最も一般的な導入薬はプロポフォールである。
- ▶予期しない挿管困難には ASA の気道確保困難のアルゴリズムで対応する。
- ▶操作の前に気道粘膜の充血を確認する：予期しない挿管困難では，気道操作で咽頭が腫脹することがあるため，マスク換気が可能であるかをまず確認しておく。
- ●維持
  - ▶静脈麻酔，吸入麻酔のいずれも使用可能である。
  - ▶吸気酸素濃度（FIO_2）の調整で母体の酸素化を適正に維持する。
  - ▶**呼気終末二酸化炭素濃度（$ETCO_2$）は 31～35 mmHg にする。**
  - ▶**笑気は使用しない。**
  - ▶母体の術中覚醒は浅い麻酔が原因である　覚醒のモニター（BIS, entropy, SEDline）を使用する。
  - ▶術中の輸液管理は p.667「非産科手術での胎児ホメオスタシスの維持」を参照のこと。
  - ▶1MAC 以上の揮発性麻酔薬の使用は子宮循環を抑制する。高濃度の揮発性麻酔薬の使用は平均血圧を下げ，子宮胎盤血流を減少させる。
  - ▶すべての麻酔薬は胎児心拍数を減少させる。
  - ▶速効型のオピオイドは急性の胎児徐脈を促す（レミフェンタニル）
  - ▶筋弛緩薬は通常使用量では胎盤を通過しない。
- ●術中モニタリング
  - ▶ASA のスタンダードモニターを使用し，必要であれば追加する。
  - ▶動脈ラインと血液ガスモニタリングのルーチン化は推奨されない。
- ●覚醒
  - ▶常に筋弛緩を拮抗する。
    - ■ネオスチグミンと glycopyrrolate は胎盤を通過しない。
    - ■アトロピンは胎盤を通過する。
  - ▶肺の再拡張を行う（軽いリクルートメント手技）。
  - ▶軽い咽頭内吸引を行う。
  - ▶FIO_2 を 100％ にする。
  - ▶患者が覚醒し気道反射が回復すれば抜管を行う。
    - ■深麻酔下での抜管は推奨しない。
  - ▶リカバリーでは酸素投与を行う。
- ●術後鎮痛
  - ▶局所鎮痛が最良の選択である。
  - ▶患者管理鎮痛法（PCA）を利用することで必要な麻薬の総量を軽減できる可能性がある。
  - ▶アセトアミノフェンは安全に利用できる。
  - ▶NSAIDs の利用を避ける（動脈管早期閉鎖のおそれがあるため）。
  - ▶ペチジンの利用を避ける。
  - ▶デクスメデトミジンの利用については適切な報告がない（ほんの数例の症例報告がある程度）。

妊娠患者の心臓麻酔

- ●適応
  - ▶重篤な大動脈弁疾患または僧帽弁疾患
    - ■母体の血流需要増加と循環血液量過多という状況での弁狭窄は薬物療法に反応しない代償不全をまねく可能性がある。
    - ■開心術よりも経皮的カテーテル治療を推奨する。
  - ▶妊娠に関連した心筋症
    - ■LVAD は，回復期まであるいは心移植までのつなぎとして有効である。
- ●人工心肺

- ▶胎児の酸素化に悪影響を及ぼす可能性がある。
    - ■非拍動性血流
    - ■不十分な灌流圧
    - ■不十分な送血流量
    - ■胎盤での塞栓現象
    - ■人工心肺によるレニン，カテコールアミンの放出反応
- ▶術中の胎児モニタリングは胎児死亡を減少させる。
- ▶**高い送血流量（>2.5 L/min/m^2）と灌流圧（>70 mmHg）**は子宮胎盤血流の維持に有効である。
- ▶**母体のヘマトクリットを28％以上に維持し**，酸素運搬能を最適化する。
- ▶**常温の人工心肺**は胎児に有益な可能性がある。
- ▶**拍動流**は子宮胎盤血流を維持する可能性がある。
- ▶**二酸化炭素分圧の変化**は子宮胎盤血流に影響しうる。
- α-stat 管理は二酸化炭素分圧の恒常性と子宮胎盤血流の維持に有効である。

妊娠患者の神経外科手術麻酔

- 適応
- くも膜下出血と脳動静脈奇形
    - ▶妊娠は血管破裂のリスクを高めうる。
        - ■心拍出量と血液量の増加により圧力が増加する。
        - ■ホルモン変化により血管接合組織が軟化する。
    - ▶妊娠による血圧上昇で頭蓋内出血のリスクが増加する。
- 脳腫瘍
    - ▶妊娠期に脳腫瘍がはじめてみつかることはまれである。
    - ▶未診断の脳腫瘍は脳圧が亢進することで明らかになる場合がある。腰椎穿刺で小脳ヘルニアをきたす。
- 頭部外傷
    - ▶外傷による脳損傷でカテコールアミンの著しい放出が起こり，子宮灌流が障害されうる。
    - ▶出血による血液量減少で子宮血流が減少しうる。
- 治療による低血圧
    - ▶治療による低血圧（高濃度揮発性麻酔薬，ニトロプルシドナトリウム，ニトログリセリン，ラベタロール）
        - ■子宮胎盤血流が減少する。
        - ■上記の薬物は胎盤を通過し，胎児低血圧をきたす。
    - ▶収縮期血圧の25〜30％の減少と平均血圧の70 mmHg 以下への低下は子宮胎盤血流を減少する。
    - ▶このような状況下では胎児心拍数のモニタリングを行う。これにより低血圧の限界時間が推測できる。
    - ▶ニトロプルシドはシアニドに変換される。シアニドの蓄積は胎児に悪影響を及ぼし，死亡率を上昇させる。
        - ■ニトロプルシドを使用する場合は短時間のみとし，以下の場合は中断する。
            - ◆注入速度が 0.5 mg/kg/hr を超える場合
            - ◆母体のアシドーシスが発生する場合
            - ◆薬物への抵抗が明らかな場合
    - ▶ニトログリセリンはすでに胎児への悪影響が明らかとなっている。
        - ■ニトロ基は代謝されメトヘモグロビンとなり，メトヘモグロビン血症を生じうる。
- 治療による低体温
    - ▶低体温は脳代謝を減弱し，脳血流を減少させることから神経麻酔で用いられる。
    - ▶通常は30℃を目標とするが，この温度では胎児徐脈を発生する。
    - ▶母体の復温時には頻脈となる。
- 治療による過換気
    - ▶過換気を行うことで脳血流が減少するため用いられる。
    - ▶妊娠中は Paco$_2$ の正常値は 30〜32 mmHg となる。
    - ▶積極的な過換気（<25 mmHg）は子宮動脈の収縮をきたし，母体では酸素ヘモグロビン解離曲線を左方移動

させる。
- ▶胎児への副作用として考えられるものは下記のとおり。
  - ■胎盤酸素供給が減少する。
  - ■臍帯血管が収縮する。
- ▶臨床経験上，健康な胎児は，母体の中等度の過換気（$PaCO_2$ 25〜30 mmHg）に良好な耐容性を示す。
- ▶術中の持続的な胎児心拍数モニタリングは胎児の状況を即座に把握でき，母体の換気設定を適宜調節できる。
● 利尿薬
- ▶高浸透圧利尿薬やループ利尿薬は脳浮腫を軽減させるために術中術後に使用される。
- ▶これらは胎児に悪影響を及ぼす著明な水分移動を生じうる。母体に投与されたマンニトールは緩徐に胎児に蓄積し，胎児血液は高浸透圧となる。
  - ■胎児肺の水分量が減少する。
  - ■子宮血流が減少する。
  - ■高ナトリウム血症となる。
- ▶一方，ある症例報告では少量のマンニトール（0.25〜0.5 mg/kg）の投与では胎児に影響はなく，安全であったとされる。
- ▶フロセミドは代替薬だが利用には注意が必要であり，胎児モニタリングを行いながら必要量のみ利用する。

妊娠患者の腹腔鏡手術

● 適応
- ▶急性虫垂炎
- ▶卵巣茎捻転
- ▶胆石症
- ▶可能な限り，手術は第2三半期に行う。
● 腹腔鏡手術中の胎児への影響として注意すべきものは下記のとおり。
- ▶胎児や子宮への直接的外傷
- ▶二酸化炭素による胎児アシドーシス
- ▶慎重な外科手技や麻酔手技を用いることが望ましいとされている：200万件を超える症例では開腹手術と腹腔鏡手術で母体と胎児の予後に差はないとしている。
- ▶$ETCO_2$ の測定で十分であり，ルーチンの ABG モニタリングは推奨されない。
- ▶下大静脈の圧迫を避ける。
- ▶術中の持続的な経腹壁的胎児モニタリングは気腹により行えない場合がある。
  - ■第2三半期までは術中の持続的胎児モニタリングは行われない。
● 気腹による影響
- ▶腹腔内圧の上昇は，母体心拍出量を減少させ，結果として子宮胎盤血流量を減少させる。
- ▶低い気腹圧（12 mmHg 以下）を用いるべきである。

● 参考文献
www.TheAnesthesiaGuide.com を参照

（伊藤健二）

第187章
無痛分娩

Anjali Fedson Hack

分娩のステージ		
ステージ	デルマトーム	定義
第1期	Th_{10}〜L_1	陣痛発来から子宮口全開大まで
第2期	S_2〜S_4	子宮口全開大から胎児娩出まで
第3期	S_2〜S_4	胎児娩出から胎盤娩出まで

薬物を使用しない疼痛軽減法	
方法	内容
催眠療法	自己催眠と後催眠暗示により，疼痛知覚を変化させる
精神無痛法（psychoanalgesia）	調節された呼吸法とリラックス法（Dick-Read法）により産婦の不安を減らす
精神予防法（psychoprophylaxis）	調節されたリラックス法と呼吸法（Lamaze法）により疼痛知覚を減らす
Leboyer法	「暴力なき出産（birth without violence）」。環境刺激を減らすことで分娩が新生児に与える精神的悪影響を回避する
鍼療法	陣痛による気の乱れを正すために経絡に細い針を刺入する
経皮的電気神経刺激法	Th_{10}〜L_1の経皮的電気神経刺激を両側性に行う
水中分娩	温かい浴槽に入浴して分娩のストレスを軽減する
アロマテラピー	エアロゾル化したエッセンシャルオイルを吸入させ，分娩のストレスを軽減する
タッチとマッサージ	タッチセラピーにより感情を落ち着かせ疼痛を軽減する

陣痛軽減のために全身投与する薬物と吸入麻酔薬

次頁の表を参照

陣痛軽減のために全身投与する薬物・吸入麻酔薬

薬物	用法・投与量	コメント
オピオイド	分娩第1期によく使用される	母体と胎児に呼吸抑制の可能性あり 胎児心拍数基線細変動の減少
モルヒネ	5〜10 mg 筋注（最大効果発現1〜2時間） 2〜3 mg 静注（最大効果発現20分間）	自己調節麻酔（PCA）や持続的注入のためにしばしば使用される[訳注1]
ペチジン[訳注2]	50〜100 mg 筋注（最大効果発現40〜50分間） 25〜50 mg 静注（最大効果発現5〜10分間）	
フェンタニル	50〜100 μg 筋注（最大効果発現7〜8分間） 25〜50 μg 静注（最大効果発現3〜5分間）	効果の持続時間が短い レミフェンタニルが登場してからは，無痛分娩における自己調節鎮痛（PCA）での使用は減少している
レミフェンタニル	PCA：初期投与量 0.03 μg/kg/min。0.1 μg/kg/min まで適宜増量	血漿中の半減期が短い 補助的に酸素投与を行う 新生児の呼吸抑制が最小になる
麻薬拮抗性鎮痛薬		呼吸抑制の可能性は少ない
ブトルファノール（Stadol）[訳注3]	1〜2 mg 筋注	一過性の胎児心拍正弦波様波形（SHR）パターン
ナルブフィン（Nubain®）	5〜10 mg 静注	新生児呼吸抑制
鎮静/精神安定薬		
フェノチアジン系		抗不安・制吐薬
ヒドロキシジン（Vistaril®）	25〜50 mg 筋注	胎児心拍基線細変動を減少させる
プロメタジン（Phenergan®）	25〜50 mg 筋注	
吸入麻酔薬		
Entonox：50% 笑気/50% 酸素の混合ガス（米国では入手不可）	自己調節	的確な濃度を得るのは難しい可能性あり 適切な排気除去方法が得られないことが多い

訳注1）わが国では使用頻度は少ない。
訳注2）モルヒネと比較して児の呼吸抑制が少ない。
訳注3）わが国では2009年10月に販売中止

局所鎮痛・無痛法/麻酔法

硬膜外麻酔・無痛法（epidural analgesia）
- 硬膜外カテーテルを使用して鎮痛薬を投与する方法である。
- 分娩時において最も効果的である。
- 麻酔前の評価，麻酔科医の存在，蘇生のための物品が必要となる。

適応
- 産婦の疼痛軽減に対する要求は硬膜外投与を開始する十分な理由となる（ACOG/ASA 共同ガイドライン）。

禁忌
- 患者の拒否あるいは患者の協力が得られない場合
- 頭蓋内圧が上昇している場合や腫瘍などによる圧迫の影響がある場合
- 硬膜外麻酔のための穿刺部位が軟部組織感染している場合
- 敗血症
- 凝固異常
- 循環血液量減少

手技
- 患者の体位をとり，モニターを装着する。
- 硬膜外麻酔用針を使用して硬膜外腔に到達する。
- 硬膜外麻酔用針にカテーテルを通し，吸引試験を行い，固定する。
- 硬膜外カテーテルのテスト
  - テストドーズ量は定まっていないが，薬物は少量ずつ分割して投与する。
  - テストドーズ以後は，1回に投与する局所麻酔薬量は5mLを超えないようにする。
  - くも膜下腔迷入の鑑別
    - 20万倍アドレナリン入り1.5%リドカイン3mL
    - 0.25%ブピバカイン3mL
  - 血管内迷入の鑑別
    - 15 μgアドレナリン（20万倍アドレナリン入り1.5%リドカイン3mL）の使用は，産科臨床の場面では信頼性がない（陣痛による心拍の変動があるため。また，心電図モニタリングがないため）。
    - 100 μgフェンタニルは安全に使用することができ，有効である。
    - 1 mLの空気を用いた鑑別は，単孔式カテーテルでは効果的だが，多孔式カテーテルでは信頼性がない場合がある。
- カテーテルへの注入
  - 0.125%ブピバカイン10 mLを分割投与する。
  - 0.0625%ブピバカイン15～20 mLに20～30 μgフェンタニルを併用する。

無痛の維持
- 間欠的投与法
  - 1.5～2時間ごとにカテーテル内に単回投与する。
- 持続注入法
  - 医師を呼ぶ頻度が下がる。
  - 産婦の満足度があがる。
  - 0.0625%～0.125%ブピバカインに2 μg/mLフェンタニルあるいは0.5 μg/mL sufentanilを加え，6～15 mL/hrで投与する。
  - 0.125%～0.25%ロピバカイン＋2 μg/mLフェンタニルあるいは0.5 μg/mL sufentanilを6～12 mL/hrで投与する。
- 自己調節硬膜外鎮痛法（patient-controlled epidural analgesia：PCEA）
  - 産婦自身による調節で満足度があがる。
  - より低濃度の局所麻酔薬とオピオイドを使用し，局所麻酔薬単独と比較してより高い鎮痛効果が得られる。
  - 麻酔科医によるボーラス投与回数が減少する。
  - 持続注入法と比較し，ブピバカインの時間あたりの平均使用量が減少する。

一般的なPCEA設定

麻酔薬液	毎時持続注入量 (mL)	ボーラス量 (mL)	ロックアウトタイム (分)	時間最大投与量 (mL)
0.125%ブピバカイン＋2 μg/mLフェンタニル	6	3	10	24
0.0625%ブピバカイン＋2 μg/mLフェンタニル	12	6	15	30
0.125%ロピバカイン	6	4	19	30

副作用
- 低血圧
  - 輸液負荷，腹部大動脈・下大静脈圧迫の回避，エフェドリン5～10 mgを投与する。
- 不十分な鎮痛
  - カテーテルの評価：硬膜外腔に位置しているかを評価。疑わしい場合には再挿入する。
  - ポンプとリザーバーバッグを確認する。

- ▶左右非対称性のブロック効果：カテーテルを 0.5〜1 cm 引き抜くことを考慮する．吸引試験を行い，ブロックが弱い側を下にした側臥位で 4〜6 mL の 0.125% ブピバカインを単回投与し，再評価する．
- ▶誤った位置に留置されたカテーテルを「カバーする」目的で硬膜外オピオイドを投与してはならない．

硬膜外麻酔でのモニタリング
- はじめの 30 分間は 5 分ごとに血圧，心拍数，酸素飽和度を記録する．
- その後，ルーチンの分娩時のモニタリングを再開する．
- 追加投与をするごとに，30 分間は 5 分ごとにバイタルサインをチェックする．

局所麻酔の合併症		
感覚異常	感覚異常が持続する場合，カテーテルを抜去して別の硬膜外腔に再挿入する	
	発生率は 10,000 例に 5〜42 例と報告されている	
硬膜誤穿刺	発生率は施設，施行医の経験，患者対象の特徴（肥満）に依存する	
	硬膜誤穿刺後頭痛（postdural puncture headache）は硬膜誤穿刺における最も一般的な合併症である（17〜18 ゲージ Tuohy 針による頭痛発症の可能性は 76〜88%）	
	硬膜誤穿刺をした場合，別の硬膜外腔に再挿入するか，そのままくも膜下腔にカテーテルを留置して脊髄くも膜下麻酔を行う（ただし誤って**硬膜外麻酔用と同量の局所麻酔薬を投与すると危険**）	
	輸液増量，鎮痛薬[訳注1]（Fioricet：アセトアミノフェン・カフェイン・ブタルビタール合剤）投与，カフェイン経口投与あるいは静注する	
	他の手法として硬膜外生理食塩液注入，予防的自己血パッチ，治療的自己血パッチがある（第 125 章を参照）	
硬膜下注入	硬膜とくも膜との間に局所麻酔薬を注入すること	
	発生はまれである（0.1〜0.82%）	
	硬膜外針の回転操作や背部手術の既往でリスクが増加する	
	少量の局所麻酔薬で広範な感覚神経ブロックをきたす	
	弱くムラのあるブロックが遅れて出現し，運動神経ブロックはほとんどないが，頭側へ拡大する	
	低血圧がよく起こる	
	硬膜外ブロックやくも膜下ブロックよりも速くブロックが消失	
	時間が経過すれば自然におさまる	
	治療として，カテーテルの留置部位を硬膜外腔へ替える	
高位硬膜外ブロック	局所麻酔薬の相対的過剰投与により過度に麻酔区域が広がること	
	治療は対症的なものになる	
血管内誤注入	痙攣を伴う全身性の神経毒性，あるいは心血管虚脱を引き起こしうる	
	痙攣の治療	子宮を確実に左側に偏位させる
		気道を確保する
		ベンゾジアゼピン系薬を投与する（ミダゾラム 1〜2 mg，ジアゼパム 5〜10 mg，あるいはプロポフォール 10〜30 mg）
	LipidRescue[訳注2]による心血管虚脱の治療	20% イントラリピッド 1.5 mL/kg 投与（1 分以上かけて）
		続いて 0.25 mL/kg/min で持続注入する
		イントラリピッドを循環させるために胸部圧迫（心臓マッサージ）を続ける
		3〜5 分ごとに 3 mL/kg 以内の量で循環動態が回復するまで単回投与を繰り返す
		血行動態が安定するまで注入を持続し，血圧が低下する場合には 0.5 mL/kg/min まで増量する
		推奨最大投与量は 8 mL/kg である

訳注1）わが国では鎮痛薬として NSAIDs が使用されることが多い．
訳注2）局所麻酔中毒時に 20% 乳化製剤を投与して症状を緩和させる治療

脊髄幹鎮痛後の分娩転帰
- 分娩所要時間や分娩進行，鉗子分娩率，帝王切開率，NICU 入院率に差はない．

その他の分娩，出産時合併症

背部・腰部痛
- 40％の産褥婦に発症する（硬膜外麻酔使用の有無を問わない）。
- 複数回の硬膜外穿刺手技に伴い穿刺部の局所的な疼痛の発症率が上昇する。
- 硬膜外麻酔により進行性背部痛のリスクは増加しない。

分娩時の主な神経障害
- 産科的要因（1：2,000〜1：6,400）
- 麻酔に関連する要因（1：10,000）
- 膀胱機能障害
- 神経根への直接的損傷

分娩後の神経障害	
馬尾症候群	下肢や会陰部の痺れ，膀胱直腸障害，さまざまな程度の下肢麻痺を特徴とする
一過性の神経学的症状	殿部の疼く痛みで，くも膜下へのリドカイン投与や切石位に関連し，症状の持続時間は短い
硬膜外血腫	硬膜外血管の損傷に続いて発症する 直ちに外科的な圧迫解除を要する（発症から6時間以内）
硬膜外膿瘍と髄膜炎	局所痛，発熱，白血球増加を伴った激しい背部痛を呈する
癒着性くも膜炎	腰椎穿刺針や投与液の汚染により，くも膜下腔の組織が刺激され発症する
前脊髄動脈症候群	脊髄前方の虚血 運動麻痺として発症する 低血圧や，麻酔に適さない脊椎の解剖学的異常がリスク因子である

●参考文献
www.TheAnesthesiaGuide.com を参照

（佐藤 茂）

第188章
産科麻酔における脊髄くも膜下硬膜外併用麻酔

Imre Rédai

基本概念
- 麻酔薬の髄腔内投与によって初期の無痛覚が得られる。
- 無痛分娩は硬膜外麻酔により維持される。

手技（第121章〜第124章の図参照）
- 硬膜外針を用いて硬膜外腔へアクセスする。
- 硬膜外針を通る長い脊髄針を使用することにより，くも膜下腔内に到達できる。
- 脊髄鎮痛薬を投与し，脊髄針は引き抜く。

- ▶一般的なくも膜下腔内投与量は，2〜2.5 mg の等比重の 0.25% のブピバカインまたは 0.2% のロピバカインであり，10〜20 μg のフェンタニルまたは 2〜2.5 mg の sufentanil を添加して使用する。
- 硬膜外カテーテルは硬膜外針を通して挿入し，吸引の後，固定する。
- 硬膜外注入の開始
  - ▶硬膜外カテーテルの検査は一般ではない。
    - 血液や脊髄液の逆流がみられた場合，カテーテルの位置異常と考えられる。
    - 髄腔内投与と硬膜外投与の違いを見分けるのは困難である。
    - 妊婦では，カテーテルが血管内にあっても，アドレナリン試験投与による反応が非常に乏しいことが知られている。
      - ◆痛みにより心拍数は著明に上昇している。
      - ◆T 波解析を行える心電図モニターはない。
    - 硬膜外に投与したと確信していても，薬液注入による反応から，カテーテルの位置が誤って髄腔内や血管内に留置されていることが初めて判明することも多い。
      - ◆近年では薄めた薬液を使用することにより，頭側への神経ブロックの広がりを抑制できる。
      - ◆検査なしに予定注入量の単回投与を行うと，髄腔内や血管内にカテーテルが位置した場合に高位脊椎麻酔や局所麻酔薬中毒を発生する。
  - ▶脊髄くも膜下麻酔の効果が消失する前に硬膜外投与を開始する。
  - ▶硬膜外麻酔の効果が不十分な場合
    - 約半量の追加投与を行う。
    - 無痛分娩では 30〜45 分後に Top-up を行うことで同様の効果が得られる。

陣痛に対する硬膜外麻酔の比較

脊髄くも膜下硬膜外併用麻酔（脊硬麻）	硬膜外麻酔
急性発現	緩徐発現
ほとんどの症例で良好な鎮痛が得られる	初期鎮痛はほとんどの症例で良好
無痛分娩における全体的な満足度は同等である	
出産の初期段階で有効である	施術者の仙骨レベルへは不十分。出産後期では効果がない可能性がある
挿入の確認が容易である（脳脊髄液）	施術者の感覚による
経験値によりカテーテルの留置を失敗する	
脊髄くも膜下麻酔後頭痛が 0.5〜1% に発生する	脊髄くも膜下麻酔後頭痛が 1% に発生する
近年の報告では，健常妊婦で髄膜炎の報告がある	髄膜炎の発生はきわめてまれ（現在まで大規模研究はない）
室内での帽子やマスクによる清潔操作が重要である	
髄腔内への麻薬投与により胎児の徐脈が発生する（フェンタニル<20 μg または sufentanil<2.5 μg を利用）	硬膜外への麻薬投与により胎児徐脈が発生する
昇圧薬使用により急速な交感神経虚脱が発生する	緩徐な交感神経虚脱が発生する
髄腔内へのオピオイド投与により瘙痒感，悪心・嘔吐が発生する	
鉗子分娩，帝王切開，NICU への入室の頻度は変わらない	

●参考文献

www.TheAnesthesiaGuide.com を参照

（伊藤健二）

第189章
帝王切開の麻酔と術後鎮痛

Imre Rédai

帝王切開は広くとり入れられている術式であり，一般的に区域麻酔で行われる。

帝王切開の脊髄幹麻酔			
方法	基本	コメント	薬用量
脊髄くも膜下麻酔（1回注入）	無痛分娩のための硬膜外カテーテルが留置されていない患者に対しては最も一般的 急速発現 手術時間に制限がある（フェンタニルを25 µg 使用） ● 高比重ブピバカインで90分 ● 等比重ブピバカインで120分 ● 高比重リドカインで45分 麻酔域の広がりが信頼できる	細い脊髄くも膜下麻酔針で行った場合の脊麻後頭痛の発生は1%以下 交感神経遮断が急速なため前後負荷の低下が急激（低血圧） ● 十分な前後負荷の調整 ● 昇圧薬の準備（フェニレフリンを30～60 µg/min で持続投与を行う） 頭側への広がりは予測できない	帝王切開での通常使用量 ● 10.5～12 mg（1.4～1.6 mL）0.75% 高比重ブピバカイン ● 8～10 mg（1.6～2 mL）0.5% 等比重ブピバカイン ● 75 mg（1.5 mL）5% 高比重リドカイン ● フェンタニル15～25 µg または200～300 µg のモルヒネを添加
脊髄くも膜下麻酔（持続投与）	1回注入法と利点は同じ 緩やかな調整が可能 持続時間を延長できる	米国では使用に制限がある（脊麻後頭痛の発生が50%以上） 高比重液の頻回投与は**推奨されない**（馬尾症候群のリスク）	10 µg フェンタニルを添加した2.5 mg の等比重ブピバカインで開始 5～10分ごとに麻酔域を確認し反復投与
硬膜外麻酔	無痛分娩のための硬膜外カテーテルが留置されている患者に対しては最も一般的 分娩のための鎮痛（T10 ブロック）が得られていても，手術に十分な麻酔域（T5 より上位）とは限らない ● いったん必要量をシングルショットした後，ブロックが不十分だからといって脊髄くも膜下麻酔に変更すると，髄腔内投与量を著減しても全脊髄くも膜下麻酔となる可能性がある	緩徐に広がるため，前後負荷の調節が容易 ● 前後負荷が不十分な患者では本法が推奨される まだらな効果がブロックの失敗の原因である	帝王切開での通常使用量および効果発現時間 初回カテーテル穿刺時：400～500 mg（20～25 mL）の2% リドカインを使用。20万倍アドレナリンを添加する。20～30分ごとに分割投与する3～4回 350～400 mg のリドカイン（17.5～20 mL）を10～15分間隔で3～4回の分割投与 オピオイドの適正使用 ● フェンタニル100 µg ● 保存料非添加のモルヒネ2～3 mg 緊急症例で急速発現が必要な場合，カテーテルより540～600 mg の3% chloroprocaine（18～20 mL）を投与。効果発現は約5分 chloroprocaine を使用した場合，オピオイドの効果は不十分となる ● 原因は不明 ● 術後疼痛管理法の代替案（自己調節鎮痛）を検討

方法	基本	コメント	薬用量
脊髄くも膜下硬膜外併用麻酔	組み合わせることで両者の利点はそのままに、有害な反応を抑制できる 以下の場合は要検討 ● 手術時間の延長が予測される（癒着の既往） ● 病的肥満 ● 低身長	脊髄くも膜下麻酔の頭側への広がりは依然として急速に起こりうる（フェニレフリンの投与を準備）	等比重液の使用が望ましい（脊髄へ投与後に硬膜外カテーテルの留置が困難である場合、座位で長時間待機すると、サドルブロックに終わってしまうことがある） 7.5 mg（1.5 mL）の等比重ブピバカインにフェンタニルを 15〜25 μg または 200〜300 μg の保存量なしのモルヒネ

帝王切開の麻酔では T_5 以上の脊髄幹麻酔域が必要
これは心臓枝よりも下位である（T_1〜T_3）
それぞれの方法の詳細や禁忌は第 121 章〜第 124 章を参照

帝王切開の全身麻酔

step	管理法	コメント
導入	誤嚥の予防 ● 30 mL の Bicitra® または制酸薬 ● 可能であればメトクロプラミド（10 mg）静注および H_2 受容体遮断薬の静注 酸素需要が高く、機能的残気量が減少しているため十分な酸素化が**必須** 血行動態変動が許せば輪状軟骨圧迫を併用した迅速気管挿管で導入	禁忌でない限り導入量は通常どおりに使用し確実な意識消失をはかる 非脱分極性筋弛緩薬ではなくスキサメトニウムを使用する（悪性高熱、高カリウム症のリスク）
気道管理	挿管が第 1 選択 ● 小規模研究では、待機的帝王切開では挿管に失敗した場合、ラリンジアルマスク（LMA）でも安全としている 気道粘膜の血流増加、巨舌、体質の変化、分娩中の長時間にわたる「いきみ」による気道浮腫などはすべて通常の挿管より悪条件となる	きわめて緊急であっても挿管前に診察 挿管補助具を準備する（LMA、気管支鏡、挿管困難カート） 導入前に人員確保、疑わしい点があれば導入前に相談せよ！
麻酔維持	1 MAC を超える吸入麻酔薬の使用は子宮収縮を抑制 笑気は子宮緊張性に影響しないため帝王切開に用いられる 笑気：酸素比 ● 娩出前　50：50 ● 娩出後　60：40 プロポフォール使用の TIVA は可能だが用量低減は最小限に（8〜10％） 分娩までは必要でなければ麻薬は投与しない（気道操作による呼吸抑制） 無気肺を予防するため人工換気を使用 筋弛緩薬の投与は最小限に ● 非脱分極性筋弛緩薬の使用時は、投与量とモニタリングは通常と同様	1 MAC より少ない吸入麻酔では妊婦でも覚醒することがある（妊婦は吸入麻酔感受性が高いが、個人差があり、十分な検討が必要） 導入時によくケタミン（30〜100 μg）が使用される ● 一方で、通説とは逆に、ケタミンは新生児に影響を与えうる
全身麻酔時のモニタリング	ASA で推奨されるスタンダードモニター 必要に応じてモニターを追加 $ETCO_2$ は 32〜36 mmHg に調節	
覚醒時	誤嚥のリスクを最小限にし抜管 酸素を投与	回復室では気道管理と十分な酸素投与を確認する 近年、妊娠期の重大な気道トラブルとして帝王切開後の気道閉塞が最も多く報告されている
新生児予後	麻酔薬の投与量と投与時間に依存	児娩出時、母体へ投与した導入薬は胎児にも等しく再分布しているが、麻酔維持における吸入麻酔薬の再分布に関しては母体と平衡に至っていないことが多い ● これにより、児は元気で反応性も保たれる

step	管理法	コメント
		しかし，娩出前の母体の全身麻酔が長引くと維持麻酔薬は胎児へ移行し，胎児は全身麻酔と同様の状態で出生する ● 麻酔薬の影響が消失するまで陽圧換気 ● このような場合，新生児は新生児科医が対応し，麻酔科医は母体に集中する

- 全身麻酔下帝王切開は，区域麻酔と比較しても妊婦と胎児に対し安全である（近年，麻酔事故による母体死の発生は，全身麻酔と区域麻酔管理で同等であることが報告されている）が，区域麻酔は妊娠高血圧腎症を含む，さまざまな基礎背景に対応可能であり，また，全身麻酔は子宮胎盤血流を減少させることから，米国では区域麻酔が主流である。
- 全身麻酔下帝王切開の適応
  ▶ 区域麻酔の拒否
  ▶ ブロックの失敗（術前または術中）
  ▶ 凝固異常
  ▶ 敗血症
  ▶ 循環不全（大量出血している，または予想されるとき）
  ▶ 刺入部の感染
  ▶ 頭蓋内圧亢進

帝王切開において麻酔科医が注意すべきこと

施行内容	管理方法	コメント
輸血	術中の出血量が 1,000 mL を超えると予想される場合 ● 健常な妊婦では充分に耐えられる Type and Screen は超緊急帝王切開を除く全例で準備しておく Type and Screen を省略せざるをえないほど緊急を要する場合，産科医はその旨カルテ記載をしなければならない	交差適合試験が必要とされる症例 ● 産科的出血の既往 ● 多量の出血が予想される（多胎妊娠，羊水過多，前置胎盤，胎盤剥離，胎盤位置異常） ● もともとの貧血
抗菌薬	セファゾリン 2 g の静脈投与が一般的 ペニシリンアレルギーの患者に対してはクリンダマイシン 600 mg ± ゲンタマイシン 1.5 mg/kg 皮膚切開の前に投与を行う	詳細は第 183 章を参照
術中体位	娩出までは 15° の左側臥位	大動静脈圧迫を防ぐ
静脈ラインと輸液	少なくとも 1 本の 18 ゲージ針が推奨される さらに出血が予想される場合 2 本目の確保 生理食塩液が一般的 急速輸液時はブドウ糖を含む輸液は避ける（胎児の高血糖をきたす）	前置胎盤など大量出血の場合は中心静脈穿刺が必須
子宮収縮薬	通常は胎児娩出後オキシトシンの使用が推奨される 5〜10 単位を 10〜15 分かけて投与。その後，子宮収縮にあわせて調節	オキシトシン投与により低血圧が起こりうる（オキシトシンは血管内皮の受容体を介し，eNOS と NO 依存性の血管拡張を起こす） 臍帯血の採取まではオキシトシンの投与は行わない
血栓予防	第 193 章を参照	
体温管理	分娩室，手術室は室温が低いことが多い	保温器具の使用（送風式ブランケット）
経口鎮痛薬	アセトアミノフェン 500〜1,000 mg を 6 時間ごと。1 日の最大量は 4 g イブプロフェン 400 mg を 8 時間ごと Percocet® （アセトアミノフェンとオキシコドン合剤）1〜2 錠を 6 時間ごと 1 日最大 8 錠	コデインは避ける（乳汁移行性があり新生児に影響あり）

施行内容	管理方法	コメント
非経口鎮痛薬	ketorolac 30 mg を 6 時間ごと最大 2 日 PCA によるモルヒネ静注	ketorolac は授乳婦に安全 ペチジンは避ける
脊髄幹麻酔	保存量非添加のモルヒネ ● 200〜300 μg の髄腔内投与 ● 2〜3 mg の硬膜外投与	左記を超える量の投与は，鎮痛は不十分で副作用のみ発生する場合がある 副作用として多いものは瘙痒感，悪心，嘔吐 尿閉は尿道カテーテルを 24 時間留置し対処する 左記の量では呼吸抑制はきわめてまれ
	PCEA	厳密な疼痛管理を要する患者の場合は術後硬膜外カテーテルを留置する（心肺機能に問題があれば制限）。 鎮痛薬は漸減する

eNOS：内皮一酸化窒素合成酵素，NO：一酸化窒素，PCA：患者管理鎮痛法，PCEA：自己調節硬膜外鎮痛

● 参考文献
www.TheAnesthesiaGuide.com を参照

（伊藤健二）

第190章
会陰切開，会陰裂傷縫合，鉗子分娩時の麻酔

Imre Rédai

会陰切開，会陰裂傷の縫合，鉗子分娩時の麻酔は，分娩時硬膜外麻酔を延長・拡張することで目的を達することができる。以下に，その時点では分娩時硬膜外麻酔を行っていない症例（または鎮痛が得られていない症例）に対する推奨を要約して示す。分娩時硬膜外麻酔を上記の状況でどのように用いるかについては，本章の最後に短くまとめた。

会陰切開と会陰裂傷縫合の麻酔

手技/コメント	手法
局所浸潤麻酔	● 1% リドカイン，または 2% chloroprocaine を使用 ▶ 会陰切開をする前に施行 ▶ 会陰切開や小さな裂傷の修復時に施行
陰部神経ブロック ● 合併症と注意事項 ▶ ブロック失敗 ▶ 局所麻酔薬の全身吸収は迅速なことがある ▶ 深部血腫（まれだが起こると重症） ▶ 深部骨盤膿瘍，殿部膿瘍 ▶ 麻酔施行者の負傷。腟内では針と触診指は近くなるので注意	● 下記のいずれかを使用する ▶ 1% リドカインか 1% メピバカイン ▶ 0.5% ブピバカインか 0.5% ロピバカインか 2% chloroprocaine ▶ 2 万倍希釈のアドレナリンを併用してもよい ● 経腟的アプローチ（図190-1 参照） ▶ 指を腟内に入れ，坐骨棘と仙棘靱帯を確認する。腟粘膜を通し仙棘靱帯の方向に針を進める。針が仙棘靱帯を通過したら（抵抗が消失），慎重に吸引後，3〜10 mL の局所麻酔薬を投与する。針ガードを 1〜1.5 cm にセットして使用する ● 経会陰的アプローチ ▶ 指を腟内に入れ，坐骨棘と仙棘靱帯を確認する。肛門と坐骨結節の間の皮膚に針を挿入し，坐骨棘と仙棘靱帯のやや下側方に進める。慎重に吸引後，3〜10 mL の局所麻酔薬を投与する

手技/コメント	手法
脊髄くも膜下麻酔	● サドルブロック ▶ 高比重リドカイン 50〜70 mg または ▶ 高比重ブピバカイン 7.5〜9 mg を使用 ▶ フェンタニル 15〜15 µg を併用。座位で行う ▶ 投与後，5 分間座位を保持 ▶ 長所 　■ ブロック範囲を限定でき（最小限の下肢ブロック），回復がよい 　■ 交感神経遮断は最小限 　■ ブロックは深く，迅速に効果が発現 ▶ 短所 　■ 高比重溶液の使用や切石位による，一過性神経根障害が生じる可能性がある 　■ 患部を下にして座ると不快感 ● 等比重脊髄くも膜下麻酔 ▶ 等比重ブピバカイン 7.5〜10 mg または chloroprocaine 30〜45 mg を使用 ▶ 長所 　■ 側臥位で施行できる 　■ 一過性神経根障害の発生が少ない ▶ 短所 ▶ 効果の発現が遅い 　■ 交感神経遮断がより顕著に現れる 　■ 下肢筋力の回復が遅い
全身麻酔 局所麻酔が不成功か禁忌の場合に行う	

解剖：陰部神経，S_2〜S_4 領域支配

鉗子分娩の麻酔

方法	管理法	コメント
局所浸潤麻酔	会陰切開時（しばしば鉗子分娩を併用）に施行	鎮痛は不十分
補助薬物	笑気，レミフェンタル静注，alfentanil やフェンタニルの静注	適度に効果的 使用が容易 気道確保なしの全身麻酔は避ける

図 190-1　陰部神経ブロック，経腟アプローチ

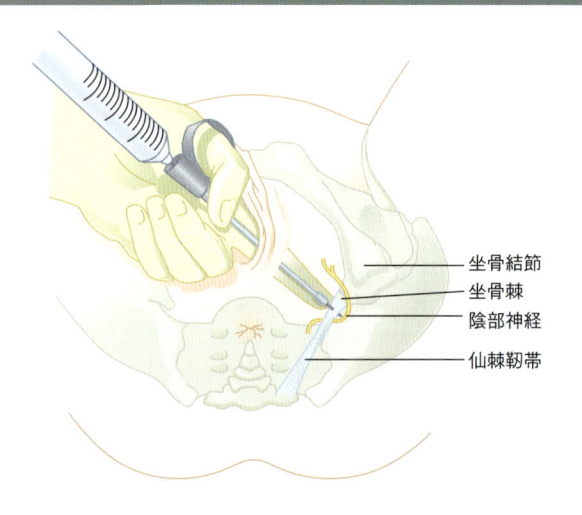

坐骨結節
坐骨棘
陰部神経
仙棘靱帯

Cunningham FG, Leveno KJ, Bloom SL, Hauth JC, Rouse DJ, Spong CV. Williams Obstetrics. 23rd ed. Figure19-2 より。
www.accessmedicine.com からも閲覧可能。
© The McGraw-Hill Companies, Inc. All rights reserved.

方法	管理法	コメント
脊髄くも膜下麻酔	通常側臥位で施行 比較的少量の局所麻酔薬の使用で十分である（等比重ブピバカイン 5～7.5 mg とフェンタニル 15 μg 併用）	患者にモニターを装着し，低血圧や胎児徐脈の発生に注意 低血圧に対しては積極的に治療
仙骨硬膜外麻酔	最近の診療ではまったくといっていいほど行われない	胎児先進部の損傷が主な問題点
陰部神経ブロック	下記の図を参照	陰部神経領域のブロックにとどまる 胎児先進部の損傷が主な問題点
全身（気管内）麻酔	局所麻酔が不成功か禁忌で，患者が全身麻酔しないと処置の痛みに耐えられない場合に施行	

解剖： • T_{10}～L_1（子宮）
　　　• L_1～L_2（外陰）
　　　• L_4～S_3（骨盤内）
　　　• S_2～S_4（会陰）
備考：分娩用の鉗子はまだ産道内にとどまっている児頭に対して装着する．これに対して吸引分娩用のカップは，外からみえている児頭の部分に装着する

鉗子分娩による裂傷修復に対する分娩時硬膜外カテーテルの使用

- 3% chloroprocaine を使用する．
  - ▶効果発現を迅速にする必要があるため．
  - ▶処置時間は通常短い．
  - ▶10～12 mL を 2 回に分けて 2～3 分間隔で投与すると，5～7 分で適度な無痛が得られる．
- 血行動態（母体心拍・血圧）変化のモニタリングを行う．
- 硬膜外に薬物を投与する前に，静脈ラインがきちんと確保されていることを確認する．
- 必要に応じて，短時間作用型の静脈麻酔薬を追加する．
- 気管挿管なしの全身麻酔は避ける．
- 複雑な裂傷の修復は手術室で行うようにする．
  - ▶手術室では麻酔装置がすぐ使用できる．
  - ▶処置時によりよい照明が得られる．
  - ▶スペースがより広く，人的援助も得やすい．

（東郷敦子）

第191章
頸管縫縮術の麻酔

Imre Rédai

頸管無力症は流早産の原因としてよくあるものの 1 つである．頸管縫縮術（子宮口の周りを縫縮する）により，子宮頸管が早期に開いてしまうことを物理的に予防し，胎児の早期娩出を防ぐ．

経腟的頸管縫縮術

- 手術領域は陰部神経（S_2～S_4）と陰部大腿神経（L_1～L_2）が支配する．
- 手術のアプローチは経腟的に行われる．

- 切石位とする。
- 手術時間はさまざまだが熟練者が行えば通常は1時間未満である。
- 手術中の胎児モニタリングはルーチンには行われない。

麻酔管理
- 「高位のサドルブロック」が最もよく用いられる（ブロックはT_{12}に達する）。
  - 0.75％ 高比重ブピバカイン 1～1.2 mL
  - 5％ 高比重リドカイン 1～1.2 mL（一過性神経徴候のリスクがあるため用いられるのはまれ）
  - サドルブロックの完了のため，患者は3～5分間座位を保つ必要がある。
- 全身麻酔は選択肢の1つである。
- 硬膜外麻酔では肛門会陰部に知覚が残る（sacral sparing）ことが多く，この場合の麻酔方法としてよい選択ではない。
- 子宮収縮が増加するのを防ぐため，周術期の適切な水分補給（輸液）が重要である。
- 脊髄くも膜下麻酔に伴い低血圧が生じた場合，治療は積極的に行う。
  - 悪心が努責につながり破水を生じる可能性がある。この悪心は低血圧と関連するものであり，術後悪心・嘔吐に対する予防法の適応とはならない。
- 短時間作用型の脳幹脊髄性オピオイド（例：フェンタニル 25 μg）の脊髄腔内投与については賛否両論がある。
  - 手術中の鎮痛を改善する。
  - ブロック時間を延長する。
  - しかし術後の尿貯留をもたらす可能性がある。
- 長時間作用型の脊髄幹オピオイドの使用は推奨されない。

コメント
- 術後の疼痛はさまざまである。
  - 疼痛が一般的な鎮痛薬に反応しない場合は入院の必要性も考慮する[訳注]。
    - [訳注] わが国の産科診療では頸管縫縮術は通常入院管理で行われる。本コメントは外来手術を念頭においたものと考えられる。
- 術後の尿貯留は重要な合併症である（患者には退院前に排尿させる必要がある）。
- 術後に子宮収縮が生じることがあり，水分補給と安静のために入院が必要となる場合がある。

分娩開始前における頸管縫縮糸の選択的な抜糸

管理
- 患者が満期（term）[訳注]になったら，縫縮糸を抜糸する。
  - [訳注] 妊娠満37～41週に相当。
- 分娩が進行中の場合は，陣痛/分娩室に患者を入室させる。

コメント
- 外来診療では，縫縮糸抜去は通常無麻酔で行われる。
- 麻酔が適応となる場合は，低位サドルブロック（0.75％ 高比重ブピバカイン 0.8～1 mL，あるいは5％ 高比重リドカイン 0.8～1 mL）が適切である。

分娩中の患者における頸管縫縮糸の抜糸

- 患者に陣痛が生じたり，破水した場合は分娩の方向に進むことになる。
- 縫縮糸抜去は通常無麻酔で行われる。
- 患者が無痛/和痛分娩の対象である場合，脊椎硬膜外麻酔の変法の使用が推奨される。
  - 脊髄くも膜下麻酔として低位サドルブロック（上記参照）が行われる。
  - 硬膜外カテーテルが挿入され，分娩時の鎮痛のために用いられる。

経腹的頸管縫縮術

- 頸管縫縮術を経腹的アプローチで行う対象患者はごく限られる。
- 下腹部横切開（Pfannenstiel法）で開腹アプローチする。
- 手術時間は術者の熟練度に依存する（約60～90分）。

- 経腹的縫縮は永久的なものであり，分娩は帝王切開で行われる。
- 脊髄くも膜下麻酔，硬膜外麻酔，両者の併用，全身麻酔のいずれもが用いられており，麻酔の結果は良好である。
- 妊娠第2三半期における麻酔のおもな注意点を守ること（第186章参照）。
- 麻酔薬の用量は帝王切開の麻酔と同様である（第189章参照）。
- 疼痛管理，輸液（水分補給），子宮収縮の観察のため，術後に入院が必要となる場合がある[訳注]。
    - 訳注）わが国では入院管理で行われる。

●参考文献
www.TheAnesthesiaGuide.com を参照

（石本人士）

第192章
子宮収縮抑制

M. Lee Haselkorn, Imre Rédai

早産

- 37週未満の分娩と定義される。
- 米国における頻度は増加している：9.4％（1981），10.7％（1992），12.3％（2003），12.8％（2006）
- 病態生理
    - 子宮の過度の収縮や羊膜・絨毛膜の過伸展
        - 多胎
        - 羊水過多
    - 脱落膜の出血
    - 胎児内分泌機能の早熟
    - 子宮内感染または炎症
- 臨床的診断：規則的で痛みを伴う子宮収縮＋子宮頸部の開大や展退
- 結果
    - 早産になると診断された30％の患者は正期産する。
    - 切迫早産で入院した50％の患者は正期産する。
    - 治療的介入が妊娠期間延長に有効であることはほとんどない。

子宮収縮抑制療法の目標

- 多くの子宮収縮抑制薬は24～48時間の妊娠期間の延長にのみ有効である。
- 分娩を遅らせることで，母体に投与した合成コルチコステロイド（ベタメタゾン）を胎児に移行させ，胎児肺の成熟（サーファクタント産生増加）をもたらすことができる。
    - 典型的な投与量は1日1回12 mg筋注（合計2日間）
    - 初回投与の18時間後に効果が現れる。
    - 治療開始48時間後に最大の効果が得られる。
    - 新生児の呼吸促迫症候群，脳室内出血，壊死性腸炎，新生児死亡のリスクを減少させる。
- 治療により，地域の高次施設への母体搬送が可能になる。

子宮収縮抑制薬

下記の表を参照

子宮収縮抑制薬

薬物	機序	有効性	副作用
β_2 受容体作動薬（テルブタリン，リトドリン）	β_2 受容体作動薬は細胞内 cAMP を増加させる G タンパク複合体を合成するミオシン軽鎖キナーゼを阻害する テルブタリンの単回投与量は 250 µg これにより数分間の子宮収縮の抑制ができる 2.5 µg/min で輸液投与を開始し，子宮収縮がなくなるまで 20 分ごとに 2.5 µg/min ずつ増加させる 現在，米国でリトドリンは使用されていない	48 時間以内での出生の減少 治療開始後 7 日目での出生率は減少しない 周産期および新生児死亡率は変化しない	β_2 受容体の血管拡張作用による低血圧 頻脈，心房細動/粗動 心筋虚血 肺水腫 グルカゴンを介したグリコーゲン分解と糖新生による高血糖 低カリウム血症/リバウンド高カリウム血症（細胞内移送） 胎児心拍増加 胎児低血糖
Ca チャネル遮断薬（ニフェジピン）	L 型 Ca チャネルの阻害により子宮平滑筋の細胞内 Ca 濃度を減少させる ニフェジピンは最も一般的に使用される 経口での投与開始量は 10〜20 mg 反復投与および頻回投与についての効果は不明確 ● 高用量投与は肺水腫と関連がある	治療 7 日以内での分娩率を減少させる 新生児における，呼吸困難，脳室内出血，壊死性腸炎，新生児黄疸の頻度を減らす	肺水腫（高拍出性心不全の可能性） 低血圧 胎児死亡 心ブロック 硫酸マグネシウム療法との組み合わせによる神経ブロック
硫酸マグネシウム	Mg の作用は十分にわかっていない Ca の取り込みを調節する接合体や，Ca の配布を調節することで，筋肉の脱分極の頻度を減少させる 効果を示すには高濃度の Mg が必要 初回負荷量として 6 g を投与し（子癇では 4 g）2 g/hr で持続投与	48 時間以内の出生リスクに差がない プラセボと比較しても周産期死亡に差がない 早産の前に投与した場合，新生児への神経保護効果をもたらす可能性がある	悪心，嘔吐，倦怠感 容量過負荷 息切れ，肺水腫，胸痛 呼吸停止，心停止 新生児麻痺性イレウス 神経筋モニタリングとの干渉 非脱分極 NM の効果を高める
プロスタグランジン合成阻害薬（インドメタシン）	アラキドン酸からのプロスタグランジン合成（PGE_1, PGE_2, $PGF_{2\alpha}$）を阻害 COX-1：人間の脱落膜，子宮筋層，卵膜に存在 COX-2：正期産，早産にて脱落膜および子宮筋層で増加 インドメタシンは，最も一般的に使用される 50 mg を経直腸的に投与し，6 時間ごとに 25 mg 追加投与	妊娠 37 週前の出生の減少 在胎齢および出生体重の増加	動脈管の早期閉鎖
オキシトシン受容体拮抗薬（atosiban）	ミオシン L 鎖キナーゼ活性の PIP→DAG＋IP 3 経路を媒介するオキシトシンを阻害	早産の発生率は減少しない 新生児予後を改善しない	母体への副作用が最小限である 低出生体重児や出生 1 年での死亡増加との関連が示唆される
ニトログリセリン	NO を介して子宮平滑筋を弛緩させる 単回投与量は 125〜250 µg これにより数分間の子宮弛緩が可能	早産予防の治療には使用されない 外回転術や分娩後の子宮内反時には子宮を弛緩させるため使用されることがある	低血圧 眩暈 頭痛 顔面紅潮
揮発性麻酔薬	用量依存性である 完全な子宮弛緩のための用量は約 2MAC	最近ではほとんど使用されない 全身麻酔下の胎児手術で，最も一般的に使用される デスフルランは迅速な導入と覚醒が得られる	高用量投与（2MAC）は重篤な心血管系の副作用（低血圧）を起こす。そのため血圧のサポート（フェニレフリンやノルアドレナリン）が必要になることもある

訳注）わが国で子宮収縮抑制薬として保険適用があるのはリトドリン（塩酸塩），イソクスプリン（塩酸塩），硫酸マグネシウムのみ。

（村上美和）

第193章
帝王切開後の抗凝固療法

Imre Rédai

妊娠によって深部静脈血栓と静脈血栓塞栓症の発生率は増加する（0.5〜2/1,000 妊娠）
- 分娩後に発生率は最も高くなる。
  - ▶ 深部静脈血栓は 2〜5 倍に増加
  - ▶ 肺塞栓症は 15 倍に増加
- 帝王切開はリスクをさらに増加させる。
  - ▶ 経腟分娩に比べて 2 倍増加

リスク因子		
血管内皮障害	胎盤娩出により凝固を促進させる大きな変化がもたらされる 外科的処置が血管内皮障害を増加させる 喫煙（＞1 日あたり 1/2 箱）は血管内皮障害のリスクを増加させる可能性がある	
凝固系の変化	凝固因子が増加，プロテイン S および C の活性が低下，抗線溶系因子が増加する	
静脈のうっ滞	増大した子宮による圧迫（左＞右） 体幹近位および骨盤の静脈に血栓を形成することが一般的である 肥満，長期臥床，多胎妊娠もリスク因子となる	

診断方法			
病歴	血栓塞栓症の既往 以前より存在する血栓傾向		
身体所見	妊娠期間中において下肢の浮腫は一般的である 80％以上が左側の血栓である 呼吸困難 妊娠中と帝王切開後に多い		
画像評価	下肢および骨盤の静脈血栓	静脈の圧排 超音波 Doppler	体幹近位の静脈血栓においては高い感度と特異度を有する
		MRI	超音波 Doppler で所見がはっきりわからないときに診断の助けとなることがある 骨盤静脈の血栓を推測できる
		静脈造影	「ゴールド・スタンダード」だが，めったに行わない
	肺血管系	換気/血流スキャン（V/Q scan）	胸部 X 線に異常がない場合に優れた検査である
		CT 血管造影	胸部 X 線で異常がある場合に選択される 換気/血流スキャンで所見がはっきりしない場合に行う 亜区域の血栓に対しては診断感度は不十分である

予防		
右記をもつすべての患者に推奨される	過去の1回もしくはそれ以上の静脈血栓塞栓症の既往 抗リン脂質抗体症候群 ホモ接合型のプロトロンビンの変異 ホモ接合型の第Ⅴ因子ライデン変異 プロトロンビン変異と第Ⅴ因子ライデン変異が共存するヘテロ接合型 高ホモシステイン血症 プロテインS欠損症 プロテインC欠損症	
帝王切開以外のリスク因子がない患者における帝王切開では薬物による血栓予防の適応はない		
リスク因子1個	弾性ストッキングまたは空気圧迫装置または薬物による血栓予防療法	
複数のリスク因子	弾性ストッキングまたは空気圧迫装置と薬物による血栓予防療法	

薬物による血栓予防療法		
低分子ヘパリン（LMWH）皮下注	エノキサパリン40 mgを1日1回または1日2回 ダルテパリン5,000単位を1日1回または1日2回 tinzaparin 4,500単位を1日1回	複数の深部静脈血栓の既往がある場合の投与量については（予防量ではなく）治療量を推奨する意見がある
未分画ヘパリン（UFH）皮下注	5,000単位を1日2回 容量の調整：5,000単位1日2回で開始し，抗Xa活性を滴定する（抗Xa抗体が0.1〜0.3 U/mLであれば治療域）；通常量は5,000〜10,000単位を1日2回　容量を変更した後6時間で抗Xa抗体を測定する	複数の静脈血栓塞栓症の既往がある場合の投与量に関してはいくつかの推奨量がある
ワルファリン	ヘパリンの後に開始し，少なくとも5日間は併用する 治療域：INR2〜3	ワルファリンは母乳中に有意な量排出されない

- すでに産後出血が起こっている場合を除き，通常帝王切開後6時間で開始する．
- 弾性ストッキングまたは空気圧迫装置は術前から使用開始し，術中にわたって使用すべきである．
- 産後4〜6週間は血栓予防を継続すべきである．

帝王切開後の抗凝固療法		
ヘパリン静注 最も一般的な初期治療 いったん確立したら，その後は管理を容易にするためにヘパリン皮下注，LMWH，ワルファリンに移行させる	80 U/kgで開始 18 U/kg/hrで維持	aPTTに応じて投与量を調節する（施設によりaPTTレンジが異なるので注意）aPTTを治療レンジに達するまでは6時間ごと，その後は12時間ごとに確認する
ヘパリン皮下注	静注ヘパリンの1日量を2分割し，その量を12時間ごとに皮下注投与する	aPTTを治療レンジに達するまで6時間ごとに確認する
LMWH皮下注	エノキサパリン1 mg/kgを1日2回 ダルテパリン200 U/kgを1日1回または100/U/kgを1日2回 tinzaparin 175 U/kgを1日1回	抗Xa活性に応じて投与量を調節する：0.6〜1 IU/mLでは1日2回投与 1〜2 IU/mLでは1日1回投与 3回目の投与から6時間後に検査を行う 投与調整量は最大でも20%とする

- すでに産後出血が起こっている場合を除き，通常帝王切開後12時間で開始する（機械弁を有する患者に24時間待ってから使用する施設もある）．
- 弾性ストッキングまたは空気圧迫装置は術前から使用開始する．
  - 訳注）帝王切開に関連した血栓予防法は国，または学会により推奨法が異なる．わが国では最新の産科診療ガイドラインなどを参考にするのが望ましい．

● 参考文献
www.TheAnesthesiaGuide.com を参照

(三塚加奈子)

第194章
周産期出血

Imre Rédai

- 約6.7/1,000分娩の頻度で重度の出血が発生する。
  - ▶米国での妊産婦死亡の17%は出血によるものである。
  - ▶母体出血は途上国における母体死亡の第1の原因である。

母体出血に関連したバイタルサインの変化

以下の表参照

バイタルサインの変化	推定出血量 (全血液量に対するパーセンテージ)
なし	15〜20%まで
頻脈（<100 bpm） 軽度の血圧低下 末梢血管収縮	20〜25%
頻脈（100〜120 bpm） 低血圧（収縮期血圧80〜100 mmHg） 不穏 乏尿	25〜35%
頻脈（>120 bpm） 低血圧（収縮期血圧<60 mmHg） 意識障害 無尿	>35%

妊娠中の出血

- 軽微な出血
  - ▶妊娠の約6%に生じる。
  - ▶通常は子宮頸管炎から二次的に生じる。より深刻なシナリオを除外することが重要である。
  - ▶妊婦の出血はたとえ軽微なものであっても，深刻な出血原因が除外されるまでは，決して軽視してはならない。
- 常位胎盤早期剥離
  - ▶妊娠の1%に生じる訳注）。
    訳注）報告により異なるが全妊婦の0.5〜1.5%程度に生じるとされる。
  - ▶妊娠中どの時期でも発生する可能性がある。

- ▶既知のリスク因子
    - ■高血圧
    - ■喫煙
    - ■高齢妊娠
    - ■コカイン
    - ■外傷
    - ■前期破水
    - ■常位胎盤早期剥離の既往
- ▶以下を合併することがある。
    - ■羊水塞栓症
    - ■子宮破裂
    - ■血液凝固障害
- ▶胎児発育不全 (IUGR/FGR) や胎児奇形がよくみられる。
- ▶以下の症状を呈する。
    - ■腟出血 (気づかれない場合が多い)
    - ■子宮の圧痛
    - ■子宮収縮の増加
- ▶超音波検査は診断に有用だが，軽度の常位胎盤早期剥離は見落とす可能性がある。
- ▶早産領域での子宮収縮抑制薬使用には賛否両論がある。
- ▶胎児モニタリングは不可欠である。
- ▶分娩様式は以下により決定される。
    - ■母体の状態
    - ■胎児の状態
- ▶経腟分娩
    - ■血液凝固能検査が正常の場合，硬膜外麻酔は**禁忌**ではない。
    - ■2本の太い末梢静脈血流路を確保する。
    - ■血行動態を厳重に監視する。
- ▶帝王切開
    - ■緊急の場合が多い。
    - ■ほとんどの場合，全身麻酔となる。
    - ■積極的な輸液負荷は必須である。太い静脈ラインを確保する場合には中心静脈カニュレーションを必要とするかもしれない。
    - ■必要があれば，治療の指標とするために動脈ラインを確保する。
    - ■弛緩出血，急速に進行する凝固障害 (DIC) により出血状況が悪化することがある。
    - ■不安定な状態の患者は分娩後の ICU 入室を考慮する。

● 前置胎盤
- ▶多くの場合，子宮に対する損傷と関連している。
- ▶しばしば無痛性不正性器出血が最初の徴候である。
- ▶患者の最大 10% に胎盤早期剥離を合併する可能性がある。
- ▶超音波検査によって診断される。
- ▶子宮筋層への侵入が疑われる場合は MRI が有用である。
- ▶内診は避ける。
- ▶入院させて待機的管理を行う。
- ▶至適な子宮収縮抑制薬については議論が続いている。
    - ■硫酸マグネシウムは母体の低血圧を悪化させる。
- ▶胎児発育不全 (IUGR/FGR) がよくみられる。
- ▶分娩は常に帝王切開となる。
- ▶あらゆる患者に対し到着時には現状の評価を行う。

- ▶太い末梢静脈ラインを少なくとも1本確保する。
- ▶諸検査，血液型，交差適合試験（赤血球濃厚液2単位オーダー）のため，採血し検査室に送る。
- ▶必要に応じて輸液負荷を開始
- ▶内診が必要な場合は，"ダブルセットアップ"とする（次の項目参照）。
- ▶帝王切開
  - ■選択的帝王切開の症例でも出血のリスクは増加する。
  - ■開始前に2本目の末梢静脈ラインを確保する。
  - ■出血が続いている患者では赤血球濃厚液を最低4単位はオーダーしておく。
  - ■著明な循環血液量減少を呈した患者では全身麻酔を考慮する。

「ダブルセットアップ」

- ●前置胎盤と診断されている患者で出血源が不明の場合には，内診が必要になることがある。
- ●出血状況が悪化した場合には，緊急帝王切開の準備を行い術野周囲を布で覆い手術チームを待機させておく。
- ●それから産科医が内診を行う。
- ●麻酔科医は常にその場に立ち会い，緊急時には全身麻酔をすぐに導入できる準備を整えておく。
  - ▶「ダブルセットアップ」の際には，患者背景（既往歴，家族歴，生活歴など），身体診察所見，検査データを用意しておく。
  - ▶その場で2本の太い末梢静脈ラインを確保する。
  - ▶計4単位の赤血球濃厚液を直ちに使えるようにしておく。
  - ▶すべての機器をチェックし，全モニターを患者に装着する。
  - ▶患者の酸素化を行う。
  - ▶導入薬液を静脈ラインにつなぐ。
  - ▶急速麻酔導入のため輪状軟骨圧迫ができるよう援助者を確保し，致死的となる可能性のある出血に対処する。

分娩中の出血

- ●胎盤遺残
  - ▶児娩出後30分以上，胎盤娩出が完了していない状態。
  - ▶原因は不明なことが多い。
    - ■胎盤遺残の既往歴は関連する。
  - ▶出血や感染のリスクが増加する。
  - ▶オキシトシン投与を行ったうえでの臍帯牽引を最初に行う。
  - ▶次に分娩室で内診による子宮内の検索と用手剥離による胎盤娩出を試みる。
  - ▶必要があれば手術室で処置を完了する。
  - ▶子宮内に胎盤の一部が残っていれば子宮内容除去術が必要になるかもしれない。
  - ▶分娩後の子宮壁は薄く，穿孔する場合がある。
  - ▶循環動態を評価する。
  - ▶循環動態が安定していれば脊髄幹麻酔が望ましい。
  - ▶静脈ラインからの鎮静薬投与は，誤嚥を防ぐ気道の反射が失われる可能性があるため**推奨されない**。
  - ▶ニトログリセリン（50～500 μg，ボーラス）静注にて子宮筋を弛緩させることができる。
  - ▶遺残胎盤除去が完了した後は子宮収縮薬をいつでも使えるように準備しておく。
  - ▶以前は子宮弛緩のために強力な吸入麻酔薬が使用されていた[訳注]。
    - 訳注）現在でも日本ではこの目的で吸入麻酔薬が用いられることがある。
- ●癒着胎盤（狭義の癒着胎盤，陥入胎盤，穿通胎盤）
  - ▶前置胎盤や前回帝王切開と強い関連性がある。
    - ■帝王切開既往なし：5%に発症
    - ■1回の帝王切開既往：10%に発症
    - ■複数回の帝王切開既往：最大40%の発症
  - ▶胎盤遺残や癒着胎盤の既往があると起こりやすい。

- 前置胎盤の患者では癒着胎盤のリスクが上昇するので疑ってかかる必要がある。
- 超音波と MRI により，狭義の癒着胎盤（placenta accreta）の診断が約 30～35% の正診率で可能である。穿通胎盤の診断正診率はこれよりさらに高い。
- 癒着面積が狭い場合には術中に癒着剥離部位を縫合するか，切除して子宮温存が可能である。
- 帝王切開後に子宮摘出しなければならない可能性は高い。
- 手術中の出血量は大量となる可能性がある。
  - 40% の症例で 10 単位を超える赤血球濃厚液を必要とする。
- 依然として母体死亡率は無視できない高さである。
- 血管内治療（動脈塞栓術）を行うことが提唱されているが，議論が続いている。
- 必要に応じて全身麻酔を考慮する。
- 術中に診断された場合
  - 全身麻酔への切り替えを考慮する。
  - 出血がコントロールされている状況であれば，手術が進行する前に，さらなる出血にそなえて血液量を確保するための適切な手段を必ず確立しておく。
- 動脈ライン，太い中心静脈ラインの確保が必須である。
- 血液と凝固因子は十分に供給する（20 単位の赤血球濃厚液，20 単位の新鮮凍結血漿，12 単位の血小板をまずオーダーし，術中術後のストックを維持しておく）。
- 適切な昇圧薬の静注ができるようにしておく。
- 大量輸血の可能性があるので，カルシウム補充療法をいつでもできるようにしておく。
- 常に検体検査ができる体制にしておく（治療現場に検査装置を設置）。
- 出血が十分にコントロールされていなければ，術後は ICU に入室させる。

● 子宮破裂
- 子宮手術の既往がある場合に生じうる。
- 子宮への直接の損傷により生じる。
- 前回帝王切開後の経腟分娩トライアル（TOLAC）の 1% 程度に生じる。
- 胎児死亡率は最大 35% に及ぶ。
- 診断は以下にもとづいてなされる。
  - 突然の腹痛
  - 胎児機能不全
  - 低血圧，頻脈
  - 分娩停止
  - 腹部の形状変化
- 緊急帝王切開を施行する。
  - 帝王切開後に子宮摘出が行われるのが一般的である。
- 急速麻酔導入での全身麻酔が行われる。
- 積極的な輸液により循環血液量減少を補う。
- 絶望的な症例でもときに良好な結果が得られる場合があるのであきらめないこと！

● 子宮内反
- 発症はまれである（5,000～10,000 分娩に 1 の割合）。
- 「ショックは出血の程度と釣り合わない」。
  - 出血は通常，かなり過小評価されてしまう。
- 治療は，直ちに子宮の内反解除（子宮をもとに戻す）を行い，ついで子宮収縮薬を用いて子宮を収縮させ再度内反が起こらないようにする。
- うまく内反を解除し子宮をもとに戻すためには子宮収縮抑制が必要になることがある。
  - ニトログリセリン静注（総量として 125～250 μg）が行われる。
  - これにより血圧がさらに低下する可能性はある。
- 積極的な輸液を行う。
- 昇圧薬を投与する。

▶患者が無痛分娩目的の脊髄幹鎮痛をされていなかった場合には，全身麻酔が必要となることがある。

後産期出血

- 有意な分娩後出血（ヘモグロビン濃度の 10% 減少と定義される）は分娩の約 10% で起こる。
- 重度の分娩後出血〔ヘモグロビン 5.8～7.7 g/dL，頻脈（心拍数＞115/min）および低血圧（収縮期血圧＞85 mmHg，拡張期血圧＞55 mmHg）〕は心筋障害と関連する。
- 弛緩出血
  ▶子宮弛緩に関連する要因は下記のとおり。
    - 巨大児
    - 双胎妊娠
    - 経産婦
    - 子宮筋腫
    - 産褥出血の既往
    - 胎児死亡
    - 絨毛膜羊膜炎
    - 急激な分娩の進行
    - 遷延分娩
    - 子宮の過剰刺激
    - 子宮収縮抑制薬の使用
    - 全身麻酔
    - 羊水塞栓症
    - 常位胎盤早期剥離
  ▶内科的処置：子宮収縮薬[訳注]
    - オキシトシン
      ◆出血が続いていても，原液のオキシトシンを急速静脈投与してはならない。
      ◆一般的な開始用量は 5～10 U を 10 分かけて静脈投与する。
    - プロスタグランジン
    - PGE$_1$ アナログ（misoprostol，Cytotec®），投与量：1 mg の直腸内投与を行う。
    - PGE$_2$（ジノプロストン，Cervidil®，Prostin® E2）
    - 15-メチル PGF$_{2\alpha}$（carboprost，Hemabate®），250 μg 筋注を 30 分ごとに行う。
      ◆喘息や気道刺激物質に反応する患者では禁忌である。
      ◆ひどい悪心や嘔吐を引き起こすことがある。
    - 麦角アルカロイド
    - メチルエルゴノビン（メチルエルゴメトリン；Methergine®），200 μg を 15～20 分ごとに筋注，または 10～20 μg を 2～3 分ごとに静注する。
      ◆高血圧患者では慎重に使用する。
      ◆反応性血管障害（異型狭心症，Raynaud 病，Buerger 病）や脆弱な血管構造（クリッピング未治療の脳動脈瘤，糖尿病網膜症，Marfan 症候群）の患者では使用を避ける。
    訳注）わが国で弛緩出血の治療に用いられる子宮収縮薬は，オキシトシン，PGF$_{2\alpha}$製剤，メチルエルゴメトリン製剤がおもであり，諸外国とは使用薬剤や名称，使用方法が異なるので，適宜関連するガイドラインや薬剤添付文書を参照して使用することが望ましい。
  ▶外科的管理
    - 子宮内腔へのパッキング（ガーゼ，タンポナーデ）
    - Bakri バルーン（子宮腔に似せた形状になる閉塞バルーン）
    - B-Lynch 縫合（子宮体部の周りにかける圧迫縫合）
    - 子宮動脈塞栓
    - 子宮動脈結紮
    - 子宮摘出

- ▶直ちに循環動態を評価する。
  - ■出血量は著しく過少評価されるので注意すること（「母体出血に関連したバイタルサインの変化」の表を参照）。
- ▶適切な静脈ラインを確保する。
  - ■少なくとも2本の太い末梢静脈ラインを確保する。
  - ■末梢静脈ラインの確保が困難な場合には，超音波ガイド法を考慮する。
  - ■中心静脈ライン確保を考慮する。
- ▶血行動態モニタリングと反復採血のための動脈ライン挿入を考慮する。
- ▶血液製剤（輸血を含む）をオーダーする。
  - ■凝固障害は非常によくみられるので新鮮凍結血漿は早期からオーダーする。
- ▶産科的介入・処置のため，適切な鎮痛および麻酔を行う。
- ●産道外傷
  - ▶腟血腫
    - ■吸引・鉗子分娩に関連する。
    - ■しばしば徐々に進行する。
    - ■直腸の圧迫症状が手がかりとなって腟血腫が判明することがある。
    - ■会陰部の縫合等の処置のため，麻酔が推奨される（通常用いられるのはサドルブロックまたは硬膜外麻酔の拡大）
  - ▶外陰血腫
    - ■80％は分娩直後に認められる。
    - ■外陰部痛が生じる。
    - ■通常，血腫の精査や縫合のために，無痛分娩目的の硬膜外麻酔が用いられる。
  - ▶後腹膜血腫
    - ■比較的まれだが，最も危険な血腫である。
    - ■血液喪失以外に臨床的な徴候をほとんど示さない。
    - ■産後しばらくしてから発見されることも多い。
    - ■精査が必要な場合は，通常は全身麻酔下で行われる。

妊婦に対する輸血療法

- ●輸血療法を行う割合は下記のとおり。
  - ▶経腟分娩では約1.1％
  - ▶帝王切開では約3.5％
  - ▶緊急輸血（交差適合試験を施行せず，O型Rhマイナスの血液を輸血）の割合は0.8/1,000
- ●Hbが＞7 g/Lであれば，酸素供給は多くの患者で十分に保たれる。
- ●不規則抗体スクリーニング陰性の患者では，交差適合試験の施行は診療にほとんど寄与しない。
- ●母体の出血量は，ほぼ常に過少評価される。
- ●同じ患者で2つの出血性病変・障害が共存することも多い。
- ●出血の可能性に気づくこと，治療計画をたてること，効率的で連携や調和のとれた治療行動が大切である。
- ●早期から援助を求める。
  - ▶母体出血に対する麻酔科チームの早期介入により有意に予後が改善する。
- ●妊婦では，凝固障害は出血後早期から生じることがある。

●参考文献

www.TheAnesthesiaGuide.com を参照

（楢山知明）

第195章
胎児心拍数モニタリング

Ruchir Gupta

胎児一過性徐脈の種類

下記の表参照

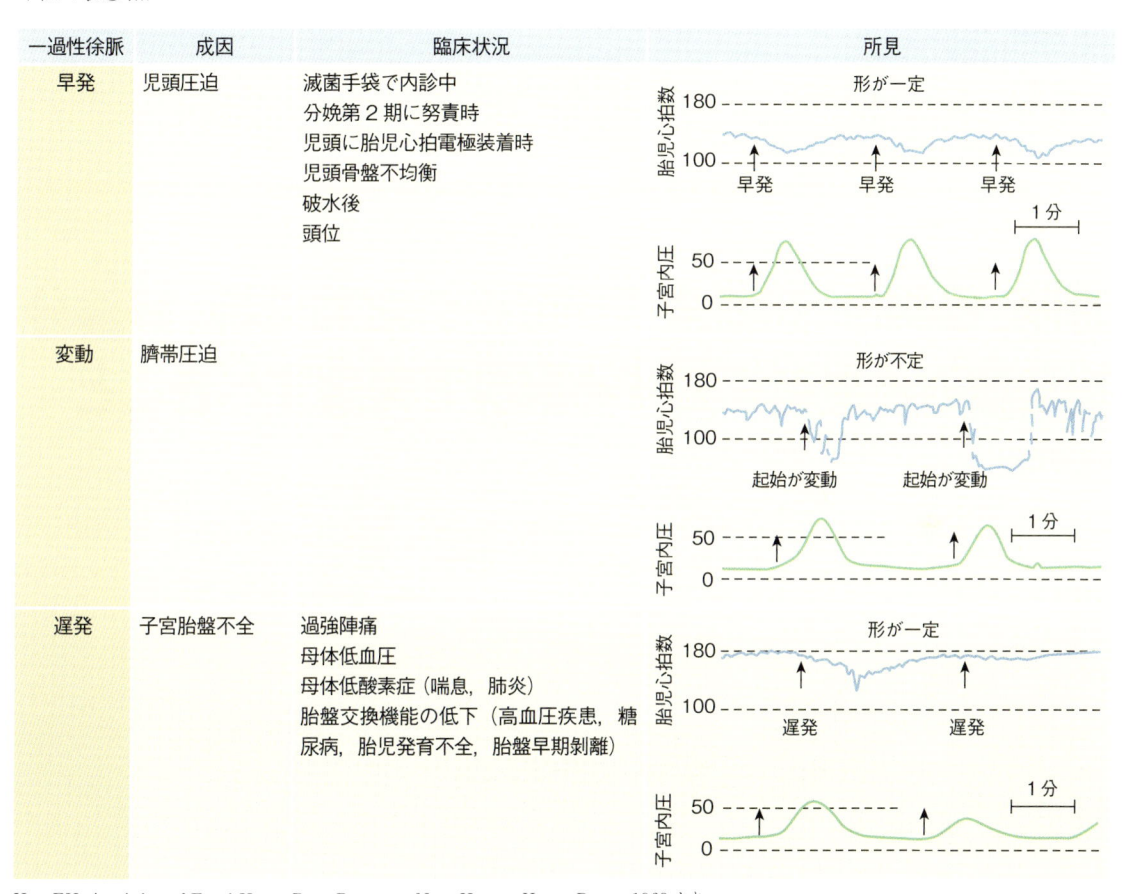

一過性徐脈	成因	臨床状況	所見
早発	児頭圧迫	滅菌手袋で内診中 分娩第2期に努責時 児頭に胎児心拍電極装着時 児頭骨盤不均衡 破水後 頭位	形が一定
変動	臍帯圧迫		形が不定 起始が変動
遅発	子宮胎盤不全	過強陣痛 母体低血圧 母体低酸素症（喘息，肺炎） 胎盤交換機能の低下（高血圧疾患，糖尿病，胎児発育不全，胎盤早期剝離）	形が一定

Hon EH. An Atlas of Fetal Heart Rate Patterns. New Haven: Harty Press; 1968 より。

様々な胎児心拍数パターンの臨床的意義	
安心できるパターン（良好な所見，胎児が健常）	軽度変動一過性徐脈（30秒未満で心拍数基線に戻る） 早発一過性徐脈 他の有意な所見を示さない一過性頻脈
安心できない，あるいは警告的なパターン （分娩に伴うストレスへの児の対処能力が減少してきていることを示唆する）	心拍数基線細変動の減少 進行しつつある頻脈（160/min を超える） 胎児心拍数基線の低下 基線細変動の良好な，間欠的な遅発一過性徐脈
すでに悪化した状況に胎児がおかれていることを示唆するパターン	基線細変動が徐々に減少する遅発一過性徐脈の持続 基線細変動の消失や頻脈，基線への復帰遅延を伴う変動一過性徐脈 基線細変動の完全消失 著しい徐脈

● 参考文献
www.TheAnesthesiaGuide.com を参照

（石本人士）

第196章
双胎，骨盤位，前回帝王切開後の試験分娩：経腟分娩を試みる患者に対する麻酔で考慮すべきこと

Imre Rédai

- 本章の扱う状況下では，単胎の頭位経腟分娩に比べ，母体・新生児の疾患罹患は増加する。
- 経腟分娩に適した患者の場合，産科の専門的管理を行うことが可能で，麻酔科医の管理を含めた十分な病院設備・体制に支えられていれば，経腟分娩が望ましい。

双胎妊娠の経腟分娩

- 経腟分娩に適した胎位
  ▶ 第1児は頭位でなければならない。
  ▶ 胎児がともに頭位でない場合には，児回転術や殿部牽引が必要となる場合がある。
- 早産になることが多い。
  ▶ 米国では双胎妊娠の60%が帝王切開となる。
- 分娩中の胎児心拍モニタリングは難しい場合がある。
- 分娩中の合併症のため帝王切開に切り替える可能性がある。
  ▶ 胎児心拍異常を認めた場合
  ▶ 第2児の娩出が困難な場合
  ▶ 臍帯脱出を起こした場合
  ▶ 胎盤早期剥離を起こした場合
- 分娩はしばしば手術室か，手術室への移動が容易な分娩室で行われる。
- 硬膜外麻酔が強く推奨される。
  ▶ 分娩時の麻酔として有効である。
  ▶ 児回転術や殿部牽引の施行時に鎮痛の増強を要する場合（3% chloroprocaine もしくは 2% リドカイン 8〜

    10 mL，および 20 万倍アドレナリン）
  - ▶緊急帝王切開の適応となれば直ちに外科麻酔に移行できる（3% chloroprocaine 15～20 mL）。
  - ▶分娩第 2 期には補助的に酸素投与を行う。
- 分娩時には麻酔科医の立ち会いが推奨される。
  - ▶持続的な麻酔を行うことができる。
  - ▶必要時には経静脈的薬投与を行うことができる。
  - ▶（麻酔などにより）子宮を弛緩させることができる。
  - ▶子宮収縮薬の投与ができる。
  - ▶胎児の急変時に全身麻酔を導入できる。

骨盤位の経腟分娩

- 経腟分娩か帝王切開を行うのかの選択は，通常，産科医の経験と技量により決定される。
- 緊急帝王切開分娩に直ちに対応できる設備があることが必須である。
- 緊急帝王切開に移行する場合
  - ▶安心できない胎児心拍パターン（nonreassuring fetal heart rate）が出現した時
  - ▶臍帯脱出を起こした時
  - ▶分娩第 2 期遷延（努責が 30 分を超える場合）
  - ▶頭部の骨盤外への娩出ができない場合
- 硬膜外麻酔が強く推奨される。
- 緊急的な産科的介入が必要となった場合，直ちに麻酔科医が参加可能な体制であるべきである。

前回帝王切開後の経腟分娩トライアル（TOLAC）

- TOLAC における子宮破裂のリスクは約 1% である。
- ACOG ガイドラインでは，緊急対応を行うスタッフが常駐しているか，直ちに招集可能な施設において TOLAC を行うように推奨している。
- 前回帝王切開時に下部横切開であった妊婦の多くは TOLAC の候補となる。
  - ▶分娩誘発やオキシトシンによる陣痛増強は行ってもよいが，プロスタグランジン投与は推奨されない。
- 子宮破裂が疑われるのは以下の場合である。
  - ▶突然に起こる重度の腹痛
  - ▶突然の胎児徐脈
  - ▶突然の腹部の変形
  - ▶妊婦の循環性ショック
  - ▶腟からの出血
- 硬膜外麻酔が強く推奨される。
  - ▶硬膜外麻酔は子宮破裂による疼痛を軽減する。
  - ▶適切な分娩麻酔を行うことで，あまりに早期から妊婦が努責することが少なくなる。これにより子宮切開手術痕にかかる負担が軽減される。
  - ▶外科麻酔への移行が可能である。
- 明らかな子宮破裂と胎児の腹腔内脱出の際には，全身麻酔が必要となることが多い。
- このような場合にみられる妊婦の出血はしばしば大量である。

●参考文献

www.TheAnesthesiaGuide.com を参照

（林　伊緒）

Part XII
クリティカルケア

第197章
中心静脈ライン確保

Manuel Corripio

適応
- 循環動態モニタリング（中心静脈圧，肺動脈カテーテル挿入）
- 末梢静脈ラインから投与不可能な輸液
  - ▶高浸透圧の輸液
  - ▶血管作動薬
  - ▶完全静脈栄養
- 空気塞栓の吸引
- 経皮的ペーシングリードの挿入
- ICUにおける持続腎代替療法
- 末梢静脈ライン確保が困難な場合

禁忌
- 右房まで進展している腎細胞癌
- 三尖弁の菌状感染性心内膜炎
- 抗凝固を施行中（相対的禁忌），血小板数5万以下
- 穿刺同側の頸動脈内膜剝離術（非超音波下での内頸静脈穿刺の場合）

準備
- 感染防御
  - ▶適切な手洗い，ガウン，マスク，手袋を装着し，単一の大きめの清潔ドレープか複数のドレープで広い範囲を覆って，十分な感染防御をはかる。
- 皮膚処置
  - ▶クロルヘキシジン（水溶性よりもアルコール性がよい）による消毒を行う（ポビドンヨードやアルコール製剤よりも血流感染が減少）。
  - ▶十分な局所麻酔薬の浸潤を行う（全身麻酔下でなければ）。

- 必要であれば十分な鎮静を行う。
- ICUベッドの保護を行う（消毒薬や血液でベッドを汚さないようにする）。
- 内頸静脈および鎖骨下静脈穿刺の場合はTrendelenburg体位とする（可能であれば）。
  ▶ 静脈圧を上昇させて空気塞栓の発生を抑える。
  ▶ 静脈を怒張させる。
- 解剖の熟知
  ▶ 頸動脈に対する内頸静脈の相対的位置（図197-1）

図197-1 総頸動脈（中心部の円形）に対する内頸静脈の相対的位置（頭部を挿入側とは対側へ30°回転させた状態で）

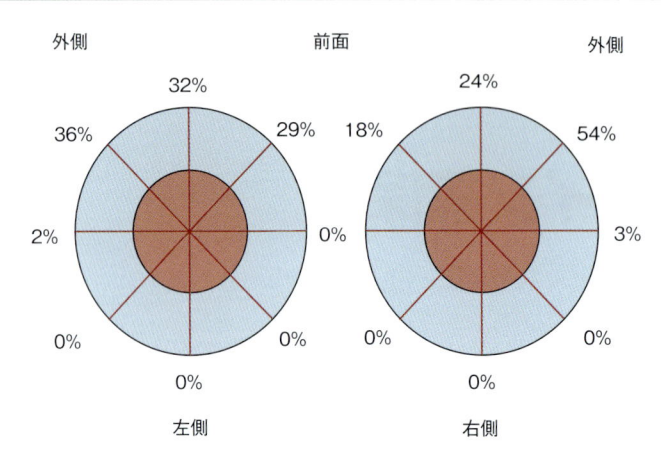

左側: 外側 32%、36%、29%、2%、0%、0%、0%、前面 18%
右側: 前面 24%、54%、3%、0%、0%、0%、外側

Maecken T, Marcon C, Bomas S, Zenz M, Grau T. Relationship of the internal jugular vein to the common carotid artery: implications for ultrasound-guided vascular access. Eur J Anaesthesiol. 2011;28:351-355 より。

手技

- ランドマーク法による通常の挿入法
  ▶ 患者を仰臥位にして腕を患者の横におく。
  ▶ 体表のランドマークを確認する。
  ▶ 20ゲージ針を試験穿刺し，静脈血の脱血を確認する（鎖骨下静脈アプローチの場合には使用しない）。
  ▶ 試験穿刺の針とシリンジを保持してその方向をガイドにしてイントロデューサー針（16ゲージ）を挿入する。
  ▶ シリンジ内に血液が引けたら，試験穿刺針を抜去する。
  ▶ 問題なく血液が脱血されたら，針先が静脈内に留置されていることを確かめるために圧測定を行う。
    - シリンジを針からはずすことなく直接圧測定とガイドワイヤー挿入が可能な穿刺キットがある（Raulerson）。
    - 上記以外のものでは針からシリンジをはずす。その際に空気塞栓が起こらないように針の出口を手で塞ぐ。
    - ガイドワイヤーを挿入し，針をテフロン留置針（angiocathなど）に交換する。
    - 清潔な輸液チューブを接続し，チューブを刺入部よりも下げて，チューブ内に血液面を5〜10cmくらい満たす。その後にチューブを持ち上げる。血液が皮膚穿刺部位から数cmの高さで振動するところを静脈圧（cmH$_2$O）として測定する（静脈圧測定であればチューブ内がすべて満たされることはないが動脈穿刺の場合には逆流する）。圧トランスデューサーで測定する方法もある。
  ▶ ガイドワイヤーを約20cm挿入する。心室性不整脈を誘導しないよう，ガイドワイヤーを入れ過ぎない。
  ▶ 静脈内に引きこまれる恐れがあるので**ガイドワイヤーの端から絶対に手を離さない**。
  ▶ ガイドワイヤーにかぶせてダイレーターを挿入する。メスで皮膚を小切開し，ダイレーターを静脈内に挿入

する。ダイレーターの挿入は半分以下にとどめる（静脈損傷の危険性がある）。
- ▶ガイドワイヤーを保持しながらダイレーターを抜去する。
- ▶ガイドワイヤーにかぶせてカテーテルを挿入する。カテーテルの先端が皮膚に入る前にガイドワイヤーの遠位をしっかり保持することが重要である。
- ▶ガイドワイヤーに沿わせてカテーテルを挿入していく。
- ▶生理食塩液を満たしたシリンジでカテーテルが血液で満ちるまで血液を引いて，フラッシュする。その後，カテーテル内で血液が凝固してしまうことを防ぐためにフラッシュしながらカテーテルをクランプする。
- ▶右内頸静脈および右鎖骨下静脈からの挿入の場合，標準的には15 cmで固定する。一方，左側からの場合は17 cmで固定する。
- ▶直ちに胸部X線を撮影し先端の位置を確認する。先端は右房を上大静脈接合部付近にあることが望ましい。先端が右房内にあれば右房穿孔のリスクがあるのでカテーテルを引き戻す。

図197-2 中心静脈ライン挿入におけるSeldinger法

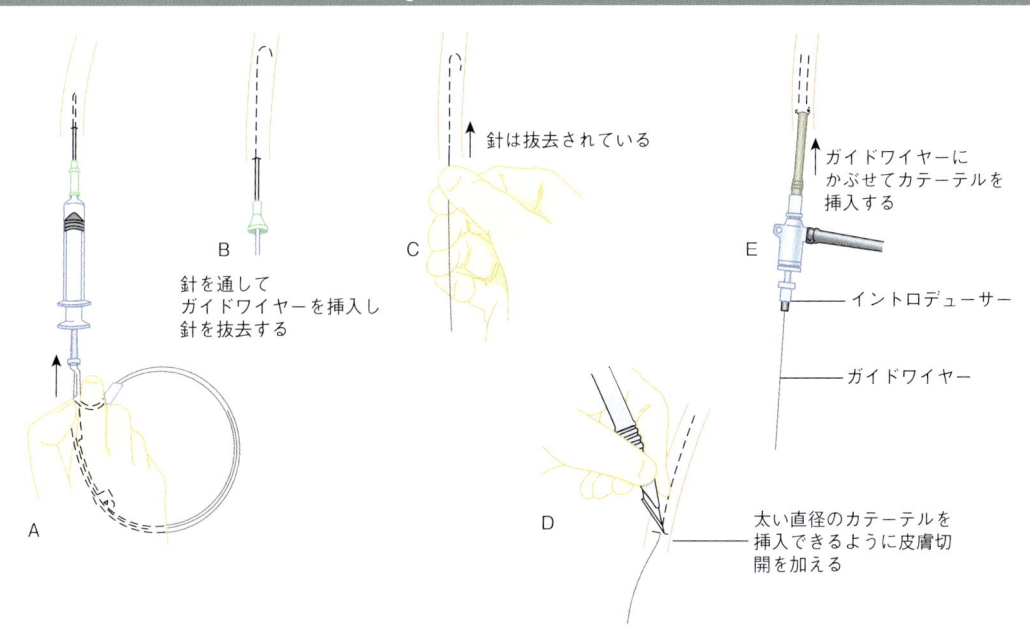

Minter RM, Doherty GM. Current Procedures: Surgery. Figure 43-5A〜Eより。www.accesssurgery.com からも閲覧可能 © The McGraw-Hill Companies, Inc. All rights reserved.

超音波ガイド下穿刺法が標準的になりつつある（明確な証拠はないが）カテーテル挿入に伴う合併症を減少させるとされている。
- 静脈は押せばつぶれる低エコー域として観察される（図197-3，197-4）。
- 超音波が使用可能であれば術野を消毒する前に静脈（できる限り近位側まで内腔を確認），動脈，その他損傷のおそれのある組織の位置を確認しておく。
- 超音波を使用しながら手技を行う場合は，
  - 十分に長い滅菌プローブカバーを使用する。
  - 内頸静脈を画面の中央に位置させる。
  - 針を短軸像で確認しながらゆっくりと挿入し，"鶏のくちばしのように"ツンツンとつついて針先を確認しながらシリンジに陰圧をかけて針を進める。
  - 静脈血が吸引されたらガイドワイヤーを挿入する。

図 197-3　ランドマークに対して内頸静脈に超音波ガイド下で中心静脈カテーテルを留置する際の超音波像

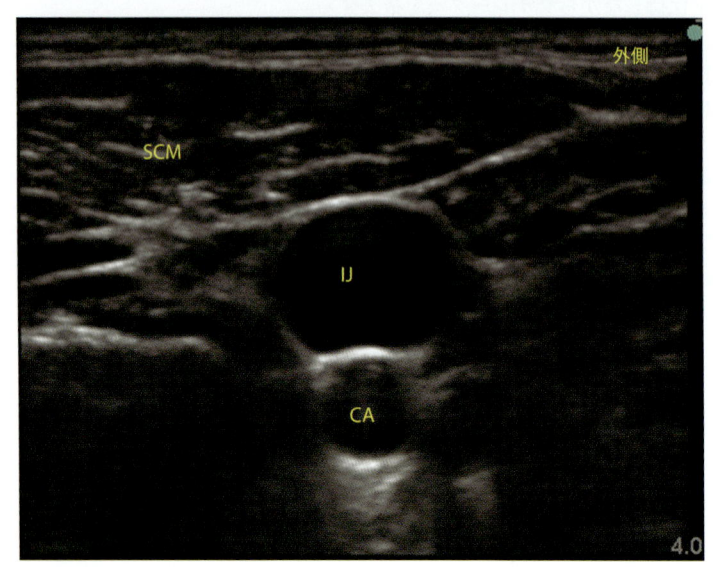

胸鎖乳突筋の深部，総頸動脈の前面に内頸静脈がみえる
IJ：内頸静脈，CA：総頸動脈，SCM：胸鎖乳突筋

図 197-4　図 197-3 と同じ像において内頸静脈を超音波プローブで圧迫した画像

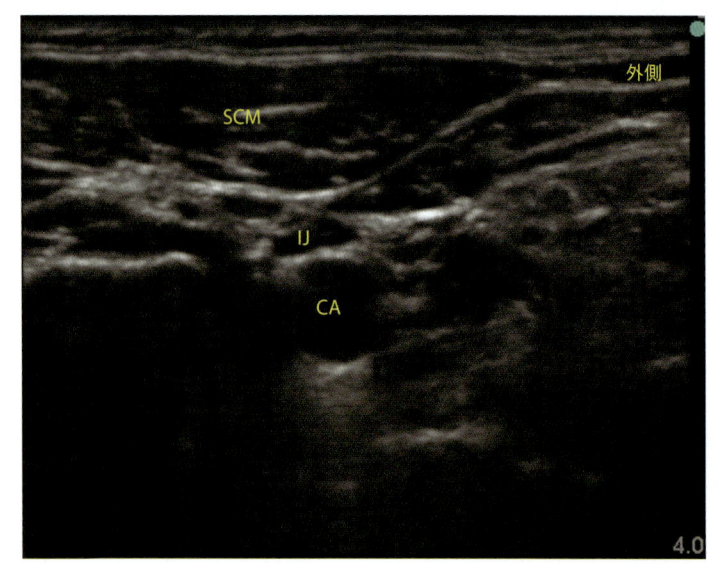

IJ：内頸静脈，CA：総頸動脈，SCM：胸鎖乳突筋

- 超音波プローブを近位側にずらす．ガイドワイヤーが静脈内に認められ，プローブを 90°回転させて長軸像にすればより容易に確認される（図 197-5）．ガイドワイヤーをゆらしてみてもよい．
- その後は上記の方法でカテーテルを挿入する．

図 197-5 長軸像において内腔にガイドワイヤーが認められる内頸静脈

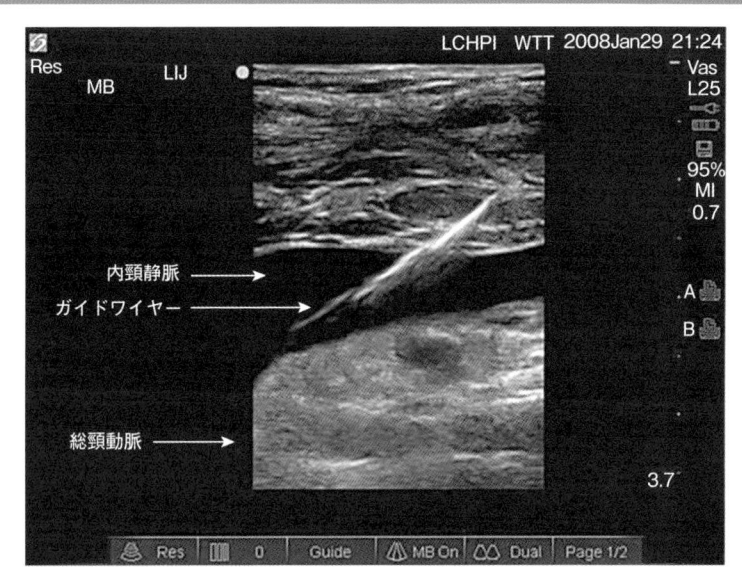

Levitov A, Mayo PH, Slonim AD. Critical Care Ultrasonography. Figure 5-3より。www.accessanesthesiology.com からも閲覧可能。
© The McGraw-Hill Companies, Inc. All rights reserved.

中心静脈ライン挿入方法

挿入部位	ランドマーク	利点	リスク/合併症
内頸静脈 内側アプローチ	2本の胸鎖乳突筋頭部で形成される三角形の頂点から穿刺 総頸動脈が触知可能であればその外側を目標とし,触知不能であれば男性であれば同側の乳頭を,女性であれば矢状方向もしくはそれよりもやや外側を目標とする 角度は床に対して20°〜30°	多くの場合,ランドマークを容易に同定できる	気胸 総頸動脈穿刺
内頸静脈 前方アプローチ	胸鎖乳突筋前縁で鎖骨の6〜8cm上方を穿刺 空いている手で頸動脈と胸鎖乳突筋を分ける 頸動脈と胸鎖乳突筋の間を穿刺する 方向:矢状方向,足側方向,わずかに外側,床面に対して45°	簡単なランドマーク=頸動脈拍動と胸鎖乳突筋前面 頸部の高い位置からの穿刺→気胸のリスクが低下する	頸動脈穿刺の高リスク 男性の場合,挿入部位・ドレッシング部位のひげが邪魔となる 意識がある患者の場合には頸部の挿入部位が高いと患者が不快に感じる
内頸静脈 後方アプローチ	胸鎖乳突筋の後方外側で外頸静脈と交差するちょうど頭側,または鎖骨から4〜6cm上方 胸鎖乳突筋の後面(胸鎖乳突筋の深部表面)から穿刺し前方で胸骨切痕の方向へ進める 方向:同側の胸鎖関節後面 天井(前面)に対して20°〜30°の角度	気胸と頸動脈穿刺のリスクは低い	胸鎖乳突筋の後部境界は特に肥満患者では不明瞭となりやすい 左側からの挿入の場合には胸管損傷のリスクあり ランドマークがわかりづらい場合には腕神経叢損傷のリスクがある(後部過ぎる場合)
鎖骨下静脈	鎖骨の1cm下方,かつ下記2つのどちらかの場所を穿刺 ●鎖骨内側3分の1の点(内側部での穿刺は特に右側では気胸のリスクが増加する) ●胸鎖関節と肩峰鎖骨の中間点(外側からの穿刺は動脈穿刺または腕神経叢損傷のリスクが増加) 方向:対側の肩の方向,もしくは胸骨切痕上部の術者の指 床面に対して20°〜30°(45°の場合は肺へ到達する) 鎖骨の下を床面に対して20°の角度で穿刺するために軟部組織を無理矢理に圧迫	骨をランドマーク 循環血液量が減少していても穿刺可能 清潔を保てる(気管開口部位から離れているために唾液および気管分泌物からの汚染がない) 覚醒している患者においては快適	高率な気胸合併(討議の余地あり) 習得の容易さ 出血時の圧迫困難(超音波ガイド下でわずかに外側に位置する腋窩静脈への挿入も考慮) 心臓血管外科術中(胸骨を牽引するため)や持続的腎代替療法に使用する透析カテーテル(流量が低下する)のためにカテーテルが屈曲してしまう ガイドワイヤーが同側の内頸静脈へもしくは無名静脈を介して対側の鎖骨下静脈へのカテーテル迷入
大腿静脈	●大腿動脈拍動から1cm内側を穿刺 ●鼠径帯から2〜3cmを穿刺 　▶方向:矢状方向でやや頭側,やや内側へ向ける 　▶床と30°〜40°の角度で穿刺	簡単なランドマーク=大腿動脈拍動 低い合併症率,X線での確認の必要性なし	不潔領域への挿入で感染のリスク上昇(賛否両論) 後腹膜出血のリスク 大量腹水を認める場合,ガイドワイヤー挿入が困難
末梢上腕静脈	尺側もしくは橈側皮静脈から挿入し中心静脈の位置まで留置	静脈穿刺は容易であるが中心静脈まで留置することは場合によっては困難 患者にとっては快適 合併症のリスクが低い	位置異常の頻度が高い ラインが長い,輸液速度低下(注入および吸引,空気塞栓があった場合)

第197章 中心静脈ライン確保 705

図197-6 ランドマーク（内頸静脈挿入時）

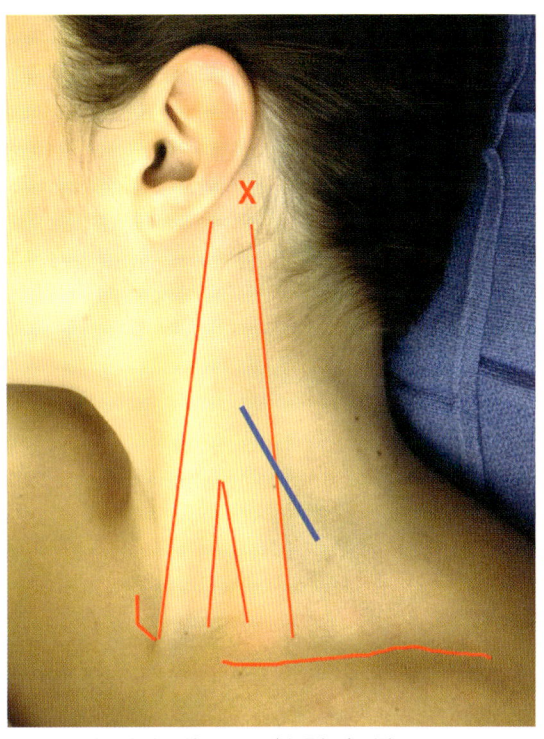

2本の胸鎖乳突筋と鎖骨および胸骨切痕が強調されており、典型的な外頸静脈の位置に青ラインを引いてある

図197-7 内頸静脈における内側アプローチでの穿刺針挿入位置と方向

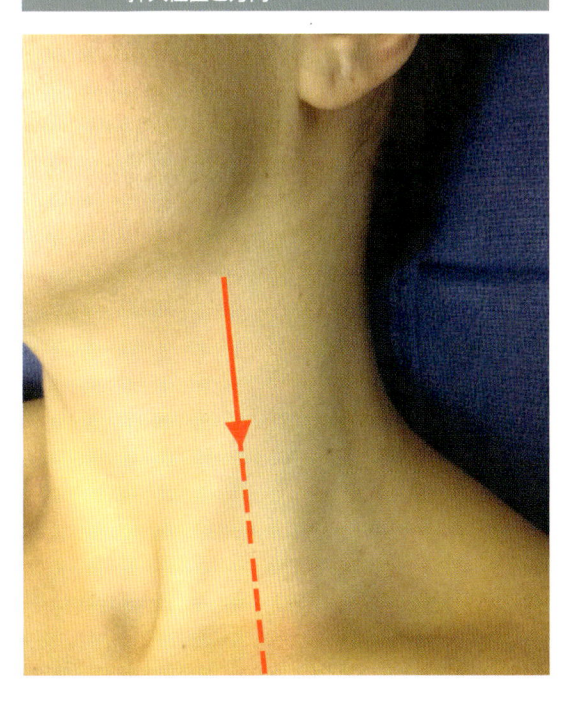

図197-8 内頸静脈における前方アプローチでの穿刺針挿入位置と方向

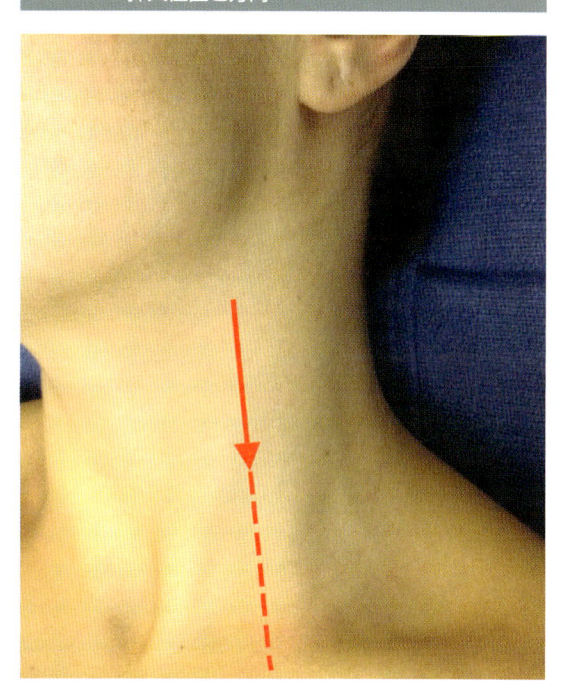

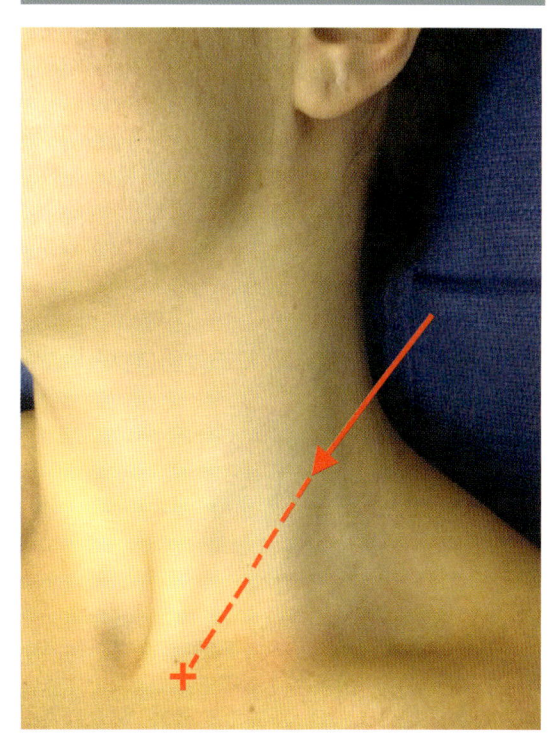

図197-9 内頸静脈における後方アプローチでの穿刺針挿入位置と方向

図197-10　内頸静脈における後方アプローチでの穿刺針挿入位置と方向（側面方向像）

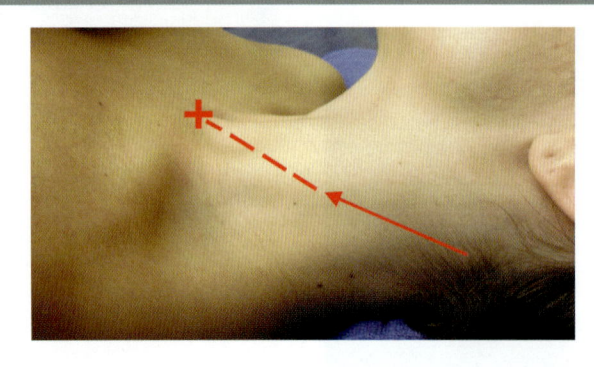

針がやや前方（天井方向）に向くようにする

図197-11　鎖骨下静脈穿刺における針挿入部位

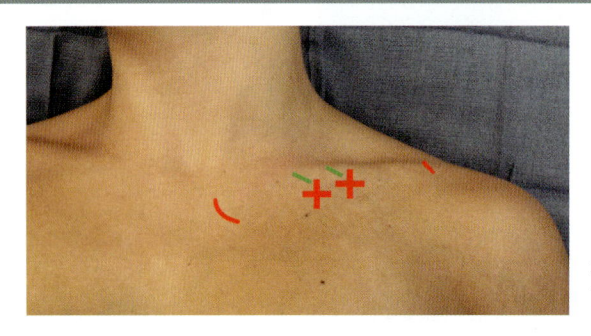

マークは鎖骨中間点と，内側3分の1の点のそれぞれ1cm下方に記されている

図197-12　鎖骨下静脈アプローチにおける針の挿入方向

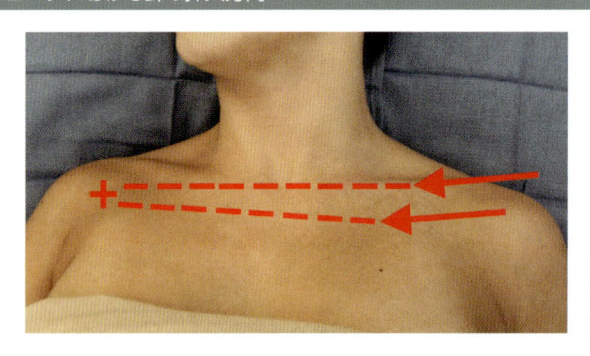

穿刺可能などちらの位置からでも針の先端を反対側の肩の方向に向ける

中心静脈カテーテル挿入におけるコツとヒント

- 常に滅菌状態を維持する。
- 内頸静脈および鎖骨下静脈穿刺の場合には Trendelenburg 体位を維持する。
- 鎖骨下静脈穿刺の場合には鎖骨の背側をねかせて針を挿入する。
- 空気塞栓のリスクを下げるために針やカテーテルのハブは常に閉じた状態にしておく。
- 挿入期間が5〜7日以上になる場合は抗菌カテーテルを考慮する。
  - ▶重大な物理的合併症のリスクがない患者の場合は，
    - ■鎖骨下静脈を選択する。
  - ▶重大な物理的合併症のリスクがある場合，初回穿刺に失敗した場合は，
    - ■超音波ガイド下穿刺を考慮する。
    - ■内頸静脈もしくは大腿静脈を選択。場合によってはトンネル作成を考慮する。

図197-13

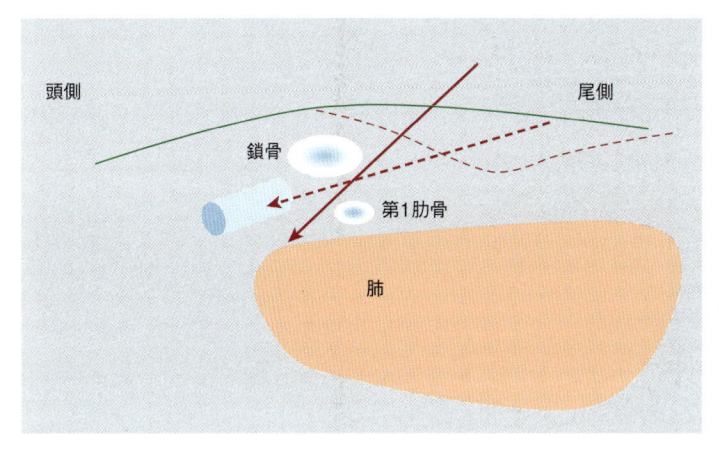

鎖骨および第1肋骨に対して20°の角度で挿入（実線）するために鎖骨の足側の皮膚軟部組織を用手的に圧迫する必要性を記したシェーマ。45°の角度で挿入すると胸膜に達してしまう（点線）

- 挿入期間が5～7日以内と予想される場合や，肺動脈カテーテル法・血液透析を目的とする場合は，
  - 物理的合併症のリスクのほうが感染合併症のリスクよりも高い。
    - 内頸静脈もしくは大腿静脈を選択する。
- 日々のケア
  - きめ細かい刺入部ケアを行う。
  - 点滴ルートを48～72時間ごとにセットごと交換する。
  - 低用量の抗凝固薬を考慮（ヘパリン，低分子ヘパリン）：賛否両論がある。
  - 不必要な場合にはすぐに中心静脈カテーテルを抜去する。
  - カテーテル交換はルーチンで行わない。

合併症

- 早期
  - 出血
  - 不整脈
  - 空気塞栓
  - 神経損傷（橈骨神経叢）
  - 気胸・血胸
  - 胸管損傷（左側頸部）
- 晩期
  - 感染症
  - 静脈塞栓症
  - カテーテル迷入
  - 心穿孔

中心静脈ライン確保における合併症

合併症	合併症回避のための推奨される挿入部位
感染（2～10%）	SC＞IJ＞F
血栓症（2～40%）	SC＞IJ＞F
物理的合併症（2～4%）	F＞IJ＞SC
挿入失敗および迷入（0～3%）	F＞IJ＞SC

SC：鎖骨下静脈，IJ：内頸静脈，F：大腿静脈

中心静脈ライン確保における各種項目に対する相対的割合	尺側/橈側皮静脈	外頸静脈	内頸静脈	鎖骨下静脈	大腿静脈
確保の容易さ	1	3	2	5	3
成功率（例えば肺動脈カテーテル留置の際）	4	5	1	2	3
長期留置	4	3	2	1	5
早期合併症	1	2	4	5	3
晩期合併症	1	3	4	2	5

1：最良もしくは容易，5：最悪もしくは難易度が高い

● 参考文献

www.TheAnesthesiaGuide.com を参照

（安田英人）

第198章
ショック

Nirav Mistry, Adel Bassily-Marcus

表 198-1　ショック分類の鑑別

ショックの分類	MAP	PAWP	CO	SVR	SvO₂	乳酸	心エコー所見
循環容量減少性	↓	↓	↓	↑	↓	↑	高収縮・小径の左室
分布異常性	↓	↔↓	↔↑	↓	↔↑	↑	↑または↓
心原性	↓	↑	↓	↑	↓	↑	↓
閉塞性	↓	↔↑	↓	↑	↓	↑	肺塞栓：拡張・低収縮の右室 心タンポナーデ：右室の拡張期虚脱

MAP：平均動脈圧，PAWP：肺動脈楔入圧，CO：心拍出量，SVR：体血管抵抗，SvO₂：混合静脈血酸素飽和度

図198-1 ショック患者への段階的なアプローチ

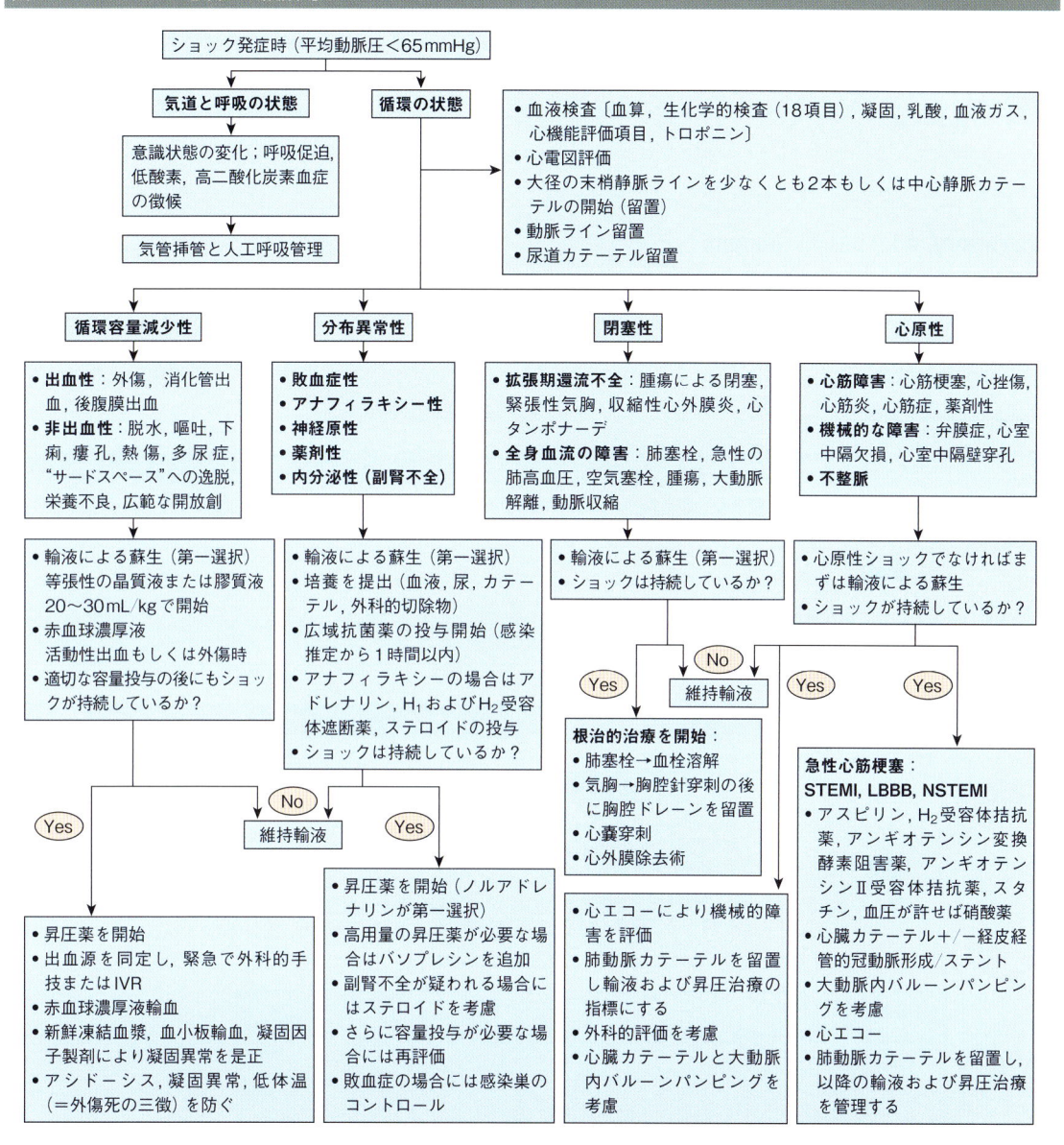

ショック発症時（平均動脈圧＜65mmHg）

気道と呼吸の状態
- 意識状態の変化；呼吸促迫，低酸素，高二酸化炭素血症の徴候
- 気管挿管と人工呼吸管理

循環の状態
- 血液検査〔血算，生化学的検査（18項目），凝固，乳酸，血液ガス，心機能評価項目，トロポニン〕
- 心電図評価
- 大径の末梢静脈ラインを少なくとも2本もしくは中心静脈カテーテルの開始（留置）
- 動脈ライン留置
- 尿道カテーテル留置

循環容量減少性
- **出血性**：外傷，消化管出血，後腹膜出血
- **非出血性**：脱水，嘔吐，下痢，瘻孔，熱傷，多尿症，"サードスペース"への逸脱，栄養不良，広範な開放創

↓
- 輸液による蘇生（第一選択）等張性の晶質液または膠質液 20～30 mL/kgで開始
- 赤血球濃厚液 活動性出血もしくは外傷時
- 適切な容量投与の後にもショックが持続しているか？

→ Yes
- 昇圧薬を開始
- 出血源を同定し，緊急で外科的手技またはIVR
- 赤血球濃厚液輸血
- 新鮮凍結血漿，血小板輸血，凝固因子製剤により凝固異常を是正
- アシドーシス，凝固異常，低体温（＝外傷死の三徴）を防ぐ

分布異常性
- 敗血症性
- アナフィラキシー性
- 神経原性
- 薬剤性
- 内分泌性（副腎不全）

↓
- 輸液による蘇生（第一選択）
- 培養を提出（血液，尿，カテーテル，外科的切除物）
- 広域抗菌薬の投与開始（感染推定から1時間以内）
- アナフィラキシーの場合はアドレナリン，H₁およびH₂受容体遮断薬，ステロイドの投与
- ショックは持続しているか？

→ No：維持輸液
→ Yes：
- 昇圧薬を開始（ノルアドレナリンが第一選択）
- 高用量の昇圧薬が必要な場合はバソプレシンを追加
- 副腎不全が疑われる場合にはステロイドを考慮
- さらに容量投与が必要な場合には再評価
- 敗血症の場合には感染巣のコントロール

閉塞性
- **拡張期還流不全**：腫瘍による閉塞，緊張性気胸，収縮性心外膜炎，心タンポナーデ
- **全身血流の障害**：肺塞栓，急性の肺高血圧，空気塞栓，腫瘍，大動脈解離，動脈収縮

↓
- 輸液による蘇生（第一選択）
- ショックは持続しているか？

→ No：維持輸液
→ Yes：

根治的治療を開始：
- 肺塞栓→血栓溶解
- 気胸→胸腔針穿刺の後に胸腔ドレーンを留置
- 心囊穿刺
- 心外膜除去術

- 心エコーにより機械的障害を評価
- 肺動脈カテーテルを留置し輸液および昇圧治療の指標にする
- 外科的評価を考慮
- 心臓カテーテルと大動脈内バルーンパンピングを考慮

心原性
- **心筋障害**：心筋梗塞，心挫傷，心筋炎，心筋症，薬剤性
- **機械的な障害**：弁膜症，心室中隔欠損，心室中隔壁穿孔
- **不整脈**

↓
- 心原性ショックでなければまずは輸液による蘇生
- ショックが持続しているか？

→ Yes

急性心筋梗塞：STEMI，LBBB，NSTEMI
- アスピリン，H₂受容体拮抗薬，アンジオテンシン変換酵素阻害薬，アンジオテンシンⅡ受容体拮抗薬，スタチン，血圧が許せば硝酸薬
- 心臓カテーテル＋/－経皮経管的冠動脈形成/ステント
- 大動脈内バルーンパンピングを考慮
- 心エコー
- 肺動脈カテーテルを留置し，以降の輸液および昇圧治療を管理する

STEMI：ST上昇型心筋梗塞，LBBB：左脚ブロック，NSTEMI：非ST上昇型心筋梗塞，IVR：経皮的血管内塞栓術

（関口幸男）

第199章
敗血症

Nirav Mistry, Adel Bassily-Marcus

定義

- 全身性炎症症候群（systemic inflammatory response syndrome：SIRS）：炎症や感染を病因とする全身性の反応（表199-1参照）。

表199-1 SIRS診断基準（下記4項目中の2項目以上の該当で診断）

- 白血球数＞12,000/mL，＜4,000/mL，または 未熟好中球10％以上
- 心拍数　＞90/min
- 体温　＞38.5°C または＜35°C
- 呼吸数　＞20/min，または $PaCO_2$＜32 mmHg

図199-1　敗血症診断の手順

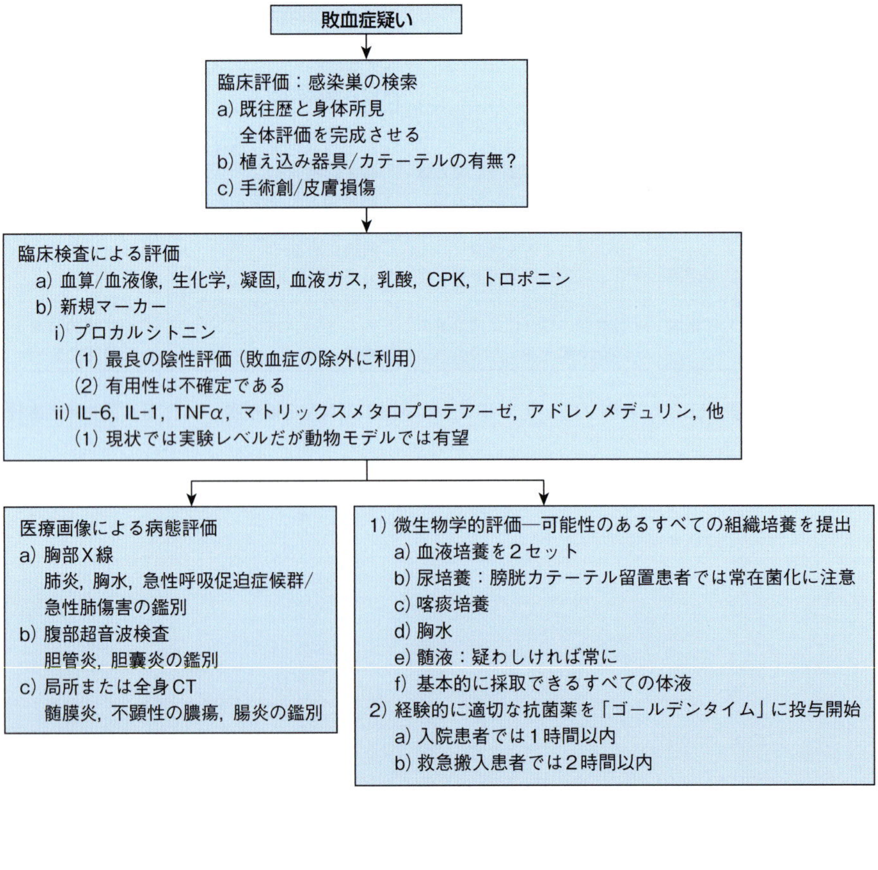

```
                    [敗血症疑い]
                         │
                         ▼
            ┌──────────────────────────┐
            │ 臨床評価：感染巣の検索      │
            │ a) 既往歴と身体所見         │
            │    全体評価を完成させる     │
            │ b) 植え込み器具／カテーテルの有無？ │
            │ c) 手術創／皮膚損傷         │
            └──────────────────────────┘
                         │
                         ▼
┌──────────────────────────────────────────────────┐
│ 臨床検査による評価                                     │
│  a) 血算／血液像，生化学，凝固，血液ガス，乳酸，CPK，トロポニン │
│  b) 新規マーカー                                      │
│      i) プロカルシトニン                              │
│         (1) 最良の陰性評価（敗血症の除外に利用）        │
│         (2) 有用性は不確定である                       │
│     ii) IL-6, IL-1, TNFα, マトリックスメタロプロテアーゼ，アドレノメデュリン，他 │
│         (1) 現状では実験レベルだが動物モデルでは有望    │
└──────────────────────────────────────────────────┘
            │                           │
            ▼                           ▼
┌────────────────────────┐  ┌──────────────────────────────┐
│ 医療画像による病態評価    │  │ 1) 微生物学的評価―可能性のあるすべての組織培養を提出 │
│ a) 胸部X線              │  │    a) 血液培養を2セット         │
│    肺炎，胸水，急性呼吸促迫症候群／│  │    b) 尿培養：膀胱カテーテル留置患者では常在菌化に注意 │
│    急性肺傷害の鑑別       │  │    c) 喀痰培養                 │
│ b) 腹部超音波検査         │  │    d) 胸水                    │
│    胆管炎，胆嚢炎の鑑別    │  │    e) 髄液：疑わしければ常に    │
│ c) 局所または全身CT       │  │    f) 基本的に採取できるすべての体液 │
│    髄膜炎，不顕性の膿瘍，腸炎の鑑別 │  │ 2) 経験的に適切な抗菌薬を「ゴールデンタイム」に投与開始 │
└────────────────────────┘  │    a) 入院患者では1時間以内     │
                              │    b) 救急搬入患者では2時間以内   │
                              └──────────────────────────────┘
```

- 敗血症：感染に基づく全身性の反応であることを同定する（2つ以上のSIRS基準を満たす）。
- 重症敗血症→急性の臓器障害を伴う敗血症である。
- 敗血症性ショック→敗血症により引き起こされた低血圧で輸液蘇生に不応性かつ臓器障害が明らかな状態である（乳酸アシドーシス，乏尿，意識変容を含む）。
- 死亡率は28～50%に至る。

重症敗血症・敗血症性ショックの管理

初期蘇生治療（最初の6時間）

低血圧，乳酸＞4 mmol/L以上を呈する患者には即時の蘇生が必要

目標	●平均動脈圧≧65 mmHg ●尿量≧0.5 mL/kg/hr ●中心静脈圧8～12 mmHg（有益性は賛否両論） ●中心静脈血酸素飽和度≧70%，混合静脈血酸素飽和度≧65%（有益性は賛否両論）
晶質液も膠質液も同等に有効	●晶質液1,000 mLまたは膠質液300～500 mLを30分で試験投与 ●昇圧薬を用いても低血圧が持続する患者には，より大量投与が必要なことあり ●炭酸水素塩投与はpH≧7.15の低灌流による乳酸アシドーシスでは禁忌
血液製剤 輸血	●赤血球濃厚液をHb≧7 g/dLを目標として投与（心筋虚血などの特殊な状況の患者にはより高い目標を設定する） ●血漿や血小板投与は活動性出血や治療目的がない場合には避ける
昇圧薬	●平均動脈圧≧60～65 mmHgを目標とした20～30 mL/kg輸液蘇生にもかかわらずショックが持続する場合に開始 ●昇圧薬は中心静脈カテーテルから投与 ●バソプレシン（0.03 U/min），phenylephrine®，またはアドレナリンも初期の血管作動薬投与への反応不良の場合は投与可能 ●動脈ライン留置が血行動態モニタリングのために推奨される ●ドブタミンは心筋機能異常の患者に推奨される
感染創制御 抗菌薬	●感染による病態を呈示後6時間以内に同定 ●感染巣制御を評価し，実施（膿瘍ドレナージ，組織切除など） ●感染している血管内器具を除去 ●可能な標本はすべて培養 ●敗血症や敗血症性ショックを認識した後1時間以内に広域抗菌薬投与を開始 　▶Pseudomonas感染あるいは免疫不全患者には複合治療（抗菌＋抗真菌）を用いる
急性肺傷害/急性呼吸促迫症候群患者への人工換気管理	1回換気量を6 mL/kg（理想体重）に設定 ●プラトー圧を≦30 cmH₂Oに保つ ●PEEPを増加させ，呼気終末の肺虚脱を回避できるレベルに保ち，高濃度の酸素による毒性を避ける ●プラトー圧と1回換気量が最小となるようにPaCO₂の上昇を許容 ●禁忌がなければ少なくとも30°（30°～45°）に頭部を挙上 ●施設内での離脱プロトコルと毎日の自発呼吸トライアル評価を用いて，人工換気からの離脱をはかる ●最小限の輸液管理を用いる ●肺動脈カテーテルの利用は否定的：生存改善なし・感染増加・費用増加・非致死性不整脈の増加

遺伝子組換え型ヒト活性化プロテインCは2011年10月に市場から撤退している。これはPROWESS-SHOCK trialにおいて有用性が認められなかったためである

ステロイド	●輸液と昇圧薬に不応性のショック患者では開始を検討してよい（不応性ショック：平均動脈圧＞65 mmHg維持に昇圧薬の増量・追加が必要） ●ヒドロコルチゾン200～300 mg/日で開始するのが望ましい ●ACTH負荷テストのステロイド投与前施行は推奨されない（不要） ●敗血症治療としてのステロイド投与は以下の状態以外では不可 　1. 低血圧患者 　2. 病態からステロイド使用が必要（ステロイドの事前使用，内分泌疾患など）

血糖管理	● インスリンの経静脈投与を重症病態の高血糖患者に行う ● 強化インスリン療法（80 mg/dL 以下を目標）は予後不良を招くことが最新のエビデンスで示唆されている ● 血糖値を頻回に測定し，血糖値を 180 mg/dL 以下に維持
鎮静/鎮痛	● 人工換気管理下にある重症患者には鎮静プロトコルを用いる ● 間欠的または持続輸液投与による鎮静を行う ● 鎮静の中断を毎日行い，患者を覚醒させる ● 筋弛緩薬は急性呼吸促迫症候群による不応性低酸素患者以外では避ける．筋弛緩薬使用時には四連刺激を用いたモニタリングを行う
ストレス潰瘍予防	H_2 受容体遮断薬もしくはプロトンポンプ阻害薬を用いる
静脈血栓塞栓 （VTE）予防	● 未分画ヘパリンの低用量使用と，低分子ヘパリンの使用に差は認められない ● ヘパリンの使用が禁忌の場合には，下肢圧迫装置を使用できる

● 参考文献

www.TheAnesthesiaGuide.com を参照

（関口幸男）

第200章
急性心筋梗塞，合併症と治療

Awais Sheikh, Roopa Kohli-Seth

急性心筋梗塞の診断と治療

- 臨床：新たな狭心症，狭心症の増悪，または安静時狭心症，冷汗，低血圧，新たな僧帽弁逆流雑音，急性肺水腫またはラ音，頸静脈怒張
- 心電図（図 200-1 と図 200-2）：ST 上昇（V2～3 誘導において，男性で≧0.2 mV，女性で≧0.15 mV または他の誘導で≧0.1 mV），あるいは ST 低下（2 つの隣接する誘導で＞0.05 mV），T 波の陰転化，新たなブロック（特に左脚ブロック）
- 心エコー：壁運動異常，新たな僧帽弁逆流（乳頭筋機能不全）
- 生化学：心筋逸脱酵素（トロポニン）の連続的高値（6 時間ごとに 3 回）
- 鑑別診断
  ▶ コカイン使用
  ▶ 肺塞栓，大動脈解離：除外のための CT 血管造影

注意：心電図上の変化についての詳細は第 5 章を参照のこと．

初期治療

- 酸素 2～4 L/min を鼻カニューレにて；心電図モニターと静脈ルートを確保する．
- ニトログリセリン 0.4 mg 舌下×3；もし改善がなければ，モルヒネ 2～4 mg 静注；5～15 分ごとに繰り返す．
- 心不全，低血圧，徐脈がなければ，メトプロロール 25 mg などのβ受容体遮断薬を経口投与．血圧が高ければメトプロロール 5 mg の静注を 5 分ごとに 3 回まで投与する．
- 非腸溶剤のアスピリン 160～325 mg．理想的には口腔内溶解型を用いる．

- スタチンが入っていなければ，アトルバスタチン 80 mg の経口を開始する。

ST 上昇心筋梗塞（STEMI）

- 診断から 90 分以内にカテーテルインターベンション（PCI）。至急，循環器科医をコールする。
- 90 分以内に PCI をすることが不可能であり，症状が出てから 12 時間以内で，なおかつ禁忌（3ヶ月以内の脳内出血や虚血性脳梗塞，脳動静脈奇形や悪性腫瘍，大動脈解離，出血性素因や活動性の出血（月経以外），3ヶ月以内の頭部外傷）がなければ，診断から 30 分以内に血栓溶解療法を行う。
- 抗血小板療法（アスピリンに加えて）
  - ▶ プラスグレル 60 mg：出血のリスクがなければ PCI とともに行う。
  - ▶ またはクロピドグレル 600 mg 循環器科医と相談すること。
- 糖タンパク GPⅡb/Ⅲa 拮抗薬は，循環器科医と相談すること。
- すべての患者に抗凝固療法を行う。
  - ▶ 未分画ヘパリン（UFH）
    - ■ 糖タンパク GPⅡb/Ⅲa 拮抗薬を用いた PCI：50～60 U/kg を単回投与し，その後 aPTT が 50～75 秒となるように持続静注する。
    - ■ 糖タンパク GPⅡb/Ⅲa 拮抗薬を用いない：60～100 U/kg を単回投与する（最大 4,000 単位）。
- エノキサパリン：正常な腎機能で PCI を行っていない場合，30 mg を単回投与し，1 mg/kg を 12 時間ごとに繰り返し皮下注。末期腎臓病の患者に対しては UFH が望ましい。

不安定狭心症（UA）または非 STEMI

- 抗血小板薬の投与（アスピリンに加えて）：プラスグレル 60 mg。出血リスクがなければ PCI に際して行う。ないしはクロピドグレル 600 mg 循環器科医と相談する。
- 循環器科医と相談のうえ，糖タンパク GPⅡb/Ⅲa 拮抗薬を投与する。
- すべての患者に抗凝固療法を行う。
  - ▶ 未分画ヘパリン（UFH）が望ましい：PCI 50～60 U/kg を単回投与，その後 12 U/kg/hr の持続静注を行う（目標は aPTT が 50～75 秒）。
  - ▶ あるいはエノキサパリン：正常な腎機能で PCI を行っていない場合，30 mg を単回投与し，1 mg/kg を 12

図200-1 虚血の心電図徴候

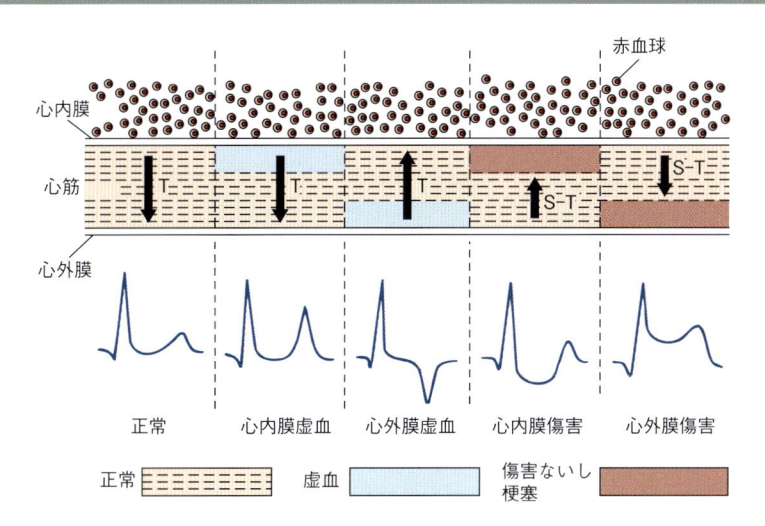

虚血と傷害のパターン。
Morgan GE, Mikhail MS, Murray MJ. Clinical Aneshesiology. 4th ed. Figure 20-3 より。www.accessmedicine.com からも閲覧可能。
© The McGraw-Hill Companies, Inc. All rights reserved.

図200-2 梗塞の部位（冠動脈支配，心筋）とそれに一致する心電図誘導

A 正常な冠血行

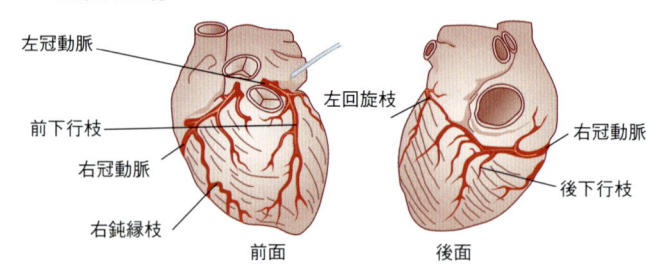

左冠動脈
前下行枝
右冠動脈
右鈍縁枝
左回旋枝
右冠動脈
後下行枝

前面　　後面

典型的な心電図誘導

B 相対頻度 50%

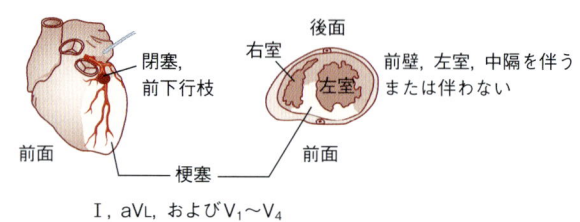

閉塞，前下行枝
梗塞

後面
右室
左室
前面

前壁，左室，中隔を伴うまたは伴わない

I，aVL，およびV₁～V₄

C 相対頻度 30%

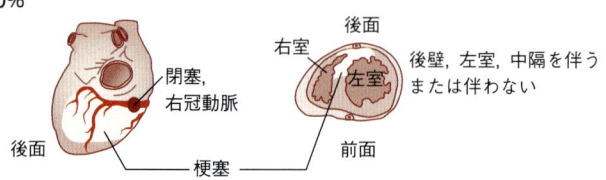

閉塞，右冠動脈
後面
梗塞

後面
右室
左室
前面

後壁，左室，中隔を伴うまたは伴わない

（右室：V3R，V4R，V5R，IIIおよびaVF）
下壁：II，III，aVF

D 相対頻度 20%

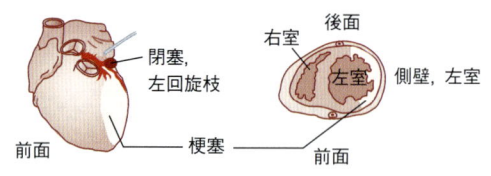

閉塞，左回旋枝
前面
梗塞

後面
右室
左室
前面

側壁，左室

V₅ないしV₆，V₇～V₉，ニボー像としてV₂ないしV₃のST低下
下壁：II，III，aVF

心筋への血液供給（A）と冠動脈閉塞の最も頻度の高い部位とそれによって起こる梗塞の領域を示す（B～D） 実際に影響を受ける心筋の領域は，正常な解剖学的バリエーションによる潅流域の違いや冠動脈閉塞時の側副血行路の広がりに依存する。
Chandrasoma P, Taylor CR. Concise Pathology. 3rd ed. Figure 23-1 より。www.accessmedicine.com からも閲覧可能。© The McGraw-Hill Companies, Inc. All rights reserved.

時間ごとに繰り返し皮下注。末期腎臓病の患者に対してはUFHが望ましい。
▶またはフォンダパリヌクス2.5 mg 毎日皮下注する。

コカイン関連の急性冠症候群

- 15分ごとにロラゼパム2.4 mg 静注し，不安を軽減する。
- β受容体遮断薬は禁忌である。

急性心筋梗塞の合併症

- 急性うっ血性心不全
  - 心筋梗塞後の院内死亡の主要因子である。
  - Ⅲ音，Ⅳ音ギャロップ（奔馬調律），ラ音，肝頸静脈逆流，四肢潅流，浮腫
  - 左室機能評価のための経胸壁心エコー，胸部 X 線
  - 治療
    - 前負荷軽減：フロセミド静注ないしニトログリセリンの静注を行う。
    - 後負荷軽減：ニトログリセリンの静注あるいは ACE 阻害薬の静注を行う。
    - 冠動脈盗血現象をきたすため，ニトロプルシドは避ける。
    - 症状があれば，陽性変力作用薬を用いる。
- 心原性ショック
  - 急性心不全，心室中隔欠損，僧帽弁逆流，自由壁破裂，タンポナーデ，開心術による。
  - 過剰な陰性変力作用薬や血管拡張薬の投与によっても起こる。
  - 持続性の胸痛，息切れ，発汗，意識混濁，蒼白，チアノーゼ
  - Ⅲ音ギャロップ（奔馬調律），平均動脈圧<60 mmHg，乏尿<0.5 mL/kg/hr，心係数<2.2 L/min/m^2，肺動脈楔入圧>18 mmHg
  - 生化学，心筋逸脱酵素，心電図，胸部 X 線，カラー Doppler も含む心エコー図検査
  - 治療
    - 平均動脈圧>65 mmHg を維持：輸液と昇圧薬
    - 気管挿管による酸素分圧および pH 補正
    - 大動脈内バルーンパンピング（IABP）：大動脈拡張期圧，冠動脈血流および心拍出量の増加，酸素消費および虚血の減少（禁忌：**大動脈弁閉鎖不全/大動脈解離**）
    - 左室補助デバイス（補助人工心臓）
    - 決定的な治療は冠動脈血行再建，弁修復である。
- 肺水腫
  - 通常，左室不全に伴う。
  - 息切れ，頻呼吸，頻脈，低酸素，ラ音，血圧上昇
  - 胸部 X 線，心エコー。心原性であれば肺動脈楔入圧>18 mmHg。これに対し，非心原性であれば肺動脈楔入圧<18 mmHg である。
  - 治療
    - 前負荷を軽減する（フロセミド静注ないしニトログリセリン，モルヒネ，nesiritide の静注）。
    - 酸素，気管挿管を行う。
    - 昇圧薬による平均動脈圧と体血管抵抗の上昇をはかる。
    - 陽性変力作用薬ないし大動脈内バルーンパンピング（IABP）により心拍出量を増加させる。
- 右室梗塞による心原性ショック
  - 下壁梗塞によるもので決して少なくない。通常治療反応性である。
  - 内頸静脈怒張，肝頸静脈逆流，四肢浮腫。しかし肺うっ血はない。
  - 胸部 X 線，心エコー，心電図，肺動脈カテーテル：右房圧，右房圧/肺動脈楔入圧比≧0.8（正常 0.5 まで）
  - 治療
    - 右房圧 10〜15 に至るまでの補液療法を行う。
    - 陽性変力作用薬や IABP により心拍出量を増加させる。最後の手段として右室アシストデバイス（右室補助人工心臓）（予後不良）
    - 昇圧薬により平均動脈圧と体血管抵抗の上昇をはかる。
    - 洞調律以外であれば，心房心室ペーシングによる房室同期の維持を行う。
    - 一酸化窒素（20〜40ppm）吸入およびエポプロステノール（1〜2 ng/kg/min の持続静注；副作用の出現，または反応がプラトーになるまで 15 分ごとに 2 ng/kg/min 上げていく；常用量：25〜40 ng/kg/min）により全肺血管抵抗が低減する。

- ■ 決定的な治療は早期血行再建である。
- ● 急性心筋梗塞による機械的合併症
  - ▶ 急性僧帽弁逆流
    - ■ 乳頭筋の機能不全や断裂，腱索断裂，左室拡張，または左室瘤
    - ■ 低血圧，肺水腫，強い前胸部痛，収縮期雑音
    - ■ カラー Doppler による心エコー，肺動脈楔入圧：巨大 V 波
    - ■ 治療
      - ◆ 徐脈は拡張時間を長くし逆流を増加させるため，これを避ける。
      - ◆ 前負荷を軽減する（フロセミド静注ないしニトログリセリン静注）。
      - ◆ 後負荷（気管挿管や外科的刺激）をあげることは避ける（深い鎮静，血管拡張薬）。
      - ◆ 過度な容量負荷は僧帽弁逆流を悪化させる。
      - ◆ 陽性変力作用薬や IABP により心拍出量を増加させる。
      - ◆ 決定的な治療は外科的修復である。
  - ▶ 急性心室中隔欠損（穿孔）
    - ■ 頻度は多くないが，通常は初めの 14 日以内にみられる。
    - ■ 血圧低下，右室不全優位，耳障りな全収縮期雑音
    - ■ カラー Doppler による心エコー
    - ■ 肺動脈カテーテル：すべての圧が上昇，肺血流の増加，および全身血流の低下
    - ■ 治療
      - ◆ 僧帽弁逆流と同様（上記参照）。
  - ▶ 自由壁破裂
    - ■ 7 日以内に起こることが多い。心臓性突然死，無脈性電気活動，タンポナーデの主要原因でしばしば致死的
    - ■ 急性肺水腫，心原性ショック
    - ■ カラー Doppler による心エコー
    - ■ 治療
      - ◆ 閉胸心肺蘇生は前方駆出血流がなく役に立たない。
      - ◆ 輸液
      - ◆ 強心薬
      - ◆ 心膜穿刺，緊急開胸
      - ◆ しばしば致死的
- ● 不整脈：自律神経系の過度な刺激，電解質平衡異常および虚血による。
  - ▶ 至適治療（第 5 章，第 15 章，第 16 章，第 222 章参照）
  - ▶ 促進型心室性固有調律"スロー VT"：心筋梗塞以外でもまれにみられる。
    - ■ 幅広い QRS，心拍数 60〜100 がみられる。
    - ■ 再灌流とともにみられ，通常は良性である。
    - ■ 治療が必要であれば：洞調律をあげるためのアトロピンを投与する。
- ● 他の心筋梗塞合併症
  - ▶ 循環血漿量低下
    - ■ しばしば利尿薬使用の既往，経口摂取の減少，嘔吐などでも起こる。
    - ■ 低血圧，血管虚脱，乾燥した粘膜がみられる。
    - ■ 酸素分圧，肺動脈楔入圧および心拍出量のモニタリングを行う。
    - ■ 肺動脈楔入圧 20 mmHg まで慎重に輸液を行う。
    - ■ 最終的に心拍出量はプラトーに達し，酸素化の低下により肺うっ血が出現する。
  - ▶ 胸痛の再発
    - ■ しばしば虚血の再発によって起き，血行再建を必要とする。
  - ▶ 心膜炎
    - ■ 血性心膜液によるタンポナーデに注意しながら慎重な抗凝固療法を行う。

- ▶血栓塞栓症
  - ■ 心室内血栓は塞栓症予防のため，3〜6ヶ月の抗凝固療法を必要とする。
- ▶左室瘤
  - ■ 左室壁の非収縮性の嚢状突出は，心不全，塞栓症および不整脈につながる。
  - ■ 手術
- ▶仮性瘤
  - ■ 心外膜と器質化した血栓によって被われた自由壁破裂
  - ■ 進展とタンポナーデ予防のための手術

● 参照文献

www.TheAnesthesiaGuide.com を参照

（井口信雄）

第201章
アナフィラキシー

Alexandra P. Leader, Ryan Dunst, Michael H. Andreae

基本事項

- 死に至る可能性のあるアレルギー反応である。
- 曝露から数分〜数時間での急性発症である。
- 多くの場合は抗原への事前感作が必要であるが，薬物/製剤に対する交差反応により初回曝露でも発症しうる。
- 病態生理：多臓器におけるI型過敏反応
  - ▶ IgE 介在型の肥満細胞の脱顆粒によりヒスタミン，プロテアーゼ，プロテオグリカン，血小板活性化因子（PAF）の放出が生じ，炎症惹起性のプロスタグランジンとロイコトリエンの産生に至る。
  - ▶ ヒスタミン，プロスタグランジン，ロイコトリエンの受容体により，血管透過性と血管収縮性，気管平滑筋の収縮，血液凝固能の変化などを誘発する。そして，血管性浮腫，蕁麻疹，気管収縮，播種性血管内凝固を生じうる血小板活性化因子（PAF）は，抗凝固作用と気管平滑筋の収縮へさらに作用する。
- 臨床的にはアナフィラキシー様反応（anaphylactoid reaction）との鑑別はできない（アナフィラキシー様反応：IgE 非介在・事前感作なしで生じ，非特異性のヒスタミン放出による偽アナフィラキシー反応）。
- 3,500〜20,000 の麻酔手技に1例の発生率。周術期での発症は，他の状況での発症より高い死亡率を示す。
- 初期の10徴（early signs of ten）は麻酔下の患者では認識されず，十分に治療されない。そして，皮膚徴候は術野ドレープにより隠されている。
- 初回発症から8〜10時間（最大で72時間まで）の2相性の再燃がありえる。
- 即時の治療と蘇生が必要である。
- 上気道浮腫，気管閉塞，循環虚脱により死に至る。
- 気管支喘息/慢性閉塞性肺疾患や心血管疾患の併存は予後不良の高リスク因子である。
- グレード分類
  grade 1：皮膚・粘膜の全身的な徴候：皮疹，蕁麻疹
  grade 2：多臓器にわたる中等度の症状：低血圧・頻脈・気管過敏性
  grade 3：多臓器にわたる重症で生命危機のある症状：心筋梗塞，気管支痙攣

grade 4：心肺停止
注意：皮膚徴候は遅延することも，認めないこともある。

アナフィラキシー/アナフィラキシー様反応の臨床所見と鑑別診断		
臓器	臨床所見	鑑別
粘膜・皮膚	瘙痒，潮紅，紅斑，急性蕁麻疹，血管性浮腫	カルチノイド症候群，接触性またはコリン性蕁麻疹，薬剤誘発性血管拡張
呼吸器	喉頭浮腫，嗄声，気管攣縮，過剰分泌，最大吸気圧の上昇，酸素飽和度の低下	悪性高熱症，気管支喘息，誤嚥，粘液栓，気管支（片肺）挿管，反回神経障害，抜管後喘鳴
心血管	失神（失神寸前），頻脈，徐脈，低血圧，脈拍不整，心血管虚脱，心停止	血管迷走神経反射，不整脈，心筋梗塞，肺塞栓症，緊張性気胸，心タンポナーデ，ショック
血液	播種性血管内凝固	輸血反応，出血

原因物質	
筋弛緩薬（NMBSs）	周術期アナフィラキシーの50～70% 60～70%は交差反応あり（アレルギーテストが可能ならすべての筋弛緩薬の絶対禁忌にはならない） 女性に多い（筋弛緩薬による反応の75%）
ラテックス	医療関連職または頻回手術既往者でリスクが高い（抗原への曝露既往），二分脊椎の既往，果物アレルギー（バナナ，キウイフルーツ，アボカド，パパイヤ，マンゴー，パッションフルーツ），栗アレルギーの既往
抗菌薬	ペニシリン，セファロスポリン，カルバペネム，モノバクタム，バンコマイシン，サルファ剤
局所麻酔薬	まれ。アミノエステル系の局所麻酔薬の使用により発症することが多い〔代謝物であるパラアミノ安息香酸（PABA）への反応〕
その他	膠質液，プロタミン〔硫酸プロタミン添加中間型（NPH）インスリン投与中の糖尿病患者〕，放射線造影剤（ヨードアレルギーではなく，海産物アレルギーとの関連なし），鎮静催眠薬（バルビツレートが第一），オピオイド

術前：予防

- 薬物，ラテックス，食物に対するアレルギーのリスク因子を患者から引き出す。
- 以前の麻酔に対するアナフィラキシーの既往がある場合
  - ▶可能ならば局所麻酔を選択する。
  - ▶全身麻酔の場合は，筋弛緩薬とヒスタミン放出性薬物（例：モルヒネ）の使用を避ける。
    プロポフォール，吸入麻酔薬を使用する。ヒスタミン非放出性のオピオイド（フェンタニル，hydromorphone）の使用が望ましい。
  - ▶術前のテストでは忌避すべき薬物を同定することはできない（信頼性がない）。
  - ▶アレルギー患者に対するヒスタミンH_1受容体またはH_2受容体遮断薬の術前投与には有益性がない。
  - ▶手術室における抗菌薬投与は，可能ならばフルモニタリングの下で，麻酔挿管の前に行う。

術中：治療

- 推定される薬物または抗原を即時に遮断する；導入時のアナフィラキシーまたは循環虚脱があれば麻酔薬を中止する。
- アドレナリンを適切に投与する。これにより低血圧の是正と気管平滑筋弛緩を行い，かつ，肥満細胞からの脱顆粒と作動要因を停止させる。
  - ▶アドレナリン初期投与量
    低血圧時：5～10 μg（0.005～0.01 mg）静脈内単回投与
    心呼吸停止時：0.1～0.5 mg 静脈内単回投与
    必要により引き続き持続投与：1～20 μg/min 静脈内持続投与

心血管虚脱または心停止：1～3 mg 静注 3 分ごとおよび二次救命処置（ACLS）プロトコルを開始
- ▶アナフィラキシーにおいてアドレナリン投与の禁忌はない。
- ▶アドレナリン治療の遅れは，アナフィラキシーの 2 相性経過，遷延，致死的経過につながる。
- ▶**高用量アドレナリン投与は中等症状の患者では避ける**：心筋梗塞および脳血管発作のリスクがあるため。
- ▶β 受容体遮断薬投与中の患者では，より高用量のアドレナリンが必要なことがあり，さらにグルカゴン 1～2 mg 静注を 5 分ごとと，引き続く 0.3～1 mg/hr の持続投与が β 受容体遮断を回避するために必要であるとする報告もある。
- 気道を確保し，100% 酸素を投与する。喉頭浮腫もしくは気道侵害の徴候（疑い）が少しでもあれば直ちに気管挿管を行う。
- 手術手技の中止，迅速化，もしくは中断を術者に伝える。
- 2～4 L の晶質液を血管容量補充または増量のために投与する。
- ノルアドレナリンを開始用量 0.1 μg/kg/min で追加する（アドレナリンの持続静脈内投与が 8～10 μg/min で必要な場合）。
- 下肢を挙上し静脈還流を増加，さらに可能ならばショックパンツ（MAST）を使用。ただし有効性は血管透過性により限られている。
- 追加的な薬物治療
  - ▶気管支拡張薬：サルブタモール ± イプラトロピウム臭化物（アトロベント®）をネブライザー投与する（7.5 mg サルブタモール ± 0.5 mg イプラトロピウム）。
  - ▶グルココルチコイド：遅発期の反応を防ぐために投与。ヒドロコルチゾン 200 mg 静注を 6 時間ごとに行う。
  - ▶抗ヒスタミン薬：ジフェンヒドラミン 25～50 mg 静注とラニチジン 150 mg 静注を行う（アナフィラキシーにおける抗ヒスタミン薬投与のエビデンスはない。しかし，ほとんどの治療アルゴリズムの一画を担っている）。
- 採血を反応出現から 30 分以内に行い，血清/血漿/凝血中のトリプターゼ測定を考慮するのが理想的である。蘇生中止の判断がされるならば，採血は心肺蘇生終了前に行う。

術後：観察，診断と二次予防

- ICU もしくは麻酔後回復室でモニタリングを行い，さらなる血行動態の不安定性を観察する。気道浮腫の可能性があるため，抜管を遅らせることも考慮する。
- 抗ヒスタミン薬とステロイドを 3 日目まで延長し，遅延反応の可能性を減らす。
- アレルギー専門医に紹介を行い，以後の検査や管理を行う。
- 診断検査
  - ▶血清トリプターゼ値：アナフィラキシーの場合には発症から 3 時間以内の採取では上昇している。ただし，アナフィラキシーとアナフィラキシー様反応の分別はできない。
  - ▶血清ヒスタミン値：アナフィラキシーで一過性に上昇するが，血中では 60 分以内に代謝される。
  - ▶*in vitro* 血清検査（例：RAST）：特異抗原に対する IgE を測定。多くの薬物で特異性は高いが感度は低い。
  - ▶*in vivo* 皮膚反応検査（プリックテストまたは皮内反応検査）±パッチテスト：事前のアナフィラキシーに関して高い予測性をもつ。
  - ▶アナフィラキシー反応から 4～6 週の後にモニタリング下に施行する。
  - ▶脱感作が可能ならば，抗原への曝露を漸増することにより患者が一時的な免疫寛容性を達成できるようにする。

● 参照文献

www.TheAnesthesiaGuide.com を参照

（関口幸男）

第202章
気管支ファイバー検査のための肺の解剖

Constantin Parizianu, Roopa Kohli-Seth

アプローチ：経鼻/経口（未挿管時）あるいは気管挿管（ETT）/ラリンジアルマスク（LMA）/気切チューブを経路とする。
適応：治療的/診断的/挿管目的
気道は，気管から肺胞までにおおよそ23分岐の樹状構造をたどる。気管支ファイバーでみることができるのは，そのうちのわずか4〜5分岐までである。

肺区域			
	右肺		左肺
3肺葉	10区域	2肺葉	8区域
上葉	肺尖区（S1）	上葉	肺尖後区（S1+2）
	後上葉区（S2）		
	前上葉区（S3）		前上葉区（S3）
中葉	内側中葉区（S5）		上舌区（S4）
	外側中葉区（S4）		下舌区（S5）
下葉	上下葉区（S6）	下葉	上下葉区（S6）
	内側肺底区（S7）		前内側肺底区（S7+8）
	前肺底区（S8）		
	外側肺底区（S9）		外側肺底区（S9）
	後肺底区（S10）		後肺底区（S10）

左肺の舌区は右肺中葉に相当する。様々なバリエーションが存在し，特に肺底区では多様である。

第202章 気管支ファイバー検査のための肺の解剖

図202-1 頭側を下に向けた気管気管支の分岐図

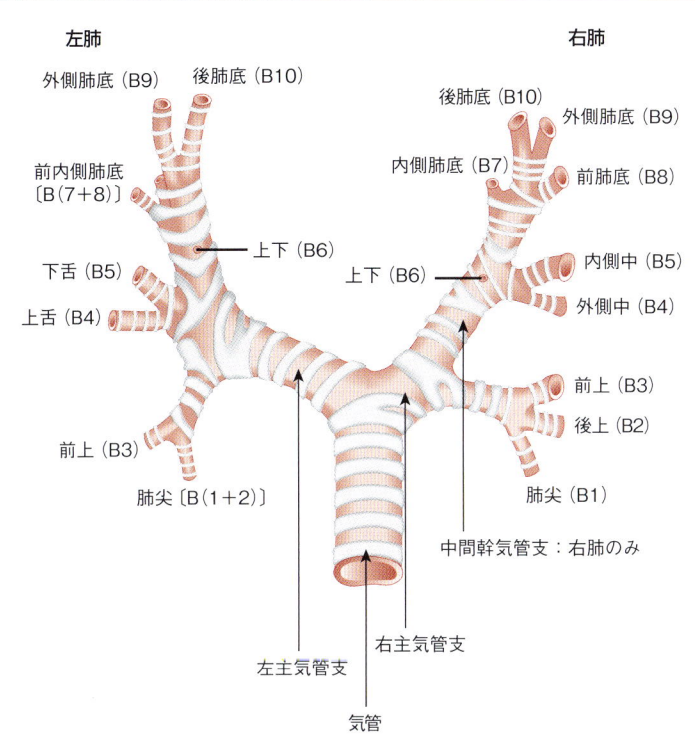

左肺
- 外側肺底 (B9)
- 後肺底 (B10)
- 前内側肺底〔B(7+8)〕
- 上下 (B6)
- 下舌 (B5)
- 上舌 (B4)
- 前上 (B3)
- 肺尖〔B(1+2)〕
- 左主気管支

右肺
- 後肺底 (B10)
- 外側肺底 (B9)
- 内側肺底 (B7)
- 前肺底 (B8)
- 上下 (B6)
- 内側中 (B5)
- 外側中 (B4)
- 前上 (B3)
- 後上 (B2)
- 肺尖 (B1)
- 中間幹気管支：右肺のみ
- 右主気管支

気管

Doherty GM. Current Diagnosis & Treatment: Surgery. 13th ed. New York: McGraw-Hill;2010. Figure18-7より。© The McGraw-Hill Companies, Inc. All rights reserved.

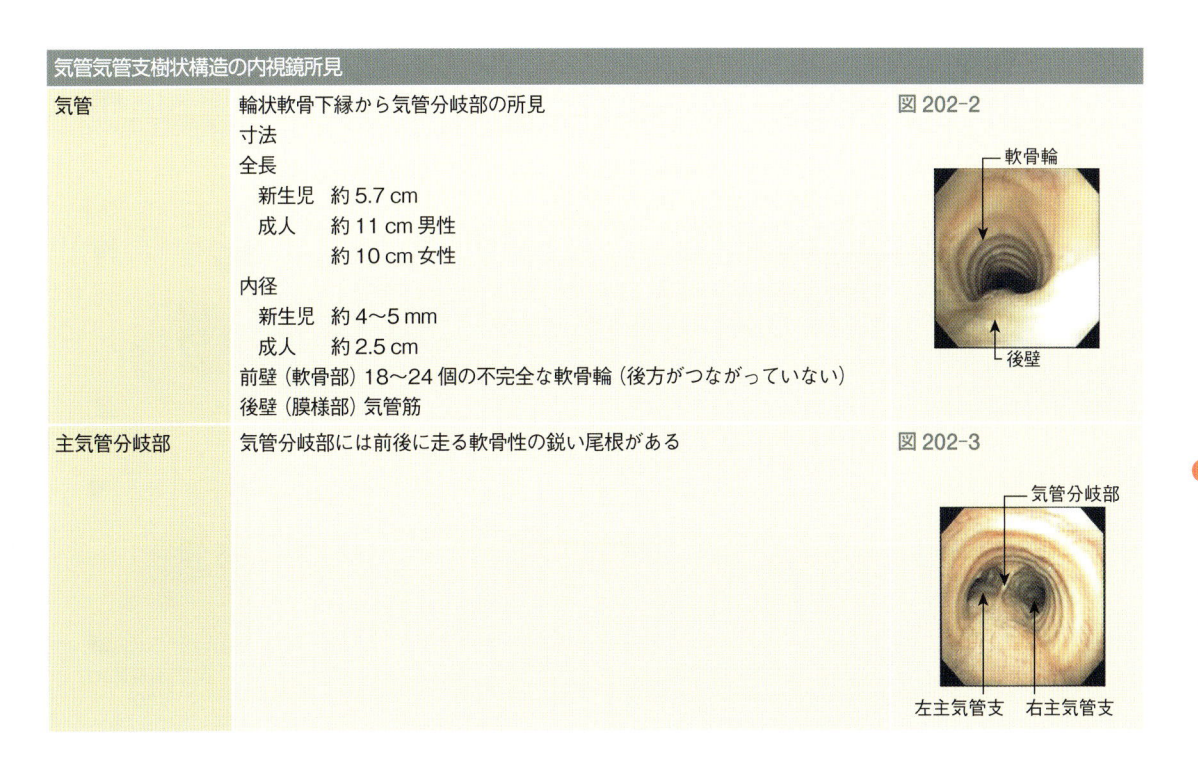

気管気管支樹状構造の内視鏡所見

気管	輪状軟骨下縁から気管分岐部の所見 寸法 全長 　新生児　約 5.7 cm 　成人　　約 11 cm 男性 　　　　　約 10 cm 女性 内径 　新生児　約 4～5 mm 　成人　　約 2.5 cm 前壁（軟骨部）18～24 個の不完全な軟骨輪（後方がつながっていない） 後壁（膜様部）気管筋	図 202-2 軟骨輪 後壁
主気管分岐部	気管分岐部には前後に走る軟骨性の鋭い尾根がある	図 202-3 気管分岐部 左主気管支　右主気管支

XII クリティカルケア

右主気管支	およそ 2 cm と短い 中心線に対して 25〜30°の角度で，左主気管支より垂直な走行をもつ このため，異物は右気管支に入りやすい	
右上葉枝	右主気管支の外側から立ちあがる最初の分岐 すぐに 3 分岐し，肺尖区（B1），前上葉区（B3），後上葉区（B2）の 3 区画に分かれる	図 202-4 肺尖区（B1） 前上葉区（B3）　後上葉区（B2）
中間幹気管支	右上葉枝が立ちあがった後から右主気管支の遠位に続く 2 cm 程の走行で右中葉枝と右下葉枝に 2 分岐する	図 202-5 右中葉（B4〜5） 右上下葉区（B6） 肺底区（B7〜10）
右中葉枝	中間幹気管支の前内側壁から立ちあがる その後に内側中葉区枝と外側中葉区枝に 2 分岐する	図 202-6 内側中葉区（B5） 外側中葉区（B4）
右下葉枝	中間幹気管支の上方分岐であり遠位に立ちあがる右中葉枝の分岐部から後対側をのぞいた像 右上下葉区（B6）枝をすぎたところから下行し，4 区域に入る 最初に内側肺底区（B7）枝（内側に起始），その後に残りの 3 区域前肺底区（B8），外側肺底区（B9），後肺底区（B10）へ 外側へ分岐する前〜外〜後（A〜L〜P）の順	図 202-7 右下葉肺底区　右上下葉区（B6） 内側肺底区（B7）　前肺底区（B8） 後肺底区（B10）　外側肺底区（B9）

左主気管支	正中線から45°の角度で分岐する右主気管支より長く(4〜5cm),狭い 遠位に分岐隆起(carina)があり,左上葉枝と左下葉枝への分岐点となる	図202-8 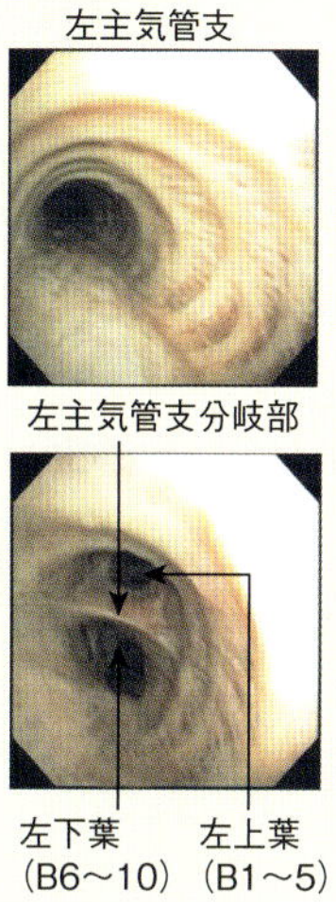
左上葉枝	左主気管支分岐部から上方をみた像 左上葉枝は遠位で舌区枝と左上方区域枝に分岐する 舌区枝は内法に立ちあがり,遠位で上舌区(B4)枝と下舌区(B5)枝に分岐する 上方区域枝は肺尖後区(B1+2)枝と前上葉区(B3)枝に分岐する	図202-9 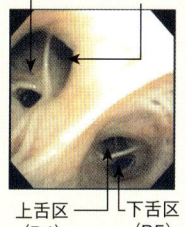
左下葉枝	左下葉枝は左主気管支分岐部の下後方へ起始する 上方分岐が後壁から最初に立ちあがる この分岐点の下方で,左下葉枝は 前内側肺底区(B7+8)枝,外側肺底区(B9),後肺底区(B10)の3区域枝に分岐する	図202-10 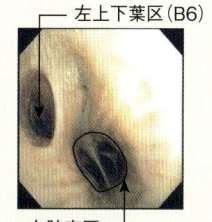

助言:操作を容易にするには,術者は患者の頭側に立ち,患者を背臥位にする。
患者の気管輪を位置同定の指標とする。つまり,中気道では気管輪を12時方向,視野の前方にとどめるように気管支ファイバーの操作を行う。
現在地が不確かになった場合には主気管分岐部まで戻ることが肝要である。

● 参考文献
www.TheAnesthesiaGuide.com を参照

(関口幸男)

第203章
ICUにおける人工呼吸器設定

Constantin Parizianu, Roopa Kohli-Seth

基本設定

1回換気量 (V_T)	初期設定として8～10 mL/kg (IBW) を選択する 圧外傷を避けるため高い1回換気量を避ける $V_T \uparrow$ (増加) は分時換気量 (MV) $\uparrow$ となり,$Paco_2 \downarrow$ (低下) と pH $\uparrow$ (上昇) につながる ARDSの場合には6 mL/kg (IBW) を選択する
呼吸回数 (RR)	12～14回/min が通常は適切 呼吸回数の増加は MV $\uparrow$ (増加) となり,$Paco_2 \downarrow$ (低下) と pH $\uparrow$ (上昇) につながる しかし,一定値を超えると死腔換気と吸気蓄積につながる
吸入酸素濃度 (FIO_2)	$FIO_2=1.0$ (100%) で開始し $PaO_2>60$ mmHg と $SpO_2>90\%$ を達成目標として,素速く漸減する
吸気速度	通常は40～60 L/min に設定する。吸気速度の増加は吸気時間の低下と呼気時間の増加につながり,I:E比の低下を得ることができる。閉塞性気道疾患では内因性PEEP (auto-PEEP) の減少に有用である しかし,最高吸気圧の上昇に注意しなければならない
呼気終末陽圧	典型的には5 cmH$_2$O に設定する PEEPの増加 (最大20～24 cmH$_2$O) は ALI/ARDSの酸素化能の増加につながる しかし,静脈還流の低下と低血圧,またプラトー圧の上昇と圧外傷の増加を起こしうる 理論的には ICP も上昇しうる

IBW:理想体重,ARDS:急性呼吸促迫症候群,ALI:急性肺傷害,I:E比:吸気:呼気比,ICP:頭蓋内圧

呼吸器吸気相の設定

- トリガー:呼吸器が呼気を開始するシグナルは何か?
  - ▶時間もしくは患者の吸気努力 (圧変化もしくは流量変化)
- ターゲット (上限):吸気中に制限をかけ,制御するものは?
  - ▶吸気圧または吸気流量,もしくは吸気容量 (吸気時間ではない)
- 呼気終了設定 (termination):呼気の終了を呼吸器はどうやって感知している?
  - ▶時間,圧,吸気流速,もしくは吸気量

呼吸の様式

- 強制換気:人工換気器が呼吸の開始と周期を決める。
- 自発-患者により呼吸の開始と周期が設定される (1回換気量も患者に依存する)。呼吸が補助されることも,されないこともある。
- 補助呼吸:患者は自発呼吸がトリガーされ,呼吸器はある程度の補助を行う。気道内圧は基礎圧よりも高位に上昇する (例:呼吸補助時)。

人工換気の種類

	従量調節	従量補助	従量調節	従量補助	圧補助
トリガー（吸気開始）	時間	患者	時間	患者	患者
設定（制限）	流量	流量	圧	圧	圧
呼気終了（周期設定）	吸気容量	吸気容量	時間	時間	吸気流速

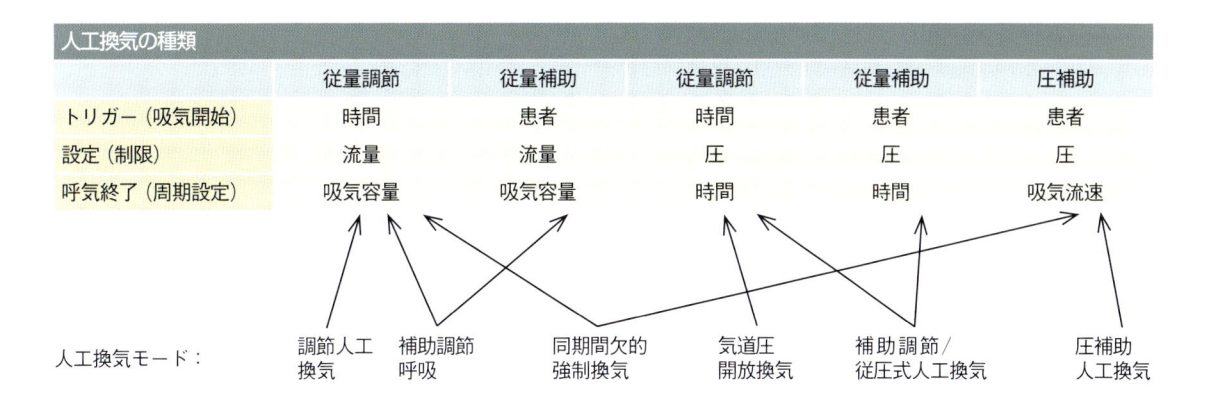

人工換気モード： 調節人工換気　補助調節呼吸　同期間欠的強制換気　気道圧開放換気　補助調節/従圧式人工換気　圧補助人工換気

- 従量式周期呼吸（volume-cycled ventilation）
  ▶ 調節人工換気（controlled mechanical ventilation：CMV）：今日のICUでは滅多に使われなくなったモード。時間による呼吸開始，事前設定による呼吸回数と1回換気量であり，設定以上の自発呼吸はまったくトリガーされない。患者には強い鎮静/筋弛緩を行う。
  ▶ 補助調節呼吸（assist control/volume control：AC/VC）：最も普及したモード

図203-1　調節人工換気

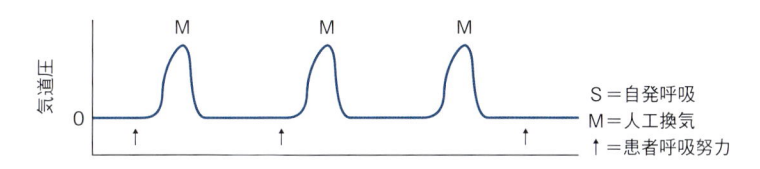

S＝自発呼吸
M＝人工換気
↑＝患者呼吸努力

時間もしくは患者トリガーによる，設定された呼吸回数と1回換気量による人工換気。患者の呼吸はトリガーされ，設定以上の換気量を得られることから，鎮静や筋弛緩される必要はない。それゆえに過呼吸と呼吸性アルカローシスには注意しなければならない。
Morgan GE, Mikhail MS, Murray MJ. Clinical Anesthesiology. 4th ed. Figure49-1より。www.accessmedicine.com からも閲覧可能。
© The McGraw-Hill Companies, Inc. All rights reserved.

図203-2　補助調節呼吸従圧式人工換気

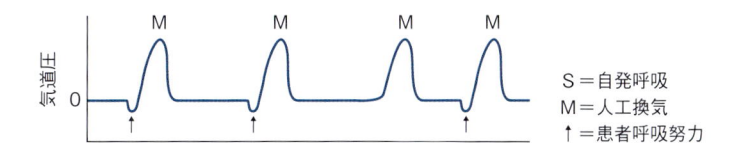

S＝自発呼吸
M＝人工換気
↑＝患者呼吸努力

Morgan GE, Mikhail MS, Murray MJ. Clinical Anesthesiology. 4th ed. Figure49-1より。www.accessmedicine.com からも閲覧可能。
© The McGraw-Hill Companies, Inc. All rights reserved.

- 間欠的強制換気（intermittent mandatory ventilation：IMV）/同期間欠的強制換気（synchronized intermittent mandatory ventilation：SIMV）—人工換気離脱への設定として用いられることもある（今日ではルーチンとして用いられるわけではなく，実際には離脱過程を遷延させるかもしれない）。
  IMV：設定された呼吸回数と1回換気量による時間制御の強制換気。吸気と吸気の合間では，設定された圧によるサポート圧で，設定（回数）以外の自発呼吸をすることができる（換気量は患者の呼気努力により変化する）。

吸気蓄積に至りやすい（自発呼吸中に強制換気が重なる）。
同期間欠的強制換気法（SIMV）：IMV と同様の設定だが，強制換気は呼吸器による（時間での）開始と患者トリガーによる開始がなされる。これにより，患者の吸気努力との同調性が確保され，吸気蓄積が最小限になる。

図203-3　間欠的強制換気（IMV）と同期間欠的強制換気（SIMV）

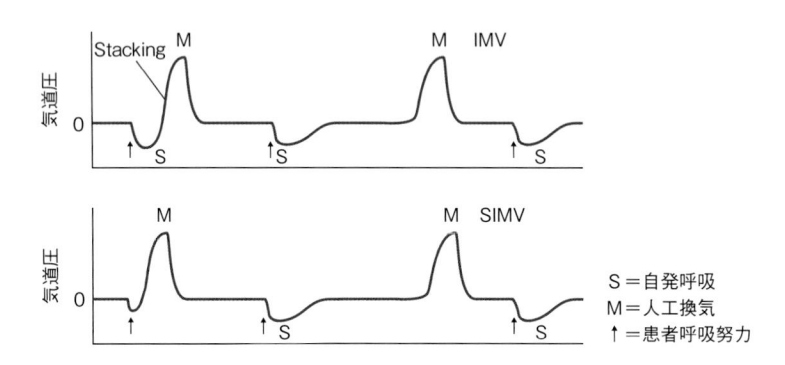

Morgan GE, Mikhail MS, Murray MJ. Clinical Anesthesiology. 4th ed. Figure49-1より。www.accessmedicine.com からも閲覧可能。
© The McGraw-Hill Companies, Inc. All rights reserved.

- 流量サイクル人工換気（flow-cycled ventilation）
  - ▶圧補助人工換気（pressure support ventilation：PSV）：離脱モードとして利用される。患者は過度に鎮静される必要がない。患者が呼吸を開始していないと，人工換気器は吸気をまったくもたらさないかもしれない（実際には，すべての近代的な人工換気器は無呼吸アラームにより強制換気を始めるようになっている）。自発呼吸補助は患者トリガー，圧制御式，流量サイクルによる人工換気である。
  - ▶呼吸回数や1回換気量は設定できない。圧補助（PEEP に加えて）を設定し，呼吸回路の気道抵抗を上回るようにしなければならない。圧補助が高いほど，呼吸仕事量は低くなる。
  - ▶圧補助を0に設定したなら，このモードは CPAP（continuous positive airway pressure）になり，人工換気器のサイクルは機能せず，補助のない自発呼吸となる。

図203-4　圧補助人工換気

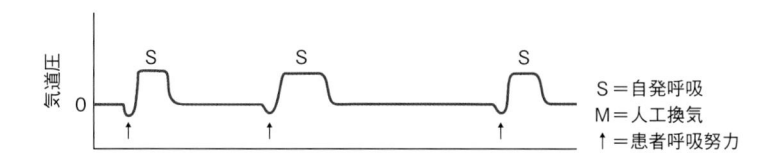

Morgan GE, Mikhail MS, Murray MJ. Clinical Anesthesiology. 4th ed. Figure49-1より。www.accessmedicine.com からも閲覧可能。
© The McGraw-Hill Companies, Inc. All rights reserved.

- タイムサイクル式人工換気（time-cycled ventilation）
  - ▶補助調節/従圧式人工換気（assist control/pressure control ventilation：AC/PC）：目的は最大吸気圧を減少させることにある。時間制御もしくは患者トリガー式，圧制限かつタイムサイクル式になる。設定は，吸気圧，呼吸回数，吸気時間および PEEP。1回換気量は気道抵抗と患者の呼吸努力によって変動する。高二酸化炭素症を引き起こしがちであるが，これは"許容"できるものである。

▶ **圧制御従量式人工換気**（pressure-regulated volume control：PRVC）：気道およびプラトー圧の最小化を図った人工換気モード。AC/PCとほとんど同様であるが，呼吸回数，1回換気量を設定する。しかし，吸気速度は，可能な限り低い最大吸気圧で設定換気量を達成するように，人工換気器により常時調節される。

▶ **気道圧開放換気**（airway pressure release ventilation：APRV）：急性肺傷害/急性呼吸促迫症候群（ALI/ARDS）で有用かもしれない。

長い持続の高 CPAP と，短時間の低 CPAP（開放）を交互に行う。結果として，吸気・呼気時間比逆転換気（inverse I：E ratio ventilation：IRV）となる。圧変化と肺の硬度が1回換気量を決定する。

APRV は時間によるトリガーであり，圧制御のタイムサイクル方式の人工換気である。自発呼吸を補助されないが，呼吸は常に可能である。しかし，高 CPAP の期間に行われることが多い（高 CPAP の時間が長いため）。高度の閉塞性疾患では，圧外傷を生じることから避けるべきである。

図203-5　気道圧開放換気（APRV）

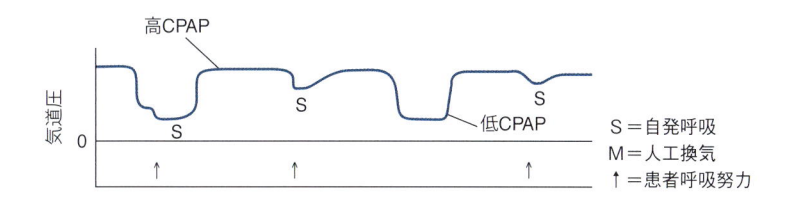

Morgan GE, Mikhail MS, Murray MJ. Clinical Anesthesiology. 4th ed. Figure49-1より。www.accessmedicine.com からも閲覧可能。© The McGraw-Hill Companies, Inc. All rights reserved.

▶ **二相性換気**（bilevel）：非侵襲性陽圧換気の商標名である BiPAP® とは別の人工換気モードである。

APRV に類似；呼吸回数，高圧相と低圧相の気道圧を設定するが，I：E 比は通常の人工換気と同様（高圧相＜低圧相）に設定する。これにより，自発呼吸はどの呼吸相でも生じうるが，低圧相期間での出現が多くなる。

他の人工換気モード：高頻度振動換気（high-frequency oscillatory ventilation：HFOV），適応補助換気（adaptative support ventilation：ASV），強制分時換気（mandatory minute ventilation），非侵襲性人工換気（bilevel positive airway pressure：noninvasive ventilation：NIV）として CPAP，二相性気道陽圧（bilevel positive airway pressure：BiPAP）などがある。

● **参考文献**

www.TheAnesthesiaGuide.com を参照

（関口幸男）

第204章 急性呼吸促迫症候群

Yan Lai, Michael H. Andreae

定義・診断

急性呼吸促迫症候群（acute respiratory distress syndrome：ARDS）はそれぞれ以下の概念で定義される。
- Acute：急性発症と時間単位の進行であること。
- Respiratory：臨床的もしくは超音波上で心原性でないこと。肺動脈閉塞（楔入）圧は18 cmH$_2$O以下であること。
- Distress：酸素化の低下のこと。
  ▶ PaO$_2$/FIO$_2$＜200 mmHg
  ▶ PEEPとは関係なくPaO$_2$/FIO$_2$ 300 mmHg未満は急性肺傷害（acute lung injury：ALI）とする[訳注]。
    訳注) 2012年ARDSの新定義（Berlin definition）が発表され、ALIという言葉がなくなり、P/F ratio＝200～300 mmHgをmild ARDS、P/F ratio＝100～200 mmHgをmoderate ARDS、P/F ratio＜100 mmHgをsevere ARDSと定義した（いずれもPEEP≧5 cmH$_2$O）。（JAMA 2012;307:2526-2533）
- Syndrome
  ▶ 最近でも死亡率は25～50%である。
  ▶ 生存しても後遺症は多く、慢性感染や気管開口によって呼吸器障害が残りQOLが低下する。
  ▶ 肺高血圧症と右心不全が併存する可能性がある。
    ■ 超音波における急性右心不全像：右心拡大および心室中隔奇異性運動

主な原因（死亡率）

- 敗血症（30%）
- 誤嚥（36%）
- 外傷（11%）
- 輸血関連急性肺障害（TRALI）、その他（熱傷、有毒ガス、薬物中毒、溺水、急性膵炎）

管理

- 可能であれば原因疾患の治療を行う（特に敗血症）。
- 鎮静は最低限にとどめる。
- 呼吸管理
  ▶ 第1目標：過膨張による二次性肺傷害を避ける。
    ■ 低1回換気量（6 mL/kg 理想体重）
      ◆ 容量制御換気と圧制御換気に差はない。1回換気量を監視し、プラトー圧（Ppl）を30 cmH$_2$O未満に保つ（Pplを測定するために吸気ポーズを0.2秒おく）。
      ◆ 上記にて絶対的死亡リスクは40%から31%に減少する（NNT＝11）。
  ▶ 第2目標：酸素化および換気血流比（V/Q）を最適化する。
    ■ 動脈ラインを挿入し、PaO$_2$＞60を保つため、まずPEEPを12 cmH$_2$Oまであげ、それからFIO$_2$をあげていく。
  ▶ 第3目標：高二酸化炭素症を許容する（PaCO$_2$は60 mmHgまで許容）。
    ■ 必要であれば呼吸数は30回まであげるが、auto-PEEPに注意する。
    ■ 呼吸性アシドーシスに対する炭酸水素ナトリウム投与の適応はない。

- トラブルシューティング：上記目標の達成が難しい場合
  - 無気肺の部位を広げるためリクルートメント手技を行う。
    - APL 弁を 40 に設定し、最高気道内圧が 40 cmH$_2$O になるようにバッグを押し 30 秒（おそらく 8〜12 秒で十分）保持する。それを数回繰り返す。
    - 虚脱した肺胞を拡張させることで（さらに心拍出量が低下し肺内シャントが減少することで）酸素化は一過性に改善するかもしれない。
    - 低血圧（通常は一過性，静脈還流が減少することによる）と気胸に注意する。
    - 頭蓋内圧亢進がある場合は禁忌である。
  - 制限的輸液戦略（ARDSNet による FACT trial）
    - 中心静脈圧，肺動脈閉塞圧，尿量，平均動脈圧，心拍出量，毛細血管再充満時間の評価に従う。
    - ボーラス輸液，KVO 輸液，ドパミン，フロセミドを用いて精密な輸液方針にする。
    - 制限的戦略は肺機能を改善し，肺以外の臓器障害を増加させずに人工換気期間を短縮する。
- 死亡率改善の証明はないが考慮される方策
  - 腹臥位療法：酸素化を改善するが，死亡率は低下しない。
  - ステロイド：7 日目以内の投与（メチルプレドニゾロン 2 mg/kg/日）[訳注]は罹病期間を短縮し，線維化を減らす可能性があるが，急性呼吸促迫症候群を発症後 2 週目以降の使用は死亡率を増加させうる。筋弛緩薬との併用は避けるべきである（重症疾患ミオパチー/ニューロパチーのリスク増加）。
    訳注) Guévin ら（NEJM 2013;368:2159-2168）により，腹臥位療法を行うことで重症 ARDS 患者の死亡率を改善させたという RCT が報告されている。
  - 一酸化窒素吸入：酸素化は改善するが，生存率は改善しない。難治性の低酸素血症，重度の肺高血圧症，右心不全には有用かもしれない。
  - 治療抵抗性の低酸素血症に対するサーファクタント/プロスタグランジン吸入および体外膜型酸素化装置（ECMO）
  - 栄養サポート：低リン血症を避ける；食事における脂質成分を増加させ二酸化炭素産生を減らす。
  - 肺動脈カテーテルは有用ではない。

麻酔管理

- P$_{aw}$ を 40 cmH$_2$O 以下，P$_{plateau}$ を 30 cmH$_2$O 以下に制限しながら，VT を 6〜8 mL/kg（理想体重）にする。pressure-controlled-volume-guaranteed（PCVG）モードが使用可能であれば，筋弛緩薬使用下に用いる。ICU の呼吸器＋全静脈麻酔も考慮する。
- PEEP は 10 cmH$_2$O で開始するが，胸腔内圧の上昇による二次的な静脈還流低下からの低血圧に注意する。
- FIO$_2$ は 100％で開始し，PaO$_2$＞60 が維持できるように徐々に下げていく。
- PaO$_2$＜60 mmHg の場合は頻回にリクルートメント手技を行う。
- PaCO$_2$＜60 mmHg であれば高二酸化炭素症を許容する。PaCO$_2$＞60 となるようなら呼吸回数を増やす。
- 可能な範囲で，輸液（＜10 mL/kg/hr）と輸血（＜5 U 赤血球濃厚液か新鮮凍結血漿）を制限する。
- 浅い麻酔を維持する。
- 肺動脈圧と中心静脈圧を監視する；肺高血圧症と右心不全を評価するため TEE を考慮する。血管収縮薬，利尿薬，一酸化窒素吸入で治療を行う。
- 気胸の徴候に注意する。

参考文献
www.TheAnesthesiaGuide.com を参照

（片岡　惇）

第205章
気管支喘息発作重積

Awais Sheikh, Roopa Kohli-Seth

救急室で気管支痙攣が気管支拡張薬やステロイドに反応しない医療的な緊急状態である。

背景

高リスク患者
- 重篤な症状悪化の既往（例：気管支喘息による挿管管理，ICU 入院）
- 1 年以内に 2 回以上の入院の既往
- 1 年以内に 3 回以上の救急受診の既往

表 205-1 気管支喘息重積発作患者に対する麻酔の特別配慮

緊急手術	酸素投与を積極的に行う，β_2 受容体作動薬の投与，ステロイド静脈投与
術前	ベンゾジアゼピンによる鎮静 抗コリン作動薬の使用は夥しい気管分泌のときにとどめるか，ケタミンを使用 止めようがない H_1 誘発性の気管収縮の可能性を考えて H_2 受容体遮断薬の使用を避ける
導入	プロポフォールとケタミンは気管支拡張薬である セボフルランは，吸入麻酔薬のうちで最大の気管支拡張作用をもつ（臨床的な有用性は不明確ではある） ヒスタミン放出性の薬剤の使用を避ける（atracurium, mivacurium などの筋弛緩薬，モルヒネやペチジン）
術中	気管支痙攣は，挿管，高位脊髄麻酔，疼痛，手術刺激により生じる 評価：喘鳴，最高気道圧上昇，呼気量低下 (exhaled V_T)，$ETCO_2$ 上昇 治療： ● 麻酔深度を深める：プロポフォール静注，吸入麻酔薬濃度を高める ● 他の原因を除外：挿管チューブの折れ曲がり，気道分泌物，気管支挿管（片肺挿管），肺水腫，肺塞栓，気胸 ● 吸気側チューブか吸気回路での β_2 受容体作動薬の定量噴霧式吸入器 (MDI) 投与 ● ステロイド薬静注
術後	抗コリンエステラーゼ作動薬[訳注] 投与前の抗コリン薬は気管支痙攣を予防する 遅延抜管〔Bailey 手技を考慮（自発呼吸の出現した全身麻酔患者で気管挿管チューブをラリンジアルマスクに置換），胃食道逆流のリスクがない場合〕 リドカイン 1～2 mg/kg の投与を遅延抜管と組み合わせる

訳注）筋弛緩薬拮抗薬など

- 1 ヶ月以内の気管支喘息による救急受診歴または入院既往
- 1 ヶ月あたり MDI 2 缶以上の短時間作動型 β_2 受容体作動薬の使用
- ステロイド全身投与下での発作の既往，もしくは最近のステロイドの中断
- 気管支喘息症状あるいは発作発作重症度の理解不良，服薬不良

身体所見

重症を示す徴候
- チアノーゼ，多量発汗，意識状態変化
- 徐脈，低血圧，奇脈（>15 mmHg）
- 呼吸補助筋の使用，喘鳴音低下（silent chest），発声不能，臥床不能

- 最大呼気流量（peak expiratory flow：PEF））＜200 L/min 以下，予測または平常時との最大呼気流量比（PEF rate：PEFR）＜40％
- 努力呼気 1 秒率（FEV1）＜40％ は，成人において不良な徴候である。
- 室内気でSpO₂＜92％，PaO₂＜60 mmHg，PaCO₂＞45 mmHg

治療

薬剤および使用量は表 205-2 を参照
- 酸素投与：SaO₂≧92％ を維持（妊婦では＞95％）
- β₂受容体作動薬のネブライザーを投与する（サルブタモール）。
- 抗コリン作動薬のネブライザーを投与する（イプラトロピウム）（β₂受容体作動薬と平行して）。
- ステロイド：メチルプレドニゾロン，デキサメタゾン，ヒドロコルチゾン，静注/筋注/内服も同効果である。
  ▶ 3〜4 時間までに最大効果発現が遅延することを考えて早期に投与する。
- 血清カリウムモニタリング：血管穿刺により反復測定：β受容体作動薬もステロイドも低カリウム血症を招く。
- 高リスクの要因がある，初期治療で無反応などがある場合には，ICU に搬入すること。
- 硫酸マグネシウム静脈投与：1 時間の持続的な吸入とステロイド投与により改善がない場合，もしくは重症な徴候が初期にみられる場合に投与する。
- アドレナリンもしくはテルブタリンの全身投与：両方は使用しないこと。1 時間の吸入とステロイド投与の後で使用する。
- ヘリウム（Heliox）によるサルブタモールネブライザー投与：1 時間の吸入とステロイド投与の後呼吸努力を軽減させ換気を改善させる（しかし酸素濃度は低下するだろう）。
- ケタミン投与：挿管を前提にするなら，他の薬物すべてが効果不良の場合でも有効なことがある。

表 205-2　気管支喘息重積発作患者に対する薬剤投与

分類	薬剤	投与量
吸入 β₂ 受容体作動薬	サルブタモール	間欠的にネブライザー投与 2.5〜5 mg 20 分間隔×3 回，その後に 2.5〜10 mg 1〜4 時間間隔 訳注） 4〜8 puff 20 分間隔 4 時間目まで，その後に 1〜4 時間間隔 持続ネブライザー投与：症状が持続する場合 10〜15 mg/hr
抗コリン作動薬	イプラトロピウム	500 μg 20 分間隔×3，その後必要時または 4MDI 投与 20 分間隔 3 時間目まで
副腎皮質ステロイド	メチルプレドニゾロン	40〜80 mg 6〜24 時間ごと静注
	デキサメタゾン	6〜10 mg 6〜24 時間ごと静注
	ヒドロコルチゾン	150〜200 mg 6〜24 時間ごと静注
カルシウム流入阻害薬	硫酸マグネシウム	2 g を 1 回 10 分以上かけて静注
全身投与 β₂ 受容体作動薬	アドレナリン（1,000 倍=1 mg/mL）	0.3〜0.5 mg 皮下注 20 分ごと×3
	テルブタリン（1 mg/mL）	0.25 mg 皮下注 20 分ごと×3
全身麻酔薬	ケタミン	0.5〜1 mg/kg ボーラス 2 分以上かけて静注 以後に持続静注 0.5〜2 mg/kg/hr

訳注）間欠的 MDI 投与と思われる。

- 迅速手技による挿管：以下の状況で用いる
  ▶ 昏睡時
  ▶ 気道確保困難
  ▶ 呼吸数低下
  ▶ PCO₂ が正常もしくは高値

挿管後の管理
- 1回換気量 5〜7 mL/kg，呼吸数 6〜8/min，I：E 比 1：3 または 1：4 とする（吸気蓄積を回避する）。
- 最大吸気圧＜40 cmH$_2$O とプラトー圧＜20 cmH$_2$O を維持する。
- 高二酸化炭素症を許容する。
- 酸素濃度は SpO$_2$ 約 94％ を維持するように調整する。
- 深鎮静；筋弛緩薬は避ける；特にステロイド投与の場合には筋神経症のリスクがある。
- 極端な症例では ICU での吸入麻酔薬（セボフルラン）持続投与を行う。

以下の薬物に意義はない

静注による β$_2$ 受容体作動薬，メチルキサンチン（キサンチン誘導体），抗菌薬（確認された感染症がない場合），積極的な輸液療法，肺理学療法，去痰薬，鎮静（挿管管理のない状況で）

参考文献
www.TheAnesthesiaGuide.com を参照

（関口幸男）

第206章
肺塞栓

Arif M. Shaik, Adel Bassily-Marcus

概要

肺塞栓（pulmonary embolism：PE）の 70％ に下肢の深部静脈血栓（deep vein thrombosis：DVT）を認める。肺塞栓は生命を脅かす疾患で重症患者では死亡率が 30％ にも至る。

診断

A．臨床診断

修正 Geneva Score

因子	点数
年齢＞65 歳	1
1 ヶ月以内の手術/骨折	2
活動性の悪性腫瘍	2
喀血	2
深部静脈血栓症/肺塞栓症の既往	3
片側性の下肢疼痛	3
心拍数 75〜94/min	3
心拍数 95/min 以上	5
全身麻酔薬	4

肺塞栓症の確率
0〜3 点：低頻度（8％）
4〜10 点：中頻度（28％）
11 点≧：高頻度（74％）

図206-1 肺塞栓症の典型的な心電図

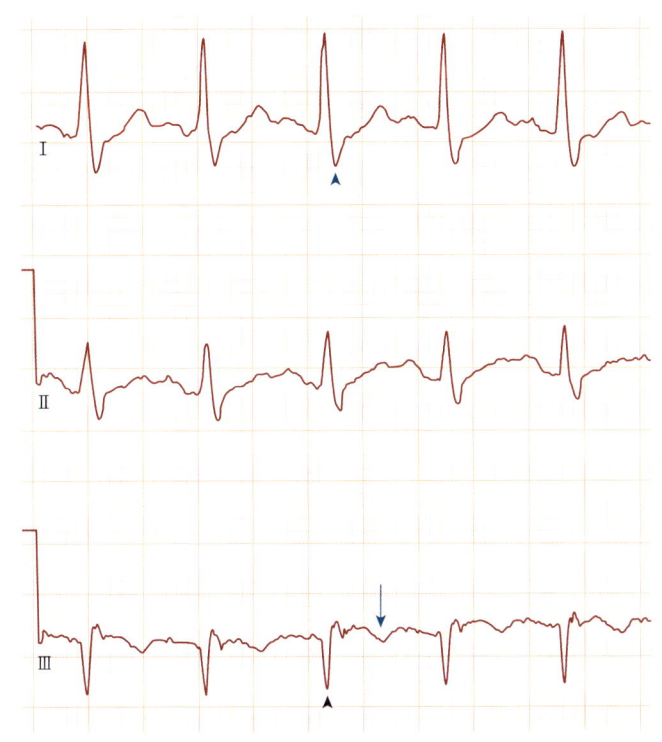

Ⅰ誘導でS波（青矢頭），Ⅲ誘導でQ波（黒矢頭）と陰性T波（青矢印）を認める。
Knoop KJ, Stack LB, Storrow AB, Thurman RJ. The Atlas of Emergency Medicine. 3rd ed. Figure 23-47B より。www.accessmedicine.com からも閲覧可能。© The McGraw-Hill Companies, Inc. All rights reserved.

- 症状がなくとも安静を強いられている患者は肺塞栓症の評価をすべきである。
- 長管骨の術後の患者で説明のつかない症状は脂肪塞栓を考慮する。
- 経腟分娩や帝王切開後の患者は羊水塞栓を考慮する。

B. 検査
- 心電図：典型的にはS1-Q3-T3パターンの右心負荷を示すが，肺塞栓症の20%の患者にしか認めない。
- 動脈血ガスは軽度のアルカローシスと肺胞-動脈血酸素分圧較差（A-aDO$_2$）の開大を認める。
- 心筋マーカー（BNP，トロポニンT/I）の上昇，心臓超音波で右心負荷所見などを認める。

C. 画像
- 胸部X線：通常は正常である。肺塞栓に伴って無気肺，浸潤影，横隔膜の上昇などがみられることがある。
- 造影CT：循環動態が安定した患者では第1選択となる。感度は96〜100%，特異度は89〜98%である。
- V/Qスキャン：CTや造影剤が使用できない患者で，かつ胸部単純X線が正常な場合でのみ適応となる。妊婦には有用であるという意見もある。
- 下肢静脈エコー：深部静脈血栓の診断に有用である。
- 心臓エコー：急性の肺塞栓症では右心不全をきたすことがある。右心不全の場合には死亡率が高く血栓溶解療法の適応の判断にも有用。経食道心エコーでは，肺動脈の大きな血栓を認めることがある。

治療

A. 初期治療（酸素，必要であれば昇圧薬）
- 抗凝固療法は死亡率を減少させるため，肺塞栓の初期治療である。
  ▶ 抗凝固療法は，肺塞栓が疑わしく禁忌がない場合には積極的に行ってよい。ヘパリン静脈注射や低分子ヘパリン皮下注射，フォンダパリヌクス皮下注射は確定診断前に開始することができる。

図206-2　臨床的に肺塞栓が疑わしい場合のアルゴリズム

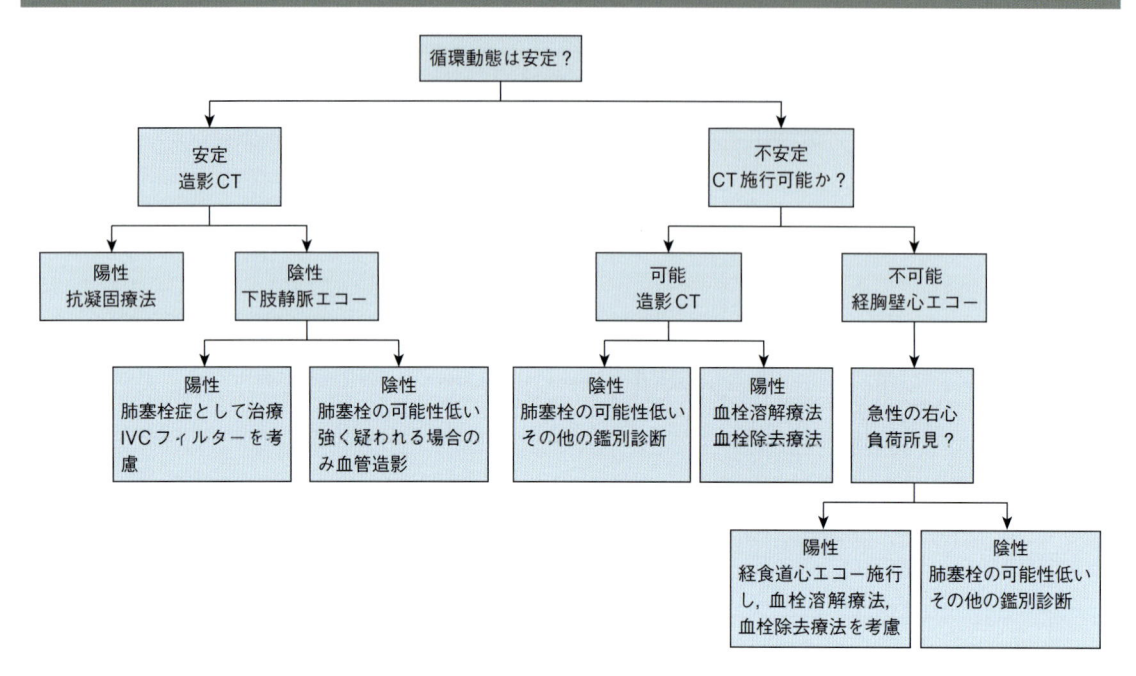

```
                    循環動態は安定？
                    ／        ＼
                安定            不安定
                造影CT          CT施行可能か？
                ／＼            ／      ＼
            陽性   陰性        可能       不可能
            抗凝固 下肢静脈    造影CT     経胸壁心エコー
            療法   エコー      ／＼       ／＼
                  ／＼      陰性 陽性   陽性   陰性
                陽性 陰性   肺塞栓 血栓  急性の 肺塞栓の
                肺塞栓症 肺塞栓の 可能性 溶解療法 右心   可能性低い
                として治療 可能性 低い   血栓除去 負荷   その他の
                IVCフィルター 低い その他の 療法   所見？ 鑑別診断
                を考慮   強く疑わ 鑑別診断         ／＼
                        れる場合                陽性   陰性
                        のみ血管                経食道心 肺塞栓の
                        造影                   エコー施 可能性低い
                                              行し，血栓 その他の
                                              溶解療法， 鑑別診断
                                              血栓除去療
                                              法を考慮
```

通常の肺塞栓に対する抗凝固療法			
静脈注射ヘパリン	80単位/kg ボーラス投与，18単位/kg 持続投与 APTTを60〜80秒に維持するよう調節		効果が迅速で，状態が不安定な患者に適する
エノキサパリン（Levonox®）	1.5 mg/kg	1日1回皮下注射	
tinzaparin（Innohep®）	175単位/kg	1日1回皮下注射	
フォンダパリヌクス（Arixtra®）	5/7.5/10 mg	1日1回皮下注射	
リバーロキサバン（Xarelto®）	15 mg その後20 mg	1日2〜3回内服 3週間 1日1回内服	FDA未承認

▶ 抗凝固療法は血栓の増加を抑制し，さらなる塞栓ができるリスクを減らすことにより死亡率を低下させる。
▶ 適切な抗凝固療法により全死亡は30%から10%以下に低下する。
▶ 抗凝固療法の絶対禁忌
　■ 3週間以内の頭蓋内出血
　■ 2週間以内の消化管出血
　■ ヘパリン起因性血小板減少症（直接トロンビン阻害薬で治療する）
● 血栓溶解療法は肺塞栓の重症度や予後，出血リスクにより適応が決まる。
　▶ 血栓溶解療法は以下の病態では適応となる。
　　■ 血行動態が不安定である。
　　■ 心臓エコーで右心負荷/右心不全がある。
　▶ 投与量：組織プラスミノゲン活性化因子（tPA）100 mgを2時間で投与，あるいは0.6 mg/kg（最大投与量50 mg）を15分以上かけて投与する。
　▶ tPAの禁忌
　　■ 絶対禁忌
　　　◆ 出血性卒中の既往
　　　◆ 活動的な脳腫瘍

- ◆ 2ヶ月以内の頭部手術，頭部外傷
- ◆ 深部の活動性出血
- ■ 相対禁忌
  - ◆ 出血傾向
- ■ 直近の重度の消化管出血
- ■ コントロール不良の高血圧（収縮期血圧≧200 mmHg，拡張期血圧≧110 mmHg）
- ■ 2ヶ月以内の脳梗塞
- ■ 10日以内の手術
- ■ 血小板減少（100,000/mm^3）
- カテーテル血栓吸引療法，破砕療法
  - ▶ 特定の施設で血栓溶解療法と同様の適応で行う。
- 外科的血栓除去術：最終手段であり，高い死亡率を伴う。
- 下大静脈フィルター：活動性出血などで抗凝固療法が禁忌の場合などに選択する。

B. 急性期以降の治療

- ワルファリンは静脈注射・皮下注射による抗凝固療法を行った翌日から投与する。
  - ▶ PT-INRにかかわらず，持続ヘパリンはビタミンK依存タンパクの凝固促進作用が枯渇する5～7日間まではヘパリンを持続投与する。
  - ▶ 6ヶ月の抗凝固療法は6週間行った場合と比較し再発率を50%低下させた。
  - ▶ 長期間の抗凝固療法は永続的な深部静脈血栓，肺塞栓のリスクのある患者に適応となる。
  - ▶ 治療期間は患者状態により異なる。
    - ■ 上肢の深部静脈血栓：3ヶ月以上の抗凝固療法
    - ■ 下肢の深部静脈血栓：以下に示す。

深部静脈血栓（DVT）肺塞栓（PE）に対する長期間の抗凝固療法

原因	治療期間	補足
可逆的なDVT	3ヶ月	
初発の孤発性遠位DVTで誘発因子なし	3ヶ月	
初発のDVTまたはPEで誘発因子なし	3ヶ月	治療終了時に長期治療の長所/短所を評価する
初発の近位DVTまたはPEで誘発因子なし	長期	出血リスクがなく抗凝固のモニタニングが可能であれば長期を推奨する
再発性DVTまたはPEで誘発因子なし	長期	
DVTなしPEで悪性腫瘍があるもの	長期の最初の3～6ヶ月は低分子ヘパリン	悪性腫瘍が寛解するまで継続する

- 妊婦では確定診断後，皮下注射の低分子ヘパリンや静脈注射のヘパリンをはじめる。
  - ▶ 低分子ヘパリンの皮下注射は分娩の24～36時間前に中止し，出血リスクがなければ帝王切開で12時間後，経腟分娩では6時間後に再開する。
- 高齢者では低分子ヘパリンの投与量に注意しなければならない。これは腎排泄性なので授与量はクレアチニンクリアランスにより補正する。

参考文献
www.TheAnesthesiaGuide.com を参照

（鈴木誠也）

第207章
酸塩基平衡異常

Aditya Uppalapati, Sumit Kapoor, Roopa Kohli-Seth

酸塩基平衡異常を呈した重篤な患者を診る際に**必須の確認事項**は次の3つである。
- 患者がもつ障害は何か
- その障害の重症度はどの程度か
- その基礎にある病因は何か

基礎用語と基準値	
アルカリ血症	動脈血 pH＞7.45
酸血症	動脈血 pH＜7.35
アルカローシス	動脈血 pH を上昇させる異常過程またはその状態
アシドーシス	動脈血 pH を低下させる異常過程またはその状態
pH	7.35〜7.45
動脈血二酸化炭素分圧（$PaCO_2$）	40 mmHg（35〜45）
動脈血酸素分圧（PaO_2）	100 mmHg
HCO_3	24 mEq/L（22〜26）
アニオンギャップ：[Na]−([Cl]＋[HCO_3])	8〜12
アルブミン	4 mg/dL

おもな結果		
器官系	酸血症	アルカリ血症
循環器系	心筋収縮能の障害 細動脈の拡張 低血圧 カテコールアミンに対する心血管系の反応減弱 不整脈の感受性亢進と閾値低下 肺血管抵抗の上昇	細動脈の狭窄 冠血流量の減少 不整脈の閾値低下
呼吸器系	過換気 呼吸筋の筋力低下と筋疲労の促進 呼吸不全	低換気 高二酸化炭素症と低酸素血症
代謝系	嫌気的解糖系を阻害 高カリウム血症 インスリン抵抗性 ATP 合成の減少	嫌気的解糖系を刺激 低カリウム血症 カルシウムイオンの減少 低マグネシウム血症 低リン血症
中枢神経系	代謝と細胞容積の阻害 精神状態の抑制あるいは異常	脳血流量の減少 痙攣 精神状態の異常 テタニー

酸塩基平衡異常の評価

酸塩基平衡異常を正確に解釈するためには，臨床的な背景を知っておくことが重要である。
評価には二通りの方法がある。
- Henderson-Hasselbalch 式（古典的な手法）：pH に PCO_2 と HCO_3 を関連づける。

$$pH = 6.1 + \log\left(\frac{HCO_3}{0.03 \times PCO_2}\right)$$

リン酸塩，アルブミンなどの非炭酸水素緩衝系の変化を考慮しない。
- Stewart 式（物理化学的手法あるいは定量的手法）：細胞外液のさまざまな成分を考慮する。きわめて重篤な患者の場合に有用
  - ▶ 生理的 pH では強イオンは完全に解離している。
    - ■ 強イオン差（strong ion difference：SID）＝（[Na]＋[K]＋[Ca]＋[Mg]）－（[Cl]＋その他の強陰イオン）
    - ■ 強イオン差はおもに同量の HCO_3，リン酸塩，アルブミンといった「緩衝塩基」により平衡が保たれている。
    - ■ アルブミンとリン酸塩は弱酸性であり，A_{TOT} として測定される。
    - ■ 通常これらは顕著ではないが，きわめて重篤な患者において酸塩基平衡に影響しうる。
      - ◆ 低アルブミン血症は栄養失調，肝不全，血液希釈により生じうる。
      - ◆ 低リン酸血症は栄養失調，リフィーディング症候群[訳注]，血液希釈により生じうる。
      - 訳注）長期栄養失調後に栄養補給を再開した患者
        - ○ 低アルブミン血症と低リン酸血症は代謝性アルカローシスにつながる。
      - ◆ 高リン酸血症は腎不全から生じ，代謝性アシドーシスを増悪させる。
  - ▶ 体内の酸はおもに二酸化炭素由来である。H_2CO_3（水に結合した CO_2）の解離から産生された H^+ のほとんどはヘモグロビンに緩衝される。
  - ▶ 下記の2つの原則が適用される。
    - ■ 電気的中性：すべての正電荷＝すべての負電荷
    - ■ 質量保存，強イオン，緩衝塩基，PCO_2 を考慮する。

酸塩基平衡障害の一般的な評価法（Henderson-Hasselbalch 式）

5ステップで行う（図207-1参照）
ステップ1：動脈血 pH を測定する（酸血症またはアルカリ血症を評価）。
ステップ2：原発性酸塩基平衡異常を同定する（代謝性または呼吸性）。
ステップ3：呼吸障害がある場合，急性か慢性かを評価する。
ステップ4：実際の代償と計算上の代償が相違ないこと，塩基過剰についても計算上の値と実際の値が合致することを確認する。
ステップ5：病因を究明する。

図207-1 酸塩基平衡障害の評価アルゴリズム（ステップ1および2）

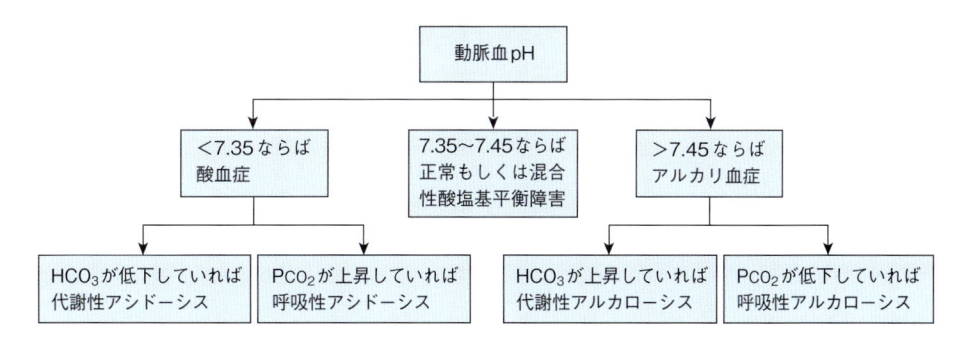

動脈血pH
- <7.35ならば酸血症
  - HCO_3 が低下していれば代謝性アシドーシス
  - PCO_2 が上昇していれば呼吸性アシドーシス
- 7.35～7.45ならば正常もしくは混合性酸塩基平衡障害
- >7.45ならばアルカリ血症
  - HCO_3 が上昇していれば代謝性アルカローシス
  - PCO_2 が低下していれば呼吸性アルカローシス

図207-2 代謝性アシドーシスの評価（ステップ5aおよびステップ5b）

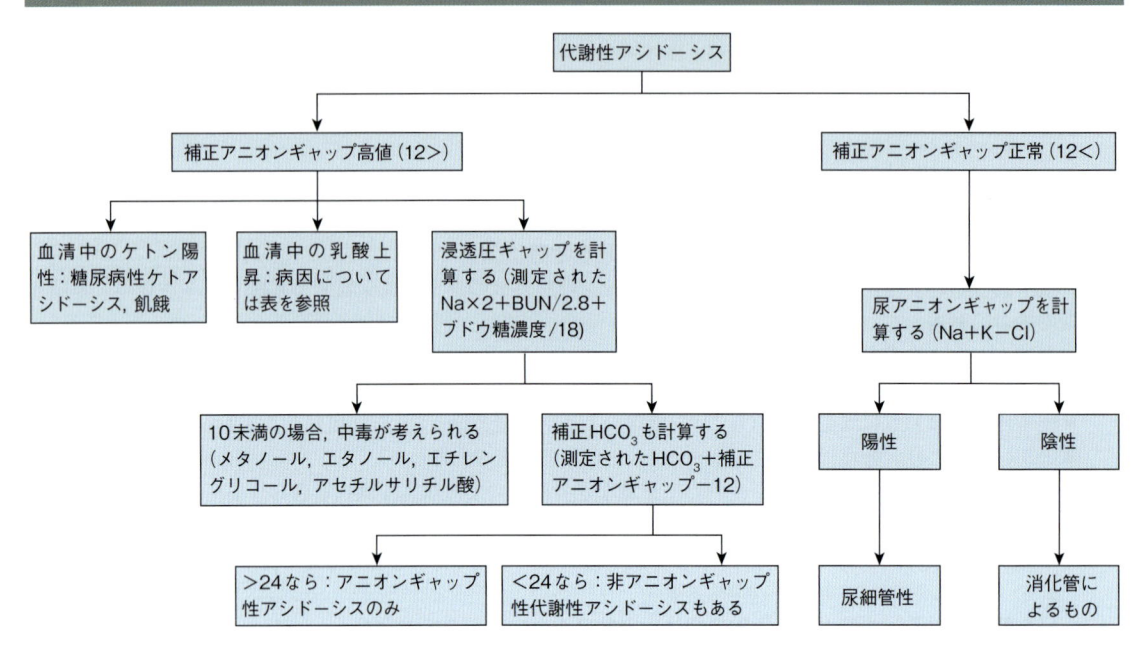

```
                            代謝性アシドーシス
                          ┌──────────┴──────────┐
                  補正アニオンギャップ高値(12>)      補正アニオンギャップ正常(12<)
          ┌───────────┼───────────┐                    │
   血清中のケトン陽    血清中の乳酸上    浸透圧ギャップを計      尿アニオンギャップを計
   性：糖尿病性ケトア   昇：病因について  算する(測定された       算する(Na+K−Cl)
   シドーシス，飢餓    は表を参照       Na×2+BUN/2.8+         ┌────┴────┐
                                   ブドウ糖濃度/18)        陽性        陰性
                               ┌──────┴──────┐             │           │
                      10未満の場合，中毒が  補正HCO₃も計算する   尿細管性   消化管に
                      考えられる          (測定されたHCO₃+補正              よるもの
                      (メタノール，エタノール， アニオンギャップ−12)
                      エチレングリコール，
                      アセチルサリチル酸)
                                    ┌──────┴──────┐
                          >24なら：アニオンギャップ  <24なら：非アニオンギャップ
                          性アシドーシスのみ        性代謝性アシドーシスもある
```

アニオンギャップ：Na−[Cl+HCO₃]，補正アニオンギャップ：アニオンギャップ＋2.5×(4.4−アルブミン値[g/dL])，リン酸塩の濃度も確認する。補正HCO₃が正常値より低い場合（<22 mEq/L），代謝性アシドーシスも存在する。補正HCO₃が26 mEq/Lを超えている場合は代謝性アルカローシスがある（例：代謝性アシドーシス，代償性の呼吸性アルカローシス，併存する代謝性アルカローシスまたは非アニオンギャップ性代謝性アシドーシスの「三重障害」）

- 代謝性アシドーシスがあればアニオンギャップを計算する。
- アニオンギャップ性代謝性アシドーシスなら，炭酸水素塩を正確に測定し，「三重障害」が起こっていないことを確認する。
- 代謝性アルカローシスがあれば尿中クロールを測定する。

ステップ3：呼吸障害が急性か慢性かは臨床背景から決定する。
ステップ4：酸塩基平衡異常の代償

酸塩基平衡障害			
障害	おもな異常	代償（通常は不完全）	
代謝性アシドーシス	H⁺上昇	Pco₂予想値＝1.5×HCO₃+(8±2)（Wintersの式）	
代謝性アルカローシス	HCO₃上昇	Pco₂予想値＝0.7×HCO₃+(20±5)	
呼吸性アシドーシス（急性）	CO₂上昇	Pco₂が40を越えた場合，10上昇するごとにHCO₃は3.5 mEq/L上昇 pHの変動は0.008×(Pco₂−40)	
呼吸性アシドーシス（慢性）	CO₂上昇	Pco₂が40を越えた場合，10上昇するごとにHCO₃は1 mEq/L上昇 pHの変動は0.003×(Pco₂−40)	
呼吸性アルカローシス（急性）	CO₂低下	Pco₂が40を割った場合，10低下するごとにHCO₃は2 mEq/L低下 pHの変動は0.008×(40−Pco₂)	
呼吸性アルカローシス（慢性）	CO₂低下	Pco₂が40を割った場合，10低下するごとにHCO₃は5 mEq/L低下 pHの変動は0.003×(40−Pco₂)	

混合性障害を評価するため，計算した予想値と実測値を比較すること。例えば代謝性アシドーシス患者のpHが予想値より高ければ，混合性の呼吸性アルカローシスがある。

塩基過剰（base excess）は PCO_2 40 mmHg，38℃，pH 7.40 の血液1Lの滴定に必要な酸または塩基のミリ当量と定義される．標準塩基過剰（standardized base excess）は緩衝物質としてのヘモグロビンを除去するために，全血ではなく血清を利用する．

さまざまな酸塩基平衡障害の塩基過剰

障害	標準塩基過剰
代謝性アシドーシス	≦5（PCO_2 の変動＝標準塩基過剰の変化）
代謝性アルカローシス	≧5（PCO_2 の変動＝0.6×標準塩基過剰の変化）
呼吸性アシドーシス（急性）	0
呼吸性アシドーシス（慢性）	0.4×（PCO_2 −40）
呼吸性アルカローシス（急性）	0
呼吸性アルカローシス（慢性）	0.4×（PCO_2 −40）

ステップ5：酸塩基平衡異常の病因

酸塩基平衡異常の病因

代謝性アシドーシス（ステップ5a，5b）	アニオンギャップ：メタノール，尿毒症（腎不全），糖尿病性ケトアシドーシス，パラアルデヒド，イソプロピルアルコール，乳酸〔敗血症，虚血，低灌流，ショック，薬物（プロポフォール，リネゾリド，メトホルミン），エタノール，サリチル酸類，飢餓によるケトアシドーシス。頭文字をとって"MUDPILES"で覚える（methanol, uremia, diabetic ketoacidosis, paraldehyde, isopropyl alcohol, lactic acidosis, ethanol, salicylate） 非アニオンギャップ：輸液蘇生における過剰な生理食塩液投与，消化管〔下痢やその他の原因（例：回腸瘻造設）による〕，腎臓（尿細管性アシドーシス，炭酸脱水酵素阻害薬）
代謝性アルカローシス（ステップ5c）	消化器：胃吸引，嘔吐 腎臓：濃縮性アルカローシス，サイアザイド系利尿薬，ループ系利尿薬，原発性ミネラルコルチコイド過剰，アルカリ投与
呼吸性アシドーシス	肺胞低換気：肥満，慢性閉塞性肺疾患，重篤な喘息，気胸，咽頭痙攣，動揺胸郭，中枢神経の損傷，薬物（鎮静，鎮痛），悪性高熱，甲状腺クリーゼ，熱傷，過剰カロリー摂取
呼吸性アルカローシス	痛み，不安，虚血，卒中，敗血症，発熱，うっ血性心不全，肺水腫，薬物（プロゲステロン，サリチル酸）

ステップ5c：代謝性アルカローシスの評価

代謝性アルカローシスの評価

クロール反応性（尿中 Cl 濃度＜20 mEq/L）	クロール不応性（尿中 Cl 濃度＞40 mEq/L）
消化管からの酸喪失：胃吸引，嘔吐，直腸腺腫，先天的な便へのCl喪失	高血圧：腎血管性高血圧，高アルドステロン症，Liddle症候群，甘草投与
尿中の酸喪失：抗利尿後，高二酸化炭素後，クエン酸塩，ペニシリン	正常血圧性：抗利尿薬，Bartter症候群，Gitelman症候群，アルカリ投与

治療

代謝性アシドーシス
- 内因性の酸産生をもたらす病因を治療または改善させ，過剰な塩を除去することを中心に行われる．
- アシドーシスの病因を同定する．
- 糖尿病性ケトアシドーシス：レギュラーインスリンの静注および輸液を行う（第210章参照）．
- ショックによる乳酸アシドーシス：ショックを治療する（敗血症，循環器系の障害）．
- メトホルミンによる乳酸アシドーシス：腎不全に関連する．腎置換療法の初期に起こる（メトホルミンを除去し腎機能を置換する）．

- 炭酸水素塩を利用したアルカリ化
  - ▶下記の場合以外は**適応なし**。
    - ■関連した致命的な疾患（例：高カリウム血症）
    - ■中毒の改善（例：サリチル酸中毒におけるアルカリ化利尿）
    - ■尿または消化管からの炭酸水素塩喪失（非アニオンギャップ性代謝性アシドーシス，非アニオンギャップ性アシドーシスに対する長期的治療に利用されるクエン酸塩液の経口投与）
  - ▶ショックによる二次性の乳酸アシドーシスに対して利点はないので，この場合は特に適応とならない。

代謝性アルカローシス
- 可能であればアルカリの投与，利尿薬を中止する。胃吸引も中止する。
- 低カリウム血症，高カルシウム血症，循環血液量減少を治療する。
- クロール反応性代謝性アルカローシスには生理食塩液による塩化物の置換が有効である。低カリウム血症もみられる場合は塩化カリウムを利用してもよい。
- 重篤な患者，症候性代謝性アルカローシス，pH＞7.6 の場合は血液透析の適応となる。
- 酸の投与は適応なし（塩化アンモニウム，塩酸）。アセタゾラミドは慢性呼吸不全のある患者の炭酸水素塩を低下させる場合には有効である。

呼吸性アシドーシス
- 基礎疾患を治療する。
- 低酸素血症があれば酸素を投与または増量する。
- 呼吸を促進させる。必要であれば機械換気によって肺胞換気量を効率的に上昇させる。
- 慢性呼吸性アシドーシスでは PCO_2 の急速な低下は重度のアルカリ血症を引き起こしうるので，段階的に低下させる。

呼吸性アルカローシス
- 基礎疾患を治療する。
- 心因性過換気の場合，口にバッグをあてて呼吸を繰り返すことにより PCO_2 濃度を上昇させる。

●参考文献
www.TheAnesthesiaGuide.com を参照

（紙谷義孝）

第208章
持続的腎代替療法

Krunal Patel, Roopa Kohli-Seth

基礎
- 持続的腎代替療法（continuous renal replacement therapy：CRRT）は，間欠的血液透析に比し，血行動態的に安定した水分・溶解除去が可能である。
- 持続的腎代替療法は次の2つの原理にもとづいている。
  - ▶拡散：溶質が高濃度溶液（コンパートメント）から低濃度溶液へ半透膜を通して移動すること。血液透析の原理は拡散である。
  - ▶濾過：透過性膜の圧較差によって溶質が半透膜を透過すること（溶媒牽引とも呼ばれる）。血液濾過の原理

はこれによる。

適応

- 体液過剰
- 治療不応性の高カリウム血症
- 重篤なアシドーシス
- 尿毒症症状
- 心不全

通常の血液透析と比較した場合の持続的腎代替療法の利点

- 血行動態が不安定な患者の除水に，より効果的である。
- 異常が発生してもその都度是正できるので，尿毒症，電解質，酸塩基平衡のよりよいコントロールが可能となる。
- 持続的な限外濾過が可能であるとともに，高カロリー輸液と必須の経静脈的投薬が容易である。
- 頭蓋内圧への影響が少ない。

おもな持続的腎代替療法（図208-1 参照）

1	緩徐持続的限外濾過（SCUF）	● 透析液や置換液が不要 ● 限外濾過による大量の除水
2	持続的静静脈血液濾過（CVVH）	● 濾過による溶質除去 ● 透析液を使用せず，大量の置換液を用いる
3	持続的静静脈血液透析（CVVHD）	● 拡散による溶質除去 ● 透析液は透析フィルター内で血流と逆方向に流れる
4	持続的静静脈血液濾過透析（CVVHDF）	● 拡散と濾過による溶質除去 ● 透析液と置換液を使用

注意：合併症の発生率が高いことから現在では動脈は使用されない。

図208-1　おもな腎代替療法の略図

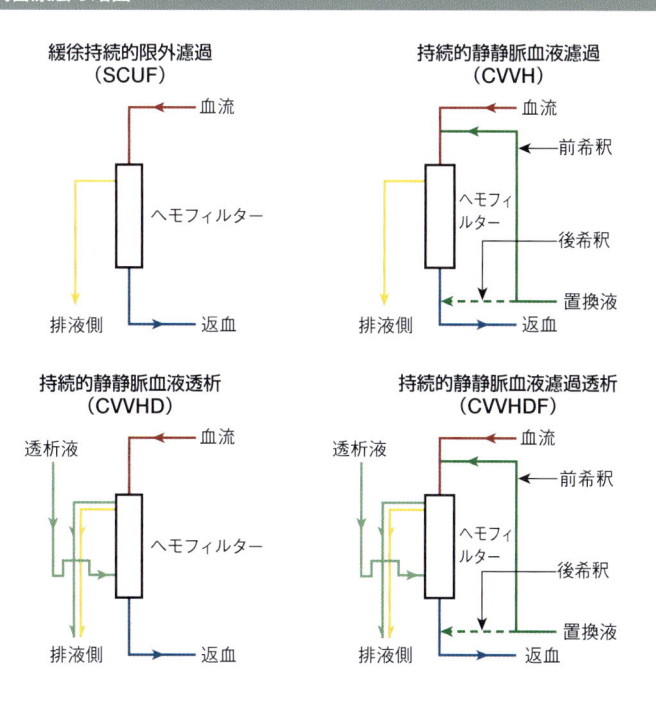

緩徐持続的限外濾過（SCUF）

持続的静静脈血液濾過（CVVH）

持続的静静脈血液透析（CVVHD）

持続的静静脈血液濾過透析（CVVHDF）

技術的な留意点	
アクセス（血流）	● 上大静脈に直結するため、中心静脈のうち右内頸静脈が最もよく選択される ● 大腿静脈や鎖骨下静脈は屈曲して流量が減少しやすい
置換液	● CVVH あるいは CVVHDF 回路において、ヘモフィルターの前または後で追加される ● ヘモフィルターの前に置換液を追加する「前希釈」は、フィルターの凝固を最小限に抑え、CVVH 装置の中断時間を減らすため推奨される ● 乳酸あるいは炭酸水素塩を緩衝液として用いた CVVH または CVVHDF は、24 時間時点では同等のアシドーシス改善効果が報告されている。しかし乳酸アシドーシス、肝不全、肝移植患者に対しては乳酸を緩衝液に使用してはならない ● 最もよく利用されるのは Plasma-Lyte か 0.45% 生理食塩液に 100 mEq/L 炭酸水素塩を加えたものである
抗凝固療法	● 持続的腎代替療法の中断を招く要因として最も頻度の高いものはフィルターでの血液凝固である ● 抗凝固療法のゴールドスタンダードはない ● 抗凝固療法に利用される薬物として最も一般的なのは未分画ヘパリンである。管理が容易、拮抗しやすい、安価であることがその理由である。ヘパリン起因性血小板減少症（HIT）患者には使用しない ● 低分子ヘパリン：未分画ヘパリンより優れているわけではない ● クエン酸塩：肝障害では使用を避ける。低カルシウム血症や代謝性アルカローシスの原因となることがある ● プロスタサイクリン：低血圧を起こしうる ● PT-INR が延長している肝移植患者などでは抗凝固療法を行わない

CVVH：持続的静静脈血液濾過，CVVHDF：持続的静静脈血液濾過透析

持続的腎代替療法の合併症	
アクセス	● 血栓 ● 感染 ● 出血
回路関連合併症	● 空気塞栓 ● 離断/出血 ● 凝固 ● 折れ、ねじれ ● 膜過敏反応
治療関連合併症	● カルシウム、マグネシウム、リンの濃度低下 ● 低体温 ● 抗凝固過剰/クエン酸塩中毒

手術室で持続的静静脈血液濾過を行うことは、技術的な問題も合併症も大差はない。持続的腎代替療法の主な適応も同様で、治療不応性の電解質異常、アシドーシス、体液過剰である。持続的腎代替療法の専属看護師を必ず手術室に配置し、継続的モニタリングを行うこと。

薬物投与量の調整

- 薬物のクリアランスは腎代替療法の手法、ヘモフィルターの種類、流速に大きく依存する。薬理学的反応と薬物蓄積による副作用の徴候をモニタリングするとともに、可能ならば目標のトラフに関連した薬物血中濃度の評価を行う。
- プロポフォールとミダゾラムは調整不要である。
- オピオイドと神経筋遮断薬に関するデータはほとんどないが、持続的腎代替療法による影響は低いものと考えられる。しかし、モニタリングを行い、必要に応じて投与量の調整を行うべきである。
- 抗菌薬用の調整表が利用可能である。

● 参考文献

www.TheAnesthesiaGuide.com を参照

（濱　ひとみ，斎藤亮彦）

第209章
TURP症候群

Sonali Mantoo, Roopa Kohli-Seth

基礎

経尿道的前立腺切除術（transurethral resection of the prostate：以下本章ではTURPと略す）症候群は，血管内容量と電解質，および神経生理学的機能の変化が複雑に組み合わさった結果，生じるものである。
TURP症候群は，膀胱灌流下での内視鏡手術後に生じると報告されている。
内視鏡を用いる主な術式として以下のものがあげられる。
- 経尿道的前立腺切除術，膀胱腫瘍切除術
- 診断的膀胱鏡検査
- 経皮的腎結石摘出術
- その他膀胱鏡を用いる手技
- 子宮内膜焼灼
- 関節鏡手術

病態生理

灌流液が前立腺の静脈叢へ流入したり，直接の血管内への流入はなくとも後腹膜や膀胱周囲から血管内へ吸収されたりすることで，血管内容量と電解質濃度の急激な変化が生じる。

TURPの危険因子と予防方法

灌流液吸収に関連する因子	予防方法
● 手技に要する時間	● 手術時間を60分未満に制限する
● 低張性灌流液の使用	● 等張性灌流液を使用する
● 1L以上のグリシン溶液の吸収は症状出現の増加に関係（TURPの5〜20%）	● バイポーラTURPで生理食塩液を灌流液として用いる
● 灌流圧が高く膀胱内圧が30 mmHgを超える（灌流圧は灌流液バッグから前立腺静脈叢への落差で規定される）	● 灌流液の静水圧を最小限にするため，灌流液バッグから術野への落差を60 cm以内に制限する ● 灌流圧を低く制限（15 mmHg未満）してTURPを実施する
● 開放されている静脈叢が多いと，灌流液の吸収面積が増える	● 慎重に切除することで，開放される静脈叢を最小限にする ● 頻回に膀胱をドレナージし，過度の膀胱拡張を防ぐ（開放された静脈叢からの過剰な吸収を防ぐため） ● 適切な血圧を保つことで，前立腺周囲の静脈圧を正常に保つ ● 前立腺の切除重量を45g未満に制限することが望ましい

発生率

古い文献では，TURP症候群の発生率は0.5〜8%，死亡率は0.2〜0.8%と報告されていた。最近の文献では，発生率は0.78〜1.4%と低くなり，死亡率はさらに低くなっているとされる。

徴候・症状

TURP症候群は手技の開始後15分〜24時間で生じる可能性がある。血管内容量増大の指標として以下のものが

ある。
- 血清 Na 濃度の低下
- 中心静脈圧の上昇傾向
- 血漿電解質の濃縮（マグネシウムとカルシウム濃度は軽度低下）
- 経胸壁インピーダンス（電気抵抗）の変化
- 体重増加

TURP 症候群の臨床的特徴

中枢神経系	心血管系	腎・内分泌系
● 不穏 ● 頭痛 ● 錯乱 ● 痙攣 ● 昏睡 ● 低血圧	● 高血圧 ● 頻脈 ● 頻呼吸 ● 低酸素血症 ● 肺水腫 ● 悪心, 嘔吐	● 低ナトリウム血症 ● 高血糖 ● 血管内溶血 ● 急性腎障害 ● 視覚障害 ● 徐脈

潅流液内に 1% エタノールを標識として添加すれば，TURP 中に潅流液が吸収されたかどうかを，患者の呼気中のエタノールを測定することで診断することができるが，この手法は一般的なものとはなっていない。

麻酔と TURP

全身麻酔, 脊髄くも膜下麻酔は TURP 施行時において, ほぼ同等のアウトカムをもたらすとされる。
しかし, 脊髄くも膜下麻酔は以下の点を考慮して選択される。
- 肺水腫の危険性を低減する可能性がある。
- 出血量を減らす。
- 患者の精神状態の変化を早期に発見することができる。
- 中心静脈圧を低下させ, 結果として潅流液の吸収量が増大する可能性がある。

TURP 症候群が出現した場合には, 以下の手順を参考に対処する。
- 検査・手技を中断する。
- 中心静脈ライン, 動脈圧ラインを確保する。
- 血管内容量を評価する。
- 中枢神経を評価する。
- 電解質その他の検査項目を確認する。
- 必要であれば挿管の準備を行う。
- 低ナトリウム血症および以下の表に記載する症状に対して治療を開始する。

TURP 症候群の治療

症状	原因	治療
低ナトリウム血症 循環血漿量過多 高血圧	●TURP 中の灌流液の過吸収 ●通常，最初に出現する症状である	●フロセミドの投与 ●カルシウム・マグネシウムの十分な投与 ●重度の低ナトリウム血症（血清ナトリウム濃度＜120 mEq/L）を 3% 生理食塩液で補正 ●ナトリウムの補正速度は 0.5 mEq/L/hr とする ●脳浮腫予防のため，逆 Trendelenburg 位とする
高アンモニア血症 脳症	●これらの症状はグリシンの吸収で生じる	●支持療法 ●アルギニンは肝臓で作用し，アンモニアの放出を予防する。また，アンモニアの尿素への変換を促進する作用がある
高グリシン血症 一時的な失明 悪心，嘔吐，頭痛，不快感	●グリシンは血漿中では無害だが，脳に移行すると致死的となる ●グリシンは網膜，脊髄，中脳の神経伝達を阻害する	●グリシン含有の灌流液で TURP を施行中の痙攣に対しては，マグネシウムの投与を考慮 ●視力は 24 時間以内にもとに戻る（グリシンの半減期は 85 分）
痙攣	●低ナトリウム血症 ●高グリシン血症 ●高アンモニア血症	●原因治療と支持療法を行う ●マグネシウム投与を考慮 ●電解質を補正 ●急性の発作を軽減するためにベンゾジアゼピン系薬を投与

まとめとヒント

- TURP 症候群の発生率およびその死亡率はこの 40 年間減少し続けてきた。
- 検査・手術中は血清ナトリウム濃度，浸透圧，血管内容量をモニターする。
- 灌流液として等張性のものを使用する。
- 対症療法が治療の柱となる。

参考文献

www.TheAnesthesiaGuide.com を参照

（鈴木邦夫）

第210章
糖尿病性ケトアシドーシス

Krunal Patel, Roopa Kohli-Seth

はじめに

- 糖尿病性ケトアシドーシス（diabetic ketoacidosis：DKA）は，インスリン欠乏または過度な血糖上昇ホルモンの分泌により，組織において血糖の利用ができなくなった病態である．これにより脂肪分解が促進され，エネルギー源としてケトン体が合成される．ケトン体は代謝性アシドーシスを招き，高血糖性多尿により重度の脱水を引き起こす．
- 誘発因子
  - 1型糖尿病（1型糖尿病の10％）および2型糖尿病（まれ）の発症時
  - 薬物コンプライアンス不良ないし医原性（不十分なインスリン投与，ステロイド，β受容体作動薬）
  - 感染，炎症〔例：肺炎，尿路感染症，下肢潰瘍，腹腔内炎症（虫垂炎，胆嚢炎，膵炎など）〕
  - 心筋梗塞
  - 妊娠
  - 外傷

図210-1 糖尿病性ケトアシドーシスの病態および臨床的特徴

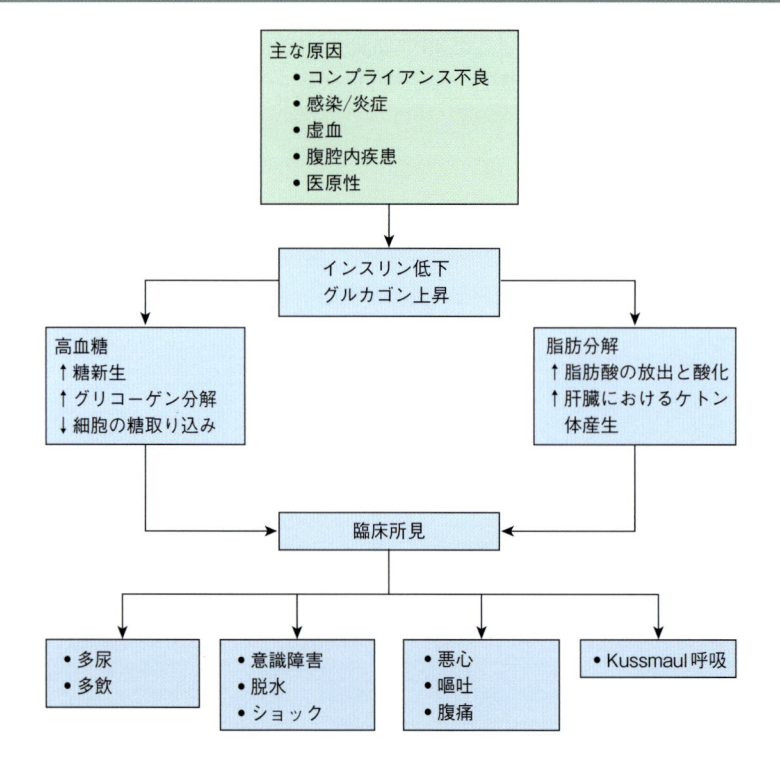

- 糖尿病性ケトアシドーシスにおける死亡はほぼ基礎疾患により，高血糖やケトアシドーシスといった代謝性合併症自体によるものはまれである．糖尿病性ケトアシドーシスの予後は高齢，昏睡，低血圧があると悪化する．
- 糖尿病性ケトアシドーシスでは手術が必要な疾患とまぎらわしい重度の腹痛が生じうる．不必要な手術が行われるのを防ぐために正確な診断が求められる．

病態および臨床的特徴（図 210-1）

糖尿病性ケトアシドーシスの管理

糖尿病性ケトアシドーシスの管理	
輸液	● 平均的な水分欠乏量は 6 L ● 臨床的に循環血液量減少所見（低血圧，頻脈）があれば，500〜1,500 mL の膠質液を急速投与する ● 初期輸液は生理食塩液を 10〜15 mL/kg 投与する ● その後，1/2 生理食塩液に 20 mEq/L カリウムを混注したものに変更する ● 術中の出血や水分喪失は通常通り補充する ● 血糖値が 250 mg/dL まで低下してもアニオンギャップが存在する場合は，1/3 生理食塩液に 5% ブドウ糖液を加え投与する．これにより低血糖を引き起こさず，ケトン体産生を低下させるためのインスリン投与を行うことができる
インスリン	● レギュラーインスリン 10 U を単回投与し，その後（血糖値/150）U/hr の速度で持続投与を開始する ● 血糖値が 90 以下になっても，インスリンは中止せず糖の投与を増加させる ● 患者が経口摂取可能となった場合は，インスリンを皮下注射に変更することを考慮する
電解質	● アニオンギャップが正常化するまで，電解質を 4〜6 時間おきに（最初は 2 時間おきに）頻回にチェックする ● カリウム；最初のカリウム値とは関係なく，少なくとも最初の 4 時間は通常 10〜15 mEq/hr は必要であり，目標値は 4〜5 mEq/L である．インスリンによりカリウムは細胞内に移動するため，補正を行わないと低カリウム血症を引き起こす ● リンの目標は 1〜2 mg/dL である ● マグネシウムの目標は 2 mEq/L である
アシドーシス	● 普通インスリン治療で改善する ● pH が 7.0 以下もしくは血行動態が不安定の場合のみ炭酸水素塩を投与する（まれ）
誘因	● 診断と治療を行う
その他	● リスクに応じて血栓予防を行う ● 再発を防ぐための教育を行う

● 参考文献

www.TheAnesthesiaGuide.com を参照

（片岡　惇）

第211章
高浸透圧性高血糖状態

Zafar A. Jamkhana, Roopa Kohli-Seth

定義

以下に特徴づけられる2型糖尿病患者における急性の内科的緊急疾患である。
- 意識障害
- 高血糖（血糖値＞600 mg/dL）
- 高浸透圧（血漿浸透圧＞320 mOsm/kg）
- 脱水
- pH＞7.30
- HCO_3^-＞15 mEq/L
- ケトアシドーシスおよび重症ケトーシスではない。
- 20％の患者は、それまで糖尿病を指摘されたことがない。
- 死亡率30～50％

原因

発症要因としては以下のものがある。
- 急性感染症30～40％（肺炎、尿路感染症、敗血症）
- 脳血管発作
- 心筋梗塞
- 急性膵炎
- 腎不全
- 血栓症
- 重症熱傷
- 低体温
- 外傷
- 硬膜下血腫
- 内分泌疾患（先端巨大症、甲状腺中毒症、Cushing症候群）
- 薬物（β受容体遮断薬、Caチャネル遮断薬、利尿薬、ステロイド、完全静脈栄養）

病態（図211-1）

膵臓において、脂肪分解を防ぐインスリンの分泌能は保たれているため、ケトン体産生は抑制されている。

臨床的特徴

- 2型糖尿病の高齢者である。
- 悪心/嘔吐がみられる。
- 筋力低下および筋痙攣がみられる。
- 多尿、その後乏尿となる。
- 通常軽度の体温上昇を認める；38℃以上であれば、感染を疑う。
- 混乱、無気力、痙攣、片麻痺、昏睡がみられる。

検査所見

- 極度の高血糖（>1,000 mg/dL）がみられれば診断される。
- 血漿浸透圧が 320 mOsm/kg 以上の高浸透圧状態では，意識障害を発症する（浸透圧濃度は，osmolality なら mOsm/kg の単位となり，osmolarity では mOsm/L の単位となる）。
- 推定血漿浸透圧は以下の簡便式で計算できる。
  ▶ 2 (Na$^+$ + K$^+$) + (血糖値/18) + (BUN/2.8)
- 尿中ケトン体が陰性であれば，糖尿病性ケトアシドーシスと鑑別することができる。
- 重度の脱水のため，血清 Na$^+$ 濃度は通常正常もしくは上昇している。
- 血清 K$^+$ 濃度は，最初はしばしば高値を示すが，治療とともに低下していく。
- 軽度の代謝性アシドーシスによるアニオンギャップの開大が認められる（さまざまな因子によるが，HCO$_3^-$ は 15 mEq/L 以上である）。
- 腎前性の腎機能障害がみられる。

重症度評価

- 全体の死亡率は 10〜20% である。
- 死亡率は，年齢および浸透圧とともに上昇する。
- 死亡率は年齢と直接相関する：75 歳以下の死亡率は 10% であるが，75 歳以上では 35% である。
- 脱水の程度は，体重減少，頻脈，乏尿，低血圧から評価する。
- 頻回かつ正確に神経学的所見を評価する。

図211-1 高浸透圧性高血糖状態の病態

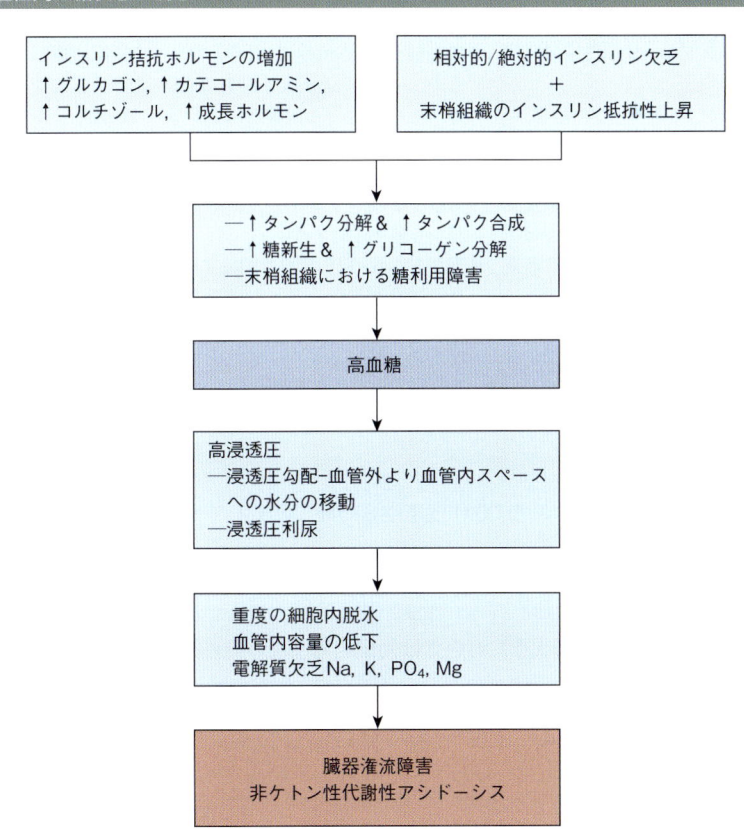

```
┌─────────────────────────┐    ┌─────────────────────────┐
│ インスリン拮抗ホルモンの増加      │    │ 相対的/絶対的インスリン欠乏    │
│ ↑グルカゴン, ↑カテコールアミン, │    │         ＋              │
│ ↑コルチゾール, ↑成長ホルモン    │    │ 末梢組織のインスリン抵抗性上昇 │
└─────────────────────────┘    └─────────────────────────┘
             │                              │
             └──────────────┬───────────────┘
                            ▼
         ─↑タンパク分解 & ↑タンパク合成
         ─↑糖新生 & ↑グリコーゲン分解
         ─末梢組織における糖利用障害
                            ▼
                        高血糖
                            ▼
         高浸透圧
         ─浸透圧勾配-血管外より血管内スペース
           への水分の移動
         ─浸透圧利尿
                            ▼
         重度の細胞内脱水
         血管内容量の低下
         電解質欠乏 Na, K, PO$_4$, Mg
                            ▼
         臓器灌流障害
         非ケトン性代謝性アシドーシス
```

管理

- 治療のゴールは，積極的に補液し脱水を補正するとともに，血糖値を正常化し，電解質補正を行うことである。また支持療法も適切に行う。
- 輸液はインスリン投与より先行して行われる。
- インスリン投与は，十分な輸液が行われていない場合や，K^+ < 3.5 mEq/L，低リン血症の場合は開始すべきではないことに注意する。
- 浸透圧性脳症のリスクがあるため，血糖値は 100 mg/dL/hr 以上の速さで低下させてはならない。
- インスリンの静脈内投与を中止する前に，十分な皮下投与に置き換えていく。

高浸透圧性高血糖状態の管理

高浸透圧性高血糖状態（HHS）の管理	補液	高血糖の適正化	電解質管理
初期治療	● 血圧および臓器灌流が正常化するまで，15〜20 mL/kg/hr の生理食塩液をまず投与する ● その後，自由水の補充を目的に補液を行う ● 全体液喪失量は 100〜200 mL/kg 程度である；その量は患者の脱水所見，高血糖の程度，腎機能によって推定する	● レギュラーインスリンを 0.15 U/kg 単回で静脈内投与を行う ● 続いて 0.1 U/kg/hr で持続投与を行う ● 1 時間おきに血糖値をモニタリングし，安定してくればその頻度を下げる ● 50〜75 mg/dL/hr の速度で血糖値を低下させるようにする；最初の 1 時間で血糖値が 50 mg/dL 低下しない場合は，インスリン量を倍にして調整する	● 血清 K^+ 値が 3.3 mEq/L 以下の場合は，インスリン投与の前に 40 mEq の K^+ を投与する（2/3 を KCl で，1/3 は KPO_4 で）；K^+ が 3.3 mEq/L 以上になるまで繰り返す ● 血清 K^+ 値が 3.3〜5 mEq/L の場合は，血清 K^+ 値の目標を 4〜5 mEq/L とし，輸液あたり 20〜30 mEq の K^+ を混注する ● 血清 K^+ 値が 5 mEq/L 以上の場合は K^+ 投与は行わず，K^+ 値を 2〜4 時間おきにチェックする
維持	● 輸液製剤を 0.45% 食塩液に変更する ● 血糖値が 250〜300 mg/dL になったら，0.45% 食塩液を加えた 5% ブドウ糖液を投与する ● 輸液療法の目的：予想される体液喪失量の半分を 8 時間かけて補充し，残りの半分を 16 時間かけて補充する ● 脳浮腫のリスクを最小限にするため，血漿浸透圧は 3 mOsm/kg/hr 以上で低下させない	● 血糖値が 250 mg/dL 以下となったら，インスリン投与量を 0.05 U/kg/hr に減らし，輸液にブドウ糖を加える ● 血糖値を 4 時間おきにフォローし，スライディングスケールでインスリンを皮下注射する ● 安定すれば，経口摂取を開始する；長時間作用型インスリンを 0.2〜0.3 U/kg 投与もしくは患者の中間型インスリンもしくはグラルギンを自宅での投与量で開始する	● 頻回に電解質をチェックする（K はインスリン投与により細胞内に移行し，また利尿により欠乏する）；K，Mg，PO_4 の重度な欠乏が起こりうる ● リンは心不全/呼吸不全が認められる前に，低値であれば十分に補充する ● Mg は低値であれば補充する

支持療法

- 血栓塞栓症のリスクが高い：ヘパリン 5,000 U 皮下注 8 時間ごともしくは低分子ヘパリンを投与する。
- 基礎疾患の治療を行う。
- 抗菌薬の予防投与は行わない。
- 神経学的症状がある場合，評価を頻回に行う。痙攣が認められた場合には，フェニトインは内因性のインスリン分泌を阻害し，高浸透圧性高血糖状態においては効果的ではないため投与しない。

合併症

- 膵炎
- 横紋筋融解症
- 血栓塞栓症

- 急性胃拡張
- 脳浮腫
    - 頭痛，無気力，意識レベル低下。成人においてはまれである。
    - 脳浮腫を予測する因子は不明である。
    - 現在の推奨は，50〜75 mg/dL/hr の速度で血糖値を低下させ，最初の4時間の輸液は 50 mL/kg 以下に抑えるべきである。
    - 過換気，高張食塩液，マンニトール，頭蓋内圧モニタリングを行う。
- 過剰な輸液負荷による肺水腫，急性呼吸促迫症候群，高塩素性代謝性アシドーシス

● 参考文献

www.TheAnesthesiaGuide.com を参照

（片岡　惇）

第212章
重症疾患関連副腎不全

Nirav Mistry, Adel Bassily-Marcus

導入

- 重症疾患関連副腎不全（critical illness related corticosteroid insufficiency：CIRCI）は，重症疾患において副腎皮質ステロイドが不十分な病態である。

表 212-1　重症患者における副腎不全の原因，症状，診断

- 病因
    - 副腎の構造的な損傷
    - 薬物
    - 一次的もしくは二次的な原因
    - 可逆的視床下部-下垂体-副腎機能障害
- 臨床所見
    - 輸液/昇圧薬に反応しないショック
    - 進行性の急性呼吸促迫症候群
    - 好酸球血症および低血糖
    - 頻度は低いが，低ナトリウム血症および高カリウム血症
- 診断
    - 現在では ACTH 負荷試験は推奨されない
    - 血清コルチゾール＜10 μg/dL（随時値）
    - コシントロピン刺激試験
        - コシントロピン投与前および，コシントロピン 250 μg 投与 30 分後，60 分後にコルチゾール値を測定
        - 投与前と投与後のコルチゾール値の変化が 9 μg/dL 以下の場合に本症と診断される

- コルチコステロイド治療に伴う合併症
    - 免疫抑制

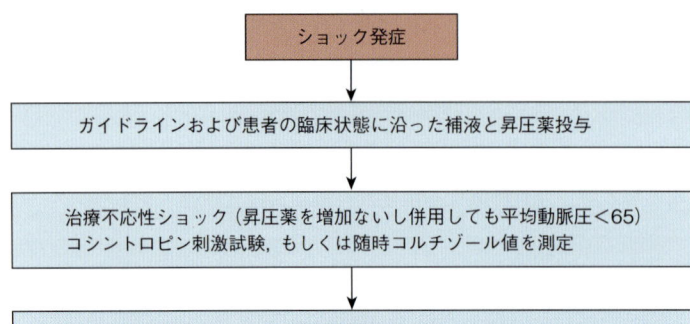

図 212-1 重症疾患関連副腎不全が疑われた患者における治療アルゴリズム

```
ショック発症
    ↓
ガイドラインおよび患者の臨床状態に沿った補液と昇圧薬投与
    ↓
治療不応性ショック（昇圧薬を増加ないし併用しても平均動脈圧<65）
コシントロピン刺激試験，もしくは随時コルチゾール値を測定
    ↓
場合により検査結果を待たずに治療を開始
1. ヒドロコルチゾン50 mgを6時間おきに静注，もしくは100 mgを8時間
   おきに静注，もしくは100 mgを静注後10 mg/hrの速度で持続投与
2. 重症急性呼吸促迫症候群に対してはメチルプレドニゾロン1 mg/kg/日
3. 7日間以上使用する場合は，2〜3日おきに漸減する（急性呼吸促迫症候群
   においては14日以上の使用）（議論の余地あり）
4. フルドロコルチゾン（経口）も使用可
5. デキサメタゾンは使用すべきではない（ミネラルコルチコイド作用がない
   ため）
```

▶感染リスクの上昇（創部感染，院内感染）
▶創傷治癒障害
▶高血糖
▶ミオパチー
▶精神症状
▶低カリウム性代謝性アシドーシス
▶さらなる視床下部-下垂体-副腎系およびグルココルチコイド受容体抑制

●参考文献

www.TheAnesthesiaGuide.com を参照

（片岡　惇）

第213章
腐食性物質の誤飲

Jennifer Alt

分類
- 酸：急激な凝固壊死を引き起こすが多くの場合進行は限定的
- アルカリ：より深達性でより広範な損傷となる融解壊死を生じる。組織自身による中和作用によりその障害は止まる。
  ▶ アルカリは多くの場合無味無臭であり，酸よりも摂取量が多くなる。
  ▶ アルカリは血管塞栓症を起こし壊死を増悪させる。

よくある腐食性物質	
アルカリ	
水酸化ナトリウム	工業化学物質，排水管洗浄剤，オーブン用洗剤
水酸化カリウム	排水管洗浄剤，電池
水酸化カルシウム	セメント，縮毛矯正剤，パーマ液
水酸化アンモニウム	縮毛矯正剤，パーマ液，皮膚ピーリング液，トイレ用洗剤，ガラス用洗剤，肥料
水酸化リチウム	写真現像液，電池
トリポリリン酸ナトリウム	合成洗剤
次亜塩素酸ナトリウム	漂白剤
酸	
硫酸	車用バッテリー，排水管洗浄剤，爆薬，肥料
酢酸	現像液，消毒薬，パーマ中和剤
塩酸	洗剤，金属用洗剤，化学製品，プール用消毒薬
フッ化水素酸	さび除去剤，ガラス・マイクロチップエッチング剤，宝石用洗剤
ギ酸	接着剤，革または布製品，組織保存液
クロム酸	金属メッキ，現像液
硝酸	肥料，エッチング剤，電気メッキ
リン酸	さび研磨剤，金属用洗剤，消毒薬

損傷部位
- 中咽頭および鼻咽頭
- 食道
- 喉頭
- 気管

損傷重症度への影響因子
- 腐食性物質の摂取量

- pH
- 濃度
- 粘膜との接触時間（嘔吐すれば接触時間は長くなる）

初期評価

- 臨床判断
    - ▶気管挿管が必要か？
    - ▶外科的治療が必要か？
    - ▶6時間以内の内視鏡検査が必要か？
- 病歴
  どのような腐食性物質を摂取したのか，嘔吐したのかと，小児例であれば摂取した物質を正確に把握するため，製剤の容器を両親に持参させる。
- 症状
    - ▶嗄声，狭窄音，徐呼吸→気道損傷の疑い
    - ▶嚥下痛，流涎，摂食拒否→中咽頭・鼻咽頭・食道損傷の疑い
    - ▶腹痛，腹膜刺激徴候：緊急胸腹部X線にて腹腔内および胸腔内気腫があるか
    - ▶胸骨下の胸痛，腹痛，硬直→食道・胃の深達性損傷または穿孔
    - ▶臓器穿孔，腹膜炎，縦隔炎を示す所見や，血行動態不安定があれば早急な外科的評価が必要となる。
    - ▶緊急手術の要件
        - ■ショックの所見
        - ■播種性血管内凝固
        - ■血液透析が必要な状態
        - ■pH＜7.22または塩基過剰＜−12を呈するアシドーシス
        - ■Grade 3の食道損傷が内視鏡検査にて発見された場合は検討
- 理学所見
    - ▶口唇・顎・手・衣服・口腔・咽頭の腐食がみられる。
    - ▶口腔・咽頭に腐食がなくても食道・喉頭の傷害は否定できない。
    - ▶気道が安全なら咽頭・下咽頭をファイバースコープで観察できる。

気道管理

腐食性物質を摂取した患者は常に"気道確保困難"とみなす。
- 呼吸不全や気道狭窄は咽頭ないし喉頭気管の損傷を疑う。
- 気道浮腫が急速に増悪する前に，経口ないし経鼻エアウェイの早期留置を行う。
- 上気道狭窄に対してデキサメタゾン10 mgを静注する。
- 症状が出現した場合または症状がなくても大量摂取した場合には気管挿管を行う。
- 意識下経口挿管を行う際には軟性ファイバー内視鏡を用いる。
    - ▶組織脆弱性，出血，浮腫によって挿管困難となるため，緊急輪状甲状靱帯切開/気管開口できる体制をとっておく。
    - ▶気道浮腫や筋弛緩薬により呼吸評価がマスクされてしまうため長時間作用型筋弛緩薬は避ける。
    - ▶盲目的経鼻挿管は気道損傷を増悪させる可能性があるため行わない。
    - ▶ラリンジアルマスク，コンビチューブ，逆行性挿管，ブジーの使用は口腔咽頭損傷を増悪させる可能性があるため，やむを得ない場合のみ使用する。

消化管の管理

- 水または牛乳を飲ませる：すぐに行った場合は化学物質を希釈させうる。ただし嘔吐の危険性を考慮して15 mL/kgを超えないように行うべきであり，反対意見も強く，ヒトにおけるエビデンスはない。
- さらなる食道損傷を防ぐためにトコンによる催吐，活性炭投与，胃洗浄は行わない。
- 中和剤投与は中和熱による熱損傷を引き起こすおそれがあるため行わない。

- 組織損傷や穿孔を引き起こすため盲目的な経鼻経口胃管挿入は**行わない**。全周性に食道熱傷を受けている場合に閉塞をきたさないようステントとして内視鏡下にチューブを挿入することもある。
- 食道内視鏡検査は合併症が生じない限り受傷後6時間以降48時間以内に行う。48時間以降は組織脆弱性が確立し、医原性穿孔を引き起こす可能性がある。
  - 内視鏡検査による損傷程度
    - Grade 1―表層性損傷
    - Grade 2―粘膜性損傷（組織変化を防ぐためにステロイドを使用する）
    - Grade 3―全層性損傷（緊急に外科的評価が必要）

全身的な中毒障害

- すべての腐食性物質は乳酸産生やアニオンギャップ開大性アシドーシスにより組織傷害やショックの原因となる。
- 酸はアニオンギャップ開大性または非開大性アシドーシス、溶血、凝固障害、腎機能障害を引き起こす。
  - フッ化水素酸：フッ素イオンとカルシウムまたはマグネシウムとの化合物はカルシウムとキレート形成して細胞死を引き起こし、重篤な低カルシウム血症や低マグネシウム血症、低カリウム血症、アシドーシス、心室性不整脈を生じる。
  - 硫酸：アニオンギャップ開大性代謝性アシドーシスを生じる。
  - 塩酸：アニオンギャップ非開大性アシドーシスを生じる。

障害による転帰

- 急性期：24時間以内に急激な粘膜傷害を生じる。
- 晩期：数週間にわたって生じる。
  - 狭窄（特にアルカリ摂取によるGrade2および3の症例において）
  - 遅延性穿孔
  - 食道癌（発癌リスクが100倍に高まる）
  - 嚥下障害
  - 食道蠕動不全
  - 胃幽門部閉塞（特に酸摂取による症例）
  - 膵臓損傷や小腸損傷

参考文献

www.TheAnesthesiaGuide.com を参照

（安達朋宏）

第214章
上部消化管出血

Oriance Gardy, Eric Cesareo, David Sapir, Karim Tazarourte

疫学

上部消化管出血の80%は潰瘍であり、十二指腸より胃に多い。15%は食道静脈瘤破裂、5%はMallory-Weiss症候群や血管新生による。

診断

症状
- 吐血　75％
- 黒色便　20％
- 血便（直腸からの鮮血）　5％

鑑別すべき診断：喀血，口腔内からの出血
循環血液量減少性ショックであるが体外への出血を認めない場合は，胃管を挿入して確認する．

出血の重症度評価			
出血量（mL）	＜750	750〜1500	1500〜2000
収縮期血圧	正常	正常	≦90 mmHg
平均動脈圧	正常	正常	＜60 mmHg
心拍数（/min）	＜100	≧100	＞120
呼吸数（/min）	14〜20	20〜30	30〜40
意識	清明	不安	不穏

出血重症度の指標：BLEED
- 進行性の出血（Bleed）
- 血圧低値（Low）
- PT延長（Elevated PT）
- 意識障害（Erratic mental status）
- 基礎疾患（comorbid Disease）

治療（図214-1）

- 蘇生目標
  - 平均血圧60 mmHgかつSpO_2≧95％とする．
    - 晶質液（細胞外液）を負荷する．
    - 1,000 mLの細胞外液負荷後も血圧が目標到達できない場合はノルアドレナリン（2〜5 μg/min）を開始する．
  - ヘマトクリットが24％以下であれば輸血を開始する（冠動脈疾患があるかは高齢・長期の糖尿病などで冠動脈疾患が強く疑われる場合は30％を下回れば開始する）．
    - 明らかに大量出血している場合や循環動態が不安定な場合は，採血結果を待たずに輸血を開始する．
  - 赤血球濃厚液（RBC）輸血を行う場合は新鮮凍結血漿（FFP）を投与する．FFP：RBCは1：3とする．RBCを10単位以上輸血した場合は1：1とする．
- 上部消化管内視鏡
  - 経鼻/経口胃管を挿入し，生理食塩液で洗浄し大気に開放する．
  - 上部消化管内視鏡は循環動態が安定している患者に行う．
    - 活動性出血がある場合は6時間以内に行う．
    - そうでなければ入院後12時間以内に行う．
  - 胃内の排泄を促進させるために，上部消化管内視鏡の30分前にエリスロマイシン250 mgを20分以内に投与するという意見もある．
  - ショックを離脱できない，あるいは意識障害を認める場合は気管挿管する．
- 潰瘍/胃炎
  - 上部消化管内視鏡により：潰瘍硬化，アドレナリン局注，クリッピングなどを行う．
  - Forrest scoreは潰瘍出血の再発率を示唆する．

図214-1　上部消化管出血の治療アルゴリズム

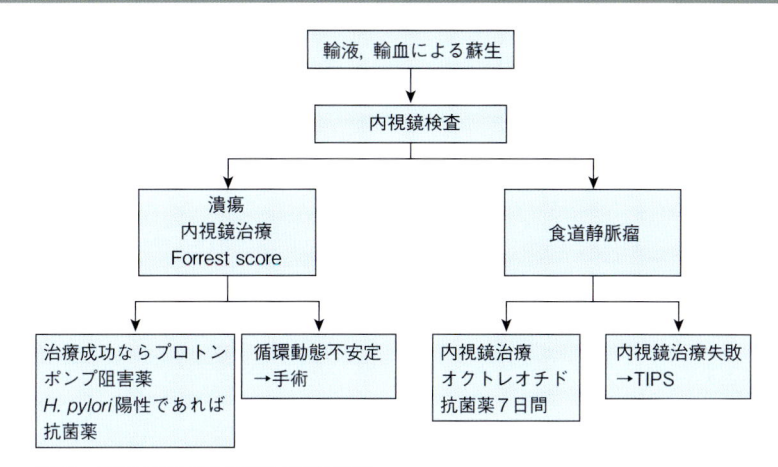

```
          輸液，輸血による蘇生
                  ↓
              内視鏡検査
              ↓         ↓
          潰瘍          食道静脈瘤
       内視鏡治療
      Forrest score
       ↓       ↓        ↓           ↓
  治療成功なら  循環動態不安定  内視鏡治療   内視鏡治療失敗
  プロトン    →手術      オクトレオチド  →TIPS
  ポンプ阻害薬           抗菌薬7日間
  H. pylori 陽性であれば
  抗菌薬
```

TIPS：経頸静脈性肝内門脈体循環短絡術

消化管潰瘍における Forrest Score

Forrest	内視鏡所見	頻度（%）	再発リスク（%）	死亡率（%）
Ⅲ	きれいな潰瘍底	40	<5	<5
Ⅱc	黒い潰瘍底	20	10	0〜10
Ⅱb	血餅付着	15	20	5〜10
Ⅱa	露出血管	15	45	10
Ⅰb	湧出性出血	14	10	10
Ⅰa	噴出性出血	12	90	10

▶Ⅱa，Ⅰaであればプロトンポンプ阻害薬を開始する。オメプラゾール80 mgを単回投与し，8 mg/hrで48時間持続投与する。
▶以下であれば手術を考慮する。
　■内視鏡で止血不可能
　■2 cm以上の潰瘍
　■十二指腸後壁に存在する潰瘍
▶上部消化管内視鏡で止血不可能であり，局所（びまん性でない）の出血の場合は経カテーテル動脈塞栓術を考慮する。
▶生検で H. pylori 陽性の場合は，2種類の抗菌薬とプロトンポンプ阻害薬で治療する（消化器内科にコンサルトする）。

● 食道静脈瘤破裂
▶止血方針
　■内視鏡で結紮術や硬化術を行う（セファゾリン1〜2 g投与）。
　■オクトレオチド25 μg/hr（単回投与なし）を2〜5日間持続する。
　■抗菌薬：ノルフロキサシン400 mg経口1日2回7日間投与する。
　■止血できない場合は上部消化管内視鏡を繰り返すことを考慮する。
　■出血が持続する場合は経頸静脈性肝内門脈体循環短絡術（transjugular intrahepatic portosystemic shunt：TIPS）を検討する。
　■Blakemore/Linton balloonは今日ではほとんど用いられない。
▶止血できた場合
　■肝性脳症を予防する（ラクツロース，ネオマイシンまたはリファミキシン）。

- 腹水穿刺を考慮する。
- 再出血予防：プロプラノロール 80〜160 mg/日を投与する（目標：心拍数の上昇を 25% 以下とする）。

●参考文献

www.TheAnesthesiaGuide.com を参照

(鈴木誠也)

第215章
急性膵炎

Zafar A. Jamkhana, Roopa Kohli-Seth

統計

10万人あたり 5〜40 人に発症，10万人あたり 1.5 人の死亡率である。
しかしながら重症では 30% 以上の死亡率である。

原因

- アルコール（男性）
- 胆石（女性）：超音波，超音波内視鏡〔内視鏡的逆行性胆管造影（endoscopic retrograde cholangiography：ERCP）前に行うべきである〕
- 外傷（腹部外傷，手術，ERCP 後）
- 代謝性（高トリグリセリド血症，尿毒症，低体温，高カルシウム血症）
- 感染（Epstein-Barr ウイルス，ムンプス，HIV，B 型肝炎ウイルス，マイコプラズマ，カンピロバクター，レジオネラ）
- 薬物（ステロイド，サルファ剤，アザチオプリン，NSAIDs，利尿薬，ジダノシンなど）
- 自己免疫（結節性多発動脈炎，全身エリテマトーデス，血栓性血小板減少性紫斑病）
- 中毒（メタノール，有機リン，サソリ毒）
- 膵腫瘍
- 特発性

病態生理

トリプシンの過度な活性化は，プロテアーゼ活性化受容体2（protease activated receptor-2:PAR2）や他の膵酵素を活性化させる。その結果，膵臓の炎症を引き起こし全身性炎症反応症候群（SIRS）様の反応を呈する。

診断

腹痛とリパーゼが基準値の 3 倍以上であれば確定診断がつく。
尿中トリプシノーゲン 2 が陰性であれば膵炎を除外できる。

- 臨床症状
  - ▶典型的には背部に放散する腹痛
  - ▶悪心，嘔吐
  - ▶腹部膨満

- ▶黄疸
- ▶発熱
- ▶頻脈
- ▶血圧低下
- ▶Cullen 徴候（臍周囲の皮下出血斑）
- ▶Grey-Turner 徴候（側腹部の皮下出血斑）
- 採血所見
  - ▶血清アミラーゼが正常値の 3 倍以上に上昇する（2〜4 日で正常化する）。
  - ▶血清リパーゼが上昇する（感度，特異度が高い。10〜14 日は上昇持続）。
  - ▶CRP が上昇する（膵壊死との関連性が高い。24〜48 時間遅れて上昇する）。
  - ▶IL-6，プロカルシトニン，多核エラスターゼなども有用である。
- 画像所見
  - ▶X 線：十二指腸イレウス，sentinel loop sign，colon cut off sign，胸水（特に左側）
  - ▶超音波：胆石，胆管の描出感度が高い。膵臓の評価は難しい。超音波内視鏡は，胆道系の評価や誘導が他の手段ではできない場合に有用である。
  - ▶CT：造影 CT は膵炎診断のゴールドスタンダードである。壊死，膿瘍，液体貯留，出血などの評価に有用である。初回の CT 後 48〜72 時間までに CT を再検することを推奨する。軽度なら多用しない。造影剤腎症に注意すること。
  - ▶MRI：CT が禁忌の場合に有用である。

重症度評価

- 局所合併症（壊死，膿瘍，仮性嚢胞）や臓器不全がある場合は，重症膵炎と考えられる。
- さまざまな分類や基準が重症度評価に用いられている。
- Ranson 基準（表 215-1）は評価に 48 時間必要であり，初期評価には向かない。
- 2004 年国際ガイドライン（表 215-2）も重症急性膵炎評価に有用である。
- Balthazar 分類（表 215-3）は CT にもとづき膵壊死の評価を行う。

表 215-1　Ranson 基準

入院時
- 年齢＞55 歳
- 血糖＞200 mg/dL
- 白血球＞16,000/mm^3
- LDH＞350 IU/L
- AST＞250 U/L

48 時間後
- 血清 Ca＜8 mg/dL
- 動脈血酸素分圧（PaO$_2$）＜60 mmHg
- 塩基過剰＞4 mEq/L
- 血液尿素（BUN）上昇≧5 mg/dL
- ヘマトクリット低下≧10%
- 輸液負荷＞6 L

死亡率，上記を各 1 点とスコアして
- 0〜2 → 5%
- 3〜4 → 20%
- 5〜6 → 40%
- 7〜8 → 100%

表 215-2　重症急性膵炎のリスクファクター

- 臓器不全，局所の合併症（壊死など）
- 臨床所見
  - ▶肥満（BMI＞30）
  - ▶血液濃縮（ヘマトクリット＞44%）
  - ▶年齢＞70 歳
- 臓器不全
  - ▶ショック
  - ▶動脈血酸素分圧（PaO$_2$）＜60
  - ▶腎不全（クレアチニン＞2 mg/dL）
  - ▶消化管出血
- Ranson 基準　3 項目以上
- APACHE II スコア＞8

LDH：乳酸デヒドロゲナーゼ，
AST：アスパラギン酸アミノトランスフェラーゼ

表 215-3 CT による重症度評価（Balthazar 分類）

Grade	CT 所見	点数	膵壊死
A	正常	0	壊死なし*
B	局所性あるいはびまん性の膵腫大（辺縁が不明瞭に造影される）	1	<30%（2）*
C	B の所見に加え，膵周囲の炎症があるもの	2	30〜50%（4）*
C	B あるいは C の所見に加え，1 区域に液体貯留またはガスを有するもの	3	>50%（6）*
E	B あるいは C の所見に加え，2 区域以上に液体貯留またはガスを膵内外に有するもの	4	

重症度（合計点）	合併症（%）	死亡率（%）
<3	8	3
4〜6	35	6
7〜10	92	17

治療

- 支持療法が主体であり，また ICU でモニタリングが必要なリスクのある患者を早期に認知することが必要である。
- 胆石性膵炎では原因治療が可能であり，入院後 24 時間以内/発症 72 時間以内に緊急 ERCP を行う。内視鏡的乳頭切開術は，胆石による閉塞性黄疸の患者に行われ再発予防に有用である。全身状態が安定したら，胆囊摘出術を考慮する。
- 軽症膵炎
  - ▶ 一般病床に入院させる。
  - ▶ 経口摂取が可能なら行う。
  - ▶ 鎮痛を行う〔アセトアミノフェン，経静脈的患者管理鎮痛法（IV PCA）などを用いる。NSAIDs は使用しない〕。
- 重症膵炎：ICU へ入室させ，合併症の治療を行う。
  - ▶ 血管内容量を評価し，晶質液による適切な輸液を行う。10 L 程度まで必要な場合がある。低血圧は，血管拡張によることが多いため，昇圧にはノルアドレナリンを用いる。
  - ▶ 入院時から，あるいは遅れて発症する急性呼吸促迫症候群に対しては低 1 回換気量による人工換気を行う。
  - ▶ 尿量，気道内圧を観察して腹腔内圧を評価する。腹腔内圧上昇に対しては胃の減圧，鎮静，筋弛緩，必要であれば手術を検討する。
  - ▶ 経腸栄養は経空腸が推奨される。静脈栄養は経腸栄養が行えないときに限り行う。適切な血糖コントロールは最も重要である。脂肪投与は高脂血症がなければ禁忌ではない。
  - ▶ 腎不全は腎前性のことが多い。腎代替療法が必要な場合は予後不良である。
  - ▶ ルーチンの予防的抗菌薬や選択的消化管除菌は膵壊死においても推奨されない。感染性膵壊死にはイミペネム（±アミノグリコシド）を選択する。CT ガイド下針吸引生検によるグラム染色や培養は感染の有無を評価に有用である。
  - ▶ 膿瘍や感染壊死があれば開腹デブリドマン/壊死切除術を行う。一般に壊死の範囲がはっきりする 2〜3 週間後に手術することを推奨する。無菌性壊死を切除することはない。
  - ▶ 脾仮性動脈瘤破裂，門脈血栓症，出血，血腫など合併症に対してモニタリングを行う。透視下バルーンカテーテル塞栓術，コイリングなど必要に応じて治療する。

● 参考文献

www.TheAnesthesiaGuide.com を参照

（鈴木誠也）

第216章
興奮, 譫妄, 振戦譫妄

Ronaldo Collo Go, Roopa Kohli-Seth

定義
譫妄：認知能の変容を伴う急性かつ変動的な意識障害

疫学
予定手術を施行された高齢者における術後譫妄発生率：11%
術後譫妄は血管外科と長時間の口腔外科術後患者において頻繁に認められる。
米国人の10人に1人は大酒家であり，アルコール離脱症のリスクが高い。その譫妄発症リスクは2倍となる。

危険因子
術前因子：70歳以上，認知機能障害，アルコール多飲，麻薬や薬物使用者，譫妄の既往があるもの
周術期因子：大量出血，痛み，低酸素；麻酔薬（ケタミン，麻薬，ベンゾジアゼピン，メトクロプラミド，抗コリン作動薬，ドロペリドール）；術中の塞栓による影響の可能性（関節置換術など）
術後因子：大手術，術後低酸素

病態生理
脳内神経伝達物質障害による急性脳障害，特に抗コリン作動薬，メラトニン，ノルアドレナリン，リンホカイン

診断
譫妄診断にはCAM-ICU，ICDSCが有用である。しかし人工換気患者（鎮静の有無は問わず）ではこれらのスクリーニング方法を用いることは難しい。さらに，鎮静薬によっては譫妄の症状を誘発したり逆に抑制したりする。

Confusion Assessment Method (CAM-ICU)
- 所見1 鎮静スケール，GCS (Glasgow Coma Scale)，その他の譫妄アセスメントツールを用いて24時間以内の精神状態変化の急性発症または変動性を認めるか？
- 所見2 注意力欠如を認めるか？
- 所見3 意識レベルの変化を認めるか？（RASSスケールで"清明"または"平穏"の場合）
- 所見4 注意力欠如を認めるか？

所見1と所見2があり，さらに所見3または所見4のいずれかを認める場合＝CAM-ICU陽性とする

The Intensive Care Delirium Screening Checklist (ICDSC)
それぞれの項目で陽性であれば各1点と計算，合計点≧4であれば譫妄と診断
- 意識レベルの変化
- 注意力欠如
- 失見当識
- 幻覚，妄想，精神障害
- 精神運動的な興奮あるいは遅滞
- 不適切な会話あるいは情緒
- 睡眠/覚醒サイクルの障害
- 症状の変動

薬物によらない治療

術前術後の患者においては非薬物治療が効果がある。
- 日中の見当識の保持——日光にあたる時間を増やす，部屋に時計をおく。
- 睡眠不足を減らす。
- 不必要な鎮静や抗精神病薬を減らす。
- 抑制の使用を避ける。
- 早期離床を推進する；理学療法および作業療法
- 早期からの家族との接触

薬物療法

- 呼吸循環を安定させ酸塩基平衡異常や電解質異常を補正する。抗コリン作動薬による術後譫妄に対してphysostigmine（0.5〜2 mg 静注）も有用である。
- 薬物乱用の既往のある患者の場合は，術前に解毒を試みる。
- 視床下部下垂体副腎性のストレスに対してはモルヒネ 15 μg/kg/hr を麻酔導入前から開始する。
- アルコール多飲と判明している患者に対しては周術期中も対症的治療を行う。
  - ベンゾジアゼピン（興奮や痙攣に対して）
  - クロニジンもしくはデクスメデトミジン（自律神経症状に対して）
  - ハロペリドールやリスペリドンなどの精神安定薬（幻覚に対して）
  - 術前投与
    - 術前に長時間作用型ベンゾジアゼピン投与もしくは術当日朝に短時間作用型ベンゾジアゼピン投与
    - 麻酔導入後にクロニジン（0.5 μg/kg/hr），ハロペリドール（最大 3.5 mg/日），ケタミン（0.5 mg/kg）を投与
  - Wernicke 脳症予防
    - チアミン 200 mg/日×3〜5 日
- ニコチン使用障害
  - 術前術後 4〜6 週間の禁煙
  - ニコチン置換療法（パッチ）
  - 術後：コリン作動薬である physostigmine（1.5 mg 静注，その後 24 時間は 1 mg/hr 投与）
  - 術後の悪心・嘔吐に注意（特に周術期にニコチン置換療法を受けた場合）。
- 薬物使用障害
  - lofexidine（術前に用量調整する；0.4〜0.6 mg/日）
  - クロニジン 0.075 mg/日：2〜4 回ごとに 0.3 mg まで増加させるか 0.1〜0.3/日でパッチを開始する。
  - メサドン 30 mg/日（1 日 1 回経口，10 mg/日まで増加；静注の量は経口の半分の量）
  - 麻酔導入後に α_2 受容体作動薬を用量調整する。
- 高齢者
  - 麻酔導入時にケタミン 0.5 mg/kg 投与により術後譫妄が減少する。

参考文献

www.TheAnesthesiaGuide.com を参照

（安田英人）

第217章
外傷の麻酔

Satyanarayana Reddy Mukkera, Roopa Kohli-Seth

多発外傷の定義：複数の領域にわたる外傷で，そのうちの少なくとも1つが生命を脅かすもの。

外傷患者の治療の原則
外傷患者の治療の原則
迅速にトリアージを行う：外傷の重症度を評価する
必要な医療チームと画像診断を確保し，十分な治療を行う（脳神経外科，CT手術，血管手術，整形外科，CTやMRI装置など）
複数の専門分野から診断を行うため，チームリーダーを決めることが重要である
共通の治療法（ABC）と診断（病歴と身体所見，画像診断）を行う
時間が非常に重要である（最初の1時間がゴールデンタイム）

多発外傷患者に対する治療手順
トリアージ
到着と同時に状態の安定化および精密検査を行う
気道，呼吸の確保
循環，出血のコントロール
神経学的評価
最初の精密検査，状態の安定化が終了した後，同定された各部の二次治療を行う

トリアージ

重症度基準（Vittel, 2002）：以下の項目に該当する場合には外傷センターへの搬送が必要となる（ただし，「患者」の項目については個々の状況に応じて評価する必要がある）。
- バイタルサイン
  - グラスゴー・コーマ・スケール（GCS）＜13
  - 収縮期血圧＜90 mmHg
  - 動脈血酸素飽和度＜90％
- 高エネルギー外傷
  - 車外への放出を伴う事故
  - 同乗者が死亡した事故
  - 6 m以上の高さからの墜落
  - 患者が投げだされた，またははさまれた事故
  - ヘルメット・シートベルトの未装着での事故
  - 爆風損傷
- 受傷部位
  - 頭部，頸部，胸部その他の貫通創
  - 四肢切断または虚血
  - 骨盤骨折
  - 重症熱傷または煙の吸引
- 患者管理

- ▶機械換気が必要となる。
  - ▶輸液による蘇生（1,000 mL 以上の輸液）昇圧薬の投与，ショックパンツ（military antishock trousers：MAST）の使用などを行う。
- 患者要素
  - ▶65 歳以上である。
  - ▶慢性心不全，冠動脈疾患，呼吸不全がある。
  - ▶妊婦である（特に妊娠中期・後期）。
  - ▶出血素因がある，または抗凝固薬を内服している。
- 主な死亡予測基準
  - ▶動脈血酸素飽和度＜80％ または測定不能（死亡率 76％）
  - ▶収縮期血圧＜65 mmHg（死亡率 65％）
  - ▶GCS＝3（死亡率 62％）

患者到着時に行うべき状態の安定化および精密検査

- 基本情報を記載する。
  - ▶非観血的血圧，心拍数，動脈血酸素飽和度，呼気二酸化炭素素分圧（挿管している場合），体温を測定する。
  - ▶GCS，瞳孔径と対光反射，下肢の動き；これらの神経学的評価を鎮静薬投与前に行う。
  - ▶指尖穿刺による血糖測定，および簡易器具でヘマトクリット値を計測する。
- 少なくとも 2 本の太い輸液ラインを確保する。
- 中心静脈ラインおよび動脈ラインを確保する；腹部や両下肢の外傷がなければ大腿部よりラインを確保することが好ましい；両ラインとも並べて確保する；5 Fr の動脈カテーテルを使用する（動脈造影にも用いることができるため）；ライン挿入時に同時に血液検体も採取する。
  - ▶生化学 7 項目，血算，凝固，肝機能検査，トロポニン，アルコール/薬物，β-HCG（女性の場合），血液バンク用の ABO-Rh 血液型
- 破傷風トキソイドワクチンまたは抗破傷風菌ヒト免疫グロブリンを投与する。
- 開放骨折の場合は抗菌薬を開始する。例として，セファゾリン 2 g 投与後，8 時間ごとに 1 g を追加投与する（セファゾリンアレルギーの場合，クリンダマイシン 600 mg 投与後，6～8 時間ごとに 600 mg を追加投与する）；それに加え，Gustilo Ⅲ の開放骨折（組織の挫滅と汚染があるもので，血管損傷の有無は問わない）であった場合，1 日あたり 5 mg/kg のゲンタマイシン投与を追加する。
- 鎮痛薬の投与を考慮する。ただし，挿管していない場合は鎮静薬を使用しない。
- ポータブルの胸部 X 線写真および骨盤 A-P 写真をとる（骨盤骨折がある場合は尿道カテーテルを挿入しない）
- 外傷の初期診療における迅速簡易超音波検査法（focused assessment with sonography in trauma：FAST）：腹腔内の液体貯留の有無を鑑別する。また胸部超音波検査で血気胸の有無を鑑別する。
- 可能であれば両側の経頭蓋超音波 Doppler 法を行う：中大脳動脈の Doppler 速度＜20 cm/sec，拍動指数＞1.2 といった指標は，頭蓋内圧亢進を示唆する。
- 経口胃管を挿入し，それ以上の胃内容物・血液の誤嚥を防ぐことも考慮する（経鼻胃管は頭蓋底骨折が除外されるまでは挿入してはならない）。

気道，呼吸管理

- すでに留置されている気管チューブを盲目的に信用しない；チューブの位置，両肺呼吸音，胸部単純写真を確認する。
- 挿管困難となる要素がないか気道を評価する：LEMON
  - ▶Look：肥満，小顎，頭部・頸部の手術や放射線照射の既往，歯の異常（歯列が悪い，義歯，出っ歯），細面，高口蓋，猪頸，顔面・頸部の外傷
  - ▶Evaluate：3-3-2 ルールの評価
    - ■開口させ（患者の）3 横指分が開くか
    - ■オトガイ舌骨間距離が 3 横指分あるか
    - ■舌骨甲状軟骨間距離が 2 横指分あるか

- ▶Mallampati：Mallampati 分類に基づく評価
- ▶Obstruction（気道狭窄・閉塞）：喘鳴の有無，異物，その他の評価
- ▶Neck mobility：首の可動性の評価
●以下の場合は挿管の適応となる。
- ▶GCS＜8 である。
- ▶顔面外傷がある。
- ▶呼吸困難がある。
- ▶ショック状態である。
- ▶緊急手術や十分な鎮痛を行う上で必要な場合
●迅速気管挿管では，etomidate とスキサメトニウムまたはロクロニウムを用いることが好まれる。プロポフォールやベンゾジアゼピン系薬の使用は，蘇生中の患者では重度の低血圧を招く危険性がある。
●フルストマック（胃内容充満）の場合には輪状軟骨圧迫法を用いる（有効性については議論中）。
●以下の場合には頸部の不安定性の評価を行う。
- ▶意識がない，中毒状態である。
- ▶頭部の鈍的外傷がある。
- ▶頸部・背部痛の訴えがある。
- ▶四肢いずれかの脱力がある。
●頸部が不安定な患者では，下顎拳上法のみを用いる。首を伸展したり回旋してはならない。気管支鏡下挿管を考慮する。挿管中は別の人に頸部を保持してもらう必要がある。頭部外傷患者での意識下挿管は頭蓋内圧を高める可能性があるため，慎重に適応を判断する。
●頸部カラーをはずす前に以下の点を確認する。
- ▶臨床的な判断基準として，意識がはっきりしており，中毒状態でなく，指示に従える状態であること。
- ▶また，以下の項目を確認する。
  - ■安静時に頸部痛がない。
  - ■頸椎の圧痛がない。
  - ■頸部を各方向 45°の範囲で動かして痛みがない。
- ▶X 線写真での判断基準として以下の項目を確認する。
  - ■意識の変容がある場合，3 種類の頸椎の単純写真を撮影する。
    - ◆C_7〜T_1 の側面像
    - ◆A-P 像
    - ◆開口した状態での歯状突起像
  - ■ただし，良好な画像が得られ頸椎の骨折や偏位がないと判断された場合でも，臨床的な基準を満たすまではカラーを装着したままとする。
- ▶意識状態の変化が長期化する場合，CT 撮影を行う。靱帯損傷は CT で見逃される可能性があるため，その場合は MRI を実施する。
- ▶X 線写真で疑わしい場合：骨折がみられる場合，CT を撮影する。CT が撮影できない場合，頸部固定を継続する。
- ▶伸展位・屈曲位での撮影は，スクリーニングの単純写真で骨折などの頸椎の不安定性は認められないが頸部痛を訴える患者において，靱帯損傷を鑑別するのに有用である。
●外科的気道確保の準備をしておく：気管開口より輪状甲状間膜切開のほうが早く気道を確保できる。
●視診，触診また聴診で両肺呼吸を確認することは重要で，気胸，胸壁動揺，心タンポナーデの鑑別が可能である。はじめに経皮的穿刺による減圧術を行い，その後に胸腔チューブを留置する。
●換気について：動脈血酸素飽和度を 95％ 以上，呼気終末二酸化炭素濃度を 30〜35 mmHg の間に保つ。

循環・血液

●頭皮からの出血はステープラで止め，鼻出血にはタンポンを詰める。
●患者が低血圧で挿管されており，胸腔内出血が否定されていれば，ショックパンツ（MAST）の使用を考慮する。
●外傷時の蘇生に用いる最良の輸液は血液である。輸血が使用可能になれば，輸血と晶質液をともに用いる。術

中回収式自己血輸血は血液汚染がなければ選択肢となる。交差適合試験済みの血液を用いるのが理想ではあるが，生死にかかわる大量出血の場合には，O 型 Rh（−）の輸血を用いる。
- ブドウ糖を含む輸液は避ける（神経学的予後を悪化させる可能性がある）。
- 低体温を予防する（輸液の加温，室温を保持，温風式加温ブランケット）。
- 出血をコントロールできるまで，平均動脈圧を 60〜65 mmHg に保つ。輸液を用いるが，1,500 mL 以上の輸液後に，必要であればノルアドレナリンを使用する（1 μg/min より開始する）。
- ヘモグロビン値は 7 g/dL 以上を目標にする（狭心発作や急性心筋虚血・心筋梗塞の場合はヘモグロビン値を 10 g/dL 以上に保つ）。
- 出血性ショックは低血圧の原因として最も多いが，唯一の原因ではないことに注意する。
- 治療抵抗性のショックはタンポナーデを引き起こす（頸部の静脈怒張，圧波形の尖鋭化，心音低下，低血圧の悪化と肺動脈カテーテル圧の平衡化）。緊急の心膜穿刺が必要となる。
- 大量出血による消費性凝固障害または大量の組織障害による播種性血管内凝固が生じることがある。赤血球濃厚液輸血 3 単位ごとに 1 単位の新鮮凍結血漿を輸血する。赤血球濃厚液：新鮮凍結血漿：血小板＝1：1：1 の比率での輸血は，大量出血（赤血球濃厚液輸血 12 単位以上）で考慮されるべきである；イオン化カルシウムの補正を行う。
- 出血がコントロール不能な場合，活性化血液凝固第Ⅶ因子製剤を考慮する（200 μg/kg の投与を行い，場合により 1 時間後に 100 μg/kg を投与する）。

神経学的評価・治療（頭部外傷の場合）

- 片側または両側の散瞳は脳ヘルニアの最初の徴候である。治療として過換気（呼気終末二酸化炭素濃度を 20 mmHg まで下げる），高張食塩液（中心静脈ラインより 23% 食塩液を 30 mL），またはマンニトール（静脈ラインより 20% 溶液を 1.3 g/kg）を投与する。
- 可能であれば，マンニトールより 23% 食塩液を優先的に投与する。脳脊髄液ドレナージを促進するため，ベッド頭部を 30° まで上昇させ，正中位を保持する。可能であれば頭蓋内圧モニタリングを行うことは有用である。頭蓋内圧を亢進させる興奮，疼痛，シバリングをコントロールする。
- 出血を合併していない限り，**平均動脈圧を 90〜100 mmHg に保つ**（出血を伴う場合は，外科的止血が得られるまで平均動脈圧を 60 mmHg に保つ）。
- プロトロンビン活性＞60％，血小板数＞10 万/L を維持する。
- **高体温，低酸素血症，低血圧を避ける。**
- 患者の意識障害の原因が脊髄にあると疑われる場合，**直聴診で肛門括約筋の評価を行う。**

初めの精密検査・状態の安定化を行った後

- 患者の状態が安定していれば，放射線学的検査を行う。
    - ▶頭部 CT（造影なし）
    - ▶全身 CT（造影あり：乳様突起から坐骨まで）
    - ▶脊椎の再構築 CT，また他の必要な骨単純写真を撮像する。
    - ▶骨盤骨折がある場合，逆行性尿道造影を行う。尿道損傷が認められれば，恥骨上カテーテルを挿入する。
- 患者の状態が不安定な場合，止血のため手術室に搬送する。

特定された部位にもとづく二次治療

患者の状態が不安定な場合，ダメージコントロールに移行する。
- 出血源のパッキング
- 骨折に対する創外固定
- 1 L 以上または 150 mL/hr 以上の血胸の場合は開胸手術
- 不安定な循環動態を伴う腹腔内貯留液を認める場合の審査腹腔鏡
    - ▶四肢の外科的な止血，切断または塞栓術
    - ▶脳ヘルニアが進行する場合の開頭術

その他の部位

- 高位脊髄損傷は脊髄ショックを引き起こす。主な特徴として，低血圧，徐脈，反射消失があげられる。脊髄浮腫の軽減のための高用量ステロイドの投与およびショックに対するドパミン投与が望ましい治療である。
- 低酸素血症は肺挫傷や気胸，血胸により生じている可能性がある。肺挫傷により大量の喀血が生じている場合，二腔気管チューブを用いて挫傷した肺を分離する必要性も生じることがある。主気管支の破綻の場合にも，肺循環への空気の流入を防ぐために，分離肺換気が必要になる。
- 低酸素血症はまた，輸血関連肺障害（TRALI）により生じている可能性もある。治療については，吸入酸素濃度を高めて支持療法を行う。
- 尿量，乳酸値，カリウム濃度を継続的に確認する。カリウム濃度はアシドーシスや大きな圧挫損傷後に上昇する可能性がある。重度の圧挫損傷による横紋筋融解が生じると腎不全になる可能性がある。積極的な輸液療法を行う。
- 脂肪塞栓は長管骨の骨折に合併することがあり，突然の低酸素血症，頻脈，低血圧で気づかれる。尿中の脂肪の検出および血清リパーゼの上昇で診断する。
- 切断肢・指は冷却保存していれば20時間以内であれば再接着できる可能性がある。神経叢ブロック（可能であれば持続ブロック）が再接着時に推奨される。
- はっきりとみえているものだけにとらわれてはならない。常に他の傷病がないか検索する。鈍的外傷患者は頭部，胸部，腹部，骨盤，四肢に多発外傷を伴っている。
- 最後に，三次検索として未発見の外傷がないか皮膚その他の部位を観察する。

●参考文献

www.TheAnesthesiaGuide.com を参照

（鈴木邦夫）

第218章
熱傷

Jean Charchaflieh

術前処置

緊急的な蘇生処置：ATLS（Advanced Trauma Life Support）の一次および二次救命処置にのっとって行う。

一次救命処置：A, B, C, D, E（Airway, Breathing, Circulation, Disability, Exposure）

- 気道
  - 早期の挿管管理：気道浮腫は速やかに進行するため注意が必要である。
  - 気管支鏡検査施行を考慮し，気管チューブは内径8.0 mm以上のものを使用する。
  - 意識のない患者はフルストマック（胃内容充満）および頸部不安定性があるものとして扱う。
  - スキサメトニウムは広範熱傷受傷後24～48時間以内であれば安全に使用できるが，その後は18ヶ月経過まで禁忌とされる。
- 呼吸
  - 気道熱傷は急性期のおもな死因となる。

- ▶気道熱傷を構成する3要素
  - ■熱：熱気は粘膜面に熱傷を引き起こす。
    ⇒まず浮腫を生じ気道狭窄に至る，下気道では温度が下がるため上気道ほど損傷が激しい。
  - ■化学物質：煙に含まれる有害物質が肺胞傷害を引き起こす。
  - ■全身症状：一酸化窒素，シアン化合物はヘモグロビンと結合している酸素に置き換わり，組織での低酸素を引き起こす。
- ▶フェイスマスクでの100％酸素を投与する：意識障害を伴う，または一酸化ヘモグロビン（CO-Hb）が25％を超える場合は高気圧酸素化を考慮する。
- ▶シアン中毒を疑う場合：CO-Hbが30％未満で昏睡状態の患者，特にSvO_2が80％以上と高く代謝性アシドーシスも生じている場合は，
  - ■100％酸素を投与する。
  - ■必要時には十分に長い心肺蘇生を行う。
- ▶チオ硫酸ナトリウムの投与を行う（150 mg/kgを15分以上かけて点滴投与）。

● 循環
- ▶最初の24時間以内に下記の公式に従って輸液による蘇生を行う。

24時間以内の輸液公式

成人：Parklandの公式	小児：Evansの公式
投与総量：乳酸リンゲル液 4 mL ×熱傷面比×体重 kg はじめの8時間で総量の半分を投与 次の16時間で残りの半分を投与	乳酸リンゲル液：1 mL/kg/熱傷面積比 膠質液：1 mL/kg/熱傷面積比 5％ブドウ糖液：2 L/体表面積 上記24時間で投与 2日目には熱傷面積を半分にして投与量を計算し投与する または初日の50％を投与する

- ▶尿量をみて蘇生に必要な輸液量を計算する。
  - ■成人：≧0.5 mL/kg/hr
  - ■小児：≧1 mL/kg/hr
  - ■ミオグロビン尿がある場合：≧2 mL/kg/hr（$NaHCO_3$の静脈投与を検討する）
- ▶同時にヘマトクリット≦50％，血清 Na≦150 mEq/L，血清 Alb≧2 g/dL，尿中 Na≧40 mEq，収縮期血圧≧100 mmHg，心拍数≦120も目標に投与する。
- ▶24時間後に5％または25％アルブミン製剤を用いて血清 Alb濃度を2 g/dLに維持する。
- ▶輸液量が20 Lを超えた際には腹部コンパートメント症候群（ACS）モニターを行う：腹腔内圧≦25 mmHg

● 神経評価
- ▶GCSスコアをつける。
- ▶脊髄損傷の評価を行う。
- ▶昏睡時には原因として一酸化炭素中毒またはシアン化合物中毒を疑う。

● 脱衣と環境維持
- ▶低体温を防ぎながら頭の先からつま先まで完全に体を露出させて観察を行う。
- ▶ほかの外傷がないか確認する。
- ▶年齢を考慮して熱傷の面積と深達度を評価する（図218-1参照）。
- ▶熱傷における6Cアプローチ
  - ■Clothing：接着していない衣服を取り去る。
  - ■Cooling：清潔な水で冷却する。
  - ■Cleaning：クロルヘキシジンのような非アルコール製剤を用いる。
  - ■Chemoprophylaxis：抗菌薬配合のクリームを使用する。
  - ■Covering：軟膏をしみこませたガーゼを用いて被覆し，吸収性ガーゼで覆う。
  - ■Comforting（痛みの除去）：鎮痛薬・鎮静薬を用いて行う。
- ▶化学熱傷の場合，付着している化学物質を30分間かけて水洗いし（眼球の場合は8時間潅流する），その後

原因物質に対する治療を行う．
- ▶電撃性熱傷の場合
  - ■内部損傷（眼球，心臓，神経，筋）は体表外傷より重症となる．
  - ■クレアチンキナーゼおよびカリウム濃度に注意する．
  - ■不整脈出現に対して心電図フォローを行う．
  - ■ミオグロビン尿症：尿量 2 mL/kg/hr を保ち，1 L の輸液に対して 50 mEq の炭酸水素ナトリウムと 12.5 g のマンニトールを補う．
  - ■高電圧外傷の場合，筋内圧（IMP）を測定し，30 mmHg を超えている場合または神経血管系の症状がある場合は筋膜切開を行う．

二次救命処理

- AMPLE に従って病歴聴取を行う（アレルギー Allergy，内服薬 Medication，既往歴 Past illness/妊娠 Pregnancy，最終食事歴 Last meal，状況・受傷機転 Events/Environment related to injury）
- 頭の先からつま先まで詳細に診察を行う．
- 必要な検体検査および画像検査を行う．
- 診断された外傷の治療を行う．
- 重症熱傷の患者の場合は熱傷センターへ転送する．

術中管理について

モニター
- 針電極を用いた心電図モニターを考慮する．
- 透過型パルスオキシメータを使用できる場所がなければ反射型パルスオキシメータを使用する．
- 代謝が亢進しているため，分時換気量が適切か判断するために呼気二酸化炭素分圧（$ETCO_2$）モニターを用いる．
- 低体温を予防ないし治療するために体温モニタリングを行う．
- 多くの場合，観血的血圧管理や中心静脈ライン，末梢動脈ラインが必要となる．

導入
- 末梢静脈ラインが確保できていなければ吸入での導入も可能
- スキサメトニウムの投与は高カリウム血症による心停止を防ぐために受傷後 1～2 日以降は避けるべきである．

維持
- 鎮痛薬・鎮静薬は以下の理由により通常の 2～3 倍の投与量が必要になる．
  - ▶代謝亢進
  - ▶強い疼痛
  - ▶分布容積の増加
  - ▶筋弛緩薬の使用（接合部外のニコチン受容体が増加する）
- 局所麻酔の限界
  - ▶血小板機能異常
  - ▶受傷部位の広がり
  - ▶植皮用皮膚採取部位が必要
- 体温喪失の予防
  - ▶室温を 28℃ 以上にあげる．
  - ▶点滴や吸入気体を加温する．
  - ▶エアブランケットを使用する．
- 基礎体温は熱傷面積 1% ごとに 0.03℃ ずつ上昇する（通常，熱傷面積 50% の患者の基礎体温は 38.5℃ となる）
- 血液喪失を最少にする．
  - ▶早期の切除と植皮を行う．
  - ▶低体温と高血圧を防ぐ．
  - ▶局所トロンビン，局所フィブリンゲル，局所アドレナリン，皮下アドレナリン，トリグリシル-リジン-バソ

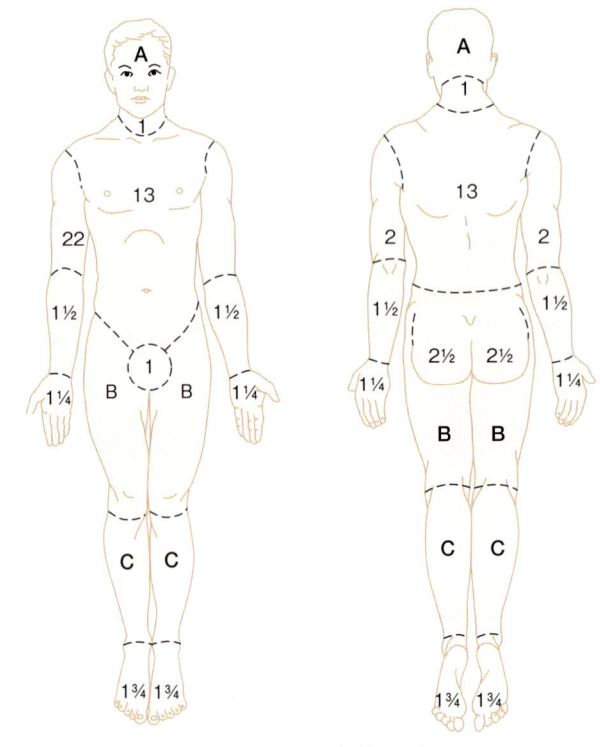

図218-1　Lund-Browder 法による熱傷面積計算法

成長による各部位の相対的面積%

領域	10	15	成人
A：頭部半面	5½	4½	3½
B：片側大腿半面	4¼	4	4¾
C：片側下腿半面	3	3¼	3½

Hall JB, Schmidt GA, Wood LDH. Principles of Critical Care. 3rd ed. Figure 98-5より。www.accessmedicine.com からも閲覧可能。
© The McGraw-Hill Companies, Inc. All rights reserved.

- プレシン（TGLVP）の静脈投与を検討する。
- 分層切除は整容的には良いが大量出血をきたす（$0.2\,mL/cm^2$ または $20\,mL/$熱傷面積）。その一方，筋膜上切除の方が出血は少ない。
- 術前にエリスロポエチン製剤の投与と血液希釈を行うことで輸血量を最少にとどめる。

緊急時の対応
- ICU での術後管理となる場合，10〜15 L の輸液投与が行われていた場合，1 日以内の手術が予定されている場合，気道浮腫が残存している場合，気道熱傷がある場合，血管作動薬や強心薬が必要となっている場合には挿管管理を継続する。
- 皮膚採取部に 2% リドカインを散布することで術後オピオイド必要量が減少する。

術後管理について
- 熱傷および基礎代謝亢進により高用量の鎮痛薬が必要となる。
- 小児熱傷患者の 30% 以上が虐待，精神的または行動上の問題を抱えており，また患者の 45% が PTSD を発

症するなど，患者自身の受傷以前の背景または受傷後の問題により，50％もの患者が精神科的な併診が必要となる。
- 急性期以降の死因のおもな原因は感染である。
- 免疫抑制をきたす。
- 周術期には全身的な予防的抗菌薬投与を行うが，手術が必要ない患者に対するルーチン投与は行わない。
- すべての熱傷患者で破傷風予防が必要である。
- 栄養：重症熱傷の患者は他の疾患と比較しても代謝・異化が最も亢進しており，最大で基礎代謝量の2.5倍に達する。
    - ▶経腸栄養は望ましい栄養投与経路であり，蘇生後数時間以内に開始できる。
    - ▶経腸栄養が進まないのは敗血症の徴候である可能性もあり，死亡率上昇と関係している。
    - ▶カロリー必要量
        - ■成人：Curreri 公式　25 kcal/kg＋40 kcal/熱傷面積（％）
        - ■小児：Galveston 公式　1,800 kcal/m^2＋1,300 kcal/熱傷面積（m^2）
    - ▶タンパク投与量の目安は 1.2～2.0 g/kg/日またはカロリー/タンパク比を軽傷熱傷では 150，重症熱傷では 100 とする
    - ▶タンパク投与は窒素バランスを 0～＋4 g/日とする（窒素バランス＝［タンパク摂取量(g)×16％］－［尿窒素＋4］）
    - ▶中心静脈栄養を用いる場合には脂肪製剤投与後 4 時間で血清トリグリセリド濃度を測定し，250 mg/dL 以上にならないようにコントロールする。
    - ▶水分出納バランスを計算する。
- 不足水分量＝0.6×体重（kg）×（血清 Na/140－1）
- 過剰水分量＝0.6×体重（kg）×（1－血清 Na/140）
    - ▶銅，セレン，亜鉛，など微量元素やビタミン A，B，C，E を投与する。

熱傷の予後

- 集中治療の進歩と早期切除植皮し II Dおよび III 熱傷においては方針により生存率の改善とや機能の回復が得られてきている。
- 年齢・熱傷面積・気道熱傷の有無によって予後が左右される。

表218-1 死亡予測

リスク要因	死亡予測率（％）
0	0.3
1	3
2	33
3	90

リスク要因
- 年齢＞60 歳
- 熱傷＞40％ 熱傷面積
- 気道熱傷の存在

● 参考文献
www.TheAnesthesiaGuide.com を参照

（安達朋宏）

第219章
中毒

Satyanarayana Reddy Mukkera, Roopa Kohli-Seth

初期治療

- 外傷が否定できるまでは頸椎固定のうえで気道確保を行う。
- 呼吸管理，酸素投与を行い必要に応じて挿管管理を行う。
- 循環に関しては輸液蘇生を行い，持続心電図モニターを行う。
- 摂取から1時間以内であるときのみ胃洗浄を行う。
- 解毒薬，活性炭を用いた血液灌流療法，血液透析療法などによる毒物の排泄を行う。
- 既往歴および精神科既往歴，処方薬，薬物の空びんや空包，摂取時間といった情報を聴取する。
- 中毒症状に即した迅速かつ詳細な検査を行い，摂取した薬物を絞りこむ（ただし多くの場合が多種類の摂取を行っている）

中毒症状を同定するために，常に瞳孔，体温，グラスゴー・コーマ・スケール（GCS），バイタルサインをチェックする。

一般的な中毒症状

薬物	症候群	症状	治療
有機リン製剤 神経伝達物質	コリン作用	DUMBELS 縮瞳	解毒薬：プラリドキシム（通称：パム），アトロピン
アトロピン，ベンズトロピン，三環系抗うつ薬，抗ヒスタミン薬	抗コリン作用	発赤を伴う皮膚乾燥，発熱，散瞳，精神症状，痙攣，高血圧，頻脈，尿閉，イレウス	解毒薬：physostigmine（心電図異常や痙攣がみられた際は投与不可） 痙攣：ベンゾジアゼピン
コカイン，MDMA（エクスタシー），フェンシクリジン（PCP），アンフェタミン，カフェイン，充血緩和剤（エフェドリン），テオフィリン	交感神経様作用（アドレナリン作用）	発熱，高血圧，頻脈，散瞳，痙攣，発汗	鎮静：ベンゾジアゼピン 高血圧コントロール：ラベタロール（β受容体遮断薬は避ける）
モルヒネ，フェンタニル，パーコセット，ヘロイン，メタドン	オピオイド作用	低体温，縮瞳，徐脈，低血圧，呼吸および中枢神経抑制	解毒薬：ナロキソン
ベンゾジアゼピン，バルビツレート，アンビエン，抱水クロラール，ジフェンヒドラミン，抗精神病薬	鎮静・催眠作用	言語不明瞭，精神異常，呼吸および中枢神経抑制-呼吸停止，低血圧，低体温	バルビツレートに対する尿アルカリ化 急性ベンゾジアゼピン過量摂取に対するフルマゼニル 血液透析

DUMBLES：発汗（diaphoresis），下痢（diarrhea），利尿（urination），縮瞳（miosis），気管支攣縮（bronchospasm），気管支婁（bronchorrhea），徐脈（bradycardia），嘔吐（emesis），流涙（lacrimation），流涎（salvation）

高体温症候群

症候群	症状	原因	治療
悪性症候群	体温＞40℃，筋硬直，譫妄，痙攣，自律神経失調，CPK上昇	神経遮断薬の過量摂取，メトクロプラミド，ハロペリドール	ブロモクリプチン
悪性高熱（第223章参照）	高体温，筋硬直	麻酔薬-スキサメトニウム，ハロペリドール	ダントロレン
セロトニン症候群	興奮，紅潮，振戦，ミオクローヌス，下痢，発汗	セロトニン再取り込み阻害薬（SSRI）過量摂取かモノアミンオキシダーゼ阻害薬とSSRIの服用	シプロヘプタジン，痙攣時はジアゼパム

- 検査項目：血算，生化学，クレアチニン，HCO₃，血糖値，Na，K，Cl，血糖値，アニオンギャップ，浸透圧ギャップ，PT/PTT/INR，肝機能評価項目（LFTs：AST，ALT，ALP，PT，INR，アルブミン，ビリルビン），状況に応じた血中薬物濃度（アセトアミノフェン，サリチル酸，ジゴキシン，フェニトイン，バルプロ酸，フェノバルビタール，リチウム，テオフィリン；これら薬物の量的評価は今後のマネジメントを決定するのに有効である），尿中薬物検査，アルコール濃度
- 心電図にて心拍数，リズム，QRS延長，QTc間隔をチェックする。
- 胸部X線および腹部X線検査を行いX線不透過性薬剤（鉄製剤，重金属，腸溶剤）の検索や違法薬物のパックが体内に存在していないかをチェックする。

解毒薬

毒物	解毒薬
chloroquine	炭酸水素ナトリウム1〜2 mEq/kgをQRS＞120 msecとなるまで投与 ジアゼパム2 mg/kg
シアン化合物（ニトロプルシドナトリウム）	ヒドロキソコバラミン（水酸化物イオンとシアンイオンを置換してシアノコバラミンを形成する） チオ硫酸ナトリウム（チオシアン酸ナトリウムへの変化を促す） 亜硝酸ナトリウム（メトヘモグロビン血症を誘導する）
経口血糖降下薬	ブドウ糖液静注（50% ブドウ糖液50 mL）＋グルカゴン1〜2 mg静注/筋注/皮下注 オクトレオチド（2〜10 μg/kg 12時間おきに静注），ジアゾキシド（経口投与）
メトヘモグロビン血症	メチレンブルー（1〜2 mg/kg 5分以上かけて静注，30分おきに必要に応じて反復投与）
アセトアミノフェン	N-アセチルシステイン
有機リン酸化合物/カルバメート化合物	プラリドキシム＋アトロピン
エチレングリコール/メタノール	fomepizole
β受容体遮断薬	グルカゴン
カルシウムチャネル拮抗薬	カルシウム
ベンゾジアゼピン	フルマゼニル
オピオイド	ナロキソン
一酸化炭素	100% 酸素，高圧酸素
鉄剤	deferoxamine
三環系抗うつ薬，コカイン/サリチル酸	炭酸水素ナトリウム
ヒ素/水銀/鉛	ジメルカプロール（BAL）
イソニアジド	ピリドキシン
ジゴキシン	ジゴキシン特異抗体[訳注]
抗コリン作動薬	physostigmine

訳注）わが国では未承認。

ほとんどの毒物摂取において対症療法で十分である。
心停止または不整脈のみられている患者に対しては心臓蘇生プロトコルに沿った管理が必要である。

消化管除染

- 嘔吐誘発は病院内では行われない。
- 活性炭投与は摂取後1時間未満であれば行われるが、揮発性毒物や意識障害がある場合は誤嚥のリスクがあるため相対的禁忌となる。酸・アルカリ、リチウム、鉄、殺虫薬、アルコールは活性炭には吸着されない。
- ポリエチレングリコールを用いた全腸洗浄は活性炭に吸着されない薬物や飲み込んだ違法薬物のボディパック[訳注]に対して用いられる。

  訳注) 違法薬物の持ちこみ目的で薬物パックを胃や腸に飲み込んで来るもの。

排出

- 血液浄化法、排泄促進
  - 血液透析で除去される薬物：LET ME SAV-リチウム（Lithium）、エチレングリコール（Ethylene glycol）、テオフィリン（Theophylline）、メタノール（Methanol）サリチル酸（Salicylates）、アテノロール（Atenolol）、バルプロ酸（Valproic acid）
- 活性炭反復投与（MDAC）はカルバマゼピン、フェノバルビタール、キニーネ、テオフィリン、ソタロールといった腸肝循環を行う薬剤を除去する目的で行われる。
- 炭酸水素ナトリウムによる尿アルカリ化はサリチル酸、バルビツレート、ミオグロビン、メトトレキサートの際に行われる。

重要な物質中毒

アセトアミノフェン

- グルタチオンを枯渇させ、活性代謝物により肝毒性および腎毒性を発揮する（図219-1）。
- 治療
  - なるべく早期（8時間以内）に N-アセチルシステインを20時間にわたり静注投与[訳注]、その重症度を判定するためにノモグラム上で薬物濃度をプロットする。

    訳注) わが国では N-アセチルシステインの経口または経管投与が行われる。
  - 肝不全のピークは2〜4日後であり、凝固障害、脳症、アシドーシス、腎不全を伴う。
  - 難治性または重症例では肝移植も考慮する。

アセチルシステイン投与プロトコル

推奨される投与方法[1]	患者の体重による投与量 (g) 調整	
	70 kg	110 kg[2]
150 mg/kg を 200 mL に溶解して 15 分かけて投与	10.5	16.5
50 mg/kg を 500mL に溶解して 4 時間かけて投与	3.5	5.5
100 mg/kg を 1,000 mL に溶解して 16 時間かけて投与	7	11
総投与量 300 mg/kg 20 時間で投与	21	33

1) アセチルシステインを 5% ブドウ糖液に溶解して静注
2) 肥満患者の投与量計算において 110 kg を最大体重とする

アスピリン/サリチル酸

- 中毒量は 200 mg/kg であり、慢性中毒の死亡率は 25% と急性中毒の 1% に比較して高い。
- 脳浮腫や痙攣に引き続き、耳鳴り、過換気、低体温が初期段階としてみられ、致死的な腎機能障害はかなりの高用量の際にみられる。
- 治療：胃洗浄、尿アルカリ化、血液透析を行う。

β受容体遮断薬

- 徐脈、低血圧、低血糖、意識障害を生じる。

図219-1 肝障害のアセトアミノフェン濃度および摂取後時間

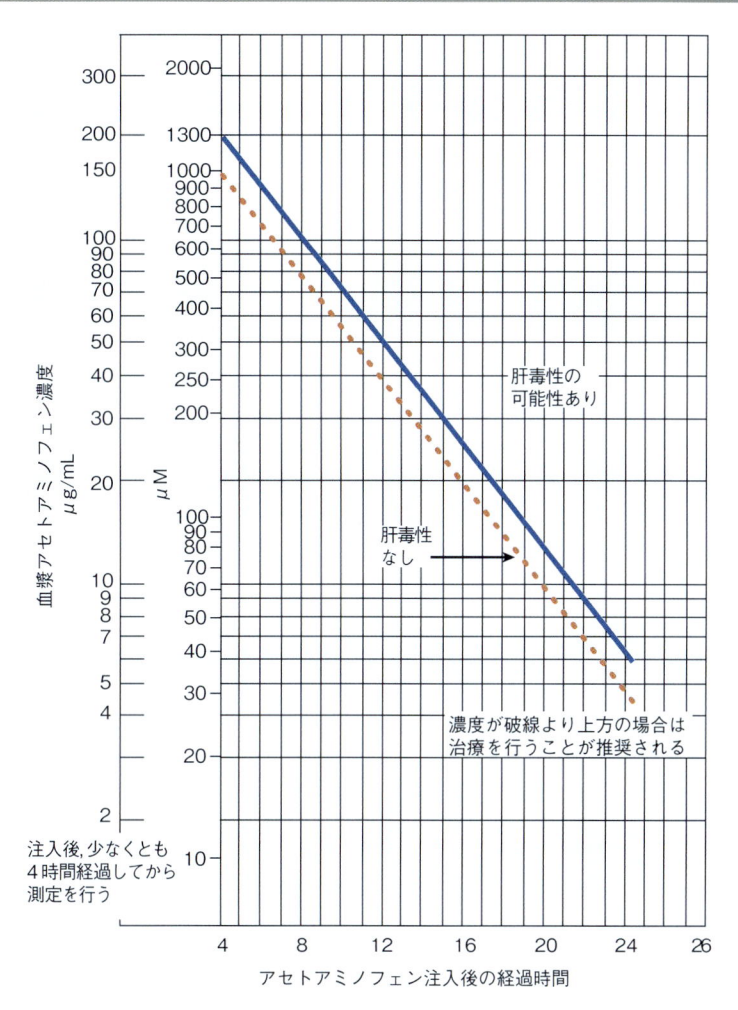

Tintinalli JE, Stapczynski JS, Ma OJ, Cline DM, Cydulka RK, Meckler GD. Tintinalli's Emergency Medicine: A Comprehensive Study Guide. 7th ed. より．www.accessemergencymedicine.com からも閲覧可能．© The McGraw-Hill Companies, Inc. All rights reserved.

- **治療**
  - ▶ グルカゴン 5〜10 mg を 1 分かけて静注し，心拍数に改善がみられれば 1〜10 mg/hr で持続投与を行う
  - ▶ 市販されている希釈剤はフェノールを含有しているため，生理食塩液で希釈を行う．
  - ▶ 難治症例に関しては血管作動薬，ペースメーカ，大動脈内バルーンパンピングを用いて治療を行う．

カルシウムチャネル拮抗薬
- 徐脈，低血圧，高血糖がみられる．
  - ▶ アムロジピンやニモジピンといったジヒドロピリジン系薬物は低血圧と共に反射性頻脈を生じる．
- 治療：カルシウム静注，輸液，血管作動薬，インスリン＋グルコースを用いる．

メトヘモグロビン血症
- メトヘモグロビン濃度が 1% を超えた場合に発症
- ダプソン，benzocaine，ニトロプルシドなど亜硝酸塩，chloroquine，シクロホスファミドなどの薬物によって誘発される．
- 症状はその血中濃度による．皮膚の変色から頭痛，倦怠感，めまい，痙攣，意識障害，死亡まで多彩

- 治療：メチレンブルー 1〜2 mg/kg を 3〜5 分かけて静注し，30 分ごとに症状が消失するまで繰り返す．

ジゴキシン
- 早期：徐脈
- 晩期：完全房室ブロックや補充調律，頻脈，悪心嘔吐，光の周りに黄〜緑の光輪がみえるといった視覚異常，高カリウム血症
  - ▶心電図：AV 伝導速度遅延，自動能亢進，多源性心室期外収縮，心室性不整脈などがみられ，これら所見は Digibind®（ジゴキシン特異抗体）投与を考慮する．

三環系抗うつ薬
- 吸収速度が速く，脂溶性である．
- 循環系に対して頻脈，低血圧を引き起こす．
- 神経系に対して精神異常，痙攣，意識障害を引き起こす．
- 心電図：QRS 延長，QTc 延長，右軸変位がみられる．
  - ▶aVR での QRS＞40 msec，Ⅰ誘導および aVL での S 波出現が早期の徴候となる．
- 治療
  - ▶炭酸水素ナトリウム 1〜2 mEq/kg の静注により尿アルカリ化をはかる．
  - ▶過換気にする．
  - ▶痙攣に対してベンゾジアゼピンを投与し，フェニトインは使用してはならない．
  - ▶補液および血管作動薬により低血圧を治療する．
  - ▶リドカインは三環系抗うつ薬による心室性不整脈に対する選択薬となる．

有毒性アルコール
- メタノールは代謝されてギ酸となり，失明，アシドーシス，痙攣を生じる．
- エチレングリコールは代謝されてグリコール酸，シュウ酸となり，痙攣など中枢神経毒性，シュウ酸の結晶による急性腎障害による腎毒性，重症アシドーシスによる心筋機能不全を生じ肺水腫を引き起こす．
- 両者ともアニオンギャップや浸透圧ギャップを引き起こす．
- イソプロピルアルコールはアニオンギャップは生じないが浸透圧ギャップを上昇させ，出血性胃炎やケトン尿症を引き起こす．
- 治療
  - ▶アルコールデヒドロゲナーゼを fomepizole で阻害する：初回投与量は 15 mg/kg を静注とし，続いて 12 時間おきに 10 mg/kg を静注，48 時間後より 12 時間おきに 15 mg/kg 静注へ投与量を増やす．エチレングリコールおよびメタノール両者とも血中濃度が 20 mg/dL 未満となるまで治療を行う．
  - ▶難治性アシドーシスに対して透析が必要となり，アニオンギャップおよび浸透圧ギャップをフォローする
  - ▶チアミン，ピリドキシン，葉酸の投与は毒物の代謝を増進させる．

●参考文献
www.TheAnesthesiaGuide.com を参照

（安達朋宏）

Part XIII
早見表

第220章
重要な公式

Ruchir Gupta

体液，電解質

許容可能な出血量（allowable blood loss：ABL）

$$予測循環血液量 \times \frac{術前のHct - 許容可能な最終のHct}{平均Hct}$$

予測循環血液量（estimated blood volume：EBV）

体重（kg）× 体重あたりの血液量（mL/kg）訳注

訳注）年齢や性別に依存する．未熟児：95 mL/kg，満期児：85 mL/kg，乳児：80 mL/kg，成人男性：75 mL/kg，成人女性：65 mL/kg

炭酸水素イオン（HCO_3）欠乏量

体重（kg）×（基準値 24 mEq/L との差）× 体内細胞外液量（ECF）の比率（0.2）

アニオンギャップ

$Na + (Cl + HCO_3)$

正常値 8〜16

H_2O 欠乏量 $= 0.6 \times$ 体重（kg）$\times \left(\left[\dfrac{血漿 Na}{140} \right] - 1 \right)$

H_2O 過剰 $= 0.6 \times$ 体重（kg）$\times \left(\left[\dfrac{血漿 Na}{140} \right] - 1 \right)$

訳注）0.6：体内水分量の比率

臓器灌流量

部位	成人における重量（%）	心拍出量（%）
血管が多い臓器群（脳，心臓，肝臓，腎臓）	10	75
筋肉	50	19
脂肪	20	5
血管が乏しい臓器群（骨，腱）	20	1

呼吸

表220-1 呼吸に関する公式，法則(注)

Fickの原理：VO_2（酸素摂取量） （正常値：250 mL/min）	$CO \times (CaO_2 - CvO_2)$	CO：心拍出量 CaO_2：動脈血酸素含量 CvO_2：静脈血酸素含量
肺胞気式	$PAO_2 = (PB-47) FIO_2 - PaCO_2/RQ$	PB：大気圧 PA：肺胞気圧 RQ：呼吸商（通常0.8） Pa：肺動脈圧 FIO_2：吸入酸素濃度
肺胞気-動脈血酸素分圧較差（$A-aDO_2$）	$PAO_2 - PaO_2$	
酸素含量（正常値：20 mL O_2/dL）	$CaO_2 =$ 　$1.39 (Hb \times SaO_2) + (PaO_2 \times 0.003)$	CaO_2：動脈血酸素含量 PaO_2：動脈血酸素分圧 Hb：ヘモグロビン
シャント率（正常5%）	$\dot{Q}s/\dot{Q}t =$ 　$(Cc'O_2 - CaO_2)/(Cc'O_2 - C\bar{v}O_2)$	$Cc'O_2$：肺毛細管血酸素含量 CaO_2：動脈血酸素含量 $C\bar{v}O_2$：混合静脈血酸素含量
酸素運搬量 （正常値：400～660 mL/min/m²）	$DO_2 = CO \times CaO_2$	
酸素摂取量	$(CaO_2 - C\bar{v}O_2)/CaO_2$	
Bohrの式（生理学的死腔） 正常値：25～30%	$\dot{V}_D/\dot{V}_T = (PaCO_2 - P\bar{E}CO_2)/PaCO_2$	$P\bar{E}CO_2$：呼気二酸化炭素分圧
コンプライアンス	動的コンプライアンス＝ 　$V_T/(PAP-PEEP)$ 静的コンプライアンス＝ 　$V_T/(P_{plat}-PEEP)$	PAP：最大気道内圧 P_{plat}：プラトー圧
時定数	総肺コンプライアンス×気道抵抗	
fractional SaO_2	酸素ヘモグロビン／（酸素ヘモグロビン＋還元ヘモグロビン＋カルボキシヘモグロビン＋メトヘモグロビン）×100	SaO_2：動脈血ヘモグロビン酸素飽和度
Laplaceの法則	$T = PR/W$	T：表面張力 W：壁の厚さ
Boyleの法則	$P_1V_1 = P_0V_0$　温度が一定ならば圧力と体積の積は一定である。	P：圧 V：体積
理想気体の状態方程式	$PV = nRT$	P：圧 V：体積 n：気体のモル数 R：気体定数＝8.31 J/mol/kg T：温度

Schwartz's Principles of Surgery, Figure 13-3 より。

心臓に関係する公式

パラメータ	式	基準値
心係数（CI）	CO/BSA	2.2〜4.2 L/min/m^2
1回拍出量係数（SVI）	SV/BSA	40〜70 mL/beat/m^2
左室1回仕事係数（LVSWI）	SI×0.0136（MAP−PAOP）	46〜60 g m/beat/m^2
右室1回仕事係数（RVSWI）	SI×0.0136（PA−CVP）	30〜65 g m/beat/m^2
1回拍出量（SV）	CO×1,000/HR	40〜80 mL
肺動脈収縮期血圧	測定値	20〜30 mmHg
肺動脈拡張期血圧	測定値	4〜12 mmHg
中心静脈圧（CVP）	測定値	1〜8 mmHg
肺動脈閉塞圧（PAOP，または肺動脈楔入圧：PAWP）	測定値	6〜12 mmHg
体血管抵抗（SVR）	（MAP−CVP）/CO×80	800〜1,400 dyne cm^5
肺血管抵抗（PVR）	（PA−PAOP）/CO×80	100〜150 dyne cm^5

（伊藤裕之）

第221章
手術室でよく使われる表現

Arthur Atchabahian, Ruchir Gupta

手術室でよく使われる表現

以下の表を参照

手術室でよく使われる表現

日本語	目を開けてください	口と鼻でいつも通り呼吸してください	大きく息を吸ったり吐いたりしてください	ここから酸素が流れています	私の手を握ってください	ベッドから頭をあげたままにしてください
英語	Open your eyes	Breathe normally through your mouth and nose	Take a deepbreath	This is oxygen	Squeeze my hand	Lift up your head off the bed and keep it up
スペイン語	Abre los ojosAH-breh lohs OHkhohs.	Respire normalmente por la boca y la nariz. res-PEE-reh nohrmahl- MEN-the pohr lah BOHkah ee lah nah- REES	Respire profundo. res-PEE-reh proh-FOON-doh.	Eso es oxigeno. EH-soh ehs oh-KSEEkheh-noh.	Apriete mi mano. ah-pree- YEH-the mee MAHnoh.	Levante la cabeza de la cama y la mantiene arriba. leh-BAHN-the lah kah-BEH-sah deh lah KAH-mah ee lah mahn-TYEHneh ahr-REE-bah.
フランス語	Ouvrez les yeux. ooh-VREH leh ZYUH.	Respirez normalement par la bouche et le nez. rehs-pee-REH nohr-mahl-MAHN pahr-lah-boosheh- luh-NEH.	Respirez profondément. rehs-pee-REH proh-fohn-deh-MAHN.	C'est de l'oxygène. seh-duhloh-ksee- ZHEHN.	Serrez ma main. seh-REHmah-MEHN.	Levez la tête du lit et maintenezla en l'air. luh-VEH lah teht dyoo lee eh mehn-tuh-NEH-lah ahn lehr.
ハイチ語	CreoleOuvri zye ou oo-VREEzee-YEH OOH	Respire nòmalman nan bouch ak nen ou Rehs-pee-REH nohr-mahl- MAHN nan boosh ak nen OOH	Pran yon gwo souf Prahn yohn groh SOOHF	Sa se oksigèn Sa say oak-SEE-jehn	Peze men mwen peh-ZEH men MU-wen	Leve teét ou nan kaban nan epi kembe tèt ou anlè Leh-VEH tet ooh nahn ka-BAN-N nahn eh-pee kem-beh tet ooh ahn-LEH
イタリア語	Apra gli occhi. AH-prah lyee OHKkee.	Respiri normalmente con naso e bocca. rehs-PEE-ree nohr-mahl- MEN-the kohn NAH-soh eh BOHK-kah.	Faccia un respiro profondo. FAHTCH-tchah oohn res-PEE-roh proh-FOHN-doh.	Questo è ossigeno. KWESS-toh eh ohs-see- JEH-noh.	Stringa la mia mano. STREENgah lah myah MAH-noh.	Alzi la testa dal letto e mantengala alzata. AHL-tsee lah TEStah dahl LEHT-toh eh mahn-TEHNGgah- lah AHLtsah- tah.

第221章 手術室でよく使われる表現

痛みはありますか	動かないでください	点滴をします	仰向けになってください	こちらの向きに座ってください	Cの文字、エビ、または怒っている猫のように背中を丸めてください	肩の力を抜いてください
Do you have any pain?	Please do not move	I am going to insert an IV	Lie down on your back	Sit down facing this direction	Bend your back like the letter C, a shrimp, or an angry cat	Relax your shoulders
¿Tiene dolor? TYEHneh doh-LOHR?	Por favor no se mueva. pohr fah-BOHR noh seh MWEHbah.	Voy a poner un suero. BOY ah poh-NEHR oohn SWEH-roh.	Acuestase boca arriba. ah-KWESStah-seh BOH-kah ahr-REE-bah.	Asientase mirando en esa direccion. ah-SYEN-tahseh mee-RAHN-doh en EH-sah dee-rehk-SYOHN.	Doble la espalda como la letra C, un camaron o un gato enojado. DOH-bleh lah ess-PAHL-dah KOH-moh lah LEH-trah seh, oon kah-mah-ROHN oh oon GAH-toh eh-noh-KHAH-doh.	Relaje los hombros. reh-LAH-kheh los OHMbrohs.
Avez-vous mal? ah-VEH voo-MAHL?	Ne bougez pas, s'il vous plait. nuh boo-ZHEH pah seel-voo-PLEH.	Je vais vous poser une voie veineuse. zhuh veh voo poh-ZEH yoon vwah-veh-NUHZ.	Couchez-vous sur le dos. koo-sheh-VOO syoor luh DOH.	Asseyez-vous en regardant dans cette direction. ah-sehyeh-VOO ahn-ruhgahr-DAHN dahn seht dee-rehk-SYOHN.	Courbez le dos comme la lettre C, une crevette ou un chat en colère. koor-beh-luh-DOH kom lah-lehtr-SEH, yoon-kruh-VEHT oo uhn-shah-ahn-koh-LEHR.	Détendez vos épaules. deh-tahn-DEH voh-zeh-POHL.
Èske ou santi doulè? Ess-KEH ooh san-TEE du-LEH?	Tanpri, pinga fè mouvman Tan-PREE, pin-GA feh moov-MAhN	Mwen pral mete yon seròm pou ou Mwen prahl meh-TEH yon seh-ROHM pooh ooh.	Kouche sou do ou Kooh-SHEH sooh DOH ooh.	Chita epi gade bò isit Shee-TAH eh-PEE ga-DEH boh eh-SEET	Pliye do ou tankou lèt C, yon kribich, ou byen yon chat ki fache Plee-YEH doh ooh tahn-KOOH leht SEH, yon kree-BEECH, ooh byen yon chat KEE fa-SHEH	Lage zepòl ou yo LAH-geh zeh-POHL ooh yoh.
Sente alcun dolore? sehn-TEH ahl-KOON doh-LOHreh?	Per favore non si muova. per-fah-VOH-reh nohn-see-MWOH-vah.	Sto per inserirle un ago per una flebo. stoh-pehr-inseh-REER-leh oon-AH-goh pehr-oo-nah-FLEH-boh.	Si stenda supino/a. see STENdah soo-PEE-noh/soo-PEEnah.	Si sieda verso questa direzione. see SYEH-dah VEHR-soh KWEHS-tah dee-reh-TSYOH-neh.	Pieghi la schiena a forma di C o come se fosse un gamberetto o un gatto infuriato. PYEH-ghee lah SKYEH-nah ah FOHR-mah dee-CHEE oh koh-MEH seh FOHS-she oon gahm-beh-REHT-toh oh oon GAHT-toh een-foo-RYAH-toh.	Rilassi le spalle. ree-LAHS-see leh SPAHL-leh.

ドイツ語	Machen Sie die Augen auf MAH-khuhnzee dee OW-guhn OWF.	Atmen Sie normal durch Mund und Nase AHT-muhn-zee nohr-MAHL doorsh moont oont NAH-zuh.	Tief einatmen TEEF AYN-aht-muhn	Das ist Sauerstoff dahs ist ZOWUHRshtohf.	Drücken Sie meine Hand DRUHkuhn- zee meye-nuh HAHNT.	Heben Sie den Kopf an und halten Sie diese Position HEH-buhn-zee den KOPF ahn oont HAHL-tuhn zee dee-zuh pohzee- tsyohn.
標準中国語	睁开你的眼睛. Zhēng kāi nǐ de yǎnjīng.	正常呼吸 — 通过你的嘴和鼻子. Zhèngcháng hūxī — tōngguò nǐ de zuǐ hé bízi.	深呼吸. Shēnhūxī.	这是气氧. Zhè shì yǎngqì.	用力握着我的手. Yònglì wòzhe wǒ de shǒu.	抬起你的头,并保持这个姿势. Tái qǐ nǐ de tóu, bìng bǎochí zhège zīshì.
広東語	打開眼睛. Da hoi an jing.	用口同鼻正常呼吸. Yong hau tong bei jing seng fu cup.	深呼吸. Sum fu cup.	依d係氧氣. Yi di hai yeung hei.	榨我隻手. Jar or chek sau.	從床上抬起頭,並保持姿勢. Chung chong cern toy hei tau, bing bo chee zi sai
ヒンディー語	आप अपनी आंखे खोलो Aap apnee aakhe	अपने मुंह और नाक के माध्यम से सामान्य रूप kholo Apne muh or nak ke madhyam se samanya rup se saas lo	एक गहरी सांस लो Ek gehri saas lo	यह ऑक्सीजन है Yeh oxygen hai	मेरा हाथ दबाओ Mera hath dabao	अपना सिर बिस्तर से उपर करो और उपर ही रखो Apna sar bistar se upar karo aur upar hee rakho
韓国語	당신의 눈을열 십시오 Nun te seo	당신의 입및 코를통 해서일반 적으로숨 흡하십시오 Sum si seyo	심호흡 을가 지고 가십시오 Gip he sum siseyo	이것 은산 소이다 San so yip ovida	나의 손을 짜내 십시오 Son jap es eyo	당신의머리를 침대떨어켜위 로들고그것을 위로지키십시오 Muri du seo
ロシア語	Откройте глаза. aht-KROYtyeh gluh-ZAH.	Дышите нормально через рот и нос. DEE-shee-tyeh nahr-MAHLnuh CHE-ruhs roht ee nohs.	Глубокий вдох. gloo-BOHkee vdohkh.	Этот кислород. EH-tuht kees-lah-ROHT.	Сожмите руку. sahzh-MEEtyeh ROOkoo.	Приподнимите голову. pree-puhdnee- MEE-tyeh GOH-luh-voo.
アラビア語	إفتح عينيك Eftah eineik	كل تنفس يبشيي خالمنبطب انفكوفمك Tanafass bishakl tabeeyee	سخذ عميقنفنف Khoz nafass ameek	نهذا يجي اوكس Hatha oxygeen	ضغط على يدى Edgat ala eidy	عفرأساكرافع تءمروالوساده رفعاهافى اس Irfae raasak an el wesada wa estamer fei rafeiha

第221章　手術室でよく使われる表現

German							
Haben Sie Schmerzen? HAHbuhn-zee SHMEHRTS?	Bitte nicht bewegen BIT-tuh neesht buh-WEH-guhn.	Ich werde jetzt eine intravenöse Punktion durchführen eesh vehr-duh yetst ahy-nuh een-trah-veh-NUH-zuh poonk-TSYOHN DOORSHfyoo-ruhn.	Legen Sie sich auf den Rücken LEH-guhnzee-zeesh owf den RUH-kuhn.	Setzen sie sich in diese Richtung hin ZEH-tsuhnzee-zeesh een dee-zuh REESH-toong hin.	Krümmen sie ihren Rücken wie der Buchstabe C, eine Garnele oder einen Katzenbuckel KRUH-muhn-zee ee-ruhn RUH-kuhn vee dee BOOKHshtah-buh TSEH, ay-nuh GAHRneh-luh oh-duhr ay-nuhn KAHt-suhn-boo-kuhl.	Entspannen Sie ihre Schultern. ENT-shpah-nuhn-zee ee-ruh SHOOL-turn.

Mandarin							
你有任何疼痛吗？ Nǐ yǒu rènhé téngtòng ma?	请不要动. Qǐng bùyào dòng.	我现在进行静脉注射. Wǒ xiànzài jìnxíng jìngmài zhùshè.	请躺下. Qǐng tǎng xià.	坐下望这边. Zuò xià wàng zhè biān.	请将你背部弯成为字母C，一只虾，或一只好愤怒的猫儿. Qǐng jiāng nǐ bèibù wān chéngwéi zìmǔ	放松你的肩膀. Fàngsōng nǐ de jiānbǎng.

Cantonese							
你痛唔痛呀？ Lei tong ng tong ar?	請唔好郁. Ching ng ho yuk.	我依家會進行靜脈注射. Or yi ka wui jun hang jing mug chu sei.	用背脊訓低. Yong bui jet fun dai.	坐低望依面. Chor dai mong e min.	請將你既背脊彎成為字母C、一隻蝦、或者一隻好嬲既貓. Ching churn lei gei bui jet wan sing wai zi mou see, wak jei yat zek ha, wak jei yat zek ho lou gei mao.	放鬆你既膀頭. Fong song lei gei bok tou.

Hindi							
क्या आप को दर्द हो रहा है? Kya aap ko durd ho raha hae?	कृपया हिलना मत Kripya hilna mat	मैं एक आई वी (IV) लगाने जा रहा हूं Me ek IV lagane ja raha hu	अपनी पीठ पर लेट जाओ Apne peet par let jao	बैठिये इस तरफ देखिये Bethiye is taraf dekhiye	अपनी पीठ को झुकाये जो अक्षर (सी) की तरह या गुसाई बिल्ली की तरह लगे Apni peet ko jhukaye jo akshar (C) ki tarah ya gusai billi ki tarah lage	अपने कंधो को आराम से नीचे करिये Apne kandho ko araam se neeche kariye

Korean							
당신은어떤고통이있는가? Apuseyo	움직이지말라 Um Ji Ji Ma Se Yo	나는 IV를삽입하기위하여려고하고있다 Jusa Nop Ni Da	당신의뒤에누우십시오 Nue Seyo	앉아이래로이렇게하면을직면하다 Yu Gi Bo Go An E Seyo	편지 C, 새우또는성난고양이같이당신의뒤를구부리십시오 Huri Gu Bu Ri Se Yo	당신의어깨를이완하십시오 Aque Hina Su Ma Se Yo

Russian							
Вам что-то болит? vahm SHTOH-tuh bah-LEET?	Не двигайтесь. NYEH dvee-GEYE-tyehs.	Поставлю вам капельницу. pahs-TAHV-lyoo vahm kah-pehl-NEE-tsoo.	Ложитесь на спину. lah-ZHEE-tyehss nuh-SPEE-noo.	Садитесь лицом в эту сторону. sah-DEE-tyess LYEE-tsuhm veh-TOO STOHruh-noo.	Согните спину, как злая кот. sahg-NEE-tyeh SPEE-noo kahk ZLAH-yah KOHSH-kuh.	Опустите плечи. ah-pooh-STEE-tyeh PLYEH-chee.

Arabic							
هل عرغش ألم؟بأىت Hal tashour be ay alam`	لكمن الافض تتحرك Men fadlak la tataharrak	لسأقوم وبإدخاخ دفىانب الوري Saakoum be edkhal onboub fe alwareed	كعلىانم ظهر Nam ala thahrak	جهلواجلس اهذافىيو الإتج Igless wa wajhak fe hatha al etigah	بكعلىانم لضموجىن لنجوركب صدر Nam ala janbak wa dom rokabak naho sadrak	لكتفكإإركخى Irkhy katifayk

（伊藤裕之）

第222章
BLS/ACLS/PALS

Ruchir Gupta

注：すべての表は Circulation. 2010;122 (18 Suppl 3) をもとに作成した。

成人に対する一次救命処置（BLS）ヘルスケアプロバイダー

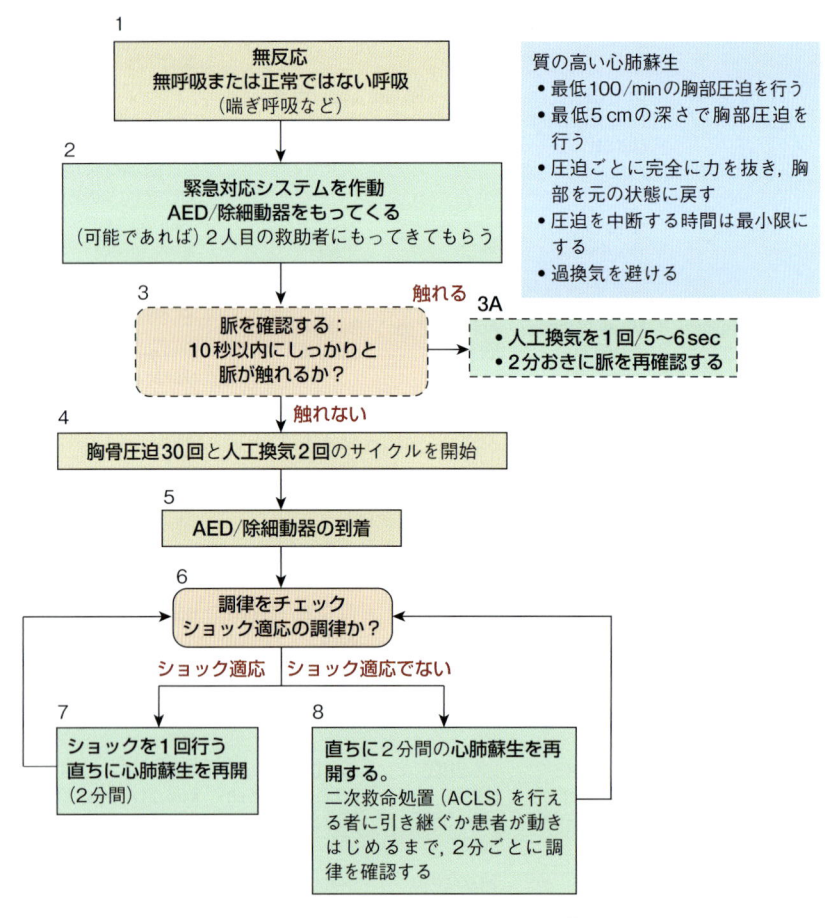

1. 無反応／無呼吸または正常ではない呼吸（喘ぎ呼吸など）

2. 緊急対応システムを作動／AED/除細動器をもってくる（可能であれば）2人目の救助者にもってきてもらう

3. 脈を確認する：10秒以内にしっかりと脈が触れるか？

- **3A（触れる）:**
  - 人工換気を1回/5～6 sec
  - 2分おきに脈を再確認する

4.（触れない） 胸骨圧迫30回と人工換気2回のサイクルを開始

5. AED/除細動器の到着

6. 調律をチェック／ショック適応の調律か？

7.（ショック適応） ショックを1回行う／直ちに心肺蘇生を再開（2分間）

8.（ショック適応でない） 直ちに2分間の心肺蘇生を再開する。二次救命処置（ACLS）を行える者に引き継ぐか患者が動きはじめるまで、2分ごとに調律を確認する

質の高い心肺蘇生
- 最低100/minの胸部圧迫を行う
- 最低5 cmの深さで胸部圧迫を行う
- 圧迫ごとに完全に力を抜き、胸部を元の状態に戻す
- 圧迫を中断する時間は最小限にする
- 過換気を避ける

注意：破線で囲んだ四角の処置は、その場に居合わせた救助者ではなく、ヘルスケアプロバイダーが行うこと

American Heart Association. Guidelines for cardiopulmonary resuscitation and emergency cardiovascular care, Part 4: Adult basic life support. Circulation. 2005;112:IV-19 より。© 2005 American Heart Association, Inc.

第222章 BLS/ACLS/PALS

成人の心停止

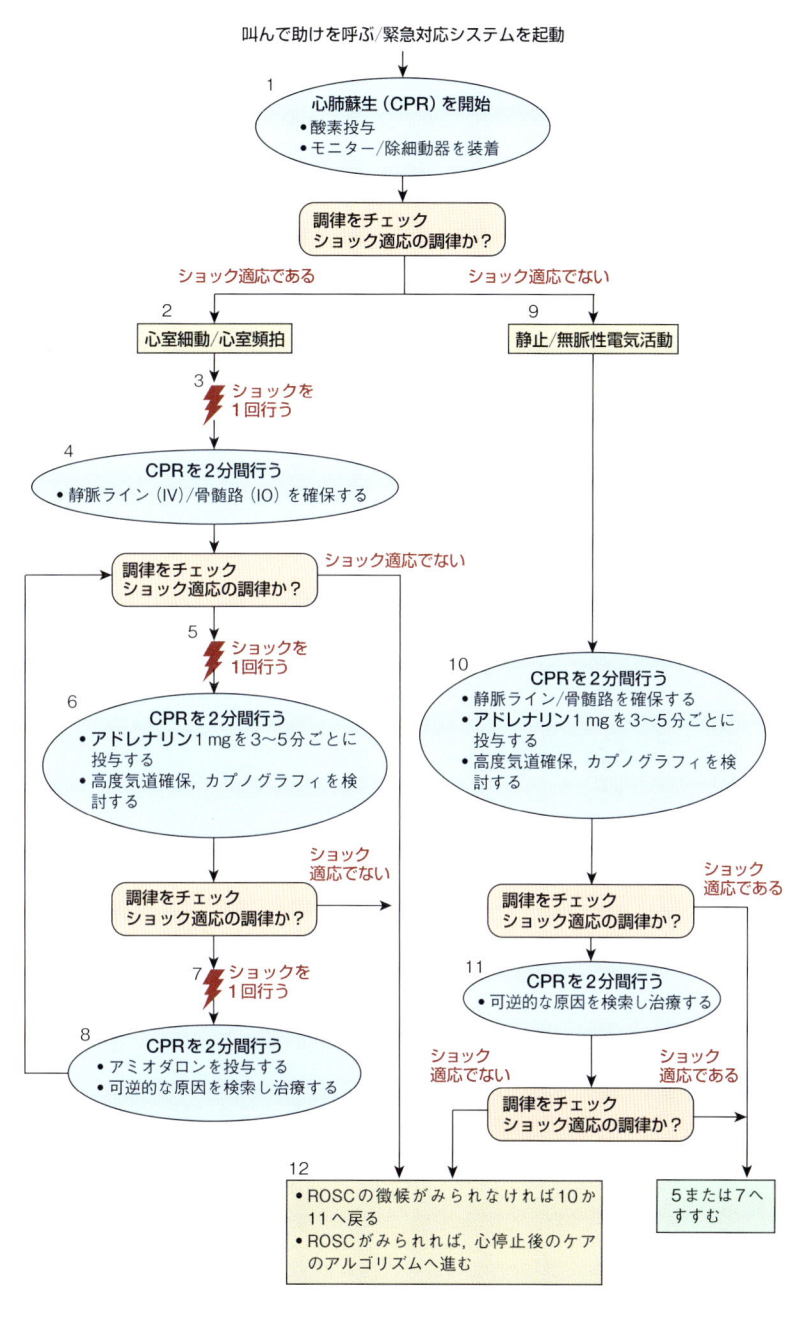

叫んで助けを呼ぶ／緊急対応システムを起動

1. 心肺蘇生（CPR）を開始
- 酸素投与
- モニター／除細動器を装着

↓

調律をチェック ショック適応の調律か？

- ショック適応である →
- ショック適応でない →

2. 心室細動／心室頻拍

3. ショックを1回行う

4. CPRを2分間行う
- 静脈ライン（IV）／骨髄路（IO）を確保する

↓

調律をチェック ショック適応の調律か？ → ショック適応でない

5. ショックを1回行う

6. CPRを2分間行う
- アドレナリン1 mgを3～5分ごとに投与する
- 高度気道確保、カプノグラフィを検討する

↓

調律をチェック ショック適応の調律か？ → ショック適応でない

7. ショックを1回行う

8. CPRを2分間行う
- アミオダロンを投与する
- 可逆的な原因を検索し治療する

9. 静止／無脈性電気活動

10. CPRを2分間行う
- 静脈ライン／骨髄路を確保する
- アドレナリン1 mgを3～5分ごとに投与する
- 高度気道確保、カプノグラフィを検討する

↓

調律をチェック ショック適応の調律か？ → ショック適応である

11. CPRを2分間行う
- 可逆的な原因を検索し治療する

↓

調律をチェック ショック適応の調律か？
- ショック適応でない
- ショック適応である → 5または7へすすむ

12.
- ROSCの徴候がみられなければ10か11へ戻る
- ROSCがみられれば、心停止後のケアのアルゴリズムへ進む

質の高い心肺蘇生（CPR）
- 強く（≧5 cm）、速く（≧100/min）圧迫し、確実に圧迫解除する
- 圧迫を中断する時間は最小限にする
- 過換気を避ける
- 胸骨圧迫を行う者は2分ごとに交代する
- 高度気道確保器具がない場合、胸骨圧迫-人工換気の比率は30：2で行う
- カプノグラフィの波形がきちんと表示されていること
  ―P$_{ETCO_2}$が10 mmHg未満ならばCPRの質を改善するよう試みる
- 動脈圧
  ―弛緩期（拡張期）の圧が20 mmHg未満ならばCPRの質を改善するよう試みる

自己心拍再開（ROSC）
- 脈拍と血圧を確認する
- P$_{ETCO_2}$が急激な上昇が持続的に観察できる（通常は40 mmHg以上になる）
- 動脈圧波形がモニターで持続的に観察される

ショックのエネルギー
- 2相性除細動器：製造業者の推奨に従う（例：初回なら120～200 J）。不明の場合は、最大エネルギーで行う。2回目に行う際は初回と同等かより高いエネルギーで行う
- 単相性除細動器：360 Jを用いる

薬物治療
- アドレナリンIV／IO投与量：3～5分ごとに1 mg投与する
- バソプレシンIV／IO投与量：初回、2回目のアドレナリン投与の代わりに40単位投与することができる
- アミオダロンIV／IO投与量：初回300 mg投与。2回目150 mg投与する

高度気道確保
- 声門上気道確保器具か気管挿管を行う
- カプノグラフィの波形が表示されること、気管チューブが留置されていることを確認する
- 胸骨圧迫を継続している場合、8～10回/minの呼吸回数で換気する

治療可能な原因
―Hypovolemia（循環血液量減少）
―Hypoxia〔低酸素症；acidosis（アシドーシス）〕
―Hypo-/hyperkalemia（低／高カリウム血症）
―Hypothermia（低体温）
―Tension pneumothorax（緊張性気胸）
―Tamponade, cardiac（心タンポナーデ）
―Toxins（毒物）
―Thrombosis, pulmonary（血栓症、肺塞栓）
―Thrombosis, coronary（血栓症、冠動脈）

Neumar RW, et al. Part 8: Adult advanced cardiovascular life support. Circulation. 2010;122 (18 Suppl 3)：S729 より。© 2010 American Heart Association, Inc.

成人の徐脈（脈の触知可能）

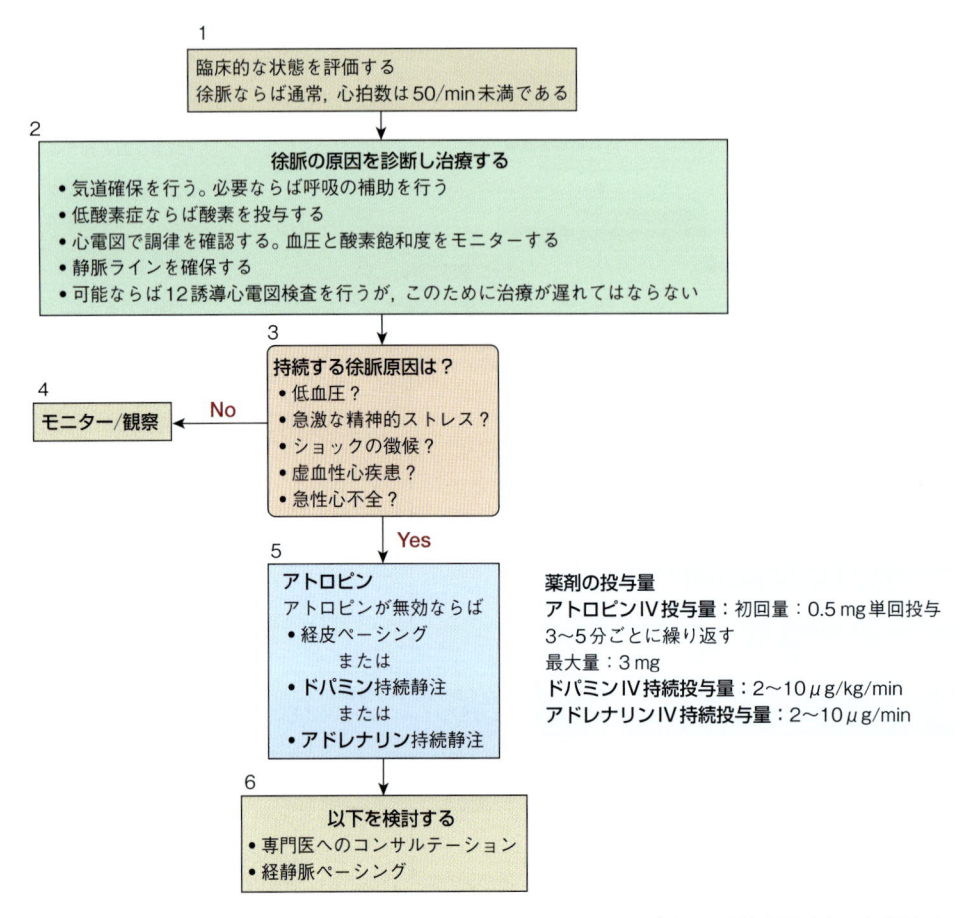

1. 臨床的な状態を評価する
徐脈ならば通常，心拍数は50/min未満である

2. 徐脈の原因を診断し治療する
- 気道確保を行う。必要ならば呼吸の補助を行う
- 低酸素症ならば酸素を投与する
- 心電図で調律を確認する。血圧と酸素飽和度をモニターする
- 静脈ラインを確保する
- 可能ならば12誘導心電図検査を行うが，このために治療が遅れてはならない

3. 持続する徐脈原因は？
- 低血圧？
- 急激な精神的ストレス？
- ショックの徴候？
- 虚血性心疾患？
- 急性心不全？

4. No → モニター/観察

Yes ↓

5. アトロピン
アトロピンが無効ならば
- 経皮ペーシング
  または
- ドパミン持続静注
  または
- アドレナリン持続静注

薬剤の投与量
アトロピンIV投与量：初回量：0.5 mg単回投与
3～5分ごとに繰り返す
最大量：3 mg
ドパミンIV持続投与量：2～10 μg/kg/min
アドレナリンIV持続投与量：2～10 μg/min

6. 以下を検討する
- 専門医へのコンサルテーション
- 経静脈ペーシング

Neumar RW, et al. Part 8: Adult advanced cardiovascular life support. Circulation. 2010;122 (18 Suppl 3):S729 より。© 2010 American Heart Association, Inc.

成人の頻脈（脈の触知可能）

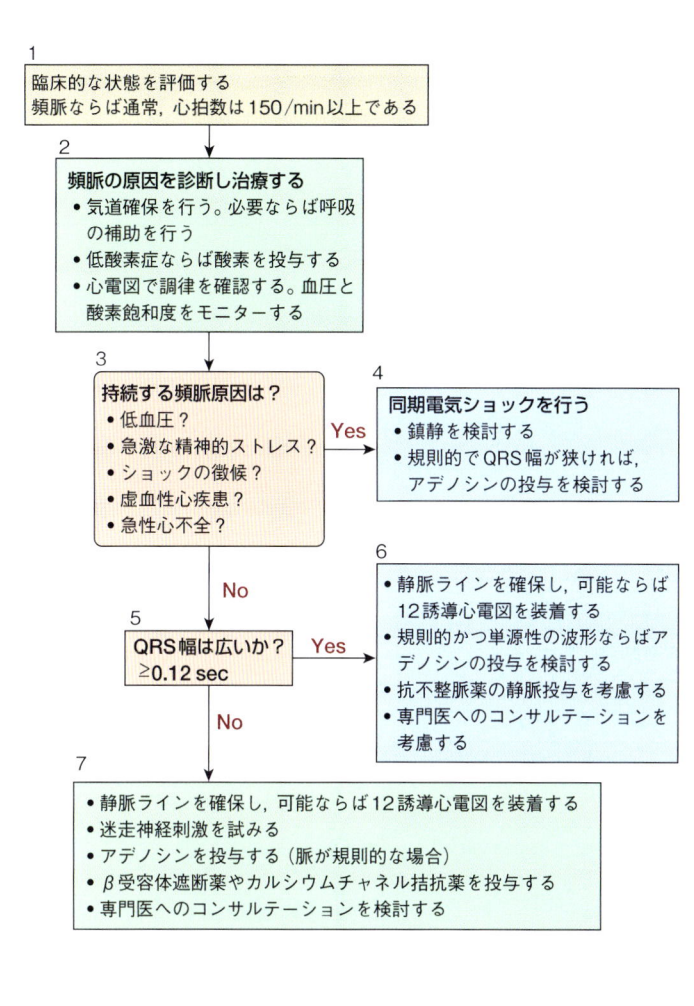

1 臨床的な状態を評価する
頻脈ならば通常、心拍数は150/min以上である

2 頻脈の原因を診断し治療する
- 気道確保を行う。必要ならば呼吸の補助を行う
- 低酸素症ならば酸素を投与する
- 心電図で調律を確認する。血圧と酸素飽和度をモニターする

3 持続する頻脈原因は？
- 低血圧？
- 急激な精神的ストレス？
- ショックの徴候？
- 虚血性心疾患？
- 急性心不全？

→ Yes → **4** 同期電気ショックを行う
- 鎮静を検討する
- 規則的でQRS幅が狭ければ、アデノシンの投与を検討する

→ No → **5** QRS幅は広いか？ ≧0.12 sec

→ Yes → **6**
- 静脈ラインを確保し、可能ならば12誘導心電図を装着する
- 規則的かつ単源性の波形ならばアデノシンの投与を検討する
- 抗不整脈薬の静脈投与を考慮する
- 専門医へのコンサルテーションを考慮する

→ No → **7**
- 静脈ラインを確保し、可能ならば12誘導心電図を装着する
- 迷走神経刺激を試みる
- アデノシンを投与する（脈が規則的な場合）
- β受容体遮断薬やカルシウムチャネル拮抗薬を投与する
- 専門医へのコンサルテーションを検討する

薬物の投与量
同期電気ショック
推奨される初回エネルギー
- QRS幅が狭く、脈が規則的：50～100 J
- QRS幅が狭く、脈が不規則：2相性除細動器なら120～200 J, 単相性除細動器ならば200 J
- QRS幅が広い：100 J
- QRS幅が広く不規則：ショックを行う場合と同等（同期させずに除細動を行う）

アデノシンIV投与量：
初回量：6 mgを急速投与し生理食塩液で後押し
2回目：必要に応じて12 mg投与

QRS幅が広い頻脈が持続する場合の抗不整脈薬の投与量

プロカインアミド静注投与量：
20～50 mg/min：不整脈がおさまるまで投与する。血圧低下，QRS時間の50％以上の増加，または最大投与量17 mg/kgに達した場合には中止
維持投与量：1～4 mg/kg。QT時間が延長する場合や、うっ血性心不全がある場合には投与しない

アミオダロンIV投与量：
初回量：150 mgを10分かけて投与
心室頻拍が再発するようならば繰り返し投与
最初の6時間まで1 mg/minの持続投与を続ける

ソタロールIV持続投与量（注）
100 mg（1.5 mg/kg）を5分間で投与。QT時間の延長がみられる場合には投与しない

Neumar RW, et al. Part 8: Adult advanced cardiovascular life support. Circulation. 2010;122 (18 Suppl 3):S729 より。© 2010 American Heart Association, Inc.

急性冠症候群（ACS）

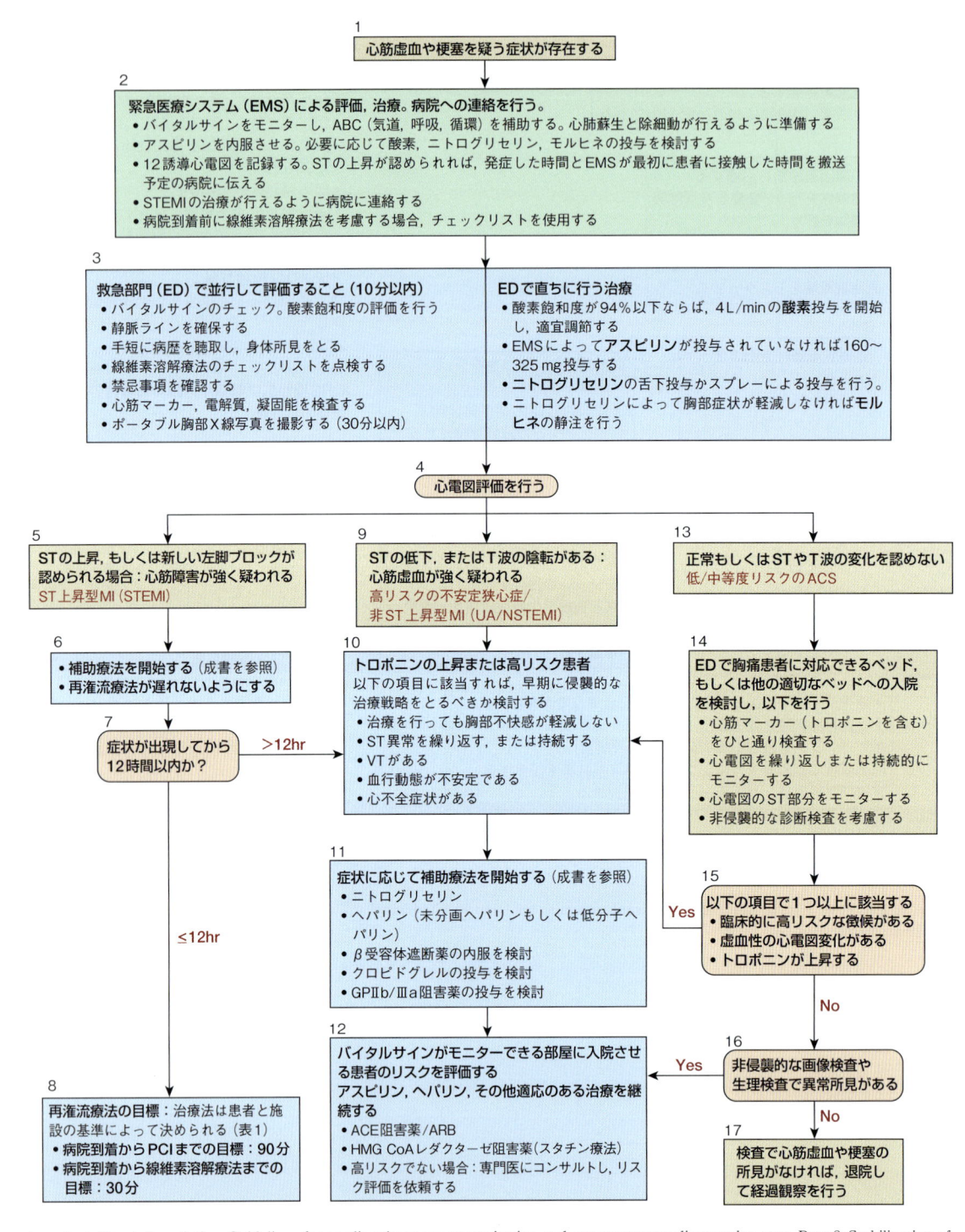

1 心筋虚血や梗塞を疑う症状が存在する

2 緊急医療システム（EMS）による評価，治療。病院への連絡を行う。
- バイタルサインをモニターし，ABC（気道，呼吸，循環）を補助する。心肺蘇生と除細動が行えるように準備する
- アスピリンを内服させる。必要に応じて酸素，ニトログリセリン，モルヒネの投与を検討する
- 12誘導心電図を記録する。STの上昇が認められれば，発症した時間とEMSが最初に患者に接触した時間を搬送予定の病院に伝える
- STEMIの治療が行えるように病院に連絡する
- 病院到着前に線維素溶解療法を考慮する場合，チェックリストを使用する

3 救急部門（ED）で並行して評価すること（10分以内）
- バイタルサインのチェック。酸素飽和度の評価を行う
- 静脈ラインを確保する
- 手短に病歴を聴取し，身体所見をとる
- 線維素溶解療法のチェックリストを点検する
- 禁忌事項を確認する
- 心筋マーカー，電解質，凝固能を検査する
- ポータブル胸部X線写真を撮影する（30分以内）

EDで直ちに行う治療
- 酸素飽和度が94％以下ならば，4L/minの酸素投与を開始し，適宜調節する
- EMSによってアスピリンが投与されていなければ160～325 mg投与する
- ニトログリセリンの舌下投与かスプレーによる投与を行う。
- ニトログリセリンによって胸部症状が軽減しなければモルヒネの静注を行う

4 心電図評価を行う

5 STの上昇，もしくは新しい左脚ブロックが認められる場合：心筋障害が強く疑われる
ST上昇型MI（STEMI）

6
- 補助療法を開始する（成書を参照）
- 再灌流療法が遅れないようにする

7 症状が出現してから12時間以内か？
- ≤12hr
- >12hr

8 再灌流療法の目標：治療法は患者と施設の基準によって決められる（表1）
- 病院到着からPCIまでの目標：90分
- 病院到着から線維素溶解療法までの目標：30分

9 STの低下，またはT波の陰転がある：心筋虚血が強く疑われる
高リスクの不安定狭心症/非ST上昇型MI（UA/NSTEMI）

10 トロポニンの上昇または高リスク患者
以下の項目に該当すれば，早期に侵襲的な治療戦略をとるべきか検討する
- 治療を行っても胸部不快感が軽減しない
- ST異常を繰り返す，または持続する
- VTがある
- 血行動態が不安定である
- 心不全症状がある

11 症状に応じて補助療法を開始する（成書を参照）
- ニトログリセリン
- ヘパリン（未分画ヘパリンもしくは低分子ヘパリン）
- β受容体遮断薬の内服を検討
- クロピドグレルの投与を検討
- GPⅡb/Ⅲa阻害薬の投与を検討

12 バイタルサインがモニターできる部屋に入院させる患者のリスクを評価する
アスピリン，ヘパリン，その他適応のある治療を継続する
- ACE阻害薬/ARB
- HMG CoAレダクターゼ阻害薬（スタチン療法）
- 高リスクでない場合：専門医にコンサルトし，リスク評価を依頼する

13 正常もしくはSTやT波の変化を認めない
低/中等度リスクのACS

14 EDで胸痛患者に対応できるベッド，もしくは他の適切なベッドへの入院を検討し，以下を行う
- 心筋マーカー（トロポニンを含む）をひと通り検査する
- 心電図を繰り返しまたは持続的にモニターする
- 心電図のST部分をモニターする
- 非侵襲的な診断検査を考慮する

15 以下の項目で1つ以上に該当する
- 臨床的に高リスクな徴候がある
- 虚血性の心電図変化がある
- トロポニンが上昇する

Yes → 10へ
No ↓

16 非侵襲的な画像検査や生理検査で異常所見がある
Yes → 12へ
No ↓

17 検査で心筋虚血や梗塞の所見がなければ，退院して経過観察を行う

American Heart Association. Guidelines for cardiopulmonary resuscitation and emergency cardiovascular care, Part 8: Stabilization of the patient with acute coronary syndromes. Circulation. 2005;112:Ⅳ-89 より。©2005 American Heart Association, Inc.

小児の救命処置

小児に対する BLS ヘルスケアプロバイダー

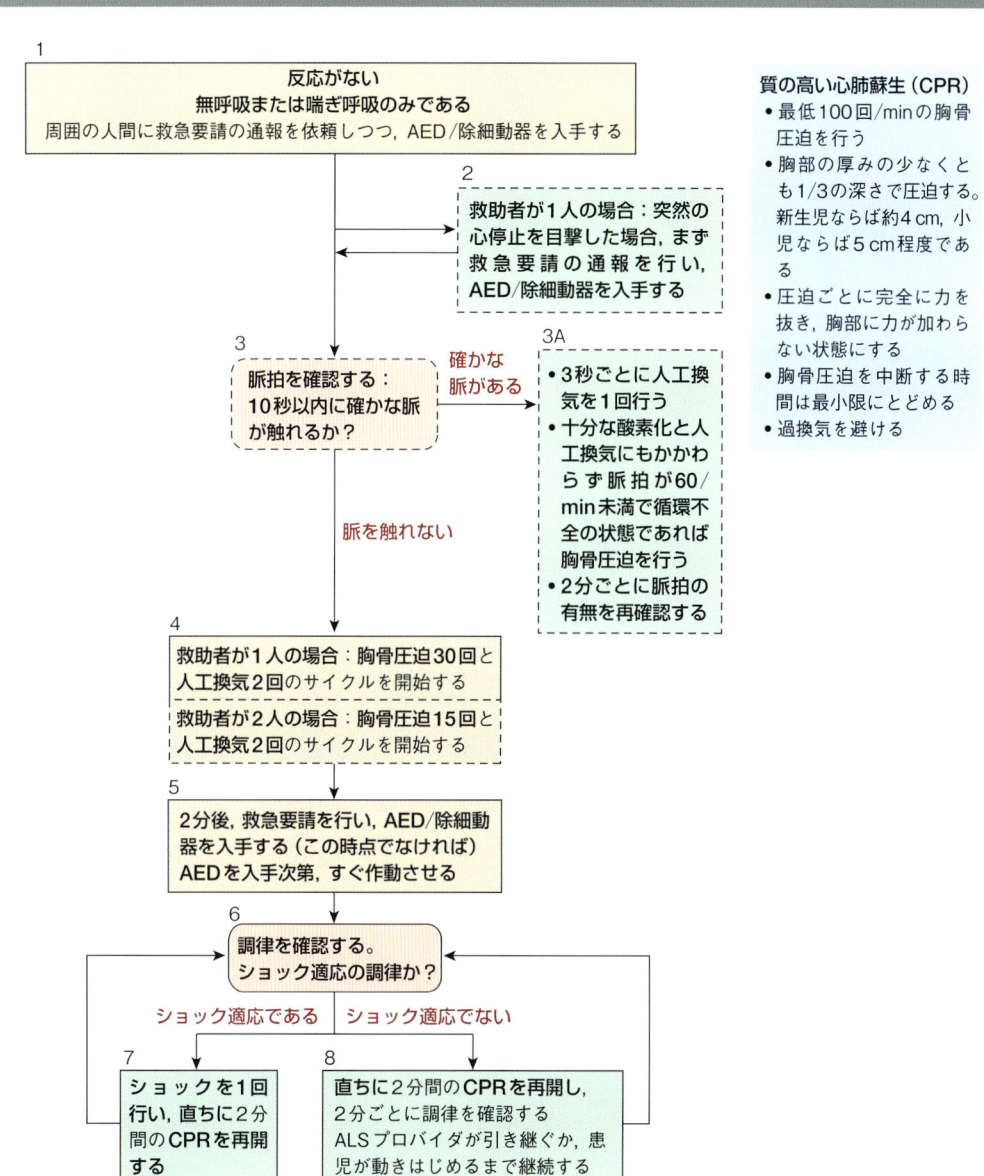

1 反応がない
無呼吸または喘ぎ呼吸のみである
周囲の人間に救急要請の通報を依頼しつつ，AED/除細動器を入手する

2 救助者が1人の場合：突然の心停止を目撃した場合，まず救急要請の通報を行い，AED/除細動器を入手する

3 脈拍を確認する：10秒以内に確かな脈が触れるか？

→ 確かな脈がある

3A
- 3秒ごとに人工換気を1回行う
- 十分な酸素化と人工換気にもかかわらず脈拍が60/min未満で循環不全の状態であれば胸骨圧迫を行う
- 2分ごとに脈拍の有無を再確認する

→ 脈を触れない

4 救助者が1人の場合：胸骨圧迫30回と人工換気2回のサイクルを開始する
救助者が2人の場合：胸骨圧迫15回と人工換気2回のサイクルを開始する

5 2分後，救急要請を行い，AED/除細動器を入手する（この時点でなければ）AEDを入手次第，すぐ作動させる

6 調律を確認する。ショック適応の調律か？

→ ショック適応である
7 ショックを1回行い，直ちに2分間のCPRを再開する

→ ショック適応でない
8 直ちに2分間のCPRを再開し，2分ごとに調律を確認する
ALSプロバイダが引き継ぐか，患児が動きはじめるまで継続する

質の高い心肺蘇生（CPR）
- 最低100回/minの胸骨圧迫を行う
- 胸部の厚みの少なくとも1/3の深さで圧迫する。新生児ならば約4cm，小児ならば5cm程度である
- 圧迫ごとに完全に力を抜き，胸部に力が加わらない状態にする
- 胸骨圧迫を中断する時間は最小限にとどめる
- 過換気を避ける

注意：破線で囲まれた処置は，その場に居合わせた一般の救助者ではなく，ヘルスケアプロバイダーが行うこと。

American Heart Association. Guidelines for cardiopulmonary resuscitation and emergency cardiovascular care, Part 12: Pediatric advanced life support. Circulation. 2005;112:IV-167 より。© 2005 American Heart Association, Inc.

小児の心停止

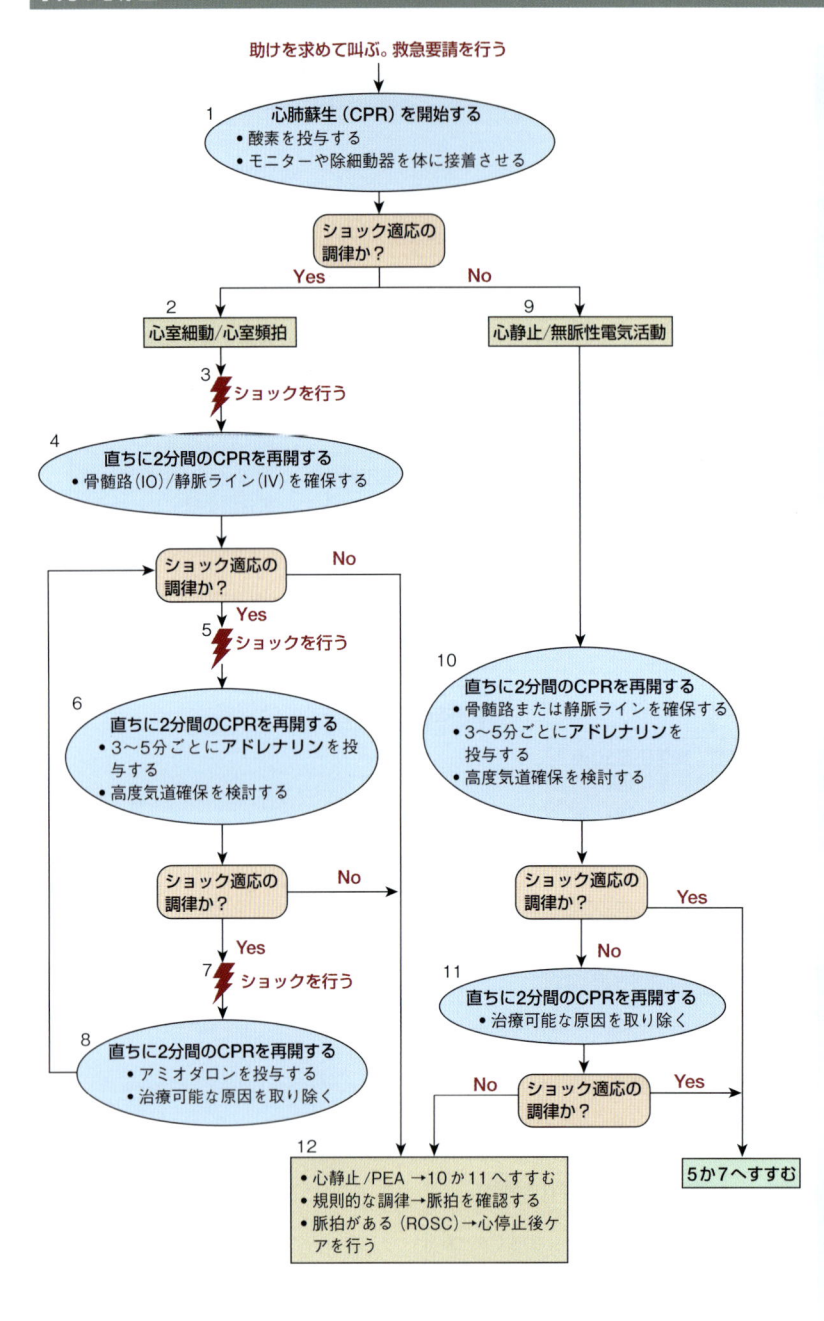

助けを求めて叫ぶ。救急要請を行う

1. 心肺蘇生 (CPR) を開始する
   - 酸素を投与する
   - モニターや除細動器を体に接着させる

ショック適応の調律か？

- Yes → 2. 心室細動/心室頻拍
- No → 9. 心静止/無脈性電気活動

3. ショックを行う

4. 直ちに2分間のCPRを再開する
   - 骨髄路(IO)/静脈ライン(IV)を確保する

ショック適応の調律か？
- No → (12へ)
- Yes → 5. ショックを行う

6. 直ちに2分間のCPRを再開する
   - 3~5分ごとにアドレナリンを投与する
   - 高度気道確保を検討する

ショック適応の調律か？
- No → (12へ)
- Yes → 7. ショックを行う

8. 直ちに2分間のCPRを再開する
   - アミオダロンを投与する
   - 治療可能な原因を取り除く

10. 直ちに2分間のCPRを再開する
    - 骨髄路または静脈ラインを確保する
    - 3~5分ごとにアドレナリンを投与する
    - 高度気道確保を検討する

ショック適応の調律か？
- Yes → 5か7へすすむ
- No → 11. 直ちに2分間のCPRを再開する
    - 治療可能な原因を取り除く

ショック適応の調律か？
- Yes → 5か7へすすむ
- No →

12.
   - 心静止/PEA →10か11へすすむ
   - 規則的な調律→脈拍を確認する
   - 脈拍がある (ROSC)→心停止後ケアを行う

薬物の投与量やその他の解説

質の高い心肺蘇生 (CPR)
- 強く（胸部の厚みの1/3以上），速く（100回/min以上）圧迫し，圧迫ごとに完全に力を抜き，胸部に力が加わらない状態にする
- 胸骨圧迫の中断は最小限にとどめる
- 過換気を避ける
- 胸骨圧迫の担当者は2分ごとに交代する
- 高度気道確保ができない場合，胸骨圧迫と人工換気は15：2の比で行う。高度気道確保が行われている場合には，胸骨圧迫は継続したまま8~10回/minの人工換気を行う

除細動のエネルギー
- 初回のショックは2 J/kg，2回目は4 J/kg，その後は4 J/kg以上で行い，最大10 J/kgか成人に対する使用するエネルギーまでとする

薬物治療
- アドレナリンのIO/IV投与量：0.01 mg/kg（1万倍希釈のアドレナリンならば0.1 mL/kg）3~5分ごとに繰り返し投与する IO/IVがなく気管挿管されている場合，気管内投与量0.1 mg/kg（1,000倍希釈のアドレナリンならば0.1 mL/kg）を投与する
- アミオダロンのIO/IV投与量：心停止時には5 mg/kgの単回投与を行う。不応性心室細動/無脈性心室頻拍に対して2回まで投与を繰り返す

高度気道確保
- 気管挿管もしくは声門上気道確保器具を使用する
- カプノグラフィの波形やカプノメトリで気管チューブが正しく挿入されたことを確認する
- 高度気道確保が行われたら，6~8秒ごとに1回換気する（8~10回/min）

自己心拍再開 (ROSC)
- 脈拍と血圧を確認する
- 動脈圧波形がモニターで持続的に観察される

治療可能な原因
- 循環血液量減少
- 低酸素症
- 水素イオン（アシドーシス）
- 低血糖
- 低/高カリウム血症
- 低体温
- 緊張性気胸
- 心タンポナーデ
- 毒物
- 血栓症，肺塞栓
- 血栓症，冠動脈

American Heart Association. Guidelines for cardiopulmonary resuscitation and emergency cardiovascular care, Part 12: Pediatric advanced life support. Circulation. 2005;112:IV-167 より。© 2005 American Heart Association, Inc.

第222章 BLS/ACLS/PALS

小児の徐脈（脈拍はあるが循環不良の場合）

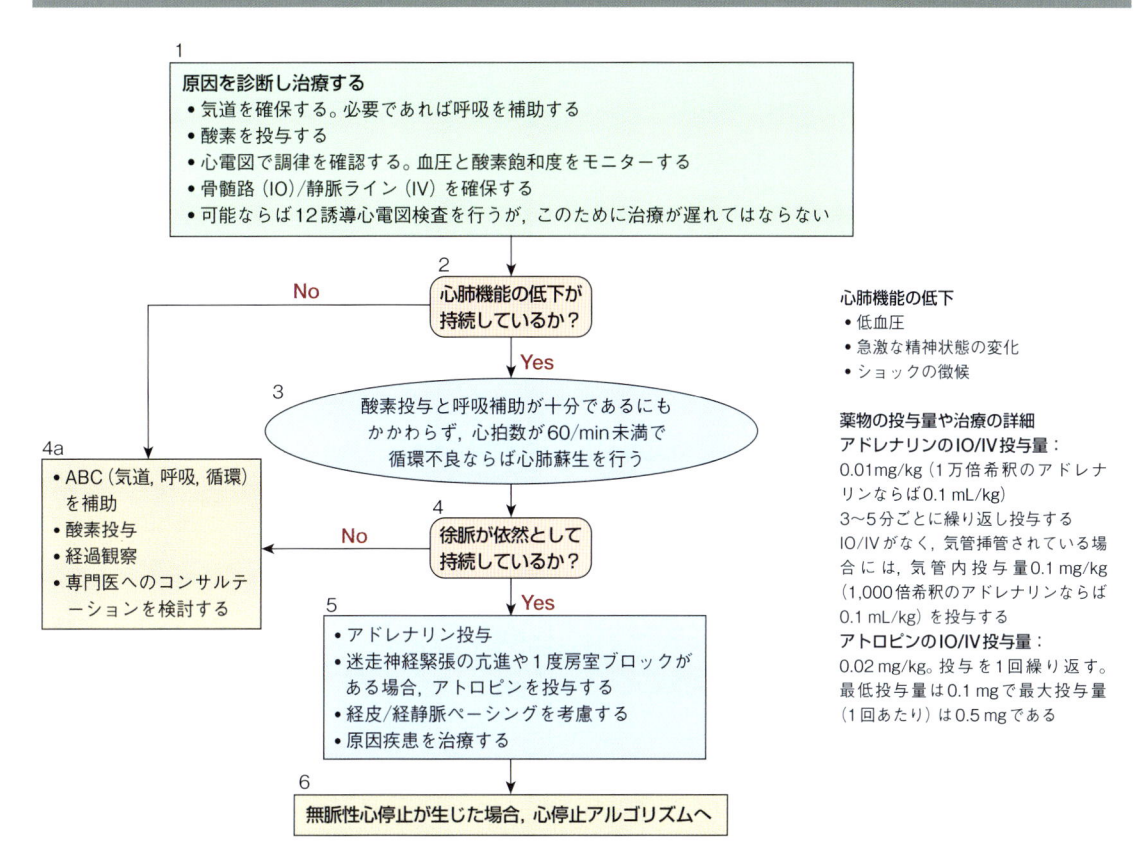

1. 原因を診断し治療する
- 気道を確保する。必要であれば呼吸を補助する
- 酸素を投与する
- 心電図で調律を確認する。血圧と酸素飽和度をモニターする
- 骨髄路（IO）/静脈ライン（IV）を確保する
- 可能ならば12誘導心電図検査を行うが，このために治療が遅れてはならない

2. 心肺機能の低下が持続しているか？
- No → 4a
- Yes → 3

3. 酸素投与と呼吸補助が十分であるにもかかわらず，心拍数が60/min未満で循環不良ならば心肺蘇生を行う

4. 徐脈が依然として持続しているか？
- No → 4a
- Yes → 5

4a.
- ABC（気道，呼吸，循環）を補助
- 酸素投与
- 経過観察
- 専門医へのコンサルテーションを検討する

5.
- アドレナリン投与
- 迷走神経緊張の亢進や1度房室ブロックがある場合，アトロピンを投与する
- 経皮/経静脈ペーシングを考慮する
- 原因疾患を治療する

6. 無脈性心停止が生じた場合，心停止アルゴリズムへ

心肺機能の低下
- 低血圧
- 急激な精神状態の変化
- ショックの徴候

薬物の投与量や治療の詳細

アドレナリンのIO/IV投与量：
0.01 mg/kg（1万倍希釈のアドレナリンならば0.1 mL/kg）
3～5分ごとに繰り返し投与する
IO/IVがなく，気管挿管されている場合には，気管内投与量0.1 mg/kg（1,000倍希釈のアドレナリンならば0.1 mL/kg）を投与する

アトロピンのIO/IV投与量：
0.02 mg/kg。投与を1回繰り返す。最低投与量は0.1 mgで最大投与量（1回あたり）は0.5 mgである

American Heart Association. Guidelines for cardiopulmonary resuscitation and emergency cardiovascular care, Part 12: Pediatric advanced life support. Circulation. 2005;112:IV-167 より。© 2005 American Heart Association, Inc.

小児の頻脈（脈拍はあるが循環不良の場合）

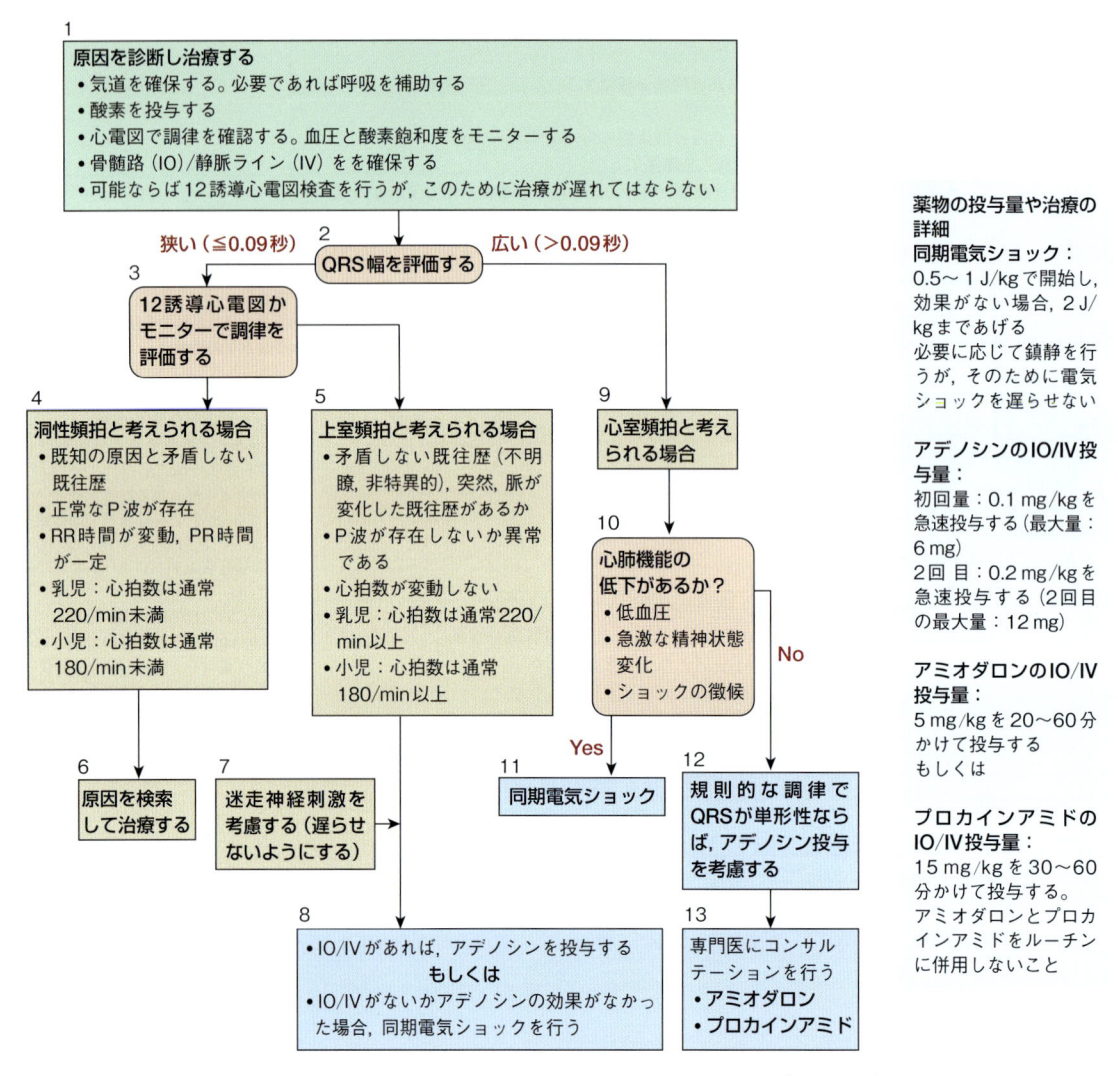

1. 原因を診断し治療する
- 気道を確保する。必要であれば呼吸を補助する
- 酸素を投与する
- 心電図で調律を確認する。血圧と酸素飽和度をモニターする
- 骨髄路（IO）/静脈ライン（IV）をを確保する
- 可能ならば12誘導心電図検査を行うが、このために治療が遅れてはならない

2. QRS幅を評価する
- 狭い（≦0.09秒） → 3へ
- 広い（＞0.09秒） → 9へ

3. 12誘導心電図かモニターで調律を評価する

4. 洞性頻拍と考えられる場合
- 既知の原因と矛盾しない既往歴
- 正常なP波が存在
- RR時間が変動, PR時間が一定
- 乳児：心拍数は通常220/min未満
- 小児：心拍数は通常180/min未満

5. 上室頻拍と考えられる場合
- 矛盾しない既往歴（不明瞭, 非特異的）, 突然, 脈が変化した既往歴があるか
- P波が存在しないか異常である
- 心拍数が変動しない
- 乳児：心拍数は通常220/min以上
- 小児：心拍数は通常180/min以上

9. 心室頻拍と考えられる場合

10. 心肺機能の低下があるか？
- 低血圧
- 急激な精神状態変化
- ショックの徴候

6. 原因を検索して治療する

7. 迷走神経刺激を考慮する（遅らせないようにする）

11. 同期電気ショック（Yesの場合）

12. 規則的な調律でQRSが単形性ならば, アデノシン投与を考慮する（Noの場合）

8.
- IO/IVがあれば, アデノシンを投与する
  もしくは
- IO/IVがないかアデノシンの効果がなかった場合, 同期電気ショックを行う

13. 専門医にコンサルテーションを行う
- アミオダロン
- プロカインアミド

薬物の投与量や治療の詳細

同期電気ショック：
0.5～1 J/kgで開始し, 効果がない場合, 2 J/kgまであげる
必要に応じて鎮静を行うが, そのために電気ショックを遅らせない

アデノシンのIO/IV投与量：
初回量：0.1 mg/kgを急速投与する（最大量：6 mg）
2回目：0.2 mg/kgを急速投与する（2回目の最大量：12 mg）

アミオダロンのIO/IV投与量：
5 mg/kgを20～60分かけて投与する
もしくは

プロカインアミドのIO/IV投与量：
15 mg/kgを30～60分かけて投与する。
アミオダロンとプロカインアミドをルーチンに併用しないこと

Neumar RW, et al. Part 8: Adult advanced cardiovascular life support. Circulation. 2010;122 (18 Suppl 3):S729 より。© 2010 American Heart Association, Inc.

（伊藤裕之）

第223章
悪性高熱（MH）

Ghislaine M. Isidore

基礎
- 先天性の薬理遺伝学的疾患で常染色体優性遺伝する。
- 筋小胞体でのカルシウムの放出障害があるミオパチー患者に，揮発性麻酔薬や脱分極性筋弛緩薬を投与すると発症の引き金となる。
- 致死的となりうる疾患だが，現在，死亡率は5%未満である。

MHの危険性のある患者
- MHの既往がある。
- MHの家族歴がある。
- セントラルコア病，高カリウム性周期性四肢麻痺の患者である。
- 筋ジストロフィ患者に，スキサメトニウムや揮発性麻酔薬を投与すると横紋筋融解が起こることがあるが，MHとの鑑別は困難である。そのため，この疾患を合併する患者に対する薬物投与の判断は慎重に行う必要がある。
- 臨床的なMHの既往や*in vitro*拘縮試験（IVCT）陽性の患者の中には熱不耐症，運動不耐症を起こす者がいる。だが，労作性横紋筋融解症（ER）や労作性熱射病（EI）の既往はMH発症のリスクとはならない。

誘発因子
- あらゆる揮発性麻酔薬とスキサメトニウムが誘発因子となりうる。
- 合併症，有害事象を含めた過去の麻酔歴を完全に把握すべきである。
- 注意：過去にMHの誘発因子となる薬物を使用した麻酔が行われ，問題がなかった患者でも，MHは起こりうる。

MHが疑われる患者の麻酔
- 疑われる患者においては周術期の評価をきちんと確認しておく。
- 安全な薬物の使用や十分なモニタリング方法を含め，麻酔の種類や代替法について患者に説明を行うべきである。
- 神経筋疾患疑いの患者を診察する場合，遺伝学者，神経科医，小児専門医へのコンサルテーションを検討すべきである。
- さらなる詳細な評価をするために，クレアチンキナーゼや血液ガス分析などの検査を追加するか否かは議論の分かれるところである。
- ダントロレンの予防投与は必要ない。
- ガイドラインに従って，麻酔器内の有害物質を除去する。
  - ▶気化器を除去する。
  - ▶揮発性麻酔薬と接触する部分で，とりはずせる部分はすべて交換する（ソーダライム，新鮮ガス回路）。
  - ▶麻酔回路内を100%酸素10 L/minで10分間洗い流す。
- 誘引となる薬物を避ける（揮発性麻酔薬，スキサメトニウム）。
- 安全な薬物：笑気，バルビツレート，プロポフォール，etomidate，ベンゾジアゼピン系薬，非脱分極性筋弛

緩薬，ネオスチグミン
- 局所麻酔は安全であり，代替法として推奨される。
- 標準的モニター：パルスオキシメトリ，血圧，心電図，カプノメトリ，持続的体温測定が標準モニターである。侵襲的モニターは他に適応がある場合にのみ使用する。
- 麻酔計画が万全ならば，MH 患者でも日帰り手術を受けることができる。

徴候

初期症状は急激な場合も，察知しづらい場合も，緩徐に進行する場合もある。
- 呼気 CO_2 の上昇（最も感度が高い初期症状）
  ▶ 呼吸性アシドーシスとなる。
  ▶ その後，動脈血中の乳酸値上昇によって，急激に混合性アシドーシスを呈する。
- 筋硬直
  ▶ 特異度は高いがみられないこともしばしばある；咬筋の攣縮のみみられることがある。
- 横紋筋融解症
  ▶ 血清 K，Ca 値が上昇する。
  ▶ 血清および尿中ミオグロビン値が上昇する。
  ▶ その後，24 時間をピークに CK 値が上昇する。
  ▶ 播種性血管内凝固が生じる。
- 高熱
  ▶ 後期の症状である。
  ▶ きわめて急激に進行することもある（1℃/5 min）。
- その他の症状（特異度は下がる）
  ▶ 頻脈，不整脈
  ▶ 頻呼吸
  ▶ チアノーゼ，皮膚の斑点形成
  ▶ SpO_2 が正常にもかかわらず，術野の血液が黒色化する。

主な鑑別診断

- 甲状腺クリーゼ
- 褐色細胞腫

治療

- 外科医と意思疎通をはかり手術を中止する。中止が不可能ならば，MH のリスク因子とならない薬物を使用して麻酔を継続する。
- MH のリスク因子となる薬物を中止する。気化器を除去する。麻酔回路やソーダライム，その他すべてを交換する必要はない。
- MH カート（後述）をもってくるよう応援を求める。
- 中枢温を測定していなければ測定する。
- 10 L/min を超える流量の 100% 酸素で，通常の 2～3 倍の過換気を行う。
- ダントロレン 2.5 mg/kg〔20 mg/バイアル（マンニトール 3 g が添加されている）を最低 60 mL の注射用水で溶解する〕を MH の症状がなくなるまで繰り返し投与する；30 mg/kg 必要になることもあるが，95% の症例では 5 mg/kg 未満の投与で十分である。
- CVC や動脈圧ラインを挿入する。
- 生理食塩液を大量に投与する。
- 動脈血ガス分析値を参考に炭酸水素ナトリウムを投与する（通常 2～4 mEq/kg）。
- 積極的な冷却を行う。
  ▶ 冷却した生理食塩液 15 mL/kg を静脈投与；3 回まで繰り返す。
  ▶ 冷却した生理食塩液で胃，膀胱，直腸，術野（胸部を除く）を冷やす。

- ▶送風式ブランケットを加温せずに使用する。
- ▶38℃を目標とし，低体温を避ける。
- アシドーシスや高カリウム血症を補正しても不整脈が持続する場合は，抗不整脈薬の投与を検討する。
  - ▶カルシウム拮抗薬を避ける（高カリウム血症の増悪や循環虚脱の原因となる）
  - ▶高カリウム血症による wide QRS を合併する不整脈の場合，心静止を引き起こすおそれがあるため，リドカインやプロカインアミドを使用すべきでない。
- 高カリウム血症の治療
  - ▶過換気
  - ▶50％ブドウ糖液とインスリン（速効型インスリン 10 単位を 50％ ブドウ糖液 50 mL に混注。必要があれば繰り返し投与)
  - ▶心電図異常があれば，塩化カルシウム 1 g を 10 分以上かけて投与する。
- 輸液，または必要に応じてマンニトールを使用して，尿量 2 mL/kg/hr 以上を維持する。
- 麻酔導入時にスキサメトニウムで心停止を起こした小児は，確定診断が得られるまでは潜在性の筋疾患が存在すると考えて対応し，急性高カリウム血症の治療（塩化カルシウムや炭酸水素ナトリウムなど）を行う。
- 血液検査（電解質，CK，肝機能，BUN，乳酸，糖，凝固，血小板，血清ヘモグロビン，ミオグロビン）を行う。
- 尿中ヘモグロビン，ミオグロビン検査を行う。

術後管理

- 発症後，最低 24 時間は ICU で管理する。
  - ▶MH の症例の 1/3 は再燃する。
  - ▶体温，ECG，SpO_2，$ETCO_2$（挿管下ならば），動脈圧，尿量のモニタリングを行う。
- ダントロレン 1 mg/kg の静脈内投与を 6 時間ごとに繰り返し，最低 24 時間，最高 72 時間まで行い，その後 4 mg/kg の経口投与を 6 時間ごとに行う。
- ミオグロビン尿の治療を行う。
- 少なくとも 6 時間ごとに検査し，動脈血ガス分析，CK，K，Ca，血中ミオグロビン，ミオグロビン尿，PT/PTT を把握する。
- 遺伝子学的検査や，ハロタン-カフェイン試験を用いた筋拘縮テスト（*in vitro* contracture test：IVCT）のための筋生検を行う。
- 認定を受けた MH 施設において家族に説明を行う。
- North American MH Resistry（NAMHR）（www.mhreg.org）で必要事項を入力する。

MH カートの内容

- ダントロレン：36 バイアル（通常 18 バイアルは手術室，18 バイアルは薬剤部）
- 無菌注射用水（静菌性抗菌薬を含まない）。低浸透圧な液体のため，MH 発症時に誤って静脈投与しないよう，バッグではなくバイアルで保管すること。
- 炭酸水素ナトリウム（8.4％）50 mL×5
- フロセミド 40 mg/A×4
- 50％ ブドウ糖液：50 mL バイアル×2
- 塩化カルシウム（10％）10 mL バイアル×2
- 速効型インスリン 100 U/mL×1（冷蔵保存）
- 静注用リドカイン 100 mg/5 mL か 100mg/10mL（プレフィルドシリンジ製剤）。アミオダロン（150 mg/3 mL バイアル×7）もあるとよい。
- 経鼻胃管（患者に合わせたサイズ）
- 胃管投与用の 60 mL シリンジ×2
- 静脈投与冷却用の**冷蔵保存された生理食塩液 3,000 mL 以上**
- 創部を迅速に覆うための大型の無菌ドレープ
- 氷用の大型透明なプラスチック容器×4
- 氷用の小型透明なプラスチック容器×4

- 氷用バケツ
- 尿検査用試験紙
- 血液ガス分析用シリンジ（3 mL）×6
- ミオグロビン測定用の尿回収用コンテナ
- 血液検査用試験管（小児用・成人用2セットずつ）
    - ▶CK，ミオグロビン，SMA19（LDH，電解質，甲状腺機能）
    - ▶PT，PTT，フィブリノゲン，フィブリン分解物，乳酸
    - ▶全血算，血小板
    - ▶血液ガス（乳酸値）

（伊藤裕之）

索引

tは表，fは図，aはアルゴリズムを示す

数字・欧文索引

1回換気量（VT） 7f
　　人工呼吸器設定 724t
1回拍出係数（SVI） 138t
　　公式 779t
1回拍出量（SV） 138t
　　公式 779t
　　妊娠中の高血圧疾患 662t
1型糖尿病 75t
2型糖尿病 75t
5％ブドウ糖液，組成 227t

α受容体遮断薬
　　褐色細胞腫 274
　　周術期 30t
βサラセミア 125t
β受容体作動薬，周術期 31t
β_2受容体作動薬
　　気管支喘息発作重積 731t
　　子宮収縮抑制薬 686t
　　高カリウム血症 84
β受容体遮断薬 2
　　WPW症候群 54
　　褐色細胞腫 274
　　肝障害 80
　　胸部手術 349
　　解毒薬 773t
　　周術期 29t
　　中毒 774
　　肥大型心筋症 61

abciximab 202t
　　区域麻酔 432t
　　血液凝固 40t
ABO型適合性検査 225t
achondroplasia 123t
activated clotting time（ACT） 307
activated partial thromboplastin time（APTT） 38
acute intermittent porphyria（AIP） 100

acute lung injury（ALI） 728
acute normovolemic hemodilution（ANH） 232
acute respiratory distress syndrome（ARDS） 728
Advanced Trauma Life Support（ATLS） 767
Airtraq 175
airway pressure release ventilation（APRV） 727
Aldrete改良スコア 248t
alfentanil 205t
　　開始量 583t
　　推奨投与量 158t
　　特性 157t
　　薬理 196t
allowable blood loss（ABL） 777
Alport症候群 123t
amiloride，尿崩症 426t
amyotrophic lateral sclerosis（ALS） 128t
anaphylactoid reaction 717
angioedema 62
angiotensin converting enzyme inhibitor（ACE-I） 394
angiotensin receptor blocker（ARB） 394
ankylosing spondylitis 123t
antidiuretic hormone 424
aortic regurgitation（AR） 24
aortic stenosis（AS） 24
Apert症候群 130t
Apgarスコア 610t
apnea/hypopnea index（AHI） 41
Arné multivariate risk index 5t
Arnold神経，小児区域麻酔 630t
arthrogryposis 123t
ASA分類 1t
asleep-awake-asleep（AA） 383t
assist control/pressure control

ventilation（AC/PC） 726
assist control/volume control（AC/VC） 725
atracurium 198t, 205t
　　腎障害 83
atrioventricular nodal reentrant tachycardia（AVNRT） 48

Balthazar分類 760t
Bartter症候群 124t
Bazettの公式，心電図波形 11t
Beckwith-Wiedemann症候群 616t
Bermanエアウェイ 181, 182f
Bernard-Soulier症候群，凝固検査 69t
bibalirudin，ヘパリン起因性血小板減少症 241t
Blalock-Taussigシャント 649t
BMI 42t
Bohrの式 778t
Boyleの法則 778t
bullous dermatitis 124t
butorphanol，開始量 582t

cardiac output（CO） 138
carotid artery stump pressure（CASP） 368
catechol-O-methyltransferase 阻害薬，Parkinson病 90
cefoxitin，小児 606
central venous catheter（CVC） 139
cerebral autoregulation（CAR） 365
cerebral blood flow（CBF） 367
cerebral blood velocity（Vx） 367
cerebral perfusion pressure（CPP） 364
cerebral vascular accident（CVA） 38

CHADS2 スコア　37
Chassaingac 結節　479
Child-pugh 分類　80t
chloroprocaine
　　局所麻酔薬　437t
　　硬膜外麻酔　448f
　　最大推奨投与量　438t
　　小児　600t, 629t
　　脊髄くも膜下麻酔薬　452t
Chvostek 徴候　116
cisatracurium　81, 198t, 205t
　　高齢者　105t
　　小児　604
　　腎障害　83
clevidipine　161t
$CMRO_2$　369
$CO_2 Fick$ 法　144
Cockcroft-Gault の推算式　86
Confusion Assessment Method
　　（CAM-ICU）　761t
context-sensitive half-time（CSHT）
　　156, 195t
continuous positive airway pressure
　　（CPAP）　42, 347
continuous renal replacement
　　therapy（CRRT）　740
continuous wound infiltration（CWI），
　　区域鎮痛法　561
controlled mechanical ventilation
　　（CMV）　725
Cornell の基準　15
coronary artery bypass graft
　　（CABG）　314
Crawford 針　447f
CREST 症候群　131t
critical illness related corticosteroid
　　insufficiency（CIRCI）　751
Crouzon 病　130t
Curreri 公式　771
Cushing 病　269
cyclobenzaprine，痛みの管理　589t

Dandy-Walker 症候群　130t
deep brain stimulation（DBS），
　　Parkinson 病　91
deep vein thrombosis（DVT）　732
Delaunay 法　527
dermatomyositis　124t

diabetic ketoacidosis（DKA）　746
diclofenac potassium，開始量　573t
difficult intubation（DI）　5
difficult mask ventilation（DMV）　4
direct thrombin inhibitors（DTI）
　　240
distal tubular acidosis　124t
double-lumen endotracheal tube
　　（DLT）　342
Down 症　124t
DPP-4 阻害薬，周術期　32t
drug eluting stent（DES）　66
Dubin-Johnson 症候群　126t

Ebstein 奇形　649t
eclampsia　662
Edwards 症候群　124t
Ehlers-Danlos 症候群　125t, 127t
electroencephalogram（EEG）　368
enalaprilat　161t
end-diastolic velocity（EdVx）　367
epidural analgesia　673
eptifibatide　432t
estimated blood volume（EBV）
　　777
etomidate　205t
　　肝障害　80
　　小児　604
　　肥大型心筋症　61
　　薬理　197t
Evans の公式　768t

Fallot 四徴症　649t
Fanconi 貧血　125t
fenoldopam　160t, 161t
fenoprofen　573t
fiberoptic bronchoscope（FOB）
　　342
Fick の原理　778t
Fisher 分類　374t
flank bulge sign　558
flow-cycled ventilation　726
Foley カテーテル，小児　615t
Forrest Score　757t
fractional SaO_2，公式　778t
Friedreich 失調症　132t
full stomach　666

Galveston 公式　771
Glanzmann 血小板無力症，凝固検査
　　69t
Glasgow Coma Scale（GCS）　412t
Glasgow Liége Scale　413t
GLP-1 受容体作動薬，周術期　32t
glucose-6-phosphate dehydroge-
　　nase（G6PD）　73
glycopyrrolate　201t, 206t
　　WPW 症候群　54
Greene 針，脊髄くも膜下麻酔　451f
Guillan-Barré 症候群　125t
Günter 病　100

H_2 受容体遮断薬，周術期　31t
Hartnup 病　125t
head-elevated laryngoscopy posi-
　　tion　44
HELLP 症候群　665t
HELP 位　44
hemolytic anemia　125t
Henderson-Hasselbalch 式　737
hereditary jaundice　126t
high-frequency jet ventilation
　　（HFJV）　189
His 束-Purkinje 線維　47f
HIV　120
homocystinuria　126t
Horton 症候群　126t
Hunt/Hess 分類　373t
hydrocodone
　　オピオイドの等力価表　579t
　　開始量　581t
　　小児　599t, 605
hydromorphone
　　オピオイドの等力価表　579t
　　開始量　580t
　　硬膜外持続鎮痛　591t
　　硬膜外麻酔の添加薬　448t
　　自己調節鎮痛法　574t
　　小児　599t, 605, 607
　　腎障害　83
　　薬理　195t
hyperkalemic periodic paralysis
　　126t
hypertrophic cardiomyopathy
　　（HCM）　59
hypokalemic periodic paralysis

126t

ibutilide, 心房細動　51a
idiopathic hypertrophic subaortic stenosis（IHSS）　59
implantable cardiac defibrillator （ICD）　57
impossible mask ventilation（IMV）　4
inamrinone　160t
Intensive Care Delirium Screening Checklist（ICDSC）　761t
intermittent mandatory ventilation （IMV）　725
intracranial pressure（ICP）　361
intraoperative blood salvage（IBS）　233
intraventricular drainage（IVD）　361

Jacoby 線，小児区域麻酔　627t
jugular venous oxygen saturation （SjO$_2$）　370

Kartagener 症候群　126t
ketorolac
　開始量　573t
　小児　600t, 605

Labat 法　515, 525
Lambert-Eaton 症候群　95t
Laplace の法則　778t
Leboyer 法，陣痛　672t
Lee の修正心リスク指標　25t
lepirudin, ヘパリン起因性血小板減少症　241t
levosimendan　160t
Lindegaard 比　367t
Lobstein 病　129t
long QT syndrome　127t
Lou Gehrig 病　128t
Lund-Browder 法　770f
lupus　127t
LV 拡張末期圧　142
Lyell 症候群　124t

Mallampati 分類　5t
Mansour 法　526

Mapleson 回路　163t
Marfan 症候群　127t
mean velocity（MVx）　367
Menkes 症候群　127t
metaproterenol, 小児　607
methohexital, 小児　604
microlaryngeal tracheal tube（MLT）　255
mitochondrial myopathies　128t
mitral regurgitation（MR）　23
mitral stenosis（MS）　23
mivacurium　198t
MobitzⅠ型房室ブロック　19f
MobitzⅡ型房室ブロック　19f
Modification of Diet in Renal Disease Study（MDRD）の推算式　85
Modified Brice Questionnaire　221
Money サイン　480
monitored anesthesia care（MAC）　42
monoamine oxidase, Parkinson 病　91
motor evoked potential（MEP）　396
motor neuron disorder　128t
moyamoya disease　128t
MRI, 麻酔　299
MS コンチン, オピオイドの等力価表　579t
multiple sclerosis　92
Munchausen 喘鳴, 術後回復室　243t
myasthenia gravis　94

nalbuphine
　開始量　582t
　小児　599t
naproxen sodium, 開始量　573t
narrow QRS 性頻脈, 診断　50a
near infrared spectroscopy（NIRS）　369
needle-in-needle 法　454
Nelson 症候群　268
NIH Stroke Scale　409t
nonpitting edema　62
NSAIDs
　区域麻酔　432t

　先行鎮痛　602
NYHA クラス分類　27t

obstructive sleep apnea（OSA）　2, 41
one-syringe 法　158
orphenadrine, 痛みの管理　589t
orthodromic reentrant tachycardia （ORT）　48, 53
Osserman-Genkins 分類　95t
osteogenesis imperfecta　129t
Ovassapian エアウェイ　181, 182f
oxcarbazepine　398t
　痛みの管理　586t
oxygen extraction ratio（O$_2$ER）　139
oxymorphone
　オピオイドの等力価表　579t
　開始量　582t

P 波　10t, 12f
P450　122t
Paget disease　129t
Parkinson 病　90, 131t
Parkinson 病治療薬, 周術期　32t
Parkland の公式　768t
paroxysmal junctional reciprocating tachycardia（PJRT）　48
Patau 症候群　124t
patient-controlled epidural analgesia（PCEA）, 陣痛　674
peak systolic velocity（PsVx）　367
percutaneous coronary intervention （PCI）　65
pH　736t
phacomatoses　129t
physostigmine, 小児　605
Pickwick 症候群　130t
Pierre Robin 症候群　129t
placenta accreta　692
PlasmaLyte　287
　組成　227t
polymalformative syndrome　130t
porphyria　99
positive end-expiratory pressure （PEEP）　139, 167
postdural puncture headache　675t

postoperative blood salvage (PBS) 233
PR 間隔 10t
Prader-Willi 症候群 130t
prayer 徴候 77, 286
preeclampsia 662
preoperative autologous donation (PAD) 231
pressure-regulated volume control (PRVC) 727
pressure support ventilation (PSV) 726
prirocaine
　　局所麻酔薬　437t
　　最大推奨投与量　438t
pseudocholinesterase deficiency 130t
psoriasis 130t
psychoanalgesia, 陣痛 672t
psychoprophylaxis, 陣痛 672t
PT 70f
PTT 70f
pulmonary artery catheter (PAC) 140
pulmonary artery occlusion pressure (PAOP) 140
pulmonary capillary wedge pressure (PCWP) 140
pulmonary embolism (PE) 235, 732
pulsatility index (PI) 367

Q 波 11t
QRS 波 11t
QT 延長症候群 127t
QT 間隔 11t
QTc 短縮症候群, 心電図波形 11t
Quincke 針, 脊髄くも膜下麻酔 451f
radioallergosorbent test (RAST) 107

Raj 法 526
Ramsay 鎮静スケール 597t
Ranson 基準 759t
regional cerebral tissue oxygen saturation (rSO$_2$) 369
respiratory pulse pressure variation (ΔPP) 139
retrograde intubation 416
rheumatoid arthritis 131t
Richmond 興奮・鎮静スケール 597t
Ross 手術 321
Rotor 症候群 126t

Samter 症候群 256
sasapyrine, 開始量 573t
scleroderma 131t
Seldinger 法, 中心静脈ライン確保 701f
Sgarbossa の基準 17
Shy-Drager 症候群 131t
simplified predictive intubation difficulty score 5t
situs solitus 644
Sjögren 症候群 132t
sniffing position 181
Sokolow-Lyon の基準 15
somatosensory evoked potential (SSEP) 396
Souron 法 527
spherocytosis 132t
spinal and cerebellar degenerative disease 132t
spinal cord injury 97
Spitz 分類 619t
Sprotte 針, 脊髄くも膜下麻酔 451f
status epilepticus 399
Stickler 症候群 129t
stiff joint 症候群 286
Still 病 131t
STOP-BANG 質問票 41
ST 上昇心筋梗塞 (STEMI) 13, 713
ST セグメント 11t
sudden cardiac death (SCD) 57, 61
sufentanil 205t
　　開始量 583t
　　小児 605
　　推奨投与量 158t
　　脊髄くも膜下麻酔の添加薬 452t
　　特性 157t
　　薬理 196t
supraventricular tachycardia (SVT) 48

synchronized intermittent mandatory ventilation (SIMV) 167, 725
systemic inflammatory response syndrome (SIRS) 710
systemic mastocytosis 132t

T 波 11t, 12f
Takayasu arteritis 133t
target-controlled infusion (TCI) 156
Taylor 法 444f
thrombophilia 660
time-cycled ventilation 726
tirofiban 432t
tissue factor (TF) 68
TOF ratio 191
torsades de pointes 49, 127t
　　心電図 21f
total hip arthroplasty (THA) 563
total intravenous anesthesia (TIVA) 156
total knee arthroplasty (TKA) 563
tPA 405t, 410t
transcranial Doppler (TCD) 367
transesophageal echocardiography (TEE) 23, 305, 310
transfusion-related acute lung injury (TRALI) 226t
transient ischemic attack (TIA) 38
transjugular intrahepatic portosystemic shunt (TIPS) 757
transthoracic echo (TTE) 23
transurethral resection of the prostate (TURP) 743
tricuspid regurgitation (TR) 24
Trousseau 徴候 116
Tuohy 針 447f
TURP 症候群 743

U 波 11t
unilateral spinal anesthesia (USA) 563

VACTERL 連合症候群 618
variegate porphyria (VP) 100
VATER 連合症候群 618

venlafaxine 585t
venous thromboembolism（VTE） 38, 235
Venturi 効果 60
volume-cycled ventilation 725
von Hippel-Lindau 病 129t
von Recklinghausen 病 129t
von Willebrand 病 72t
　　凝固検査 69t

Waterson 分類 619t
Weber-Christian 病 133t
Wegener 肉芽腫症 133t
Wenckebach 型房室ブロック 19f
West Haven 分類 79t
Whitacre 針，脊髄くも膜下麻酔 451f
wide QRS 頻拍 51
Willis 動脈輪 366f
Wilson risk score 5t

Wilson 病 133t
Wolff-Parkinson-White（WPW）症候群 53
　　心電図 10t, 53f
Wong-Baker の表情評価スケール 596t
World Federation of Neurological Surgeons Grading Scale for aneurismal SAH（WFNS）分類 374t

和文索引

あ行

WPW 症候群 54
　頻脈（小児） 792a
　頻脈（成人） 787a
アドレナリン 159t, 315
　アナフィラキシー 718
　肝移植 290
　眼科 262t
　気管支喘息発作重積 731t
　胸部傍脊椎ブロック 544t
　局所麻酔薬の添加薬 439t
　高カリウム血症 84
　硬膜外麻酔の添加薬 448t
　脂肪吸引術 302
　小児 603, 604, 607, 628t
　徐脈（小児） 791a
　徐脈（成人） 786a
　人工心肺 308
　心停止（小児） 790a
　心停止（成人） 785a
　心膜開窓術 34
　脊髄くも膜下麻酔薬の添加薬 452t
アトロピン 201t, 206t
　WPW 症候群 54
　肝移植 290
　眼科 262t
　小児 603
　徐脈（小児） 791a
　徐脈（成人） 786a
アナフィラキシー 717
　術後回復室 245t
アナフィラキシー様反応 717
アニオンギャップ 736t, 777
　糖尿病性ケトアシドーシス 747t
アピキサバン，区域麻酔 433t

アカルボース，糖尿病 76t
悪性高熱 793
アザチオプリン
　周術期 31t
　多発性硬化症 93
アシクロビル，髄膜炎 421
アシドーシス 736t
アスピリン 66, 712
　開始量 573t
　区域麻酔 432t
　血液凝固 40t
　周術期 39
　小児の術後鎮痛 600t
　中毒 774
アセタゾラミド 204t
　眼科 262t
アセチルコリン，眼科 262t
N-アセチルシステイン 774
　肝移植 290
アセトアミノフェン
　下肢関節形成術 563, 566
　肝障害 775f
　血液凝固 40t
　解毒薬 773t
　小児 600t, 605
　先行鎮痛 602
　中毒 774
　帝王切開 680t
　肥満治療 283
圧制御従量式人工換気 727
圧補助換気 168f, 726
アデノイド切除術 253
アデノシン

アプロチニン 202t
アポモルヒネ，Parkinson 病 91, 92
アマンタジン，Parkinson 病 90
アミオダロン 51
　褐色細胞腫 275
　周術期 30t
　小児 603
　心停止（小児） 790a
　心停止（成人） 785a
　頻脈（小児） 792a
　頻脈（成人） 787a
アミトリプチリン，痛みの管理 584t
アミノカプロン酸
　肝移植 290
　小児 607
アミノ酸代謝障害 132t
アミノフィリン，小児 607
アミノ酪酸 202t
アミロイドーシス紫斑病，凝固検査 69t
アムホテリシン B，髄膜炎 421
アルガトロバン 201t
　ヘパリン起因性血小板減少症 241t
アルカリ血症 736t
アルカローシス 736t
アルテプラーゼ 410t
アルドステロン拮抗薬 204t
アルブミン 736t
アルプロスタジル，小児 604
アレルギー反応，局所麻酔薬 438
アロマテラピー，陣痛 672t
アンギオテンシンⅡ受容体遮断薬
　周術期 30t
　脊髄手術 394

アンギオテンシン変換酵素阻害薬
　　周術期　30t
　　脊髄手術　394
安静時呼気位　7f
アンチトロンビンⅢ　201t
アンドロゲン，血管性浮腫　63t
アンピシリン
　　小児　606
　　髄膜炎　421
　　妊娠期　659t
アンピシリン/スルバクタム，妊娠期　659t
アンベノニウム，重症筋無力症　95t
医原性気管外傷　220t
意識下気管支ファイバー挿管　180
イソニアジド
　　解毒薬　773t
　　髄膜炎　421
イソフルラン　207
　　肝移植　290
　　特性　207t
イソプロテレノール　160t
　　小児　604, 607
痛み，評価スケール　596
一次救命処置
　　小児　789a
　　成人　784a
一次性多飲症　425a
イチョウ，周術期　34t
一過性神経症状，脊髄幹麻酔　445t
一過性脳虚血発作　38
　　ビタミンK拮抗薬　37t
一酸化炭素，解毒薬　773t
遺伝子組換え活性化第Ⅶ因子・製剤　38
遺伝子組換え第Ⅶa因子　230
遺伝性黄疸　126t
遺伝性球状赤血球症　132t
遺伝性コプロポルフィリン症（HC）　100
胃内容充満　169, 666
イブプロフェン
　　開始量　573t
　　下肢関節形成術　563
　　小児　600t, 605
　　帝王切開　680t
イプラトロピウム，気管支喘息発作重積　731t

陰茎ブロック　635t
インジゴチン硫酸ナトリウム　203t
インスリン　77
　　高カリウム血症　84
　　高浸透圧性高血糖状態　750t
　　周術期　32t
　　小児　606
　　糖尿病　76t
　　糖尿病性ケトアシドーシス　747t
　　脳死　429t
インターフェロン，多発性硬化症　93
インターベンショナル血管造影　371t
インドメタシン
　　開始量　573t
　　子宮収縮抑制薬　686t
イントラリピッド　192
陰部神経ブロック　682f
　　会陰切開　681t
　　鉗子分娩　683t
植え込み型除細動器　57
右下葉枝，内視鏡所見　722t
右脚ブロック　15
右-左シャント，小児　644t
右室1回仕事係数（RVSWI）　138t
　　公式　779t
右主気管支，内視鏡所見　722t
右上葉枝，内視鏡所見　722t
右中葉枝，内視鏡所見　722t
うっ血性心不全，術後回復室　245t
運動ニューロン障害　128t
運動誘発電位　396t
会陰切開，麻酔　681
腋窩神経　459t
　　鎖骨下ブロックの評価　489t
　　鎖骨上ブロックの評価　484t
腋窩神経ブロック，小児　636t
腋窩ブロック　489
エキナセア，周術期　34t
エコチオフェート，眼科　262t
壊死性腸炎　623
エスモロール　161t
　　胸腹部大動脈瘤　331
　　小児　604, 606
　　腎障害　83
　　全身麻酔　275t
　　大動脈遮断　332
脳出血　404
肥大型心筋症　61

腹部大動脈瘤　326
エソメプラゾール，小児　606
エチレングリコール/メタノール，解毒薬　773t
エトスクシミド　398t
エトドラク，開始量　573t
エドロホニウム　206t
　　小児　605
エノキサパリン　201t, 405t, 431
　　ST上昇心筋梗塞　713
　　帝王切開後　688
　　肺塞栓　734
　　不安定狭心症　713
エフェドリン　159t
　　肝移植　290
　　眼科手術　262
　　小児　603, 604
エプチフィバチド　202t
エムラクリーム　440
エリスロマイシン，妊娠期　659t
エリテマトーデス　127t
遠位尿細管性アシドーシス　124t
塩化カルシウム
　　肝移植　290
　　小児　603
横隔膜1回換気量，妊娠期　652t
横隔膜神経　459t
オキサプロジン，開始量　573t
オキシコドン
　　オピオイドの等力価表　579t
　　開始量　580t
　　小児　599t, 605
オキシコンチン
　　オピオイドの等力価表　579t
　　下肢関節形成術　563, 566
オキシトシン，弛緩出血　693
オキシトシン受容体拮抗薬，子宮収縮抑制薬　686t
オキシメタゾリン，鼻出血　180
オクトレオチド　273
　　食道静脈瘤破裂　757
オトガイ神経ブロック　569
オーバードライブペーシング　19
オピオイド　156, 205t, 577
　　局所麻酔薬の添加薬　439t
　　解毒薬　773t
　　高齢者　105t
　　小児　599t, 605

陣痛　673t
耐性　601
　　鎮静スケール　597t
　　等力価表　579t
　　肥満治療　282
　　プロポフォールとの相乗作用
　　　157f
　　プロポフォールとの配合　158t
　　薬理　195t
オフポンプ冠動脈バイパス術　318t
オンダンセトロン　202t
　　小児　606
　　日帰り手術　194

か行

外傷　763
外傷性脳損傷，経頭蓋超音波 Doppler
　368t
外側大腿皮神経，大腰筋筋溝ブロック
　の評価　507t
外側大腿皮神経ブロック　514
回転トロンボエラストメトリ
　（ROTEM）　69t
開頭術　376
　　術前評価　379t
　　適応　378t
カヴァ，周術期　34t
化学熱傷　768
過換気，高カリウム血症　84
顎矯正手術　257
核酸系逆転写酵素阻害薬　121t
覚醒下開頭手術　382
覚醒時興奮，麻酔後回復室　246t
覚醒遅延，麻酔後回復室　246t
拡張期血圧
　　妊娠期　651t
　　分娩　655t
拡張障害，Doppler エコー　23f
拡張末期流速，経頭蓋超音波 Doppler
　367
角膜剝離　218t
下行大動脈，Doppler 波形　145f
火災
　　副甲状腺手術　267
　　レーザー手術　259
加重型妊娠高血圧腎症　662
下垂体　268
下大静脈

妊娠期　652t
分娩　655t
肩関節，神経支配　476f
片肺移植　353
片肺換気　34
滑車上神経ブロック　568
褐色細胞腫　274
活性化全血凝固時間（ACT）　68t
活性化部分トロンボプラスチン時間
　（aPTT）　38, 68t
活性凝固時間　307
カテコール-O-メチル基転移酵素，
　Parkinson 病　90
カノコソウ，周術期　34t
ガバペンチン　398t
　　痛みの管理　587t
　　下肢関節形成術　563, 566
　　集学的鎮痛　571t
　　睡眠時無呼吸　41
　　先行鎮痛　602
下腹直筋鞘ブロック，超音波　631f
カプノグラフィ　148
カベルゴリン，Parkinson 病　91
鎌状赤血球症　125t
カミツレ，周術期　34t
カラー Doppler　23
カリウム保持性利尿薬　204t
カリクレイン，カルチノイド腫瘍
　271t
カルシウム，高カリウム血症　84
カルシウムチャネル拮抗薬
　　WPW 症候群　54
　　解毒薬　773t
　　周術期　29t
　　中毒　775
　　肥大型心筋症　61
カルチノイド腫瘍　271
カルバマゼピン　398t
　　痛みの管理　585t
　　硬膜下血腫　407t
　　尿崩症　426t
カルビドパ，Parkinson 病　90
眼圧　260
簡易 Bernoulli の定理　24
肝移植　288
　　合併症　294t
眼窩下神経ブロック　568
感覚異常，分娩　675t

眼科手術　260
肝機能障害，凝固検査　69t
眼球周囲ブロック　264f
眼球心臓反射　261
間欠的強制換気　725
眼瞼形成術　302
監視下鎮静管理，血管内手術　337t
鉗子分娩，麻酔　681
肝障害　79t
　　アセトアミノフェン濃度　775f
緩徐持続的限外濾過　741t
肝腎症候群　79t
肝性ポルフィリン症　100
関節拘縮症　123t
乾癬　130t
完全覚醒法，開頭術　383t
完全静脈麻酔　156
感染性心内膜炎　28
冠動脈灌流圧　317
冠動脈ステント，周術期　39
冠動脈バイパス術　314
　　動脈ライン　306t
陥頓ヘルニア　624
陥入胎盤　691
肝肺症候群　79t
肝不全，合併症　289t
顔面神経ブロック，眼科手術　263f
顔面の表層ブロック　567
機械換気　166
気化器，呼吸回路　164t
気管，内視鏡所見　721t
気管気管支，分岐図　721f
気管気管支樹状構造，内視鏡所見
　721t
気管支鏡，自発呼吸下　256
気管支鏡下挿管　173
気管支鏡手術　255
気管支喘息発作重積　730
気管支ファイバー　342, 720
気管支ブロッカー　345
気管食道瘻，小児　618
気管支攣縮，術中　216
気管切除　352
気管チューブ，小児　615t
気管分岐部　183f
気管輪　183f
器機チェックリスト　153

気胸，術後回復室　243t, 245t
偽コリンエステラーゼ欠損症　130t
偽性嗜癖・依存症，オピオイド
　601
拮抗薬　206t
気道圧開放換気　727
気道確保困難，小児　611, 612a
気道火災　223
キニジン，周術期　30t
機能的残気量（FRC）　7f
　　妊娠期　652t
揮発性麻酔薬
　　子宮収縮抑制薬　686t
　　妊娠　658t
脚ブロック，心電図波形　11t
逆流，術中　217
逆行性挿管　176, 185, 416
　　キット　186f
逆行性経大腿動脈法　359t
逆行性リエントリ性頻拍　53
吸気/呼気比　169
吸気速度，人工呼吸器設定　724t
球後麻酔　263f
急性うっ血性心不全　715
急性間欠性ポルフィリン症　100
急性冠症候群　788a
急性呼吸促迫症候群　728
　　術後回復室　243t
急性腎盂腎炎，妊娠期　659t
急性心筋梗塞　712, 715
　　ショック　709a
急性腎障害ネットワーク（AKIN）
　89f
急性心膜炎　13f
急性膵炎　758
急性等容量血液希釈法　232
急性尿細管壊死　88t
　　肥満治療　284
急性肺傷害　728
　　術後回復室　243t
急性ポルフィリン症　100t
吸入酸素濃度（FIO₂）　169, 189
　　人工呼吸器設定　724t
吸入麻酔薬　207
　　陣痛　673t
弓部大動脈手術，動脈ライン　306t
仰臥位　249
胸腔鏡補助下手術　350

胸腔チューブ，小児　615t
胸骨小切開　357
凝固能，評価　68t
強直性脊椎炎　123t
共通房室弁口　648t
胸骨神経　459t
強皮症　131t
胸部圧迫法，新生児　610f
胸腹部大動脈瘤　330, 331f
胸部手術　348
胸部傍脊椎ブロック　543
　　超音波　546t, 548f
局所浸潤麻酔
　　会陰切開　681t
　　鉗子分娩　682t
局所壁運動異常　24
局所麻酔
　　眼科手術　263
　　内頸動脈血管内膜切除　391t
　　妊娠患者　668
　　分娩　675t
局所麻酔薬
　　小児　600t
　　超音波　462t
　　添加薬　436
　　妊娠　658t
局所麻酔薬中毒，治療　435t
虚血　409
　　心電図　713f
虚血性視神経症　218t
近位坐骨神経，解剖　525f
近位坐骨神経ブロック　524
筋萎縮性側索硬化症　128t
筋緊張低下児　626
筋弛緩拮抗薬，妊娠　658t
筋弛緩薬，妊娠　658t
筋ジストロフィー，小児　626
近赤外線分光分析法　369
　　内頸動脈血管内膜切除　390t
筋電図　396t
　　脊髄手術　395
筋肉，超音波　462t
筋皮神経　459t
　　腋窩ブロックの評価　492t
　　鎖骨下ブロックの評価　489t
　　鎖骨上ブロックの評価　484t
筋分節
　　下肢　502

　　上肢　475
筋膜，超音波　462t
区域鎮痛法，腹部手術　560
区域麻酔　431
　　止血　431
　　小児——　627
　　神経障害　468
区域麻酔管理，血管内手術　337t
区域麻酔法，超音波ガイド下——
　460
駆血帯　252
くも膜下出血，経頭蓋超音波Doppler
　368t
くも膜下ボルト　362t
グラスゴー・コーマ・スケール　412t
　　頭部外傷　414
グラスゴー・リエージュ・スケール
　413t
グラニセトロン　202t
　　小児　606
クラムシェル開胸　353
グラルギン
　　高浸透圧性高血糖状態　750t
　　糖尿病　78
クリオプレシピテート　225t, 229
　　血友病　71t
グリコーゲン蓄積疾患　132t
クリンダマイシン
　　小児　606
　　妊娠期　659t
グルカゴン　203t
グルココルチコイド，甲状腺機能亢進
　症　265
グルコース，高カリウム血症　111
グルコース-6-リン酸デヒドロゲナー
　ゼ欠損症　73
グルコン酸カルシウム　116
　　小児　603
踝のブロック　537
グルリジン，糖尿病　78
クロニジン
　　痛みの管理　588t
　　局所麻酔薬の添加薬　439t
　　硬膜外麻酔の添加薬　448t
　　周術期　30t
　　小児　601, 604, 628t
　　脊髄くも膜下麻酔薬の添加薬
　　452t

脊髄手術　395
　　内頸動脈血管内膜切除　389t
　　肥満治療　282
クロピドグレル　66, 202t
　　区域麻酔　432t
　　血液凝固　40t
　　周術期　39
クロルプロマジン, 尿崩症　426t
頸管縫縮術　683
経気管神経ブロック　179t
ケイキサレート
　　高カリウム血症　84, 112
　　小児　606
経胸壁エコー　22f, 23
経頸静脈性肝内門脈体循環短絡術
　　757
経口避妊薬, 周術期　31t
脛骨神経　460t
　　近位坐骨神経ブロックの評価
　　　529t
　　膝窩部神経　535t
頸静脈球部酸素飽和度　370
経食道心エコー　23, 310
　　ACC/AHA 2007　4
　　小切開　357
　　心臓手術　305
頸神経叢ブロック　470
経腟分娩, 抗凝固療法中の産婦　661t
経頭蓋超音波 Doppler　366f, 367
　　内頸動脈血管内膜切除　390t
頸動脈狭窄, 評価　388a
頸動脈血管形成術　373t
頸動脈断端圧　368
頸動脈内膜剝離術, 経頭蓋超音波
　　Doppler　368t
経尿道的前立腺切除術　743
経皮的冠動脈形成術　65
経皮的人工弁留置術　358
頸部血腫, 内頸動脈血管内膜切除
　　393t
痙攣　745t
ケタミン　205t, 571t
　　WPW 症候群　54
　　痛みの管理　588t
　　気管支喘息発作重積　731t
　　小児　600, 604, 628t
　　脊髄手術　395
　　帝王切開　679t

電気痙攣療法　297t
　　薬理　197t
血液
　　妊娠期　653t
　　分娩　656t
血液凝固因子, 妊娠期　653t
血液凝固第IX因子, 頭部外傷　415
血液製剤　224t
　　小児　607
血液量, 予測循環——　777
血管再開通法　410t
血管収縮薬　159t
血管性浮腫　62
　　喉頭浮腫治療　64a
血管内圧, 妊娠期　651t
血管内コイリング　373t
血管内手術　333t
血行動態
　　正常範囲　138t
　　分娩　655t
　　変化　143t
血漿
　　妊娠期　653t
　　分娩　656t
血小板
　　血液製剤　224t
　　妊娠期　653t
　　輸血　229
血清クレアチニン値　86f
結節性硬化症　129t
結節性動脈周囲炎　129t
血栓形成素因　660
血栓塞栓症, リスク　38
血栓溶解療法　373t
血糖管理, 敗血症性ショック　712t
血友病　71
　　凝固検査　69t
解毒薬　773t
ケトプロフェン, 開始量　573t
腱, 超音波　462t
牽引ベッド　249
肩甲上神経　459t
ゲンタマイシン
　　小児　606
　　妊娠期　659t
誤飲, 腐食性物質　753
抗 TNF 抗体, 周術期　31t
降圧薬, 小児　606

高アンモニア血症　745t
高位硬膜外ブロック, 分娩　675t
抗うつ薬, 痛みの管理　584
高カリウム血症　84, 110
　　鑑別　111a
　　小児　606
　　心電図　11t, 20, 112f
高カリウム性周期性四肢麻痺　126t
高カルシウム血症　114
　　鑑別　115a
　　心電図　21, 116f
抗凝固薬, 血栓予防法　236t
抗凝固療法
　　腎代替療法　742t
　　帝王切開後　687
　　妊娠　660
抗菌薬
　　感染性心内膜炎　28t
　　歯科処置　28t
　　小児　606
　　敗血症性ショック　711t
　　肥満　44
高グリシン血症　745t
後脛骨神経ブロック
　　踝のブロックの評価　539t
　　超音波　542f
抗痙攣薬
　　痛みの管理　584
　　先行鎮痛　602
高血圧
　　術後回復室　245
　　術中　212
　　内頸動脈血管内膜切除　392t
抗血小板薬　202t
　　周術期　39
　　出血リスク　65
抗甲状腺薬, 周術期　31t
抗コリン作動薬　201t
　　Parkinson 病　90
　　気管支喘息発作重積　731t
　　解毒薬　773t
　　周術期　31t
後産期出血　693
膠質浸透圧, 妊娠中の高血圧疾患
　　662t
甲状腺機能亢進症　265
甲状腺機能低下, 心電図波形　11t
甲状腺機能低下症　266, 271t

甲状腺クリーゼ　266
甲状腺刺激ホルモン産生腫瘍　269
甲状腺ホルモン，脳死　429t
高浸透圧性高血糖状態　748
抗精神薬，周術期　32t
抗線維素溶解薬　202t
抗線溶薬，血管性浮腫　63t
梗塞，部位　714f
拘束性換気障害　7t
高体温症候群　773t
後大腿皮神経，近位坐骨神経ブロック
　　の評価　529t
抗てんかん薬　398
後天性出血疾患　72t
喉頭，神経分布　177f
喉頭蓋　182f
喉頭蓋炎　258
喉頭鏡，自発呼吸下　256
喉頭鏡手術　255
喉頭鏡ブレード，小児　615t
喉頭痙攣，術後回復室　243t
高ナトリウム血症
　　鑑別　109a
　　周術期　108
高二酸化炭素症，術中　213
高濃度酸素環境，火災　222
抗ヒスタミン薬，血管性浮腫　63t
高頻度ジェット換気　189
抗頻拍　19
抗不安薬　202t
硬膜外カテーテル，鎮痛薬　593
硬膜外カテーテル迷入　446t
硬膜外血腫　406
　　分娩　676t
硬膜外自己調節鎮痛法　590
硬膜外鎮痛　590
硬膜外トランスデューサー　363t
硬膜外膿瘍，分娩　676t
硬膜外ブロック，小児　642t
硬膜外麻酔　447
　　小児　607
　　陣痛　677t
　　帝王切開　678t
　　肥厚性幽門狭窄　621
硬膜外麻酔・無痛法，陣痛　673
硬膜下血腫　406
硬膜下注入，分娩　675t
硬膜誤穿刺，分娩　675t

硬膜穿刺後頭痛　455
　　脊髄幹麻酔　445t
高マグネシウム血症　117，118t
　　心電図　21
硬膜嚢，小児区域麻酔　627t
絞扼ヘルニア　624
抗利尿ホルモン　424
高リン酸血症　119
高齢者　103
誤嚥，術中　217
コカイン，局所麻酔薬　437t
股関節，神経支配　503f
呼気終末二酸化炭素（ETCO$_2$），腹腔
　　鏡手術　277
呼気終末陽圧　139, 167
　　人工呼吸器設定　724t
呼吸回数（RR），人工呼吸器設定
　　724t
呼吸回路　162t
呼吸器系薬物，周術期　31t
呼吸血圧変動　139
呼吸性アシドーシス　740
呼吸性アルカローシス　740
呼吸バッグ，呼吸回路　164t
呼吸モード　166
国際標準化比（INR）　68t
鼓室形成術　255
コシントロピン刺激試験　751
骨 Paget 病　129t
骨髄性ポルフィリン症　100
骨性胸郭，妊娠期　652t
骨セメント　251
骨盤位　697
骨分節
　　下肢　502
　　上肢　475
コデイン
　　開始量　581t
　　小児　605
鼓膜切開術　254
鼓膜チューブ留置術　254
コリンエステラーゼ阻害薬
　　周術期　33t
　　重症筋無力症　95t
コリン作動性発作　97t
コルチコステロイド，多発性硬化症
　　93
困難気道　171t, 172a

コンプライアンス，公式　778t
コンベックス探触子　461f

さ行

座位　250
サイアザイド利尿薬　204t
最高気道内圧上昇，術中　214
最小肺胞濃度　207t
最大吸気位　7f
最大吸気量　7f
最大呼気位　7f
最大収縮期流速，経頭蓋超音波
　　Doppler　367
臍帯ヘルニア　616
催眠療法，陣痛　672t
左-右シャント，小児　644t
左下葉枝，内視鏡所見　723t
左脚ブロック　16
鎖骨下ブロック　485
鎖骨上ブロック　482
坐骨神経　459t
坐骨神経近位部，近位坐骨神経ブロッ
　　クの評価　529t
坐骨神経ブロック
　　近位——　524
　　小児　637t
左室1回仕事係数（LVSWI）　138t
　　公式　779t
　　妊娠中の高血圧疾患　662t
左室充満圧　313t
左室肥大　16f
　　心電図波形　11t
　　評価　13
左主気管支，内視鏡所見　723t
左上葉枝，内視鏡所見　723t
左心低形成　649t
左房-大腿バイパス　332
サリチル酸，中毒　774
サルブタモール
　　気管支喘息発作重積　731t
　　高カリウム血症　84, 111
　　小児　607
酸塩基平衡異常　736
酸塩基平衡障害　738t
　　評価　737a
三環系抗うつ薬
　　解毒薬　773t
　　周術期　32t

中毒　776	片肺換気　347	周産期——　689
残気量　7f	持続的静静脈血液透析　741t	重症度評価　756t
酸血症　736t	持続的静静脈血液濾過　741t	術後回復室　244t
三剤併用療法，心移植　324	持続的静静脈血液濾過透析　741t	上部消化管——　755
三叉神経，小児区域麻酔　630t	持続的腎代替療法　740	分娩中　691
三尖弁逆流　24	持続末梢神経ブロック　467t, 593	出血時間　68t, 71f
三尖弁閉鎖　649t	ジソピラミド，周術期　30t	術後悪心・嘔吐　247
酸素運搬量，公式　778t	膝窩部，解剖　532f	術後合併症　218
酸素含量，公式　778t	膝窩部神経ブロック　531	術後管理，血管内手術　338t
酸素摂取率　139	膝関節，神経支配　503f	術後血液回収法　233
酸素摂取量，公式　778t	時定数，公式　778t	術後鎮痛
酸素飽和度曲線　146f	ジフェンヒドラミン　203t	胸部手術　350
産道外傷　694	小児　604, 607	小児　598
ジアゼパム　202t	嗜癖・依存症，オピオイド　601	術前貯血法　231
子癇発作　665t	脂肪，超音波　462t	術中回収法　233
小児　600	脂肪吸引術　302	術中覚醒　220
シアン化合物，解毒薬　773t	脂肪塞栓　250	術中心電図　135
子癇　662	斜角筋間ブロック　477	術中不整脈　135
弛緩出血　693	若年性関節リウマチ　131t	循環式回路　163t
子癇発作　665t	尺骨神経　459t	構造　165f
子宮収縮抑制薬　685	腋窩ブロックの評価　492t	循環動態
糸球体濾過率　86f	鎖骨下ブロックの評価　489t	評価　311
子宮内反　692	鎖骨上ブロックの評価　484t	弁膜症　319t
子宮破裂　692	シャント率，公式　778t	順行性経心尖部法　359t
死腔換気率（VD／VT），妊娠期　652t	従圧式調節呼吸　167f	昇圧薬，敗血症性ショック　711t
シクロスポリン，周術期　31t	縦隔鏡検査　351	常位胎盤早期剝離　689
ジクロフェナクナトリウム，開始量　573t	縦隔腫瘍　353	消化管除染　774
シクロペントレート，眼科　262t	集学の術後鎮痛　571	消化器系薬物，周術期　31t
シクロホスファミド	周産期出血　689	上顎顔面手術　257
周術期　31t	収縮期血圧	笑気，特性　207t
多発性硬化症　93	妊娠期　651t	上気道，解剖　177f
ジゴキシン	分娩　655t	上気道閉塞，術後回復室　243t
WPW 症候群　54	周術期，心血管系薬物　29t	上行大動脈手術，動脈ライン　306t
解毒薬　773t	周術期視覚障害，原因　218t	上喉頭神経ブロック　179t
周術期　30t	重症筋無力症　94	硝酸薬，周術期　30t
小児　604	重症疾患関連副腎不全　751	晶質液製剤，組成　227t
心房細動　51a	治療　752f	上室性頻拍　48
中毒　776	重症腎性尿崩症　425a	治療　50a
自己血輸血　231	絨毛膜羊膜炎　659t	静静脈バイパス　292
自己心拍再開（ROSC），心停止（成人）　785a	従量式周期呼吸　725	小児区域麻酔　627
自己調節硬膜外鎮痛法，陣痛　674	従量式同期の間欠的調節呼吸　168f	小児心臓麻酔　643
自己調節鎮痛　574	主気管分岐部，内視鏡所見　721t	小児鼠径ヘルニア　624
小児　607	手術室	小児麻酔　603
脂質代謝異常　132t	火災　222	上部消化管出血　755
視床下部性尿崩症　425a	よくみる薬物　203t	治療　757a
持続気道陽圧　42	出血	静脈，超音波　462t
	許容可能な出血量　777	静脈ガス塞栓，レーザー手術　259
	後産期——　693	静脈空気塞栓症　381t

静脈血栓塞栓症　38, 235
　　危険度　235t
　　妊娠　687
　　リスク因子　235t
静脈内局所麻酔, 妊娠患者　668
静脈内自己調節鎮痛法（IV PCA）
　　574
食道 Doppler 法　144
食道手術　351
食道静脈瘤破裂　757
除細動, 小児　603
ショック　708
　　段階的なアプローチ　709a
　　敗血症性——　711t
徐脈
　　術中　209
　　小児　791a
　　心電図波形　11t
　　成人　786a
　　脊髄幹麻酔　445t
　　胎児一過性——　695
ジルチアゼム　161t
　　小児　603, 604
　　心房細動　51a
心移植　323
腎移植　285
心エコー　22
　　弁膜症　321t
腎機能障害, 術後　246t
心筋虚血
　　術後回復室　244t
　　心電図　11t, 13
心筋梗塞
　　ST 上昇——　13
　　急性——　712
　　梗塞部位　14f
　　心電図波形　11t
　　内頸動脈血管内膜切除　392t
神経筋遮断, 電気的インパルス　200f
神経筋遮断薬　198t, 205t
神経筋遮断薬拮抗薬　198
神経系薬物, 周術期　32t
神経外科手術麻酔, 妊娠患者　670
神経根, 超音波　462t
神経刺激, 部位　199t
神経刺激法, 腕神経叢ブロック　479f
神経周囲カテーテル挿入　465
神経終末枝ブロック, ブロックの評価

　　497t
神経症, 全身麻酔　219t
神経障害
　　区域麻酔　468
　　分娩　676t
心係数（CI）　138t
　　公式　779t
神経ブロック
　　機序　546t
　　気道　178
神経モニタリング, 段階的アプローチ
　　397f
心血管イベント障害, リスク因子　2
心原性ショック　715
人工換気
　　種類　725t
　　脳死　429
人工股関節手術　563
人工膝関節置換術　563
人工心肺　305
心室中隔欠損　648t
心室容量, 妊娠期　651t
心収縮能, 妊娠期　651t
浸潤鎮痛法, 下肢関節形成術　562
腎障害　82t
　　原因　88t
新生児蘇生　608, 609a
腎性低マグネシウム血症, 鑑別
　　118t
腎前性高窒素血症　88t
振戦譫妄　761
新鮮凍結血漿　225t
　　輸血　229
腎臓, 妊娠期　654t
心臓刺激伝導系　47f
心臓手術　305
心臓性突然死　57, 61
心臓麻酔
　　小児——　643
　　妊娠患者　669
腎代替療法　741t
　　高カリウム血症　84
身体の依存, オピオイド　601
心タンポナーデ　339
　　術後回復室　245t
心停止
　　小児　790a
　　成人　785a

　　脊髄幹麻酔　445t
心電図
　　ACC/AHA 2007 ガイドライン
　　　4
　　術中——　135
　　心臓手術　305
心電図波形　10f
心電図変化, 妊娠期　651t
心拍出　138
心拍出量
　　妊娠期　651t
　　妊娠中の高血圧疾患　662t
　　分娩　655t
心拍数モニタリング, 胎児——
　　695
深腓骨神経　459t
深腓骨神経ブロック
　　踝のブロックの評価　539t
　　超音波　541f
深部静脈血栓　732
　　抗凝固療法　735t
　　妊娠　687
心不全
　　NYHA クラス分類　27t
　　非代償性——　25t
腎不全, 妊娠高血圧腎症　665t
深部脳刺激療法, Parkinson 病　91
心房拡大　10t
心房細動　50
　　WPW 症候群　54f
　　胸部手術　349
　　ビタミン K 拮抗薬　37t
心房粗動　50
心房中隔欠損　648t
心膜炎
　　急性——　13f
　　心電図波形　11t
心膜開窓術　340
心リスク評価, 段階的アプローチによ
　　る術前の　26f
心リスク分類　26t
髄液, 小児区域麻酔　627t
髄液ドレナージ　335
膵炎, 急性——　758
推算クレアチニンクリアランス　85,
　　86
水中分娩, 陣痛　672t
水疱性皮膚炎　124t

水疱性類天疱瘡　124t
髄膜炎　420, 446t
　　　分娩　676t
スガマデクス　191
スキサメトニウム　91, 198t, 205t
　　　植え込み型除細動器　58
　　　開頭術　380t
　　　高齢者　105t
　　　小児　604
　　　腎障害　83
　　　脊髄損傷　99
　　　帝王切開　679t
　　　電気痙攣療法　297t
　　　伝導障害　47
　　　肥大型心筋症　61
　　　フルストマック　170
スコポラミン　201t
　　　眼科　262t
スタチン，周術期　30t
頭痛，硬膜穿刺後——　455
ステロイド，周術期　36
ステント血栓症　65
スパイログラム　7f
スピロノラクトン　204t
スペクトル Doppler　23
スライディングスケール　78t
スリンダク，開始量　573t
スルホニル尿素
　　　周術期　32t
　　　糖尿病　76
精神科系薬物，周術期　32t
成人循環　645f
精神無痛法，陣痛　672t
精神予防法，陣痛　672t
生体インピーダンス法　144t
生体弁置換，ビタミン K 拮抗薬　37t
正中・尺骨神経ブロック，手関節部　495f
正中神経　459t
　　　腋窩ブロックの評価　492t
　　　鎖骨下ブロックの評価　489t
　　　鎖骨上ブロックの評価　484t
正中神経ブロック，超音波ガイド下　496f
正中・橈骨神経ブロック，肘部　494f
正中法，脊髄幹麻酔　443f
成長ホルモン産生腫瘍　269

制吐薬　202t
　　　小児　606
正方向性リエントリ性頻拍　48, 53
喘鳴，術後回復室　243t
声門開口部　182f
セイヨウオトギリソウ，周術期　34t
セイラムサンプチューブ，小児　615t
生理食塩液，組成　227t
脊硬麻→脊髄くも膜下硬膜外併用麻酔をみよ
脊髄，動脈支配　327f
脊髄円錐，小児区域麻酔　627t
脊髄幹ブロック，小児　638t
脊髄幹麻酔　441
　　　妊娠患者　668
　　　ランドマーク　442f
脊髄空洞症　131t
脊髄くも膜下硬膜外併用麻酔　454
　　　陣痛　677t
　　　帝王切開　679t
脊髄くも膜下麻酔　451
　　　会陰切開　682t
　　　鉗子分娩　683t
　　　帝王切開　678t
　　　乳児——　625
　　　肥厚性幽門狭窄　621
脊髄くも膜下麻酔・硬膜外麻酔→脊髄幹麻酔をみよ
脊髄血腫　446t
脊髄小脳変性症　132t
脊髄損傷　97, 416
脊髄膿瘍　446t
舌咽神経ブロック　179t
赤血球
　　　血液製剤　224t
　　　妊娠期　653t
赤血球輸血，ASA ガイドライン　227
絶食ガイドライン　6t
セファゾリン
　　　小児　606
　　　帝王切開　680t
　　　妊娠期　659t
　　　肥満治療　283
セフォキシチン，妊娠期　659t
セフォタキシム，髄膜炎　421
セフトリアキソン
　　　髄膜炎　421

　　　妊娠期　659t
セボフルラン　207
　　　開頭術　380t
　　　特性　207t
　　　頻脈性不整脈　49
セレコキシブ
　　　開始量　573t
　　　先行鎮痛　602
セレジリン，Parkinson 病　91
セロトニン，カルチノイド腫瘍　271t
前回帝王切開後の経腟分娩トライアル（TOLAC）　697
浅頸神経叢，解剖　471f
先行鎮痛　602
　　　脊髄手術　395
仙骨，小児区域麻酔　627t
仙骨硬膜外麻酔，鉗子分娩　683t
仙骨麻酔
　　　小児　639t
　　　肥厚性幽門狭窄　621
全身性炎症症候群　710
全身性肥満細胞症　132t
全身麻酔
　　　会陰切開　682t
　　　鉗子分娩　683t
　　　血管内手術　336t
　　　帝王切開　679
　　　内頸動脈血管内膜切除　391t
　　　妊娠患者　668
前脊髄動脈症候群
　　　脊髄幹麻酔　445t
　　　分娩　676t
全脊髄麻酔，脊髄幹麻酔　445t
喘息，術後回復室　243t
選択的エストロゲン受容体調節薬，周術期　31t
選択的セロトニン再取り込み阻害薬，周術期　32t
先端巨大症　269
前置胎盤　690
穿通胎盤　691
先天性 QT 延長症候群，心電図波形　11t
先天性骨無形成症　129t
先天性心疾患　648t
先天性無フィブリノゲン血症，凝固検査　69t
前頭神経ブロック　568

全肺気量　7f
浅腓骨神経　459t
浅腓骨神経ブロック，踝のブロックの
　　評価　539t
全末梢血管抵抗　138t
譫妄　761
　　麻酔後回復室　246t
挿管
　　意識下気管支ファイバー――
　　　　180
　　逆行性――　185
挿管困難　5
挿管用ラリンジアルマスク　173
早期興奮伝導，心電図波形　10t
臓器提供　426
送血管，挿入部位　307t
早産　685
双胎妊娠　696
総動脈管症　649t
創部浸潤，区域鎮痛法　561
僧帽弁逆流　23
僧帽弁狭窄　23, 320, 649t
僧帽弁閉鎖不全　649t
僧帽弁閉鎖不全症　320
側臥位　249
　　換気　345
鼠径ヘルニア，小児――　624
組織因子　68
ゾシン，小児　606
蘇生，新生児――　608
蘇生薬，小児　603
ソーダライム，呼吸回路　164t
ソタロール，頻脈（成人）　787t
ソマトスタチン　273

た行

第V因子欠損症，凝固検査　69t
第VIIa因子，小児　608
体外衝撃波結石破砕術　300
体血管抵抗（SVR）
　　公式　779t
　　妊娠期　651t
　　妊娠中の高血圧疾患　662t
大血管転位　649t
大後頭神経，小児区域麻酔　630t
胎児一過性徐脈　695
胎児循環　644, 645f
胎児心拍数モニタリング　695

胎児ホメオスタシス　667
代謝性アシドーシス　739
　　評価　738a
代謝性アルカローシス　740
代謝蓄積症　132t
大静脈遮断，肝移植　293
耐性，オピオイド　601
体性感覚誘発電位　396t
　　内頸動脈血管内膜除　389t
大腿神経　459t
　　大腰筋筋溝ブロックの評価
　　　　507t
大腿神経ブロック　510
　　小児　636t
大動脈
　　妊娠期　652t
　　分娩　655t
大動脈解離　331f
大動脈遮断　327, 328f, 332
大動脈縮窄　648t
大動脈弁逆流　24
大動脈弁狭窄　24, 320, 648t
大動脈弁閉鎖不全　320, 648t
大動脈弁留置術　359t
胎盤遺残　691
タイムサイクル式人工換気　726
大量出血，治療　230a
大量浸潤麻酔　440
大量輸血　228
高安動脈炎　133t
タクロリムス，周術期　31t
多形性心室頻拍　52a
多系統萎縮症　131t
脱血管，挿入部位　307t
ダナパロイドナトリウム，ヘパリン起
　　因性血小板減少症　241t
多発奇形症候群　130t
多発性硬化症　92
ダビガトラン　237t
　　区域麻酔　433t
タペンタドール　578t
　　オピオイドの等力価表　579t
　　開始量　581t
多様性ポルフィリン症　100
ダルテパリン　39, 431
　　帝王切開後　688
単形性心室頻拍　52a
炭酸水素イオン欠乏量　777

炭酸水素ナトリウム
　　肝移植　290
　　高カリウム血症　84, 111
　　硬膜外麻酔の添加薬　448t
　　小児　603, 606
　　腎障害　89
炭酸デヒドラターゼ阻害薬　204t
胆汁漏　295
ダントロレン
　　悪性高熱　794
　　小児　603
チアゾリジンジオン，周術期　32t
チアゾリジン誘導体，糖尿病　76t
チアミン，てんかん重積　400
チエノピリジン，周術期　39
チオペンタール　205t
　　開頭術　380t
　　小児　605
　　薬理　197t
チクロピジン　202t
　　区域麻酔　432t
チザニジン
　　痛みの管理　589t
　　多発性硬化症　93
チモロール，眼科　262t
中間幹気管支，内視鏡所見　722t
中心静脈圧（CVP）
　　公式　779t
　　波形　140f
中心静脈カテーテル　139
中心静脈ライン
　　確保　699
　　小児　615t
　　心臓手術　305
　　挿入部位　307t
　　挿入方法　704t
中枢性尿崩症　109
中毒　772
　　局所麻酔薬　433
チューメッセント脂肪吸引術　302
超音波
　　顔面孔の同定　569
　　鎖骨下ブロック　488f
超音波ガイド下
　　腋窩ブロック　491
　　外側大腿皮神経ブロック　514
　　近位坐骨神経ブロック　528
　　踝のブロック　539

頸神経叢ブロック　　473f
鎖骨下ブロック　　487
鎖骨上ブロック　　483
膝窩部神経ブロック　　534
斜角筋間ブロック　　480
神経終末枝ブロック　　494
大腿神経ブロック　　512, 513f
大腰筋筋溝ブロック　　507
腸骨鼠径・腸骨下腹神経ブロック　　559
腹横筋筋膜面ブロック　　556
伏在神経ブロック　　522
閉鎖神経ブロック　　517
超音波ガイド下区域麻酔法　　460
超音波画像，画像上の特徴　　462t
腸骨筋膜下ブロック　　510
腸骨採取　　251
腸骨鼠径・腸骨下腹神経ブロック　　556, 558
　　区域鎮痛法　　561
　　小児　　634t
　　超音波　　635f
調節人工換気　　725
チョウセンニンジン，周術期　　34t
腸内α-グルコシダーゼ阻害薬，糖尿病　　76t
直接トロンビン阻害薬　　240
L-チロキシン　　266
鎮静薬，妊婦　　657t
鎮痛法，胸部手術　　349
鎮痛補助薬，痛みの管理　　588
帝王切開　　659t, 678
　　抗凝固療法中の産婦　　661t
低カリウム血症　　114
　　鑑別　　113a
　　心電図　　11t, 20, 114f
低カリウム性周期性四肢麻痺　　126t
低カルシウム血症　　116
　　鑑別　　117a
　　心電図　　21, 116f
低換気，術後回復室　　243t
低血圧
　　術後回復室　　244
　　術中　　211
　　人工心肺　　309t
　　脊髄幹麻酔　　445t
　　内頸動脈血管内膜切除　　392t
　　脳死　　428

低血糖　　76t
低酸素血症，術中　　216
低侵襲心臓外科手術　　356
低体温，心電図波形　　11t
低炭酸ガス血症，術中　　213
低タンパク食　　79t
低ナトリウム血症　　109, 745t
　　鑑別　　110a
低分子ヘパリン　　38
　　区域麻酔　　432t
　　周術期　　38
　　帝王切開後　　688
　　妊娠　　660
低マグネシウム血症　　118
　　心電図　　21
低リン血症　　119
テオフィリン，周術期　　31t
手関節，神経終末枝ブロック　　493
デキサメタゾン　　202t, 203t
　　下肢関節形成術　　563
　　気管支喘息発作重積　　731t
　　局所麻酔薬の添加薬　　439t
　　硬膜下血腫　　407t
　　小児　　607
　　髄膜炎　　421
　　乳房手術　　302
　　日帰り手術　　194
デクスメデトミジン
　　意識下気管支ファイバー挿管　　181
　　小児　　604
　　肥満治療　　283
デスフルラン　　207
　　WPW症候群　　54
　　特性　　207t
　　肥大型心筋症　　62
　　頻脈性不整脈　　49
デスモプレシン　　229
　　von Willebrand病　　72t
　　硬膜下血腫　　408t
　　腎障害　　82t
　　尿崩症　　426t
鉄剤，解毒薬　　773t
テトラカイン
　　局所麻酔薬　　437t
　　脊髄くも膜下麻酔　　452t, 454t
デュアルガイダンス法　　463
デュロキセチン，痛みの管理　　585t

テルブタリン
　　気管支喘息発作重積　　731t
　　子宮収縮抑制薬　　686t
　　小児　　607
電解質，尿　　88t
電解質異常　　108
添加薬　　436
てんかん重積　　399
電気痙攣療法　　296
電気刺激
　　腋窩ブロック　　491t
　　鎖骨下ブロック　　487t
電気的除細動　　300
電撃性熱傷　　769
伝導障害　　15, 46
　　房室——　　17
天疱瘡　　124t
頭蓋内圧　　361
　　脳死　　427f
頭蓋内圧モニタリング　　362f
トウキ，周術期　　34t
同期間欠的強制換気　　725
同期的間欠的調節呼吸　　167
頭頸部悪性腫瘍手術　　257
頭頸部ブロック，小児　　629
橈骨神経　　459t
　　腋窩ブロックの評価　　492t
　　鎖骨下ブロックの評価　　489t
　　鎖骨上ブロックの評価　　484t
橈骨神経ブロック
　　超音波ガイド下　　496f
　　手関節　　495f
導入麻酔薬，妊娠　　657t
導入薬　　197
糖尿病　　131t
糖尿病性ケトアシドーシス　　76t, 746
頭部外傷　　414
動脈，超音波　　462t
動脈管開存　　648t
動脈血酸素分圧（PaO$_2$）　　736t
　　妊娠期　　652
動脈血二酸化炭素分圧（PaCO$_2$）　　736t
　　妊娠期　　652
動脈波形分析法　　144t
動脈ライン
　　小児　　615t
　　心臓手術　　305

挿入部位　306t
特発性肥厚性大動脈弁下狭窄症　59
徒手筋力テスト　418f
ドパミン　159t
　　肝移植　290
　　小児　604
　　徐脈（成人）　786a
ドパミン作動薬，Parkinson病　90
トピラマート　398t
　　痛みの管理　586t
ドブタミン　160t
　　肝移植　290
　　小児　604
　　人工心肺　308
トブラマイシン，小児　606
ドラセトロン　202t
トラネキサム酸
　　整形外科手術　250
　　脊髄手術　395
　　脊髄損傷　417
トラマドール　578t
　　痛みの管理　588t
　　オピオイドの等力価表　579t
　　開始量　582t
トリアムテレン　204t
トリプルH療法　375t
トログリタゾン，糖尿病　76t
ドロペリドール　202t
　　日帰り手術　194
トロンビン時間（TT）　68t
トロンボエラストグラフィー（TEG）
　　69t

な行

内頸静脈
　　中心静脈ライン確保　705f
　　超音波　702f
内頸動脈狭窄　401t, 402t
内頸動脈血管内膜切除　388
　　麻酔　390t
内視鏡検査　301
内視鏡的逆行性胆管膵管造影　301
内臓正位　644
内分泌系薬物，周術期　32t
ナタリズマブ，多発性硬化症　93
ナテグリニド，糖尿病　76t
ナトリウムチャネル拮抗薬，WPW症
　　候群　54

ナブメトン，開始量　573t
ナプロキセン
　　開始量　573t
　　小児　600t
ナルブフィン，陣痛　673t
ナロキソン　191
　　小児　605
軟骨無形成症　123t
ニカルジピン　161t
　　虚血　411
　　全身麻酔　275t
　　内頸動脈血管内膜切除　389t
　　妊娠中の重症高血圧患者　664t
　　脳出血　404
二腔気管チューブ　342
　　位置確認法　344f
　　小児　615t
二酸化炭素吸収装置，呼吸回路
　　164t
ニトログリセリン　160t, 712
　　肝移植　290
　　胸腹部大動脈瘤　331
　　子宮収縮抑制薬　686t
　　小児　604
　　人工心肺　308
　　全身麻酔　275t
　　大動脈遮断　332
　　腹部大動脈瘤　326
ニトロプルシド　160t
　　胸腹部大動脈瘤　331
　　小児　604
　　人工心肺　308
　　全身麻酔　275t
　　大動脈遮断　332
　　妊娠中の重症高血圧患者　664t
　　脳出血　404
　　腹部大動脈瘤　326
ニフェジピン　161t
　　子宮収縮抑制薬　686t
　　小児　606
乳酸リンゲル液，組成　227t
乳児脊髄くも膜下麻酔　625
乳房手術　302
乳様突起削開術　255
ニューモシスチス肺炎　120t
　　治療薬　121t
尿毒症，凝固検査　69t
尿閉，脊髄幹麻酔　445t

尿崩症　424
妊娠，薬物に関するFDA分類
　　657t
妊娠性高血圧，麻酔　664t
妊娠高血圧症候群　662
妊娠高血圧腎症　662
　　麻酔　664t
妊娠糖尿病　75t
認知機能障害，内頸動脈血管内膜切除
　　392t
ニンニク，周術期　34t
ネオスチグミン　191, 206t
　　WPW症候群　54
　　重症筋無力症　95t
　　小児　605
ネオマイシン　79t
熱傷　767
ネブライザー，気道の神経ブロック
　　178
粘液水腫性昏睡　266
脳潅流，自動調節能　377t
脳潅流圧　364
脳血管形成術　373t
脳血管疾患，無症候性――　401
脳血管発作　38
　　ビタミンK拮抗薬　37t
脳血流　367, 377f
脳血流速度　367
脳梗塞，内頸動脈血管内膜切除
　　392t
脳酸素代謝率　369
脳酸素飽和度測定法　369
脳死　426
脳実質圧測定用カテーテル　363t
脳室内カテーテル/ドレナージ　361
脳出血　403
脳循環自己調節機能　365
脳動静脈奇形　373t, 385t, 386t,
　　387t, 401t, 402t
　　経頭蓋超音波Doppler　368t
脳動脈瘤　385t, 386t, 387t, 401t,
　　402t
　　部位　374t
脳膿瘍　422
脳波　368
　　内頸動脈血管内膜切除　389t
　　評価　369a
脳波モニター　150

脳ヘルニア　363t
ノコギリヤシ，周術期　34t
ノルアドレナリン　159t, 315
　　　肝移植　290
　　　胸腹部大動脈瘤　331
　　　小児　604
　　　人工心肺　308
　　　心膜開窓術　34
　　　全身麻酔　275t
　　　電気痙攣療法　297t
　　　腹部大動脈瘤　326
ノルトリプチリン，痛みの管理　584t

は行

肺移植　353
肺活量　7f
肺区域　720t
肺血管抵抗（PVR）　138t
　　　公式　779t
敗血症　36, 710
　　　術後回復室　244t
敗血症性ショック　711t
肺血栓塞栓症，術後回復室　245t
肺静脈還流異常　649t
肺水腫　715
　　　術後回復室　243t
　　　妊娠高血圧腎症　666t
肺全摘術，予後予測　9a
肺塞栓　235, 732
　　　抗凝固療法　735t
　　　心電図波形　11t
肺動脈拡張期血圧，公式　779t
肺動脈拡張末期圧　142
肺動脈カテーテル　140
　　　圧波形　141f
　　　心臓手術　305
肺動脈楔入圧（PAWP）　140
　　　妊娠中の高血圧疾患　662t
　　　公式　779t
肺動脈収縮期血圧，公式　779t
肺動脈閉塞圧（PAOP），公式　779t
肺内外リチウム希釈法　144t
背部痛，脊髄幹麻酔　445t
肺胞気式，公式　778t
肺胞気-動脈血酸素分圧較差
　　　（A-aDO₂），公式　778t
肺毛細管楔入圧　140
肺容量　7f

肺容量減量手術　351
拍動係数，経頭蓋超音波 Doppler
　　367
バクロフェン
　　　痛みの管理　589t
　　　多発性硬化症　93
播種性血管内凝固　229
　　　凝固検査　69t
バソプレシナーゼ　424f
バソプレシン　160t, 315
　　　肝移植　290
　　　小児　604, 606
　　　人工心肺　308
　　　心停止　785a
　　　心膜開窓術　34
　　　中枢性尿崩症　109
　　　尿崩症　426t
　　　脳死　429t
　　　敗血症性ショック　711t
白血球，妊娠期　653t
歯の損傷，周術期　220t
馬尾症候群　438
　　　脊髄幹麻酔　445t
　　　分娩　676t
ハーブ漢方薬
　　　血液凝固　40
　　　周術期　34t
バラライム，呼吸回路　164t
バリシティ　453
鍼療法経皮的電気神経刺激法，陣痛
　　672t
パルスオキシメータ　146
　　　心臓手術　305
バルプロ酸　398t
　　　てんかん重積　400
ハロペリドール　203t
　　　小児　604
反回神経障害，内頸動脈血管内膜切除
　　393t
パンクロニウム　198t
　　　小児　604
　　　肥大型心筋症　61
バンコマイシン
　　　小児　606
　　　髄膜炎　421
　　　妊娠期　659t
ピオグリタゾン，糖尿病　76t
非核酸系逆転写酵素阻害薬　121t

ピギーバック法　292
ビグアニド，糖尿病　76t
鼻腔手術　256
非ケトン性高浸透圧性昏睡　76t
肥厚性幽門狭窄　620
腓骨神経
　　　近位坐骨神経ブロックの評価
　　　　529t
　　　膝窩部神経　535t
肘関節
　　　神経支配　477f
　　　神経終末枝ブロック　493
ビジュアルアナログスケール　596f
非侵襲的心拍出量モニタリング
　　144
非スタチン系脂質低下薬，周術期
　　30t
ヒスタミン，カルチノイド腫瘍
　　271t
非ステロイド性抗炎症薬（NSAIDs）
　　572
　　　小児　605
肥大型心筋症　59
非代償性心不全　25t
ビタミン K
　　　後天性出血疾患　72t
　　　硬膜下血腫　408t
　　　頭部外傷　415
　　　脳出血　405t
ビタミン K 拮抗薬　37, 237t
ビタミン K 欠乏症，凝固検査　69t
ビデオ喉頭鏡　173
ヒドララジン　161t
　　　小児　606
　　　妊娠中の重症高血圧患者　664t
ヒドロキシジン
　　　肝障害　80
　　　小児　607
　　　陣痛　673t
ヒドロクロロチアジド　204t
　　　尿崩症　426t
ヒドロコルチゾン　36, 203t
　　　気管支喘息発作重積　731t
　　　重症疾患関連副腎不全　752f
　　　小児　607
　　　等価量　35t
　　　敗血症性ショック　711t
皮膚筋炎　124t

腓腹神経ブロック，踝のブロックの評価　539t
皮膚粘膜眼（Stevens-Johnson）症候群　124t
皮膚分節
　　下肢　502
　　上肢　475
肥満　43t
　　治療　281
美容外科手術　301
ピラジナミド，髄膜炎　421
ピリドスチグミン，重症筋無力症　95t
ピロキシカム，開始量　573t
頻脈
　　術中　210
　　小児　792a
　　成人　787a
頻脈性不整脈，心電図　48t
ファモチジン　203t
不安定冠症候群　25t
不安定狭心症　713
フィゾスチグミン　206t
フェニトイン　398t
　　硬膜下血腫　407t
　　てんかん重積　400
フェニレフリン　159t
　　肝移植　290
　　眼科　262t
　　冠動脈バイパス術　315
　　胸腹部大動脈瘤　331
　　小児　604
　　人工心肺　308
　　脊髄くも膜下麻酔薬の添加薬　452t
　　全身麻酔　275t
　　鼻出血　180
　　肥大型心筋症　61
　　腹部大動脈瘤　326
フェノバルビタール　398t
　　てんかん重積　400
フェンタニル　47, 205t
　　会陰切開　682t
　　オピオイドの等力価表　579t
　　開始量　581t
　　開頭術　380t
　　肝移植　290
　　胸腹部大動脈瘤　331

胸部手術　350
血管内手術　336t
硬膜外持続鎮痛　591t
硬膜外麻酔の添加薬　448t
自己調節鎮痛法　574t
小児の術後鎮痛　599t
腎障害　83
陣痛　673t, 674
推奨投与量　158t
脊髄くも膜下麻酔薬の添加薬　452t
帝王切開　678t
特性　157t
肥厚性幽門狭窄　622
肥大型心筋症　61
薬理　195t
フェントラミン
　　褐色細胞腫　275
　　小児　606
フォンダパリヌクス　237t
　　区域麻酔　432t
　　血液凝固　40t
　　肺塞栓　734
　　ヘパリン起因性血小板減少症　241t
腹横筋膜面ブロック　556
　　区域鎮痛法　561
　　小児　632t
　　超音波　557f
腹臥位　250
腹腔鏡手術　276
腹腔内散布，区域鎮痛法　561
副甲状腺機能亢進症　267
副甲状腺機能低下症　268
副甲状腺摘出術　267
伏在神経，大腿神経ブロック　513t
伏在神経ブロック　519, 521f
　　踝のブロックの評価　539t
　　超音波　523
副神経　459t
副腎皮質刺激ホルモン産生腫瘍　269
副腎皮質ステロイド　203t
　　気管支喘息発作重積　731t
副腎不全，慢性――　36
腹直筋鞘，超音波　632f
腹直筋鞘ブロック，区域鎮痛法　561

副鼻腔手術　256
腹部大動脈瘤　325
腹部美容外科手術　303
腹壁，神経支配　554
腹壁破裂　616
不整脈　716
　　術後回復室　245t
　　術中――　135
ブドウ糖，小児　603
ブトルファノール，陣痛　673t
ブピバカイン　434, 439
　　会陰切開　681t, 682t
　　胸部手術　350
　　胸部傍脊椎ブロック　544t
　　局所麻酔薬　437t
　　頸管縫縮術　684
　　硬膜外持続鎮痛　591t
　　硬膜外麻酔　448t
　　最大推奨投与量　438t
　　小児　600t, 607, 629t
　　陣痛　674
　　脊髄くも膜下麻酔　452t, 454t
　　創部浸潤　564
　　帝王切開　678t
　　乳房手術　302
　　肥厚性幽門狭窄　621
ブプレノルフィン
　　オピオイドの等力価表　579t
　　開始量　582t
部分的視床下部性尿崩症　425a
プラスグレル
　　ST上昇心筋梗塞　713
　　不安定狭心症　713
ブラッドパッチ　456
プランボポルフィリン症（PP）　100
プリン代謝異常　132t
フルコナゾール，髄膜炎　421
フルストマック　169 →胃内容充満もみよ
フルドロコルチゾン，重症疾患関連副腎不全　752f
フルマゼニル　192
　　小児　605
フルルビプロフェン，開始量　573t
フレカイニド，心房細動　51a
プレガバリン　571t
　　痛みの管理　587t
プレドニゾロン，等価量　35t

プレドニゾン，等価量　35t
プロカイン
　局所麻酔薬　437t
　最大推奨投与量　438t
プロカインアミド
　周術期　30t
　小児　604
　心房細動　51a
　頻脈（小児）　792a
　頻脈（成人）　787a
プロスタグランジン合成阻害薬，子宮収縮抑制薬　686t
フロセミド　204t
　肝移植　290
　高カリウム血症　112
　小児　606
　腎障害　89
プロタミン　201t
　硬膜下血腫　408t
プロテアーゼ阻害薬　121t
プロトポルフィリン症　100
プロトロンビン，頭部外傷　415
プロトロンビン時間（PT）　68t
プロトロンビン複合体濃縮製剤　38, 230
プロトンポンプ阻害薬，周術期　31t
プロパフェノン，心房細動　51a
プロプラノロール　161t
　小児　604, 606
　心房細動　51a
プロポフォール　156, 205t
　オピオイドとの相乗作用　157f
　オピオイドとの配合　158t
　開頭術　380t
　肝障害　80
　血管内手術　336t
　高齢者　105t
　子癇発作　665t
　小児　605
　てんかん重積　400
　電気痙攣療法　297t
　日帰り手術　193
　フルストマック　170
　薬理　197t
プロメタジン　202t
　陣痛　673t
分時換気量
　妊娠期　652t

分娩　655t
分娩
　骨盤位　696
　双胎妊娠　696
噴霧器，気道の神経ブロック　178

ベアメタルステント　66
平均流速，経頭蓋超音波 Doppler　367
閉経後ホルモン補充療法，周術期　31t
閉鎖神経　459t
　解剖　516f
　大腰筋筋溝ブロックの評価　507t
閉鎖神経ブロック　515
　評価　518t
閉塞性換気障害　7t
閉塞性睡眠時無呼吸　2, 41
ベクロニウム　198t, 205t
　小児　604
　腎障害　83
ペースメーカ，適応　55
ペチジン　578t
　開始量　581t
　小児　605
　腎障害　83
　陣痛　673t
　薬理　195t
ペニシリン，妊娠期　659t
ヘパリン　405t
　小児　608
　肺塞栓　734
　不安定狭心症　713
ヘパリン起因性血小板減少症　238
　病態生理　239f
　薬物　241t
ヘモグロビンC病　125t
ヘモクロマトーシス　125t
ペラグラ様皮膚炎　125t
ベラパミル　161t
　小児　604
　心房細動　51a
ペルゴリド，Parkinson 病　91
弁，呼吸回路　164t
ベンゾカイン　439
　局所麻酔薬　437t
片側性脊髄くも膜下麻酔　563
ベンゾジアゼピン系薬

　痛みの管理　589t
　解毒薬　773t
　高齢者　105t
　周術期　32t
　睡眠時無呼吸　42
ペンタゾシン，開始量　582t
扁桃出血　254
扁桃摘出術　253
ペントバルビタール
　小児　604
　てんかん重積　400
弁膜症　319
弁膜症手術，動脈ライン　306t
房室結節リエントリ性頻拍　48
房室伝導障害　17
房室リエントリ性頻脈，心電図　49f
放射線アレルギー吸着試験法　107
抱水クロラール，小児　604
傍正中法，脊髄幹麻酔　443f
乏尿
　術中　215
　肥満治療　284
補助調節呼吸　725
補助調節/従圧式人工換気　726
ホスフェニトイン
　てんかん重積　400
　頭部外傷　415
ホッケースティック型探触子　461f
発作性接合部回帰性頻拍　48
母斑症　129t
ホモシスチン尿症　126t
ポリスチレンスルホン酸ナトリウム，高カリウム血症　112
ポルフィリン症　99
ポルフィリン症患者，薬物　101t

ま行

マオウ，周術期　34t
麻酔ガス排除装置，呼吸回路　165t
麻酔後退室スコアリングシステム　248t
麻酔導入薬　205t
マスク換気困難　4
マスク換気不能　4
末梢神経　459t
　超音波　462t
末梢神経刺激法　457
末梢神経ブロック

止血　431
　　持続——　467t, 593
　　小児　600t
　　妊娠患者　668
末梢デカルボキシラーゼ阻害薬，Parkinson病　90
麻薬拮抗性鎮痛薬，陣痛　673t
慢性関節性リウマチ　131t
慢性高血圧，妊娠中の——　662
慢性腎疾患　285
慢性腎臓病，重症度分類　86t
慢性痛　601
慢性副腎不全，周術期　36
慢性閉塞性肺疾患，術後回復室　243t
マンニトール
　　肝移植　290
　　硬膜下血腫　407t
　　小児　606
　　頭部外傷　414
ミオパチー　128t
ミコフェノール酸モフェチル，周術期　31t
ミダゾラム　202t
　　肝移植　290
　　胸腹部大動脈瘤　331
　　子癇発作　665t
　　小児　604, 628t
　　腎障害　83
　　てんかん重積　400
　　肥大型心筋症　61
　　薬理　197t
ミトキサントロン，多発性硬化症　93
ミトコンドリア筋症　128t
ミトコンドリアミオパチー，小児　626
未分画ヘパリン
　　ST上昇心筋梗塞　713
　　周術期　38
　　帝王切開後　688
　　妊娠　660
ミルリノン　160t, 315
　　小児　604
　　心移植　323
　　人工心肺　308
　　肺移植　355
無気肺，術後回復室　243t
無菌操作　435

無呼吸低呼吸指数　41
ムコ多糖症　132t
無症候性脳血管疾患　401
無痛分娩　672
　　抗凝固療法中の産婦　661t
メグリチニド，糖尿病　76t
メサドン　578t
　　オピオイドの等力価表　579t
　　開始量　581t
　　小児　599t, 605
メチルエルゴノビン，弛緩出血　693
メチルプレドニゾロン　203t
　　気管支喘息発作重積　731t
　　急性呼吸促迫症候群　729
　　重症疾患関連副腎不全　752f
　　小児　607
　　脊髄損傷　417t
　　等価量　35t
　　脳死　429t
メチルプレドニゾロンナトリウム，肝移植　290
メチレンブルー　192, 203t
メトクロプラミド　202t
　　眼科手術　262
　　小児　606
　　帝王切開　679t
メトトレキサート
　　周術期　31t
　　多発性硬化症　93
メトプロロール　161t, 712
　　心房細動　51a
メトヘモグロビン血症
　　解毒薬　773t
　　中毒　775
メトホルミン
　　周術期　31t
　　糖尿病　76t, 77
メトロニダゾール
　　小児　606
　　妊娠期　659
メピバカイン
　　会陰切開　681t
　　局所麻酔薬　437t
　　硬膜外麻酔　448t
　　最大推奨投与量　438t
　　脊髄くも膜下麻酔薬　452t
メロキシカム，開始量　573t
免疫抑制

周術期　31t
　　心移植　324
　　肺移植　355
網膜虚血　218t
目標制御注入法　156
モノアミンオキシダーゼ-B阻害薬，Parkinson病　91
モノアミンオキシダーゼ阻害薬，周術期　32t
もやもや病　128t
モルヒネ　712
　　オピオイドの等力価表　579t
　　開始量　580t
　　くも膜下腔投与　560
　　硬膜外持続鎮痛　591t
　　硬膜外麻酔の添加薬　448t
　　高齢者　105t
　　自己調節鎮痛法　574t
　　小児　599t, 605, 607, 628t
　　腎障害　83
　　陣痛　673t
　　脊髄くも膜下麻酔薬の添加薬　452t
　　帝王切開　678t
　　肥厚性幽門狭窄　622
　　薬理　195t
門脈血栓　295

や行

薬物溶出ステント　66
有機リン酸化合物/カルバメート化合物，解毒薬　773t
融合阻害薬　121t
有毒性アルコール，中毒　776
誘発電位，脊髄手術　395
輸液，小児　606
輸血，副作用　226t
輸血関連急性肺障害，術後回復室　243t
輸血関連肺傷害　226t
癒着性くも膜炎，分娩　676t
癒着胎盤　691, 692
ユナシン，小児　606
指ブロック　498
溶血性貧血　125t
腰神経叢，解剖　505f, 510f
腰神経叢ブロック　504
　　超音波ガイド下　508f

腰仙骨神経叢　500
　　筋支配　501f
腰椎，解剖　442f
予測循環血液量　777
予備呼気量　7f
四連刺激（TOF）　199
四連反応比　191

ら行

ライン確保
　　胸腹部大動脈瘤　331
　　血管内手術　335t
ラクツロース　79t
ラセミ体アドレナリン，小児　607
ラテックスアレルギー　106
ラニチジン，フルストマック　170
ラベタロール　161t
　　虚血　411
　　小児　606
　　妊娠中の重症高血圧患者　664t
　　脳出血　404
ラモトリギン　398t
　　痛みの管理　586t
ラリンジアルマスク　173
　　小児　615t
ランドマーク法
　　外側大腿皮神経ブロック　514
　　腸骨筋膜下ブロック　511f
リウマチ性僧帽弁疾患，ビタミンK
　　拮抗薬　37t
リクルートメント手技，肥満治療
　283
理想気体の状態方程式，公式　778t
リチウム，周術期　32t
リドカイン　438
　　痛みの管理　588t
　　会陰切開　681t, 682t
　　褐色細胞腫　275
　　眼科手術　263
　　胸部傍脊椎ブロック　544t
　　局所麻酔薬　437t
　　頸管縫縮術　684
　　血漿濃度と全身毒性症状　434f
　　硬膜外麻酔　448t

最大推奨投与量　438t
脂肪吸引術　302
　　小児　600t, 603, 604, 629t
　　脊髄くも膜下麻酔薬　452t
　　帝王切開　678t
リドカインパッチ　440
リトドリン，子宮収縮抑制薬　686t
リニア探触子　461f
利尿薬　204t
　　周術期　30t
リバーロキサバン　237t
　　区域麻酔　433t
　　肺塞栓　734
リファンピシン，髄膜炎　421
硫酸マグネシウム
　　肝移植　290
　　子宮収縮抑制薬　686t
　　小児　606
流量計，呼吸回路　164t
流量サイクル人工換気　726
流量-容積曲線　8f
両肺移植　353
両方向性シャント，小児　644t
輪状甲状靱帯切開　176
ループ利尿薬　204t
　　腎障害　89
　　低ナトリウム血症　109
レギュラーインスリン，高カリウム血
　症　111
レーザー手術の麻酔　258
レパグリニド，糖尿病　76t
レベチラセタム　398t
　　硬膜下血腫　407t
レボチロキシン，周術期　31t
レボドパ，Parkinson病　90
レボブピバカイン
　　最大推奨投与量　438t
　　小児区域麻酔　629t
レミフェンタニル　81, 205t
　　開始量　583t
　　開頭術　380t
　　高齢者　105t
　　小児　605
　　腎障害　83

陣痛　673t
　　推奨投与量　158t
　　特性　157t
　　薬理　196t
ロクロニウム　198t, 205t
　　開頭術　380t
　　高齢者　105t
　　小児　604
　　腎障害　83
　　電気痙攣療法　297t
ロシグリタゾン，糖尿病　76t
肋間，解剖　551f
肋間小切開　357
肋間神経ブロック　551
　　超音波　553f
ロピバカイン
　　会陰切開　681t
　　胸部傍脊椎ブロック　544t
　　局所麻酔薬　437t
　　硬膜外持続鎮痛　591t
　　硬膜外麻酔　448t
　　最大推奨投与量　438t
　　小児　600t, 629t
　　脊髄くも膜下麻酔薬　452t, 454t
　　創部浸潤　564
　　肥厚性幽門狭窄　621
ロフェコキシブ，乳房手術　302
ロボット支援腹腔鏡下前立腺摘除術
　279
ロラゼパム
　　痙攣発作　405
　　てんかん重積　400

わ行

ワルファリン　201t
　　区域麻酔　432t
　　後天性出血疾患　72t
　　帝王切開後　688
　　妊娠　660
　　弁置換　37
腕神経叢　473
　　筋肉の神経支配　474f

ビジュアル麻酔の手引   定価：本体11,000円＋税

2015年9月30日発行　第1版第1刷 ©

編　者　　アーサー　アチャバヒアン
　　　　　ルチル　グプタ

監訳者　　大畑　めぐみ
　　　　　本田　完

発行者　　株式会社　メディカル・サイエンス・インターナショナル
　　　　　代表取締役　若松　博
　　　　　東京都文京区本郷1-28-36
　　　　　郵便番号113-0033　電話（03）5804-6050

印刷：株式会社アイワード／装丁・本文デザイン：臼井弘志（公和図書デザイン室）

ISBN 978-4-89592-828-1 C3047

本書の複製権・翻訳権・上映権・譲渡権・公衆送信権（送信可能化権を含む）は（株）メディカル・サイエンス・インターナショナルが保有します。
本書を無断で複製する行為（複写，スキャン，デジタルデータ化など）は，「私的使用のための複製」など著作権法上の限られた例外を除き禁じられています。大学，病院，診療所，企業などにおいて，業務上使用する目的（診療，研究活動を含む）で上記の行為を行うことは，その使用範囲が内部的であっても，私的使用には該当せず，違法です。また私的使用に該当する場合であっても，代行業者等の第三者に依頼して上記の行為を行うことは違法となります。

JCOPY 〈(社)出版者著作権管理機構 委託出版物〉
本書の無断複写は著作権法上での例外を除き禁じられています。複写される場合は，そのつど事前に，(社)出版者著作権管理機構（電話 03-3513-6969，FAX 03-3513-6979，info@jcopy.or.jp）の許諾を得てください。